# Sportkardiologie

Prim. Univ.-Prof. Dr. Dr. Josef Niebauer, MBA
*Hrsg.*

# Sportkardiologie

2., überarb. u. erw. Auflage

Mit 119 meist farbigen Abbildungen

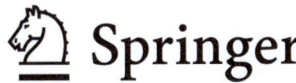

*Hrsg.*
Prim. Univ.-Prof. Dr. Dr. Josef Niebauer, MBA
Universitätsinstitut für präventive und rehabilitative Sportmedizin
Paracelsus Medizinische Universität Salzburg
Salzburg, Österreich

ISBN 978-3-662-65164-3     ISBN 978-3-662-65165-0   (eBook)
https://doi.org/10.1007/978-3-662-65165-0

Die Deutsche Nationalbibliothek verzeichnet diese Publikation in der Deutschen Nationalbibliografie; detaillierte bibliografische Daten sind im Internet über http://dnb.d-nb.de abrufbar.

© Springer-Verlag GmbH Deutschland, ein Teil von Springer Nature 2023, 2015, korrigierte Publikation 2023

Das Werk einschließlich aller seiner Teile ist urheberrechtlich geschützt. Jede Verwertung, die nicht ausdrücklich vom Urheberrechtsgesetz zugelassen ist, bedarf der vorherigen Zustimmung des Verlags. Das gilt insbesondere für Vervielfältigungen, Bearbeitungen, Übersetzungen, Mikroverfilmungen und die Einspeicherung und Verarbeitung in elektronischen Systemen.

Die Wiedergabe von allgemein beschreibenden Bezeichnungen, Marken, Unternehmensnamen etc. in diesem Werk bedeutet nicht, dass diese frei durch jedermann benutzt werden dürfen. Die Berechtigung zur Benutzung unterliegt, auch ohne gesonderten Hinweis hierzu, den Regeln des Markenrechts. Die Rechte des jeweiligen Zeicheninhabers sind zu beachten.

Der Verlag, die Autoren und die Herausgeber gehen davon aus, dass die Angaben und Informationen in diesem Werk zum Zeitpunkt der Veröffentlichung vollständig und korrekt sind. Weder der Verlag, noch die Autoren oder die Herausgeber übernehmen, ausdrücklich oder implizit, Gewähr für den Inhalt des Werkes, etwaige Fehler oder Äußerungen. Der Verlag bleibt im Hinblick auf geografische Zuordnungen und Gebietsbezeichnungen in veröffentlichten Karten und Institutionsadressen neutral.

Planung/Lektorat: Renate Eichhorn

Springer ist ein Imprint der eingetragenen Gesellschaft Springer-Verlag GmbH, DE und ist ein Teil von Springer Nature.
Die Anschrift der Gesellschaft ist: Heidelberger Platz 3, 14197 Berlin, Germany

# Vorwort

Es ist mir eine besondere Freude Ihnen, geschätzte Leser, diese 2. und vollständig überarbeitete Ausgabe unseres Buchs Sportkardiologie präsentieren zu dürfen. Anlass waren die neuen 2020 ESC Guidelines Sports Cardiology, aber auch die zahlreichen anderen Positionspapiere, die von unserer Sektion für Sportkardiologie der European Association of Preventive Cardiology der European Society of Cardiology publiziert wurden. Wesentlich war auch, dass das Curriculum Sportkardiologie unserer Arbeitsgruppe für Sportkardiologie der Deutschen Gesellschaft für Kardiologie, an dem zahlreiche unserer Autoren federführend mitgewirkt haben, schlussendlich zur Zusatzqualifikation Sportkardiologie geführt hat.

Noch nie war Bewegung und Sport ein solch zentrales Thema, wie jetzt in der COVID Pandemie, wo wiederholt deutlich wurde, Bewegungsmangel mit all seinen zuvor bekannten Folgeschäden wie Adipositas, Diabetes mellitus Typ 2, arterielle Hypertonie und Dyslipidämie auch bei COVID Patienten mit einer ungünstigen Prognose assoziiert ist. Tatsächlich haben sich Bewegung und Sport als evidenzbasierte Therapieoptionen bei nahezu allen chronischen Erkrankung etabliert und sind diese Bestandteil aller nationalen und internationalen Therapieleitlinien. Bedauerlicherweise lernen Studenten und auch Ärzte in der Facharztausbildung weiterhin viel zu wenig über sportspezifische Anpassungsmechanismen und klinische Manifestationen sportinduzierter Veränderungen und das, obwohl diese aufgrund besserer diagnostischer Möglichkeiten immer häufiger dokumentiert, dann aber auch interpretiert werden müssen. Oftmals bedarf es sehr detailliertem Fachwissen und vor allem Kenntnis in der gesamten Sportmedizin, um bei auffälligen Veränderungen pathologisch von normal korrekt zu unterscheiden. Da gut 90 % der nichttraumatischen Todesfälle auf kardiovaskuläre Ursachen zurückzuführen sind, kommt der Sportkardiologie zu Recht eine immer größere Bedeutung zu.

Dieses Buch, an dem ausgewiesene Experten aus Österreich, Deutschland, der Schweiz, Italien und den USA mitgeschrieben haben, möchte für die Leser ein treuer und hilfreicher Begleiter sein und dabei helfen individuell bestehende Wissenslücken zu schließen.

Wir hoffen, dass dieses Buch sowohl Studenten als auch Ärzten ein hilfreiches, an der Praxis orientiertes Handbuch sein wird.

Für die Autoren,

Prim. Univ.-Prof. Dr. Dr. Josef Niebauer, MBA

Innere Medizin, Kardiologie, Sportmedizin, Sportkardiologie[DGK], Internistische Rehabilitation[ÖGPR]

Präsident der Österreichischen Gesellschaft für Prävention und Rehabilitation-Past-Chair der Sektion Sportkardiologie der European Association of Preventive Cardiology der European Society of Cardiology

# Inhaltsverzeichnis

## I Die moderne Sportkardiologie

**1 Die moderne sportmedizinische Untersuchung: Die TÜV-Plakette für jeden Sportinteressierten** ... 3
*Josef Niebauer*
1.1 Stellenwert des Sports in Prävention und Therapie ... 4
1.2 Wandel der sportmedizinischen Untersuchung ... 4
Literatur ... 8

**2 Zusatzqualifikation Sportkardiologie** ... 11
*Josef Niebauer, Martin Halle und Herbert Löllgen*
2.1 Einleitung ... 12
2.2 Hintergrund ... 12
2.3 Bisherige Situation ... 13
2.4 Zukünftige Situation ... 13
Literatur ... 13

## II Kardiovaskulärer Nutzen des Sports

**3 Prävention durch körperliche Aktivität** ... 17
*Herbert Löllgen und Ruth Mari Löllgen*
3.1 Einleitung ... 19
3.2 Körperliche Aktivität versus Fitness ... 20
3.2.1 Methodische Hinweise ... 20
3.2.2 Epidemiologische Aspekte ... 21
3.3 Wirkungen von körperlicher Aktivität und Bewegung ... 23
3.3.1 Dosis-Wirkungs-Beziehung ... 25
3.3.2 Somatische Auswirkung eines regelmäßigen körperlichen Trainings ... 26
3.3.3 Psychische und psychosomatische Aspekte : Motivation zur Bewegung ... 27
3.3.4 Psychische Auswirkungen oder mentale Fitness ... 28
3.4 Patientengespräch ... 28
3.5 Prävention bei kardialen Erkrankungen ... 29
3.5.1 Koronare Herzkrankheit ... 29
3.5.2 Herzinsuffizienz ... 30
3.5.3 Herzrhythmusstörungen ... 30
3.5.4 Arterieller Bluthochdruck ... 31
3.6 Risikoreduktion durch körperliche Aktivität bei weiteren kardiovaskulären Erkrankungen ... 31
3.6.1 Schlaganfall ... 31
3.6.2 Periphere arterielle Verschlusskrankheit (PAVK) ... 32
3.6.3 Diabetes mellitus und kardiovaskuläre Komplikationen ... 32

| | | |
|---|---|---|
| 3.7 | Langlebigkeit | 32 |
| 3.8 | Perspektiven | 34 |
| | Literatur | 36 |

| | | |
|---|---|---|
| 4 | **Sport als Therapeutikum: Die kardiologische Rehabilitation** | 41 |
| | *Josef Niebauer* | |
| 4.1 | Einleitung | 42 |
| 4.2 | Lebenslange körperliche Aktivität | 47 |
| 4.3 | Krafttraining | 50 |
| 4.4 | Motivationshilfen | 50 |
| | Literatur | 51 |

## III  Kardiovaskuläre Schädigung durch Sport?

| | | |
|---|---|---|
| 5 | **Viel hilft viel; schädigt Sport das Myokard?** | 55 |
| | *Rochus Pokan und Peter Hofmann* | |
| 5.1 | Einleitung | 56 |
| 5.2 | Umfänge und Intensitäten mit positiver präventiver Wirkung | 56 |
| 5.3 | Überlegungen zu möglichen Schädigungen des Myokards | 57 |
| 5.4 | Grenzen der körperlichen Belastungen bei Patienten mit unterschiedlichen Herz-Kreislauf-Erkrankungen | 61 |
| | Literatur | 63 |

| | | |
|---|---|---|
| 6 | **Gefahren im Sport: Der plötzliche Herztod** | 65 |
| | *Andreas Nieß* | |
| 6.1 | Einführung | 66 |
| 6.2 | Häufigkeit kardialer Zwischenfälle und des plötzlichen Herztods beim Sport | 66 |
| 6.2.1 | Häufigkeit | 66 |
| 6.2.2 | Ältere Sportler und Sportler bei Ausdauerwettkämpfen | 68 |
| 6.3 | Erfolg von Reanimationsmaßnahmen im Sport | 69 |
| 6.4 | Ursachen kardialer Ereignisse beim Sport | 69 |
| | Literatur | 71 |

## IV  Die sportkardiologische Untersuchung und klinische Konsequenzen

| | | |
|---|---|---|
| 7 | **Die körperliche Untersuchung: Inhalte, Sinn und Ziel** | 77 |
| | *Herbert Löllgen und Ruth Mari Löllgen* | |
| 7.1 | Einführung zur körperlichen Untersuchung: Anamnese, Klinik und Diagnostik | 78 |
| 7.2 | Anamnese | 78 |
| 7.3 | Risikoabschätzung | 82 |
| 7.4 | Symptome | 82 |
| 7.4.1 | Brustschmerzen | 82 |
| 7.4.2 | Dyspnoe | 82 |
| 7.4.3 | Palpitation | 82 |

| | | |
|---|---|---|
| 7.4.4 | Schwindel und Synkopen | 82 |
| 7.5 | **Diagnostik** | 83 |
| 7.5.1 | Inspektion | 83 |
| 7.5.2 | Palpation | 83 |
| 7.5.3 | Auskultation | 83 |
| 7.5.4 | Kardiale Auskultation | 83 |
| | Literatur | 86 |
| | | |
| 8 | **Herzfrequenz und Blutdruck** | 89 |
| | *Herbert Löllgen* | |
| 8.1 | **Bedeutung der Herzfrequenz in Kardiologie und Sportmedizin** | 90 |
| 8.1.1 | Definition | 90 |
| 8.1.2 | Physiologie | 90 |
| 8.1.3 | Methodik | 91 |
| 8.1.4 | Beurteilung des Herzfrequenzverhaltens | 93 |
| 8.1.5 | Herzfrequenzvariabilität | 95 |
| 8.1.6 | Herz-Frequenz-Turbulenz | 99 |
| 8.1.7 | Chronotrope Inkompetenz | 99 |
| 8.2 | **Arterieller Blutdruck** | 101 |
| 8.2.1 | Definition | 101 |
| 8.2.2 | Physiologie | 101 |
| 8.2.3 | Phasen der Blutdruckmessung | 101 |
| 8.2.4 | Methodik | 102 |
| 8.2.5 | Verfahren zur Blutdruckmessung | 103 |
| 8.2.6 | Laufbandergometrie | 105 |
| 8.2.7 | Fahrradergometrie | 105 |
| 8.2.8 | Druck-Frequenz-Produkt | 106 |
| 8.2.9 | Langzeitblutdruckmessung | 107 |
| 8.2.10 | Barorezeptorensensitivität (BRS) | 108 |
| | Literatur | 110 |
| | | |
| 9 | **Die sportkardiologische Untersuchung und klinische Konsequenzen – das EKG** | 113 |
| | *Robert Berent* | |
| 9.1 | **Einführung** | 114 |
| 9.2 | **Bradyarrhythmien und AV-Blockierungen** | 118 |
| 9.3 | **Inkompletter Rechtsschenkelblock** | 119 |
| 9.4 | **Early repolarization – frühe Repolarisation [17, 18, 19, 20, 21]** | 119 |
| 9.5 | **ST-Strecken-Senkungen und/oder T-Wellen-Inversionen** | 121 |
| 9.6 | **Rechtsventrikuläre Hypertrophie** | 121 |
| 9.7 | **Supraventrikuläre Arrhythmien** | 122 |
| 9.8 | **Vorhofflimmern/Vorhofflattern** | 123 |
| 9.9 | **Ventrikuläre Extrasystolien (VES)/Tachykardien** | 123 |
| 9.10 | **Hypertrophe Kardiomyopathie (HCM)** | 128 |
| 9.11 | **Ionenkanalerkrankungen – Channelopathies [13]** | 129 |
| 9.12 | **Das Mitralklappenprolapssyndrom** | 134 |
| | Literatur | 135 |

| 10 | **Sport bei Kindern und Jugendlichen – kinderkardiologische Aspekte** | 139 |
|---|---|---|
| | *Manfred Marx und Erwin Kitzmüller* | |
| 10.1 | Einleitung | 140 |
| 10.2 | Physiologische Veränderungen und altersentsprechende Normalwerte | 140 |
| 10.3 | Das auffällige EKG | 143 |
| 10.3.1 | Hypertrophe Kardiomyopathie (HCMP) | 143 |
| 10.3.2 | Arrhythmogene rechtsventrikuläre Kardiomyopathie (ARVC) | 145 |
| 10.3.3 | Kongenitale Koronaranomalien | 146 |
| 10.3.4 | Angeborenes Long QT-Syndrom | 146 |
| 10.3.5 | Overte Präexzitation und Wolff-Parkinson-White (WPW)-Syndrom | 148 |
| 10.3.6 | Extrasystolie | 149 |
| 10.4 | Sport bei Kindern und Jugendlichen – Sporterlaubnis oder Sportbefreiung | 149 |
| | Literatur | 152 |

| 11 | **Die sportkardiologische Untersuchung und klinische Konsequenzen** | 157 |
|---|---|---|
| | *Robert Berent* | |
| 11.1 | Transthorakale Echokardiografie | 158 |
| 11.2 | Arrhythmogene rechtsventrikuläre Kardiomyopathie/Dysplasie (ARVC/D) | 166 |
| 11.2.1 | Major Kriterien in der Diagnostik der ARVC/D [32, 35] | 168 |
| 11.2.2 | Minor Kriterien in der Diagnostik der ARVC/D [32, 35] | 169 |
| 11.3 | Strain | 169 |
| 11.3.1 | Klinische Anwendungsgebiete [39] | 170 |
| 11.4 | 3-D-Echokardiografie [45] | 170 |
| 11.5 | Stressechokardiografie | 171 |
| 11.5.1 | Physikalische Stressechokardiografie (Belastungsecho) | 171 |
| 11.5.2 | Pharmakologische Stressechokardiografie | 172 |
| 11.5.3 | Koronare Herzerkrankung (KHK) | 172 |
| 11.5.4 | Herzklappenerkrankungen | 172 |
| 11.5.5 | Kardiomyopathien | 173 |
| 11.5.6 | Komplikationen der Stressechokardiografie [66] | 174 |
| 11.6 | Teilnahme am Kompetitivsport [62, 69] (Tab. 11.5) | 174 |
| 11.6.1 | Keine Einschränkungen beim Kompetitivsport | 174 |
| 11.6.2 | Einschränkungen für kompetitiven Ausdauer (AT)- oder Kraftsport (KT) | 174 |
| 11.6.3 | Kompetetivsportarten verboten | 176 |
| | Literatur | 176 |

| 12 | **Kardiale Computertomografie** | 181 |
|---|---|---|
| | *Christof Burgstahler* | |
| 12.1 | Klinische Indikationen | 182 |
| 12.2 | Kontraindikationen | 183 |
| 12.3 | Limitationen | 183 |
| 12.4 | Strahlenexposition | 183 |
| 12.5 | Prognostische Wertigkeit der kardialen Computertomografie | 183 |
| 12.5.1 | Kalzium-Score | 183 |
| 12.5.2 | CT-Koronarangiografie | 183 |

| | | |
|---|---|---|
| 12.6 | Kardiale Computertomografie in der Sportmedizin | 184 |
| 12.6.1 | Risikoabschätzung mittels kardialer Computertomografie | 184 |
| 12.6.2 | Ausblick | 185 |
| 12.7 | **Fallbeispiele** | 186 |
| 12.7.1 | Fallbeispiel 1 | 186 |
| 12.7.2 | Fallbeispiel 2 | 186 |
| 12.7.3 | Fallbeispiel 3 | 187 |
| 12.7.4 | Fallbeispiel 4 | 188 |
| | Literatur | 189 |
| | | |
| 13 | **Kardio-MRT in der Sportkardiologie** | 191 |
| | *Jürgen Michael Steinacker und Peter Bernhardt* | |
| 13.1 | **Methodik** | 192 |
| 13.1.1 | Morphologische und funktionelle Analyse | 192 |
| 13.1.2 | Gewebecharakterisierung | 192 |
| 13.2 | **Spezielle sportkardiologische Indikationen** | 193 |
| 13.2.1 | Differenzialdiagnose des großen Herzens – Kardiomyopathie und Sportherz | 193 |
| 13.2.2 | Primäre bzw. genetisch bedingte Kardiomyopathien | 194 |
| 13.3 | **Primäre genetisch bedingte Kardiomyopathien: ARVC** | 197 |
| 13.4 | **Primäre, gemischt bedingte Kardiomyopathien** | 200 |
| 13.5 | **Erworbene Kardiomyopathien** | 202 |
| 13.6 | **Ischämische Herzerkrankung** | 204 |
| 13.7 | **Klappen und Kongenitale Herzerkrankungen** | 205 |
| 13.8 | **COVID-19 und MRT-Befunde** | 205 |
| | Literatur | 207 |
| | | |
| 14 | **Belastungs-EKG** | 209 |
| | *Victor Schweiger, Manfred Wonisch und David Niederseer* | |
| 14.1 | Einleitung | 211 |
| 14.2 | Ziele von Belastungstests | 211 |
| 14.3 | Obligatorische Anforderungen und die medizinische Sporttauglichkeitsuntersuchung (PPE) | 213 |
| 14.4 | Methodische Ansätze | 214 |
| 14.5 | Technische Voraussetzungen für Belastungsuntersuchungen | 216 |
| 14.6 | Wann ist eine Belastungsuntersuchung abzubrechen? | 216 |
| 14.7 | Abfall der Sauerstoffsättigung | 216 |
| 14.8 | Interpretation der Nachbelastungsphase | 218 |
| 14.9 | Aspekte, die bei Belastungstests bei Athleten besonders zu beachten sind | 218 |
| 14.10 | Ergometrie vs. Spiroergometrie (CPET) | 219 |
| 14.11 | Herausforderungen bei der Durchführung von Belastungstests bei Athleten | 219 |
| 14.12 | Auswahl des richtigen Protokolls für Belastungstests bei Athleten | 219 |
| 14.13 | Grundprinzipien der Trainingsempfehlung | 222 |
| 14.14 | Risiko von Belastungstests bei Athleten | 222 |
| 14.15 | Besondere Hinweise für die pädiatrische Belastungsuntersuchung | 223 |
| 14.16 | Die Rolle von Belastungstests bei Athleten mit spezifischen kardiovaskulären Erkrankungen | 224 |
| | Literatur | 228 |

| 15 | **Spirometrie** | 231 |
|---|---|---|
| | *Victor Schweiger, Manfred Wonisch und David Niederseer* | |
| 15.1 | **Einführung** | 232 |
| 15.2 | **Spirometrische Messgrößen** | 232 |
| 15.3 | **Beurteilung** | 232 |
| 15.4 | **Verdacht auf obstruktive bzw. restriktive Lungenerkrankung** | 233 |
| 15.5 | **Lungenfunktion, Training und körperliche Leistungsfähigkeit** | 233 |
| | Literatur | 234 |

| 16 | **Spiroergometrie** | 235 |
|---|---|---|
| | *Victor Schweiger, Manfred Wonisch und David Niederseer* | |
| 16.1 | **Einleitung** | 237 |
| 16.2 | **Grundlagen der Terminologie** | 237 |
| 16.2.1 | Maximale Sauerstoffaufnahme ($VO_{2max}$) | 237 |
| 16.2.2 | Atemminutenvolumen (Ventilation *VE*) | 239 |
| 16.2.3 | Kohlendioxidabgabe ($VCO_2$) | 239 |
| 16.2.4 | Respiratorischer Quotient (RQ) | 240 |
| 16.2.5 | Atemreserve („breathing reserve" – BR) | 240 |
| 16.2.6 | Atemäquivalente für Sauerstoff ($V_E/VO_2$) und Kohlendioxid (*VE/VCO$_2$*) | 240 |
| 16.2.7 | Ventilatorische Schwelle (VT) | 241 |
| 16.2.8 | Respiratory compensation point (RCP) | 242 |
| 16.2.9 | Sauerstoffpuls ($VO_2$/HR) | 243 |
| 16.2.10 | Herzfrequenzreserve (HRR) | 243 |
| 16.2.11 | Druck-Frequenz-Produkt (DFP) | 243 |
| 16.3 | **Allgemeine Anwendungen** | 244 |
| 16.3.1 | Evaluierung der körperlichen Leistungsfähigkeit (Gesunde, Patienten, Athleten) | 244 |
| 16.3.2 | Differenzierung von Dyspnoe | 245 |
| 16.4 | **Spezifische medizinische Indikationen** | 246 |
| 16.4.1 | Koronare Herzkrankheit | 246 |
| 16.4.2 | Chronische Herzinsuffizienz | 247 |
| 16.4.3 | Herztransplantation | 249 |
| 16.4.4 | Pulmonale Pathologien | 250 |
| 16.5 | **Rehabilitation** | 251 |
| 16.6 | **Belastungsprotokoll und Normwerte** | 251 |
| | Literatur | 252 |

# V  Sport bei Athleten mit erhöhtem kardiovaskulären Risiko

| 17 | **Sport bei Athleten mit erhöhtem kardiovaskulärem Risiko** | 261 |
|---|---|---|
| | *Martin Halle, Katrin Esefeld, Isabel Fegers-Wustrow und Fritz Wimbauer* | |
| 17.1 | **Arterielle Hypertonie** | 262 |
| 17.2 | **Dyslipidämien** | 266 |
| 17.2.1 | Epidemiologie | 266 |
| 17.2.2 | Effekt von Sport auf den Fettstoffwechsel | 266 |
| 17.2.3 | Folgeerkrankungen | 267 |

| | | |
|---|---|---|
| 17.2.4 | Screening | 267 |
| 17.2.5 | Familiäre Hypercholesterinämien | 267 |
| 17.2.6 | Medikamentöse Therapie | 267 |
| 17.3 | **Diabetes mellitus** | 268 |
| 17.3.1 | Typ-1-Diabetes und Leistungssport | 269 |
| 17.3.2 | Einflüsse auf das Glucoseverhalten bei sportlicher Aktivität | 269 |
| 17.3.3 | Praktische Empfehlungen zur Anpassung der Insulintherapie und Kohlenhydratzufuhr beim Sport | 270 |
| | Literatur | 271 |

# VI  Athleten mit kardiovaskulären Erkrankungen: wer darf was?

| | | |
|---|---|---|
| 18 | **Sport bei Patienten mit angeborenen Herzfehlern (inklusive rechtsventrikulären Vitien)** | 275 |
| | *Harald Gabriel* | |
| 18.1 | **Einleitung** | 276 |
| 18.2 | **Klassifikationen der körperlichen Belastungen** | 277 |
| 18.3 | **Allgemeines** | 277 |
| 18.4 | **Häufige kongenitale Herzfehler** | 277 |
| 18.4.1 | Vorhofseptumdefekt | 277 |
| 18.4.2 | Ventrikelseptumdefekt | 278 |
| 18.4.3 | Persistierender Duktus Arteriosus (PDA) | 279 |
| 18.4.4 | Aortenisthmusstenose (Coarctatio Aortae = CoA) | 279 |
| 18.4.5 | Aortenerkrankungen/Aortopathien: Marfan-Syndrom und verwandte erbliche Erkrankungen der thorakalen Aorta („heritable thoracic aortic diseases" = HTAD) | 280 |
| 18.4.6 | Fallot'sche Tetralogie (Tetralogy of Fallot = ToF) | 281 |
| 18.4.7 | Rechtsventrikuläre-Ausflußtrakt-Obstruktion-Pulmonalklappenstenose und -insuffizienz | 282 |
| 18.4.8 | Pulmonalklappeninsuffizienz | 282 |
| 18.4.9 | Trikuspidalklappeninsuffizienz und – stenose | 283 |
| | Literatur | 284 |
| 19 | **Koronare Herzkrankheit, Koronarspasmen, Koronaranomalien und Myokardbrücken** | 287 |
| | *Mahdi Sareban und Jochen Hansel* | |
| 19.1 | **Einleitung** | 288 |
| 19.2 | **Die koronare Herzerkrankung** | 288 |
| 19.3 | **Der Nutzen körperlicher Aktivität in Hinblick auf Morbidität und Mortalität der KHK** | 288 |
| 19.3.1 | Ausdauertraining | 289 |
| 19.3.2 | Krafttraining und Training von Flexibilität und Koordination | 290 |
| 19.4 | **Das von körperlicher Aktivität ausgehende kardiale Risiko** | 290 |
| 19.4.1 | Potenzielle Faktoren, die eine Myokardischämie begünstigen | 292 |
| 19.5 | **Klinische Evaluation und Sportempfehlungen** | 292 |

| | | |
|---|---|---|
| 19.5.1 | Klinische Evaluation und Sportempfehlungen bei asymptomatischen Personen mit KHK-Risikofaktoren | 292 |
| 19.5.2 | Klinische Evaluation und Sportempfehlungen bei asymptomatischen Personen mit gesicherter KHK | 293 |
| 19.5.3 | Sportempfehlungen nach einem Akuten Koronarsyndrom | 294 |
| 19.5.4 | Koronarspasmen | 294 |
| 19.5.5 | Koronaranomalien | 295 |
| 19.5.6 | Myokardbrücken | 295 |
| | Literatur | 296 |

| | | |
|---|---|---|
| **20** | **Körperliches Training bei Patienten mit Aortenaneurysma** | **299** |
| | *Daniel Neunhäuserer, Jonathan Myers und Josef Niebauer* | |
| 20.1 | **Einleitung** | 301 |
| 20.2 | **Klinische Einblicke** | 301 |
| 20.2.1 | Ätiologie | 301 |
| 20.2.2 | Klinische Manifestation | 302 |
| 20.2.3 | Diagnose und Screening | 302 |
| 20.2.4 | Klinisches Management | 302 |
| 20.3 | **Körperliche (In-)Aktivität als Risikofaktor für Patienten mit AA?** | 303 |
| 20.4 | **Sicherheit während körperlicher Belastung bei Tests und Training** | 303 |
| 20.4.1 | Ergometrie | 303 |
| 20.4.2 | Körperliches Training | 304 |
| 20.5 | **Körperliche Fitness als prognostischer Marker** | 304 |
| 20.6 | **Belastungsinduzierte hämodynamische Anpassungen** | 305 |
| 20.7 | **Körperliches Training bei Patienten mit AA** | 305 |
| 20.8 | **Training auf Rezept für Patienten mit AA** | 306 |
| 20.8.1 | Ausdauertraining | 307 |
| 20.8.2 | Krafttraining | 307 |
| 20.8.3 | Mobilitäts- und Gleichgewichtstraining | 307 |
| 20.8.4 | Vorsichtsmaßnahmen | 307 |
| | Literatur | 308 |

| | | |
|---|---|---|
| **21** | **Systolische Herzinsuffizienz: mit erhaltener oder eingeschränkter Pumpfunktion** | **313** |
| | *Valentina Rossi und Christian Schmied* | |
| 21.1 | **Pathophysiologie der Herzinsuffizienz im Zusammenhang mit Sport** | 314 |
| 21.2 | **Risikostratifikation von Patienten mit HFrEF** | 316 |
| 21.3 | **Aktuelle Empfehlungen** | 317 |
| 21.4 | **Trainingsprogramme, Trainingsdauer und Trainingsmodalitäten** | 318 |
| 21.5 | **Sportempfehlungen** | 321 |
| 21.5.1 | Herzinsuffizienz mit erhaltener Auswurffraktion (HFpEF) | 322 |
| 21.5.2 | Herztransplantierte Patienten (HTPL) | 322 |
| | Literatur | 323 |

| | | |
|---|---|---|
| 22 | **Diastolische Herzinsuffizienz** | 325 |
| | *Stephan Müller und Martin Halle* | |
| 22.1 | Hintergrund | 326 |
| 22.2 | Effekte körperlicher Aktivität auf Leistungsfähigkeit, Herzfunktion und Lebensqualität | 326 |
| 22.3 | Effekte körperlicher Aktivität auf unerwünschte Ereignisse und Mortalität | 331 |
| | Literatur | 332 |
| | | |
| 23 | **Sport bei Myokarderkrankungen** | 335 |
| | *Andrei Codreanu, Charles Delagardelle, Laurent Groben, Maria Kyriakopoulou und Axel Urhausen* | |
| 23.1 | Hypertrophe Kardiomyopathie (HCM) | 338 |
| 23.1.1 | Klinik | 338 |
| 23.1.2 | Diagnostik und Verlauf der HCM | 338 |
| 23.1.3 | Genetik der HCM | 341 |
| 23.1.4 | Medizinisches Management der HCM | 341 |
| 23.1.5 | Empfehlungen für Sportler mit HCM | 342 |
| 23.2 | Linksventrikuläre „noncompaction" Kardiomyopathie (LVNC) | 343 |
| 23.2.1 | LVNC bei Sportlern | 343 |
| 23.2.2 | Empfehlungen für Sportler mit LVNC | 344 |
| 23.3 | Arrhythmogene rechtsventrikuläre Kardiomyopathie (ARVC) | 345 |
| 23.3.1 | Definition | 345 |
| 23.3.2 | Histopathologische Merkmale und Pathogenese | 345 |
| 23.3.3 | Epidemiologie | 346 |
| 23.3.4 | Diagnose | 346 |
| 23.3.5 | Klinisches Krankheitsbild | 346 |
| 23.3.6 | Differenzialdiagnose ARVC versus Sportlerherz | 347 |
| 23.3.7 | Risikostratifizierung und Prognose | 347 |
| 23.3.8 | Körperliche Belastung | 347 |
| 23.3.9 | Therapie | 348 |
| 23.3.10 | Nachuntersuchungen | 349 |
| 23.3.11 | Empfehlungen für Sportler mit ARVC | 349 |
| 23.4 | Myokarditis | 349 |
| 23.4.1 | Diagnose | 350 |
| 23.4.2 | Empfehlungen für Sportler mit Verdacht auf Myokarditis | 352 |
| | Literatur | 354 |
| | | |
| 24 | **Sport bei linksventrikulären Klappenvitien** | 361 |
| | *Wilfried Kindermann, Jan Daniel Niederdöckl, Axel Urhausen und Jürgen Scharhag* | |
| 24.1 | Einleitung | 362 |
| 24.2 | Aortenklappenstenose | 363 |
| 24.3 | Aortenklappeninsuffizienz | 365 |
| 24.4 | Bikuspide Aortenklappe | 367 |

| | | |
|---|---|---|
| 24.5 | Mitralklappenstenose | 368 |
| 24.6 | Mitralklappeninsuffizienz | 369 |
| 24.7 | Mitralklappenprolaps | 372 |
| 24.8 | Kombinierte Vitien | 373 |
| 24.9 | Postoperative Belastbarkeit | 373 |
| | Literatur | 374 |

## 25 Sport und Herzrhythmusstörungen — 379
*Andreas Müssigbrodt*

| | | |
|---|---|---|
| 25.1 | Einleitung | 381 |
| 25.2 | Sport mit atrialen Rhythmusstörungen | 381 |
| 25.2.1 | WPW Syndrom und andere akzessorische Bahnen | 382 |
| 25.2.2 | AV-Knoten-Reentry Tachykardien | 385 |
| 25.2.3 | Ektope atriale Tachykardien und supraventrikuläre Extrasystolen | 386 |
| 25.2.4 | Vorhofflimmern und Vorhofflattern | 387 |
| 25.3 | Sport mit ventrikulären Rhythmusstörungen | 389 |
| 25.4 | Das Long-QT Syndrom | 394 |
| 25.5 | Das Brugada-Syndrom | 397 |
| 25.6 | Sport nach Synkopen | 399 |
| 25.7 | Sport mit Schrittmacher | 406 |
| 25.7.1 | Physiologische und pathologische bradykarde Rhythmen und Leitungsverzögerungen bei Sportlern | 406 |
| 25.7.2 | Überlegungen vor dem Stellen einer Indikation zur Schrittmachertherapie | 407 |
| 25.7.3 | Dürfen Patienten mit Schrittmachern Sport treiben? | 408 |
| 25.7.4 | Überlegungen zur Implantation von Schrittmachern sportlicher Patienten | 409 |
| 25.7.5 | Überlegungen zur Programmierung von Schrittmachern sportlicher Patienten | 410 |
| 25.8 | Sport mit implantiertem Defibrillator | 411 |
| 25.8.1 | Überlegungen vor der Implantation | 411 |
| 25.8.2 | Überlegungen zur Programmierung | 411 |
| 25.8.3 | Dürfen Sportler mit ICD Sport treiben? | 412 |
| | Literatur | 413 |

## 26 Training von Patienten mit linksventrikulären mechanischen Herzunterstützungssystemen und nach Herztransplantation — 421
*Christiane Marko, Francesco Moscato und Rochus Pokan*

| | | |
|---|---|---|
| 26.1 | Herzunterstützungssysteme | 422 |
| 26.1.1 | Hintergrund | 422 |
| 26.1.2 | Entwicklung | 422 |
| 26.1.3 | Indikationen | 422 |
| 26.1.4 | Herz-Kreislauf-Regulation | 424 |
| 26.1.5 | Spezifische Situation der Patienten und Komplikationen | 425 |
| 26.1.6 | Therapietraining | 426 |
| 26.2 | Herztransplantation | 428 |
| 26.2.1 | Therapietraining | 428 |
| 26.2.2 | Spezifische Situation der Patienten | 429 |
| 26.2.3 | Leistungsdiagnostik und Trainingssteuerung | 429 |
| 26.2.4 | Trainierbarkeit | 430 |
| | Literatur | 431 |

# Inhaltsverzeichnis

| | | |
|---|---|---|
| **27** | **Sport im Alter** | **435** |
| | Hasema Persch und Jürgen Michael Steinacker | |
| 27.1 | Einleitung | 436 |
| 27.2 | Altersbedingte physiologische Veränderungen im kardiovaskulären System | 436 |
| 27.2.1 | Altersspezifische Veränderungen in der Echokardiografie | 437 |
| 27.3 | Allgemeine Empfehlungen zu Sport im Alter | 440 |
| 27.4 | Sporttauglichkeit im Alter? | 442 |
| 27.5 | Sportliche Aktivitäten, die im Alter empfohlen sind | 443 |
| | Literatur | 447 |
| | | |
| **28** | **Sport bei Master-Athleten** | **451** |
| | Hasema Persch und Jürgen Michael Steinacker | |
| 28.1 | Was versteht man unter Master-Athleten? | 452 |
| 28.2 | Sportbedingte kardiale Veränderungen bei Master-Athleten | 453 |
| 28.3 | Kann zu viel Sport das Herz schädigen? | 454 |
| 28.3.1 | Koronare Herzerkrankung bei Master-Athleten | 455 |
| 28.3.2 | Myokardfibrose bei Master-Athleten | 457 |
| 28.3.3 | Vorhofflimmern bei Master-Athleten | 459 |
| 28.4 | Sporttauglichkeit bei Master-Athleten | 460 |
| | Literatur | 462 |
| | | |
| **29** | **Bergsport mit Herzerkrankungen** | **465** |
| | Martin Burtscher und Wolfgang Schobersberger | |
| 29.1 | Einleitung | 466 |
| 29.2 | Belastungscharakteristika im Bergsport | 467 |
| 29.3 | Leistungsfähigkeit im Bergsport | 468 |
| 29.4 | Klimatische Charakteristika im Gebirge | 469 |
| 29.4.1 | Temperatur: Kälte und Hitze | 469 |
| 29.4.2 | Höhe: Sauerstoffmangel (Hypoxie) | 470 |
| 29.5 | Risiko für einen plötzlichen Herztod in den Bergen | 472 |
| 29.5.1 | Risikofaktoren für plötzlichen Herztod | 472 |
| 29.5.2 | Auslöser für den plötzlichen Herztod | 473 |
| 29.6 | Präventivmaßnahmen | 474 |
| 29.6.1 | Die sportmedizinische Vorsorgeuntersuchung mit Ausbelastungsergometrie | 474 |
| 29.6.2 | Therapie bestehender Risikofaktoren | 475 |
| 29.6.3 | Spezifische Trainingsvorbereitung | 475 |
| 29.6.4 | Verhaltensempfehlungen bei der Bergsportausübung | 475 |
| | Literatur | 476 |
| | | |
| **30** | **Tauchen und Herz-Kreislauf-Erkrankungen** | **479** |
| | Maria Heger, Josef Kaiblinger, Ulrike Preiml und Christian Redinger | |
| 30.1 | Einleitung | 481 |
| 30.1.1 | Tauchphysiologische Grundlagen | 481 |
| 30.2 | Sportmedizinische Aspekte | 483 |
| 30.3 | Herz- und Gefäßerkrankungen und Tauchen | 483 |
| 30.3.1 | Herzerkrankungen | 483 |
| 30.3.2 | Arterielle Hypertonie und Tauchen | 484 |

| | | |
|---|---|---|
| 30.3.3 | Koronare Herzkrankheit, Herzinsuffizienz und Tauchen | 484 |
| 30.3.4 | Vitien – erworbene und angeborene Herzfehler und Tauchen | 485 |
| 30.3.5 | Aortenaneurysma | 486 |
| 30.3.6 | peripher arterielle Verschlusskrankheit (PAVK) | 486 |
| 30.3.7 | Lungenödem des Schwimmers / Tauchers | 486 |
| 30.4 | **Arrhythmien und Tauchen** | 487 |
| 30.4.1 | Einleitung | 487 |
| 30.4.2 | Bradykarde Herzrhythmusstörungen und Tauchen | 488 |
| 30.4.3 | Tachykarde Herzrhythmusstörungen | 489 |
| 30.4.4 | Genetische Herzerkrankungen und Channelopathien | 490 |
| 30.4.5 | Tauchen mit ICD | 490 |
| 30.4.6 | Tauchen mit Herzschrittmacher | 490 |
| 30.4.7 | Antikoagulation und Tauchen | 491 |
| 30.5 | **Sporttauchen mit Offenem Foramen Ovale (PFO)** | 491 |
| 30.5.1 | Einleitung | 491 |
| 30.5.2 | Prävalenz des PFO | 491 |
| 30.5.3 | Pathomechanismus der Arteriellen Gasembolie (AGE) und Dekompressionserkrankung (DCS) bei PFO | 491 |
| 30.5.4 | Indikationen zur PFO Abklärung | 492 |
| 30.5.5 | Diagnostische Verfahren | 492 |
| 30.5.6 | Tauchtauglichkeit bei verifiziertem PFO | 493 |
| 30.5.7 | „Low Bubble Diving" | 493 |
| | Literatur | 494 |

## VII Spezielle sportkardiologische Aspekte im Breiten- und Leistungssport

| | | |
|---|---|---|
| 31 | **Sicherheitsvorkehrungen in Sportstätten: Medizinische Versorgung von Zuschauern und Athleten bei sportlichen Großereignissen** | 499 |
| | *Frank van Buuren* | |
| | Literatur | 503 |
| 32 | **Doping und Medikamentenmissbrauch** | 505 |
| | *Andreas Nieß* | |
| 32.1 | **Einleitung** | 506 |
| 32.2 | **Epidemiologie** | 506 |
| 32.3 | **Kardiovaskuläres Risiko beim Doping** | 507 |
| 32.3.1 | Anabol-androgene Steroide (AAS) | 508 |
| 32.3.2 | Peptidhormone | 508 |
| 32.3.3 | Stimulanzien | 509 |
| 32.3.4 | Weitere Substanzen und Methoden | 510 |
| | Literatur | 510 |
| | **Erratum zu: Belastungs-EKG** | E1 |
| | **Serviceteil** | |
| | Stichwortverzeichnis | 515 |

# Autorenverzeichnis

**Prim. PD Dr. Robert Berent** HerzReha, Herz-Kreislauf-Zentrum Bad Ischl, Bad Ischl, Österreich

**Prof. Dr. med. Peter Bernhardt** Herz Plus Ulm, Ulm, Deutschland

**Prof. Dr. med. Christof Burgstahler** Abteilung Sportmedizin, Medizinische Klinik, Universitätsklinikum Tübingen, Tübingen, Deutschland

**Univ.-Prof. Mag. Dr. med. Dr. phil. Martin Burtscher** Institut für Sportwissenschaft, Universität Innsbruck, Innsbruck, Österreich

**PD Dr. med. Frank van Buuren, MBA, FESC** GFO Kliniken Südwestfalen, St. Martinus-Hospital Olpe, Lehrkrankenhaus der Universität zu Köln, Olpe, Deutschland

**Dr. med. Andrei Codreanu** Service de Cardiologie, Centre Hospitalier de Luxembourg, Luxembourg, Luxemburg

**Dr. med. Charles Delagardelle** Service de Cardiologie, Centre Hospitalier de Luxembourg, Luxembourg, Luxemburg

**Dr. med. Katrin Esefeld** Präventive Sportmedizin und Sportkardiologie, Medizinische Fakultät, Klinikum rechts der Isar, Technische Universität München, München, Deutschland

**Dr. med. Isabel Fegers-Wustrow** Präventive Sportmedizin und Sportkardiologie, Medizinische Fakultät, Klinikum rechts der Isar, Technische Universität München, München, Deutschland

**Ass. Prof. Dr. med. Harald Gabriel** Universitätsklinik für Innere Med. 2, Klinische Abteilung für Kardiologie, Medizinische Universität Wien, Wien, Österreich

**Dr. med. Laurent Groben** Service de Cardiologie, Centre Hospitalier de Luxembourg, Luxembourg, Luxemburg

**Univ.-Prof. Dr. med. Martin Halle, FESC** Präventive Sportmedizin und Sportkardiologie, Klinikum rechts der Isar, Technische Universität München, München, Deutschland

**Dr. med. Jochen Hansel** ias Prevent GmbH, Stuttgart, Deutschland

**OÄ Dr. med. Maria Heger** Wr Gesundheitsverbund, Klinik Landstraße, 2. Med. Abteilung, Abteilung für Kardiologie mit internistischer Intensivmedizin, Wien, Österreich

**Ao. Univ.-Prof. Mag. Dr. Peter Hofmann** Institut für Bewegungswissenschaften, Sport und Gesundheit, Exercise Physiology, Training & Training Therapy Research Group, Universität Graz, Graz, Österreich

**Dr. med. Josef Kaiblinger**  Österreichische Gesellschaft für Unterwasser- und Hyperbarmedizin – ÖGUHM, Wien, Österreich

**Univ.-Prof. Dr. med. Wilfried Kindermann**  Institut für Sport- und Präventivmedizin, Universität des Saarlandes, Saarbrücken, Deutschland

**Dr. Erwin Kitzmüller**  Abteilung für Pädiatrische Kardiologie/Kinderherzzentrum, Universitätsklinik für Kinder und Jugendheilkunde, Medizinische Universität Wien, AKH Wien, Wien, Österreich

**Dr. med. Maria Kyriakopoulou**  Service de Cardiologie, Centre Hospitalier de Luxembourg, Luxembourg, Luxemburg

**Prof. Dr. med. Herbert Löllgen, DGSP, (FAHA, FACC, FFIMS, FEBMS)**  Internistisch-kardiologische, sportkardiologische Praxis, Praxisgemeinschaft Dr. Gavrila, Prof. Dr. Löllgen, Remscheid, Deutschland

**PD Dr. med. Ruth Mari Löllgen, MD, FRACP**  Pediatric Emergency Department, Karolinska University Hospital, Stockholm, Schweden
Department of Women's and Children's Health, Karolinska Institute, Stockholm, Schweden

**Dr. Christiane Marko**  Ambulanz für mechanische Herzunterstützung, Universitätsklinik für Herzchirurgie, Wien, Österreich

**Ao. Univ.-Prof. Dr. Manfred Marx**  Abteilung für Pädiatrische Kardiologie/Kinderherzzentrum, Universitätsklinik für Kinder und Jugendheilkunde, Medizinische Universität Wien, AKH Wien, Wien, Österreich

**Assoc.-Prof. DI Dr. Francesco Moscato**  Zentrum für Medizinische Physik und Biomedizinische Technik, Medizinische Universität Wien, Wien, Österreich

**Stephan Müller**  Präventive Sportmedizin und Sportkardiologie, Klinikum rechts der Isar, Technische Universität München, München, Deutschland

**PD Dr. med. Andreas Müssigbrodt**  Département de Cardiologie, Centre Hospitalier Universitaire Martinique, Fort de France, Frankreich

**Professor Jonathan Myers, PhD**  Cardiology Division, Veterans Affairs Palo Alto Health Care System and Stanford University, Palo Alto, USA

**PD Dr. Daniel Neunhäuserer, MD, PhD**  Sports and Exercise Medicine Division, Department of Medicine - University of Padova, Padova, Italien

**Prim. Univ.-Prof. Dr. Dr. Josef Niebauer, MBA**  Universitätsinstitut für präventive und rehabilitative Sportmedizin, Institut für Sportmedizin des Landes Salzburg, Sportmedizin des Olympiazentrums Salzburg-Rif, Universitätsklinikum Salzburg, Salzburg, Österreich

## Autorenverzeichnis

**Dr.scient.med, Dr.med.univ. Jan Daniel Niederdöckl, MBA**  Universitätsklinik für Notfallmedizin, Medizinische Universität Wien, Wien, Österreich
Abteilung für Sportmedizin, Leistungsphysiologie und Prävention, Zentrum für Sportwissenschaft und Universitätssport, Universität Wien, Wien, Österreich

**PD Dr.med. David Niederseer, PhD, BSc**  Klinik für Kardiologie, Universitäres Herzzentrum Zürich, Universitätsspital Zürich, Universität Zürich, Zürich, Schweiz

**Univ.-Prof. Dr. med. Andreas Nieß**  Abteilung Sportmedizin, Medizinische Klinik, Universitätsklinikum Tübingen, Tübingen, Deutschland

**Dr. med. Hasema Persch**  Sektion Sport- und Rehabilitationsmedizin, Zentrum Innere Medizin, Universitätsklinikum Ulm, Ulm, Deutschland

**Ao. Univ.-Prof. Dr. Rochus Pokan**  Institut für Sportwissenschaft, Universität Wien, Wien, Österreich

**Dr. med. Ulrike Preiml**  Diving and Hyperbaric Medicine Consultant EDTC/ECHM, Österreichische Gesellschaft für Unterwasser- und Hyperbarmedizin – ÖGUHM, Wien, Österreich

**Dr. med. Christian Redinger**  Österreichische Gesellschaft für Unterwasser- und Hyperbarmedizin – ÖGUHM, Wien, Österreich

**Dr. med. Valentina Rossi**  Universitäres Herzzentrum, Klinik für Kardiologie, UniversitätsSpital Zürich, Zürich, Schweiz

**PD Dr. med. Dr. med. univ. Mahdi Sareban**  Universitätsinstitut für präventive und rehabilitative Sportmedizin, Uniklinikum Salzburg, Salzburg, Österreich

**Univ.-Prof. Dr. med. Jürgen Scharhag**  Abteilung für Sportmedizin, Leistungsphysiologie und Prävention, Institut für Sportwissenschaft, Zentrum für Sportwissenschaft und Universitätssport, Wien, Österreich

**Prof. Dr. med. Christian Schmied**  Universitäres Herzzentrum, Klinik für Kardiologie, UniversitätsSpital Zürich, Zürich, Schweiz

**Univ.-Prof. Dr. med. Wolfgang Schobersberger**  Institut für Sport-, Alpinmedizin und Gesundheitstourismus (ISAG), Universitätskliniken Innsbruck, Innsbruck, und Privatuniversität UMIT TIROL, Hall, Österreich

**Dr. Victor Schweiger**  Klinik für Kardiologie, Universitäres Herzzentrum Zürich, Universitätsspital Zürich, Zürich, Schweiz

**Prof. Dr. med. Dr. h.c. Jürgen Michael Steinacker**  Sektion Sport- und Rehabilitationsmedizin, Zentrum Innere Medizin, Universitätsklinikum Ulm, Ulm, Deutschland

**Prof. Dr. med. Axel Urhausen**  Service de Médecine du Sport et de Prévention, Clinique du Sport, Centre Hospitalier de Luxembourg, Clinique d'Eich, Luxembourg, Luxembourg

Human Motion, Orthopedics, Sports Medicine and Digital Methods, Luxembourg Institute of Health, Luxembourg, Luxembourg

Luxembourg Institute of Research in Orthopedics, Sports Medicine and Science, Luxembourg, Luxembourg

**Dr. med. univ. Fritz Wimbauer, MBA**  Präventive Sportmedizin und Sportkardiologie, Medizinische Fakultät, Klinikum rechts der Isar, Technische Universität München, München, Deutschland

**Doz. Dr. Dr. Manfred Wonisch, MBA, FACSM**  Innere Medizin, Kardiologie, Sportmedizin, Graz, Österreich

# Die moderne Sportkardiologie

Inhaltsverzeichnis

Kapitel 1　Die moderne sportmedizinische Untersuchung: Die TÜV-Plakette für jeden Sportinteressierten – 3
*Josef Niebauer*

Kapitel 2　Zusatzqualifikation Sportkardiologie – 11
*Josef Niebauer, Martin Halle und Herbert Löllgen*

# Die moderne sportmedizinische Untersuchung: Die TÜV-Plakette für jeden Sportinteressierten

*Josef Niebauer*

**Inhaltsverzeichnis**

1.1 Stellenwert des Sports in Prävention und Therapie – 4

1.2 Wandel der sportmedizinischen Untersuchung – 4

Literatur – 8

© Springer-Verlag GmbH Deutschland, ein Teil von Springer Nature 2023
J. Niebauer (Hrsg.), *Sportkardiologie*, https://doi.org/10.1007/978-3-662-65165-0_1

Bewegung und Sport haben gesundheitsförderliche Wirkungen in der Prävention und Rehabilitation nicht kardiovaskulärer Erkrankungen. Dennoch wird selbst im Leistungs- und erst recht im Breitensport zu wenig Wert auf eine gründliche sportmedizinische Untersuchung gelegt. Dabei stellt die sportmedizinische Untersuchung eine vollumfassende und dennoch zielgerichtet Vorsorgeuntersuchung dar, die oftmals Risikofaktoren und auch Krankheiten im Frühstadium identifiziert, sodass der Sportler gegensteuern kann, bevor es zu spät ist. In diesem Kapitel wird aufgezeigt, welche Inhalte Teil einer sportmedizinischen Untersuchung sein sollten und wie diese dem Sportler in Summe nützen können. Für einen jeden ist die Gesundheit das höchste Gut, für den Sportler oftmals zusätzlich aber auch sein Kapital. Somit gilt es alles zu unternehmen, dass die Gesundheit des Sportlers bestmöglich geschützt wird. Eine sportmedizinische Untersuchung kann hier einen wesentlichen Beitrag leisten.

## 1.1 Stellenwert des Sports in Prävention und Therapie

Erfreulicherweise wird jung und alt, gesund oder krank, immer öfter ein aktiver und somit gesunder Lebensstil empfohlen, der ausreichend körperliche Aktivität beinhaltet – und das zu recht!

Tatsächlich wird Bewegung und Sport nicht mehr nur Gesunden sondern auch Patienten bei nahezu allen chronischen Krankheitsbildern empfohlen, als ein ernst zu nehmendes, die medikamentöse Therapie ergänzendes und dieser manchmal sogar überlegenes Therapeutikum. Auch hat die aktuelle COVID-19 Pandemie aufgezeigt, dass Bewegungsmangel und dadurch begünstigte Adipositas, Diabetes mellitus Typ 2 und arterielle Hypertonie mit einem schwereren Krankheitsverlauf und einer schlechteren Prognose assoziiert sind. Damit man gezielt den richtigen Sport in der richtigen „Dosierung" empfehlen kann wird es immer wichtiger zu wissen, wo die individuellen gesundheitlichen Stärken und Schwächen der jeweiligen Person liegen. Es stellt sich somit nicht so sehr die Frage, ob man gesund genug ist zum Sporttreiben, sondern geht es mehr darum herauszufinden, welche körperliche Bewegung bzw. welche Sportart in welcher Dosierung ausgeübt werden soll. Die Angst keinen Sport mehr treiben zu dürfen gehört der Vergangenheit an und betrifft lediglich akute Erkrankungen, und ist somit vorübergehender Natur. Denn sich nicht körperlich zu betätigen tritt eine Teufelsspirale nach unten los, wo Schonung zu Dekonditionierung und diese zu weiterer Leistungseinbuße führt, welche im Allgemeinen Symptome verstärkt und oft auch die Prognose verschlechtert, sodass dies keine Option mehr darstellt.

## 1.2 Wandel der sportmedizinischen Untersuchung

Die diagnostischen und therapeutischen Möglichkeiten haben sich in allen Fachdisziplinen derart verbessert und das Wissen um den Nutzen von Bewegung und Sport so sehr verfestigt, dass es bei der modernen sportmedizinischen Untersuchung nicht mehr nur darum geht, die für einen gewissen Sport und ein gewisses Leistungsniveau aus gesundheitlichen Gründen ungeeignete Sportler herauszufischen und den Sport aus medizinischer Sicht zu verbieten. Es geht hauptsächlich darum herauszufinden, ob gesundheitliche Anfälligkeiten existieren, die der Sportler kennen sollte oder chronische Erkrankungen vorhanden sind, die behandelt bzw. korrigiert gehören. Denn Gefahr geht nicht so sehr von den bekannten und gut therapierten, sondern von den beim Sporttreibenden unbekannten Erkrankungen aus. In Abhängigkeit von den Befunden wird dann besprochen welcher Sport in welchem Umfang und welcher Intensität der Richtige ist.

Damit eine „Stempeluntersuchung" diesem Anspruch gerecht werden kann, darf es aber nicht bei der Anamnese und einer klinischen Untersuchung bleiben.

Bereits seit den 80er-Jahren machen es uns unsere italienischen Nachbarn vor und haben es sehr eindrucksvoll geschafft, durch eine verpflichtende sportmedizinische Untersuchung für jeden Sportler der an Wettkämpfen teilnehmen möchte, die im Zusammenhang mit sportlichen Aktivitäten aufgetretenen Todesfälle auf ein Niveau zu senken, welches niedriger ist als das der übrigen Bevölkerung!

Das Geheimnis liegt dabei darin, dass jeder der wettkampfmäßig Sport treiben möchte sich verpflichtend von speziell ausgebildeten Fachärzten für Sportmedizin untersuchen lassen muss und diese immer auch ein Ruhe-EKG schreiben. Die Ergebnisse sind derart überzeugend, dass auch die Europäische Gesellschaft für Kardiologie seit mehr als 15 Jahren die Durchführung eines Ruhe-EKGs bei der Sporttauglichkeitsuntersuchung empfiehlt.

Desweiteren kommen üblicherweise folgende Untersuchungen bei einer sportmedizinischen Untersuchung hinzu:
- Gesundheits- und Sportanamnese
- Körperliche Untersuchung
- Bestimmung des Body-Mass-Indexes
- Sehtest
- Muskelfunktionstest
- Ruhe-EKG
- Spirometrie
- Belastungs-EKG:
- Fahrrad-Ergometrie (◘ Abb. 1.1)
- Laufband-Ergometrie (◘ Abb. 1.2)
- Ruder-Ergometrie (◘ Abb. 1.3)
- Handkurbel-Ergometrie (◘ Abb. 1.4)
- Gesundheits- und Trainingsberatungsgespräch

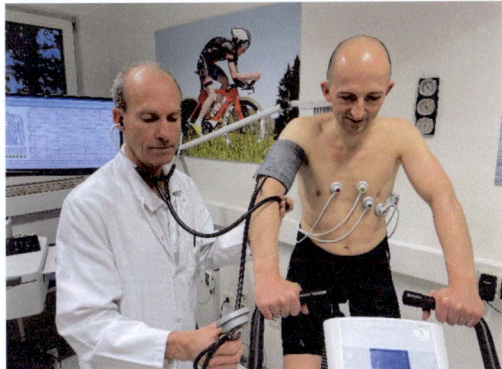

◘ **Abb. 1.1** Fahrrad-Ergometrie (© SALK, mit freundlicher Genehmigung)

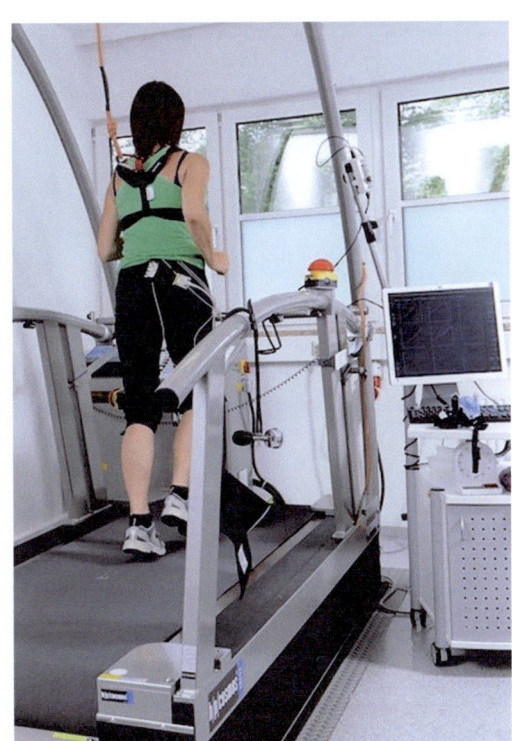

◘ **Abb. 1.2** Laufband-Ergometrie (© SALK Unterhauser; mit freundlicher Genehmigung)

Wenn am Ende der Untersuchung alles unauffällig war bzw. keine der erhobenen Befunde gegen den gewünschten Sport in seiner entsprechenden Intensität und Umfang sprechen, so kann die Sporttauglichkeit bestätigt werden.

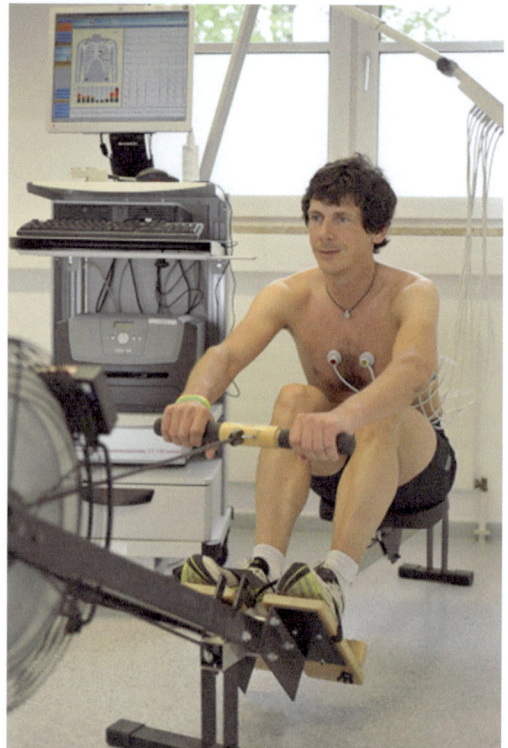

◘ **Abb. 1.3** Ruder-Ergometrie (© SALK Unterhauser, mit freundlicher Genehmigung))

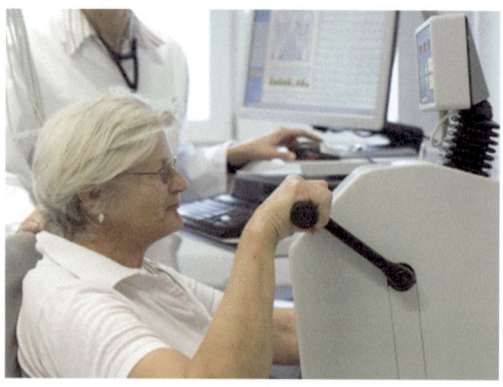

◘ **Abb. 1.4** Handkurbel-Ergometrie (© SALK Unterhauser, mit freundlicher Genehmigung)

Darüber hinaus profitieren Ambitionierte von einer

– Laktatdiagnostik (Ermittlung der aeroben und anaeroben Schwelle und somit des Trainingszustands und der Leistungsfähigkeit) (◘ Abb. 1.5)

und ggf. von einer

– Ergospirometrie (◘ Abb. 1.6).

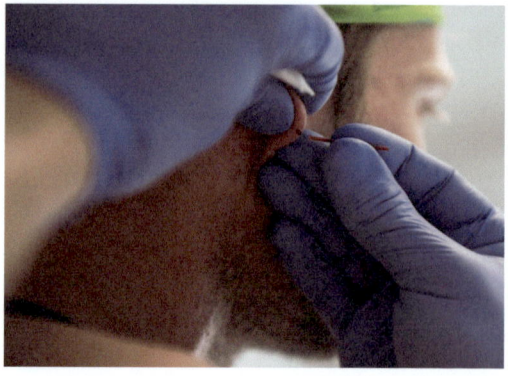

◘ **Abb. 1.5** Laktattest (© SALK, mit freundlicher Genehmigung)

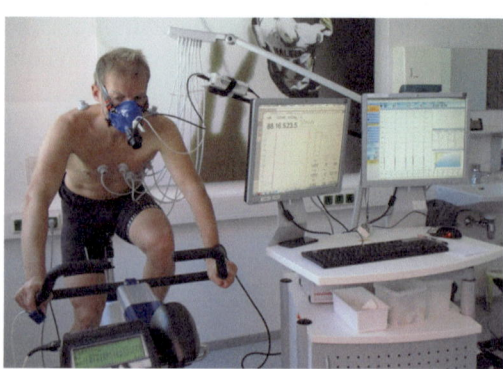

◘ **Abb. 1.6** Ergospirometrie (© SALK, mit freundlicher Genehmigung)

Mittels letzterer kann zusätzlich die maximale Sauerstoffaufnahme bestimmt und weitere Lungenfunktionsmarker unter Belastung ermittelt werden, was für die Leistungsdiagnostik und Trainingssteuerung bei zahlreichen Ausdauersportarten von übergeordneter Bedeutung ist. Des Weiteren kann die Ergospirometrie bei Belastungsdyspnoe unterschiedlichster Genese (z. B. kardial, pulmonal, u. a.) wegweisend sein, auch wird sie bei der Diagnostik von Post-/Long-COVID eingesetzt.

Weitere gängige Untersuchungsmöglichkeiten sind
- Herzultraschalluntersuchung (Echokardiografie) in Ruhe und/oder bei Belastung (Abb. 1.7)
- Langzeit-Blutdruckmessung
- Langzeit-EKG
- Sportspezifische Ernährungsberatung
- Feldtests (sportartspezifische Leistungsdiagnostik und Trainingssteuerung)

Wenngleich vermehrt über Bewegung und Sport in Prävention und Rehabilitation gesprochen wird, so verwundert es nach wie vor, dass weiterhin so wenig Wert auf eine gründliche sportmedizinische Untersuchung gelegt wird und man selbst im Leistungssport oftmals auf Unkenntnis all ihrer Vorzüge trifft.

Unsere Gesundheit ist unser höchstes Gut und der der Sport treibt möchte seinen Teil bei der Prävention von Zivilisations- aber auch vielen anderen Krankheiten leisten. Warum da oftmals auf sportmedizinische Untersuchungen verzichtet wird bzw. die Sporttauglichkeit ohne genaue und zielführende Diagnostik ausgesprochen wird, bleibt unklar. Weiterhin achten viel zu viele weit mehr auf den Zustand ihrer PKW als auf ihre Körper. Selbst ein Neuwagen, frisch vom Band, benötigt eine TÜV-Plakette und wird auf „Herz und Nieren" getestet. Interessanterweise ist die Gültigkeit der TÜV-Plakette umso kürzer, je älter das Fahrzeug ist. Prospektiv randomisierte Studien sind aus diesem Bereich nicht bekannt. Auch fehlen hier Kosten-Nutzen-Analysen. Insgesamt also eine dünne Evidenzlage.

Im Bereich Primär- und Sekundärprävention hingegen gibt es eine große Zahl hochwertiger Studien, die den Nutzen eines konsequenten Screenings und vor allem der Sportintervention belegen. Umgesetzt wird dies alles nur sehr zögerlich bis gar nicht. Es ist offensichtlich, dass Stempeluntersuchungen, die weder Ruhe- noch Belastungs-EKG beinhalten, nicht mehr zeitgemäß sind. Niemand von uns würde ungetestet ein Auto kaufen – auch keinen Neuwagen. Und selbstverständlich muss man einen Gebrauchtwagen vor dem Kauf einmal ausgefahren haben, damit man sicher gehen kann, dass er den alltäglichen Belastungen standhalten wird. Warum gilt das nicht für sportlich Aktive? Ein Belastungs-EKG kann belastungs-induzierte Rhythmusstörungen dokumentieren aber auch einen bisher unerkannten arteriellen Hypertonus aufdecken. Mittels anschließender Diagnostik und ggf. Therapie wird es möglich sein, dass der Sportler auch weiterhin seinen Sport ausüben kann. Dank der ermittelten maximalen Herzfrequenz ist im gewissen Maße eine Trainingssteuerung möglich. Alles Gründe, ein Belastungs-EKG

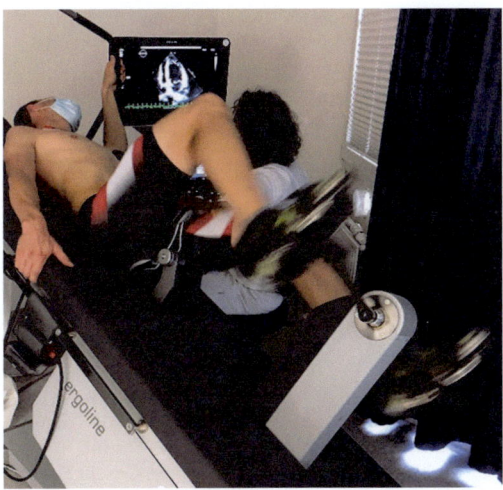

Abb. 1.7 Stress-Echokardiografie (© SALK; mit freundlicher Genehmigung)

durchzuführen und sich nicht davon abschrecken zu lassen, dass die Vortestwahrscheinlichkeit zu gering sei. Zum einen bezieht sich die Vortestwahrscheinlichkeit in Studien meist nur auf die koronare Herzkrankheit und stammen zudem viele Studien zur Kosten-Nutzen-Analyse aus Ländern wie den USA, in denen bekanntlich medizinische Untersuchungen ein Vielfaches von den bei uns üblichen Tarifen kosten.

Bedenkt man, dass die Haupttodesursache bei Sporttreibenden über 35 Jahren die koronare Herzkrankheit ist, so wird klar, wie sinnvoll es ist gerade diese Gruppe mittels maximaler Ergometrie auszubelasten. Denn wenn mit Freunden Sport getrieben wird geht man oft bis an seine Grenzen, ohne jemals zuvor getestet zu haben, ob man dem noch gewachsen ist. Da ist es verantwortlicher aber auch beruhigend zu wissen, dass bei der letzten maximalen Ergometrie alles in Ordnung war.

Wenngleich es an der Zeit ist den sportlich Aktiven mehr Aufmerksamkeit zu schenken und diese nach modernen Standards zu untersuchen und zu betreuen, so muss bedacht werden, dass im Rahmen der Diagnostik Befunde erhoben werden, die beim Sportler normal, beim körperlich Inaktiven jedoch pathologisch sein können. Hier liegt die Herausforderung darin, die Unterschiede zu kennen und herauszuarbeiten.

In diesem Buch werden alle oben genannten aber auch darüber hinaus gehenden Untersuchungen im Detail besprochen und auf Eigenarten bei Sportlern hingewiesen.

Aktuelle internationale Leitlinien und Positionspapiere [1–4] empfehlen zu recht im Rahmen einer jeden Sporttauglichkeitsuntersuchung ein Ruhe-EKG sowie den großzügigen Einsatz des Belastungs-EKG. Je nach Sportdisziplin, Trainingsumfang und Trainingsintensität wird auch die Echokardiografie als üblicher Bestandteil einer sportmedizinischen Untersuchung empfohlen. Diese stellen den Arzt regelmäßig vor die Frage, ob der Befund pathologische oder für den Sportler bei entsprechender Trainingsanamnese normal ist. In den folgenden Kapiteln wird hierauf speziell eingegangen mit dem Ziel, dass dieses Buch dem Leser ein kompetenter Wegbegleiter bei Fragen der Sportkardiologie seien möge.

> **Fazit**
> Dank großer Fortschritte in der Medizin können heute bereits im Frühstadium Risikofaktoren und auch Erkrankungen identifiziert werden. Dem Sportler bietet sich durch die sportmedizinische Untersuchung die Chance, von diesem Fortschritt zu profitieren. Eine umfassende und dennoch zielgerichtete sportmedizinische Untersuchung trägt ihren Teil dazu bei, dass die Gesundheit, das höchste Gut und oftmals auch Kapital des Sportlers, bestmöglich erhalten bleibt. Es bleibt nur dazu aufzurufen, dass möglichst viele hiervon Gebrauch machen.

## Literatur

1. Pelliccia A, Sharma S, Gati S, Bäck M, Börjesson M, Caselli S, Collet JP, Corrado D, Drezner JA, Halle M, Hansen D, Heidbuchel H, Myers J, Niebauer J, Papadakis M, Piepoli MF, Prescott E, Roos-Hesselink JW, Graham Stuart A, Taylor RS, Thompson PD, Tiberi M, Vanhees L, Wilhelm M (2021) 2020 ESC Guidelines on sports cardiology and exercise in patients with cardiovascular disease. ESC Scientific Document Group. Eur Heart J 42:17–96
2. Sharma S, Drezner JA, Baggish A, Papadakis M, Wilson MG, Prutkin JM, La Gerche A, Ackerman MJ, Borjesson M, Salerno JC, Asif IM, Owens DS, Chung EH, Emery MS, Froelicher VF, Heidbuchel H, Adamuz C, Asplund CA, Cohen G, Harmon KG, Marek JC, Molossi S, Niebauer J, Pelto HF, Perez MV, Riding NR, Saarel T, Schmied CM, Shipon DM, Stein R, Vetter VL, Pelliccia A, Corrado D (2018) International recommendations for electrocardiographic interpretation in athletes. Eur Heart J 39:1466–1480
3. Niebauer J, Börjesson M, Carre F, Caselli S, Palatini P, Quattrini F, Serratosa L, Adami PE, Biffi A, Pressler A, Schmied C, van Buuren F, Panhuyzen-Goedkoop N, Solberg E, Halle M, La

Gerche A, Papadakis M, Sharma S, Pelliccia A (2018) Recommendations for participation in competitive sports of athletes with arterial hypertension: a position statement from the sports cardiology section of the European Association of Preventive Cardiology (EAPC). Eur Heart J 39:3664–3671

4. Borjesson M, Dellborg M, Niebauer J, LaGerche A, Schmied C, Solberg EE, Halle M, Adami E, Biffi A, Carré F, Caselli S, Papadakis M, Pressler A, Rasmusen H, Serratosa L, Sharma S, van Buuren F, Pelliccia A (2019) Recommendations for participation in leisure time or competitive sports in athletes-patients with coronary artery disease: a position statement from the Sports Cardiology Section of the European Association of Preventive Cardiology (EAPC). Eur Heart J 40:13–18

# Zusatzqualifikation Sportkardiologie

*Josef Niebauer, Martin Halle und Herbert Löllgen*

## Inhaltsverzeichnis

2.1 Einleitung – 12

2.2 Hintergrund – 12

2.3 Bisherige Situation – 13

2.4 Zukünftige Situation – 13

Literatur – 13

Erfreulicherweise steigt die Zahl der Patienten die Sport, teils gar Leistungssport treiben möchten. Für deren Betreuung ist weder die alleinige Expertise im Bereich Sportmedizin noch eine abgeschlossen Ausbildung in der Kardiologie ausreichend. Hier braucht es Expertise in der Sportkardiologie, also dem kardiologischen Wissen welches für Sporttreibende relevant ist. Denn es gibt zahlreiche trainingsbedingte Veränderungen, die beim Sportler eine physiologische Anpassung darstellen, sich dennoch aber auch bei kardiologischen Krankheitsbildern wiederfinden. Hier zwischen physiologisch und pathologisch zu unterscheiden ist nicht trivial und bedarf neben Fachwissen auch Erfahrung im Umgang mit Sportlern. „Angelesene Erfahrung" reicht auch hier nicht aus. Im Folgenden werden die Hintergründe und Inhalte des Curriculums Sportkardiologie vorgestellt.

## 2.1 Einleitung

Seit dem Erscheinen der 1. Ausgabe dieses Buches ist es der Arbeitsgruppe Sportkardiologie der Deutschen Gesellschaft für Kardiologie (DGK) in Zusammenarbeit mit der Deutschen Gesellschaft für Sportmedizin und Prävention (DGSP) gelungen ein Curriculum für die Sportkardiologie zu erstellen [1], welches sich an den Empfehlungen der European Association of Preventive Cardiology der European Society of Cardiology orientierte [2, 3]. Infolgedessen wurde zwischenzeitlich die DGK Zusatzqualifikation Sportkardiologie etabliert und über die DGK auch Ausbildungsstätten hierfür zertifiziert. Tatsächlich hat die Evidenz in der Sportkardiologie rasch zugenommen und wurden zahlreiche Leitlinien und Positionspapier erstellt, die das entsprechende Spezialwissen gut vermitteln. Notwendig wurde die Schaffung der Zusatzqualifikation Sportkardiologie aufgrund der z. T. diffizilen und sehr speziellen Fragestellungen zu kardiologischen Themen in der sportmedizinischen Betreuung von Sportlern als auch bei *Sport als Therapie* von kardiologischen Erkrankungen. Wenngleich Anzahl und Anspruchan sportkardiologischer Fragestellungen im Freizeit, Breiten- und Hochleistungssport Spezialkenntnisse deutlich zugenommen haben, so wird das nötige Fachwissen weder im Medizinstudium noch in den Inhalten der Zusatzbezeichnung Sportmedizin oder der Weiterbildung zum Kardiologen ausreichend abgebildet. Damit diese unzureichende Weiterbildung und die so entstandene Lücke zum Wohle der Sportler und Patienten geschlossen werden, wurde in Zusammenarbeit mit der DGSP eine Fortbildungsreihe der DGK eingerichtet, die auch als Basis für die Zusatzqualifikation Sportkardiologie dient. Das vorliegende Buch orientiert sich an den Inhalten des Curriculums der DGK. Es soll dem Interessierten schon jetzt für die tägliche sportkardiologische Praxis eine verlässliche Stütze sein.

## 2.2 Hintergrund

Die Auswirkungen von Sport und Ausdauertraining auf das Herz stehen seit über 100 Jahren in der Diskussion: So ist der Nutzen von regelmäßiger körperlicher Aktivität unumstritten, doch die Frage nach einem möglichen Schaden des Herzens durch ein zu intensives Training werden nach wie vor kontrovers diskutiert (3). Kardiale Zwischenfälle im Breiten- wie im Hochleistungssport finden eine hohe Aufmerksamkeit, da scheinbar gesunde oder bestens trainierte Sportler plötzlich einen Herzstillstand erleiden oder gar versterben. Hier stellen sich Fragen nach wirksamen Präventionsmaßnahmen sowohl bei der Sportlerbetreuung als auch in der Notfallsituation vor Ort. Speziell Fragestellungen zur Abgrenzung von physiologischen Adaptationen zu pathologischen kardialen Veränderungen beim Sportler sind in diesem

Kontext von zentraler Bedeutung. Diese Abgrenzung setzt eine spezielle Ausbildung und Erfahrung voraus, dokumentiert durch eine ausreichend große Zahl von Sportleruntersuchungen.

Auch hat sich körperliche Bewegung und Sport als evidenzbasiertes Therapeutikum in Prävention und Rehabilitation der höchsten Evidenzklasse etabliert. Wissen und Erfahrung im Bereich Trainingssteuerung von Breiten- und Leistungssportlern, aber auch von Patienten wird vermehrt benötigt.

## 2.3 Bisherige Situation

Sportkardiologische Untersuchungen werden überwiegend an sportmedizinischen Universitätsambulanzen angeboten. Dort besteht aufgrund der großen Zahl von Sportlern und Patienten ein breites, aber auch spezifisches, umfangreiches sportmedizinisches Fachwissen. Daneben bieten niedergelassene Kardiologen in Deutschland und in Österreich kardiologische Untersuchungen für Sportler an. Diese beiden Experten zusammenzuführen war das Ziel der Einführung der Zusatzqualifikation Sportkardiologie.

## 2.4 Zukünftige Situation

Durch die Etablierung der DGK Zusatzbezeichnung Sportkardiologie wird es eine Strukturierung und qualitative Verbesserung des Ausbildungsprozesses geben. Die dreistufige Ausbildung wird Wissen vermitteln, welches über die allgemeine Facharztweiterbildung in der Inneren Medizin und Kardiologie sowie der Ausbildung in der Zusatzbezeichnung Sportmedizin hinausgeht. Als Ausbildungsstätten werden voraussichtlich v. a. die sportmedizinischen Lehrstühle und Institute, die in enger Kooperation mit einer kardiologischen Klinik stehen und über umfangreiche kardiologische und sportmedizinische diagnostische und therapeutische Möglichkeiten verfügen, akkreditiert. Dieser Prozess hat zum Zeitpunkt der Drucklegung dieses Buches gerade erst begonnen. Fest steht, dass der Leiter des Institutes Facharzt für Innere Medizin mit der Schwerpunktweiterbildung Kardiologie (nach der neuen Approbationsordnung auch alleinig Kardiologie) und der Zusatzbezeichnung Sportmedizin sein muss. Die Ausbildungsstätte sollte nach Möglichkeit lizensierte Untersuchungsstelle des Deutschen Olympischen Sportbundes (DOSB) oder z. B. des Österreichischen Olympischen Komitees (ÖOC) sein bzw. sollte es eine durchgehende Konsiliartätigkeit anbieten.

Die Einrichtung müsste einen sportkardiologischen Schwerpunkt haben und dementsprechend eine ausreichend große Zahl von Sportlern/Patienten mit entsprechenden sportkardiologischen Fragestellungen pro Jahr betreuen.

> **Fazit**
> Die moderne Sportmedizin bzw. Kardiologie, die sich Personen mit sportkardiologischen Fragestellungen annehmen will und muss, hat es erforderlich gemacht eine systematische Weiterbildung zum Sportkardiologen zu etablieren, wobei auch die Kenntnisse aus der pädiatrischen Kardiologie berücksichtigt wurden. Zahlreiche Autoren dieses Buches waren an der Erstellung des Curriculums für den deutschsprachigen Raum aktiv beteiligt [1, 2] und werden sich auch weiterhin für die Etablierung der Sportkardiologie einsetzen.

## Literatur

1. Burgstahler C, Pressler A, Berrisch-Rahmel S, Mellwig K-P, Bongarth C, Halle M, Niebauer J, Hambrecht R, Gielen S, Steinacker J, Scharhag J (2019) Curriculum Sportkardiologie. Kardiologe 13:26–37

2. Niebauer J, Preßler A, Burgstahler C, Scharhag J, Berrisch-Rahmel S, Möhlenkamp S, Schmermund A, Mellwig K-P, Löllgen H, Halle M (2016) Kommentar zum Positionspapier der EACPR zur Etablierung eines europaweiten Curriculums für eine Zusatzqualifikation Sportkardiologie. Kardiologe 10:9–23
3. Heidbuchel H, Papadakis M, Panhuyzen-Goedkoop N, Carré F, Dugmore D, Mellwig KP, Rasmusen HK, Solberg EE, Borjesson M, Corrado D, Pelliccia A, Sharma S (2013) Position paper: proposal for a core curriculum for a European Sports Cardiology qualification. Sports Cardiology Section of European Association for Cardiovascular Prevention and Rehabilitation (EACPR) of European Society of Cardiology (ESC). Eur J Prev Cardiol 20:889–903

# Kardiovaskulärer Nutzen des Sports

Inhaltsverzeichnis

**Kapitel 3** **Prävention durch körperliche Aktivität – 17**
*Herbert Löllgen und Ruth Mari Löllgen*

**Kapitel 4** **Sport als Therapeutikum: Die kardiologische Rehabilitation – 41**
*Josef Niebauer*

# Prävention durch körperliche Aktivität

*Herbert Löllgen und Ruth Mari Löllgen*

**Inhaltsverzeichnis**

3.1 Einleitung – 19

3.2 Körperliche Aktivität versus Fitness – 20
3.2.1 Methodische Hinweise – 20
3.2.2 Epidemiologische Aspekte – 21

3.3 Wirkungen von körperlicher Aktivität und Bewegung – 23
3.3.1 Dosis-Wirkungs-Beziehung – 25
3.3.2 Somatische Auswirkung eines regelmäßigen körperlichen Trainings – 26
3.3.3 Psychische und psychosomatische Aspekte : Motivation zur Bewegung – 27
3.3.4 Psychische Auswirkungen oder mentale Fitness – 28

3.4 Patientengespräch – 28

3.5 Prävention bei kardialen Erkrankungen – 29
3.5.1 Koronare Herzkrankheit – 29
3.5.2 Herzinsuffizienz – 30
3.5.3 Herzrhythmusstörungen – 30
3.5.4 Arterieller Bluthochdruck – 31

3.6 Risikoreduktion durch körperliche Aktivität bei weiteren kardiovaskulären Erkrankungen – 31
3.6.1 Schlaganfall – 31
3.6.2 Periphere arterielle Verschlusskrankheit (PAVK) – 32
3.6.3 Diabetes mellitus und kardiovaskuläre Komplikationen – 32

© Springer-Verlag GmbH Deutschland, ein Teil von Springer Nature 2023
J. Niebauer (Hrsg.), *Sportkardiologie*, https://doi.org/10.1007/978-3-662-65165-0_3

3.7 **Langlebigkeit** – 32

3.8 **Perspektiven** – 34

**Literatur** – 36

## 3.1 Einleitung

**Trailer**
Die Bedeutung der körperlichen Aktivität zur Prävention verschiedener Erkrankungen ist seit den ersten Studien von Morris (Lancet [1]) in zahlreichen Studien untersucht und belegt worden. Insbesondere die Arbeiten der Gruppe um Paffenbarger hat die Grundlagen hierfür geschaffen (Paffenbarger [2, 3]).Insgesamt kommt der körperlichen Aktivität eine hohe Evidenz zu, sowohl für Prävention, aber auch für Therapie und Rehabilitation (◘ Tab. 3.5).
Prävention bedeutet Vorbeugen von Krankheiten. Auch Bewegungsmangel und sitzende Lebensweise sind bedeutsame Risikofaktoren. Körperliche Aktivität ist eine evidenzbasierte und gesicherte Maßnahme der Prävention zahlreicher Erkrankungen [4–7]. In den letzten Jahren hat sich gezeigt, dass die Grenzen von Prävention zur Sekundärprävention und Therapie fließend sind. Ein übergewichtiger Mensch kann noch gesund sein, bedarf aber der Prävention, ebenso ein Patient mit einem Bluthochdruck.

Im Rahmen von Prävention, Rehabilitation und Therapie steht nicht Sport, sondern mehr Bewegung und körperliche Aktivität im Vordergrund [8, 9].Bewegungsmangel und körperliche Inaktivität gehören zu den „non-communicable diseases" (NCD), für die weltweit, nicht zuletzt durch die WHO, Präventionsprogramme entwickelt wurden [4, 10, 11]. Bewegungsmangel ist die Nummer Zwei der Risikofaktoren nach dem Rauchen, die zu vorzeitigen Todesfällen und Erkrankungen führen [10]. Studien zur körperlichen Aktivität beruhen auf drei Möglichkeiten: Fragebogen, Bestimmung der kardio-repiratorischen Fitness und Studien, bei denen die körperliche Aktivität z. B. mittels Akzelerometer erfasst wird.

**Fragebogen:** Zu Beginn wurde die körperliche Aktivität im Hinblick auf Häufigkeit und Intensität mittels Fragebogen ermittelt (Paffenbarger [2, 3]) Dieser wurde validiert und in umfangreichen Studien mit guten Ergebnissen herangezogen (Löllgen et al. [5, 6, 9, 12]; Bull et al. [13]). Der Fragebogen umfasst den Umfang der Aktivität aktuell und über einen vergangenen Zeitraum zuvor. Als harte Endpunkte wurden bei den meisten Langzeitbeobachtungen die kardiale und allgemeine Sterblichkeit und später auch das Auftreten bestimmter Krankheiten mit harten Endpunkten herangezogen, wie akuter Herzinfakt, akute Angina pectoris oder Herzinsuffizienz.

**Fitness:** Im zweiten Ansatz wurde, vor allem durch Studien aus der Cooper-Clinic, Dallas, die körperliche Fitness zur Beurteilung der körperlichen Aktivität bestimmt (Aerobic. Center Longitudinal Study). Die Fitness wurde durch mehrfach über Jahre wiederholte, maximale Belastungsuntersuchung mit Spiroergometrie untersucht. Diese Langzeitbeobachtungen mit Erfassung der Lebenserwartung und allgemeiner und kardiovaskulärer Erkrankungen wurden als Endpunkte herangezogen. Je höher die Belastbarkeit oder die maximale Sauerstoffaufnahme ($VO_2max$) waren, umso besser war die Fitness und umso geringer die Erkrankungshäufigkeit hinsichtlich zahlreicher Krankheiten und deren Mortalität (Blair) [14, 15]. Die Beziehung der so ermittelten Fitness war Basis zur Beurteilung der Prävention verschiedener Krankheiten (Blair et al. [14, 15]).

**Akzelerometer:** In den letzten Jahren wurde zunehmend in Studien die körperliche Aktivität mittels eines Akzelerometers bestimmt, der präziser die Aktivitäten und die Inaktivität über einen Zeitraum erfasst. Bei der Interpretation der Ergebnisse ist zu bedenken, dass möglicherweise die untersuchte Person sich aufgrund des Akzelerometers mehr bewegt, wissend, dass ihre Daten zur Beurteilung verwendet werden (Ekelund et al. [16]).

## 3.2 Körperliche Aktivität versus Fitness

Zur Beurteilung der Prognose bei verschiedenen Krankheiten werden sowohl die regelmäßige *körperliche Aktivität* als auch die körperliche Fitness herangezogen (s.o.) [4, 11, 17]. Beide Parameter hängen zusammen, beruhen aber auf unterschiedlichen Erhebungs- und Messmethoden. Die körperliche Aktivität wird meist mit einem Fragebogen erfasst. Dieser, z. B. Paffenbarger-Bogen, ist validiert, er entspricht in etwa der maximalen Sauerstoffaufnahme [2]. Er gibt die subjektive Einschätzung des Probanden wieder mit einer gewissen Fehlerquote. Andere Fragebögen werden in gleicher Weise verwendet, haben bei Langzeitstudien ihre Grenzen.

Die „klassischen Methoden" sind den speziellen Untersuchungen vorbehalten, so die indirekte Kalorimetrie, die Sauerstoffaufnahme unter Feldbedingungen, die Methode mit doppelt markierten Isotopen ($^{18}H_2O$ mit $O^{18}$ und Deuterium $^2H$). Weit verbreitet ist die Messung der Herzfrequenz, Akzelerometer und Schrittzähler. Multisensoren sind im Handel, werden aber selten in der Routine eingesetzt. T-Shirts mit Sensoren sind ebenfalls noch nicht für die Routine vorhanden. Somit stehen im Vergleich zum Fragebogen die Messung der Herzfrequenz, der Schrittzähler und das Akzelerometer am ehesten zur Verfügung [18].

*Fitness* („exercise capacity" oder „physical capacity") bezeichnet die höchste erzielte Belastungsstufe bei einem Laufband – oder Fahrradergometertest, gemessen mit der $VO_{2max}$ (*physical or cardiorespiratory fitness*). Diese Belastungskapazität kann indirekt über die Herzfrequenz oder das metabolische Äquivalent (MET) geschätzt werden. Für das MET gilt aber, dass die Ruhewerte der Sauerstoffaufnahme (hier angenommen 3,5 ml/kgKG) von Mensch zu Mensch oder Patienten zu Patient variieren können und keine feste Größe sind [19, 20]. Dennoch wird aus praktischen Gründen ein fixer Ruhewert angenommen [11, 21].

„Fitness" ist objektiv, gut zu bestimmen und innerhalb von Studien vergleichbar. Der kritische Punkt ist, dass der Proband bei der Belastung sich maximal, also erschöpfend ausbelastet. Fitness hängt ab vom regelmäßigen Training und zum kleineren Teil von der Veranlagung bzw. Genetik, die auf maximal 20 % geschätzt wird. Die Fitness beinhaltet auch Beweglichkeit, Kraft und Koordination. Fitness ist vor allem für eine prognostische Aussage zukünftiger Ereignisse zuverlässiger als ein Fragebogen. Zur Beurteilung von Morbidität und Mortalität bei Gesunden und Kranken werden beide Methoden alleine oder ergänzend herangezogen [5, 6, 11, 22].

### 3.2.1 Methodische Hinweise

Prävention durch körperliche Aktivität kann naturgemäß nicht mit einem doppelblinden randomisierten Studienansatz und längerer Beobachtungsdauer überprüft werden. Aus statistisch-methodischem Ansatz gelten prospektive Kohortenstudien als Methoden der Wahl. Prospektive Kohortenstudien und Metaanalysen [11, 23–25] sind in den letzten Jahren mehrfach durchgeführt worden, neben Studien zur Fitness [6, 14, 21, 26–31]. Weitere Parameter zur Beurteilung der Wirkung von körperlicher Aktivität sind Lebensqualität, Wohlbefinden, Behinderung und Autonomie sowie Surrogat-Parameter wie Blutdruck, Gewicht, Fettstoffwechsel- oder metabolische Größen.

## 3.2.2 Epidemiologische Aspekte

In den letzten Jahren sind zahlreiche Studien zur Bedeutung der körperlichen Inaktivität und sitzenden Lebensweise veröffentlicht worden. Zur weiteren Information wird auf mehrere Meta-Analysen sowie die verschiedenen Leitlinien verwiesen (Bull et al. [13]; Powell et al. [32]; Nelson et al. [33]; Ekelund et al. [16, 34]; Rowe et al. [35]; Lachmann et al. [36]).Für die Entstehung zahlreicher Krankheiten sind Bewegungsmangel und sitzende Lebens- und Arbeitsweise (vor dem Bildschirm sitzen oder „Screentime") eine der wichtigsten Risikofaktoren [27, 37]. Eine sitzende Lebensweise mit Sitzen über mehrere Stunden (PC, Smart Phone, Video, TV und Computerspiele) ist ein neuer, aber bedeutsamer Risikofaktor für Herz-Kreislauf- und metabolische Erkrankungen [10, 11, 19, 38, 39] Regelmäßige Unterbrechungen der Bildschirmarbeit oder der Videobetrachtung stellen eine wirksame Prävention dar. Dies gilt auch für Ärztekongresse mit mehrstündigem Zuhören im Sitzen.

Von besonderer Bedeutung ist die Prävention durch körperliche Aktivität bei Kindern und Jugendlichen, die im Vergleich zur vorherigen Generation neben dem erheblichen Bewegungsmangel auch vermehrt ein Übergewicht aufweisen. Hier sind dringende Handlungen erforderlich, die tägliche Schulsport- oder Bewegungsstunde ist eine der möglichen Forderungen. Eine aktuelle Übersicht ergibt eine sitzende Lebensweise außerhalb des Schlafes von 6,3–10,2 h am Tage [38].

Eine sitzende Lebensweise ist somit für alle Menschen, jung oder alt, mittlerweile ein Gesundheitsrisiko geworden („health hazard") [10, 38] Andere Statistiken belegen, dass etwa 41,5 der Bevölkerung mehr als 4 h pro Tag sitzend verbringen, weltweit liegt der mittlere Wert bei 5 Stunden (300 min). [40–42]. Wesentlich ist dabei die Zeit, die Kinder, Jugendliche und Erwachsene vor dem Bildschirm verbringen (PC, PC-Spiele, Filme, Fernsehen) Ekelund et al. [16, 34]).

Das Fazit aus all diesen Studien ist, dass sitzende Tätigkeit oder Bewegungsmangel sich negativ auf die Gesundheit auswirken, während regelmäßige Bewegung und Aktivität signifikant günstige Auswirkungen haben wie Abnahme der Krankheitshäufigkeit und Senkung der speziellen kardiovaskulären und der allgemeinen Morbidität und Mortalität (◘ Abb. 3.1a,b). Nach den verschiedenen Meta-Analysen beträgt die Risikominderung im Mittel um 20–35 % oder auch mehr beim Übergang von Inaktivität zu moderater körperlicher Aktivität . Durch intensivere Aktivität im Freizeitsportbereich läßt sich dieses Risikoabnahme steigern, jedoch ist die Beziehung Intensität der körperlichen Aktivität zu Risikoabnahme als Dosis-Wirkungskurve nicht-linear oder exponentiell. Die relativ größte Senkung der Risiken liegt zwischen Inaktivität und moderater Aktivität (◘ Abb. 3.1a,b) (siehe unten)..

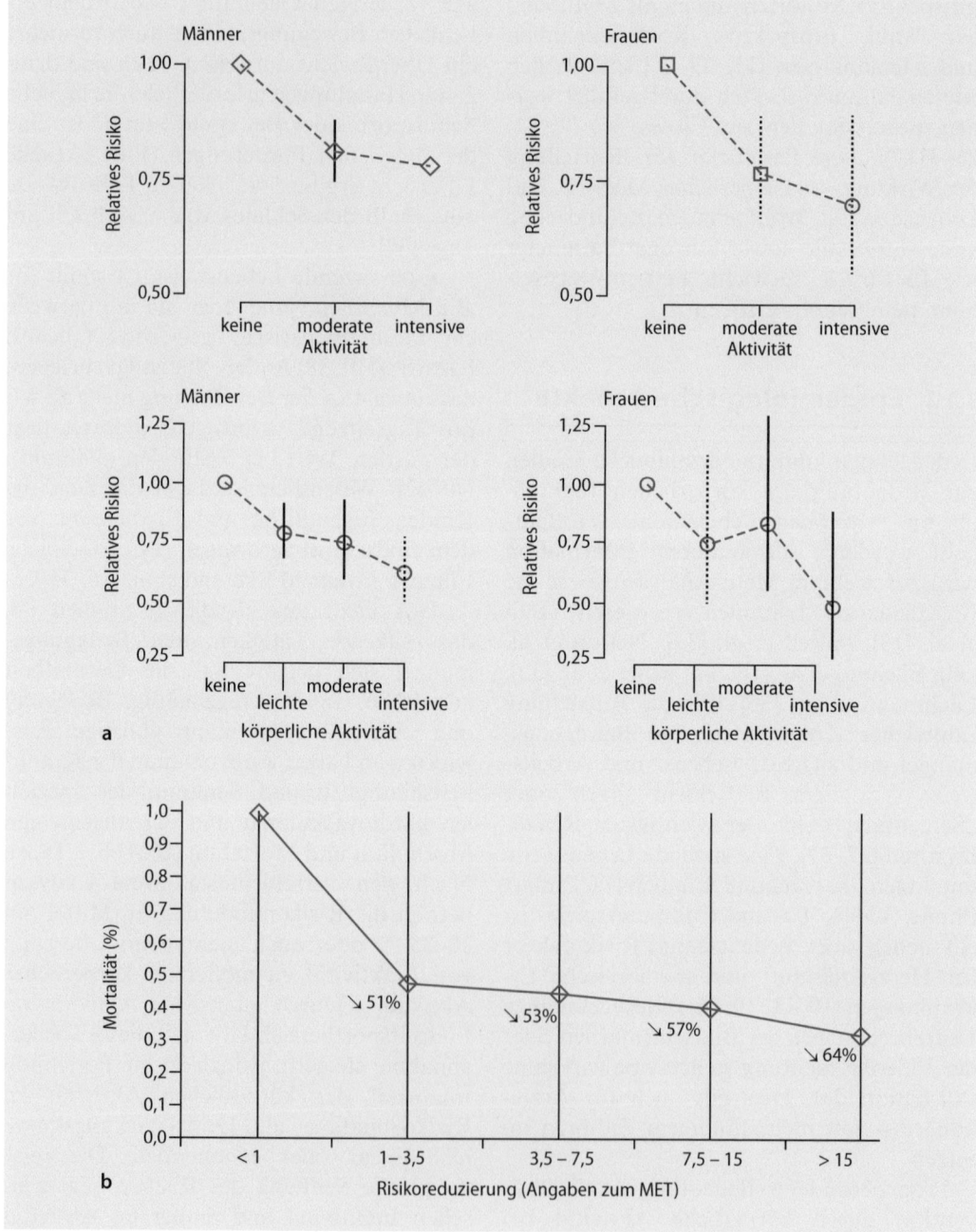

**Abb. 3.1** a, b Dosis-Wirkungs-Beziehung zur Risikoreduktion durch körperliche Aktivität. **a** Daten modifiziert nach Löllgen [4], 3 bzw. 4 Belastungsintensitäten. **b** Daten modifiziert nach Hupin [43], 5 Intensitäten, nur ältere Personen. Weitgehende identische Ergebnisse und Beziehungen sind von Moore [44] und Sattelmaier [45] beschrieben

## 3.3 Wirkungen von körperlicher Aktivität und Bewegung

Zahlreiche Studien zur körperlichen Aktivität sowie mehrere Metaanalysen ergeben trotz kleinerer methodischer Unterschiede ein einheitliches Bild (◘ Tab. 3.1, 3.2 und 3.3) [38, 39, 49, 50]. Sie zeigen eine Senkung der allgemeinen und kardiovaskulären Mortalität um etwa 20–35 %, dies entspricht einer gesteigerten Lebenserwartung um etwa 2–6 Jahre [11, 51]. Bestätigt wird dies durch Einzelstudien wie auch durch eine „gepoolte" Analyse aus zwei großen Kollektiven [52].

Die Ergebnisse sind für Frauen und Männer vergleichbar, wobei die Zahl der Studien mit Frauen kleiner ist. Die Befunde gelten auch für ältere Personen, also solche über 65 Jahren (◘ Tab. 3.2) [12, 53–57]. Bei diesen älteren Menschen über 65 Jahren ist bei regelmäßiger körperlicher Aktivität, z. B. durch Spazierengehen über 8 Meilen/Tag (entspricht 12,8 km/Tag), eine signifikante Lebensverlängerungen zu beobachten [11, 56] (◘ Tab. 3.10). Regelmäßiges schnelles Spazierengehen hat bereits eine positive Auswirkung auf die kardiale Mortalität.

◘ **Tab. 3.2** Risikoreduktion (RR) in der Primärprävention durch körperliche Aktivität bei Probanden über 65 Jahren (RR mit 95 % Konfidenzintervallen und Signifikanzen). (Aus [43])

| RR | Moderate Aktivität | Hohe (intensive) Aktivität |
|---|---|---|
| Männer | p = 0,1215 | p = 0,0015 |
| <65 Jahre (6 Studien) | 0,81 (0,72; 0,92) p = 0,9472 | 0,71 (0,53; 0,94) p = 0,0188 |
| >65 Jahre (3 Studien) | 0,67 (0,60; 0,75) | 0,55 (0,31; 0,98) |
| Frauen (4 Studien) | p = 0,0282 | p = 0,0018 |
| <65 Jahre | 0,80 (0,59; 1,08) | 0,75 (0,47; 1,20) |
| >65 Jahre (n = 2) | 0,57 (0,17; 1,88) | 0,38 (0,12; 1,13) |

Gesamtmortalität >65 Jahre – 33 bzw. 43 % (moderate) und – 45 bzw. 62 % (hohe) Aktivität; (15 Studien, 140:581 Probanden); kardiovaskuläre Mortalität 37 %, (7 Studien)

◘ **Tab. 3.1** Beispiele für die Risikoreduzierung im Rahmen von älteren Metaanalysen zur Primärprävention. (Aus [18, 22, 46, 47])

| Autor | Probanden[a] | Studien[a] | Beobachtungszeit (Jahre) | (OR[b]) Mortalität |
|---|---|---|---|---|
| Löllgen 2003, 2009 [11] | 306.314 | 38 | 4–28 | 0,78 (m) 0,69 (w) |
| Sofi 2008 [25] | 513.472 | 26 | 4–25 | 0,65 (high) 0,73 (low) |
| Nocon 2008 [48] | 883.372 | 33 | 4–20 | 0,67 0,65 |
| Samitz 2011 [24] | 684.737 | 57 | 12,1 J | 0,66 (high) 0,75 (low) |

[a] Anzahl der Probanden und Anzahl der Studien, die Beobachtungszeit
[b] „Odds ratio" (OR), die relative Senkung der Mortalität
*w* weiblich, *m* männlich, *low* Training mit niedriger Intensität, *high* mit hoher Intensität (engl. „vigorous")
Gesamtmortalität 22–24 %, kardiovaskuläre Mortalität 27–35 %

**Tab. 3.3** Allgemeine Auswirkungen eines körperlichen Trainings

| | |
|---|---|
| Sarkopenie (Atrophie durch Bewegungsmangel) | Oxydative intrazelluläre Enzyme (SDH etc.) Zunahme von<br>- Kreatinphosphat<br>- Mitochondriendichte und -größe<br>- Kapillardichte<br>Verbesserung<br>- der Fasertyp-I-Funktion<br>- der Endothelfunktion<br>Abnahme der Zytokine, des Endothelins, des oxidativen Stress |
| Kardiale Funktion | Verbesserung der/des<br>- Hämodynamik, der maximalen Sauerstoffaufnahme<br>- Auswurffraktion (EF), des Schlagvolumens<br>- Inotropie<br>- Endothelfunktion<br>- NO-Freisetzung<br>- Koronardurchblutung<br>- Stabilisierung eines vulnerablen Plaque<br>Zunahme der chronotropen Kompetenz<br>Senkung der Ruheherzfrequenz und der Arrhythmieneigung<br>Abnahme des peripheren Widerstandes, und des Blutdruckes |
| Neurohumorale Funktion | Abnahme der zirkulierenden Katecholamine<br>Vagusaktivierung<br>Verbesserung der HRV und des RAA-Systems (AngII, ATI) |
| Respiratorischen Funktion | Optimierung des Ventilation/Perfusionsverhältnis<br>Steigerung der<br>- peak $VO_{2max}$<br>- Sauerstoffversorgung |
| Metabolische Funktionen u. a. | Zunahme der Insulinsensitivität<br>Verbesserung des Lipidprofils<br>Abnahme der Plättchenaggregation<br>Steigerung der Knochendichte |

*Aktuelle Einzelstudien* zeigen übereinstimmend eine Senkung der Sterblichkeit, vor allem der kardiovaskulär bedingten (s. Tab. 3.1, 3.2 und 3.6), mit gleichzeitiger verlängerter Lebenserwartung [44, 63]. Nach Schnohr [63] spielt dabei die Intensität einer Trainingseinheit die größere Rolle im Vergleich zur Häufigkeit, ähnliche Ergebnisse werden von Moore [44] publiziert. Demgegenüber berichten Wen et al. [60], dass auch mit kleinen Trainingseinheiten von 15 min/Tag oder 90 min/Woche positive Auswirkungen auf Mortalität (–14 %) und Lebenserwartung haben [61]. Je 15 min zusätzlichem Training pro Woche sinkt die Sterblichkeit um weitere 4 %, inaktiv Lebende haben dagegen ein um 17 % höheres Mortalitätsrisiko [61]. Die beschriebene Minderung der Sterblichkeit und Erhöhung der Lebenserwartung beruht vor allem auf der Abnahme kardiovaskulärer Ereignisse bzw. Mortalität. Ähnliche Ergebnisse berichten Untersucher aus Australien (n = 12.201 Männer): körperlich Aktive leben länger

(RR 0,76) und besser, haben um 35 % seltener Krankheiten bei Neueinsteigern und 59 % seltener bei Menschen, die bereits zu Beginn der Studie aktiv waren [64].

Zur Lebensqualität bei regelmäßiger körperlicher Aktivität liegen wenige Studien vor. Regelmäßig aktive Läufer (über 65 Jahre) weisen nach einer Beobachtungszeit von 21 Jahren in 61,6 % eine Beschwerdefreiheit auf, Nichtläufer hingegen nur in 34,9 % [8, 10].

Aktuell konnte in einer prospektiven Studie für ältere Menschen (63 ± 8,9 Jahre) ein deutlich besserer Gesundheitszustand nachgewiesen werden: Fehlen von Krankheit und Behinderung, gute kognitive und funktionelle körperliche Leistungsfähigkeit [10].

### 3.3.1 Dosis-Wirkungs-Beziehung

Zwischen der **Dosis** durch Trainingsumfang und **Wirkung** auf Morbidität und Mortalität besteht eine nichtlineare Beziehung [4, 9, 12, 43–45, 61] (Sattelmair et al. [47]; Löllgen [22]; Moore [44]; Hupin [43] sowie Wasfy Baggish [65]) (◘ Abb. 3.1). Die entscheidende Risikominderung durch körperliche Aktivität erfolgt beim Übergang vom Bewegungsmangel zu moderatem Training (◘ Abb. 3.1). *Etwas körperliche Aktivität ist besser als gar keine* [4, 11, 12]. Wer mit einem regelmäßigen, auch moderatem, Training beginnt, hat den relativ größten Nutzen [4, 9, 20]. 2–2,5 h (120–150 min/Woche) körperlicher Aktivität sind die Schwelle, oberhalb derer eine nachhaltige präventive Wirkung eintritt. Dies entspricht einer „Walking"- oder Jogging-Strecke von 10–12 km [20]. Eine weitere Steigerung des Trainingsumfangs verbessert zwar die Leistungsfähigkeit, das relative Risiko nimmt jedoch nur wenig mehr ab (◘ Abb. 3.1a,b.).In einigen Studien zur Wirkung der körperlichen Aktivität zeigt sich eine leichte Tendenz zum linearen Verlauf, die relativ bessere Wirkung im Vergleich zur initialen ist aber sehr gering. Ein erneuter Anstieg der Kurve bei stärkster Belastung wird beschrieben (*Arem, Peter Schnohr Copenhagen* [63, 66]), beruht aber vor allem auf unzureichenden statischen Analysen. Diese zeigt, dass die Gruppe mit der höchsten Intensität eine geringere Zahl der Probanden umfasst, sodass ein einziger Todesfall in dieser „Quartile" sich stärker auswirkt und eine Zunahme vortäuscht.

Vergleichbare nichtlineare Beziehungen finden sich auch für die Überlebensrate (oder das relative Risiko) in Abhängigkeit von der funktionellen Kapazität im Belastungstest. Die Risikosenkung der kardiovaskulären Mortalität liegt im vergleichbaren Bereich wie die der Gesamtmortalität. Die Risikoreduktion durch körperliche Aktivität entspricht somit einer effektiven medikamentösen Therapie. Regelmäßige körperliche Aktivität ist daher wie ein Medikament zur Prävention oder Therapie einzusetzen, so auch als Rezept für Bewegung [5, 9, 57].

Eine umfangreiche aktuelle Darstellung mit kritischer Analyse bestätigen Wasfy und Baggish [65]. Während die meisten epidemiologischen Studien zur Prävention die Intensität der körperlichen Aktivität als Meßgröße heranziehen, werden Umfang der Aktivität und Dauer der Aktivitätseinheit (engl. „Bout duration") kaum berücksichtigt.

Eine aktuelle Metaanalyse konnte zeigen, dass nicht nur die Mindestdauer der Aktivität über 10 min. oder länger, wie meist angegeben, sondern auch kürzere Bewegungszeiten präventiv wirksam sein können, vor allem, wenn sie öfters pro Tag erfolgen (Jakicic et al. [67] ; Jefferis [68]). Dieses Ergebnis ist für ältere Menschen von Bedeutung, wenn man ihnen eine körperliche Aktivität zur Prävention oder Therapie empfiehlt.

**Fazit**
**Jeder Schritt hilft, Besser etwas Bewegung als gar nicht**

### 3.3.2 Somatische Auswirkung eines regelmäßigen körperlichen Trainings

Die somatischen Wirkungen eines körperlichen Trainings sind in zahlreichen kontrollierten Untersuchungen eingehend beschrieben worden [53–55, 69–71] (◘ Tab. 3.3).

Aus diesen Befunden lassen sich Kriterien ableiten, die die körperliche Aktivität einem Medikament gleich stellen oder sogar diesem Medikament überlegen sind. Daraus folgt die Empfehlung, körperliche Aktivität wie ein Medikament mittels eines Rezeptes für Bewegung zu verordnen (◘ Tab. 3.4)

◘ Tab. 3.5 zeigt die Evidenzen nach Klassen und Stufen für viele Krankheitsbilder. Diese Tabelle spiegelt die Wirkungen wieder im Sinne einer hochgradig wirksamen Polypill.

Bedeutsam ist, dass alle trainingsbedingten Veränderungen in der arbeiten-

◘ **Tab. 3.5** Evidenz der Wirkung der körperlichen Aktivität bei Erkrankungen. (Klassen und Stufen)

| | |
|---|---|
| Koronare Herzkrankheit (Primär-, Sekundärprävention) | IA |
| Bluthochdruck | IA |
| Herzinsuffizienz | IA |
| Krebs: Dickdarm- Ca, Mamam-Ca, Fatigue | IA |
| Prostata-Ca. | IB |
| Diabetes mell., Metabol. Syndrom | IA |
| Osteoporose | IA |
| Periphere art. Verschlusskrankheit | IA |
| Chron, Bronchitis (COPD) | IA |
| Chron Nierenkrankheit ,(CKN) Dialyse | IA |
| Depressionen | IA |
| Kognitive Funktion Demenz, M. Alzheimer | IB |
| M. Parkinson, Fibromyalgie | IA |
| Schlaganfall (Prävention, Therapie, Rehab.) | IA |
| Sturzneigung im Alter | IA |

◘ **Tab. 3.4** Körperliche Aktivität als Medikament

| | |
|---|---|
| Indikationen | Prävention, Therapie chron. Erkrankungen, Rehabilitation |
| Dosierung | Individuell, Häufigkeit, Umfang, Intensität, Art, Dauer, Progression |
| Dosis-Wirkungs-Beziehung | Streng vorhanden, nicht-linear |
| Somatische Wirkungen | Vielfältig :Herz, Kreislauf, Lunge, Stoffwechsel |
| Psychoaktive Wirkungen | Antidepressiv, Fatigue, bipolare Erkrankungen |
| Nebenwirkungen | kardiale Zwischenfälle selten, bei entspr. Voruntersuchung, geleg. Verletzungen |
| Kontraindikationen | Alle akuten Erkrankungen, instabile Krankheitsbilder, Infekte |

den Muskulatur beginnen, sowohl in der Mitochondrienfunktion als auch in Substrat- und Enzymveränderungen der Muskulatur. Dies gilt für alle Herz- und auch Lungenkrankheiten. Dabei spielen Myokine aus der Muskulatur (z. B. Interleukin 6) eine direkte, auch antiinflammatorische Rolle. Erst nach der verbesserten Muskelfunktion treten kardiovaskuläre Anpassungen auf. Den Anpassungen in der Peripherie folgen kardiale und vaskuläre Veränderungen mit einer verbesserten neurohumoralen und endothelialen Funktion (22 Studien) [53–55, 72]. Die maximale Sauerstoffaufnahme nimmt zu („exercise" oder „physical capacity"), die Ruheherzfrequenz sinkt, die Insulinsensitivität und das Lipidprofil werden verbessert, der Blutdruck nimmt ab, ebenso

**Tab. 3.6** Mechanismen zur Risikoreduzierung koronarer und kardiovaskulärer Herzkrankheiten durch ein körperliches Training. (Modifiziert nach [38, 49, 62])

| Arteriosklerose-hemmung | Senkung von Lipiden, Blutdruck, Körpergewicht, Inflammationswerten Erhöhung der Insulinsensitivität |
|---|---|
| Psychosoziale Faktoren | Minderung von Stress, Depressionen Erhöhung der sozialen Unterstützung |
| Antithrombose | Zunahme der Fibrinolyse, Abnahme von Plättchenadhäsivität, Fibrinogen, Blutviskosität |
| Antiischämie | Abnahme von Sauerstoffbedarf und Endotheldysfunktion Zunahme von Koronarperfusion, NO, endothelialen Progenitorzellen, zirkulierenden angiogenen Zellen |
| Antiarrhythmische Wirkung | Zunahme des Vagotonus und der Herzratenvariabilität Abnahme der adrenergen Aktivität (Sympathikus) |

die Neigung zur Blutplättchenaggregation [53–55, 57, 72] (Tab. 3.6).

### 3.3.3 Psychische und psychosomatische Aspekte : Motivation zur Bewegung

Leitlinien beinhalten bei allen kardialen Krankheiten die körperliche Aktivität als Bestandteil von Prävention und Therapie. Dennoch ist auffallend, dass Bewegungsmangel nach wie vor in allen Altersgruppen überwiegt [39], mit zunehmender Tendenz im Kindes- und Jugendalter.

Begünstigt wird der Bewegungsmangel und eine sitzende Lebensweise durch Computernutzung, Fernsehen, soziokulturelle Faktoren, fehlende Erziehung und Einübung in Kindergarten und Schule, die städtische Umgebung, Schulbusse und anderes mehr. Als Hindernisse auf dem Weg zur Bewegung werden meist angegeben: Zeitmangel, Gefahr durch Straßenverkehr, fehlende Motivation oder Trägheit, Unwissenheit, fehlende Örtlichkeiten, fehlende Gruppenmotivation. Eine kurzdauernde Beratung ist zwar teurer, aber effektiver.

Die Motivation eines Menschen oder Patienten zur körperlichen Aktivität ist eine der zentralen Aufgaben eines jeden Arzt, gleich welcher Spezialität. Die erste Frage als unbedingter Teil der Anamnese bei jedem Patientenkontakt ist folgende: **Wieviel körperliche Aktivität oder Sport betreiben Sie pro Tag**. Die Angabe hierzu gehört in die Patientenakte. Leider erfolgt diese Frage nur in seltenen Fällen und nur bei entsprechend engagierten und ausgebildeten Ärzten.

Die weitere Beratung umfaßt den **kurzen Hinweis** auf die Notwendigkeit und Bedeutung der körperlichen Aktivität zur Prävention, Therapie und Rehabilitation. Auch dieser Hinweis sollte von jedem Arzt gleich welcher Sparte in Klinik und Praxis erfolgen. Das Fehlen dieser Empfehlung gilt inzwischen als Kunstfehler.

An dritter Stelle folgt die **ausführliche Beratung** zur Lebensstiländerung mit Schwerpunkt Bewegung, körperliche Aktivität und Sport (Tab. 3.7). Hierzu sind zumindest in Deutschland Abrechnungen lt. GOÄ 34 oder EBM 03233 möglich. Die wirkungsvollste Methode der Trainingsberatung ist das **„motivierende Interviewing"**, welches aber deutlich zeitaufwendiger ist.

Diese Faktoren sind im Motivationsgespräch mit dem Patienten zu berücksichtigen [14]. Es gilt, den Patienten von der Absichtslosigkeit zum Denken an die körperliche Aktivität zu bewegen, das Nachdenken darüber anzuregen (Absichtsbildung), die Vorbereitung zu fördern, beim

**Tab. 3.7** Motivationskala zu regelmäßiger körperlicher Aktivität

| | | |
|---|---|---|
| 1. | Vitales Zeichen | Frage nach körperlicher Aktivität durch jeden Arzt, bei jedem Arztkontakt |
| 2. | Kurzer Hinweis | auf regelmäßige Bewegung und Aktivität |
| 3. | Allgemeine Informationen | zum gesunden Lebensstil |
| 4. | Motivierendes Interview | effektiv, (zeit)aufwendiger |
| 5. | Rezept für Bewegung | effektiv, anhaltend |
| 6. | Trainingsempfehlung | individualisierte Beratung, in regelmäßigen Abständen wiederholen |

Umsetzen (Handlung) zu beraten und die Aufrechterhaltung des gesunden Lebensstils zu unterstützen (transtheoretisches Modell). Die Techniken des „motivational interviewing" erweist sich in solchen Gesprächen als sehr effektiv [12, 28, 57].

### 3.3.4 Psychische Auswirkungen oder mentale Fitness

Diese sind durch körperliche Aktivität positiv zu beeinflussen und daher klinisch bedeutsam. Regelmäßige Bewegung und körperliche Aktivität führen zu Stressabbau, Aufhellung bei depressiver Stimmung und Motivation bei anstehenden Aufgaben. Als „psychoaktives Medikament" [57] vermindert körperliche Aktivität die Schmerzempfindlichkeit, bessert die Lebensqualität, senkt die Auswirkungen einer Depression und verbessert die kognitive Funktion [73]. Zahlreiche zerebral wirksame Hormone sowie molekulare Mechanismen verstärken die Trainingswirkung.

Die möglichen Auswirkungen sind eine bessere und positive Motivation zu Aufgaben und Zielsetzung, Ansätze zur Angstbewältigung, und Coping-Strategien im Hinblick auf Erfolg oder Misserfolg. Bedeutsam ist, dass die Person/der Patient aktiv an seiner seelischen Gesundheit mitwirken kann. Daher wird Bewegung und körperliche Aktivität heute fast allen psychosomatischen oder psychotherapeutischen Kliniken als Begleittherapie eingesetzt.

### 3.4 Patientengespräch

Jeder Arzt, gleich welcher Fachrichtung, sollte bei jedem Patientenkontakt bei der Anamnese nach regelmäßiger körperlicher Aktivität fragen [5–7, 9, 12] (s.o.). (Tab. 3.7) Liegt ein Bewegungsmangel vor, ist mit motivierender Gesprächsführung („motivational interviewing") (s. o.) das Thema Bewegung, körperliche Aktivität und Sport anzusprechen und zu regelmäßiger Bewegung zu raten [57]. Die Empfehlungen beginnen mit Bewegung im Alltag wie Spazieren gehen, Treppensteigen und Gartenarbeit.

Nach der Empfehlung zu regelmäßiger Aktivität sollte eine kompetente *Trainingsberatung* folgen (Tab. 3.7 und 3.8) [20, 69]. Eine regelmäßige körperliche Aktivität wird dem Patienten nach Intensität, Dauer, Häufigkeit und Art der Bewegung oder Aktivität vorgeschlagen. Der Umfang der körperlichen Aktivität ist somit Intensität mal Dauer und Häufigkeit, dieser spielt für die Prävention die wichtige Rolle.

Bei Personen über 35 Jahren wird eine Vorsorgeuntersuchung bei Neu- oder Wiederbeginn empfohlen [9, 69]. Kontrollen zur Aktivitätssteigerung sind möglich über Schrittzähler (Pedometer), Tagebuch, Teilnahme an Kursen im Verein oder Studio, auch Studio per Internet.

Empfehlungen zur körperlichen Aktivität erfolgen durch ein individuelles Rezept für Bewegung oder eines zur Prävention

## Prävention durch körperliche Aktivität

◻ **Tab. 3.8** Trainingsempfehlung und Trainingsberatung für die Primärprävention. (Nach [6]) (*MET* Metabolisches Äquivalent; *HF* Herzfrequenz 1/min, *1-RM* 1 Wiederholung mit maximaler Kraft, „one repetition maximum")

| Parameter | Empfehlung |
|---|---|
| **Art des Trainings: Ausdauertraining** | |
| Häufigkeit | 5-mal/Woche moderates Training für 150 min/Woche<br>3-mal/Woche intensives Training für 75 min/Woche |
| Intensität | Moderat: 45–65 % der maximal HF, Borg-Wert 11–13, MET 3–6<br>Intensiv: 65–85 % maximal HF, >6 METS, Borg-Wert 13–16 |
| Dauer | Moderat ≥30 min<br>Intensiv ≥20 min |
| Verlauf | Dauer und Intensität steigern in Wochen und Monaten |
| Sportart | Ergometer, Crosstrainer, Schwimmen, Walking, Nordic Walking, Laufen, Radfahren, Inline Skating<br>Schnelles Gehen, Wandern, Tanzen |
| **Art des Trainings: Krafttraining, dynamisch** | |
| Häufigkeit | 2-mal/Woche, 2–3 Durchgänge |
| Intensität | 30 % der dynamisch-konzentrischen Maximalkraft (1-RM) |
| Umfang | 6–8 Übungen, 10–15 (–25) Wiederholungen |
| Verlauf | Steigerung der Last auf 50–60 % |

(Bundesärztekammer, Deutsche Ges. für Sportmedizin und Prävention und Deutscher Olympischer Sportbund). Eine Kampagne „Exercise prescription for health" ist durch die EFSMA im März 2013 europaweit eingeführt worden [12].

Inzwischen kann in Deutschland eine Beratung zu mehr körperlicher Aktivität (Lebensstil) bei chronischen Krankheiten nach den Gebührenordnungen (EBM und GOÄ) auch abgerechnet werden.

## 3.5 Prävention bei kardialen Erkrankungen

### 3.5.1 Koronare Herzkrankheit

Es besteht eine inverse Beziehung der regelmäßigen körperlichen Aktivität zur Inzidenz einer koronaren Herzkrankheit (KHK) (etwa −26 %) [4–6, 9, 12, 22, 27, 28, 43, 74]. Zahlreiche Studien und Metaanalysen bestätigten, dass regelmäßige körperliche Aktivität das Risiko einer KHK deutlich vermindert, ebenso wie eine gesteigerte körperliche Leistungsfähigkeit („physical capacity") [14, 27, 30, 31, 51, 75–77] (s. ◻ Tab. 3.5 und 3.6). Eine Senkung der Häufigkeit einer koronaren Herzkrankheit durch regelmäßige körperliche Aktivität und durch eine höhere Fitness konnte ebenfalls nachgewiesen werden [4, 27, 31, 56, 77]. Stärkere körperliche Aktivität („vigorous") senkt die Entstehung einer koronaren Herzkrankheit um 20 % (Männer) und 30–40 % (Frauen). In einer Cochrane-Analyse nahm die Gesamtmortalität durch eine koronare Herzkrankheit in einer Trainingsgruppe um 27 % ab, die kardiovaskuläre Mortalität um 31 % [51].

Vier große Metaanalysen bestätigen, dass neben der allgemeinen Mortalität auch die kardiovaskuläre Mortalität durch körperliche Aktivität um 27–34 % gesenkt wird (s. ◻ Tab. 3.1 und 3.2), auch bei älteren Teilnehmern [58]. Bestätigt wird dies durch aktuelle Studien [44, 61, 63]. Die Metaanalyse von Kodama et al. zeigt, dass gleichfalls eine hohe kardiovaskuläre Fitness die kardiale Sterblichkeit signifikant senkt [30].

Analysen zu Bewegung und koronare Herzkrankheit [45] ergeben somit eine hohe Evidenz für die Wirkung der körperlichen Aktivität auf Pathogenese, Symptomatik,

Fitness und Lebensqualität bei koronarer Herzkrankheit (IA) [12].

> Regelmäßige körperliche Aktivität wird als wesentliche Maßnahme zur Risikominderung bei koronarer Herzerkrankung empfohlen (Evidenz AI).

### 3.5.2 Herzinsuffizienz

Während ein körperliches Training bei Herzinsuffizienz heute als Standard im Rahmen der Therapie gilt, ist die Prävention der Herzinsuffizienz vergleichsweise wenig untersucht. Man kann aber anhand der großen Studien (s. o.) darauf schließen, dass die Senkung der kardiovaskulären Mortalität von 27–34 % auch die Prävention einer Herzinsuffizienz beinhaltet. In Analogie zur Therapie der Herzinsuffizienz [26] mit körperlichem Training ist anzunehmen, dass dies auch bei der Prävention wirksam ist, also eine normale Herzfunktion aufrecht erhält oder bei Risikofaktoren zu einer Stabilisierung führt. Ein wichtiger Schritt zum Nachweis bei der Prävention wäre aber eine aktuelle Studie.

Berry et al. [27] zeigen in einer großen prospektiven Studie mit dem Parameter „functional capacity", also der maximalen Leistungsfähigkeit, dass bei einer hohen Leistungsbreite (obere vs. niedrige Quintile oder MET >9,7) das Auftreten einer Herzinsuffizienz verhindert oder verzögert werden kann [27]. Eine erhöhte Ruheherzfrequenz ist ein möglicher Hinweis auf eine sich entwickelnde linksventrikuläre Funktionsstörung und Herzinsuffizienz [78].

Bei bestehender Herzinsuffizienz hat sich neben der kausalen, medikamentösen Therapie und ggf. Resynchronisierung *körperliches Training* als eine dem Medikament gleichwertige nicht pharmakologische Behandlung mit hoher Evidenz etabliert (IA) [12, 26].

Neuere Kurzzeitstudien zeigen, dass neben dem reinen Ausdauertraining auch ein Intervalltraining mit relativ hoher Intensität (HIIT, „High Intensity Intervall Training") ohne größeres Risiko durchgeführt werden kann, sowohl bei koronarer Herzkrankheit als auch bei Herzinsuffizienz, fehlen hierzu allerdings Langzeitbeobachtungen.

Auch ein Widerstandstraining (isometrisches Krafttraining) kann bei entsprechender Dosierung bei Patienten mit Herzinsuffizienz zur Besserung der Sarkopenie eingesetzt werden [12, 26, 29, 57, 79].

### 3.5.3 Herzrhythmusstörungen

Die Datenlage zur Prävention von Herzrhythmusstörungen durch körperliches Training ist weniger umfangreich. Bekannt ist, dass ein regelmäßiges Training die Ruheherzfrequenz senkt, bei Hochtrainierten auf bis zu 30/min, was aber noch im physiologischen Bereich liegt. Eine aktuelle Beobachtungsstudie zeigt an einer großen Zahl von Freizeitsportlern (>46.000), dass Jogger und Walker keine vermehrten Arrhythmien entwickeln [73].

Auch Vorhofflimmern ist bei älteren, sportlich aktiven Menschen seltener als bei Inaktiven, gleiches gilt für die funktionelle Kapazität (kardiovaskuläre Fitness). Gleichzeitig beobachtet man bei diesen Patienten eine Abnahme der Ruheherzfrequenz, was ebenfalls die kardiale und allgemeine Prognose verbessert [14]

Demgegenüber finden sich in einigen Studien, meist Querschnittsstudien, eine leichte Zunahme von Vorhofflimmern bei Ausdauersportlern, insbesondere bei hohem Trainingsumfang [57, 71]. Sie sind meist vagal induziert, treten also vermehrt bei (z. T. nächtlichen) Bradykardien auf. Diese Form von Vorhofflimmern lässt sich durch eine Pulmonalvenenablation meist erfolgreich beseitigen. Eine gleichzeitige Ablation der parasympathischen Ganglien wird bei Fortsetzung des Trainings nach 6–9 Monaten wieder kompensiert.

Ventrikuläre Extrasystolen unter Belastung sind bei Nichtsportlern wie auch bei Sportlern deutlich seltener als bei Herzpatienten. Übertraining kann mitunter zu vermehrten Arrhythmien führen.

### 3.5.4 Arterieller Bluthochdruck

Der Einfluss von Bewegung und Sport auf den Blutdruck ist schon früh und in einer sehr großen Zahl von Studien untersucht worden. Sie haben gezeigt, dass regelmäßige körperliche Aktivität das Risiko für eine spätere Bluthochdruckerkrankung im Sinne einer Primärprävention deutlich vermindert [14, 24, 31, 57, 77, 80, 81] (Evidenz AI). Bereits früher konnten Paffenbarger et al. [2] nachweisen, dass Bewegungsmangel mit einem größeren Risiko verbunden ist, an einem Bluthochdruck zu erkranken, als bei regelmäßiger körperlicher Aktivität. Dies wird durch eine finnische Studie belegt, in der bei regelmäßiger körperlicher Aktivität seltener ein Bluthochdruck auftritt. In einer weiteren prospektiven Studie war das Risiko, einen Bluthochdruck im Alter zwischen 30 und 44 Jahren zu entwickeln, um 50 % bei den körperlich Aktiven geringer als bei den bewegungsarmen Personen. Auch bei einer genetischen Veranlagung trat bei den körperlich Aktiven seltener ein Hochdruck auf [57].

> Bei körperlich aktiven Personen ist ein Bluthochdruck seltener als bei den Inaktiven, auch in Analogie zur Therapie mit Bewegung.

Verschiedene Metaanalysen ergaben eine signifikante Senkung des erhöhten Blutdruckes durch regelmäßige körperliche Aktivität [24, 80, 81] (s. Tab. 3.5). In einer aktuellen Metaanalyse von 72 Studien mit 105 Gruppen fand sich eine Senkung des Ruheblutdruckes um 3,0 mmHg, bei Patienten mit manifestem Hochdruck sogar um 6,9 mmHg. In einer weiteren Studie konnte der Blutdruck um 6,9/4,9 mmHg durch moderates bis intensives Ausdauertraining gesenkt werden [12, 80].

Eine signifikante Abnahme der Mortalität bei Hochdruckpatienten durch ein aerobes Training konnte erstmals und eindeutig in einer aktuellen Analyse belegt werden [56]. Regelmäßige körperliche Aktivität und ein Training wirken mit großer Wahrscheinlichkeit protektiv gegen einen Bluthochdruck, wenngleich immer nur ein relativ geringeres Risiko vorhanden ist. Körperliche Aktivität bzw. ein dosiertes Ausdauertraining sind ferner unabdingbarer Bestandteil der Hochdruckprävention und der Hochdrucktherapie. Aerobe Belastungen stehen mit moderater Intensität stehen im Vordergrund, Krafttraining als Ergänzung scheint nach einer aktuellen Studie ebenfalls eine blutdrucksenkende Wirkung zu haben [12, 57, 80]

Die Analyse des Trainingsverhaltens bei Hochdruckpatienten ergab keinen Unterschied zwischen moderatem und intensivem Training, d. h. die Blutdrucksenkung war bei beiden Trainingsformen gleich [80]. Während früher von Krafttraining oder Widerstandstraining bei Bluthochdruck abgeraten wurde, zeigt hierzu eine Metaanalyse (9 Studien [82]) eine Abnahme des systolischen Blutdruckes um 3,5 mmHg. Weitere 26 randomisierten Studien belegen, dass diese Trainingsform mit moderater Intensität und dynamischem Charakter den Blutdruck ebenfalls günstig beeinflusst [80, 81].

## 3.6 Risikoreduktion durch körperliche Aktivität bei weiteren kardiovaskulären Erkrankungen

### 3.6.1 Schlaganfall

Durch regelmäßige Training kann einem Schlaganfallereignissen vorgebeugt werden (relatives Risiko: 0,71 (−29 %) [73, 83] (IA). Nach einem Schlaganfall ist körperliche Aktivität und Training wesentlicher Bestandteil der Rehabilitation [83].

### 3.6.2 Periphere arterielle Verschlusskrankheit (PAVK)

Bei peripherer arterieller Verschlusskrankheit verbessert regelmäßiges Gehen (Gehtraining) die arterielle Beinperfusion mehr als jedes Medikament bei gleichzeitiger Schmerzminderung und Verlängerung der Gehstrecke [84, 85] (IA).

### 3.6.3 Diabetes mellitus und kardiovaskuläre Komplikationen

Eine aktuelle Studie zu körperlicher Aktivität und Diabetes mellitus [86] ergab eine deutliche Senkung der Mortalität (40 %, Gesamtmortalität, 39 % Herz-Kreislauf-Mortalität) (Tab. 3.9). Auch die Analyse der Freizeitaktivität ergibt bereits eine Risikominderung um 36 % (Tab. 3.9). Selbst schnelles Gehen („Walking") führt zu einer Senkung des Risikos um 38 % (Gesamtmortalität) und 42 % (kardiovaskuläre Mortalität) [12, 70, 86, 87].

> Körperliche Aktivität ist bei Diabetes mellitus unverändert und unabdingbar ein essenzieller Bestandteil der Therapie. Eine Therapie ohne Bewegung und Aktivitätsempfehlung wäre ein Behandlungsfehler.

**Tab. 3.9** Einfluss der körperlichen Aktivität auf die Mortalität bei Diabetes mellitus. (Nach [86])

|  | Gesamte körperliche Aktivität | Freizeitaktivität |
|---|---|---|
| Gesamtmortalität | RR 0,60 oder 40 % | RR 0,63 oder 37 % |
| Kardiovaskuläre Mortalität | RR: 0,61 oder 39 % | RR 0,64 oder 36 % |

## 3.7 Langlebigkeit

Alle Studien zur körperlichen Aktivität und zum Bewegungsmangel haben als harten Endpunkt die Mortalität vergleichend zwischen Aktiven und Inaktiven. Meist wird die mittlere Lebenserwartung, bezogen auf das Geschlecht aus den Statistiken der Behörden als Vergleichswert entnommen. Zahlreiche Studien belegen, dass körperlich Aktive eine höhere Lebenserwartung haben als Menschen mit Bewegungsmangel. Auch Leistungssportler, so sie nach dem Ende der aktiven Laufbahn einen gesunden Lebensstil beibehalten, leben länger, z. B. Teilnehmer der Tour de France + 6 Jahre [7] (bei denen der Vor-Doping-Zeit + 8 Jahre) [72].

Eine Analyse von 15 [88] bzw. 14 Studien [89] ergibt eine deutlich längere Lebenszeit der Leistungssportler mit langjährigem Ausdauertraining, vor allem dann, wenn sie dies nach dem Ende der aktiven Sportlerzeit fortsetzten. Nur einige wenige Studien zeigen keine sicheren Unterschiede. Dies beruht auf der „gemischten" Zusammensetzung der Kollektive mit Ausdauer- und Spielsportarten. Zudem wurden in der Studie von Teramoto [89] zahlreiche Personen und Sportler untersucht, die um die Jahrhundertwende (19. auf 20. Jh.) geboren waren, deren Sportart und Dauer nicht einheitlich definiert und verfolgt wurden. Analysierte man die reinen Ausdauersportarten wie Laufen, Rudern, Radfahren und Skilanglauf, so zeigte sich jedoch, dass die Inaktiven kürzer, die sportlich Aktiven jedoch deutlich länger leben und somit eine höhere Lebenserwartung haben [88, 89] (Tab. 3.10). Bei einigen Kollektiven mit reinen Kraftsportlern hingegen ist die Lebenserwartung verkürzt. Vermutlich haben sie über einen längeren Zeitraum Anabolika eingenommen [89]. Eine Metaanalyse lässt sich aus den vorhandenen Studien wegen der sehr inhomogenen Kohorten und Studienbeschreibungen nur schwer berechnen.

## Prävention durch körperliche Aktivität

**Tab. 3.10** Mortalität und Lebenserwartung bei körperlich aktiven Menschen in einigen Studien. (Nach [52, 58–60]). Konfidenzintervall und Details in den Originalarbeiten

| Jogger in Kopenhagen [63] | | Risikoabnahme bei Freizeitsport [52] | |
|---|---|---|---|
| Risikosenkung | Lebensverlängerung | Risikosenkung | Körperliche Aktivität (MET-h/Woche) |
| 0,56 (44 %) | 6,2 (m) bzw. 5,6 Jahre (nur Alter) | 0,78 (22 %) | 0,1–3,74 |
| 0,75 (25 %) m | 3 Jahre (m) adjustiert (Modell I) | 0,66 (34 %) | 3,75–7,4 |
| 0,66 (34 %) w | 3,8 Jahre (w) | 0,60 (40 %) | 7,5–14,9 |
| 0,78 (22 %) m | 2,6 Jahre (m) (Modell II) | 0,59 (41 %) | 15,0–22,4 |
| 0,71 (29 %) w | 3,1 Jahre (w) | 0,57 (43 %) | ≥22,5 |

**Ältere Menschen (Hamer et al. [58]) (n = 3454; 63,7 ± 8,9 Jahre; Beobachtung über 8 Jahre)**
Model I: Adjustiert für Alter und Geschlecht; Model II adjustiert für Alter Geschlecht und verschiedene Risikofaktoren

| „Gesunde Alterung" | Model I | Model II | N |
|---|---|---|---|
| Inaktiv | 1,00 | 1,00 | 55/653 |
| Moderat aktiv | 0,7 (30 %) | 0,78 (22 %) | 345/1692 |
| Intensiv aktiv | 0,61 (39 %) | 0,67 (33 %) | 265/1109 |

**Prospektive Kohortenstudie über 8,5 Jahre (Wen et al. [61]) (n = 416.175)**
Körperliche Aktivität nach Umfang und Intensität

| Gesamtmortalität | Trainingsvolumen | | | Gesamtwert |
|---|---|---|---|---|
| | mittleres | hohes | sehr hohes | |
| Moderates Training | 0,80 | 0,71 | 0,65 | 0,74 |
| Intensives Training | 0,67 | 0,60 | 0,60 | 0,62 |
| **Kardiale Mortalität** | | | | |
| Moderates Training | 0,81 | 0,62 | 0,56 | 0,71 |
| Intensives Training | 0,56 | 0,55 | 0,54 | 0,55 |

[a]Adjustiert für „Confounder": (I) Risikofaktoren, Freizeitsport (II) und bestehende (latente) Krankheiten (z. B. Hochdruck etc.)

Die wesentliche Ursache der besseren Lebenserwartung der sportlich Aktiven ist der gesunde Lebensstil mit regelmäßiger körperlicher Aktivität über lange Jahre. Eine genetische Komponente zur Langlebigkeit ist möglich, sie liegt aber bei etwa 10–30 % [90, 91].

> Der Faktor Genetik spielt für die Lebenserwartung der Sportler eine eher untergeordnete Rolle.

Pellicia et al. [92] beobachteten Sportler über 17 Jahre während ihres regelmäßigen Trainings nach einer Olympiateilnahme.

Eine Verschlechterung der LV-Funktion wurde nicht registriert, kardiale Symptome oder Ereignisse wurden nicht beschrieben, die Überlebensrate war höher [92, 93].

Teilnehmer am Vasa-Lauf (n = 49.219 Männer, 24.403 Frauen) wurden über 10 Jahre beobachtet (1989-1998). Die Sterblichkeit lag bei den Teilnehmern bei 410, in einem Vergleichskollektiv ohne Sport bei 850 Personen. Die Risikoreduktion (RR) betrug 52 % (bzw. RR 0,48). Die Diagnosen der Teilnehmer auf der Todesbescheinigung waren [72, 94]:
- Krebsleiden: 0,61
- Herz-Kreislauf-Erkrankungen 0,43
- Verletzung, Vergiftung 0,73
- Lungenkrebs 0,22

In einer weiteren Studie wurde eine Gruppe trainierter Personen in den Niederlanden über 32 Jahre nachbeobachtet. Alle waren regelmäßige Teilnehmer am 11 Städteeislauf über ca. 200 km (n = 2259) [60]. Das Sterblichkeitsrisiko (RR) betrug 0,76 (–26 %) für alle Teilnehmer im Vergleich zu Normalpersonen. Bemerkenswert war das RR 0,90 für die Wettkämpfer und 0,72 für Breitensportler (im Zeitlimit). Bemerkenswert ist ferner, dass beim Golf spielen, einer Sportart mit eher geringer Intensität und Dauer, in einer umfangreichen Studie aus Schweden eine Lebensverlängerung von rund 5 Jahren und eine Senkung der Mortalität um 40 % beobachtet wurde [49]. Dies beruht möglicherweise auf einem positiven Trainingseffekt der häufig älteren Golfspieler.

> Die vorliegenden Studien ergeben eindeutige Hinweise darauf, dass die Überlebenszeit der Ausdauersportler verlängert und die Mortalität im Vergleich zu Nichtsportlern geringer ist.

Dies ist zugleich ein gewichtiges Argument gegen eine kardiovaskuläre Schädigung durch intensiven Ausdauersport.

## 3.8 Perspektiven

Die Wahrnehmung von körperlicher Inaktivität als bedeutender Risikofaktor hat in den letzten Jahren deutlich zugenommen [10] ◘ Abb. 3.2). Die gilt für alle Länder, auch für Entwicklungsländer. Etwa 33 % der Erwachsenen und 80 % der Jugendlichen erreichen nicht die notwendige regelmäßige Aktivität nach den Leitlinien. Männer sind in der Regel körperlich aktiver als Frauen. Die körperliche Aktivität in der Freizeit hat, insbesondere bei den wohlhabenden (entwickelten) Ländern, zugenommen.

Motivationsmöglichkeiten und -wege haben sich in der letzten Zeit verbessert, sodass eine Änderung möglich erscheint. Bedeutsam ist, dass moderate Bewegung wie Spazierengehen, Walking oder Nordic Walking, also schnelles Gehen, bereits eine wirksame Maßnahme zur Prävention durch Bewegung darstellt, dies gilt insbesondere für ältere Menschen [10, 37]. Die „aktive Bewegung" zur Schule, zur Arbeit oder in der Freizeit stellt ein unzureichend genutztes Potenzial dar. Nur ein geringer Anteil der Schüler und Berufstätigen bewegt sich aktiv zur Arbeit (Fahrrad, Gehen). Nur 4 % in der Schweiz gehen zur Arbeit, aber 20 % in Deutschland, Schweden und China. Mit dem Fahrrad zur Arbeit fahren ca. 2 % in den meisten Ländern, über 20 % nur in China, Dänemark und in den Niederlanden [10, 37].

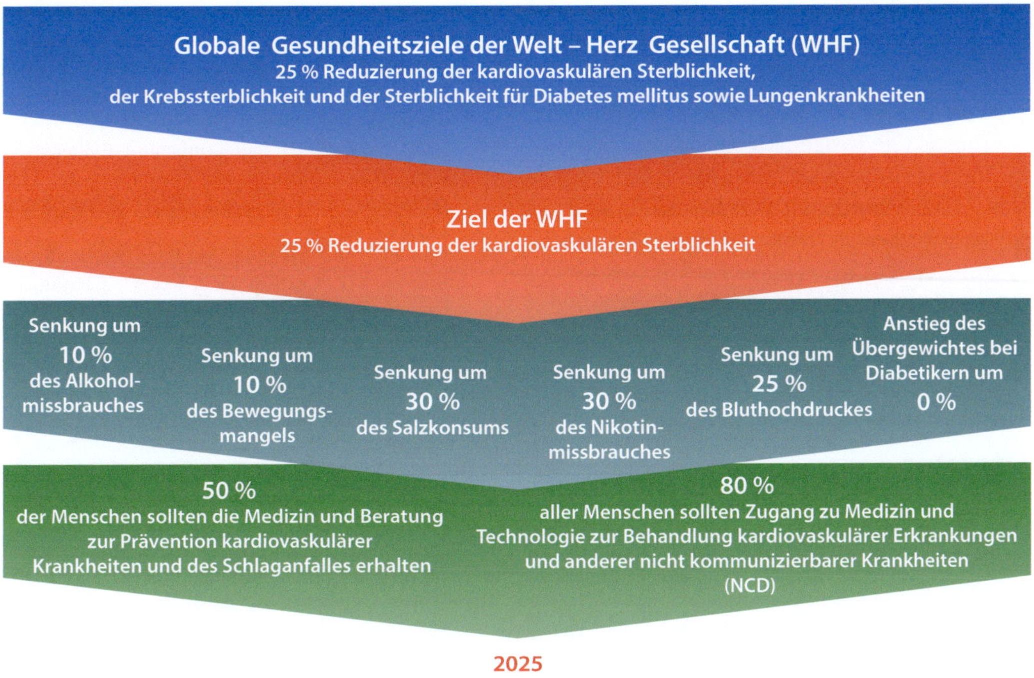

# Prävention durch körperliche Aktivität

## Globale Gesundheitsziele der Welt – Herz Gesellschaft (WHF)
25 % Reduzierung der kardiovaskulären Sterblichkeit, der Krebssterblichkeit und der Sterblichkeit für Diabetes mellitus sowie Lungenkrankheiten

### Ziel der WHF
25 % Reduzierung der kardiovaskulären Sterblichkeit

- Senkung um 10 % des Alkoholmissbrauches
- Senkung um 10 % des Bewegungsmangels
- Senkung um 30 % des Salzkonsums
- Senkung um 30 % des Nikotinmissbrauches
- Senkung um 25 % des Bluthochdruckes
- Anstieg des Übergewichtes bei Diabetikern um 0 %

50 % der Menschen sollten die Medizin und Beratung zur Prävention kardiovaskulärer Krankheiten und des Schlaganfalles erhalten

80 % aller Menschen sollten Zugang zu Medizin und Technologie zur Behandlung kardiovaskulärer Erkrankungen und anderer nicht kommunizierbarer Krankheiten (NCD)

2025

**Abb. 3.2** Senkung der Herz-Kreislauf-Krankheiten im Rahmen des WHF „Global Target" um 25 % bis 2025. *WHF* World Health Federation. (In Anlehnung an [95])

## Fazit

Regelmäßiges körperliches Training ist eine hochwirksame Methode zur Prävention verschiedenster kardiovaskulärer Erkrankungen [96]. Das Evidenzniveau erreicht dabei die höchste Einteilung nach Evidenzkriterien A1 [12, 57, 85]. Regelmäßige körperliche Aktivität vermindert auch das Risiko für metabolische, neurologische, psychiatrische und onkologische Erkrankungen („pleiotrope" Wirkung) [12, 50]. Weltweit liegt Bewegungsmangel (körperliche Inaktivität) mit 6 % an 2. Stelle der kardialen (KHK) Morbiditätsursachen [11]. Der Anteil an Brustkrebs und Kolonkarzinom durch Bewegungsmangel beträgt 10 %.

Unzureichend, aber notwendig, sind die Umsetzung von Konzepten zur Steigerung der Aktivität in und auf dem Weg zu Schulen, Betrieben und Einkaufszentren. Weitere und wichtige Empfehlungen zu Maßnahmen gegen die Pandemie der körperlichen Inaktivität sind von Kohl et al. [76] vorgeschlagen worden.

Allerdings bleibt die Akzeptanz dem Einzelnen überlassen, die „Freiheit und Wahrnehmung der Möglichkeit, an körperlicher Aktivität teilzunehmen (oder auch nicht) ist ein Grundrecht des Menschen". Man muss aber jedem Menschen *Räume und Zeit* zu Bewegung, körperlicher Aktivität und Sport ermöglichen.

Zur Motivierung, Trainingsgestaltung und Trainingskontrolle sollten auch moderne Möglichkeiten der Kommunikation wie Telemedizin, SMS und App's genutzt werden [97]. Allgemeine Trainingsempfehlungen sind heute ebenfalls evidenzbasiert [5, 20, 69] (s. ◘ Tab. 3.5 und 3.8). Die Trainingsberatung muss stets individuell nach Geschlecht, Alter, Fitness und Risikofaktoren erfolgen, also als eine Art personalisierte Medizin.

Die Verordnung von Bewegung und körperlicher Aktivität mit einem Rezept für Bewegung („exercise prescription for health") ist weltweit eine wichtige motivierende Maßnahme für alle Personen zur Prävention und Therapie [12].

## Literatur

1. Morris JN, Kagan A, Pattison DC, Gardner MJ (1966) Incidence and prediction of ischaemic heart-disease in London busmen. Lancet ii: 553–559
2. Paffenbarger RS Jr, Hyde RT, Wing AL, Hsieh CC (1986) Physical activity, all-cause mortality, and longevity of college alumni. N Engl J Med 314:605–613
3. Paffenbarger RS Jr, Hyd RT (1984) Exercise in the prevention of coronary heart disease. Prev Med 13:3–22
4. Lee I-M (2007) Dose response relation between physical activity and fitness. JAMA 297: 2137–2138
5. Löllgen H, Leyk, Löllgen D (2011) Evidenzbasierte Empfehlungen für die Trainingsberatung im Breitensport. Münch Med Wschr 153:29–33
6. Löllgen H, Leyk D (2012) Prävention durch Bewegung. Bedeutung der Körperlichen Leistungsfähigkeit. Internist 53:663–670
7. Marijon E, Tafflet M, Antero-Jaquemin J, El Helou N, Berthelor G, Celermajer DS, Bougouin W, Combes N, Hermine O, Empana JP, Rey G, Toussaint JF, Jouven X (2013) Mortality of French participants in the Tour de France 1947–2012. Eur Heart J 40:3145–3150
8. Chakravarty EF, Hubert HB, Lingala VB, Fries JF (2008) Reduced disability and mortality among aging runners. Arch Intern Med 168:1638–1646
9. Löllgen H, Löllgen D (2012) Risikoreduzierung durch körperliche Aktivität. Internist 53: 663–670
10. Hallal PC, Andersen LB, Bull FC, Guthold R, Haskell W, Ekelund U (2012) Global physical activity levels: surveillance progress, pitfalls ans prospects. Lancet 380:247–257
11. Lee I-M, Shiroma EJ, Lobelo F, Puska P, Blair SN, Katzmarzyk PT (2012) Effect of physical inactivity on mayor non-communicable diseases worldwide: an analysis of burden of disease and life expectancy. Lancet 380:219–229
12. Löllgen H (2013) Bedeutung und Evidenz der körperlichen Aktivität zur Prävention und Therapie von Erkrankungen. Dtsch Med Wschr 138:2253–2259
13. Bull FC, Al-Ansari SS, Biddle S, Borodulin K, Buman MP, Cardon G, Carty C, Chaput JP, Chastin S, Chou R, Dempsey PC, DiPietro L, Ekelund U, Firth J, Friedenreich CM, Garcia L, Gichu M, Jago R, Katzmarzyk PT, Lambert E, Leitzmann M, Milton K, Ortega FB, Ranasinghe C, Stamatakis E, Iedemann A, Troiano RP, van der Ploeg HP, Wari V, Willumsen JF (2020) World Health Organization 2020 guidelines on physical activity and sedentary behaviour. Br J Sports Med 54:1451–1462
14. Blair SN, Kampert JB, Kohl HW III, Barlow C, Macera CA, Paffenbarger RS, Gibbons LW (1996) Influences of cardiorespiratory fitness and other precursors on cardiovascular disease and all-cause mortality in men and women. JAMA 276:205–210
15. Blair SN, Kohl HW III, Paffenbarger RS Jr et al (1989) Physical fitness and all-cause mortality a prospective study of healthy men and women. JAMA 262:2395–2401
16. Ekelund U, Brown WJ, Jostein Steene-Johannessen J, Fagerlan MW, Owen N, Powell KE, Bauman AE, Lee I-MI (2019) Do the associations of sedentary behaviour with cardiovascular disease mortality and cancer mortality differ by physical activity level? A systematic review and harmonised meta-analysis of data from 850.060 participants Br. J Sports Med 53: 886–894
17. Martin BJ, Hauer T, Arena R, Austford LD, Gailbraith PD, Lewin AM, Knudtson ML, Ghali WA, Sonne GA, Aggarwal SG (2012) Cardiac rehabilitation attendance and outcome in coronary artery disease. Circulation 126:677–678
18. Sofi F, Capalbo A, Cesari F, Abbate R, Gensini GF (2008) Physical activity during leisure time and primary prevention of coronary heart disease :an updated metaanalysis of cohort studies. Eur J Cardiovasc Prev Rehabil 13:909–915
19. Ford ES, Caspersen CJ (2012) Sedentary behaviour and cardiovascular disease: a review of prospective studies. Int J Epidemiol 41:1338–1353
20. Haskell WL, Lee I-M, Pate RR, Powell KE, Blair SN, Franklin BA, Macera CA, Heath GW, Thompson PD, Bauman A (2007) Physical activity and public health. Updated recommendation for adults from the American College of

Sports Medicine and the American Heart Association. Circulation 116:1081–1093
21. Gulati M, Pandey DK, Arnsdorf MF, Lauderdale DS, Thisted RA, Wicklund RH, Al-Hani AJ, Black HR (2003) Exercise capacity and the risk of death in women: The St. James women take heart project. Circulation 108:1554–1559
22. Löllgen H, Böckenhoff A, Knapp G (2009) Primary prevention by physical activity: an updated meta-analysis with different intensity categories. Int J Sports Med 30:213–224
23. Myers J, Prakash M, Froelicher V, Do D, Partington S, Atwood JE (2002) Exercise capacity and mortality among men referred for exercise testing. NEJM 346:793–801
24. Rossi AM, Dikareva A, Bacon SL, Daskalopoulou SS (2012) The impact of physical activity on mortality in patients with high blood pressure: a systematic review. J Hypertens 30:1277–1288
25. Smart N (2011) Exercise training for heart failure patients with and without systolic dysfunction: an evidence – based analysis how patients benefit. SAGE Hindawi access to research. Cardiol Res Pract Article ID 837238:1–7
26. Belardinelli R, Georgiou D, Cianci G, Purcaro A (2012) 10-year exercise training in chronic heart failure: a randomized controlled trial. J Am Coll Cardiol 60:1521–5128
27. Berry JD, Pandey A, Gao A, Leonard D, Farzaneh-Far R, Ayers C, DeFina L, Willis B (2013) Physical fitness and risk for heart failure and coronary artery disease. Circ Heart Fail 6:627–634
28. Khan KM, Thompson AM, Blair SN, Sallis JF, Powell KF, Bull FC, Baumann AF (2012) Sport and exercise as contributors to the health of nations. Lancet 380:59–64
29. Kitzmann DW, Brubaker PH, Morgan TM, Stewart KP, Little WC (2010) Exercise training in older patients with heart failure and preserved ejection fratcion: a randomized, controlled single-blind trial. Circ Heart Fail 3:657–667
30. Kodama S, Saito K, Tanaka S, Maki M, Yachi Y, Asumi M, Sugawara A, Yamada N, Sone H (2009) Cardiorespiratory fitness as a quantitative predictor of all-cause mortality and cardiovascular events in healthy men and women. JAMA 301:2024–2035
31. Kokkinos P, Myers J, Faselis C, Anagiotakos DB, Doumas M, Pittaras A, Manolis A, Kokkinos JP, Karasik P, Greenberg M, Papademetrios V, Fletcher R (2010) Exercise capacity and mortality in older men. Circulation 122:790–797
32. Powell KE, King AC, Buchner DM, Campbell WW, DiPietro L, Erickson KI, Hillman CH, Jakicic JM, Kahleen F, Janz KF, Katzmarzyk PT, Kraus WE, Macko RF, Marquez DX, McTiernan A, Pate RR, Pescatello LS, Whitt-Glover MC (2019) The scientific foundation for the physical activity. Guidelines for Americans, 2. Aufl. J Phys Act Health 16:1–11
33. Nelson ME, Rejeski J, Blair SN, Duncan PW, Judge JO, King AC, Macera CA, Castaneda-Sceppa C (2007) Physical activity and public health in older adults recommendation from the American College of Sports Medicine and the American Heart Association. Circulation 116:1094–1105
34. Ekelund U, Tarp J, Steene-Johannessen J et al (2019) Dose-Response associations between accelerometry measured physical activity and sedentary time and all cause mortality: a systematic review and harmonised meta-analysis. BMJ 366:l4570
35. Rowe GC, el Safdar A, Arany Z (2014) Running forward: new frontiers in endurance exercise biology. Circulation 129:798–810
36. Lachman S, Boekholdt M, Luben RN, Brage B, Khaw KT, Peters RJ, Wareham NJ (2018) Impact of physical activity on the risk of cardiovascular disease in middle-aged and older adults: EPIC Norfolk prospective population study Europ J. Prev Cardiol 25:200–208
37. Hakim AA, Petrovith H, Burchfield CM (1998) Effects of walking on mortality among non-smoking retired men. N Engl J Med 338:94–99
38. Dunstan DW, Howard B, Healy GN, Owen N (2012) Too much sitting – a health hazard. Diabetes Res Clin Pract 97:368–376
39. Franklin BA, Cushman M (2011) Recent advances in preventive cardiology and lifestyle medicine. Circulation 123:2274–2283
40. Baumann A, Ainsworth BE, Sallis JK (2011) The descriptive epidemiology of sitting a 20-country comparison using the international physical activity questionnaire (IPAQ). Am J Prev Med 41:228–235
41. Baumann AE, Reis RS, Sallis JF, Wells JC, Loos RJF, Martin BW (2012) Correlates of physical activity: why are some peoples physically active and others not? Lancet 380:258–271
42. Qi Q, Li Y, Chomistek AK, Kang JH, Curhan GC, Pasquale LR, Willett WC, Rimm EB, Hu FB, Qi L (2012) Televison watching, leisure time physical activity and the genetic predisposition in relation to body mass index in women and men. Circulation 126:1821–1827
43. Hupin D, Roche F, Garte M, Crème Aux V, Barthelemy IC, Celle S, Achour E, DeVun A, Maudoux D, Garcin A, Oriol M, Edouard P (2013) Relation between physical activity and Morbi – Mortality of elderly people. Abstract at EFSMA Congress, 05.–07.09.2013, Straßburg

44. Moore SC, Patel AV, Matthews CE, Berrington de Gonzales A, Park Y, Weiderpass E, Visvanathan K, Helzlsouer KJ, Thun M, Gapstur SM (2012) Leisure time physical activity of moderate to vigorous intensity and mortality. A large pooled cohort analysis. PLoS Med 9(11):e1001335. https://doi.org/10.1371/journal.pmed.10011335
45. Sattelmair J, Pertman J, Ding EL, Kohl HE III, Haskell W, Lee I-M (2011) Dose response between physical activity and risk of coronary heart disease: a meta-analysis. Circulation 124: 789–795
46. Nocon M, Hiemann T, Müller-Riemenschneider F, Thalau F, Roll S, Willich SN (2008) Association of physical activity with all-cause mortality and cardiovascular mortality: a systematic review and meta-analysis. Eur J Cardiovasc Prev Rehabil 15:239–246
47. Samitz G, Matthias Egger M, Zwahlen M (2011) Domains of physical activity and all-cause mortality: systematic review and dose-response meta-analysis of cohort studies. Int J Epidemiol 154:1–19
48. Naci H, Ioannidis JPA (2013) Comparative effectiveness of exercise and drug interventions on mortality outcomes: metaepidemiological study. Br Med J 347:15577, doi1136/bmj
49. Farahmand B, Bromann G, De Faire U, Vagero D, Ahlborn A Golf – A game of life and death – reduced mortality in Swedish golf players. Scand J Med Sci Sports. https://doi.org/10.1111/j.1600-0838,200800814
50. Haykowski MJ, Liang Y, Pechter D, Jones LW, McAlister FA, Clark AM (2007) A metaanalysis of the effect of exercise training on left ventricular remodelling in heart failure. J Am Coll Cardiol 49:2329–2336
51. Joliffe JA, Rees K, Taylor RS, Thompson D, Oldrige N, Ebrahim S (2004) Exercise based rehabilitation for coronary artery disease. Cochrane review in: Cochrane library Issue 3
52. Mertz KJ, Lee D-C, Sui X, Powell KE, Blair SN (2012) Falls among adults. The association of cardiorespiratory fitness and physical activity with walking-related falls. Am J Prev Med 39:15–24
53. Gielen S, Schuler G, Adams V (2010) Cardiovascular effects of exercise training. Circulation 122:1221–1238
54. Hambrecht R, Fiehn E, Weigl C, Gielen S, Hamann C, Kaiser R, Yu J, Adams V, Niebauer J, Schuler G (1998) Regular physical exercise corrects endothelial dysfunction and improves exercise capacity in patients with chronic heart failure. Circulation 98:2709–2712
55. Hambrecht R, Walther C, Moebius-Winkler A, Gielen S, Linke A, Conradi K (2004) Percutaneous coronary angioplasty compared with exercise training in patients with stable coronary artery disease: a randomized trial. Circulation 1209:1371–1378
56. Kokkinos P (2012) Physical activity, health benefits and mortality risk. Int Schol Res Network ID 718789. https://doi.org/10.5402/2012/18769
57. Sundberg CJ (Hrsg, chair) (2010) Physical activity in the prevention and treatment of disease. Professional Association for Physocal Activity, Sweden. Swedish Nat. Institute of Public Health, 14 Stockholm
58. Hamer M, Lavoie KL, Bacon SL (2014) Taking up physical activity in later life and healthy ageing: The English longitudinal study of ageing. Br J Sports Med 48:239–243
59. Sarna S, Sahi T, Koskenvuo M (1993) Increased life expectancy of world class male athletes. Med Sci Sports Exerc 25:237–244
60. Van Saase JL, Noteboom WM, Vandenbroucke JP (1990) Longevity of men capable of prolonged vigorous physical exercise: A 32 year follow up of 2259 participants in the Dutch eleven cities ice skating tour. Br Med J 301:1409–1411
61. Wen CP, Wai JPM, Tsai MK, Cheng TYD, Lee MC, Chan HT, Tsao CK, Tsai SP, Wu X (2011) Minimum amount of physical activity for reduced mortality and extended life expectancy: a prospective cohort study. Lancet 378:1244–1253
62. Hayes SC, Spence RR, Galvao DA, Newton RU (2009) Australian association for exercise and sport sciences position stand: Optimising cancer outcomes through exercise. J Sci Med Sport 12:428–434
63. Schnohr P, Marott JL, Lange P, Jensen GB (2013) Longevity in male and female joggers: the Copenhagen City Heart Study. Am J Epidemiol 156. https://doi.org/10.1093/aje/kws301
64. Almeida OP, Khan KM, Hankey GJ, Yeaop BB, Golledge J, Flicker L (2014) 150 minutes of vigorous physical activity per week predicts survival and successful ageing: a population-based 11 year – longitudinal study of 12201 older Australian men. Br J Sports Med 48:220–225
65. Wasf MM, Baggish AL (2016) Exercise dose in clinical practice. Circulation 133:2297–2313
66. Arem H, Moore SC, Patel A, Hartge P, de Gonzalez AB, Visvanathan K, Campbell PT, Freedman M, Weiderpass E, Adami HO, Linet MS, Lee I-M, Matthews CE (2015) Leisure time physical activity and mortality: a detailed pooled analysis of the dose-response relationship. JAMA Intern Med 175:959–967. https://doi.org/10.1001/jamainternmed.2015.0533
67. Jakicic JM, Kraus WE, Powell KE, Campbell W, Janz KF, Troiano RP, Sprow K, Torres A, Piercy KL for the 2018 Physical Activity Guidelines

Advisory Committee (2019). Association between Bout duration of physical activity and health: systematic review. Med Sci Sports Exerc 51:1213–1219

68. Jefferis BJ, Parsons TJ, Sartini C, Sarah Ash S, Lennon LT, Papacosta O, Morris RW, Goya Wannamethee S, SG, Lee I-Min, Whincup PH. (2019) Objectively measured physical activity, sedentary behaviour and all-cause mortality in older men: does volume of activity matter more than pattern of accumulation? Br J Sports Med 53:1013–1020

69. Chodzko-Zajko W, Proctor D, Singh F, Minson C, Nigg C, Salem GJ, Skinner JS (2009) Exercise and physical activity for older adults. Position stand. Med Sci Sports Exerc 41:1510–1530

70. Gregg EW, Chen H, Wagenknecht LE et al (2012) Association of an intensive lifestyle intervention with remission of type 2 diabetes. J Am Med Assoc 308:2489–2496

71. Pescatello LS (Hrsg) (2014) ACSM's guidelines for exercise testing and prescription, 9. Aufl. Wolters, Kluwer, Lippincott, Baltimore

72. Vina J, Sanchis-Gomar F, Maretinez-Bello V, Gomez-Cabrera MC (2012) Exercise acts as a drug; the pharmacological benefits of exercise. Br J Pharmacol 167:1–12

73. Reimers CD, Knapp G, Reimers AK (2009) Bewegung zur Prophylaxe von Schlaganfällen. Dtsch Aerztbl Int 106:715–721

74. Lawler PR, Filion KB, Eisenberg MJ (2011) Efficacy of exercised -based cardiac rehabilitation post-myocardial infarction: A systematic review and meta-analysis of randomized controlled trials. Am Heart J 162:571–584

75. Clark AM, Hartling L, Vandermeer B, McAlister FA (2005) Meta- analysis: secondary prevention programs for patients with coronary artery disease. Ann Intern Med 143:669–672

76. Kohl HW III, Craig CL, Lambert EV, Inoue S, Alkandari JR, Leetongin G, Kahlmeier S (2012) The pandemic of physical inactivity : Global action for public health. Lancet 380:203–305

77. Kokkinos P, Myers J, Doumas P (2009) Exercise capacity and all-cause mortality in prehypertensive men. Am J Hypertens 22:735–741

78. Opdahl A, Venkatesh BA, Fernandesd VRS, Nasir K, Choi EY, Almeida ALC, Rosen B, Carvalho B, Edvardsen T, Bluemke DA, Lima JAC (2014) Resting heart rate as a predictor for left ventricular dysfunction and heart failure: the multi-ethnic study of atherosclerosis. JACC. https://doi.org/10.1016/jacc2013.11027

79. Edelmann F, Gelbrich G, Düngen HD, Fröhrling S, Wachter R, Stahrenberg R, Binderv L, Töpper A, Lashki DJ, Schwarz S, Herrmann-Lingen C, Löffler M, Hasenfuss G, Halle M, Pieske B (2011) Exercise training improves exercise capacity and diastolic function in patients with heart failure and preserved ejection fraction: results of the Ex-DHF pilot study. J Am Coll Cardiol 58:1780–1791

80. Cornelissen VA, Fagaard RH, Coeckelberghs E, Vanhees L (2011) Impact of resistance training on blood pressure and other cardiovascular risk factors: a meta-analysis of randomized, controlled trials. Hypertension 58:950–958

81. Fagard RH (2011) Exercise therapy in hypertensive cardiovascular disease. Prog Cardiovasc Dis 53:404–411

82. Carvalho VO, Mezzani A (2011) Aerobic exercise training intensity in patients with chronic heart failure: principles of assessment and prescription. Eur J Cardiovasc Prev Rehab 18:5–9

83. Stoller O, de Brun ED, Knols RH, Hunt KJ (2012) Effects of cardiovascular exercise early after stroke: systematic review and metaanalysis. BMC Neurol 12:45–61

84. Murphy T, Cutlip DE, Regensteiner JG, Mohler ER, Cohen DJ, Reynolds MR et al (2012) Supervised exercise versus primary stenting for claudication resulting from aortoiliac peripheral artery disease. Circulation 125:130–139

85. Perk et al (2012) European Guidelines on cardiovascular disease prevention in clinical practice (version 2012) The Fifth Joint Task Force of the European Society of Cardiology and Other Societies on Cardiovascular Disease Prevention in Clinical Practice Development with the special contribution of the European Association for Cardiovascular Prevention & Rehabilitation (EACPR). Eur Heart J. https://doi.org/10.1093/eurheartj/ehs092

86. Sluik D, Buijsse B, Muckelbauer R, Kaaks R, Teucher B, Johnsen NF et al (2012) Pyhsical activity and mortality in individuals with diabetes mellitus: a prospective study and meta-analysis. Arch Intern Med 172:1285–1288

87. Rejeski WJ, Ip EH, Bertoni AG, Bray GA, Evans G, Gregg EW, Zhang Q (2012) Lifestyle change and mobility in obese adults with type 2 diabetes. N Engl J Med 366:1209 1217

88. Ruiz JR, Moran M, Arenas J, Lucia A (2011) Strenous endurance exercise improves life expectany: it's in our genes. Br J Sports Med 45:159–161

89. Teramoto M, Bungum T (2010) Mortality and longevity of elite athletes. J Sci Med Sport 13:410–416

90. Carlsson S, Andersson T, Lichtenstein P, Michaelsson K, Anders A (2007) Physical activity and mortality: is the association by genetic selection ? Am J Epidemiol 166:255–259

91. Costa AM, Breitenfeld L, Silva AJ, Pereira A, Izquierdo, Marques MC (2012) Genetic inheri-

tance effects of endurance and muscle strength. Sports Med 42:449–458
92. Pellicia A, Kinoshita N, Pisicchio C (2010) Long-term clinical consequences of intense, uninterrupted endurance training in Olympic athletes. J Am Coll Cardiol 55:1619–1625
93. Pellicia A, Maron BJ, DeLuca R, DiPaoli FM, Spataro A, Cullasso F (2012) Remodelling of left ventricular hypertrophy in highly trained elite athletes after long-term deconditioning. Circulation 105:944–949
94. Grimsmo J, Maehlum S, Moelstad P (2011) Mortality and cardiovascular morbidity among long-term endurance male cross country skiers followed for 28–30 years. Scand J Med Sci Sports. https://doi.org/10.1111/j.1600-0838.2011.01307x
95. Smith SC, Chen D, Collins A, Harold JG, Jessup M, Josephson S, Longstrup S, Sacco RL, Vardas PE, Wood DA, Zoghbi WA (2013) Moving from political declaration to action on reducing the global burden of cardiovascular diseases. Circulation 128:2546–2548
96. Reddigan JI, Ardern CI, Riddell MC, Kuk JL (2011) Relation of physical activity to cardiovascular mortality and the influence of cardiometabolic risk factors. Am J Cardiol 108:1426–1431
97. Pratt M, Sarmienta OL, Montes F, Ogilvie D, Marcus BH, Peres LG, Brownson RC (2012) The implications of megatrends in information and communications technology and transportation for changes in global physical activity. Lancet 380:282–293

## Weiterführende Literatur

1. Blair SN, Goodyear NN, Gibbons LW, Cooper KH (1984) Physical fitness and incidence of hypertension in healthy normotensive men and women. JAMA 252:487–490
2. Brazelli M, Saunders DH, Greig CA, Mead GE (2011) Physical fitness training for stroke patients. Cochrane Database Syst Rev 11:CD 003316
3. Bulwer B (2004) Sedentary lifestyle, physical activity, and cardiovascular disease. Crit Path Cardiol 3:184–193
4. Coate D, Sun R (2012) Survival estimates for elite male and female Olympic athletes and tennis championship competitors. Scand J Med Sci Sports. https://doi.org/10.1111/1600-0838
5. Davies EJ, Moxham T, Rees K, Singh S, Coats AJS, Ebrahim S, Lough F, Taylor RS (2010) Exercise training for systolic heart failure: Cochrane systematic review and metaanalysis. Eur J Heart Fail 12:706–715
6. Friberg L, Bergfeldt L (2013) Atrial fibrillation prevalence revisited. J Intern Med. https://doi.org/10.1111/joim.12114
7. Högström G, Nordström A, Nordström P (2012) High aerobic fitness in late adolescence is associated with a reduced risk of myocardial infarction later in life: a nationwide cohort study in men. Eur Heart J. https://doi.org/10.1093/eurheartjeht527
8. Heath GW, Parra DC, Sarmiento OL, Andersen BL, Owen N, Goenka S, Montes F, Brownson RC (2012) Evidence – based intervention in physical activity: lessons around the world. Lancet 380:272–281
9. Karvonen MJ, Klemola H, Virkajärvi J (1974) Longevity of endurance skiers. Med Sci Sports 6:49–51
10. Katzmarzyk PT, Lee I-M (2012) Sedentary behaviour and life expectancy in the USA: a cause-deleted life table analysis. BMJ Open 2:e000828
11. McGuire DK, Levine BD, Williamson JW, Snell PG, Blomqvist G, Saltin B, Mitchell JH (2001) A 30-year follow- up of the Dallas bed rest and training study. II. Circulation 104:1358–1366
12. Piepoli MF (2011) Exercise training in heart failure: from theory to practice. A consensus document of the heart failure association and the European association for cardiovascular prevention and rehabilitation. Eur J Heart Fail 13:347–357
13. Polednak AP (1972) Longevity and cause of death among Harvard College athletes and their classmates. Geriatrics 27:53–64
14. Rognmo Ö, Moholdt T, Bakken H, Hole T, Mölstadt P, Erling N, Grimsmo J (2012) Cardiovascular risk of highversus moderate – intensity aerobic exercise in coronary heart disease patients. Circulation 126:1436–1449
15. Strath SJ, Kaminski LA, Ainsworth BE, Ekelund U, Freedson PS, Gary RA, Richardson CR, Smith DT, Swartz AM (2013) Guide to the assessment of physical activity: Clinical research applications. A scientific statement from the American Heart Association. Circulation 128:2259–2279
16. Williams PT, Franklin BA (2013) Reduced incidence of cardiac arrhythmias in walkers and runners. PLoS One 8:e65302
17. Porter AK, Schilsky S, Evenson KR, Florido R, Palt P, Holliday KM, Folsom RA (2019) The association of sport and exercise activities with cardiovascular disease risk: the atherosclerosis risk in communities (ARIC) study. J Phys Act Health 16:698–705

# Sport als Therapeutikum: Die kardiologische Rehabilitation

*Josef Niebauer*

**Inhaltsverzeichnis**

4.1 Einleitung – 42

4.2 Lebenslange körperliche Aktivität – 47

4.3 Krafttraining – 50

4.4 Motivationshilfen – 50

Literatur – 51

© Springer-Verlag GmbH Deutschland, ein Teil von Springer Nature 2023
J. Niebauer (Hrsg.), *Sportkardiologie*, https://doi.org/10.1007/978-3-662-65165-0_4

Sowohl in der Primär- als auch in der Sekundärprävention kardiovaskulärer Erkrankungen hat sich körperliches Training als effektives und kostengünstiges Therapeutikum etabliert und ist so zu einem wesentlichen Bestandteil der umfassenden, interdisziplinären Prävention und Rehabilitation geworden. Im Folgenden werden die aktuelle Evidenz, die Struktur und die mögliche Zukunft der kardiovaskulären Rehabilitation dargelegt.

## 4.1 Einleitung

Die koronare Herzkrankheit (KHK) verursacht mehr Todesfälle und größeren wirtschaftlichen Schaden als jede andere Krankheit nicht nur in Deutschland und Österreich, sondern in der gesamten entwickelten Welt [1]. Eine fett- und energiereiche Ernährung, Übergewicht, arterielle Hypertonie, Diabetes mellitus, Rauchen, aber vor allem der Bewegungsmangel sind mit einer vermehrten Häufigkeit der koronaren Herzkrankheit assoziiert. Tatsächlich sind weniger als ein Drittel der Bevölkerung 3 oder mehrmals pro Woche sportlich aktiv [2]. Während die Tendenz zu sportlicher Bewegung weiter fallend ist, stieg der Anteil der Bevölkerung, der mehr als 4 Stunden pro Tag sitzt auf über 40 % an [2].

Wenngleich der kardiale Tod eine Domäne der Männer zu sein schien, so haben Frauen die Männer bei den kardiovaskulären Todesursachen während der letzten Jahre überholt (◘ Abb. 4.1) [3].

Es ist bekannt, dass kardiale Symptome von Frauen weniger typisch sind und auch weniger ernst genommen werden. Bedauerlicherweise stellen Frauen auch eine Minderheit bei den zu rehabilitierenden Patienten dar. Tatsächlich lag der Anteil der Frauen an den in Österreich ambulant rehabilitierten Patienten im Zeitraum von 01.01.2005 – 31.12.2015 bei nur 17 % [4]. Wenngleich hier die Tendenz leicht steigend ist, so zeigt sich dennoch eine offensichtliche Schieflage und muss über das Beseitigen von Barrieren aber auch über frauengerechtere Inhalte bei der Rehabilitation verstärkt nachgedacht werden.

Laut Weltgesundheitsorganisation versteht man unter Rehabilitation den „koordinierten Einsatz medizinischer, sozialer,

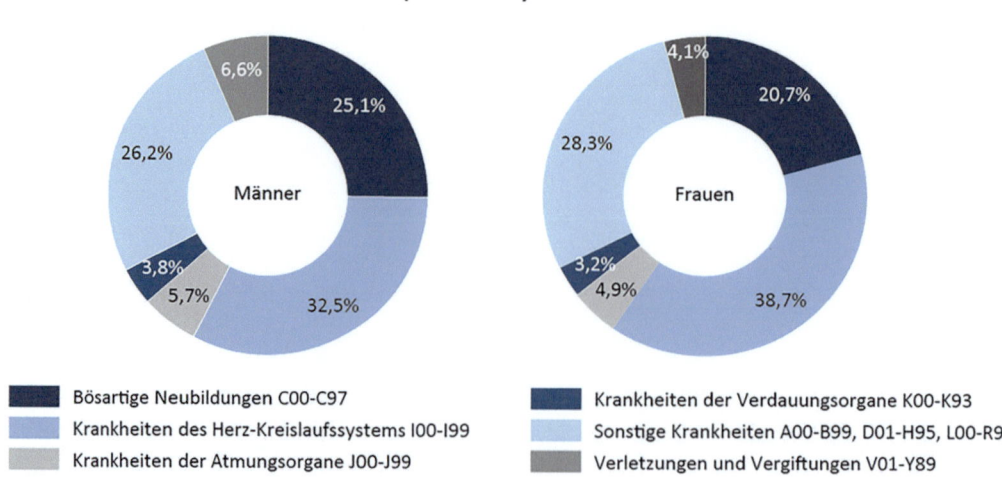

◘ **Abb. 4.1** Todesfälle 2020 nach Hauptgruppen der Todesursachen und Geschlecht (in Prozent)

beruflicher, pädagogischer und technischer Maßnahmen sowie Einflussnahmen auf das physische und soziale Umfeld zur Funktionsverbesserung zum Erreichen einer größtmöglichen Eigenaktivität zur weitestgehenden Partizipation in allen Lebensbereichen, damit der Betroffene in seiner Lebensgestaltung so frei wie möglich wird." [5]

Während die ambulante kardiologische Rehabilitation die weltweit mit Abstand häufigste Rehabilitationsform nach einem kardialen Ereignis ist, hinken Deutschland und Österreich mit ihrer traditionell stationären Rehabilitation hinterher [6]. Die Bedürfnisse der Patienten, aber auch die Fortschritte in der Therapie lassen eine primär stationäre Rehabilitation für einen Großteil der Patienten als nicht mehr zeitgemäß, weil nicht zielführend erscheinen. Nach einer tagesklinisch durchgeführten perkutanen Koronarintervention für 3 Wochen an einen weit entfernten Ort zur Rehabilitation zu gehen wird auch immer öfter von Patienten abgelehnt, da diese viel häufiger wohnortnah rehabilitiert werden wollen und dort eine Infrastruktur für ihr weiteres Leben aufbauen möchten. Bedauerlicherweise reichen aber die wenigen ambulanten Rehabilitationszentren gar nicht aus, um tatsächlich eine flächendeckende Alternative für die Patienten darstellen zu können. Hier besteht großer Nachholbedarf, da es sonst bei den nur 20–30 % rehabilitierten Patienten in Österreich bleiben wird, was langfristig gesehen mit einer großen Belastung für das Pensionssystem und die Allgemeinheit einhergehen wird. So ist es an der Zeit zusätzlich zur ebenfalls wichtigen und für gewisse Patienten zu bevorzugende stationäre Rehabilitation eine ausreichende Zahl an ambulanten Rehabilitationseinrichtungen zu bewilligen. Selbstverständlich bleibt unumstritten, dass zahlreiche Patienten möglichst frühzeitig aus dem Akutspital entlassen werden sollen und daher oftmals aufgrund des Schweregrads der Erkrankung noch nicht nach Hause können, sondern zwischenzeitlich in eine stationäre Rehabilitationseinrichtung verlegt werden müssen. Somit besteht keine Sorge, dass die ambulante der stationären Rehabilitation Konkurrenz machen würde, sondern vielmehr führt ein vielseitiges Rehabilitationsangebot dazu, möglichst viele Patienten von einer Rehabilitation profitieren zu lassen.

Auswahl der häufigsten Indikationen für eine ambulante kardiologische Rehabilitation: [7, 8]

- Z. n. akutem Myokardinfarkt (STEMI)
- Z. n. Bypassoperation
- Z. n. anderen Operationen am Herzen und
- an den großen Gefäßen
- Z. n. Herz- oder Lungentransplantation
- Chronische Herzinsuffizienz (NYHA Stadium II, III)
- Z. n. akutem Koronarsyndrom (NSTEMI)
- Z. n. perkutaner Koronarintervention (PCI)
- stabile koronare Herzkrankheit
- pulmonale Hypertonie
- periphere arterielle Verschlusskrankheit
- Prävention bei motivierbaren Hochrisikopatienten
- Z. n. elektrophysiologischer Intervention
- Z. n. Implantation eines Herzschrittmachers oder eines ICD
- Patienten mit hämodynamisch stabiler Arrhythmie
- Z. n. anhaltender Kammertachykardie oder nach Herzstillstand

Ganze Kontinente wie die USA und Australien bieten kardiologische Rehabilitation überhaupt nur in ambulanter Form an. Auch in Europa kommen vor allem in Großbritannien aber auch in den skandinavischen Ländern fast ausschließlich ambulante kardiologische Rehabilitationsverfahren zur Anwendung. Lediglich in den mitteleuropäischen und osteuropäischen Ländern dominiert traditionell die stationäre kardiologische Rehabilitation [6].

Der medizinische Nutzen auch in Bezug auf eine Reduktion der Mortalität durch die kardiologische Rehabilitation wurde neuerlich in einer rezenten Cochrane Analyse für

Patienten mit einer koronaren Herzkrankheit bestätigt [9]. Auch wurde in den 2021 ESC Guidelines on Cardiovascular Disease Prevention Patienten mit einer koronaren Herzerkrankung und einem klinischen Ereignis und/oder Revaskularisierung sowie Patienten mit einer Herzinsuffizienz, v. a. dann wenn die Pumpfunktion eingeschränkt ist, die Teilnahme an einer medizinisch überwachten, strukturierten, umfassenden und multidisziplinären kardiologischen Rehabilitation mit der bestmögliche Evidenzklasse IA empfohlen [10]. Daher ist die rasche Einleitung und konsequente Durchführung einer ambulanten oder stationären Phase 2 und einer unmittelbar daran anschließenden längerfristigen ambulanten Phase 3 bei allen rehabilitationsfähigen Patienten nach einem kardialen Ereignis oder mit einem ausgeprägten kardiovaskulären Risikoprofil anzustreben.

Phasen der kardiologischen Rehabilitation:
- Phase 1: Akut-Krankenhaus
- Phase 2: 3–4 Wochen stationäre oder 6 (-8) Wochen ambulant Rehabilitation (◘ Abb. 4.2)
- Phase 3: 6 (-9) Monate ambulante Rehabilitation
- Phase 4: lebensbegleitende Rehabilitation z.B. in einer ambulanten Herzgruppe

Die Ziele und Inhalte der ambulanten kardiologischen Rehabilitation orientieren sich an denen der stationären Rehabilitation und stehen dieser in nichts nach.

Auswahl an Zielen der kardiologischen Rehabilitation:
- Sicherung des Erfolgs des akutstationären Aufenthalts !!!
- Nachhaltigkeit durch konsequente Fortsetzung der begonnenen Therapie
- Verbesserung der Lebensqualität
- Verbesserung der Prognose
- Beitrag zur Kostenstabilität:
  - Vermeidung von
    - frühzeitiger Berentung
    - stationärer Pflege

Auswahl an Inhalten der ambulanten kardiologischen Rehabilitation
- Trainingstherapie
- Entspannungstraining
- Stressmanagement
- Psychokardiologie
- Raucherentwöhnung
- Ernährungsschulung
- Diabetesschulung
- Schulung über Herz-Kreislauferkrankungen
- Coagucheck-Schulung
- Lebensstilberatung
- Berufsberatung
- etc. ....

Die Ergebnisse eines Österreichweiten Registers konnten die Effizienz und Effektivität dieses Rehabilitationsmodels eindeutig belegen [4]:
- eine nur 4–6 wöchige, intensive ambulante kardiologische Rehabilitation der Phase 2, nach dem Modell der AGAKAR und folgend den Leitlinien der ÖKG, führte zu einer deutlichen Verbesserung von
  - körperlicher Leistungsfähigkeit
  - systolischem und diastolischem Blutdruck
  - Glukose
  - LDL und Triglyceride
  - BMI und Bauchumfang bei Männern
  - Ängstlichkeit und Depressivität sowie der gesundheitsbezogenen Lebensqualität
- Die 6–9 Monate dauernde Phase 3 festigte diese Erfolge und führte bei den krankheitsrelevanten kardiovaskulären Risikofaktoren und den psychokardiologischen Faktoren zu einer weiteren und vor allem nachhaltigen Verbesserung
- die Ergebnisse waren dann am besten, wenn der Phase 3 eine ambulante anstelle einer stationären Phase 2 vorausging.

Es konnte somit eindeutig belegt werden, dass die ambulante kardiologische Re-

## Sport als Therapeutikum: Die kardiologische Rehabilitation

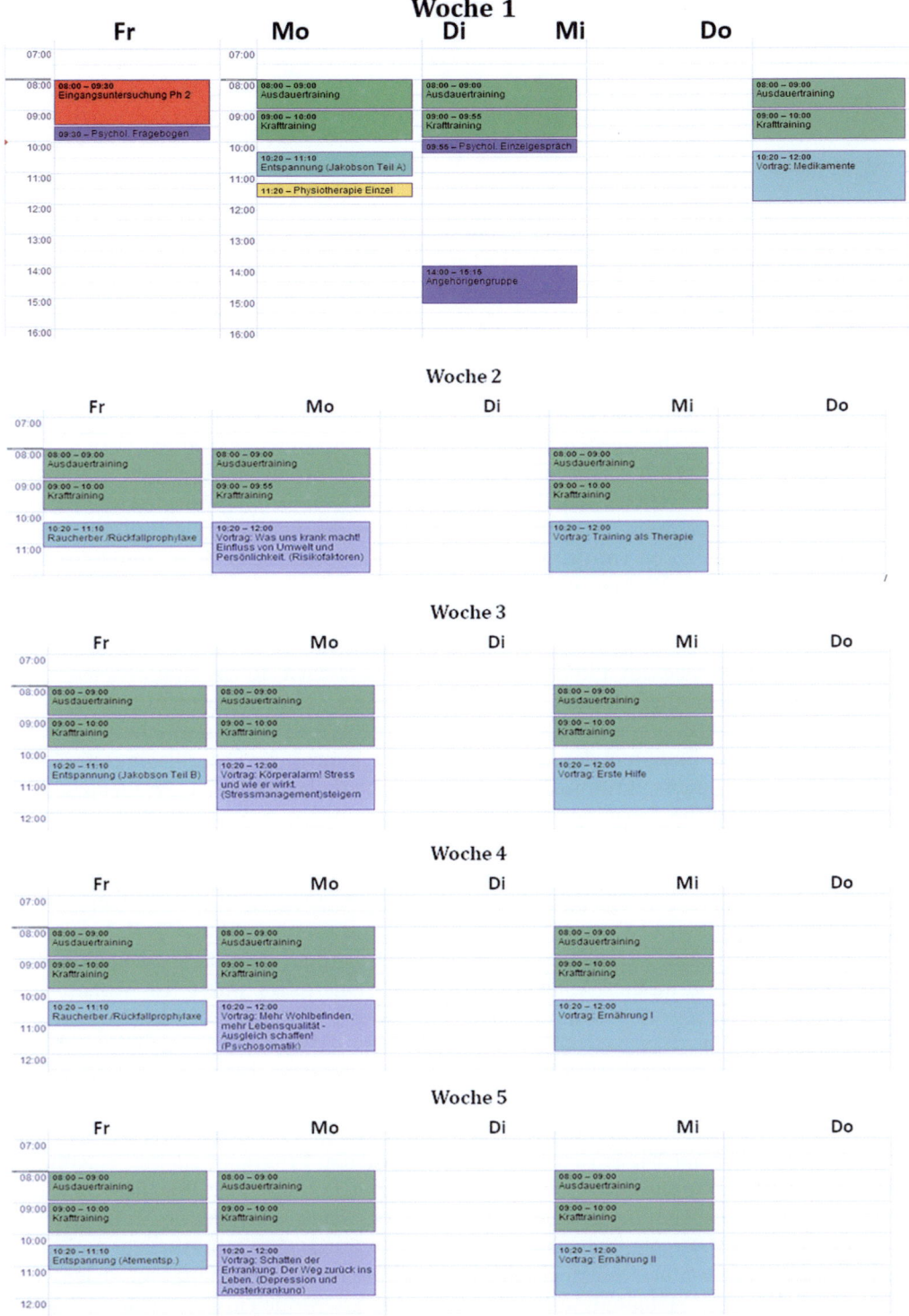

**Abb. 4.2** Exemplarischer Plan über 6 Wochen ambulante Phase 2 Rehabilitation

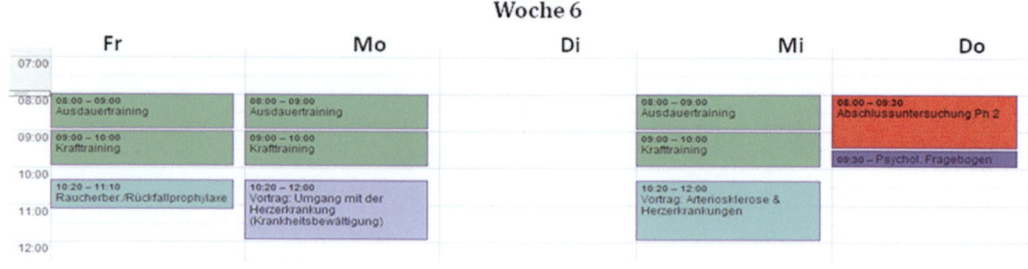

**Abb. 4.2** (Fortsetzung)

habilitation sowohl eine nachhaltige Reduktion kardiovaskulärer Risikofaktoren als auch eine Verbesserung der ereignisinduzierten Ängstlichkeit und Depressivität und der gesundheitsbezogenen Lebensqualität hat. Es ist davon auszugehen, dass dadurch die koronare Herzkrankheit stabilisiert und ein Voranschreiten verlangsamt, wenn nicht gar aufgehalten wurde, was mit einer Verringerung der Wahrscheinlichkeit für weitere kardiologische Ereignisse einhergeht.

Diese Ergebnisse sind im Einklang mit internationalen Studien, die übereinstimmend zeigen, dass eine strukturierte phasengerechte kardiologische Rehabilitation in der Lage ist, bei Patienten nach einem kardiovaskulären Ereignis die körperliche Leistungsfähigkeit zu steigern, die kardiovaskulären Risikofaktoren zu verbessern, krankheitsbedingte Ängstlichkeit und Depressivität zu reduzieren und die gesundheitsbezogene Lebensqualität zu steigern. Das Erreichen dieser Therapieziele konnte in unserer Analyse uneingeschränkt reproduziert und somit einmal mehr bestätigt werden.

Arbeitsgruppen die stationäre kardiologische Rehabilitationsprogramme in Deutschland evaluiert haben, beschreiben ebenfalls positive Veränderungen der kardiovaskulären Risikofaktoren nach Teilnahme an den von ihnen angebotenen stationären Programmen [11–13]. Ergebnisse aus ambulanten Kurzzeitprogrammen zeigen ähnliche Effekte [11]. In einer Metaanalyse wurden Ergebnisse der deutschen stationären Rehabilitation mit denen internationaler Programme der ambulanten kardiologischen Rehabilitation verglichen. Dabei zeigten die Autoren neuerlich, dass die stationäre Rehabilitation keinen relevanten Vorteil gegenüber der international üblichen ambulanten Rehabilitation bringt und ganz im Gegenteil in Bezug auf die Kontrolle kardiovaskulärer Risikofaktoren schlechter abschnitt [14]. Diese Ergebnisse stehen im Einklang mit denen der PIN-Studiengruppe, die ebenfalls aufzeigte, dass der Nutzen eines stationären kardiologischen Rehabilitationsprogramms nach einem akuten koronaren Ereignis im darauf folgenden Jahr nur teilweise gehalten werden kann [12]. Die Autoren empfahlen kontinuierliche Strategien der medizinischen Versorgung zu entwickeln, um auch die langfristigen Ergebnisse der Patienten nach einem stationären Phase 2 Programm zu verbessern. In Österreich konnte exemplarisch für die stationäre Phase 2 Rehabilitation gezeigt werden, dass diese zweifellos effektiv ist. Allerdings waren 16 Monate nach Entlassung die kardiovaskulären Risikofaktoren teilweise sogar schlechter als zu Beginn der stationären Rehabilitation [15]. Ähnliche Ergebnisse fanden sich auch in der deutschen PIN-Studie, sodass deutlich wird, dass diesen Programmen die Nachhaltigkeit fehlt [12, 15, 16]. Wie die Ergebnisse unserer Analyse eindeutig aufzeigen, gelingt es durch eine strukturierte ambulante kardiologische Rehabilitation nach dem AGAKAR-Modell in Form einer sich an die Phase 2 anschließenden Phase 3 die initialen Rehabilitationsergebnisse zu stabilisieren, sodass ein Verlust des Rehabilitationseffektes der Phase 2 durch das über eine Zeitspanne von bis zu einem Jahr dauernden Programm verhindert werden kann.

Im Ausland werden ambulante Langzeitinterventionsprogramme zum Teil von diplomiertem Pflegepersonal geleitete. In der EuroAction Studie wurden Patienten in einem solchen Programm rehabilitiert. Nur 36 % der Patienten erreichten einen Blutdruck von 140/90 mmHg und nur 81 % der Patienten den aus heutiger Sicht zu hohen Zielwert von 110 mg/dl LDL [17]. Im AGAKAR-Modell erreichten hingegen am Ende der Phase 3 und nach vorausgegangener ambulanter Phase 2 87,9 % der Patienten den Blutdruckzielwert von 140/90 mmHg und 71,5 % den härteren LDL-Zielwert von 100 mg/dl. Dies demonstriert einmal mehr die Effektivität der ambulanten kardiologischen Rehabilitation nach dem Modell der AGAKAR und folgend den Guidelines der ÖKG auch im internationalen Vergleich.

Wenngleich der Erfolg einer Rehabilitation durch eine Verbesserung der individuellen Risikofaktoren bestimmt wird, muss auch berücksichtigt werden, wie viele Patienten in einem Rehabilitationsprogramm tatsächlich die in den internationalen Leitlinien angegebenen Zielwerte erreichen [10]. Die vorliegende Ergebnisanalyse orientiert sich somit auch am Prozentanteil der Patienten, die am Ende eines kardiologischen Rehabilitationsprogramms das geforderte Rehabilitationsziel erreicht haben. Der Idealfall wäre, dass alle Patienten die gesetzten Ziele erreichen. Je besser die Annäherung an die 100 %, umso effektiver das zugrunde liegende Rehabilitationsprogramm. Wenn man sich exemplarisch den Zielwert für den BMI von <25 ansieht, so wird jedoch schnell deutlich, dass ein Erreichen von 100 % eine Illusion bleiben wird, da bereits fast 50 % der österreichischen Normalbevölkerung diesen Zielwert überschreitet. Bei der Gesamtbeurteilung der Effektivität eines Rehabilitationsprogramms muss somit besonders beim Risikofaktor Übergewicht aber auch bei anderen Zielwerten wie z. B. der theoretisch erreichbaren 100 % des tabellarischen Sollwerts das Ideal in eine vernünftige Beziehung zur Realität gesetzt werden, da es vielen Patienten krankheitsbedingt auch bei optimaler Medikation und Rehabilitation aufgrund ihrer Grunderkrankung nicht mehr möglich sein wird die 100 % des in einem gesunden Kollektiv ermittelten tabellarischen Sollwerts zu erreichen.

Es kann abschließend festgehalten werden, dass diese Daten einmal mehr und in dieser speziellen Ergebnisanalyse auch für Österreich beweisbar die Wirksamkeit und Nachhaltigkeit der ambulanten kardiologischen Rehabilitation der Phase 2 und der Phase 3 nach dem Modell der AGAKAR und folgend den Leitlinien der ÖKG belegen. Es ist somit hoch an der Zeit, dass die in Österreich praktizierte, Evidenz-basierte und Leitlinien-konforme ambulante Rehabilitation lückenlos, flächendeckend, berufsbegleitend und wohnortnah angeboten wird und nicht mehr nur auf wenige teils geografisch weit auseinanderliegende Zentren beschränkt bleibt.

## 4.2 Lebenslange körperliche Aktivität

Mittels Phase 2 und Phase 3 Rehabilitation soll der Grundstein für ein lebensbegleitendes körperliches Training gelegt werden und tatsächlich kam es in beiden Phasen zu einer signifikanten Zunahme der körperlichen Leistungsfähigkeit (◘ Abb. 4.3).

Die aktuellen Leitlinien der führenden nationalen und internationalen Gesellschaften empfehlen für Patienten mit Diabetes mellitus, mit oder ohne koronare Herzkrankheit, zusammenfassend folgende Trainingsdosis:

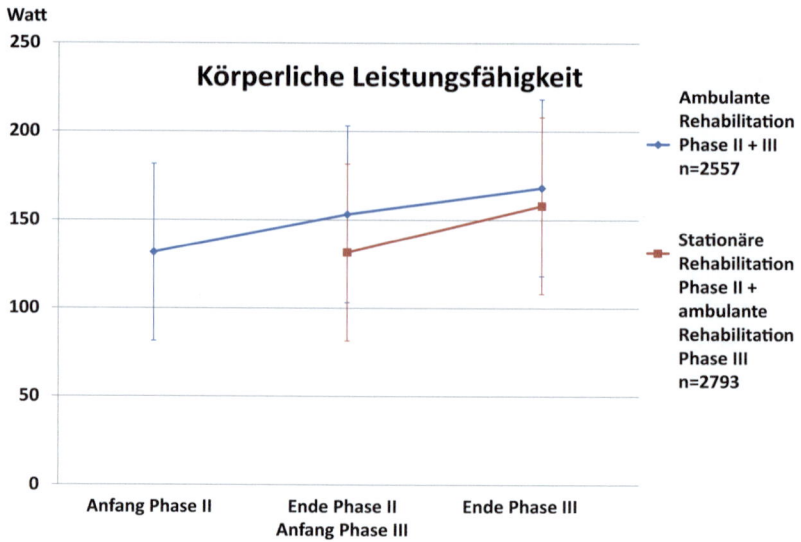

**Abb. 4.3** Steigerung der körperlichen Leistungsfähigkeit während der ambulanten kardiologischen Rehabilitation Phase 2 und 3 (nach Daten aus [4])

- regelmäßiges Ausdauertraining im ischämiefreien Bereich über jeweils
- 30 bis 60 Minuten
- 3- bis 7-mal/Woche, in Summe aber 150–300 Minuten bei
- 60–70 % der maximalen Leistungsfähigkeit [10].
- bis zu 20 % der Zeit Krafttraining
- Training in den Alltag integrieren,
- zur Arbeit zügig zu Fuß gehen, radeln oder joggen.
- zusätzlich: Alltagsbewegung wie Treppensteigen, zu Fuß gehen etc.

Was leicht klingt wird in der Realität jedoch kaum umgesetzt. Tatsächlich gaben nur 16 % der männlichen und 7 % der weiblichen Diabetiker im Euro Heart Survey an mindestens 3 mal pro Woche körperlich aktiv zu sein [18]. Gerade für Diabetiker birgt körperliche Aktivität jedoch herausragenden präventiven und therapeutischen Nutzen und sollte bei jedem Patienten Teil der Therapie sein. Körperliche Aktivität erhöht das HDL-Cholesterin, vermindert Übergewichtigkeit sowie systolischen und diastolischen Blutdruck sogar bei Patienten zwischen 60 und 80 Jahren und vermindert die periphere Insulinresistenz, was zu einer Verbesserung der diabetischen Stoffwechsellage beitragen kann [19–26]. Auch konnte eine Verbesserung der Endothelfunktion, Reduktion der Morbidität und Letalität sowie eine Verbesserung der Lebensqualität in zahlreichen Studien nachgewiesen werden.

Während in der Vergangenheit vor allem kontinuierliches Ausdauertraining (continuous endurance training, CET) im submaximalen Bereich sich als effektives Training herausgestellt hat [19–24, 27–29] zeigen neuere Arbeiten, dass ein hochintensives Intervalltraining (high intensity interval training, HIT) diesem überlegen sein könnte [30]. Wir nahmen diese Befunde zum Anlass drei verschiedene, isokalorische Ausdauertrainingsprotokolle (CET, HIT und Pyramidentraining (PYR)) im Rahmen einer randomisierten Phase 2 Rehabilitationsstudie miteinander zu vergleichen (Abb. 4.4 und 4.5).

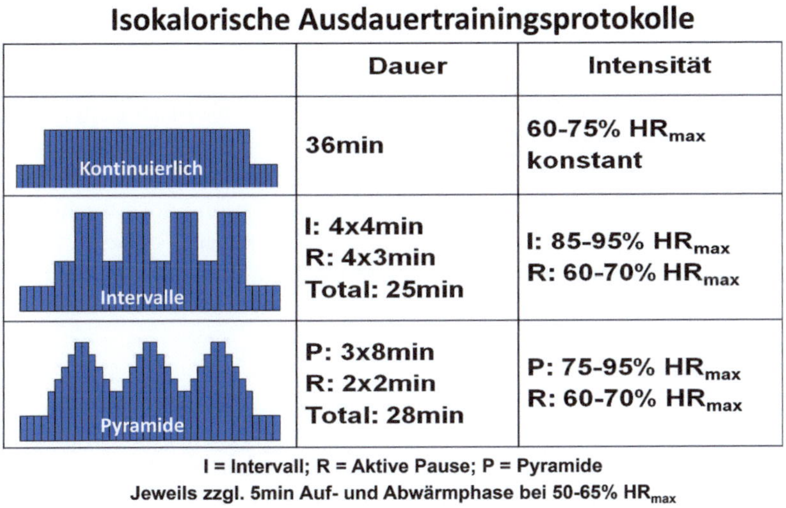

# Sport als Therapeutikum: Die kardiologische Rehabilitation

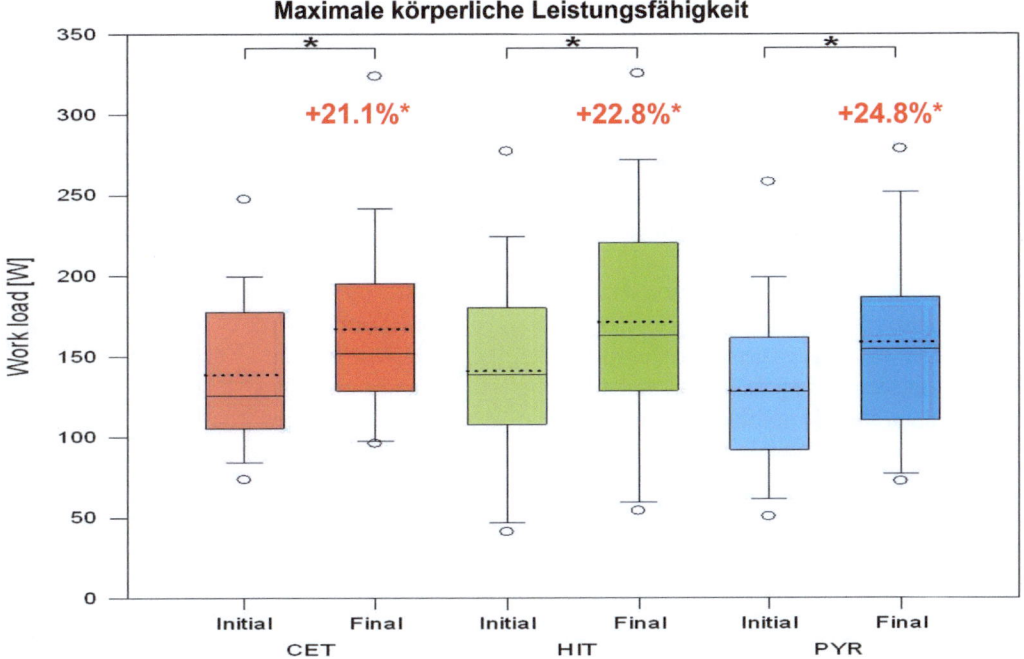

**Abb. 4.4** Isokalorische Ausdauertrainingsprotokolle (aus [31]; mit freundlicher Genehmigung)

**Abb. 4.5** Kontinuierliches Ausdauertraining, hoch-intensives Intervalltraining und Pyramidentraining führen zu vergleichbar guter Steigerung der maximalen körperlichen Leistungsfähigkeit (aus [31];mit freundlicher Genehmigung)

Unsere Daten konnten eindrücklich belegen, dass die drei von uns untersuchten und individuell titrierten Ausdauertrainingsprotokolle zu vergleichbaren, über 20 %igen Steigerungen der körperlichen Leistungsfähigkeit führen, sodass das Training der Patienten in Folge noch individueller gestaltet und auf die jeweiligen Bedürfnisse abgestimmt angeboten werden kann [31].

## 4.3 Krafttraining

Nicht nur bei Diabetikern sondern auch bei Herzpatienten hat das Krafttraining an Bedeutung gewonnen, da es durch Erhöhung der Muskelmasse und/oder Verbesserung der Koordination und der metabolischen Situation durch Krafttraining eine Steigerung der Muskelkraft und der Kraftausdauer erzielt werden.

Es gibt unterschiedlichste Trainingsprotokolle, die jedoch gerade für ältere Patienten unterschiedlich gut geeignet sind. Wenngleich man durch Maximalkrafttraining einen größeren Zuwachs an Muskelmasse erreicht, so halten ältere und oft vorgeschädigt Gelenke diesen Belastungen gar nicht stand. Sinnvoll kann es da sein auf ein Kraftausdauertraining zu wechseln, von dem wir bei Diabetikern nachweisen konnten, dass es genauso effektiv ist wie Hypertrophietraining [25, 26]. Folgende Protokolle können somit empfohlen werden: [32]

> **Übersicht**
>
> *Kraftausdauertraining*
> 2–3×/Woche
> 30–40 % der Maximalkraft
> 30–40 Wiederholungen
> jeweils 3 Sätze
> *ODER*
> *Hypertrophietraining*
> 2–3×/Woche
> 70–75 % der Maximalkraft
> 10–12 Wiederholungen
> jeweils 3 Sätze

Da die oben gezeigten Ergebnisse sowohl des Krafttrainings als auch des Ausdauertrainings eine weitere Individualisierung des Trainings ermöglichen bleibt zu hoffen, dass Patienten das Training als noch angenehmer empfinden, ggf. zwischen den einzelnen Trainingsmodalitäten wählen und auch wechseln, sodass dies in Summe zu einer besseren Compliance und möglicherweise auch zu einer besseren und lebenslangen Adhärenz führen.

## 4.4 Motivationshilfen

Da es vielen Patienten nicht gelingt die Trainingsempfehlungen umzusetzen, seien folgende Tipps gegeben:

- Suchen Sie sich einen Sport aus, der Ihnen Spaß macht
- Schaffen Sie sich einen sportlichen Freundes- und/oder Kollegenkreis
- Treiben Sie Sport in Gesellschaft, z. B. in Ihrer Familie, mit Ihren Freunden
- Tragen Sie Ihre Trainingseinheiten in Ihren Kalender als jour fixes ein; dies sind unverschiebliche Termine!.
- Setzen Sie sich erreichbare Ziele, z. B. einen Volkslauf
- Und schließlich: Belohnen Sie sich selber nach dem Training!

> **Fazit**
>
> Körperliches Training ist ein effektives und kostengünstiges Therapeutikum, das sich in der Primär- und Sekundärprävention sowohl der koronaren Herzkrankheit als auch des Diabetes mellitus bewährt hat. Weitere Anstrengungen sind notwendig, damit dieses Therapeutikum in ausreichender Dosierung verordnet wird und die Compliance durch Überzeugung der Patienten aber auch durch Kontrolle z. B. mittels Telemonitoring

oder Gruppentraining derart gesteigert wird, dass es seinen maximalen Nutzen entfalten kann. Nur so wird es uns nachhaltig gelingen, der Entstehung von Zivilisationskrankheiten entgegenzuwirken und das Risiko für kardiovaskuläre Erkrankungen nennenswert zu senken.

## Literatur

1. Hunter DJ, Reddy KS (2013) Noncommunicable diseases. N Engl J Med 369:1336–1343
2. Hallal PC, Andersen LB, Bull FC, Guthold R, Haskell W, Ekelund U (2012) Global physical activity levels: surveillance progress, pitfalls, and prospects. Lancet Physical Activity Series Working Group. Lancet 380:247–257
3. http://www.statistik.at/web_de/statistiken/menschen_und_gesellschaft/gesundheit/todesursachen/index.html. Statistik Austria, Todesursachenstatistik. Zugegriffen am 02.12.2021
4. Reich B, Benzer W, Harpf H, Hofmann P, Mayr K, Ocenasek H, Podolsky A, Pokan R, Porodko M, Puelacher C, Sareban M, Traninger H, Ziegelmeyer W, Niebauer J (2020) Efficacy of extended, comprehensive outpatient cardiac rehabilitation on cardiovascular risk factors: a nationwide registry. Eur J Prev Cardiol 27(10):1026–1033
5. World Health Organization Expert Committee on Disability Prevention and Rehabilitation (1981) Technical report series 668, Geneva. S 9
6. Bjarnason-Wehrens B, McGee H, Zwisler AD, Piepoli MF, Benzer W, Schmid JP, Dendale P, Pogosova NG, Zdrenghea D, Niebauer J, Mendes M (2010) Cardiac rehabilitation in Europe: results from the European Cardiac Rehabilitation Inventory Survey. Eur J Cardiovasc Prev Rehabil 17(4):410–418
7. Niebauer J, Mayr K, Tschentscher M, Pokan R, Benzer W (2013) Outpatient cardiac rehabilitation: the Austrian model. Eur J Prev Cardiol 20:468–479
8. Benzer W (2008) Guidelines für die ambulante kardiologische Rehabilitation und Prävention in Österreich – Update 2008. J Kardiol 15:298–309
9. Dibben G, Faulkner J, Oldridge N, Rees K, Thompson DR, Zwisler A-D, Taylor RS (2021) Exercise-based cardiac rehabilitation for coronary heart disease. Cochrane Database Syst Rev 11:CD001800. https://doi.org/10.1002/14651858.CD001800.pub4
10. Visseren FLJ, Mach F, Smulders YM, Carballo D, Koskinas KC, Bäck M, Benetos A, Biffi A, Boavida J-M, Capodanno D, Cosyns B, Crawford C, Davos CH, Desormais I, Di Angelantonio E, Franco OH, Halvorsen S, Hobbs FDR, Hollander M, Jankowska EA, Michal M, Sacco S, Sattar N, Tokgozoglu L, Tonstad S, Tsioufis KP, van Dis I, van Gelder IC, Wanner C, Williams B (2021) 2021 ESC Guidelines on cardiovascular disease prevention in clinical practice. Eur Heart J 42:3227–3337
11. Bjarnason-Wehrens B et al (2003) Die effektivitat einer ambulanten kardiogischen Rehabilitation der Phase II.Modellprojekt der LVA-Rheinprovinz und der rheinschen Krankenhassen zur ambulanten/teilstationaren kardiologischen Rehabilitation. Herz 28:404–412
12. Willich SN, Müller-Nordhorn J, Kulig M, Binting S, Gohlke H, Hahmann H, Bestehorn K, Krobot K, Völler H, PIN Study Group (2001) Cardiac risk factors, medication, and recurrent clinical events after acute coronary disease; a prospective cohort study. Eur Heart J 22:307–313
13. Gerdes N, Weidemann H, Jäckel WH (2000) PROTOS-Studie: Ergebnisqualität stationärer Rehabilitation in 15 Kliniken der Wittgensteiner Klinik-Allianz (WKA). Steinkopff, Darmstadt
14. Mittag O, Schramm S, Böhmen S, Hüppe A, Meyer T, Raspe H (2011) Medium-term effects of cardiac rehabilitation in Germany: systematic review and meta-analysis of results from national and international trials. Eur J Cardiovasc Prev Rehabil 18:587–593
15. Berent R, von Duvillard SP, Crouse SF, Auer J, Green JS, Niebauer J, Sinzinger H, Schmid P (2012) Discontinuation of combined resistance-endurance training increases cardiovascular risk factors. Int J Cardiol 156:229–231
16. Berent R, von Duvillard SP, Auer J, Sinzinger H, Schmid P (2010) Lack of supervision after residential cardiac rehabilitation increases cardiovascular risk factors. Eur J Cardiovasc Prev Rehabil 17:296–302
17. Wood DA, Kotseva K, Connolly S, Jennings C, Mead A, Jones J, Holden A, De Bacquer D, Collier T, De Backer G, Faergeman O, EUROACTION Study Group (2008) Nurse-coordinated multidisciplinary, family-based cardiovascular disease prevention programme (EUROACTION) for patients with coronary heart disease and asymptomatic individuals at high risk of cardiovascular disease: a paired, cluster-randomised controlled trial. Lancet 371:1999–2012
18. Drechsler K, Dietz R, Klein H, Wollert KC, Storp D, Molling J, Zeymer U, Niebauer J (2005)

Euro Heart Survey – Herzinsuffizienz: Unzureichende Umsetzung der aktuellen Leitlinien bei der medikamentösen Therapie. Z Kardiol 94:510–515
19. Blüher M, Bullen JW Jr, Lee JH, Kralisch S, Fasshauer M, Kloting N, Niebauer J, Schon MR, Williams CJ, Mantzoros CS (2006) Circulating adiponectin and expression of adiponectin receptors in human skeletal muscle: associations with metabolic parameters and insulin resistance and regulation by physical training. J Clin Endocrinol Metab 91:2310–2316
20. Oberbach A, Bossenz Y, Lehmann S, Niebauer J, Adams V, Paschke R, Schon MR, Bluher M, Punkt K (2006) Altered fiber distribution and fiber-specific glycolytic and oxidative enzyme activity in skeletal muscle of patients with type 2 diabetes. Diabetes Care 29:895–900
21. Peschel T, Sixt S, Beitz F, Sonnabend M, Muth G, Thiele H, Tarnok A, Schuler G, Niebauer J (2007) High, but not moderate frequency and duration of exercise training induces downregulation of the expression of inflammatory and atherogenic adhesion molecules. Eur J Cardiov Prev R 14:476–482
22. Sixt S, Rastan A, Desch S, Sonnabend M, Schmidt A, Schuler G, Niebauer J (2008) Exercise training but not rosiglitazone improves endothelial function in pre-diabetic patients with coronarary disease. Eur J Cardiov Prev R 15:473–478
23. Sixt S, Beer S, Blüher M, Korff N, Peschel T, Sonnabend M, Teupser D, Thiery J, Adams V, Schuler G, Niebauer J (2010) Long- but not short-term exercise training improves coronary endothelial dysfunction in diabetes mellitus type 2 and coronary artery disease. Eur Heart J 31:112–119
24. Desch S, Sonnabend M, Niebauer J, Sixt S, Sareban M, Eitel I, de Waha S, Thiele H, Blüher M, Schuler G (2010) Effects of physical exercise versus rosiglitazone on endothelial function in coronary artery disease patients with prediabetes. Diabetes Obes Metab 2:825–828
25. Egger A, Niederseer D, Diem G, Finkenzeller T, Ledl-Kurkowski E, Forstner R, Pirich C, Patsch W, Weitgasser R, Niebauer J (2013) Different types of resistance training in patients with type 2 diabetes mellitus: effects on glycemic control, muscle mass and strength. Eur J Prev Cardiol 20(6):1051–1060
26. Reich B, Schönfelder M, Lampl K, Müller EE, Egger A, Niebauer J (2020) Comparable antiglycaemic effects of hypertrophy versus endurance resistance training in type 2 diabetes mellitus. Eur J Prev Cardiol 27:1564–1565
27. Niebauer J, Maxwell AJ, Lin PS, Wang D, Heidari S, Tsao PS, Cooke JP (2003) NOS inhibition accelerates atherogenesis: reversal by exercise. Am J Phys 91:148–153
28. Niebauer J, Maxwell AJ, Lin PS, Tsao PS, Kosek J, Bernstein D, Cooke JP (1999) Impaired aerobic capacity in hypercholesterolemic mice: partial reversal by exercise training. Am J Phys 276:H1346–H1354
29. Niebauer J, Hambrecht R, Velich T, Hauer K, Marburger C, Kälberer B, Weiss C, von Hodenberg E, Schlierf G, Schuler G, Zimmermann R, Kübler W (1997) Attenuated progression of coronary artery disease after 6 years of multifactorial risk intervention: role of physical exercise. Circulation 96:2534–2541
30. Rognmo Ø, Moholdt T, Bakken H, Hole T, Mølstad P, Myhr NE, Grimsmo J, Wisløff U (2012) Cardiovascular risk of high- versus moderate-intensity aerobic exercise in coronary heart disease patients. Circulation 126:1436–1440
31. Tschentscher M, Eichinger J, Egger A, Droese S, Schönfelder M, Niebauer J (2016) High intensity interval training is not superior to other forms of endurance training during cardiac rehabilitation. Eur J Prev Cardiol 23:14–20
32. Niebauer J, Weitgasser R (2007) Leitlinie Diabetes mellitus Typ 2 – Lebensstil: Diagnostik und Therapie. Wien Klin Wochenschr 119:10–11

# Kardiovaskuläre Schädigung durch Sport?

Inhaltsverzeichnis

Kapitel 5    Viel hilft viel; schädigt Sport das Myokard? – 55
*Rochus Pokan und Peter Hofmann*

Kapitel 6    Gefahren im Sport: Der plötzliche Herztod – 65
*Andreas Nieß*

# Viel hilft viel; schädigt Sport das Myokard?

*Rochus Pokan und Peter Hofmann*

**Inhaltsverzeichnis**

5.1 Einleitung – 56

5.2 Umfänge und Intensitäten mit positiver präventiver Wirkung – 56

5.3 Überlegungen zu möglichen Schädigungen des Myokards – 57

5.4 Grenzen der körperlichen Belastungen bei Patienten mit unterschiedlichen Herz-Kreislauf-Erkrankungen – 61

Literatur – 63

Mögliche Schädigungen des Myokards durch extreme Ausdauerbelastungen werden in der Literatur diskutiert. Dabei werden jedoch mögliche Grenzbelastungen von AthletInnen bei PatientInnen auch nicht annähernd erreicht. Ein strukturiertes und dosiertes körperliches Training für chronisch kranke Personen mit Herz-Kreislauf- oder anderen chronischen Erkrankungen sollte daher nicht nur empfohlen, sondern allen PatientInnen obligatorisch verschrieben werden.

## 5.1 Einleitung

Ungefähr die Hälfte aller Todesfälle in der industrialisierten Welt wird durch Herz-Kreislauf-Ereignisse verursacht. Neben der bekannten und evdienzbasierten präventiven Wirkung von Sport und Bewegung [1, 2] ist eine gut strukturierte und richtig angewandte kardiologische Rehabilitation mit entsprechenden trainingstherapeutischen Programmen in der Lage, lebensbedrohliche Wiederholungsereignisse um ein Viertel zu senken und die körperliche Leistungsfähigkeit und Lebensqualität der Patienten nachhaltig zu verbessern [3]. Es wird daher vielfach kritisch bemerkt, warum diese Therapie noch nicht als eine Standardtherapie etabliert wurde [4]. In einer Studie aus den USA mit mehr als 600.000 Medicare-Patienten, die im Rahmen des Bundesprogramms für medizinische Bedürfnisse der US-Bürger im Alter von über 65 Jahren betreut wurden, konnte nach einem akuten Koronarsyndrom und perkutaner Koronarintervention oder koronarer Bypass-Operation und anschließender Teilnahme an einem kardiologischen Rehabilitationsprogramm schon nach einem Jahr Verlaufskontrolle eine Gesamtmortalität von nur 2,2 % gegenüber 5,3 % für Nichtteilnehmer beobachtet werden. Dieser Mortalitätsunterschied konnte in der Rehabilitationsgruppe über weitere 5 Jahre aufrechterhalten werden. Die Mortalität der Teilnehmer erreichte zu diesem Zeitpunkt 16,3 % vs. 24,6 % bei den Nichtteilnehmern [5]. Diese Risikoreduktion ist größer oder gleich der Leistung der modernen Pharmakotherapie in der Sekundärprävention nach Myokardinfarkt und auch vergleichbar mit den Ergebnissen einer modernen Koronarintervention [6]. Eine aktuelle Studie bestätigt die Trainingseffekte (Hazard Ratio (HR) 0.72, 95 % Konfidenz Intervall 0.62–0.83) für Patienten beiderlei Geschlechts nach Myokard-Infarkt mit dem Hinweis, dass die Effekte bei Frauen ((HR 0.54 vs. 0.81) stärker ausgeprägt waren. Die Autoren kommen ebenfalls zum Schluss, dass Training in der kardialen Rehabilitation nicht nur empfohlen, sondern obligatorisch eingesetzt werden sollte [7].

## 5.2 Umfänge und Intensitäten mit positiver präventiver Wirkung

Es ist deutlich, dass körperliche Aktivität und vor allem eine strukturierte Trainingstherapie nicht nur in der Prävention, sondern vorrangig in der Rehabilitation von Herz-Kreislauf-Erkrankungen und anderen chronischen Erkrankungen deutliche Wirkungen auf die Erkrankung, die Symptomatik, die Fitness und die Lebensqualität zeigt [8, 9] und zu einer Reduktion der Gesamtmortalität führt [10]. Die positiven Wirkungen folgen einer Dosis-Wirkungs-Beziehung und das Optimum scheint bei täglich 50–60 min strukturiertem Training zu liegen ( Abb. 5.1). Ebenso zeigten moderate körperliche Aktivitäten von bis zu 90 min täglich nachhaltige Wirkungen [10]. Weitere Steigerungen des Trainingsumfanges dürften allerdings nicht mit einer weiteren Reduktion der Gesamtmortalität einhergehen. In einer aktuellen Studie mit über 90.000 TeilnehmerInnen, in der die körperliche Aktivität mit Akkzelerometern gemessen wurde, konnte gezeigt werden, dass sich offensichtlich keine Evidenz für eine Schwelle eines Ansteigens des Risikos bei einer höheren Menge an moderater oder intensiver aber auch der gesamten körperlichen Aktivität bestätigen lässt [11].

Viel hilft viel; schädigt Sport das Myokard?

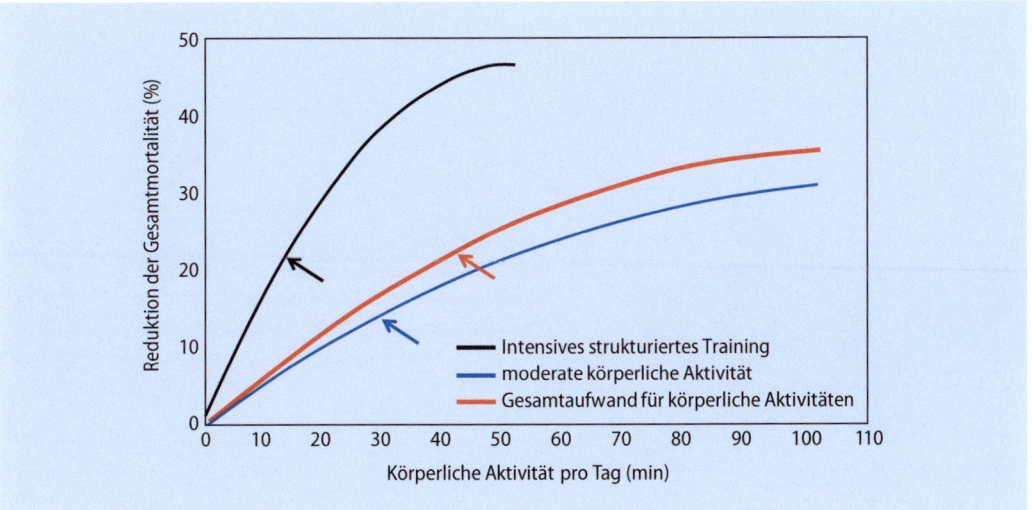

◘ **Abb. 5.1** Dosis-Wirkungs-Beziehung zwischen täglicher körperlicher Aktivität und der Reduktion der Gesamtmortalität. Die Pfeile markieren Umfänge und Intensitäten wie sie in Österreich in der kardiologischen Rehabilitation empfohlen werden. (Modifiziert nach [10] und ergänzt nach [12])

In ◘ Abb. 5.1 sind Trainingsumfänge, wie sie in der kardiologischen Rehabilitation in Österreich empfohlen werden [12], mit Pfeilen markiert. Auch wenn diese Umfänge in der Trainingstherapie möglicherweise noch kein Optimum darstellen, führen sie dennoch zu respektablen Langzeitergebnissen in der Rehabilitation von Patienten mit Herz-Kreislauf-Erkrankungen [13].

## 5.3 Überlegungen zu möglichen Schädigungen des Myokards

Es ist offen, wo die Grenzen der Belastbarkeit gesunder und kranker Menschen sind. Hinweise zu diesen Grenzen können aus dem Extremsport mit Trainingsumfängen von mehreren Stunden täglich, mit bis zu 200–300 metabolischen Äquivalentstunden pro Woche oder Ultraausdauerbewerben wie dem RAAM (*Race Across America* – Gesamtlänge von 4800 km) oder dem RARU (*Race Across Russia* von Wladiwostok nach St. Petersburg mit einer Gesamtlänge von 10.500 km) gewonnen und hinsichtlich einer möglichen Schädigung des Myokards hinterfragt werden (◘ Abb. 5.2).

Das Risiko einer Schädigung des Herzens durch längere Ausdauerbelastungen wird derzeit vermehrt und kontroversiell diskutiert [14], da u. a. nach Marathonläufen oder noch länger andauernden Bewerben eine Erhöhung kardialer Marker wie Troponin und B-Typ „natriuretic peptide", aber auch der Kreatinkinase berichtet wurde [15–17]. Solche Auslenkungen kardialer Marker sind bei etwa der Hälfte der Sportler während oder nach längeren Ausdauerbelastungen nachweisbar [18]. Da jedoch gut trainierte Ausdauersportler nach einem Marathonlauf geringere Anstiege dieser kardialen Marker zeigen als weniger gut trainierte Läufer, scheinen diese Anstiege nicht nur die akute Belastung, sondern auch die Anpassung des Herz-Kreislauf-Systems widerzuspiegeln [15, 18]. Unmittelbar nach einem Marathonlauf konnte sowohl bei Männern als auch bei Frauen eine Dilatation des rechten Vorhofs, aber auch der rechten Kammer mit einem plötzlichen Abfall der rechtsventrikulären Auswurffraktion

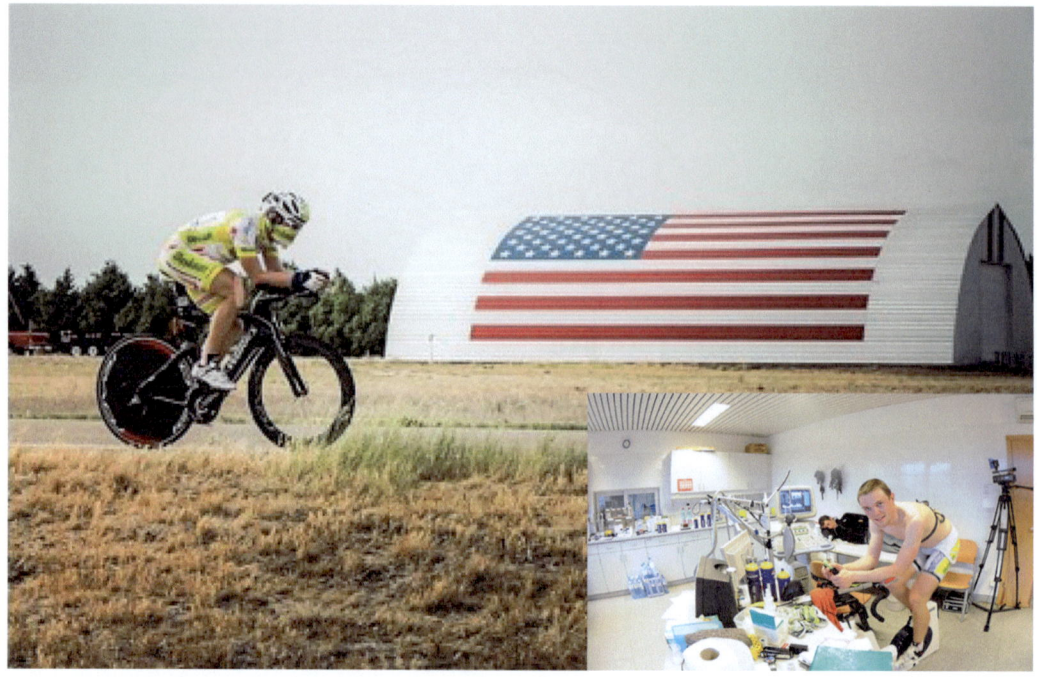

**Abb. 5.2** Christoph Strasser hat bei seinem 5. Start bereits im Jahr 2014 zum 3. Mal das *Race Across America* gewonnen. Und das in neuer Rekordzeit von 7 Tagen, 15 Stunden und 56 Minuten. (Mit freundlicher Genehmigung von Christoph Strasser)

(RVEF) beobachtet werden [19]. La Gerche et al. [20] untersuchten 40 hoch ausdauertrainierte Athleten nach Beendigung verschiedener Rennen wie einem Marathonlauf mit einer mittleren Zeit von 3 h, einem halben „Ironman-Triathlon" (5,5 h), einem „Ironman-Triathlon" (11 h) und einem Radbergrennen über 8 h. Sie fanden neben einer Erhöhung der kardialen Biomarker (Troponin und B-Typ „natriuretic peptide") ca. 45 min nach den Wettkämpfen eine Abnahme der RVEF, nicht jedoch der linksventrikulären Auswurffraktion (LVEF). Diese Dilatation des rechten Ventrikels und die Abnahme der RVEF korrelierte einerseits mit der Zunahme der Biomarker und war nach dem Ultra-Triathlon (11 h) am deutlichsten ausgeprägt, bildete sich aber innerhalb einer Woche wieder zurück. Unter 40 untersuchten Athleten konnten bei den am längsten Trainierenden darüber hinaus mittels Magnetresonanzuntersuchungen (MRI) myokardiale Vernarbungen festgestellt werden.

Im Gegensatz zu La Gerche et al. [20] konnten wir in einer Studie mit einer kontinuierlichen Langzeitergometrie über 24 h mit einer Intensität knapp unterhalb des ersten Laktatanstieges (Laktat-Turn-Points; $LTP_1$) [21] auch dimensionale Veränderungen der linken Kammer und des linken Vorhofs während der Belastung feststellen [17]. Dabei kam es innerhalb der ersten 6 h zu der bekannten kontinuierlichen Zunahme der Herzfrequenz bei gleichzeitiger Abnahme des Schlagvolumens. Nach 6 h Belastung allerdings trat eine Zunahme des Körpergewichts bei gleichzeitigerer Abnahme der Herzfrequenz um ca. 20 Schläge pro Minute auf (Abb. 5.3) Dieses Phänomen, dass auch „cardiac fatigue" bezeichnet wird [22, 23] scheint jedoch nichts mit einer kardialen Ermüdung bei gleichzeitig konstanter Leistung zu tun zu haben, sondern mit einer

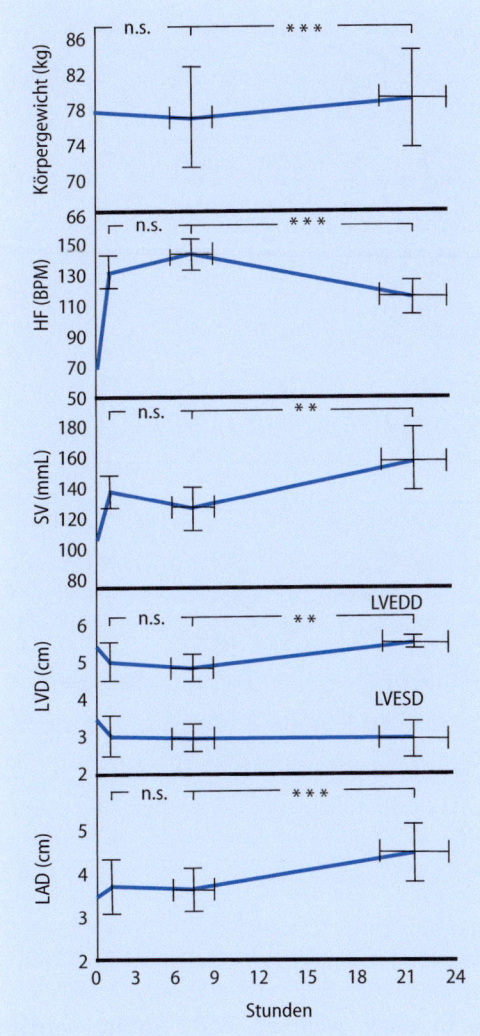

◘ **Abb. 5.3** Verhalten des Körpergewichts und hämodynamischer Parameter im Verlauf einer Fahrradergometerbelastung über 24 h von 8 erfahrenen „Ultra-Ausdauerathleten" bei einer konstanten Leistung von 162 ± 23 Watt. *HF* Herzfrequenz, *SV* Schlagvolumen, *LVD* Durchmesser des linken Ventrikels, *LVEDD* enddiastolischer Durchmesser, *LVESD* endsystolischer Durchmesser, *LAD* Durchmesser des linken Atriums. (Modifiziert nach [17])

Flüssigkeitseinlagerung [24] (siehe ausgewählte Laborparameter in ◘ Tab. 5.1) und einer damit gesteigerten Vorlast durch den verstärkten venösen Rückstrom. ◘ Tab. 5.1 zeigt auch den nahezu konstanten Verlauf der Sauerstoffaufnahme, des Herzminutenvolumens und des Blutdrucks während der 24-stündigen Fahrradergometrie. Dabei nimmt ab der 6.–8. Stunde der Dauerbelastung das Schlagvolumen durch eine Dilatation des linken Ventrikels bei konstant bleibenden endsystolischen Dimensionen zu (◘ Abb. 5.3).

Selbst wenn die akute Dilatation des rechten und des linken Vorhofs sowie beider Ventrikel reversibel sind, kann möglicherweise jahrelanges Training im Extremausdauerbereich bei diesen Athleten zu einer myokardialen Fibrosierung und einem „Remodelling" führen.

Im Tiermodell konnten Benito et al. [25] an Ratten, die sehr intensiv über 16 Wochen eine Stunde täglich trainierten, sowohl eine Hypertrophie der rechten und linken Herzkammer als auch Erweiterungen beider Vorhöfe provozieren. Diese Ratten entwickelten sowohl in den Vorhöfen als auch in den Kammern vermehrte Einlagerungen von Kollagen. Zusätzlich konnten bei 42 % der trainierten Ratten ventrikuläre Tachykardien ausgelöst werden im Gegensatz zu nur 6 % bei den untrainierten Ratten. In diesem Tierversuch war auffällig, dass sich diese fibrösen Veränderungen 8 Wochen nach Beendigung des Trainings wieder weitgehend normalisiert hatten, ein Befund der bei Menschen nicht bestätigt werden konnte. Dennoch unterstützen diese Daten die Hypothese, dass es auch bei Hochausdauer trainierenden Athleten langfristig zu strukturellen Veränderungen am Myokard mit einer diastolischen Dysfunktion und einer erhöhten Anfälligkeit für Vorhof- und Kammerarrhythmien kommen könnte.

Ector et al. [26] berichteten, dass eine Abnahme der RVEF und eine Vergrößerung des RV bei Sportlern mit weniger häufig auftretenden Rhythmusstörungen auch weniger ausgeprägt ist. Eine weitere Studie an Ausdauerathleten [27] zeigte, dass Athleten mit ventrikulären Arrhythmien auch vermehrt strukturelle Veränderungen im MRI aufwiesen. Diese, mit intensivem und sehr

◼ **Tab. 5.1** Sauerstoffaufnahme ($VO_2$), Herzminutenvolumen (HMV), systholischer/diastholischer Blutdruck (SBD/DBD) und ausgewählte Laborparameter (*Hkt* Hämatokrit; *CK* Kreatinkinase; *CK-MB* Kreatinkinase Myokardtyp; *NT-proBNP* natriuretisches Peptid Typ B in Ruhe bzw. während 24-stündiger Fahrradergometerbelastung. (Daten nach [17])

|  | 1 h | 6 h | 12 h | 18 h | 24 h |
|---|---|---|---|---|---|
| $VO_2$ (ml/min) | 2472 ± 256 | 2562 ± 309 | 2579 ± 231 | 2591 ± 178 | 2554 ± 160 |
| HMV (l/min) | 16,9 ± 1,5 | 17,2 ± 1,8 | 17,5 ± 1,7 | 17,6 ± 2,1 | 17,7 ± 2,3 |
| SBD (mmHg) | 166 ± 14 | 168 ± 19 | 165 ± 17 | 168 ± 22 | 160 ± 18 |
| DBD (mmHg) | 73 ± 9 | 76 ± 13 | 73 ± 9 | 75 ± 10 | 75 ± 9 |
|  | Ruhe | 6 h | 12 h | 18 h | 24 h |
| Hkt (%) | 44,1 ± 2,0[d,e] | 45,1 ± 1,3[c-e] | 43,6 ± 0,9[b,d,e] | 41,8 ± 1,3[a-c] | 41,3 1,2[a-c] |
| Albumin (g/l) | 46,6 ± 5,2 | 48,8 ± 4,3 | 49,9 ± 2,8 | 48,1 ± 2,6 | 48,7 ± 2,5 |
| Gesamteiweiß (g/l) | 72,7 ± 7,8 | 76,7 ± 6,7 | 76,7 ± 2,6 | 75,1 ± 3,9 | 75,4 ± 3,4 |
| Natrium (mmol/l) | 135 ± 9 | 136 ± 9 | 135 ± 4 | 133 ± 3 | 133 ± 3 |
| Aldosteron (pg/ml) | 48 ± 17[b-e] | 265 ± 129[a,c,d,e] | 394 ± 135[a,b,e] | 487 ± 85[a,b,e] | 661 ± 172[a-d] |
| CK (U/l) | 181 ± 60[d,e] | 235 ± 100[d,e] | 331 ± 182[d,e] | 560 ± 326[a,b,c,e] | 877 ± 515[a-d] |
| CK-MB (U/l) | <24 | <24 | 24,6 ± 1,7 | 26,7 ± 6,9 | 29,8 ± 8,5 |
| NT-proBNP (pg/ml) | 23 ± 13[c,d,e] | 90 ± 66[d,e] | 199 ± 186[a,d,e] | 404 ± 294[a,c,e] | 583 ± 449[a,c,d] |

Signifikante Unterschiede (p ≤ 0,05) zwischen:
[a]Ruhe
[b]6 Stunden
[c]12 Stunden
[d]18 Stunden
[e]24 Stunden

umfangreichem Training verbundene, rechtsventrikuläre Dysfunktion ist wahrscheinlich durch pulmonal arterielle Drucke von bis zu 80 mmHg induziert [28] und möglicherweise Folge myokardialer Schädigungen [29], wodurch es auch zu der Erhöhung von Troponin kommt [19, 26, 30, 31]. Diese Beobachtungen haben zu der Spekulation geführt, dass die *arrhythmogene rechtsventrikuläre* Kardiomyopathie auch durch exzessives Training induziert sein könnte und nicht nur aufgrund einer genetischen Disposition auftritt [28].

In einer weiteren MRI-Studie wurden 102 gesunde ältere Marathonläufer im Alter zwischen 50 und 72 Jahren, die in den letzten 3 Jahren mindestens 5 Marathons absolvierten, mit 102 untrainierten gesunden Männern verglichen. Bei etwa 12 % dieser scheinbar gesunden Marathonläufer traten 3-mal öfter myokardiale Vernarbungen gegenüber den Untrainierten auf. Im weiteren Verlauf von 2 Jahren kam es bei den Marathonläufern ebenfalls zu einer signifikant höheren kardiovaskulären Ereignisrate [31]. Hier muss allerdings einschränkend angemerkt werden, dass üblicherweise sich für freiwillige Untersuchungen eher Personen mit bereits bestehenden Symptomen bzw. Vorerkrankungen melden, sodass nicht auszuschließen ist, dass es sich bei den Läufern um ein kränkeres als das durchschnittliche Kollektiv handelt. Auch ist nicht bekannt, wann diese Läufer mit dem Marathon begonnen haben. Tatsächlich wäre es denkbar, dass sich dieses vielleicht zu Beginn kränkere Kollektiv aufgrund gesundheitlicher Gründe überhaupt erst für das Laufen entschieden hat und sodann über die Jahre zum Marathon gekommen ist. So interessant und Hypothesen-generierend diese Daten auch sind, darf nicht die Schlussfolgerung gezogen werden, dass mit dieser Studie bewiesen wurde, dass Marathon-Laufen zu Herzerkrankungen führt.

Die derzeit vorliegenden Daten geben Hinweise darauf, dass es vereinzelt bei Athleten, die langfristig und über mehrere Stunden täglich über Jahre hinweg trainieren, zu strukturellen Veränderungen des Myokards kommen kann. Dieser strukturelle Umbau des Myokards kann auch für vermehrt auftretende Rhythmusstörungen und kardiovaskuläre Ereignisse verantwortlich sein.

Vorhofarrhythmie, hauptsächlich Vorhofflimmern tritt bei hochausdauertrainierten Athleten mit einem drei- bis fünffach höherem Risiko im Vergleich zu untrainierten Personen auf [14]. Eine kürzlich durchgeführte Metaanalyse ergab, dass Athleten, die aus Sportarten mit Ausdauer- und Kraft- Komponenten kommen, ein höheres Risiko hatten Vorhofflimmern zu entwickeln als Personen, die reinen Ausdauersport betreiben [32].

Derzeit aber gibt es keine Daten dafür, in welchem Bereich eine Umfangs- und/oder Intensitätsschwelle, ab der mit Schädigungen zu rechnen ist, liegt. Trainingsumfänge wie sie von internationalen und nationalen Organisationen empfohlen werden [10, 12, 33] liegen auf alle Fälle weit unter einer solchen möglichen Schwelle.

## 5.4 Grenzen der körperlichen Belastungen bei Patienten mit unterschiedlichen Herz-Kreislauf-Erkrankungen

In der ◘ Abb. 5.4 sind Möglichkeiten der Pathogenese einer myokardialen Schädigung zusammengefasst. Offen sind sicher auch Fragen zu den Grenzen der Intensität und Dauer von Trainingsbelastungen bei Patienten mit unterschiedlichsten Beschwerdebildern und Schweregraden, obgleich derzeit in der Literatur Grenzen kaum zu erkennen sind, solange Kontraindikationen beachtet werden. Durch die Anwendung intensiver Trainingsmethoden, z. B. dem intensiven Intervalltraining, bekommt die Diskussion hinsichtlich der Grenzen der Belastbarkeit bei PatientInnen eine aktuelle Bedeutung. So diskutierten Keteyian und Swing [34] kritisch die aktuelle Tendenz zu höheren Belastungen durch Intervalltraining bei PatientInnen und gehen dabei auf eine Arbeit von Rognmo et al. [35] ein, die zeigten, dass trotz geringem Gesamtrisiko das Risiko eines fatalen Zwischenfalls – allerdings in einer kleinen Studie mit insgesamt nur wenigen kardialen Ereignissen – bei intensivem Intervalltraining 2-mal so hoch ist wie bei einem moderaten Training. Andererseits zeigte diese Autorengruppe deutlich bessere Effekte durch diese intensiven Trainingsformen, und zwar auch für die Ventrikelfunktion [36]. Bezogen auf die Dauer bzw. die Gesamtmenge der Trainingsbelastung gibt es jedoch kaum aussagekräftigen Studien obwohl z. B. die Arbeiten von Mezzani et al. [37, 38] deutlich zeigten, dass bei relativ gleicher Belastungsintensität die Dauer für diese Belastung bei Patienten und untrainierten Personen gegenüber trainierten Personen eingeschränkt und reduziert ist. Das weist darauf hin, dass auch die Belastungsdauer für eine jeweils gegebene Intensität eine eigenständige und variable

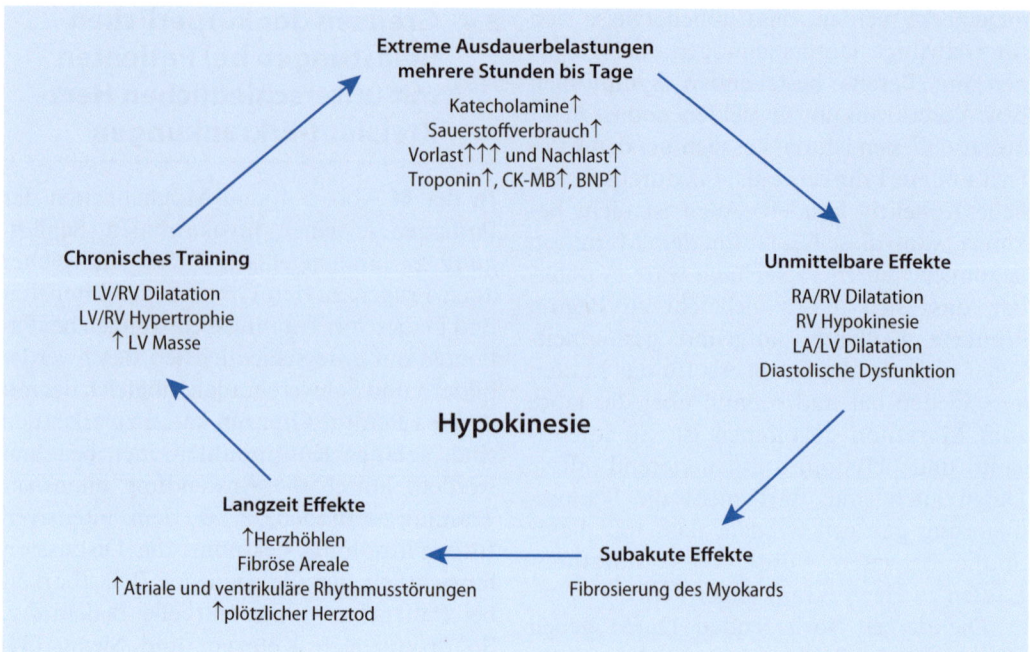

**Abb. 5.4** Mögliche Pathogenese der Kardiomyopathie bei Ausdauersportlern. (Modifiziert nach [18] und ergänzt nach [17])

Belastungsgröße darstellt [39]. In einer aktuellen Studie konnte gezeigt werden, dass bei relativ gleicher Belastungsintensität die maximale Dauer stark variiert und eine unabhängige Größe in der Belastungsbeschreibung darstellt [40]. Offensichtlich ist, dass die Kombination einer gewählten Intensität mit der Dauer eine wichtige Rolle spielt. So ist z. B. eine regelmäßige (tägliche) physischen Belastungen über 8 Stunden während schwerer physischer Arbeit in einem niedrigen Intensitätsbereich (vergleichbar mit dem Volumentraining von Ausdauer-Athleten/innen) realisierbar [41] wobei auch über Jahrzehnte hinweg eher positive Effekte als belastungsbezogene kardiale Nebenwirkungen gefunden werden können [42]. Es sind jedoch weitere Studien zum Einfluss der Dauer bei definierten Intensitäten sowie der Anzahl der Einzelbelastungen nötig, um die Grenzbelastungen hinsichtlich eines erhöhten Risikos zu detektieren. Im Rahmen üblicher Belastungsgrößen hinsichtlich Intensität, Dauer, Häufigkeit und Art der Belastung [43] nach dem sog. F.I.T.T. Prinzip, bewegt man sich jedoch beinahe immer in einem Rahmen, der eindeutig und evidenzbasiert positive Effekte bei minimalem Risiko selbst bei Patienten/innen zeigt.

> **Fazit**
> Obwohl mögliche Schädigungen durch extreme Ausdauer Belastungen diskutiert werden, erreichen PatientInnen auch nicht annähernd die möglichen Grenzbelastungen von AthletInnen. Die Grenzen hinsichtlich der Dauer von Einzelbelastungen ist bei Patienten/innen deutlich reduziert und birgt ein gewisses Überlastungsrisiko [37, 38]. Daher kann aber ein strukturiertes und dosiertes körperliches Training für chronisch kranke Personen mit Herz-Kreislauf-Erkrankungen oder anderen chronischen Erkrankungen nicht nur empfohlen werden, sondern es sollte allen PatientInnen obligatorisch verschrieben werden [4, 7].

## Literatur

1. Kujala UM (2009) Evidence on the effects of exercise therapy in the treatment of chronic disease. Br J Sports Med 43(8):550–555
2. Warburton DE, Nicol CW, Bredin SS (2006) Health benefits of physical activity: the evidence. CMAJ 174(6):801–809
3. Benzer W, Pokan R (2012) Kardiologische Rehabilitation: Die Lücke zwischen Evidenz und Praxis. J Kardiol 19:11–12
4. Church TS, Blair SN (2009) When will we treat physical activity as a legitimate medical therapy ... even though it does not come in a pill? Br J Sports Med 43(2):80–81
5. Suaya JA, Stason WB, Ades PA, Normand SL, Shepard DS (2009) Cardiac rehabilitation and survival in older coronary patients. J Am Coll Cardiol 54(1):25–33
6. Naci H, Ioannidis JP (2015) Comparative effectiveness of exercise and drug interventions on mortality outcomes: metaepidemiological study. Br J Sports Med 49(21):1414–1422. https://doi.org/10.1136/bjsports-2015-f5577rep
7. Ekblom Ö, Cider Å, Hambraeus K, Bäck M, Leosdottir M, Lönn A, Börjesson M (2021) Participation in exercise-based cardiac rehabilitation is related to reduced total mortality in both men and women: results from the SWEDEHEART registry. Eur J Prev Cardiol 7:zwab083. https://doi.org/10.1093/eurjpc/zwab083
8. Pedersen BK, Saltin B (2006) Evidence for prescribing exercise as therapy in chronic disease. Scand J Med Sci Sports 16(Suppl 1):3–63
9. Pedersen BK, Saltin B (2015) Exercise as medicine – evidence for prescribing exercise as therapy in 26 different chronic diseases. Scand J Med Sci Sports 25(Suppl 3):1–72. https://doi.org/10.1111/sms.12581
10. Wen CP, Wai JP, Tsai MK, Yang YC, Cheng TY, Lee MC, Chan HT, Tsao CK, Tsai SP, Wu X (2011) Minimum amount of physical activity for reduced mortality and extended life expectancy: a prospective cohort study. Lancet 378(9798):1244–1253
11. Ramakrishnan R, Doherty A, Smith-Byrne K, Rahimi K, Bennett D, Woodward M, Walmsley R, Dwyer T (2021) Accelerometer measured physical activity and the incidence of cardiovascular disease: Evidence from the UK Biobank cohort study. PLoS Med 18(1):e1003487. https://doi.org/10.1371/journal.pmed.1003487
12. Niebauer J, Tschentscher M, Mayr C, Pokan R, Benzer W (2013) Outpatient cardiac rehabilitation: The Austrian model. Eur J Prev Cardiol 20(3):468–479
13. Niebauer J, Mayr K, Harpf H, Hofmann P, Müller E, Wonisch M, Pokan R, Benzer W (2014) Long-term effects of outpatient cardiac rehabilitation in Austria: a nationwide registry. Wien Klin Wochenschr 126(5–6):148–155. https://doi.org/10.1007/s00508-014-0527-3. Epub 2014 Mar 11
14. Scheer V, Tiller NB, St D, Khodaee M, Knechtle B, Pasternak A, Valverde DR (2021) Potential long term health problems associated with ultra endurance running: a narrative review. Sports Med. https://doi.org/10.1007/s40279-021-01561-3
15. Scharhag J, Gearge K, Shave R, Urhausen A, Kindermann W (2008) Exercise-associated increases in cardiac biomarkers. Med Sci Sports Exerc 40:1408–1415
16. Shave R, Baggish A, George K, Wood M, Scharhag J, Whyte G, Gaze D, Thompson PD (2010) Exercise-induced cardiac troponin elevation: evidence, mechanisms, and implications. J Am Coll Cardiol 56(3):169–176
17. Pokan R, Ocenasek H, Hochgatterer R, Miehl M, Vonbank K, Von Duvillard SP, Franklin B, Würth S, Volf I, Wonisch M, Hofmann P (2014) Myocardial dimensions and hemodynamics during 24-h ultra-ndurance ergometry. Med Sci Sports Exerc 46(2):268–275
18. O'Keefe JH, Patil HR, Lavie CJ, Magalski A, Vogel RA, McCullough PA (2012) Potential adverse cardiovascular effects from excessive endurance exercise. Mayo Clin Proc 87(6):587–595
19. Trivax JE, Franklin BA, Goldstein JA, Chinnaiyan KM, Gallagher MJ, deJong AT, Colar JM, Haines DE, McCullough PA (2010) Acute cardiac effects of marathon running. J Appl Physiol 108(5):1148–1153
20. La Gerche A, Burns AT, Mooney DJ, Inder WJ, Taylor AJ, Bogaert J, Macisaac AI, Heidbüchel H, Prior DL (2012) Exercise-induced right ventricular dysfunction and structural remodelling in endurance athletes. Eur Heart J 33(8):995–1006
21. Hofmann P, Tschakert G (2011) Special needs to prescribe exercise intensity for scientific studies. Cardiol Res Pract 2011., Article ID 209302, 10 pages. https://doi.org/10.4061/2011/209302
22. Oxborough D, Birch K, Shave R, George K (2010) „Exercise- induced cardiac fatigue": a review of the echocardiographic literature. Echocardiography 27(9):1130–1140
23. Wolff S, Picco JM, Díaz-González L, Valenzuela PL, Gonzalez-Dávila E, Santos-Lozano A, Matile P, Wolff D, Boraita A, Lucia A (2022) Exercise-induced cardiac fatigue in recreational ultramarathon runners at moderate altitude: insights from myocardial deformation analysis. Front Cardiovasc Med 8:744393. https://doi.org/10.3389/fcvm.2021.744393

24. Gauckler P, Kesenheimer JS, Kronbichler A, Kolbinger FR (2021) Edema-like symptoms are common in ultradistance cyclists and driven by overdrinking, use of analgesics and female sex – a study of 919 athletes. J Int Soc Sports Nutr 18:73. https://doi.org/10.1186/s12970-021-00470-0)
25. Benito B, Gay-Jordi G, Serrano-Mollar A, Guasch E, Shi Y, Tardif JC, Brugada J, Nattel S, Mont L (2011) Cardiac arrhythmogenic remodeling in a rat model of long-term intensive exercise training. Circulation 123(1):13–22
26. Ector J, Ganame J, van der Merwe N, Adriaenssens B, Pison L, Willems R, Gewillig M, Heidbüchel H (2007) Reduced right ventricular ejection fraction in endurance athletes presenting with ventricular arrhythmias: a quantitative angiographic assessment. Eur Heart J 28(3):345–353
27. Heidbüchel H, Hoogsteen J, Fagard R, Vanhees L, Ector H, Willems R, Van Lierde J (2003) High prevalence of right ventricular involvement in endurance athletes with ventricular arrhythmias: role of an electrophysiologic study in risk stratification. Eur Heart J 24(16):1473–1480
28. Sharma S, Zaidi A (2012) Exercise-induced arrhythmogenic right ventricular cardiomyopathy: fact or fallacy? Eur Heart J 33(8):938–940
29. Lie ØH, Klaboe LG, Dejgaard LA, Skjølsvik ET, Grimsmo J, Bosse G et al (2021) Cardiac phenotypes and markers of adverse outcome in elite athletes with ventricular arrhythmias. JACC Cardiovasc Imaging 14:148–158
30. Maron BJ, Pelliccia A, Spirito P (1995) Cardiac disease in young trained athletes: insights into methods for distinguishing athlete's heart from structural heart disease, with particular emphasis on hypertrophic cardiomyopathy. Circulation 91(5):1596–1601
31. Breuckmann F, Möhlenkamp S, Nassenstein K, Lehmann N, Ladd S, Schmermund A, Sievers B, Schlosser T, Jöckel KH, Heusch G, Erbel R, Barkhausen J (2009) Myocardial late gadolinium enhancement: prevalence, pattern, and prognostic relevance in marathon runners. Radiology 251(1):50–57
32. Newman W, Parry-Williams G, Wiles J, Edwards J, Hulbert S, Kipourou K et al (2021) Risk of atrial fibrillation in athletes: a systematic review and meta-analysis. Br J Sports Med. bjsports-2021-103994
33. Haskell WL, Lee IM, Pate RR, Powell KE, Blair SN, Franklin BA, Macera CA, Heath GW, Thompson PD, Bauman A (2007) Physical activity and public health: updated recommendation for adults from the American College of Sports Medicine and the American Heart Association. Circulation 116(9):1081–1093
34. Keteyian SJ (2012) Swing and a miss or inside the park home run: Which fate awaits high intensity exercise training? Circulation 126(12):1431–1433
35. Rognmo O, Moholdt T, Bakken H et al (2012) Cardiovascular risk of high- versus moderate-intensity aerobic exercise in coronary heart disease patients. Circulation 126(12):1436–1440
36. Kemi OJ, Wisloff U (2010) High-intensity aerobic exercise training improves the heart in health and disease. J Cardiopulm Rehab Prev 30:2–11
37. Mezzani A, Corrà U, Giordano A, Colombo S, Psaroudaki M, Giannuzzi P (2010) Upper intensity limit for prolonged aerobic exercise in chronic heart failure. Med Sci Sports Exerc 42(4):633–639. https://doi.org/10.1249/MSS.0b013e3181bdc69d
38. Mezzani A, Hamm LF, Jones AM, McBride PE, Moholdt T, Stone JA, Urhausen A, Williams MA, European Association for Cardiovascular Prevention and Rehabilitation, American Association of Cardiovascular and Pulmonary Rehabilitation, Canadian Association of Cardiac Rehabilitation (2013) Aerobic exercise intensity assessment and prescription in cardiac rehabilitation: a joint position statement of the European Association for Cardiovascular Prevention and Rehabilitation, the American Association of Cardiovascular and Pulmonary Rehabilitation. Eur J Prev Cardiol 20(3):442–467. https://doi.org/10.1177/2047487312460484
39. Hofmann P, Tschakert G (2017) Intensity- and duration-based options to regulate endurance training. Front Physiol 24(8):337. https://doi.org/10.3389/fphys.2017.00337
40. Tschakert G, Handl T, Weiner L, Birnbaumer P, Mueller A, Groeschl W, Hofmann P (2022) Exercise duration: independent effects on acute physiologic responses and the need for an individualized prescription. Phys Rep 10(3):e15168. https://doi.org/10.14814/phy2.15168
41. Fasching P, Rinnerhofer S, Wultsch G, Birnbaumer P, Hofmann P (2020) The first lactate threshold is a limit for heavy occupational work. J Funct Morphol Kinesiol 5(3):66. https://doi.org/10.3390/jfmk5030066
42. Korshøj M, Lidegaard M, Skotte JH, Krustrup P, Krause N, Søgaard K, Holtermann A (2015) Does aerobic exercise improve or impair cardiorespiratory fitness and health among cleaners? A cluster randomized controlled trial. Scand J Work Environ Health 41(2):140–152. https://doi.org/10.5271/sjweh.3475
43. Burnet K, Kelsch E, Zieff G, Moore JB, Stoner L (2019) How fitting is F.I.T.T.?: a perspective on a transition from the sole use of frequency, intensity, time, and type in exercise prescription. Physiol Behav 199:33–34. https://doi.org/10.1016/j.physbeh.2018.11.007

# Gefahren im Sport: Der plötzliche Herztod

*Andreas Nieß*

**Inhaltsverzeichnis**

6.1 Einführung – 66

6.2 Häufigkeit kardialer Zwischenfälle und des plötzlichen Herztods beim Sport – 66
6.2.1 Häufigkeit – 66
6.2.2 Ältere Sportler und Sportler bei Ausdauerwettkämpfen – 68

6.3 Erfolg von Reanimationsmaßnahmen im Sport – 69

6.4 Ursachen kardialer Ereignisse beim Sport – 69

Literatur – 71

© Springer-Verlag GmbH Deutschland, ein Teil von Springer Nature 2023
J. Niebauer (Hrsg.), *Sportkardiologie*, https://doi.org/10.1007/978-3-662-65165-0_6

Der plötzliche Herztod (PHT) beim Sport ist ein zwar seltenes, jedoch immer auch fatales Ereignis. Das Kapitel behandelt die Häufigkeit und die Ursachen des PHT und stellt diese in Abhängigkeit von Alter, Geschlecht und Sportart der Betroffenen dar.

## 6.1 Einführung

Definiert ist der plötzliche Herztod (PHT) als ein natürlicher Tod kardialer Ursache, der innerhalb einer Stunde nach Auftreten erster kardialer Symptome einer abrupt auftretenden Bewusstlosigkeit folgt. Dabei kann eine kardiovaskuläre Erkrankung vorbekannt sein, der Zeitpunkt und die Art des Todes sind jedoch unerwartet [23]. In Deutschland sind jährlich 100.000–200.000 Menschen vom PHT betroffen. Die Inzidenz zeigt eine deutliche Abhängigkeit von Alter und Geschlecht. So steigt diese bei Männern von 34:100.000 (Altersgruppe 35–44 Jahre) auf 600:100.000 (65–74 Jahre) und bei Frauen von 12:100.000 (35–44 Jahre) auf 285:100.000 (65–74 Jahre) [37]. In den USA liegt die Inzidenz bei Afro-Amerikanern am höchsten, gefolgt von Kaukasiern, amerikanischen Ureinwohnern und Menschen asiatischer bzw. pazifischer Herkunft [37].

Die Pathophysiologie des PHT beruht im Wesentlichen auf dem Vorhandensein eines anatomischen Substrats, einem Arrhythmiemechanismus und einem transienten Trigger. Als Trigger gelten Ischämie/Reperfusion, pH-Änderungen, Elektrolytverschiebungen, neuroendokrine Faktoren, Medikamente, Drogen und Stress, und hier insbesondere auch körperliche Belastung [21].

## 6.2 Häufigkeit kardialer Zwischenfälle und des plötzlichen Herztods beim Sport

Die Beobachtung, dass insbesondere intensivere körperliche Belastung einen Trigger für den PHT darstellt [21] erklärt, dass dieses Ereignis auch Sportler während oder kurz nach der Sportausübung treffen kann. Allerdings gibt es derzeit kein festgelegtes Zeitintervall zwischen der Belastungssituation und dem Beginn des kardialen Ereignisses, das den PHT als belastungsinduziert definiert. In den meisten Studien zur Inzidenz des PHT wird bisher die Einordnung als sportbedingtes Ereignis dann vorgenommen, wenn dieses während und bis zu einer Stunde nach Belastung auftritt [26].

Die vorliegenden Angaben zur Inzidenz des PHT beim Sport schwanken beträchtlich, was dadurch erklärt werden kann, dass neben den Faktoren Alter, Geschlecht und Ethnizität vor allem auch die Art der Sportausübung einen wesentlichen Einflussfaktor darstellt [4].

Insgesamt kann davon ausgegangen werden, dass intensiv belastende Sportler ein um den Faktor 2,5 erhöhtes Risiko für den PHT aufweisen [5]. Auf der anderen Seite verringert regelmäßiges Training die Wahrscheinlichkeit, während intensiver körperlicher Belastung plötzlichen zu versterben [1, 21]. Das lässt den Schluss zu, dass sich bei ungewohnten und ohne durch regelmäßiges Training vorbereiteten intensiven körperlichen Belastungen das Risiko für den PHT erhöht.

### 6.2.1 Häufigkeit

Bei jungen Sportlern ist die generelle Inzidenz für den PHT zunächst relativ gering. Bei US-amerikanischen High School- und College-Sportlern mit einem Alter zwischen 12–24 Jahren wird über 0,5–1 Fall pro 100.000 Sportler und Jahr berichtet [20, 34], wobei das Risiko bei den männlichen gegenüber den weiblichen Athleten um den Faktor 5 höher liegt (◘ Tab. 6.1). Eine ähnliche Studie bei etwas älteren und im Mittel 23 Jahre alten italienischen Sportlern kommt im Erhebungszeitraum zwischen 1993 und 2004 auf 0,9 Fälle pro 100.000

● Tab. 6.1  Häufigkeit des plötzlichen Herztods bei verschiedenen Sportlern

| Untersuchtes Kollektiv | Häufigkeit plötzlicher Herztod (pro 100.000 Sportler und Jahr) | Referenz |
|---|---|---|
| High-School- und College-Sportler, USA (1983–1993)<br>- High-School, männlich<br>- High-School, weiblich<br>- College, männlich<br>- College, weiblich | 0,66<br>0,12<br>1,45<br>0,28 | [34] |
| High-School-Sportler, USA (mittleres Alter 16 Jahre) | 0,7 | [20] |
| High-School-Sportler, USA, gescreent (Alter 15–18 Jahre) | 0,24 | [29] |
| Italienische Sportler (mittleres Alter 23 Jahre)<br>- vor Screening-Zeitalter (1979–1980)<br>- nach Beginn Screening (1993–2004) | 3,6<br>0,9 | [6] |
| College-Sportler, NCAA, USA (2003–20013)<br>- Männer<br>- Frauen<br>- Afroamerikaner<br>- Kaukasier | 2,6<br>0,8<br>4,6<br>1,5 | [12] |
| Jogger, USA (Alter 30–64 Jahre) | 13,1 | [32] |
| College Sportler, NCAA, USA<br>- Basketball (alle)<br>- Basketball (Männer)<br>- Basketball (Frauen)<br>- Basketball (Division I)<br>- Fußball (Männer)<br>- American Football<br>- Crosslauf | 6,5<br>11,1<br>0,8<br>19,2<br>4,2<br>2,8<br>2,2 | [12] |

Sportler [6]. Dabei lag die Inzidenz vor Beginn regelmäßiger sportmedizinischer Vorsorgeuntersuchungen mit 3,6:100.000 höher, was auf den Stellenwert entsprechender Screening-Untersuchungen bei Leistungssportlern hinweist. Die Erhebung von Roberts et al. 2013 [28] kommt bei US-amerikanischen High-School-Sportlern zum selben Schluss.

Beachtenswert ist jedoch, dass spätere Studien an US-amerikanischen College-Sportlern gegenüber früheren Daten [34] für den Zeitraum 2003–2013 eine höhere Inzidenz des PHT aufzeigen [12]. Darüber hinaus können Subgruppen identifiziert werden, deren Risiko für den PHT wesentlich höher liegt, als bisher für diese Altersgruppe angenommen wurde. So sind Frauen deutlich weniger häufig betroffen. Weiterhin zeigen junge afroamerikanische Sportler eine deutlich höhere Inzidenz als Kaukasier. Auch die Sportart selbst und das Niveau, auf dem sie betrieben wird, konnten als mögliche Einflussfaktoren identifiziert werden. So ist bei College-Sportlern die mit Abstand am häufigsten betroffene Sportart das Basketball, gefolgt von Fußball, American Football und Crosslauf. Beim Basketball nimmt das Risiko mit der Höhe der Liga, in der gespielt wird, zu und liegt in der 1. Division bei sehr hohen 19,2:100.000 Sportlern pro Jahr [12].

## 6.2.2 Ältere Sportler und Sportler bei Ausdauerwettkämpfen

Mit zunehmendem Alter steigt die Wahrscheinlichkeit, beim Sport einen PHT zu erleiden [36]. So lag die Inzidenz bei männlichen US-amerikanischen Joggern zwischen 30 und 64 Jahren bei 13,1:100.000 Fällen pro Jahr [32]. Bei Marathonläufern liegt das generelle Risiko für den PHT bei 0,5–2 Fällen pro 100.000 Teilnehmern [13, 15, 27, 28, 35] (Tab. 6.2). Die bisher umfangreichste Studie zur Inzidenz und zu den Ursachen eines Herzstillstands oder PHT bei Halbmarathon- und Marathonläufen in den USA wurde auf der Grundlage der *Race Associated Cardiac Arrest Event Registry* (RACER) durchgeführt [13]. Läufer mit einem Herz-Kreislauf-Stillstand waren im Mittel 42 ± 13 Jahre alt, 86 % davon waren Männer (Tab. 6.2).

Die Häufigkeit eines Herzstillstandes lag insgesamt bei 0,54:100.000 Teilnehmern mit höheren Zahlen für den Marathon verglichen mit dem Halbmarathon. Auch hier waren die Männer deutlich häufiger betroffen als Frauen, was damit erklärt wird, dass sowohl die hypertrophe Kardiomyopathie (HCM) als auch eine früh auftretende koronare Herzkrankheit (KHK) beim männlichen Geschlecht eher anzutreffen ist.

Die höhere Rate von Ereignissen und Todesfällen beim Marathon im Vergleich zum Halbmarathon sowie die bei beiden Distanzen im letzten Rennviertel höchste Inzidenz [13, 35] deuten darauf hin, dass neben der Belastungsintensität vor allem auch die Belastungsdauer einen triggernden Stressfaktor darstellt. Interessanterweise nahm bei Männern die Inzidenz des Herzstillstandes im Verlauf des 10-jährigen Beobachtungszeitraumes zu. Möglicherweise

**Tab. 6.2** Häufigkeit des Herzstillstands und des plötzlichen Herztods bei Marathon- und Halbmarathonläufen

| Untersuchte Stichproben | Häufigkeit (betroffene Läufer pro 100.000 Teilnehmer) | Referenz |
|---|---|---|
| Twin Cities und Marine Corps Marathons (USA)<br>- Zeitraum 1976–1994<br>- Zeitraum 1995–2004 | Kardiale Todesfälle<br>1,8<br>0,45 | [16]<br>[28] |
| 26 randomisiert selektierte Marathonläufe (USA), Zeitraum 1975–2004<br>- Gesamtrisiko | Kardiale Todesfälle<br>0,8 | [27] |
| In der Race Associated Cardiac Arrest Event Registry (RACER) erfasste Fälle (USA), Zeitraum 2000–2010<br>- Marathon<br>- Halbmarathon<br>- Männer (beide Läufe)<br>- Frauen (beide Läufe)<br>- Männer (Marathon)<br>- 2000–2004<br>- 2005–2010<br>- Marathon<br>- Halbmarathon<br>- Männer (beide Läufe)<br>- Frauen (beide Läufe) | Fälle von Herzstillstand<br>1,01<br>0,27<br>0,90<br>0,16<br>0,71<br>2,03<br>Kardiale Todesfälle<br>0,63<br>0,25<br>0,62<br>0,14 | [13] |

deutet dies darauf hin, dass sich zuletzt auch mehr Läufer mit höherem kardiovaskulären Risikoprofil dem ambitionierten Laufsport zuwenden [13].

## 6.3 Erfolg von Reanimationsmaßnahmen im Sport

Der Anteil bei einem Herzstillstand erfolgreich reanimierter Teilnehmer von Marathon- und Halbmarathonläufen variiert zwischen 7 % und 75 % [13, 25, 28]. Daten aus dem Fußball weisen auf eine Rate erfolgreicher Reanimationen von 20 % bei kardialen Zwischenfällen hin [30]. Sie liegt dabei höher als die für Europa bekannte generelle Rate erfolgreicher Reanimationen außerhalb von Kliniken. Die rückläufige Rate an Todesfällen beim Marathon und die gleichzeitige Zunahme des Anteils erfolgreich reanimierter Läufer [28], kann als Hinweis verstanden werden, dass die Maßnahmen zur Optimierung der Notfallversorgung und insbesondere die zunehmende Verfügbarkeit von externen Defibrillatoren an Laufstrecken und Wettkampfstätten Wirkung zeigen. Dies zeigen auch Daten, die an US-amerikanischen High Schools erhoben wurden [8]. Allerdings konnte auch beobachtet werden, dass die Quote erfolgreicher Reanimationen bei Wettkampfsportlern unter 40 Jahren mit 7 % gegenüber 47 % bei den über 40-Jährigen deutlich ungünstiger ausfällt [13]. Das mag daran liegen, dass bei diesen häufiger eine HCM dem Herzstillstand zugrunde liegt und Notfallmaßnahmen hier als weniger erfolgreich beschrieben sind [10].

## 6.4 Ursachen kardialer Ereignisse beim Sport

Ein Großteil nichttraumatischer kardialer Ereignisse und Fällen des PHT beim Sport ist auf eine vorbestehende Herz-Kreislauf-Erkrankung zurückzuführen. Dabei determiniert maßgeblich das Alter das Verteilungsmuster der zugrunde liegenden Erkrankungen.

Bei jungen Sportlern unter 35 Jahren dominieren in etwa zwei Drittel der Fälle angeborene kardiale Erkrankungen als Ursache, wobei zwischen einer strukturellen und elektrischen Pathologie unterschieden werden kann [4]. Die HCM, gefolgt von den Koronaranomalien, ist in den meisten Erhebungen am häufigsten ursächlich für den PHT, was auch im Zusammenhang mit der Prävalenz dieser Erkrankung von 0,2 % in der Gesamtbevölkerung und ca. 0,08 % bei Athleten zu sehen ist. Nicht selten stellt ein durch ventrikuläre Rhythmusstörungen verursachter Herzstillstand beim Sport die Erstmanifestation einer HCM dar. Angaben zur Häufigkeit der HCM als Ursache kardialer Ereignisse und des PHT in dieser Altersgruppe variiert allerdings deutlich zwischen den einzelnen Erhebungen [18, 19, 31, 34]. Nicht in allen Fällen einer makroskopisch nachweisbaren Myokardhypertrophie konnten auch histologisch die für eine HCM typischen Befunde wie eine Desorganisation der Myofibrillen oder myokardiale Fibrosen nachgewiesen werden. Diese Fälle sind in den Verteilungsstatistiken zumeist als »Myokardhypertrophie unklarer Ursache« aufgeführt und werden neben milden bzw. atypischen HCM-Formen oder einer bisher nicht bekannten arteriellen Hypertonie auch auf den Missbrauch anaboler Pharmaka zurückgeführt [22, 31].

Andere myokardiale Erkrankungen wie die arrhythmogene rechtsventrikuläre Kardiomyopathie (ARVC) und die dilatative Kardiomyopathie (DCM) sind bei jungen Sportlern weitere, jedoch weniger häufigere Ursache kardialer Ereignisse beim Sport (◘ Abb. 6.1).

Auch bei diesen kann wie bei der HCM von einer primär auftretenden Rhythmusstörung als Ursache des Herzstillstandes im Rahmen körperlicher Belastung ausgegangen werden. Wie häufig die Non-

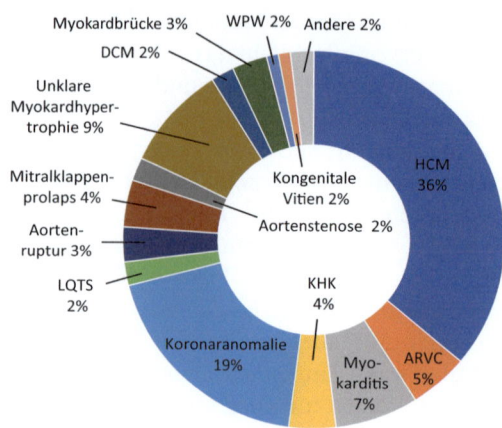

◨ **Abb. 6.1** Ursachen von Fällen des gesichert kardiovaskulär bedingten plötzlichen Herztods bei jungen Wettkampfsportlern (n = 842) ohne Berücksichtigung der Commotio cordis. *ARVC* Arrhythmogene rechtsventrikuläre Kardiomyopathie; *DCM* Dilatative Kardiomyopathie; *HCM* Hypertrophe Kadiomyopathie; *LQTS* Long QT-Syndrom; *KHK* Koronare Herzkrankheit; *WPW* Wolff-Parkinson-White-Syndrom. (Modifiziert nach [19])

compaction-Kardiomyopathie als Ursache des PHT bei Sportlern eine Rolle spielt, ist unklar. Bisher liegen hierzu nur wenige Fallberichte vor, die eine ursächliche Bedeutung bei sportbedingten Todesfällen jedoch nahe legen [11].

Weitere häufige Ursachen des PHT bei jungen Sportlern stellen mit Koronaranomalien und Myokarditiden dar. So ermittelte die Sudden Death Registry der FIFA (FIFA-SDR) in der nordamerikanischen Subgruppe bei unter 35-jährigen Fußballern die Koronaranomalie sogar als die dominierende Ursache [9]. Am häufigsten findet sich bei den Koronaranomalien ein anomaler Abgang der linken Kranzarterie aus dem rechten Sinus valsalva und des rechten Koronargefäßes aus dem linken Sinus valsalva [2]. Der Mechanismus, der in diesen Fällen bei sportlicher Belastung zu einer Myokardischämie führt, wird in einem Abknicken der anomal abgehenden Koronararterie am Abgang oder deren Einklemmen zwischen der Aorta ascendens und dem Truncus pulmonalis gesehen [17, 31].

Die Häufigkeit primär elektrischer Herzerkrankungen als Ursache des PHT ist im Vergleich zu den Koronaranomalien oder der HCM deutlich niedriger anzusetzen. Zusammengenommen geht man davon aus, dass bei jungen Sportlern die beiden Ionenkanalerkrankungen Brugada- und Long QT-Syndrom, die katecholaminergen ventrikulären Tachykardien und das WPW-Syndrom in etwa 2–6 % der Fälle ursächlich sind. Möglicherweise wird dieser Anteil jedoch unterschätzt, da bei unauffälliger kardialer Autopsie die korrekte Diagnose nicht immer gestellt wird [18, 19].

Ähnlich verhält es sich mit der Myokarditis, deren Häufigkeit in den Autopsiestudien verstorbener Sportler mit 3–7 % angegeben wird [13, 18, 19, 34]. Auch hier ist eine Unterschätzung anzunehmen und eine steigende Rate nachgewiesener Fälle durch die Nutzung sensitiverer immunhistologischer Diagnoseverfahren wahrscheinlich [14, 33].

Seltenere Ursachen mit einer jeweiligen Häufigkeit von 4 % und weniger in den Autopsiestudien umfassen das Marfan-Syndrom mit Aortenruptur sowie Klappenvitien wie die Aortenklappenstenose oder den Mitralklappenprolaps [4, 18, 19, 34] (◨ Abb. 6.2).

Für die Einnahme von leistungssteigernden Medikamenten wird eine mit 1–4 % ähnlich hohe Häufigkeit angenommen [19] wobei allerdings offen bleibt, ob gerade in Subgruppen mit einer höheren Inzidenz des plötzlichen Herztods die Rolle des Dopings nicht unterschätzt wird [7] (► Kap. 25).

Bei über 35-jährigen Sportlern steht im Gegensatz zu den jüngeren Athleten die im Rahmen einer Atherosklerose auftretende KHK als Ursache kardialer Zwischenfälle oder des PHT eindeutig im Vordergrund [25, 32, 36]. Das führt auch dazu, dass während Marathonläufen und dem dort höheren Altersdurchschnitt der Sportler die KHK insgesamt gesehen mit knapp 20 % für entsprechende Ereignisse verantwortlich ist [13]. Betrachtet man speziell ältere Sportler von

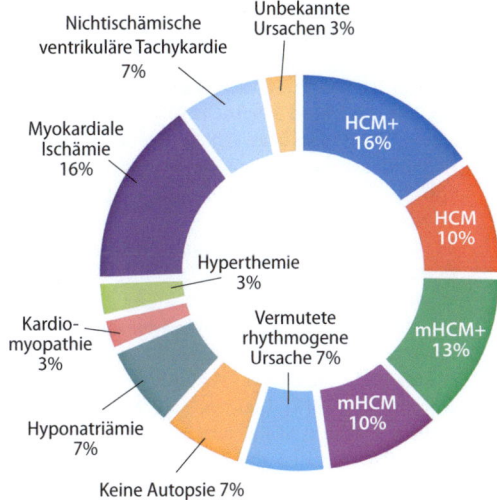

**Abb. 6.2** Ursachen des Herzstillstands bei verstorbenen und erfolgreich reanimierten Teilnehmern an Marathon- und Halbmarathonrennen (n = 59). *HCM* hypertrophe Kardiomyopathie; *HCM+* hypertrophe Kardiomyopathie mit zusätzlichen Diagnosen (koronare Herzerkrankung, Myokarditis, Koronaranomalie oder bikuspide Aortenklappe); *mHCM* mögliche hypertrophe Kardiomyopathie; *mHCM+* mögliche hypertrophe Kardiomyopathie mit zusätzlichen Diagnosen (koronare Herzerkrankung, akzessorische AV-nodale Bahn, Hyperthermie, bikuspide Aortenklappe oder Koronaranomalie). Wegen Rundung der Zahlen ergibt die Summe der Prozentangaben 102 %. (Modifiziert nach [13])

im Mittel 46 Jahren, sind sogar über 80 % der Fälle des PHT beim Sport auf eine KHK zurückzuführen [24]. Als initial auslösender Mechanismus wird zum einen das Auftreten einer Plaqueruptur beschrieben. So zeigte eine Auswertung von Autopsiedaten von 141 plötzlich verstorbenen Männern mit einem mittleren Alter von 51 Jahren einen mit 72 % deutlich höheren Anteil nachweisbarer Plaquerupturen bei den bei körperlicher Belastung verstorbenen Patienten verglichen mit den während Ruhe (23 %) oder emotionalem Stress 24 % Verstorbenen [3]. Zum anderen ist bei einem Teil der Fälle auch ein stenosebedingter primärer Missmatch zwischen dem belastungsbedingt erhöhten myokardialen Sauerstoffbedarf und einer nicht ausreichenden -anlieferung beschrieben [13].

Eine nicht primar kardial bedingte Ursache des PHT stellt die Commotio cordis dar. Hierbei führt eine stumpfe Schlageinwirkung auf den Brustkorb, die ohne eigentliche Verletzung der Thoraxwand bleibt, zum Auftreten von Kammerflimmern. Der Unfallmechanismus erfordert ein präkordiales Auftreffen von Wurfgeräten wie einem Puck, Lacrosse oder Baseball zum Zeitpunkt 15–30 ms vor dem Gipfel der T-Welle [17] um das Ereignis auszulösen. Wird die Commotio cordis in den beschriebenen Analysen mit berücksichtigt, so trägt sie bei jungen Sportlern in etwa 10–20 % der Fälle zum PHT bei [17–19].

> **Fazit**
>
> Zusammengefasst zeigt die Inzidenz des PHT beim Sport eine Abhängigkeit von Alter, Geschlecht und Sportart der Betroffenen. Stehen bei jungen Sportlern angeborene kardiale Erkrankungen als Ursache im Vordergrund, so dominiert mit zunehmendem Alter die koronare Herzerkrankung als Auslöser dieses Ereignisses. Sportmedizinischen Vorsorgeuntersuchungen ist bei der Prävention des PHT beim Sport ein wichtiger Stellenwert zuzumessen.

## Literatur

1. Albert CM, Mittleman MA, Chae CU, Lee IM, Hennekens CH, Manson JE (2000) Triggering of sudden death from cardiac causes by vigorous exertion. N Engl J Med 343:1355–1361
2. Angelini P (2007) Coronary artery anomalies: an entity in search of an identity. Circulation 115:1296–1305
3. Burke AP, Farb A, Malcom GT, Liang Y, Smialek JE, Virmani R (1999) Plaque rupture and sudden death related to exertion in men with coronary artery disease. JAMA 281:921–926
4. Chandra N, Bastiaenen R, Papadakis M, Sharma S (2013) Sudden cardiac death in young athletes: practical challenges and diagnostic dilemmas. J Am Coll Cardiol 61:1027–1040
5. Corrado D, Basso C, Rizzoli G, Schiavon M, Thiene G (2003) Does sports activity enhance

the risk of sudden death in adolescents and young adults? J Am Coll Cardiol 42:1959–1963
6. Corrado D, Basso C, Pavei A, Michieli P, Schiavon M, Thiene G (2006) Trends in sudden cardiovascular death in young competitive athletes after implementation of a preparticipation screening program. JAMA 296:1593–1601
7. Deligiannis A, Björnstad H, Carre F, Heidbüchel H, Kouidi E, Panhuyzen-Goedkoop NM, Pigozzi F, Schänzer W, Vanhees L (2006) ESC Study Group of Sports Cardiology: ESC study group of sports cardiology position paper on adverse cardiovascular effects of doping in athletes. Eur J Cardiovasc Prev Rehabil 13:687–694
8. Drezner JA, Toresdahl BG, Rao AL, Huszti E, Harmon KG (2013) Outcomes from sudden cardiac arrest in US high schools: a 2-year prospective study from the National Registry for AED Use in Sports. Br J Sports Med 47:1179–1183
9. Egger F, Scharhag J, Kästner A, Dvorak J, Bohm P, Meyer T (2020) FIFA sudden death registry (FIFA-SDR): a prospective, observational study of sudden death in worldwide football from 2014 to 2018. Br J Sports Med. https://doi.org/10.1136/bjsports-2020-102368. Online ahead of print
10. Elliott PM, Sharma S, Varnava A, Poloniecki J, Rowland E, McKenna WJ (1999) Survival after cardiac arrest or sustained ventricular tachycardia in patients with hypertrophic cardiomyopathy. J Am Coll Cardiol 33:1596–1601
11. Ganga HV, Thompson PD (2014) Sports participation in non-compaction cardiomyopathy: a systematic review. Br J Sports Med 48:1466–1471
12. Harmon KG, Asif IM, Maleszewski JJ, Owens DS, Prutkin JM, Salerno JC, Zigman ML, Ellenbogen R, Rao A, Ackerman MJ, Drezner JA (2015) Incidence, etiology, and comparative frequency of sudden cardiac death in NCAA athletes. Circulation 132:10–19
13. Kim JH, Malhotra R, Chiampas G, d'Hemecourt P, Troyanos C, Cianca J, Smith RN, Wang TJ, Roberts WO, Thompson PD, Baggish AL (2012) Race Associated Cardiac Arrest Event Registry (RACER) Study Group. Cardiac arrest during long-distance running races. N Engl J Med 366:130–140
14. Kindermann I, Barth C, Mahfoud F, Ukena C, Lenski M, Yilmaz A, Klingel K, Kandolf R, Sechtem U, Cooper LT, Böhm M (2012) Update on myocarditis. J Am Coll Cardiol 59:779–792
15. Maron BJ, Shirani J, Poliac LC, Mathenge R, Roberts WC, Mueller FO (1996a) Sudden death in young competitive athletes. Clinical, demographic, and pathological profiles. JAMA 276:199–204
16. Maron BJ, Poliac LC, Roberts WO (1996b) Risk for sudden cardiac death associated with marathon running. J Am Coll Cardiol 28:428–431
17. Maron BJ (2003) Sudden death in young athletes. N Engl J Med 349:1064–1075
18. Maron BJ, Pelliccia A (2006) The heart of trained athletes: cardiac remodeling and the risks of sports, including sudden death. Circulation 114:1633–1644
19. Maron BJ, Haas TS, Ahluwalia A, Murphy CJ, Garberich RF (2016) Demographics and epidemiology of sudden deaths in young competitive athletes: from the United States National Registry. Am J Med 129:1170–1177
20. Maron BJ, Haas TS, Ahluwalia A, Rutten-Ramos SC (2013) Incidence of cardiovascular sudden deaths in Minnesota high school athletes. Heart Rhythm 10:374–377
21. Mittleman MA, Siscovick DS (1996) Physical exertion as a trigger of myocardial infarction and sudden cardiac death. Cardiol Clin 14:263–270
22. Montisci M, El Mazloum R, Cecchetto G, Terranova C, Ferrara SD, Thiene G, Basso C (2012) Anabolic androgenic steroids abuse and cardiac death in athletes: morphological and toxicological findings in four fatal cases. Forensic Sci Int 217:e13–e18
23. Myerburg RJ, Castellanos A (1997) Cardiac arrest and sudden cardiac death. In: Braunwald E (Hrsg) Heart disease: a textbook of cardiovascular medicine. WB Saunders Publishing Co, New York, S 742–779
24. Northcote RJ, Flannigan C, Ballantyne D (1986) Sudden death and vigorous exercise–a study of 60 deaths associated with squash. Br Heart J 55:198–203
25. Pedoe DT (2000) Sudden cardiac death in sport–spectre or preventable risk? Br J Sports Med 34:137–140
26. Rai M, Thompson PD (2011) The definition of exertionrelated cardiac events. Br J Sports Med 45:130–131
27. Redelmeier DA, Greenwald JA (2007) Competing risks of mortality with marathons: retrospective analysis. BMJ 335:1275–1277
28. Roberts WO, Maron BJ (2005) Evidence for decreasing occurrence of sudden cardiac death associated with the marathon. J Am Coll Cardiol 46:1373–1374
29. Roberts WO, Stovitz SD (2013) Incidence of sudden cardiac death in Minnesota high school athletes 1993–2012 screened with a standardized pre-participation evaluation. J Am Coll Cardiol 62:1298–1301
30. Schmied C, Drezner J, Kramer E, Dvorak J (2013) Cardiac events in football and strategies

for first-responder treatment on the field. Br J Sports Med 47:1175–1178
31. Sharma S, Whyte G, McKenna WJ (1997) Sudden death from cardiovascular disease in young athletes: fact or fiction? Br J Sports Med 31:269–276
32. Thompson PD, Funk EJ, Carleton RA, Sturner WQ (1982) Incidence of death during jogging in Rhode Island from 1975 through 1980. JAMA 247:2535–2538
33. Urhausen A, Scharhag J, Kindermann W (2007) Plötzlicher Herztod beim Sport und kardiovaskuläres Screening. In: Kindermann W, Dickhuth H-H, Niess A, Röcker K, Urhausen A (Hrsg) Sportkardiologie, 2. überarbeitete Aufl. Steinkopff, Darmstadt, S 21–38
34. van Camp SP, Bloor CM, Mueller FO, Cantu RC, Olson HG (1995) Nontraumatic sports death in high school and college athletes. Med Sci Sports Exerc 27:641–647
35. Webner D, DuPrey KM, Drezner JA, Cronholm P, Roberts WO (2012) Sudden cardiac arrest and death in United States marathons. Med Sci Sports Exerc 44:1843–1845
36. Whittington RM, Banerjee A (1994) Sport-related sudden natural death in the City of Birmingham. J R Soc Med 87:18–21
37. Zheng ZJ, Croft JB, Giles WH, Mensah GA (2001) Sudden cardiac death in the United States, 1989 to 1998. Circulation 104:2158–2163

# Die sportkardiologische Untersuchung und klinische Konsequenzen

Inhaltsverzeichnis

**Kapitel 7** Die körperliche Untersuchung: Inhalte, Sinn und Ziel – 77
*Herbert Löllgen und Ruth Mari Löllgen*

**Kapitel 8** Herzfrequenz und Blutdruck – 89
*Herbert Löllgen*

**Kapitel 9** Die sportkardiologische Untersuchung und klinische Konsequenzen – das EKG – 113
*Robert Berent*

**Kapitel 10** Sport bei Kindern und Jugendlichen – kinderkardiologische Aspekte – 139
*Manfred Marx und Erwin Kitzmüller*

**Kapitel 11** Die sportkardiologische Untersuchung und klinische Konsequenzen – 157
*Robert Berent*

**Kapitel 12** Kardiale Computertomografie – 181
*Christof Burgstahler*

**Kapitel 13**     **Kardio-MRT in der Sportkardiologie – 191**
*Jürgen Michael Steinacker und Peter Bernhardt*

**Kapitel 14**     **Belastungs-EKG – 209**
*Victor Schweiger, Manfred Wonisch und David Niederseer*

**Kapitel 15**     **Spirometrie – 231**
*Victor Schweiger, Manfred Wonisch und David Niederseer*

**Kapitel 16**     **Spiroergometrie – 235**
*Victor Schweiger, Manfred Wonisch und David Niederseer*

# Die körperliche Untersuchung: Inhalte, Sinn und Ziel

*Herbert Löllgen und Ruth Mari Löllgen*

**Inhaltsverzeichnis**

7.1 Einführung zur körperlichen Untersuchung: Anamnese, Klinik und Diagnostik – 78

7.2 Anamnese – 78

7.3 Risikoabschätzung – 82

7.4 Symptome – 82
7.4.1 Brustschmerzen – 82
7.4.2 Dyspnoe – 82
7.4.3 Palpitation – 82
7.4.4 Schwindel und Synkopen – 82

7.5 Diagnostik – 83
7.5.1 Inspektion – 83
7.5.2 Palpation – 83
7.5.3 Auskultation – 83
7.5.4 Kardiale Auskultation – 83

Literatur – 86

© Springer-Verlag GmbH Deutschland, ein Teil von Springer Nature 2023
J. Niebauer (Hrsg.), *Sportkardiologie*, https://doi.org/10.1007/978-3-662-65165-0_7

## 7.1 Einführung zur körperlichen Untersuchung: Anamnese, Klinik und Diagnostik

Die Untersuchung des Sporttreibenden betrifft den Freizeitsportler, den Leistungssportler und Patienten oder Personen mit latenten und manifesten kardiovaskulären Erkrankungen. Die spezielle sportärztliche Untersuchung zu sportkardiologischen Fragen umfasst in klassischer Weise die Anamnese, die Inspektion, Palpation und Auskultation. Neben den kardiovaskulären Aspekten wird man auch andere Normvarianten und Pathologien überprüfen.

## 7.2 Anamnese

Der Par-Q-Fragebogen (◘ Abb. 7.1 und 7.2) ist für die Routine als Screening geeignet, aber nicht für eine genaue und ausführliche Untersuchung. Hier wird der standardisierte Fragebogen empfohlen, wie er von der Deutschen Gesellschaft für Sportmedizin und Prävention (DGSP) vorgeschlagen wird. Er kann weitgehend vom Sportler selber beantwortet und ausgefüllt werden. Im Vergleich zu umfassenderen Bögen ist er praktikabel und ausreichend. Weitere Fragebögen finden sich auf der Webseite der *European Federation of Sports Medicine Associations* (▶ www.EFSMA.org) sowie im Standardwerk von Bernhardt und Roberts [1]

> Beim Ausfüllen des Fragebogens ist die Familienanamnese mit plötzlichen Todesfällen bei Verwandten unter 40 Jahren wichtig.

| Modifiziert nach Pescatello 2014 [14] | | |
|---|---|---|
| **Arbeitsblatt 8.1** | **Erhebungsbogen zur sportärztliche Vorsorgeuntersuchung** | **Seite 1** |

### Par-Q-Fragebogen: Patientenangaben
### Anamnese

**1  Erkrankungen in der Familie (Mutter, Vater, Geschwister, Großeltern)**

*(Zutreffendes bitte jeweils unterstreichen)*

1.1 Plötzlicher Todesfall, besonders vor dem 65. Lebensjahr, Herzkrankheiten, Angina pectoris, Herzinfarkt, Gefäßkrankheiten (Beine, Halsgefäße), Schlaganfall (Hirnschlag), Eingriffe am Herzen (Herzoperation, Ballondehnung, Herzschrittmacher), angeborene Gefäßleiden (Marfan-Syndrom), gehäufte Thrombosen, Allergien

1.2 Herz-Kreislauf-Risikofaktoren: Bluthochdruck, Diabetes (Zuckerkrankheit), Fettstoffwechselstörung

**2  Eigene gesundheitliche Angaben**

*(Zutreffendes bitte jeweils unterstreichen)*

2.1 Welche Kinderkrankheiten haben Sie durchgemacht? Keuchhusten, Masern, Mumps, Röteln, Scharlach, Windpocken, andere: …?

2.2 Besteht bei Ihnen Impfschutz gegen: Tetanus, Diphtherie, Polio, Hepatitis A, Hepatitis B, Keuchhusten, Masern, Mumps, Röteln, andere (FSME)? Allergien?

2.3 Bestehen oder bestanden bei Ihnen chronische Erkrankungen, z. B. Herzkrankheit (Herzinfarkt, schwere Rhythmusstörungen), Thrombosen, Bluthochdruck, Schlaganfall, Diabetes (Zuckerkrankheit), Fettstoffwechselstörung (erhöhtes Cholesterin), Allergien (z. B. Heuschnupfen), Lungenerkrankung (z. B. Asthma), neurologische Erkrankungen (z. B. Epilepsie), Migräne, Schilddrüsenerkrankung, chronische Darmerkrankung, orthopädische Erkrankungen (z. B. Rheuma) oder eine körperliche Behinderung? Wenn ja, welche?

2.4 Besteht bei Ihnen eine Erkrankung der Sinnesorgane (z. B. Brille/Kontavktlinse, Ohren, Trommelfell, Nase) oder der Zähne?

2.5 Nehmen Sie Medikamente, Nahrungsergänzungsmittel, sonstige leistungsfördernde Substanzen oder Drogen ein? Wenn ja, welche? (Insbesondere β-Rezeptorenblocker, Diuretika (harntreibende Medikamente), Kortison oder andere?

2.6 Welche Operationen oder Krankenhausaufenthalte hatten Sie (welche, wann)?

2.7 Hatten Sie Unfälle, Knochenbrüche, Gipsversorgung, schwere Verletzungen (welche, wann)?

2.8 Rauchen Sie oder haben Sie in den letzten 10 Jahren geraucht? Wenn ja, wie viel, wie lange, wie viel Packungen pro Tag? Trinken Sie regelmäßig Alkohol?

**3  Eigene aktuelle oder frühere Beschwerden**

*(Zutreffendes bitte jeweils unterstreichen)*

3.1. Bestehen oder bestanden bei Ihnen jemals folgende Beschwerden: Bewusstlosigkeit, Ohnmachtszustände (Kollaps), Schwindel, Brustschmerzen, Luftnot (Ruhe, Belastung) Herzstolpern/ Herzaussetzer oder Herzrasen, Magen-Darm-Beschwerden?

3.2 Haben Sie Beschwerden an Muskeln, Sehnen, Gelenken, Rücken (Wirbelsäule)? Wenn ja, wo?

3.3 Können Sie sich gut belasten, auch im Vergleich zu Ihren Sportkameraden/innen?

3.4 Bestehen oder bestanden bei körperlicher Aktivität Unsicherheiten (z. B. Gleichgewichtsstörungen)?

3.5 Haben Sie oder hatten Sie in den letzten 3 Monaten einen schwereren Infekt/Erkältung/Fieber?

3.6 Hatten Sie in letzter Zeit deutliche Gewichtsschwankungen? Höchstes/niedrigstes Körpergewicht (       kg)?

©2022, Springer-Verlag Berlin, Heidelberg. Aus: Niebauer J, Sportkardiologie (2. Aufl.)

**Abb. 7.1** Arbeitsblatt 7.1 Erhebungsbogen zur sportärztlichen Vorsorgeuntersuchung: Par-Q-Fragebogen: Patientenangaben – Anamnese

| Modifiziert nach Pescatello 2014 [14] | | |
|---|---|---|
| Arbeitsblatt 8.1 | Erhebungsbogen zur sportärztliche Vorsorgeuntersuchung | Seite 2 |

**4 Sonstiges**

4.1 Wann erfolgte die letzte zahnärztliche Untersuchung?

4.2 Welche bisher nicht aufgeführten ärztlichen oder krankengymnastischen Untersuchungen oder Vorsorgeuntersuchungen/Behandlungen erfolgten in den letzten 2 Jahren?

**Für weiblich Sporttreibende**

4.3 Wann begann die letzte Regelblutung/Periode (Tag/Monat/Jahr): ...............?

Alter bei 1. Regelblutung:...........? Regelmäßige Periode ja/nein? alle ..... Tage

Nehmen Sie ein Antikonzeptivum ein (Antibabypille)? Wenn ja, welches..............?

Anzahl bisheriger Geburten .......................

Sind Sie schwanger ja/nein?

**5 Sportanamnese**

5.1 Waren Sie früher sportlich aktiv? Regelmäßig, gelegentlich, selten, nie ? Bis vor ...... Jahren.

Haben Sie ein sportliches /leistungssportliches Training betrieben? Sportart ...............?

Stunden pro Woche ..........?

Haben Sie an Wettkämpfen teilgenommen? Wenn ja, welche ......, und welche Bestzeiten?

Sind Sie jetzt sportlich aktiv?   Wie oft pro Woche :.........., .....Minuten.

5.2 Sind Sie regelmäßig im Alltag körperlich aktiv? z. B. Spazierengehen, Treppensteigen, Wandern, Gartenarbeit, Radwandern, Walking? Nordic Walking ?

Wie oft pro Woche ......?

5.3 Betreiben Sie: regelmäßiges Fitnesstraining? Regelmäßige Gymnastik ? Gehen Sie ins Fitness-Studio? Haben Sie längere Trainingspausen eingelegt?

**6 Ernährungsgewohnheiten bei Bedarf**

**7 Risikofaktoren**

7.1 Nikotin: Packungsjahre: (1 Packungsjahr; wenn jemand 1 Jahr tägl. 1 Packung raucht.)

7.2 Körperliche Aktivität        0  nein           0  ja

7.3 Bewegungsmangel          0  nein           0  ja

7.4 Adipositas                    0  nein           0  ja

7.5 Fettstoffwechselstörung     0  nein           0  ja

7.6 Diabetes mellitus            0  nein           0  ja

7.7 Bluthochdruck               0  nein           0  ja

7.8 Weitere mögliche Risikofaktoren : z. B. Erhöhung des hsCRP

©2022, Springer-Verlag Berlin, Heidelberg. Aus: Niebauer J, Sportkardiologie (2. Aufl.)

**Abb. 7.1** (Fortsetzung)

Die körperliche Untersuchung: Inhalte, Sinn und Ziel

---

Modifiziert nach Löllgen et al 2010 [10] und www.dgsp.de [17]

| Arbeitsblatt 8.2 | Erhebungsbogen zur sportärztliche Vorsorgeuntersuchung | Seite 1 |

## DGSP-Fragebogen: Ergänzende standardisierte Anamnese
## Klinische Untersuchung

Name:             Vorname:           Geb. Datum:
Anschrift:

Körpergröße          cm;   Gewicht        kg;    BMI:              kg/m2
Bauchumfang:         cm;   (Knöchel/Arm-Index:    %, optional)

Blutdruck: sitzend, am rechten Arm:       mmHg; linker Arm:       mmHg

Herzfrequenz: sitzend, 30 s zählen oder aus EKG:        /min

### Internistischer Status
(Untersuchungshinweise unter www.dgsp.de)

|  | auffällig | |
|---|---|---|
|  | nein | ja |
| Sinnesorgane | o | o |
| Brillenträger | o | o |
| Kopf, Hals, Rachen | o | o |
| Zähne | o | o |
| Lymphknoten | o | o |
| Schilddrüse | o | o |
| Herz (systolische) Geräusch im Stehen lauter nein o | [a] ja | o |
| 2. Herzton fixierte Spaltung nein o | [b] ja | o |
| 3. Herzton (S3) | o | o |
| Lunge | o | o |
| Abdomen | o | o |
| Periphere Pulse | o | o |
| Reflexe | o | o |
| Hautinspektion | o | o |
| Narben | o | o |

[a]Bei auffälligen Befunden auf separatem Blatt vermerken.
[b]Bei markierten Organen Hinweise und Befundbogen in der Anlage.

### Blutdruck
Normalwerte: ≤140/90

Abklärung bei erhöhten Werten gemäß Leitlinien nach IDF (International Diabetes Federation) sind Werte für Diabetiker unter 130/85 normal

©2022, Springer-Verlag Berlin, Heidelberg. Aus: Niebauer J, Sportkardiologie (2. Aufl.)

**Abb. 7.2** Arbeitsblatt 7.2 Erhebungsbogen zur sportärztlichen Vorsorgeuntersuchung: DGSP-Fragebogen: Ergänzende standardisierte Anamnese – Klinische Untersuchung

## 7.3 Risikoabschätzung

Bei älteren Sporttreibenden sind die kardialen Risikofaktoren abzufragen bzw. abzuklären und im Anschluss daran mithilfe eines Risiko-Scores abzuschätzen.

Eine weitere Einteilung des potenziellen Risikos erfolgt nach den Empfehlungen des American College of Sports Medicine (ACSM) [2], ebenso die Risikoabschätzung bei bekannten kardialen Erkrankungen nach den Empfehlungen der American Heart Association und des American Colleges of Cardiology (AHA/ACC) [3]. Schließlich ist nach der Risikoeinschätzung eine Diagnostik nach Leitlinien angezeigt (► www.dgsp.de).

## 7.4 Symptome

Im Rahmen der Eigenanamnese sind folgende Angaben bedeutsam:
- Brustschmerzen
- Dyspnoe
- Palpitationen
- Synkopen
- Schwindel

Diese Symptome müssen bei Sporttreibenden jeden Alters weiter abgeklärt werden ([4]). Hierzu sollte eine stufenweise „eskalierende" Diagnostik durchgeführt werden. Die angegeben Beschwerden müssen befragt werden nach Dauer, auslösendem oder unterbrechendem Faktor, nach Schweregrad, Lokalisation, Ausstrahlung und Begleitbeschwerden.

### 7.4.1 Brustschmerzen

Diese sind vor allem bei älteren (>35 Jahre) Sportlern von Bedeutung, sie können auf eine kardiale Erkrankung hinweisen (koronare Herzkrankheit, Perikarditis, Myokarditis). Auch leistungsfähige Ausdauersportler können eine koronare Herzkrankheit aufweisen. Dies gilt insbesondere für Wiedereinsteiger mit früheren kardialen Risikofaktoren (z. B. Nikotin).

### 7.4.2 Dyspnoe

Dyspnoe ist sowohl bei Lungen- als auch Herzkrankheiten eines der führenden Symptome. Allerdings ist die kardial bedingte Dyspnoe von der normalen gesteigerten Luftnot während Belastung abzugrenzen. Abzuklären ist die Dyspnoe gegenüber dem typischen, physiologischen, belastungsabhängigen Ansteigen der Atmung. Dyspnoe bedeutet im Fall des Sporttreibenden eine gesteigert Atmung über die Belastung hinaus.

### 7.4.3 Palpitation

Palpitationen, spürbare Herzschläge, können ventrikulären Extrasystolen entsprechen, sie werden oft als Herzstolpern bemerkt. Gelegentlich können auch Bradykardien mit Ersatzschlägen aus dem AV-Konten zu Herzstolpern führen. Anhaltende Palpitationen mit schnellem Pulsschlag werden meist als Herzjagen geschildert. Sie sind durch paroxysmale supraventrikuläre Tachykardien bedingt. Diese können als AV-Knoten-Reentry-Tachykardie oder auch als WPW-induzierte Tachykardien auftreten.

### 7.4.4 Schwindel und Synkopen

Schwindel oder Synkopen, also kurzdauernde, reversible Bewusstlosigkeiten mit rascher Erholung, im Rahmen derer es auch zu Hinfallen oder Hinstürzen mit Verletzungen kommen kann, sind vielfältiger Genese. Zum Vorgehen siehe Leitlinie der Deutschen Gesellschaft für Kardiologie (DGK; ► www.dgk.de) [3]

> Schwindel und Synkopen bedürfen immer der weiteren umfassenden Abklärung!

## 7.5 Diagnostik

### 7.5.1 Inspektion

Bei der Inspektion ist auf Fehlbildungen zu achten. Besonders das Marfan-Syndrom spielt bei Sportlern eine Rolle. Im Verdachtsfall muss die Checkliste „Marfan-Syndrom sowie Major- und Minorsymptome" abgearbeitet werden (◘ Tab. 7.1). Dieses Syndrom kommt bevorzugt bei hochwüchsigen Sportlern mit einer Körperlänge >180 cm vor, z. B. bei Basketspielern, aber auch bei Ruderern und Volleyballspielern.

Die Bewertung von Über- oder Untergewicht ist im selben Untersuchungsgang möglich. Eine Inspektion sollte auch die orientierende Beobachtung der Haut wie Hauttumore einschließen.

**Körperliche Untersuchung (s. auch ◘ Tab. 7.2, 7.3, 7.4 und 7.5)**
- Körpergröße, Gewicht, Bauchumfang
- Xanthelasmen, Augenbefunde
- Brustwandabnormalitäten (Straightback-Syndrom, Rundrücken etc.)
- Herzuntersuchung mit Palpation (Schwirren?) und Auskultation im
- Liegen und Stehen, evtl. dynamische Manöver (Müller-Versuch, Valsalva)
- Herztöne, Herzgeräusche
- Leistenhernie
- Gefäßpalpation, -geräusche, evtl. ABI-Messung

In der Anlage sind der Anamnesebogen sowie der Dokumentationsbogen für die körperliche Untersuchung enthalten.

### 7.5.2 Palpation

Palpationen sind im Bereich des Halses (Lymphknoten, Schilddrüse) und des Bauches angezeigt (Leber, Milz, Nieren). Die Beurteilung der Pulse ist Standard (Hals- und Leistenbereich, Fußpulse).

Nach Möglichkeit ist bei jugendlichen Sportlern nach einem Hodentumor palpatorisch zu fahnden

> Palpatorische Untersuchung der Hoden nur mit Begleitperson im Raum.

### 7.5.3 Auskultation

Die Untersuchung der Lunge (Nebengeräusche, trocken, feucht, fein- oder grobblasig) gehört zum Standard einer Vorsorgeuntersuchung.

### 7.5.4 Kardiale Auskultation

Bei der kardialen Auskultation sind die Herztöne zu beurteilen:
- 3. Herzton (protodiastolischer Galopp) oder
- 4. Herzton, präsystolischer Galopp

Ein 3. Herzton ist bei jüngeren Sportlern, besonders bei Ausdauertraining, normal und physiologisch, bei älteren Sporttreibenden (>50 Jahren) eher selten (s. ◘ Tab. 7.4 und 7.5).

Eine Spaltung des 2. Herztones ist sorgfältig zu prüfen, bei einem fixiert gespaltenen 2. Herzton ibesteht immer Verdacht auf einen Vorhofseptumdefekt. Mit der „klas-

◘ **Tab. 7.1** Marfan-Syndrom und Major- und Minorsymptome. (Modifiziert nach [5–7])

| | |
|---|---|
| Anamnese | Familiäres Vorkommen<br>Belastungsdyspnoe möglich |
| Klinische Befunde | **Herz- und Gefäßsystem**<br>Majorbefunde:<br>- Aortendilatation im Thoraxbereich (ascendens) mit/ohne Aorteninsuffizienz mit Beteiligung der Sinus valsalvae<br>- Dissektion der Aorta descendens<br>- Dissektion oder Dilatation der Aorta descendens oder abdominalis vor dem 50. Lebensjahr<br>- Herzklappenfehler (Aorten- oder Mitralklappeninsuffizienz, Mitralklappenprolaps<br>- Dilatation der A. pulmonalis<br>- Mitralringverkalkung<br><br>**Augenbefunde**<br>Majorbefunde:<br>- Linsenluxation<br>Minor-Befunde:<br>- Kurzsichtigkeit<br>- Glaukom<br>- Katarakt<br>- Netzhautablösung<br>- blaue Skleren<br>- evtl. Iridodonesis (Irisschlottern bei Kopfbewegung)<br><br>**Skelettsystem**<br>Majorbefunde (mindestens 4 der folgenden Befunde)<br>- senkrechte Überentwicklung des Kopfes (Dolichocephalie/Langschädel)<br>- Hyperlaxizität (Überstreckbarkeit) der Gelenke<br>- hoher Gaumen (gotischer Gaumen)<br>- Arachnodaktylie (Spinnenfingrigkeit); verschmälerte Finger (Madonnenfinger)<br>- Trichter- oder Kielbrust<br>- Beziehung (ratio) Armspannweite zu Körpergröße >1,05<br>- Hochwuchs<br>- Wirbelsäule: Skoliose, Hyperkyphose<br>- verminderte Ellenbogenbeweglichkeit<br>- Protrusio acetabulae<br>Minor-Befunde:<br>- Hoher Gaumen, Hypermobilität der Gelenke, Gesichtsveränderungen<br>- evtl. Muskelhypotrophie<br>- Plattfüße<br>- samtartige Haut mit Neigung zu Striae (Dehnungsstreifen)<br>- Neigung zum Leistenbruch<br>- Neigung zu atlantoaxialer oder zervikookzipitaler Instabilität,<br>- erhöhte Anfälligkeit für das Grisel-Syndrom<br>- zu tiefe Hüftpfannen Coxa profunda, erhöhtes Risiko von Schmerzen infolge Impingement sowie von Koxarthrose<br><br>**Innere Organe**<br>Minor-Befunde:<br>- Spontanpneumothorax, apikale Emphysemblasen<br>- s. auch ▶ www.marfan.org |

Die körperliche Untersuchung: Inhalte, Sinn und Ziel

**Tab. 7.2** Untersuchungsbefunde bei hypertroph-obstruktiver Cardiomyopathie (HOCM). (Modifiziert nach [5] und [6])

| | |
|---|---|
| Anamnese | Häufig Belastungsdyspnoe<br>Schmerzen im Brustkorb möglich (Angina pectoris)<br>Synkopen in der Anamnese<br>Vorzeitiger Tod bei Familienangehörigen<br>Hinweise aus der Familienanamnese auf hypertrophe Kardiomyopathie |
| Klinische Befunde | Erhöhter Jugularvenenpuls, prominente a-Welle<br>Kräftiger Karotispuls, rascher Anstieg (celer et altus)<br>Pulsus bisferiens bei HOCM<br>Bi- bis triphasischer linksventrikulärer Impuls (apikaler Impuls, „Herzspitzenstoß")<br>Eher rauhes systolisches Geräusch zwischen Apex und linkem Sternalrand<br>Geräusch nimmt zu im Stehen, wird leiser beim Valsalva-Versuch<br>Lauter 4. Herzton (S4) |

**Tab. 7.4** Kongenitale Koronaranomalie und ARVD. (Modifiziert nach [5] und [6])

| | |
|---|---|
| Anamnese | Synkopen, Brustschmerz (Angina pectoris) bei Belastung<br>ARVD: Palpitationen, Präsynkopen |
| Klinische Befunde | Evtl. abnormer rechtsventrikulärer Impuls (Bulging) bei der Palpation, S3 über dem rechtspräkordialen Areal |

**Tab. 7.3** Mitralklappenprolaps und kongenitales langes QT-Syndrom. (Modifiziert nach [5] und [6])

| **Mitralklappenprolaps** | |
|---|---|
| Anamnese | Palpitationen<br>Luftnot, atypischer Brustschmerz |
| Klinische Befunde | Evtl. abnorme Thoraxwandveränderungen<br>Hypomastie<br>Apikaler meso- oder spätsystolischer Click oder entsprechendes eher weiches systolisches Geräusch<br>Geräusch oder Click verstärkt im Stehen |
| **Kongenitales langes QT-Syndrom (Typen LQT1, LQT 2, LQT 3)** | |
| Anamnese | Taubheit (Romano-Ward-Syndrom)<br>Vorzeitige plötzliche Todesfälle in der Familie<br>Synkopen bei Sprung ins kalte Wasser (LQT1), plötzlichem Erschrecken (LQT2), Belastung oder emotionalem Stress (LQT3) |
| Klinische Befunde | Weitgehend unauffällig |

> Das Herz sollte immer im Liegen und im Stehen auskultiert werden.

Herzgeräusche werden stets nach Dauer (früh-, mittel oder holosystolisch) eingeteilt. Bei den *diastolischen Geräuschen* erfolgt die Einteilung nach früh- oder mitteldiastolisch mit Beschreibung der Dauer. Besonders frühdiastolische Dekrescendogeräusche weisen auf eine Aorteninsuffizienz hin. Auffällige Auskultationsbefunde bedürfen zur Abklärung immer einer Echokardiografie.

*Kontinuierliche Geräusche* werden eher bei angeborenen Vitien gehört, *reibende Geräusche* bei Perikarditis, dort mitunter nur flüchtig, sodass häufiges Abhören notwendig ist.

*Systolische Herzgeräusche* sind ein häufiger Auskultationbefund des Herzens, eine

sischen Einteilung der Herzgräusche nach physiologisch und pathologisch" ist eine sichere Erkennung einer strukturellen Herzerkrankung, insbesondere einer hypertrophen Cardiomyopathie (HCM), und somit eines erhöhten Risikos für einen plötzlichen Herztod nicht ausreichend möglich. Ein Ruhe-EKG ist in diesem Fall immer indiziert. (Austin et al. [8]).

**Tab. 7.5** Myokarditis und dilatative Kardiomyopathie. (Modifiziert nach [5] und [6])

**Myokarditis**

| | |
|---|---|
| Anamnese | Symptomarm<br>Atypischer Herzschmerz<br>Palpitationen<br>Belastungsdyspnoe |
| Klinische Befunde | Tachykardie (auch ohne Fieber)<br>Ventrikuläre Arrhythmien<br>Perikardiales Reibegeräusch (oft nur intermittierend)<br>Verlagerter linksventrikulärer Impuls mit vermindertem Kontraktionsablauf<br>Protodiastolischer Galopp (S3) |

**Dilatative Kardiomyopathie**

| | |
|---|---|
| Anamnese | Dyspnoe<br>Rasche Ermüdung<br>Verminderte Leistungsbreite<br>Selten familiäre Häufung |
| Klinische Befunde | Tachykardie, kleine Pulsamplitude<br>Vermehrter Jugularvenenpuls<br>Linksventrikulärer Impuls verlagert mit apikaler Hebung<br>Präsystolischer (S4) und protodiastolischer Galopp (S4)<br>Systolisches Geräusch über der Mitralregion und ggf. über der Tricuspidalregion<br>Evtl. Lebervergrößerung, Aszites, Beinödeme |

Verstärkung im Stehen ist verdächtig auf eine HOCM oder eine Mitralinsuffizienz (z. B. Mitralklappenprolaps). Eine Abnahme der Lautstärke im Stehen wird bei einer Aortenklappenstenose und Mitralklappeninsuffizienz beobachtet (◘ Tab. 7.4 und 7.5).

Die Schulung und Expertise zur Auskultation ist aber für die Reihenuntersuchung unabdingbar. Wie bereits erwähnt ist bei jedem positiven Auskultationsbefund eine Echokardiografie indiziert.

Durch bestimmte Manöver (Valsalva) können die Ursachen der Geräusche mitunter näher eingegrenzt werden [7] (◘ Tab. 7.4 und 7.5).

## Literatur

1. Topol E (Hrsg) (1998) Comprehensive cardiovascular medicine. Lippincott-Raven, Philadelphia
2. Löllgen H, Leyk D (2012) Prävention durch Bewegung: Körperliches Training oder Fitness, Was ist entscheidend? Schwerpunktheft Sportmedizin. Internist 53:663–670
3. Fuster V, Alexander RW, O'Rourke RA (Hrsg) (2001) Hurst's the heart, 10. Aufl. McGrawHill, New York
4. Roskamm H, Neumann F-J, Kalusche D, Bestehorn H-P (Hrsg) (2004) Herzkrankheiten, 5. Aufl. Springer, Heidelberg
5. Bernhardt DT, Roberts WO (2019) PPE Preparticipation phgysical evaluation, 5. Aufl. American Academy Pediatrics, Itasca, 60143
6. Homoud MK, Salem DN (1998) The role of history and physical examination in screening for causes of sudden death in athletes. In: NAM E, Salem DN, Wang PJ (Hrsg) Sudden cardiac death in the athlete, S 87–99. Armonk, Ney York
7. Poley RL, White BM (2011) Heart murmurs. In: Lawless CE (Hrsg) Sports cardiology essentials. Springer, Heidelberg
8. Austin AV, Owens DS, Prutkin JM, Salerno JC, Ko B, Pelto HF, Rao AL, Siebert DM, Carrol JS, Harmon KG, Drezner JA (2019) Do „pathologic cardiac murmurs in dolescents identify structural heart disease? An evaluation of 15141 active adolescents for conditions that put them at risk of sudden cardiac death. BritJ SportsMed. https://doi.org/10.1136/bjsports-2019-101718

### Weiterführende Literatur

1. www.dgsp.de. Zugegriffen am 17.01.2014
2. Scheidt W von, · Bosch R, Klingenheben T, Schuchert A, Stellbrink C. Stockburger M. (2019). Kardiologe 13:198–215. ( https://doi.org/10.1007/s12181-019-0319-0) und (Synkope – ESC-Leitlinien mit Kommentaren der DGK 2018 ESC Guidelines for the diagnosis and management of syncope https://leitlinien.dgkardiol.de/files/ 2019
3. Lawless CE (Hrsg) (2011) Sports cardiology essentials. Springer, Heidelberg
4. Bonow RO, Mann DL, Zipes DP, Libby P (Hrsg) (2012) Braunwald's heart disease, 9. Aufl. Elsevier Philadelphia,
5. Austin AV, Owens DS, Prutkin JM, Salerno JC, Ko B, Pelto HF, Rao AL, Siebert DM, Carrol JS, Harmon KG, Drezner JA (2019) Do „pathologic cardiac murmurs in dolescents identify structural heart disease? An evaluation of 15141 active adolescents for conditions that put them at risk of sudden cardiac death. BritJ SportsMed. https://doi.org/10.1136/bjsports-2019-101718

6. COCIS (2012) Cardiovascular guidelines for competitive sports eligibility. 20th Anniversary Italian Cardiological Committee on Sports Eligibility (ed), Roma
7. Dickhuth HH, Mayer F, Röcker K, Berg A (Hrsg) (2009) Sportmedizin für Ärzte. Dtsch. Ärzteverlag, Köln
8. Erdmann E (Hrsg) (2009) Klinische Kardiologie, 7. Aufl. Springer, Heidelberg
9. Estes NAM III, Salem DN, Wang PJ (Hrsg) (1998) Sudden cardiac death in the athlete. Futura Publishing Company, Armonk
10. Löllgen H, Gerke R, Löllgen D (2002) Ärztliche Untersuchung und körperliche Aktivität. In: Samitz G, Mensink GBM (Hrsg) Körperliche Aktivität in Prävention und Therapie. Marseille, München, S 67–80
11. Löllgen E, Erdmann E, Gitt A (Hrsg) (2010) Ergometrie, 3. Aufl. Springer, Heidelberg
12. Löllgen H, Leyk D, Hansel J (2010) Vorsorgeuntersuchungen im Breiten- und Freizeitsport. Dtsch Ärztebl Int 107:742–749. ( The preparticipation examination for leisure time physical activity)
13. Löllgen H (2012) Zur Diskussion: Sportärztliche Vorsorgeuntersuchung, Umfang und Inhalte. Dtsch Zschrf Sportmedizin 63:148–151. (90 Literaturangaben)
14. Pescatello LS (Hrsg) (2014) ACSM's guidelines for exercise testing and prescription, 9. Aufl. Wolters Kluwer, Baltimore

# Herzfrequenz und Blutdruck

*Herbert Löllgen*

**Inhaltsverzeichnis**

8.1 Bedeutung der Herzfrequenz in Kardiologie und Sportmedizin – 90
8.1.1 Definition – 90
8.1.2 Physiologie – 90
8.1.3 Methodik – 91
8.1.4 Beurteilung des Herzfrequenzverhaltens – 93
8.1.5 Herzfrequenzvariabilität – 95
8.1.6 Herz-Frequenz-Turbulenz – 99
8.1.7 Chronotrope Inkompetenz – 99

8.2 Arterieller Blutdruck – 101
8.2.1 Definition – 101
8.2.2 Physiologie – 101
8.2.3 Phasen der Blutdruckmessung – 101
8.2.4 Methodik – 102
8.2.5 Verfahren zur Blutdruckmessung – 103
8.2.6 Laufbandergometrie – 105
8.2.7 Fahrradergometrie – 105
8.2.8 Druck-Frequenz-Produkt – 106
8.2.9 Langzeitblutdruckmessung – 107
8.2.10 Barorezeptorensensitivität (BRS) – 108

Literatur – 110

Die Messung der Herzfrequenz ist eine zentrale Maßnahme zur kardialen Funktionsbeurteilung. Einerseits ist die Herzfrequenz als eigenständige Messgröße von vielfältiger Bedeutung, zum anderen ist sie Bezugsgröße für viele andere Parameter zur Leistungsbeurteilung wie auch zur Abgrenzung von „normal" zu „pathologisch". Dies betrifft insbesondere die Messung unter Belastung oder im Rahmen von Langzeitmessungen zu.

## 8.1 Bedeutung der Herzfrequenz in Kardiologie und Sportmedizin

### 8.1.1 Definition

Die Herzfrequenz ist die Anzahl der Herzaktionen (Kontraktionen) pro Minute (Dimension: $\text{min}^{-1}$)

### 8.1.2 Physiologie

Die Herzfrequenz ist die Stellgröße in einem komplexen Regelkreis. Zahlreiche nervale und humorale Faktoren bestimmen die Herzfrequenz in Ruhe und während körperlicher Arbeit. Bestimmend für die Änderungen der Herzfrequenz sind Vagus und Sympathikus, die die intrinsische Aktivität des Sinusknoten steuern. Bei körperlicher Arbeit führt der Vagusentzug zu einer Frequenzsteigerung. Zusätzlich steuern muskuläre Sympathikusaktivitäten, arterielle und kardiopulmonale Barorezeptoren die Frequenzantwort. Bei körperlicher Arbeit schließlich führen Mechano- und Chemorezeptoren der arbeitenden Muskulatur, der physiologische Temperaturanstieg, Volumenverschiebungen (Vor-, Nachlast) sowie systemische Verschiebungen der Elektrolyte, des pH-Wertes und der Blutgase zu einer Modulation des Frequenzverhaltens. Alle diese Signale werden zentral integriert und führen aus der aus der Zentrale (Kortex, Hypothalamus, Medulla oblongata) zur Herzfrequenzsteuerung.

**Die Ruheherzfrequenz (RHF)** lässt mehrere Aussagen zu (Palatini [1]: Eine erhöhte Herzfrequenz (>70/min) ist ein Indikator für eine reduzierte Lebenserwartung (Levine [2]; Jensen [3]. Die Abnahme der RHF weist auf eine längere Lebenserwartung hin (Jensen [3]). Eine regelmäßig erhöhte Herzfrequenz gibt Hinweise auf einen erhöhten Blutdruck, und wird bei Adipositas und Diabetes mellitus beobachtet (Palatini [1]). Körperliche Aktivität ist die wichtigste Maßnahme zur Senkung der RHF. Zusätzlich führt dies zu einer Abnahme inflammatorischer Prozesse (Jensen [3]).

Generell weist eine RHF über 80/min auf eine ungünstige Prognose für Morbidität und evtl. für eine vorzeitige Mortalität hin, sofern zugrunde liegende Erkrankungen ausgeschlossen werden können. Bei Sporttreibenden sollte bei erhöhter RHF ein Eisenmangel (bes. bei Frauen) und eine latente oder manifeste Hyperthyreose ausgeschlossen werden.

Die RHF liefert Hinweise auf den Trainingszustand. Ausdauertraining führt zu einer Frequenzabnahme bei Freizeitsportlern unter 70/min, bei intensivem Training wie bei Leistungssportlern werden RHF unter 50/min beobachtete, oft sogar unter 40/min.

Spitzensportler haben häufiger einen Ruhepuls um 30–40/min oder darunter, dabei werden auch AV-Blockierungen beobachtet. Dies ist ein sportbedingter Normalbefund. Die Bradykardien normalisieren sich bei körperlicher Belastung. Eine regelmäßige morgendliche Herzfrequenzmessung vor dem Aufstehen dient auch zur Überwachung bei Sporttreibenden. Ein Anstieg unklarer Genese weist auf eine mögliche Infektion hin, aber auch auf ein Übertraining. Hierbei besteht stets eine reduzierte Herzfrequenzvariabilität. Bei jeder Bradykardie, insbesondere bei Sporttreibenden, ist auch auf seltene Ursachen zu achten wie Sarkoidose oder Borelliose. Die Sarkoidose mit Septumbeteiligung kann am besten mit MRT diagnostiziert werde, die Borelliose mit einer Titerbestimmung im Blut. In beiden Fällen sind AV-Blockierungen bis hin zum totalen AV-Block möglich (eigene Beobachtung). Zusammenfassend ist die RHF durchaus ein sportmedizinisch wichtiger Parameter.

### Einstellverhalten

Die Herzfrequenz steigt proportional zur Leistung an. Im Maximalbereich flacht diese Beziehung aufgrund der Ermüdung ab. Die Steilheit des Frequenzanstieges unterliegt dem beschriebenen Regelkreis. Bei Gesunden besteht eine ausreichend zuverlässige Beziehung zwischen Herzfrequenz und Herzminutenvolumen sowie Sauerstoffaufnahme. Bei Patienten mit Herzkrankheiten bestehen diese Beziehungen nicht mehr in dieser strengen Form. Zur weiteren Physiologie der Herzfrequenzreaktion sei auf die entsprechende Literatur verwiesen [4–8].

Der Anstieg der Herzfrequenz während *einer Belastungsstufe* folgt einer mono- oder biexponentiellen Kurve. Für leichte und mittlere Belastungen wird ein „Steady State" nach 2–3 min erreicht. Bei höheren Belastungsintensitäten nimmt die Herzfrequenz mit zunehmender Belastung stetig zu (Ermüdungsanstieg), ein echtes Steady State wird nicht mehr erreicht. Zwischen einer Belastungsdauer von 3 und 6 min pro Stufe bestehen keine praktisch bedeutsamen Differenzen.

> Das Einstellverhalten ist bei Patienten mit Herzkrankheiten verlangsamt. Insbesondere Patienten mit linksventrikulärer Funktionsstörung zeigen einen deutlich verlangsamten Frequenzanstieg pro Belastungsstufe während körperlicher Arbeit.

### Erholungsphase

Nach Belastungsende fällt die Herzfrequenz nach leichten und mittleren Belastungen exponentiell ab, bei maximalen Belastungen mit einer schnellen (t 50: 16–46 s) und einer langsamen (t 50: 200–300 s) Komponente. Die Größe der Halbwertzeit oder der Zeitkonstanten lässt einen Rückschluss auf die Leistungsfähigkeit zu. Je kleiner der Wert, desto besser die Leistungsfähigkeit.

Heute wird zur Beurteilung der autonomen Funktion der Rückgang der Herzfrequenz nach 1 oder 2 min bestimmt, nach 1 min sollte die Herzfrequenz um >12 Schläge, nach 2 min um >22 Schläge zurückgegangen sein [5, 8, 9].

## 8.1.3 Methodik

Zur Bestimmung der Herzfrequenz eignen sich drei Messverfahren:
— Arterienpalpation und Stoppuhr
— fotoelektrische Pulsanalyse
— EKG-Aufzeichnung

### Einflussgrößen

Einflussgrößen bei der Messung der Herzfrequenz sind in ◘ Tab. 8.1 aufgeführt. Eine Zunahme (Vergrößerung) der jeweiligen Einflussgröße führt zu einer Veränderung der Herzfrequenz, wie sie durch den Pfeil angedeutet wird. Mit zunehmendem Alter nimmt die maximale Herzfrequenz ab. Die individuelle Schwankungsbreite wie auch die interindividuelle ist groß. Schwankungen um 15–40 Schläge/min um den Mittelwert werden bei Gesunden beobachtet. Eine eindeutige Altersabhängigkeit für submaximale Herzfrequenzwerte besteht nicht. Hingegen liegt eine typische zirkadiane Rhythmik vor (◘ Abb. 8.1).

### Gütekriterien der Herzfrequenzmessung
— Einfachheit der Messung:
  – Sehr gut gegeben
— Akzeptabilität:
  – Gut, keine Mitarbeit des Probanden erforderlich
— Objektivität:
— Begrenzt gegeben, da verschiedene Einflussgrößen, auch psychischer Art, die Herzfrequenzreaktion verändern können
— Reproduzierbarkeit:

◧ Tab. 8.1 Einflussgrößen der Herzfrequenzmessung. (Aus [10])

| Faktoren | Einfluss | | Literatur |
|---|---|---|---|
| | In Ruhe | Bei Belastung | |
| Alterszunahme | – | ↓ ($HF_{max}$ und $HF_{submax}$) | Siehe [10–12] |
| Längenzunahme | – | – | |
| Reduktion der Körpermasse | – | ↑ | |
| Geschlecht | – | w > m | |
| Schwangerschaft | ↑ | ↑ | |
| **Umgebungsbedingungen** | | | |
| Luftfeuchtigkeitsanstieg | ↑ | ↑ | |
| Temperaturanstieg | ↑ | ↑ | |
| Tageszeit | ↑–↓ | ↑–↓ | |
| **Methodische Bedingungen** | | | |
| Körperposition:<br>-sitzend (gegenüber liegend) | ↑ | ↑ | |
| Ergometer:<br>-Schwungmassenzunahme<br>-Drehzahlanstieg | | ↑<br>↑ | |
| Belastungsart:<br>-Armarbeit (gegenüber Beinarbeit) | | ↑ | |
| **Individuelle Faktoren** | | | |
| Verbesserung des Trainingszustandes | ↓ | ↓ | |
| Alkohol- und Nikotinkonsum | ↑ | ↑ | |
| Nahrungsaufnahme | ↑ | ↑ | |
| Psychische und mentale Belastung | ↑ | ↑ | |

– Sie liegt i. a. bei ca. 5–7 %. Die Variation bei längerfristiger Beobachtung (wiederholte Messungen innerhalb eines Jahres) beträgt 8,8 (± 1,9) % in Ruhe und 3,8 (± 1,0) % bei 150 Watt [6–8].
– Abgeleitete Größen weisen z. T. höhere Variationskoeffizienten auf (20–40 %), für die W170 beträgt er 8–9 %
– Sensitivität, Spezifität:
– Diese sind relativ gering, da ein verändertes Herzfrequenzverhalten ohne Einbeziehung anderer Daten keine spezifische Krankheits- oder Funktionsdiagnose zulässt (s. u.)
– Validität:
– Diese ist ebenfalls gering, da dieses Kriterium die gleichen Probleme wie die Sensitivität aufweist

### Referenzwerte

Für das Herzfrequenzverhalten in Ruhe und unter Belastung liegen zahlreiche Referenzwerte vor, die jedoch wegen unterschiedlicher Methodik und Kollektive nur schwer

# Herzfrequenz und Blutdruck

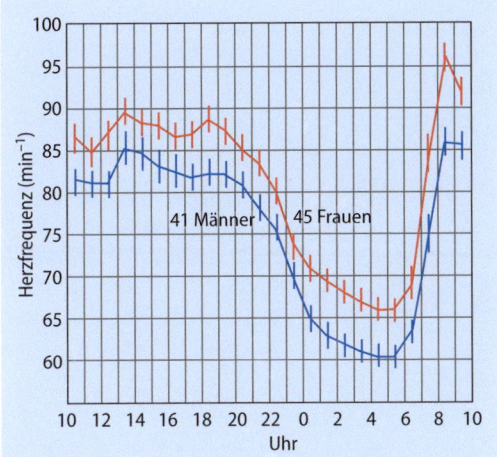

**Abb. 8.1** Herzfrequenz (Langzeit-EKG) im Tagesverlauf von 16- bis 65-jährigen Büroangestellten ($\bar{X}$ +$s_x$). (Adaptiert nach [12])

vergleichbar sind. Die aufgeführten Werte stellen eine Auswahl bewährter Werte dar [8, 9].
- Ruheherzfrequenz:
  - Normale Frequenz 60–100 min$^{-1}$
  - Bradykardie unter 60 min$^{-1}$
  - Tachykardie über 100 min$^{-1}$
- Maximale Herzfrequenz:
- Als Faustregel galt für die maximale Herzfrequenz: 220–Alter (Jahre) (Tab. 8.2 und 8.3). Diese Beziehung wurde experimentell nie untersucht oder überprüft und ist aufgrund der hohen Standardabweichung und somit der hohen Unschärfe abzulehnen. .

Tanaka [8] hat aus vorliegenden 14 Messungen einen Mittelwert bestimmt, der heute als Standard für die maximale Herzfrequenz gilt [3, 8, 9]:

$$HFmax\left(\min^{-1}\right) = 208 - 0{,}7 \cdot A$$

A Alter in Jahren, die Standardabweichung liegt um 10 % bzw. bei ±19 und ±25. Weitere Referenzwerte finden sich in der Literatur [4, 5, 10–12].
Aktuelle Herzfrequenzwerte unter Belastung sind aktuell für 18–35 jährige Normalpersonen nach Percentilen dargestellt (Löllgen und Leyk [13])

Da diese Formeln nur eine Annäherung darstellen und die Standardabweichungen klinisch relevant groß sind, wird empfohlen die maximale Herzfrequenz mittels maximaler Ergometrie zu bestimmen.

## 8.1.4 Beurteilung des Herzfrequenzverhaltens

### Ruheherzfrequenz

Die Herzfrequenz in Ruhe wird eingeteilt in
- Normale Frequenz (60–100/min)
- Bradykardie (unter 60/min) und
- Tachykardie (über 100/min)

Die Ruheherzfrequenz erlaubt keine ausreichend zuverlässigen Rückschlüsse auf die Leistungsfähigkeit. Einige Autoren halten die normale Herzfrequenz auch im Bereich von 50–90/min für normal.

### Herzfrequenz während Belastung

Für die Belastungsfrequenzen gelten ähnliche Unterscheidungen wie für die Ruhefrequenz, die gemessenen Herzfrequenzwerte können im Normbereich liegen, darunter oder darüber (gesteigert).

### Normofrequente Reaktion

Liegen die Herzfrequenzwerte während Belastung im Normbereich, so gilt die Reaktion, bezogen auf die Leistung, als belastungsadäquat. Erkrankungen des kardiopulmonalen Systems können dabei nicht sicher ausgeschlossen werden, ebenso wenig wie Funktionsstörungen (Referenzwert s. Tab. 8.2 und 8.3).

### Gesteigerte Frequenzwerte

Werden die Referenzwerte für die Herzfrequenz überschritten, oder wird die submaximale oder maximale Ausbelastungsfrequenz bereits auf einer geringeren Belastungsstufe erreicht, als dies den Soll-

**Tab. 8.2** Referenzwerte für die Herzfrequenz bei maximaler Leistung (aufgeteilt nach Alter) sowie Tabelle zur Trainingsherzfrequenz (*HF:* Herzfrequenz, *A:* Alter in Jahren, *max:* maximal, *THF:* Trainingsherzfrequenz). (Aus [12])

| Alter | 20 | 25 | 30 | 35 | 40 | 45 | 50 | 55 | 60 | 65 | 70 | 75 | 80 | 85 |
|---|---|---|---|---|---|---|---|---|---|---|---|---|---|---|
| Maximale HF | 197 | 195 | 193 | 191 | 189 | 187 | 184 | 182 | 180 | 178 | 176 | 174 | 172 | 170 |
| | | | | | | | | | | | Y=206,8−0,487 A (±21) | | | |
| 90 % maximale HF | 177 | 175 | 173 | 172 | 170 | 168 | 166 | 164 | 162 | 160 | 158 | 157 | 155 | 153 |
| | | | | | | | | | | | Y=184,5−0,37A | | | |
| Alter Maximale HF | | 20–29 190 | | 30–39 182 | | 40–49 179 | | 50–59 171 | | 60–69 164 | | | | |
| 85 % maximale HF | | 162 | | 155 | | 152 | | 145 | | 139 | | | | |
| Maximale HF | | 170 | | 160 | | 150 | | 140 | | 130 | | | | |

Trainingsherzfrequenz

| Alter | 20–30 | 31–40 | 41–50 | 51–60 | 61–70 | 71–80 | 81–90 |
|---|---|---|---|---|---|---|---|
| Frequenz | 138–162 | 132–155 | 126–148 | 120–140 | 114–132 | 108–125 | 102–118 |

Formel: $THF = HF_{Ruhe} + (0{,}6 - 0{,}75) \cdot [HF_{max} - HF_{Ruhe}]$
*HF* Herzfrequenz, *A* Alter in Jahren, *max* maximal, *THF* Trainingsherzfrequenz

**Tab. 8.3** Herzfrequenzwerte während Ergometerbelastung. (Aus [12])

| Belastung (Watt) | Herzfrequenz (min$^{-1}$) |
|---|---|
| | $\bar{x}$* |
| 50 | 95 |
| 75 | 107 |
| 100 | 119 |
| 125 | 131 |
| 150 | 143 |
| 175 | 155 |
| 200 | 167 |

*Die Standardabweichung liegt bei ca. 12–20/min oder ca. 10 %

werten entspricht, so liegt eine tachykarde Reaktion vor. Ursachen für eine solche Reaktion sind
- Trainingsmangel
- hyperkinetisches Syndrom
- Hyperthyreose
- Cor pulmonale
- Anämie
- Herzinsuffizienz
- primäre Myokarderkrankungen

Die beiden ersten Ursachen finden sich häufiger bei jüngeren Personen. Die weitere Differenzierung und Abklärung muss im Zusammenhang mit anamnestischen und klinischen Angaben erfolgen. Häufig sind auch weitergehende funktionsdiagnostische Untersuchungen notwendig.

## Bradykarde Frequenzreaktion

Ein Unterschreiten des Referenzwertes für die Herzfrequenz während Belastung ist Hinweis auf einen guten Trainingszustand. Durch regelmäßiges Training nimmt die Herzfrequenz auf vergleichbarer Belastungsstufe ab. Eine Bradykardie durch Medikamente muss dabei ausgeschlossen werden. Bei einigen Patienten mit koronarer Herzkrankheit oder krankem Sinusknoten beobachtet man eine bradykarde Belastungsreaktion, man spricht auch von chronotroper Inkompetenz.

### 8.1.5 Herzfrequenzvariabilität

#### Definition

Unter Herzfrequenzvariabilität (HRV, engl. „heart rate variability") versteht man Schwankungen der Herzfrequenz von Schlag zu Schlag, über einen kürzeren (Minuten) oder längeren Zeitraum (bis zu 24 h). Die HRV ist eine Messgröße der neurovegetativen Aktivität oder der autonomen Funktion des Herzens.

◘ Abb. 8.2 zeigt einen normalen Befund für die HRV aus dem Langzeit-EKG entnommen, ◘ Abb. 8.3 einen typischen Befund für einen Herzpatienten mit deutlich eingeschränkter HRV.

#### Physiologie

Der Einfluss des Parasympathikus auf Herz und Kreislauf beruht überwiegend auf der Freisetzung von Acetylcholin durch den N. vagus. Die Stimulation muskarinischer Rezeptoren führt zu einer Zunahme der Kaliumleitfähigkeit in der Zellmembran, wodurch die diastolische Depolarisation verlangsamt wird.

#### Methodik

Die Herzfrequenzschwankungen oder die HRV können von Schlag-zu-Schlag, über einen kürzeren Zeitraum wie Minuten, meist 5 min, oder über einen längeren Zeitraum, Minuten bis Stunden, meist über 24 h mit-

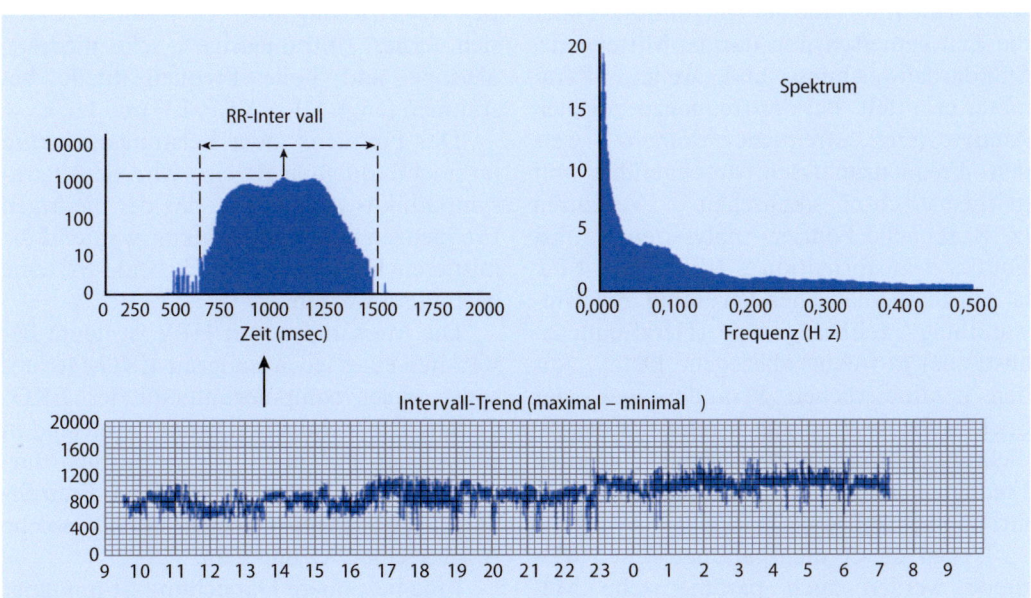

◘ **Abb. 8.2** Herzfrequenzvariabilität (HRV) bestimmt aus dem Langzeit-EKG bei einem 52-jährigen gesunden männlichen Probanden. Man erkennt eine breite Streuung und somit eine normale Variabilität. (Adaptiert nach [14])

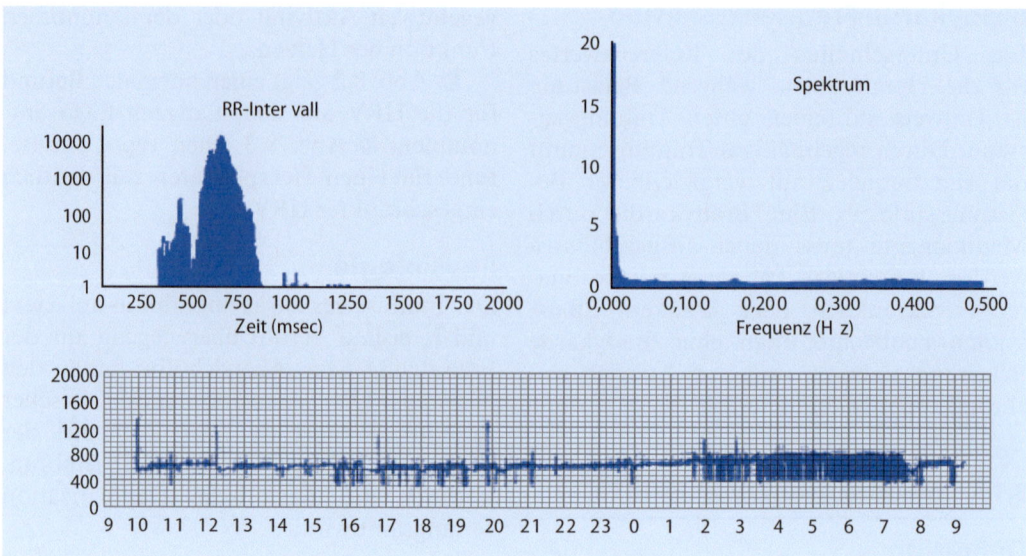

**Abb. 8.3** Herzfrequenzvariabilität bei einem Patienten mit einer koronaren Herzkrankheit (Dreigefäßerkrankung) und typischer eingeschränkter HRV. (Adaptiert nach [12])

tels Langzeit-EKG, gemessen werden. Zur Bestimmung der HRV liegen verschiedene Auswerteverfahren vor. Bei der zeitbezogenen Messung (engl. „time domain") werden die Intervalle der Herzaktionen über die Zeit gemessen und daraus Mittelwerte, Standardabweichung und weitere Parameter ermittelt. Bei der frequenzbezogenen Analyse (engl. „frequency domain") werden Frequenzanalysen durchgeführt mit mathematisch-physikalischen Verfahren (z. B. schnelle Fourier-Analyse, engl. „fast Fourier transformation", FFT). Die FFT ist ein mathematisches Verfahren zur Umwandlung zeitbezogener (Herzfrequenzabstände) in frequenzbezogene Daten. Aus den kontinuierlichen Veränderungen, der Spektraldichteverteilung oder Energiedichteverteilung (engl. „power") werden Frequenzbereiche und daraus abgeleitete Größen berechnet.

Neben dieser nichtparametrischen Methode werden auch parametrische Methoden eingesetzt. Die Komponenten der Frequenzanalyse bei Kurzzeitmessung (2–56 min) sind: sehr niedrige (0–0,04 Hz), niedrige (0,04–0,15 Hz) und respiratorische oder hohe Frequenzanteile (0,15–0,40 Hz). Bei Registrierung über 24 Stunden lassen sich ferner „ultraniedrige", sehr niedrige, niedrige und hohe Frequenzanteile bestimmen (engl. ULF, VLF, LF und HF).

Das Frequenz- oder Leistungsspektrum im hochfrequenten Bereich wird dem Parasympathikus zugeordnet, das der niedrigen Frequenzen dem Sympathikus, während die mittleren Frequenzen durch beide Systeme beeinflusst werden.

Die Messanalyse zur HRV ist heute Bestandteil eines jeden Langzeit-EKG-Gerätes sowie vieler computerunterstützter EKG-Geräte. Die technischen Grundlagen sind in zahlreichen Publikationen ausführlich dargestellt. Auch Pulsmessgeräte im Freizeit- und Leistungssport bieten bereits solche Auswertemöglichkeiten an.

Eine besondere Darstellung ist mit einer farbigen Zeitreihendarstellung möglich [15].

## Einflussgrößen

Die HRV wird durch die gleichen Faktoren beeinflusst wie die autonome Funktion: Körperlage, Alter, Geschlecht, Trainingszustand, Belastungen, Valsalva- und ähnliche Manöver, Tageszeit (zirkadiane Rhythmik), sowie Medikamente wie Atropin, Phenylephrin und β-Rezeptorenblocker.

Die Herzfrequenzwerte schwanken beim Gesunden in Abhängigkeit von der Atmung normalerweise um mehr als 15/min-Werte zwischen 11–14/min sind grenzwertig, solche unter 10/min pathologisch.

## Gütekriterien

Kurz- und Langzeitreproduzierbarkeit der HRV-Parameter sind sehr gut, die Korrelationskoeffizienten liegen über 0,8, teilweise über 0,9. Bei gesunden Personen mit großer HRV sind die Tag-zu-Tag-Schwankungen größer, die Kurzzeitreproduzierbarkeit ist etwas schwächer. Bei Patienten nach Infarkt sowie bei Herzinsuffizienz sind die Werte für die Reproduzierbarkeit hoch. Wichtig ist, dass die Ergebnisse verschiedener Geräte aufgrund der unterschiedlichen Analysenprogramme nicht immer vergleichbar sind. Hier ist eine Standardisierung in Zukunft erforderlich.

## Referenzwerte

Für einige Messgrößen der HRV liegen Referenzwerte vor, daneben wird die Verteilungskurve qualitativ befundet.

## Beurteilung

Die Beurteilung der HRV beruht auf dem Nachweis einer normalen oder eingeschränkten HRV, daneben auf der Beurteilung der verschiedenen Frequenzanteile in der Spektralanalyse (Tab. 8.4).

Nach einem akuten Herzinfarkt ist die HRV vermindert als Ausdruck einer gestörten kardialen autonomen Funktion. Diese Abnahme korreliert zur linksventrikulären Funktionsstörung, dem maximalen Kreatinkinasewert und der klinischen Schweregradeinteilung. In der akuten Phase der Thrombolyse ist die HRV erhöht.

Die Analyse der autonomen Funktion (HRV) wird auch im intensivmedizinischen Bereich zur fortlaufenden Überwachung eingesetzt [12]. Für die Risikostratifizierung nach Herzinfarkt werden mehrere Parameter der HRV herangezogen: SDNN <50 ms oder HRV-Triangel-Index <15 sind Ausdruck einer hochgradigen Minderung der HRV. SDNN <100 ms und HRV-Triangel-Index <20 sind weisen auf eine mittelgradige Einschränkung der HRV hin. Bei Patienten nach einem akuten Infarkt weist eine ver-

**Tab. 8.4** Referenzwerte der Herzfrequenzvariabilität. (Nach [12])

| Parameter | Dimension | Normalwert (X–+SD) |
|---|---|---|
| **Zeitbezogene Größen, 24-h-Analyse** | | |
| SDNN | ms | 141+139 |
| SDANN | ms | 127+35 |
| RMSSD | ms | 27+12 |
| HRV-Triang. Index | ms | 37+15 |
| **Spektralanalyse, 5 min Aufzeichnung im Liegen** | | |
| Gesamtverteilung | $ms^2$ | 3466+1018 |
| LF | ms | 1170+416 |
| HF | ms | 975+203 |
| LF | nu | 54+4 |
| HF | nu | 29+3 |
| LF/HF-Quotient | | 1,5–2,0 |

*SDNN* Standardabweichung aller NN-Intervalle, *SDANN* Standardabweichung des Mittelwertes der NN-Intervalle, *RMSSD:* Quadratwurzel des quadratischen Mittelwertes der Summe aller Differenzen zwischen beachbarten NN-Intervallen *HRV-Triang.* Integral der Dichteverteilung, *LF* niedrige Frequenzen („low frequency"), *HF* hohe Frequenzen („high frequency")

minderte HRV auf eine erhöhte Gefährdung durch ventrikuläre Rhythmusstörungen sowie durch einen plötzlichen Herztod hin.

Patienten mit Linksherzinsuffizienz unterschiedlicher Ätiologie haben in aller Regel eine verminderte HRV. Durch Training wird die HRV auch bei Patienten mit Herzinsuffizienz verbessert.

Eine reduzierte HRV ist ein klassischer Befund bei der diabetischen Neuropathie. Eine Abnahme der HRV findet sich nach Herztransplantation und bei Patienten mit Tetraplegie. Bei Patienten mit Hochdruck oder Herzinsuffizienz sind die Einflüsse der Atmung auf die autonome Funktion ausgeprägter und müssen kritisch betrachtet werden.

Für einige Medikamente liegen Untersuchungen zum Einfluss auf die HRV vor. Im sportmedizinischen Bereich gewinnt die HRV an Bedeutung. Beim Menschen steigt die HRV nach intensivem Ausdauertraining an, beim Übertraining nimmt sie deutlich ab.

### Bewertung

Bei der kritischen Beurteilung müssen Einflussgrößen sowie die sorgfältige technische Durchführung beachtet werden. Zur Beurteilung sind immer mehrere Auswerteparameter heranzuziehen. Die Bewertung sollte schließlich unter Beachtung aller klinischen und funktionsdiagnostischen Größen erfolgen. Hinweise zur Risikostratifizierung finden sich in Tab. 8.5.

Die verminderte HRV bei der koronaren Herzkrankheit ist ein unabhängiger Indikator einer Gefährdung durch maligne Arrhythmien und Hinweis auf eine gesteigerte Mortalität.

Bedeutung hat die HRV für die Beurteilung der diabetischen autonomen Neuropathie, für den arteriellen Bluthochdruck, für Vitien im chronischen Stadium, Kardiomyopathien und die chronische Herzinsuffizienz. Auch für die sportmedizinische Beurteilung ist die HRV eine wichtige Größe.

**Tab. 8.5** Hinweise zum Stellenwert und zur Beurteilung der autonomen Funktion. (Aus ([12])

| Zielgröße | Messparameter | Risiko-Ratio | Sensitivität (%) | Spezifität (%) | PPV (%) |
|---|---|---|---|---|---|
| Gesamtmortalität | Erhöhte HF-Turbulenz | 5,0 | 30 | 91 | 33 |
|  | Niedrige HRV | 4,4 | 29 | 89 | 31 |
| Arrhythmieereignis | Nachweis von Spätpotenzialen | 23,6 | 93 | 65 | 17 |
| Koronarer Tod (sicher, wahrscheinlich) | Änderungen der ST-T-Strecke | 2,37 | 23 | 92 | 4 |
| Herzinfarkt (tödlich, nicht tödlich) | Erhöhte QT-Dispersion (≥65 ms) | 1,36 | 13 | 91 | 9 |
| Kardiovaskulärer Tod | Verlängerte QT-Dauer | 3,31 | kA | kA | kA |

*HF* Herzfrequenz, *HRV* Herzfrequenzvariabilität, *ST-T* ST-T-Strecke im EKG, *QT* QT-Dauer im EKG (frequenzkorrigiert), *PPV* positiver Vorhersagewert (engl. „positive predictive value")

## 8.1.6 Herz-Frequenz-Turbulenz

Die Analyse der Herzfrequenzschwankungen im Sinusrhythmus bei ventrikulärer Extrasystolie führte zur Aufdeckung des Phänomens der Herzfrequenz-Turbulenz. Diese Erkenntnis stammt aus der sogenannten Chaosforschung [16]).

### Definition

Unter *Turbulenzbeginn* („turbulence onset") versteht man die Differenz zwischen dem Mittelwert der ersten zwei Sinusrhythmus RR-Intervalle nach und den letzten zwei Sinusrhythmus-RR-Intervallen vor einer Extrasystole dividiert durch den Mittelwert der letzten zwei Sinusrhythmus RR-Intervallen vor der Extrasystole:
Turbulenzbeginn (in %).

$$(RR_1 + RR_2) - (RR_2 + RR_1) = RR_2 + RR_1$$

Werte über 0 % gelten als pathologisch.
*Turbulenzsteigung* („turbulence slope") ist die maximale positive Steigung einer Regressionsgeraden die über eine beliebige Sequenz von 5 aufeinander folgenden Sinusrhythmus RR-Intervallen innerhalb der ersten 20 Sinusrhythmusintervallen nach einer Extrasystole (Angabe in ms pro RR-Intervall). Werte unter 2,5 ms/RR-Intervall (ms/RRI) gelten als pathologisch.

### Klinische Bedeutung

Die Parameter einer Herzfrequenzturbulenz stellen weitere Indikatoren eines zukünftigen Mortalitätsrisikos nach Herzinfarkt dar.

## 8.1.7 Chronotrope Inkompetenz

### Einleitung

Die chronotrope Inkompetenz (CI) oder chronotrope Schwäche ist ein Phänomen bei Belastungsuntersuchungen, Der Begriff wurde von Ellestad [4] geprägt. Die CI hat für Diagnostik, Therapie und Prognose Bedeutung erlangt. Im Rahmen der Schrittmachertherapie spielt die CI eine Rolle: bei rund 40 % aller Schrittmacherpatienten liegt eine chronotrope Schwäche vor. Bei Gesunden kommt eine CI in etwa 5 % vor, bei Patienten hingegen zwischen 5 und 20 %, in einigen Untersuchungen gar bis zu 47 %, so bei Patienten mit permanentem Vorhofflimmern. Patienten mit koronarer Herzkrankheit weisen in 10–30 % eine chronotrope Inkompetenz auf.

### Definition

Unter chronotroper Inkompetenz (CI) versteht man einen inadäquaten Anstieg der Herzfrequenz bezogen auf die physiologischen Anforderungen während körperlicher Belastung. Die chronotrope Inkompetenz wird auch als Teil des Syndroms des kranken Sinusknotens angesehen. Zahlreiche weitere Beschreibungen und Definitionen wurden vorgeschlagen.

Die am häufigsten benutzte Formel zur Beschreibung der CI bezieht die Herzfrequenz auf die Sauerstoffaufnahme während Ruhe und Belastung (metabolisch-chronotrope Beziehung).

Daneben versteht man unter CI auch die Unfähigkeit
- die altersentsprechende maximale (100 % der Sollfrequenz) oder submaximale (80 %) Herzfrequenz zu erreichen,
- eine Herzfrequenz über 100 oder 120/min bei Belastung zu überschreiten, oder das Unterschreiten
- der ein- oder zweifachen Standardabweichung der alters- und belastungsadäquaten Soll-Herzfrequenz (Mittlere Herzfrequenz unter Belastung – 2fache Standardabweichung).

Schließlich wurde für einige Untersuchungen auch ein Frequenzanstieg um weniger als 40 % von der Ruheherzfrequenz als Kriterium einer CI herangezogen [8, 9].

Neben der chronotropen Reaktion des Sinusknotens lassen sich entsprechende Reaktionen auch für andere Reizbildungszentren beschreiben. Zu Einzelheiten der

Pathophysiologie und der Methodik wird auf die Literatur verwiesen.

## Referenzwerte

Als Referenzwert für die Beurteilung der CI aus dem Quotienten von Herzfrequenz- und metabolischer Reserve gilt ein Wert um 1. Die Konfidenzintervalle (95 %) betragen 0,8–1,3. Somit liegt bei einem Wert unter 0,8 eine chronotrope Schwäche vor. Für andere Berechnungsgrundlagen der CI sind die entsprechenden Referenzwerte für die mittlere Herzfrequenz unter Ergometerbelastung mit Abzug der einfachen (leichte CI) oder doppelten (ausgeprägte CI) Standardabweichung heranzuziehen. Bei prozentualem Bezug auf die maximale Herzfrequenz wird diese mit 220–Alter (Jahre) angenommen, eine leichte CI liegt bei Nichterreichen von 80 % dieses Sollwertes vor, eine schwere bei Werten unter 70 %.

## Klinische Bedeutung

Die Bestimmung der chronotropen Inkompetenz ist heute einfach und zuverlässig möglich. Ihre Anwendung im klinischen Alltag unterliegt derzeit aber mehr subjektiven Einschätzungen als objektiven Kriterien.

Bei der koronaren Herzkrankheit besteht eine relativ enge Beziehung der CI zum angiografischen Schweregrad. Bei 72 % von Patienten mit CI, jedoch fehlender ST-Senkung im Belastungs-EKG, konnte eine bedeutsame koronare Herzkrankheit nachgewiesen werden. Patienten mit KHK und CI haben häufiger eine myokardiale Funktionsstörung als solche ohne CI. Wie Ergebnisse der Framinghamstudie zeigen, muss bei Patienten mit einer CI in deutlich höherem Prozentsatz mit zukünftigen kardialen Ereignissen wie Angina pectoris, Herzinfarkt oder Tod gerechnet werden.

Die prognostische Aussage weist bei Rauchern mit CI eine noch strengere Beziehung auf. Bei einer Herzfrequenz während Belastung unterhalb von 120/min lag die Sterblichkeit in 4 Jahren bei 40 % im Vergleich zu 10 % der Patienten mit erhaltener chronotroper Kompetenz. In einer Langzeitbeobachtung über 16 Jahre konnten Sandvik et al. darlegen, dass ein Frequenzanstieg unter Belastung um weniger als 40 % der Ruhefrequenz umgekehrt proportional zum Überleben ist und eindeutig auf eine gesteigerte kardiovaskuläre Sterblichkeit hinweist [17]. Somit kommt der CI eine gesicherte prognostische Aussage zu.

Bei Patienten mit Herzinsuffizienz wird eine CI in bis zu 30 % aller Patienten beobachtet, der klinische Stellenwert aber ist noch umstritten. Die chronotrope Schwäche beruht bei diesen Patienten auf einer verminderten zusätzlichen Noradrenalinfreisetzung während Belastung.

Patienten nach Herztransplantation haben postoperativ regelhaft eine chronotrope Inkompetenz als Folge der Denervation. Dies bessert sich nach etwa einem Jahr bedingt durch eine höhere Katecholaminfreisetzung unter Belastung. Dennoch tritt auch nach einer Beobachtungszeit von 5 Jahren keine Normalisierung der Frequenzregulation ein.

> **Fazit: Herzfrequenz**
>
> Vorteile der Herzfrequenz als Funktionsgröße sind
> - seit Jahren bekannte und untersuchte Messgröße
> - leicht zu messende Größe
> - Wert liegt bei vielen Untersuchungen vor (z. B. Belastungs-EKG)
> - Referenzgröße zahlreicher anderer Parameter
>
> Nachteile sind
> - Recht große Schwankungsbreite der Referenzwerte, bedingt durch verschiedene Einflussgrößen. Dadurch leichte Störanfälligkeit
> - Abweichungen von Referenzwerten lassen keine Rückschlüsse auf spezielle Erkrankungen zu
> - Beurteilung nur im Zusammenhang mit anderen Parametern und klinischen Daten sinnvoll.

Die Bedeutung der Herzfrequenzvariabilität liegt vor allem in der Beurteilung der kardiovaskulären autonomen Funktion. Sie spielt für die Prognose ein Rolle, aber auch für die Diagnostik bei Stressbelastung, Schlafstörungen, der Trainingsüberwachung (z. B. Übertraining) u. a. mehr.

Die Bestimmung der chronotropen Kompetenz ist eine diagnostische Hilfe zur Erkennung der koronaren Herzkrankheit und zur möglichen Auswahl eines frequenzadaptierenden Schrittmachersystems. Bei Patienten mit kardiovaskulären Erkrankungen ermöglicht die CI eine zusätzliche Prognoseabschätzung hinsichtlich zukünftiger kardialer Ereignisse. Damit kann die CI als weitere Kenngröße zur Risikostratifizierung nach Myokardinfarkt herangezogen werden.

## 8.2 Arterieller Blutdruck

### 8.2.1 Definition

Der arterielle Blutdruck (Pa) ist eine Funktion von Herzminutenvolumen (Q) und peripherem Widerstand (R):

$$Pa = Q \cdot R$$

Geläufiger ist die Formel:

$$RR = HMV \cdot TPR$$

*RR* arterieller Druck (mmHg), *HMV* Herzminutenvolumen (l/min) und *TPR* Totaler peripherer Widerstand

### 8.2.2 Physiologie

Der Blutdruck wird durch verschiedene Regulationsmechanismen kurz- und längerfristig auf einem möglichst konstanten Wert gehalten. Die kurzfristige Regelung erfolgt überwiegend durch Barorezeptoren im Aortenbogen und Karotissinus. Dehnungsrezeptoren in Vorhof, Ventrikel und in der Umgebung der Koronararterien stabilisieren über vagale Afferenzen den Blutdruck. Langfristige Regulationsvorgänge reagieren auf Änderungen des extrazellulären Flüssigkeitsvolumen, auf humorale Faktoren wie Renin-Angiotensin-System, Vasopressin, ADH und atriales natriuretisches Peptid. In Ruhe spielt die sympathische Stimulation die wesentliche Rolle für eine Blutdrucksteigerung. Bei körperlicher Arbeit tragen Chemorezeptoren sowie Muskelrezeptoren wesentlich zur Regulation des Blutdruckes bei. Eine Drucksteigerung erfolgt über eine Zunahme des Herzminutenvolumens (Schlagvolumen) und/oder den Herzfrequenzanstieg sowie über die Änderung bzw. die Zunahme des peripheren Widerstandes.

Während Belastung nimmt der systolische Druck zu, der mittlere arterielle Druck bleibt weitgehend konstant, der diastolische nimmt gering zu oder bleibt gleich. Der periphere Widerstand nimmt unter Belastung ab. Während körperlicher Belastung im Liegen ist der Blutdruck größer als im Sitzen, allerdings sind die Angaben nicht ganz einheitlich. Zwischen Ergometerleistung und systolischem Blutdruck besteht eine weitgehend lineare Beziehung. Die Leistungsfähigkeit beeinflusst das Verhalten des Blutdruckes nicht, allerdings erreichen Hochleistungssportler bei großen Belastungen (300 Watt und mehr) Blutdruckwerte um oder über 250 mmHg systolisch.

In der Erholungsphase kehrt der Blutdruck bei Trainierten schneller zum Ausgangswert zurück als bei Untrainierten [4–9].

### 8.2.3 Phasen der Blutdruckmessung

Nach Aufblasen der Manschette ca. 30 mmHg oberhalb des systolischen Blutdrucks wird der Druck wieder abgelassen.
- Phase I:
- Das erste Auftreten eines akustischen Phänomens nach Korotkoff (= systoli-

scher Druck). Die zunächst leisen Töne werden laut und klopfend
- Phase II:
- Bei Druckabfall nimmt das Geräusch zischenden oder blasenden Charakter an
- Phase III:
- Phase, in der die zischenden Geräusche lauter werden.
- Phase IV:
- Mehr oder weniger abruptes Leiserwerden der Korotkoff-Töne (gedämpfter Charakter).
- Phase V:
- Völliges Verschwinden der Korotkoff-Töne

Phase V korreliert besser mit invasiv gemessenen diastolischen Werten, die Phase IV wird beim Nullphänomen als diastolischer Wert herangezogen.

### Auskultatorische Lücke

Mitunter hört man die Korotkoff-Töne nach Unterschreiten des systolischen Druckes nur kurzzeitig, sie verschwinden bei weiterem Druckablassen und treten erst bei Erreichen des diastolischen Wertes wieder auf. Hierdurch sind grobe Fehlmessungen möglich, sie können durch gleichzeitige palpatorische Messung vermieden werden.

### Mittlerer Blutdruck

Bei invasiver Blutdruckmessung erfolgt die Bestimmung des mittleren arteriellen Drucks durch elektronische Mittelung.

Bei nicht invasiver Messung lässt sich der mittlere Blutdruck für praktische Belange ausreichend genau nach der Formel bestimmen:

$$\overline{RR} = \frac{\overline{RR_s} - \overline{RR_d}}{3} + R$$

$RR_s$ systolischer Blutdruck, $RR_d$ diastolischer Blutdruck, $RR$ mittlerer Blutdruck

### 8.2.4 Methodik

Der arterielle Blutdruck kann sowohl indirekt (unblutig) als auch direkt (blutig) über einen intravasalen Kathetergemessen werden. Die Angabe erfolgt in Millimeter Quecksilbersäule (mmHg).

#### Direkte Blutdruckmessung
- **Invasive Messung**
- Zuverlässiges Verfahren zur arteriellen Druckmessung
- Einsatz bei wissenschaftlichen Untersuchungen, eingreifenden therapeutischen Verfahren (z. B. Vasodilatatortherapie), Belastungsuntersuchungen mit und ohne medikamentöse Interventionen, Langzeitmessungen (telemetrisch)

Nachteile:
- mögliche Komplikationen
- aufwendiges Verfahren wegen Sterilität der Punktionsbedingungen, sorgfältige Überwachung notwendig
- Druckwandler mit Kalibrierung erforderlich

#### Indirekte Blutdruckmessung

Dieses Verfahren wird auch als Manschettenmethode bezeichnet. Zur Anwendung kommen Membranmanometer und Quecksilbermanometer. Eine Kalibrierung ist alle 2 Jahre notwendig.

Der Messvorgang muss nach den Empfehlungen der Deutschen Gesellschaft für Kreislaufforschung, der Liga für Hochdruckforschung und der American Heart Association erfolgen [10, 18, 19].

#### Nullphänomen

Bei erhöhter Strömungsgeschwindigkeit des Blutes, häufig nach Belastung, sind die Korotkoff-Töne mitunter bis zum Druck Null zu hören. In diesen Fällen ist der diastolische Druck nicht zu verwerten, sondern nur bei zwischenzeitlichem Leiserwerden der Töne.

### 8.2.5 Verfahren zur Blutdruckmessung

**Oszillationsmethode**

Bei der oszillometrische Blutdruckmessung wird die pulssynchrone Volumenänderung des Oberarmumfanges erfasst. Aus dem Manschettendruck (Manschettenbasis- und -wechseldruck (Oszillationen) sowie der Basisspannung und Wechselspannung wird durch entsprechende Formeln (Algorithmen) der arterielle Blutdruck bestimmt. Das erste Auftreten der Oszillationen entspricht dem systolischen Blutdruck, die maximalen Amplituden dem Mitteldruck, die Abnahme der Amplituden dem diastolische Blutdruck.

**Fingerarteriendruckmessung**

Diese Methode kombiniert die Volumen-„Clamp"-Methode mit den Physiocal-Kriterien [12].

**„Clamp"-Methode" mit „Physical"-Kriterien**

Die Methode beruht auf einer fotoelektrische Volumenbestimmung des Fingers bzw. der pulssynchronen Volumenänderung, es handelt sich somit um eine lichtplethysmographische Methode. Die fortlaufende („beat to beat") Blutdruckmessung erfolgt unter aktueller Bestimmung von Blutvolumen, arteriellem Durchmesser und transmuralem und Manschettendruck. Kalibrierungen erfolgen alle 70 Schläge aus Amplitude und Steilheit der plethysmographischen Messungmit einem eigenen Algorithmus.

**Weitere Messverfahren**

Der Blutdruck kann ferner palpatorisch, tonometrisch sowie über die Pulswellengeschwindigkeit gemessen werden.

Gebräuchlich sind in der täglichen Routine die auskultatorische Messung nach Riva-Rocci sowie das oszillometrische Verfahren. Bei der Palpation wird allerdings nur der systolische Blutdruck erfasst. Schließlich lässt sich auch mit einer Ultraschallsonde und Manschette der Blutdruck an den Extremitäten messen.

Zu den Anforderungen an ein Blutdruckmessgerät sei auf die Literatur verwiesen [4–8, 10, 19].

**Vergleich direkter mit indirekter Messung**

Verschiedene Untersuchungen haben eine gute Übereinstimmung zwischen beiden Verfahren der Blutdruckmessung ergeben. Allerdings werden die diastolischen Werte bei nicht invasiver Messung meist unterschätzt. Auch während Belastung liegen die direkt gemessenen Werte niedriger als die indirekt gemessenen. Bei Belastungsmessungen kann das Nullphänomen oft die Bestimmung des diastolischen Druckes problematisch machen.

> Die indirekte Blutdruckmessung muss den Oberarmumfang berücksichtigen, eine Korrektur ist bei Umfängen über 40 cm erforderlich, nach Möglichkeit sollte hier die Oberschenkelmanschette benutzt werden.

> Bei Messungen an den Beinen muss die Oberschenkelmanschette benutzt werden.

Die heute gebräuchlichen Geräte für die Messung am Handgelenk stimmen nicht immer mit den Messungen am Oberarm und mit den klassischen Verfahren überein. Abweichungen um 1,4–4 mmHg systolisch und 4,4–6 mmHg diastolisch werden in einer Vergleichsuntersuchung mit invasiven Verfahren beschrieben. Abweichungen zur Oberarmmessung sollten 10 mmHg nicht überschreiten, eine individuelle Vergleichsmessung mit der Manschettenmethode am Oberarm sollte in Abständen erfolgen.

## Einflussgrößen

Die Mehrzahl der vorliegenden Studien berichtet über eine Zunahme des Blutdruckes mit zunehmendem Alter, in der Regel steigt die Blutdruckamplitude an. Weitere Einflussgrößen sind Körpergewicht, Oberarmumfang, Arrhythmien, Körperposition, Tageszeit (zur Körperposition s. u.). Eine zirkadiane Rhythmik ist seit langem bekannt: Blutviskosität, Wandelastizität.

## Gütekriterien

- Einfachheit:
  - Manschettenmethode: ja
  - invasive Messung: nein
- Akzeptabilität: gut
  - Manschettenmethode: ja,
  - invasive Methode: nein
- Objektivität:
  - Gut, jedoch emotionelle Beeinflussung
- Reproduzierbarkeit:
  - Ruhe: 5–7 %
  - Belastung: 7–8 %
- Abhängig von Tageszeit, Schwankungen um 10–30 mmHg nicht ungewöhnlich, bei Hypertonikern und U. bis 60–80 mmHg. Langzeitvariabilität (1 Jahr):
- Ruhe: 8,2 %, 100 Watt: 9,5 %, 150 Watt: 11,2 %
- Validität: gut

## Referenzwerte

Referenzwerte wurden bisher für den Bereich optimal bis hochnormal angegeben [19]. Die aktuellen Empfehlungen und Leitlinien mehrerer Fachgesellschaften haben die Grenzwerte vereinfacht aufgrund der vorliegenden Evidenz.

- **Blutdruck in Ruhe**

Nach aktuellen Studien und Leitlinien wird der Blutdruck im Hinblick auf den Bluthochdruck eingeteilt (Tab. 8.6).
- Blutdruck in Ruhe für gesunde Personen unter 60 Jahren ≤140/90 mmHg.
- Für Personen über 60 Jahre ≤150/90 mmHg
- Patienten in allen Altersstufen mit einem Diabetes mellitus oder einer Nierenerkrankungen: ≤140/90 mmHg [10, 18, 19]

- **Belastung**

Für die obere Grenze für den Belastungsblutdruck gilt als Faustregel: Bei 100 Watt sollte der systolische Druck unter 200–210 mmHg liegen.

Weitere Referenzwerte für den arteriellen Blutdruck unter Belastung sind in den letzten Jahren mitgeteilt worden [8, 9], eine Auswahl ist unten aufgeführt.

**Tab. 8.6** Einteilung der Blutdruckwerte bei Bluthochdruck

| Kategorie | Systolisch mmHg | | Diastolisch mmHg |
|---|---|---|---|
| Optimal | <120 | und | <80 |
| Normal | 120–129 | und/oder | 80–84 |
| Hochnormal | 130–139 | und/oder | 85–89 |
| Grad 1 Hochdruck | 140–159 | und/oder | 90–99 |
| Grad 2 Hochdruck | 160–179 | und/oder | 100–109 |
| Grad 3 Hochdruck | >/= 180 | und/oder | >110 |
| Isolierter syst. Hochdruck | >140 | und | <90 |

# Herzfrequenz und Blutdruck

## 8.2.6 Laufbandergometrie

Referenzwerte, getrennt für Männer und Frauen und für verschiedene Altersgruppen sind bei Froehlicher [5] beschrieben; Vergleichswerte zwischen Laufbandergometrie und Fahrradergometrie bei [4–8]. Die Regressionsgeraden lauten:

(Fahrradergometer: $y = 107 + 0{,}479x$ – Laufband: $y = 95 + 0{,}0202x$).

Abkürzungen: $y$ systolischer arterieller Blutdruck (mmHg), $x$ relative (prozentuale) Sauerstoffaufnahme (% $VO_2$ von $VO_{2max}$).

## 8.2.7 Fahrradergometrie

Referenzwerte für den Blutdruck sind methodisch vorgeben mit Durchführung im Sitzen, mit intraarterieller Messung, die Dauer der Belastungsstufe betrug 6 min, die Werte werden mit Bezug auf Herzfrequenz und Herzminutenvolumen angegeben und ergeben folgende Regressionsgeraden:

$$ys = 88{,}1 + 0{,}47x \pm 14{,}4$$

$$yd = 62{,}1 + 0{,}102x \pm 8{,}4$$

$$ym = 73{,}1 + 0{,}22x \pm 9{,}2$$

$s$ systolisch, $d$ diastolisch, $m$ mittlerer Druck; $y$ Blutdruck, $x$ wie oben (relative Sauerstoffaufnahme).

Für die tägliche Routine werden die Werte von Gleichmann [14] (s. ◘ Tab. 8.4) für die Fahrradergometrie empfohlen sowie die der gepoolten Daten (s. o.). Für die Laufbandergometrie sind die Werte von Ellestad [4] zu empfehlen. Allerdings ist dabei das Belastungsprogramm zu beachten (◘ Abb. 8.4).

> Angaben zu Referenzwerten sind stets in Abhängigkeit zum Untersuchungsverfahren zu wählen. Die Angaben sind nur begrenzt vergleichbar. Einige Untersuchungen erfolgten im Sitzen, halbsitzend oder im Liegen. Das Belastungsprogramm ist verschieden, in den letzten Jahren werden Belastungsstufen von 2 min Dauer bevorzugt. Neuere Maximalwerte für den Blutdruck bei

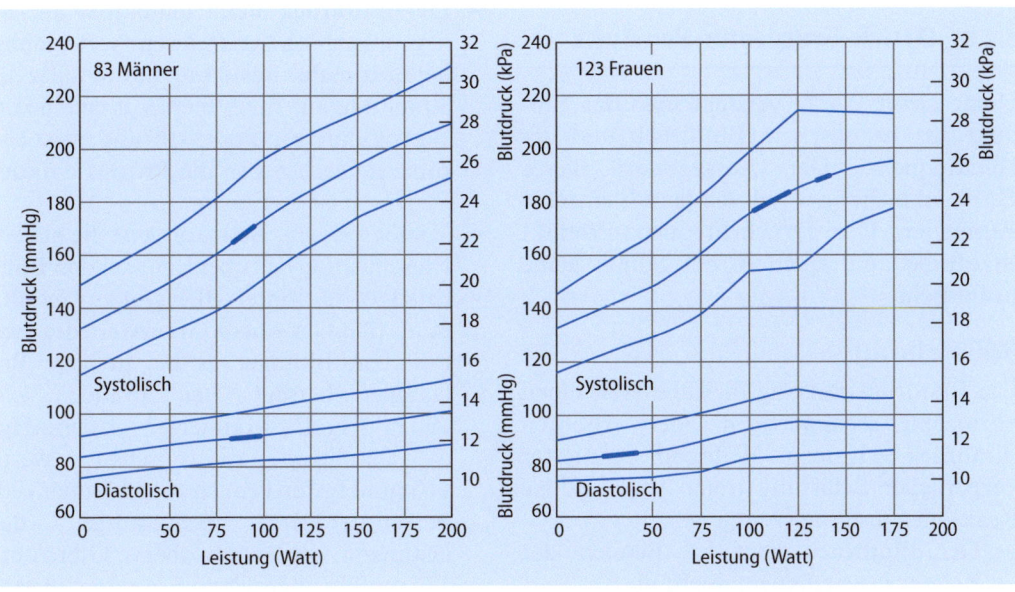

◘ **Abb. 8.4** Referenzwerte für den arteriellen Blutdruck während ansteigender Ergometriebelastung im Sitzen (Belastungsstufe 2 min Dauer für Frauen und Männer). (Adaptiert nach [14])

Laufbandbelastung (Bruce-Protokoll) mit Langzeitbeobachtung im Hinblick auf kardiale Ereignisse sind kürzlich mitgeteilt worden (Assaf et al. [19]). Die Werte sind nach Perzentilen eingeteilt, und sind Alters- und Geschlechts-abhängig. Sie liegen im Normalbereich zwischen 177 (+/-21) und 180 (+/- 24) (Mittel 190) für Männer und 156 (+/- 22) und 175 (+/-25) für Frauen jeweils für die Altersgruppe 20–29 J. Und 70–78 J. Vergleiche mit der „Friendstudie" liegen vor [19]. Eine Übertragbarkeit auf die Fahrradergometer-Methode ist nicht gegeben. Die empfohlenen Belastungs-Blutdruckwerte entsprechen in etwa den Befunden von Schultz et al. [20] und liegen leicht darüber. Dies könnte auch auf die unterschiedliche Belastungform zurückzuführen sein. Die Maximalwerte dürften aber in ähnlichem Bereich liegen.

Weitere Angaben in aktuellen Übersichten, spezielle Referenzwerte für ältere Personen und weitere tabellarische Darstellungen bei Lentner [11].

### 8.2.8 Druck-Frequenz-Produkt

Unter dieser Größe versteht man das Produkt aus systolischem Blutdruck und der Herzfrequenz. Der Aussagewert dieser Größe ist nicht besser als der jeweils einzelne Parameter. Das Druck-Frequenz-Produkt ist obsolet und spielt in der Klinik keine Rolle mehr.

### Beurteilung

Die Blutdruckmessung in Ruhe lässt einen normalen, grenzwertigen oder erhöhten Blutdruck erkennen. Während definierter körperlicher Belastung treten verschiedene Reaktionsmuster auf:
- Der Blutdruck liegt im Bereich der Referenzwerte: Normalbefund.
- Der Blutdruck in Ruhe ist leicht erhöht, bleibt aber während Belastung im Referenzbereich: Ein noch normaler Befund bei situationsbedingter Blutdruck-erhöhung vor der Belastung.
- Der Blutdruck liegt während der Ergometrie oberhalb der Referenzwerte: Belastungsbluthochdruck.
- Hierbei kommt es in etwa der Hälfte der Personen später zu einem manifesten Bluthochdruck. Bei Patienten nach Herzinfarkt weist ein überschießender Blutdruckanstieg auf eine ungünstige Prognose hin. Bei diesen Personen wird auch häufiger eine linksventrikuläre Hypertrophie gefunden. Die Blutdruckbeurteilung während Ergometerarbeit ermöglicht eine zusätzliche diagnostische und prognostische Aussage, sie eignet sich auch zur Therapiekontrolle.
- Der Blutdruck steigt nicht an, fällt unter den Ruhewert ab oder liegt unterhalb der Referenzwerte: hypotone Blutdruckreaktion. Diese Reaktion muss weiter abgeklärt werden, häufig liegt dem eine koronare Herzkrankheit zugrunde oder eine linksventrikuläre Funktionsstörung anderweitiger Genese. Diese Reaktion ist eher selten.
- Der Blutdruck steigt inadäquat an: Er liegt unterhalb der Referenzwerte, steigt bei maximaler Belastung um weniger als 30 mmHg an. Auch hier liegt eine linksventrikuläre Funktionsstörung meist koronarer Genese vor, die Prognose dieser Patienten ist ungünstig.
- Von besonderer Bedeutung ist die neuere Einschätzung der überschießenden Blutdruckwerte unter Belastung (Schultz et al. [20].Der obere Grenzwert des systolischen Blutdruckes bei höherer Belastung beträgt bei Frauen >/= 190 mmHg, für Männer >/= 210 mmHg, die jeweiligen diastolischen Werte 110 mmHg für Frauen und Männer (90. Percentile).Für leichtgradige Belastungen werden als oberer Grenzwert 175 mmHg angegeben. Ein so definierter überschießender Blutdruckwert weist eine ungünstige Prognose hinsichtlich

kardiovaskulärer Ereignisse auf (Schultz et al. [21]. Jede 5 mmHg über dem Grenzwert geht mit pathologischen kardiovaskulären Veränderungen einher (2019). Dies entspricht einer gestörten Gefäßwandsteifigkeit und Endothelfunktion mit sekundärer Herz- und Gefäßfunktionsstörung (Thanassoulis et al. [22]). Die Früherkennung eines Belastungshochdruckes ist bedeutsam, da dieser durch regelmäßige körperliche Aktivität günstig beeinflusst werden kann (Pescatello [23]).

## Bedeutung

Die Blutdruckmessung in Ruhe gehört zur Basisdiagnostik, die Messung während Belastung ist obligat zur Erkennung einer Gefährdung im Belastungstest oder eines latenten Bluthochdruckes. Bei Sportlern werden bei hohen Belastungen (300–500 Watt) auch höhere Blutdruckwerte gemessen. So sind Drücke um oder über 300 mmHg bei diesen hohen Leistungen nicht ungewöhnlich und nicht pathologisch (Löllgen und Leyk [13]).

Die Blutdruckmessung während Belastung ist heute durch die Langzeitblutdruckmessung etwas in den Hintergrund getreten und hat etwas an Bedeutung verloren. Aufgrund der hohen Aussagekraft der Langzeitblutdruckmessung sollte daher bei Blutdruckwerten unter Belastung von >250 mmHg eine Langzeitblutdruckmessung erfolgen.

## 8.2.9 Langzeitblutdruckmessung

### Definition

Unter der Langzeitblutdruckmessung versteht man die unblutige wiederholte Messung des Blutdruckes über längere Zeit, meist über 24 h. Das Verfahren wird auch ABDM genannt, ambulante Blutdruckmessung (im Gegensatz zur quasi statischen Gelegenheitsblutdruckmessung).

Diese Form der Blutdruckmessung gilt heute als Standard in Diagnostik und Therapie des arteriellen Bluthochdruckes. Sie ist unabhängiger von Einflüssen wie beim Blutdruck in der Arztsprechstunde oder bei der Selbstmessung und ergibt daher zuverlässigere Werte. Messmethodisch wird die auskultatorische, die oszillometrische oder die Kombination aus beiden Verfahren verwendet.

### Methodik

Die Messung erfolgt prinzipiell mit den gleichen Verfahren wie bei der Ruhemessung, allerdings wird die oszillometrische Methode deutlich häufiger eingesetzt. Die Auswertung erfolgt über Recheneinheiten im Rekorder oder über einen PC. Die empfohlenen Messwerten und Protokolldaten sind in den aktuellen Leitlinien aufgeführt [10, 18, 19]. Eine Auflistung der Messdaten wie eine grafische Darstellung ist obligat. Tagsüber erfolgt die Messung alle 15, nachts alle 30 min. Abweichungen von der auskultatorische Messung sollten 5 mmHg (± 8) nicht überschreiten.

Zur Auswertung sollten mindestens 60 Messwerte vorliegen. Häufige Fehler sind Armbewegungen während der Messung und Manschettenfehllage.

### Einflussgrößen

Es gelten die gleichen Einflussgrößen wie bei der Blutdruckmessung selber. Zusätzlich müssen aber, wie bei jeder Langzeitmessung, kurz- oder länger wirkende Rhythmen beachtet werden. Kurzzeitschwankungen (Sekunden bis Minuten) sind durch die Atmung bedingt (Anstieg des Blutdruckes bei Inspiration) und sind im Stehen deutlicher zu erkennen. Sog. Mayer-Wellen sind zyklische Schwankungen, die durch die Aktivität der Chemorezeptoren hervorgerufen werden. Sie weisen eine Periodizität von 0,07–0,12 Hz auf. Weitere Schwankungen werden regelhaft innerhalb von 24 h beobachtet. Langfristige Schwankungen beruhen auf saisonalen Veränderungen. Die Tag-Nacht-Rhythmik ist für die Diagnostik bedeutsam (s. u.). Weitere Einflussgrößen sind Belastung, Miktion oder Husten, Stuhlgang, Essen, Trinken, Rauchen, Alkohol, Koffein, mentale Arbeit oder Belastungen.

Die Akzeptanz ist in der Regel gut, mitunter wird das Aufpumpen in der Nacht als unangenehm empfunden.

### Referenzwerte

Der Tagesmittelwertwert (7:00–22:00 Uhr) sollte 135/85 mmHg, der Nachtwert im Mittel 120/80 mmHg nicht überschreiten, die obere Grenze für den 24-h-Mittelwert liegt bei 130/80 mmHg. Normal ist noch, wenn 25 % der Tageswerte über 140/90 mmHg liegen. Aktuelle Empfehlungen in ◘ Tab. 8.7.

Der nächtlicher Abfall sollte um 15 mmHg oder mehr liegen, bei Werten unter 10 ist eine Hypertonie wahrscheinlich, bei fehlendem Abfall oder Anstieg in der Nacht ist ein Hochdruck sehr wahrscheinlich (weitere Hinweise in [10, 18, 19]).

### Weitere Messwerte

Für die Interpretation der Ergebnisse der Langzeitmessung sind weitere Kenngrößen wichtig:

„Peak"-Wert: Maximale Blutdrucksenkung unter Therapie (Wirkungsmaximum).

„Trough"-Wert: Messwert am Ende eines Dosierungsintervalls, also vor Beginn der nächsten Medikamentengabe (Wirkungsminimum), „Peak-to-trough" Quotient: Verhältnis beider Größen, der Wert sollte mindestens 50 % betragen. Bei der Berechnung ist der Plazeboeffekt abzuziehen. Probleme bei der Trough-to peak-Analyse sind die fehlende Berücksichtigung pharmakokinetischer Daten, keine Aussage zur 24-h-Wirkung, keine Aussage zur zirkadianen Rhythmik, gelegentlich Verwechslung mit chronobiologischen Daten, fehlende Morbiditätsdaten [10, 12].

### Bedeutung

Die Langzeitblutdruckmessung hat mittlerweile einen hohen Stellenwert in Diagnostik, Therapieüberwachung und Prognoseabschätzung des Bluthochdruckes. Sie ist der Gelegenheitsblutdruckmessung eindeutig, der Belastungsmessung ebenfalls überlegen. Im Hinblick auf die Prognose bestehen enge Korrelationen zur Linkshypertrophie, zu kardiovaskulären Komplikationen und zu hypertensiven Endorganschäden. Eine kurzzeitige Messung mit hoher Frequenz („Beat to Beat-Messung ca. 300 Werte in 5 min) entspricht signifikant den Messwerten über 24 h [9].

## 8.2.10 Barorezeptorensensitivität (BRS)

### Definition

Bei der Barorezeptorenfunktionsprüfung (oder Barorezeptorensensitivität, BRS) wird die Änderung der Herzfrequenz bei definierter Blutdruckänderung bestimmt. Der Test dient zur Quantifizierung der vagalen Reflexantwort, er ist eine weitere Möglichkeit zur Prüfung der autonomen kardiovaskulären Funktion.

### Physiologie

Das Baroreflexsystem ist eine Komponente zur Steuerung der Herzfrequenz und des Blutdruckes. Die Rezeptoren im Karotissinus und Aortenbogen („high-pressure baroreceptors") werden durch einen Anstieg des Blutdruckes stimuliert, als Gegenreaktion tritt einevagal vermittelte Bradykardie und

◘ **Tab. 8.7** Aktuelle Hinweise zur Blutdruckbewertung. (Aus [10])

| Kategorie | Blutdruckhochdruck (mmHg) | |
|---|---|---|
| | systolisch | diastolisch |
| Praxis | >140 und/oder | ≥90 |
| Ambulant | | |
| -am Tage | >135 | >85 |
| -in der Nacht | >120 | >70 |
| | >130 | >80 |
| −24 h | | |

Vasodilatation ein [8, 11]. Daneben gibt es „low-pressure baroreceptors" in den Herzvorhöfen, Venen und Ventrikeln. Die vereinfachte Darstellung des Reflexbogens beschreibt die Barorezeptorenprüfung. Sie ist eine weitere Methode, um die Prognose bei Patienten nach einem Herzinfarkt abzuschätzen, abgesehen von weiteren Fragestellungen in Physiologie und Raumfahrtmedizin.

## Methodik

Bei der Prüfung der BRS wird die Blutdruckänderung gegen die Herzfrequenzänderung (meist der reziproke Wert) oder den RR-Abstand im EKG (in ms) aufgetragen. Der Blutdruck wird medikamentös (Phenylephrin, Norfenefrin) um etwa 20–30 mmHg gesteigert. Aus der Regressionsgeraden Blutdruckänderung (systolisch) gegen Änderung des RR-Abstandes wird die Barorezeptorenfunktion abgelesen (ms/mmHg).
Dosierungen:
- Phenylephrin : 2 µg/kg, Steigerung um 25 µg bis maximal 3,5 µg/kg
- Norfenefrin: 0,014 mg/kg als Bolus, Steigerung je nach Wirkung
- Weitere Untersuchungsmethoden sind kürzlich mitgeteilt worden [11].

▶ Erhöhte Blutdruckwerte stellen eine Kontraindikation dar oder es sind alle erforderlichen Notfallmaßnahmen und Gegenmittel bereit zu halten.

■ **Weitere Untersuchungsverfahren**

Andere Untersuchungsverfahren benutzen die „LBNP"-Methode, die „Neck suction", den Handgriff-Test („handgrip-test") oder das Valsalva-Manöver. Beim LBNP-Verfahren („lower body negative pressure") wird durch eine am Bauch luftdicht abgeschlossene Kammer ein Unterdruck auf die untere Körperhälfte ausgeübt und damit Blut in den Bauch und die Beine „gesaugt". Das Ausmaß beträgt –10 bis –20 mmHg. Beim „neck suction" wird mit einem Spezialgerät (Helm) ein negativer und positiver Druck auf die A.carotis ausgeübt von –50 mmHg bis +50 mmHg für ca. 10 s [10, 12]. Beim Handgrifftest (Handgrip) muss der Proband mit 30 % der maximalen willkürlichen Kontraktionskraft etwa 5 min lang einen Druck ausüben. Beim Valsalva-Manöver bläst der Proband 30 mmHg gegen ein Quecksilbermanometer für 15 s, dieser Vorgang wird mehrfach wiederholt. Bei allen Manövern werden der Blutdruck und der reziproke Herzfrequenzwert (RR-Intervall) gemessen und gegeneinander aufgetragen.

## Gütekriterien

Die Reproduzierbarkeit des Verfahrens (Phenylephrin) liegt bei 81 %.

## Referenzwerte

Unter Phenylephrin beträgt die BRS zwischen 13–18 ms/mmHg, bei Patienten nach Myokardinfarkt im Mittel 7–9 ms/mmHg, Werte unter 3 ms/mmHg sind sicher pathologisch.

## Beurteilung

Aus den Messwerten wird eine normale oder eingeschränkte Barorezeptorensensitivität abgelesen. Eine Abnahme weist auf ein höheres zukünftiges Risiko hin. Eine Abnahme wird auch bei Patienten mit neurokardiogener Synkope beschrieben, bei Patienten mit anhaltenden ventrikuären Tachykardien und Kammerflimmern [11, 12] sowie bei Patienten nach akutem Myokardinfarkt. Die ATRAMI-Studie zeigt, dass sowohl eine reduzierte Herzfrequenzvariabilität als auch eine erniedrigte BRS auf eine zukünftige gesteigerte kardiale Mortalität hinweisen. Die BRS nimmt im Alter ab, aber weniger als bei Patienten nach einem Infarkt.

## Bedeutung

Die BRS ist ein weiterer Marker der autonomen kardialen Funktion und besitzt einen Vorhersagewert für zukünftige kardiale Ereignisse. Dieser Parameter (BRS) kann zur Risikostratifizierung herangezogen werden.

- **Einfache Tests zur Prüfung der autonomen Funktion**

Die nachfolgend dargestellten Verfahren werden seit Jahren benutzt, sind aber in ihrer Aussagekraft dem Kipptischversuch und der Barorezeptorenprüfung eindeutig unterlegen. Bei Verdacht auf eine autonome Funktionsstörung ist in jedem Fall ein Kipptischversuch indiziert.

- Valsalva Manöver
- Dieser scheinbare einfache Test ist eher eine globale Untersuchung kardiopulmonaler afferenter Reflexe, der zentralen autonomen Verarbeitung und efferenter sympathischer und parasympathischer Regelvorgänge.
- Methodik: Ein standardisiertes Vorgehen ist nicht publiziert. Während des Manövers sollten Herzfrequenz und Blutdruck fortlaufend registriert werden. Der Proband bläst dabei in ein Mundstück mit einem definierten Widerstand, ein Ausatemdruck von 40 mmHg sollte über 10–15 s durchgehalten werden.
- Prüfung der autonomen Funktion

Referenzwerte einfacher Tests zur Prüfung der autonomen Funktion (s. Tab. 8.3).

> **Fazit**
>
> Herzfrequenz und Blutdruck stellen zentrale Größen in der Diagnostik dar, sie sind aber auch Bezugsgrößen für andere Parameter wie die der Spiroergometrie, Herzratenvariabilität und andere. Wichtig ist bei der Messung dieser beiden Parameter, die Einflussgrößen zu beachten, nur dann und bei standardisierten Bedingungen ist eine korrekte Bewertung möglich.
>
> Für die Belastungsuntersuchung sind die physiologischen Streubreiten zu berücksichtigen, wie sie aus Quer- und Längsschnittuntersuchungen bekannt sind.
>
> Beide Größen liefern Informationen zum Gesundheitsstatus, sie sind zugleich aber Parameter der Leistungsbeurteilung und Hilfen zur Trainingsberatung.

## Literatur

1. Palatini P (2021) Resting heart rate as a cardiovascular risk factor in hypertension patients. An update. Am J Hypertens 34:307–317
2. Levine HL (1997) Rest heart rate and life expectancy. J Am Coll Cardiol 30:1104–1106
3. Jensen MT (2019) Resting heart rate and relation to disease and longevity:past,present and future. Scand J Clin Lab Invest 79:108–116
4. Ellestad MH (1996) Stress testing, 4. Aufl. Davis Comp, Philadelphia
5. Froelicher VF, Myers J (2006) Exercise and the heart, 5. Aufl. Saunders, Philadelphia
6. Sandvik L, Erikssen J, Ellestad M, Erikssen G, Thaulow E, Mundal R, Rodahl K (1995) Heart rate increase and maximal heart rate during exercise as predictors of cardiovascular mortality. Coron Artery Dis 6:667–668
7. Scharhag J, Löllgen H, Kindermann W (2013) Competitive sports and heart. Benefit or risk? Dtsch Ärztebl int 110:14–24
8. Schmidt G, Mallik M, Barthel R, Schneider K, Ulm L, Rolnitzky CAJ, Bigger JT, Schömig A (1999) Heart rate – turbulence after ventricular premature beats as predictor of mortality after acute myocardial infarction. Lancet 353: 1390–1296
9. Tanaka H, Monaham KD, Seals DR (2001) Age-predicted maximal heart rate revisited. J Am Coll Cardiol 37:153–156
10. Löllgen H, Erdmann E, Gitt A (Hrsg) (2010) Ergometrie, 3. Aufl. Springer, Heidelberg
11. Lentner C, Geigy (1990) Scientific tables, Bd 5, 8. Aufl. Heart and Circulation, Basel
12. Löllgen H (2005) Kardiopulmonale Funktionsdiagnostik, 4. Aufl. Novartis, Nürnberg
13. Löllgen H, Leyk D (2018) Exercise testing in sports medicine. Dtsch Ärztebl Int 115:409–416
14. Gleichmann U (1984) In: Anlauf M, Bock KE (Hrsg) Blutdruck unter körperlicher Belastung. Steinkopf, Darmstadt, S 62–64
15. Eller-Berndt D (2010) Herzratenvariabilität. Verlagshaus der Ärzte, Wien
16. Hedman K, Lindow T, Elmnerg V, Brudin L, Ekström M (2020) Age and gender-specific upper limits and reference equations for workload-indexed systolic bloodpressure response during bicyle ergometry. Eur J Prev Cardiol. https://doi.org/10.1177/2047487320909667
17. Bernhardt DT, Roberts WO (2019) PPE preparticipation physical evaluation. Am Acad Pediatr. 5. Aufl:2015 ff
18. Löllgen H, Westerbeck M (2013) Short term high resolution compared to ambulatory blood pressure measurement. Abstract Am Heart Ass., Dallas 2013, Circulation (epub) (Publ. In Vorber.)

19. Assaf Y, Barout A, Alhamid A, Al-Mouakeh A, Barillas-Lara MI, Fortin Gamero S, Bonikowske AR, Pepine CJ, AllisonTG (2021) Peak systolic blood pressure during the exercisetest reference values by sex and age and association with mortality. Hypertension 77:1960-1914
20. Schultz MG, Sharman JE (2013) Exercise hypertension. Review. Pulse, Karger 1:161–176
21. Schultz MG, Park C, Fraser A, Howe LD, Jones S, Rapala A, Smith GD, Sharman JE, Lawlor DA, Nish Chaturvedi N, John Deanfield J, Hughes AD (2018) Submaximal exercise blood pressure and cardiovascular structure in adolescence. Int J Cardiol 275:152–157
22. Thanssoulis G, Lyass A, Benjamin EJ, Larson MG, Vita JA, Levy D, Hamburg NM, Widlansky ME, O'Donnel CJ, Mitchell GF, Vasan RS (2012) Relations of exercise blood pressure response to cardioavascular risk factors and vasculalar function in the Framingham study. Circulation 125:2936–2843
23. Pescatello LS, Buchner DM, Jakicic JM, Powell KE, Kraus WE, Bloodgood B, Campbell WW, Dietz S, Dipietro L, George SM, Macko RF, McTiernan A, Pate RR, Piercy KL, for the physical activity guidelines advisory committee (2019) Physical activity to prevent and treat hypertension: a systematic review. Med Sci Sports Exerc 51:1314–1323

# Die sportkardiologische Untersuchung und klinische Konsequenzen – das EKG

*Robert Berent*

**Inhaltsverzeichnis**

9.1 Einführung – 114

9.2 Bradyarrhythmien und AV-Blockierungen – 118

9.3 Inkompletter Rechtsschenkelblock – 119

9.4 Early repolarization – frühe Repolarisation [17, 18, 19, 20, 21] – 119

9.5 ST-Strecken-Senkungen und/oder T-Wellen-Inversionen – 121

9.6 Rechtsventrikuläre Hypertrophie – 121

9.7 Supraventrikuläre Arrhythmien – 122

9.8 Vorhofflimmern/Vorhofflattern – 123

9.9 Ventrikuläre Extrasystolien (VES)/Tachykardien – 123

9.10 Hypertrophe Kardiomyopathie (HCM) – 128

9.11 Ionenkanalerkrankungen – Channelopathies [13] – 129

9.12 Das Mitralklappenprolapssyndrom – 134

Literatur – 135

© Springer-Verlag GmbH Deutschland, ein Teil von Springer Nature 2023
J. Niebauer (Hrsg.), *Sportkardiologie*, https://doi.org/10.1007/978-3-662-65165-0_9

Das 12-Ableitungs-EKG als Teil eines Screeningprogrammes kann ein großes Spektrum an Auffälligkeiten zeigen, die eine unbedeutende Konsequenz des systematischen Trainings darstellen oder einen Hinweis auf eine strukturelle, kardiovaskuläre Herzerkrankung geben. Dementsprechend wurden Kriterien definiert, die eine weitere Abklärung nach sich ziehen sollten.

## 9.1 Einführung

Das 12-Ableitungs-EKG ermöglicht, diagnostische und prognostische Informationen zu erhalten, um kardiovaskuläre Erkrankungen, die mit dem Risiko für einen plötzlichen Herztod beim Sport vergesellschaftet sind, frühzeitig zu erkennen. Die Effektivität des EKG-Screenings bei Kompetitiv-Athleten wird vor allem durch die mehr als 25-jährigen Erfahrungen und Dokumentationen aus Italien gestützt [1, 2, 3, 4]. In Zusammenschau mit Anamnese, Familienanamnese und Status konnte eine frühzeitige Identifizierung von asymptomatischen Athleten mit einer potenziell letalen Herzerkrankung erfolgen. In etwa 2/3 der jungen Athleten mit einem plötzlichen Herztod konnten auch EKG-Veränderungen vorgefunden werden (Abb. 9.1) [5]. Das EKG als alleiniger Screening Test für Hobby-Athleten (Freizeitsportler), die meist >35 Jahre alt sind, wird ebenso als nicht ausreichend angesehen [6]. Eine Anamnese, ein Status und die kardiovaskulären Risikofaktoren sollten evaluiert werden und die Risikoabschätzung für kardiovaskuläre Ereignisse eventuell durch weiterführende Untersuchungen ergänzt werden, wobei hier

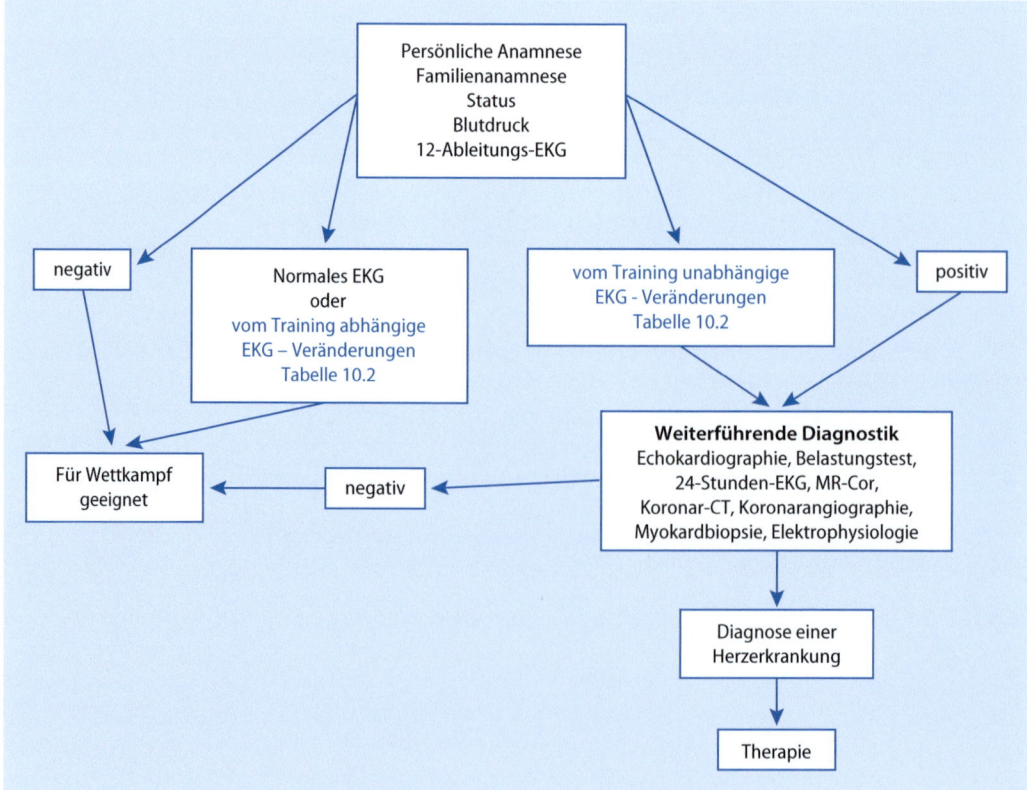

**Abb. 9.1** Screening-Untersuchung beim Athleten. (Adaptiert nach [15])

dem Belastungstest eine große Bedeutung zukommt [6, 7].

Elektrokardiographische Veränderungen bei Kompetitiv- und Hobby-Athleten, wie das strukturelle und elektrische Remodelling am Herzen, sind in erster Linie durch Adaptionsvorgänge durch das regelmäßige Training bedingt. Die Unterscheidung zwischen physiologischen und pathologischen EKG-Veränderungen hat für den Sportler eine weitreichende Bedeutung und muss korrekt getroffen werden. EKG-Veränderungen, die keine oder eine weitere Abklärung nach sich ziehen, sind in ◘ Tab. 9.1 und 9.2 zusammengefasst (◘ Abb. 9.2 und 9.3) [8, 9].

Intensive körperliche Aktivität kann zu einem elektrischen und strukturellen Remodelling im Myokard führen, wodurch das Auftreten atrialer und ventrikulärer Rhythmusstörungen gefördert wird (◘ Abb. 9.4) [11, 12].

Der mit Sport assoziierte plötzliche Herztod (Sudden Cardiac Death, SCD) ist ein fatales Ereignis, das es gilt, sowohl bei kompetitiven Athleten als auch bei Freizeitsportlern zu verhindern [13]. Da die meisten Sportler mit einer für den plötzlichen Herztod prädisponierenden kardiovaskulären Erkrankung asymptomatisch sind, ist die Screeninguntersuchung das einzige Mittel, um eine solche Prädisposition durch eine vorliegende Grunderkrankung überhaupt zu erkennen. Bei offensichtlich gesunden Erwachsenen >35 Jahren und Läufern kommt es bei 1:15.000 bis 1:50.000 zu einem plötzlichen Herztod. In einer französischen Untersuchung kam es in 5–17/1.000.000 Einwohner/Jahr zu einem mit Sport assoziiertem plötzlichen Herztod [12, 14]. Kompetitiv-Athleten weisen eine deutlich niedrigere Inzidenz auf. In einer prospektiven Untersuchung aus Italien betrug diese etwa 3/100.000, wobei die Prävalenz bei jüngeren Highschool- und College-Athleten in einer retrospektiven Untersuchung 1/10.000/Jahr betrug [15].

Kardiale Erkrankungen, die zu malignen Rhythmusstörungen oder zum plötzlichen Herztod prädisponieren, sind die hypertrophe Kardiomyopathie, die arrhythmogene rechtsventrikuläre Dysplasie/Kardiomyopathie, die dilatative Kardio-

◘ Tab. 9.1 Kriterien für ein pathologisches EKG [5, 10]⁰

| | |
|---|---|
| P-Welle | - Vorhofdilatation links, P >0,1 s in II, negativer Anteil des P in V1 ≥0,1 mV und ≥0,04 s Dauer<br>- Vorhofdilatation rechts, P ≥0,25 mV in II und III, oder >0,12 mV in V1 |
| QRS-Komplex | - Hauptvektor des QRS ≥120° oder –30° bis –90°<br>- Erhöhte Voltage: R oder S in Standardableitungen ≥2 mV, S-Welle in V1 oder V2 ≥3 mV oder R-Welle in V5 oder V6 ≥3 mV<br>- Q-Zacke ≥0,04 s Dauer oder ≥25 % der Höhe der R-Welle oder QS-Komplex in 2 oder mehr Ableitungen<br>- RSB oder LSB mit QRS Dauer ≥0,12 s<br>- R oder R' in V1 ≥0,5 mV und R/S Ratio ≥1 |
| ST-Strecke, T-Welle, QT-Intervall | - ST-Strecken-Senkung von ≥1 mm oder T-Wellen Abflachung oder Inversion in ≥2 benachbarten Ableitungen<br>- Verlängerte QTc-Zeit ≥470 ms bei Männern und QTc ≥480 ms bei Frauen. |
| Rhythmus und Überleitung | - ≥2 VES im 10 s EKG-Streifen bzw. >2000 VES/24 h oder komplexere ventrikuläre Rhythmusstörungen<br>- Supraventrikuläre Tachykardien, Vorhofflattern, Vorhofflimmern<br>- PQ-Intervall <0,12 s mit/ohne Delta-Welle<br>- Sinusbradykardie mit Ruhe-Herzfrequenz ≤30/min oder Pausen ≥3 s<br>- AV-Block II° Typ 2 oder III° |

● **Tab. 9.2** Klassifizierung der EKG-Veränderungen bei Athleten [5, 67]

| | |
|---|---|
| 1. Häufige, vom Training abhängige und daher als trainings-assoziiert einzustufende EKG-Veränderungen (in bis zu 80 %) | Sinusbradykardie ≥30/min<br>AV-Block I° sowie II° Typ 1<br>Inkompletter Rechtsschenkelblock[a]<br>Early repolarization – frühe Repolarisation [16,17,20,22][b]<br>Isolierte QRS-Kriterien für Linkshypertrophie[c]<br>Isolierte QRS-Kriterien für rechtsventrikuläre Hypertrophie [27,33][d] |
| 2. Seltene, vom Training unabhängige EKG-Veränderungen (in bis zu 5 %), die einer Abklärung bedürfen | Kriterien für Linkshypertrophie unabhängig von der Voltage[§]<br>T-Wellen-Inversionen[*]<br>ST-Strecken-Senkungen[¶]<br>Pathologische Q-Zacken[#]<br>Kompletter Links- oder Rechtsschenkelblock[‡‡]<br>Rechtsventrikuläre Hypertrophie [27, 33][††]<br>Langes oder kurzes QT-Intervall[§§]<br>Brugada-ähnlicher QRS-ST-Komplex<br>Ventrikuläre Präexzitation<br>Vergrößerung des linken oder rechten Vorhofs [24][**]<br>Überdrehte Linkstyp/linksanteriorer Hemiblock [24]<br>Überdrehter Rechtstyp/linksposteriorer Hemiblock [24] |

[a] rSr Morphologie mit einer QRS-Dauer <120 ms
[b] Hebung der QRS-ST-Strecke ≥0,1 mV, verbunden mit Knotung oder muldenförmigem terminalem QRS-Komplex
[c] Sokolow-Lyon (Summe der S-Zacke in V1 und der R-Zacke in V5 oder V6 ≥35 mm) und Cornell voltage score (Summe der S-Zacke in V3 und der R-Zacke in aVL >20 mm bei Frauen und >28 mm bei Männer)
[d] Summe der R-Zacke in V1 und der S-Zacke in V5 oder V6 ≥10,5 mm
[§] LV Hypertrophie mit ST-Strecken- oder T-Wellen-Veränderungen, vergrößerter linker Vorhof oder Linkslagetyp (i.e., Romhilt-Estes score >4)
[*] T-Welleninversion >2 mm in >2 benachbarten Ableitungen
[¶] ST-Strecken-Senkung >1 mm in >2 benachbarten Ableitungen
[#] Q- oder QS-Zacken ≥25 % der R-Zacke oder ≥3 mm Höhe in ≥2 benachbarten Ableitungen, ausgenommen aVR
[**] vergrößerter linker Vorhof: negativer Anteil der P-Welle in V1 ≥ −0,1 mV und ≥0,04 s oder ≥120 ms in Ableitung II; vergrößerter rechter Vorhof: überhöhte P-Welle in II und III oder V1 >0,25 mV
[††] Summe der R-Zacke in V1 und der S-Zacke in V5 oder V6 >10,5 mm
[‡‡] Links- oder Rechtsschenkelblock oder inkompletter Schenkelblock
[§§] QTc ≥470 ms bei Männern und ≥480 ms bei Frauen oder QTc-Intervall ≤360 ms

myopathie, die Myokarditis, das Long und Short QT-Syndrom, das Brugada-Syndrom, das Präexzitationssyndrom (WPW), die katecholaminerge, polymorphe, ventrikuläre Tachykardie und Koronaranomalien (● Abb. 9.3) [11, 14]. In manchen Sportarten spielt auch die Contusio cordis eine Rolle (● Abb. 9.5).

# Die sportkardiologische Untersuchung und klinische Konsequenzen – das EKG

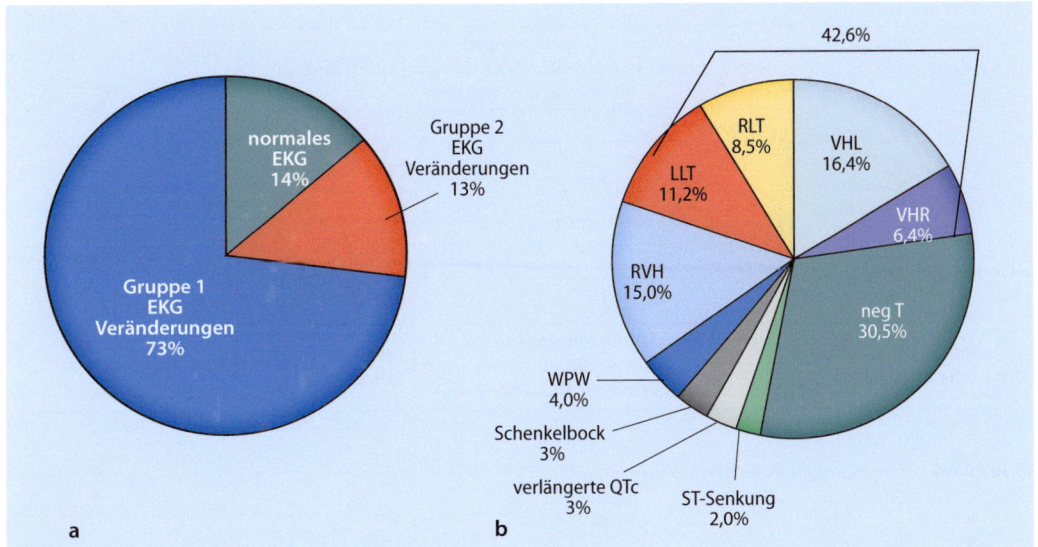

**Abb. 9.2** **a** Prävalenz von trainingsabhängigen (Gruppe 1) und trainingsunabhängigen (Gruppe 2) EKG-Veränderungen bei Athleten. **b** Detaillierte EKG-Veränderungen der Gruppe 2. LLT Linkslagetyp; RLT Rechtslagetyp; VHL Vorhof links vergrößert; VHR Vorhof rechts vergrößert; RVH rechtsventrikuläre Hypertrophie. (Adaptiert nach [32])

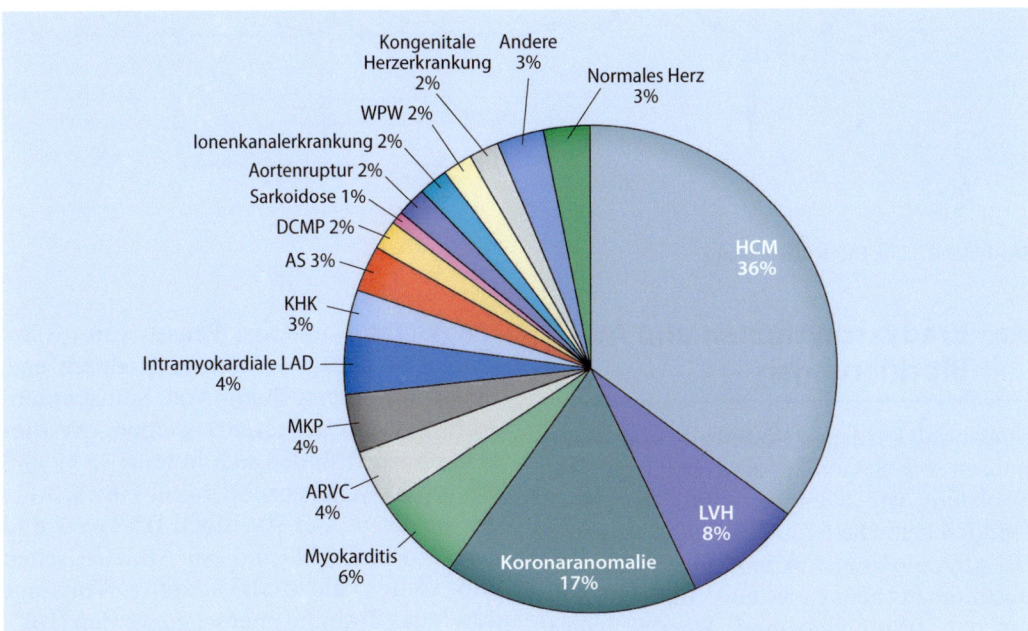

**Abb. 9.3** Kardiovaskuläre Ursachen (%) für den plötzlichen Herztod. (Adaptiert nach [8])

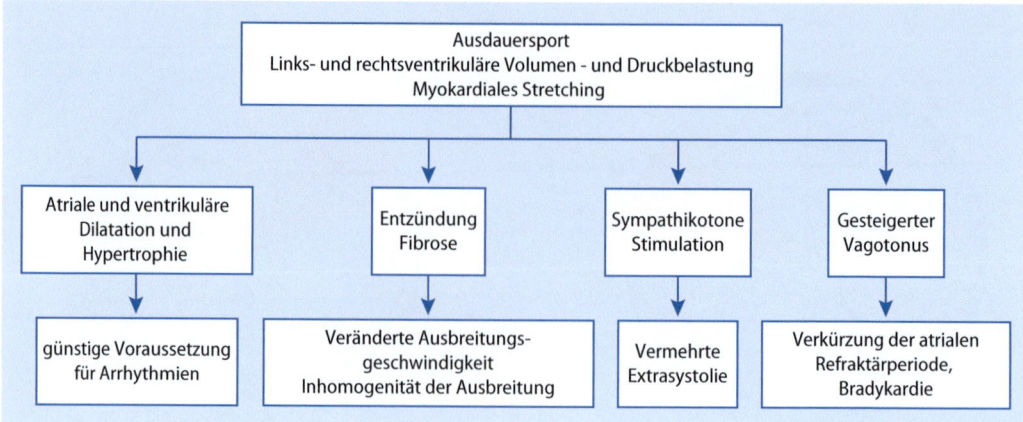

**Abb. 9.4** Entstehung von Arrhythmien

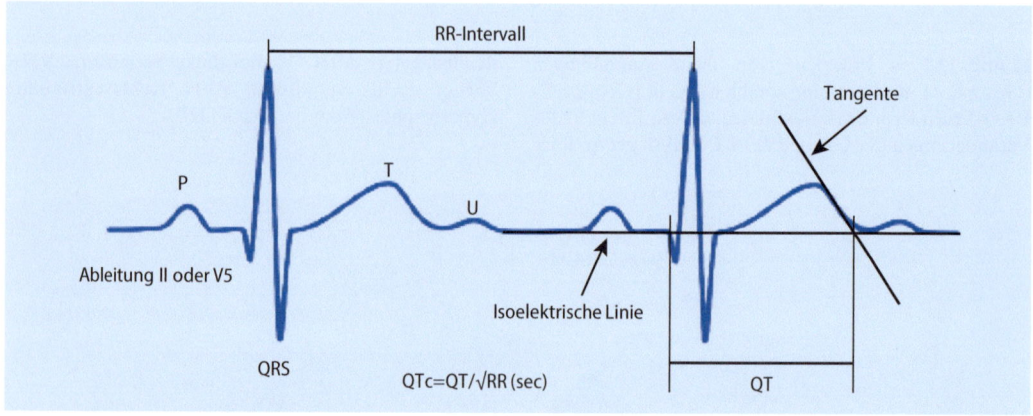

**Abb. 9.5** Die EKG-Vermessung

## 9.2 Bradyarrhythmien und AV-Blockierungen

Sinusbradykardien (<60/Min) und Sinuspausen >2 Sekunden sind bei trainierten Sportlern vor allem während der Nachtstunden keine Seltenheit. Sie sind Ausdruck der physiologischen Adaptionsvorgänge des autonomen Nervensystems und reflektieren den Trainingszustand. Herzfrequenzen von <30/Min und/oder Pausen von >3 Sekunden untertags müssen z. B. durch eine Belastungsuntersuchung von Sinusknotenerkrankungen abgegrenzt werden. AV-Blockierungen I° finden sich in etwa 35 % und II° Typ 1 (Wenckebachperiodik) in ca. 10 % der Athleten. Der AV-Block II° Typ 2 und der AV-Block III° sind bei Athleten selten und sollten nicht als adaptive Vorgänge durch das Training angesehen werden [16].

## 9.3 Inkompletter Rechtsschenkelblock

Die Prävalenz eines inkompletten Rechtsschenkelblocks (<120 ms) liegt bei Athleten, die Ausdauertraining machen, bei 35–50 %. Zum Ausschluss eines Vorhofseptumdefekts wird eine Echokardiografie empfohlen.

## 9.4 Early repolarization – frühe Repolarisation [17, 18, 19, 20, 21]

Die ventrikuläre Repolarisation beginnt, wenn die Depolarisation endet. Bei einem gesunden Herzen beträgt die Überlappung zwischen der spätesten Depolarisation und der frühesten Repolarisation 10 ms. Der Übergang von Depolarisation in Repolarisation entspricht im normalen EKG dem J-Punkt (J-point), der somit den Übergang der S-Zacke in die ST-Strecke bildet. Die frühe Repolarisation manifestiert sich im EKG
- als eine auffällige Verlangsamung des absteigenden Anteils des QRS-Komplexes (slurring – übergehend oder notching – gekerbt),
- als eine Anhebung des J-Punktes mit nachfolgender, meist aszendierender ST-Streckenhebung und meist positiven überhöhten T-Wellen in denselben EKG-Ableitungen.

Die konkavartigen ST-Hebungen (>0,1 mV) finden sich in den anterolateralen Ableitungen, V4 – V6, I, aVL oder inferior in II, III, aVF mit einer Einkerbung im J-Punkt. Es kann eine ST-Senkung in aVR vorliegen.

Somit können drei Formen des Syndroms der frühen Repolarisation („early repolarization syndrome", ERS) unterschieden werden [22]. Typ 1 mit der frühzeitigen Repolarisation in den Ableitungen V4–V6, I, aVL, Typ II mit der frühzeitigen Repolarisation in den inferioren Ableitungen II, III, aVF und Typ III mit der frühzeitigen Repolarisation in allen Ableitungen, dem rechten und dem linken Ventrikel. Eine weitere angeborene Form findet sich beim Brugada-Syndrom mit einer frühzeitigen Repolarisation in V1–V3. Eine frühzeitige Repolarisation kann aber auch im Rahmen einer Ischämie oder Hypothermie (Osborn-Welle) erworben sein.

In bis zu 44 % der Athleten sind Veränderungen im Sinne einer frühzeitigen Repolarisation anterolateral vorzufinden, wogegen nur 1–2 % der jüngeren Normalbevölkerung davon betroffen sind [23]. Die Veränderungen stehen unter dem Einfluss des autonomen Nervensystems und der Herzfrequenz, eine Bradykardie führt zu einer Verstärkung der J-Welle (◘ Abb. 9.6 und 9.7). Neben der gutartigen Form der frühen Repolarisation (Typ 1) scheinen Veränderungen in den inferioren oder inferolateralen Ableitungen und ST-Senkungen zusätzlich zu aVR mit dem vermehrten Auftreten von Kammerflimmern und dem plötzlichen Herztod vergesellschaftet zu sein [24, 25]. Horizontale und deszendierende ST-Strecken in den inferioren Ableitungen sind mit einem signifikanten Anstieg des Risikos für den plötzlichen Herztod vergesellschaftet, mit einer weiteren Steigerung bei einer Anhebung des J-Punkt um >2 mm [22]. Differenzialdiagnostisch können sich ST-Hebungen bei einem asthenischem Habitus, einer Perikarditis, einem ST-Hebungsinfarkt, dem Brugada-Syndrom, dem Short QT-Syndrom oder dem idiopathischen Kammerflimmern finden.

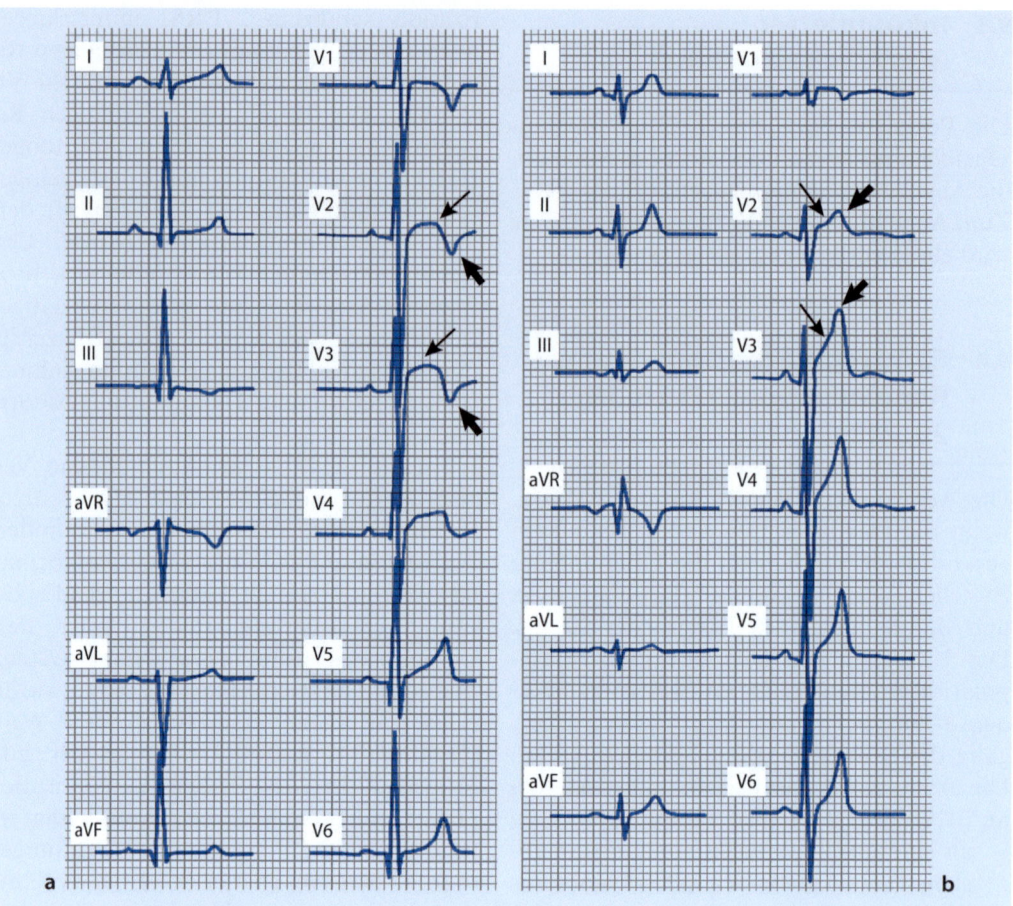

**Abb. 9.6 a, b** Verschiedene Formen der »early repolarization«. **a** ST Hebung mit nachfolgender neg. T-Welle, **b** konkaver ST-Anstieg mit pos. T-Welle. (Adaptiert nach [16])

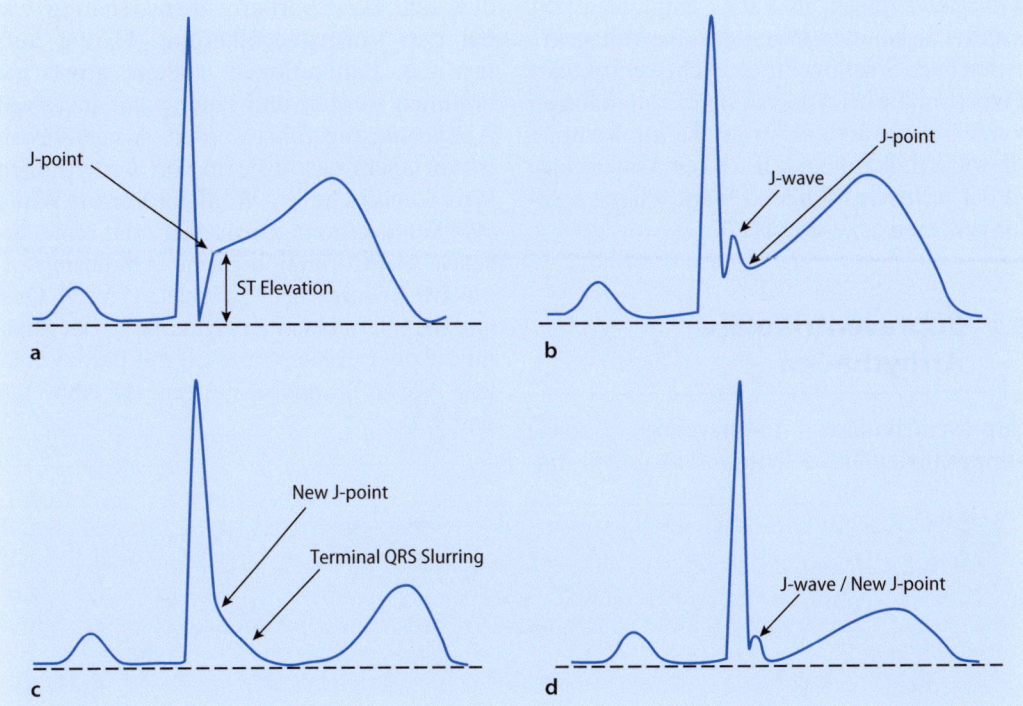

**Abb. 9.7** (a) J-Punkt-Elevation >1 mm in 2 oder mehr benachbarten EKG-Ableitungen und aszendierendem ST-Segment, (b) mit J-Welle in Form einer kleinamplitudigen Welle nach dem QRS-Komplex mit J-Punkt-Elevation, (c) „Slurring" des QRS-Komplexes - terminale Erregungsleitungsstörung des QRS-Komplexes mit terminaler Deflexion, (d) mit JWelle in Form einer kleinamplitudigen Welle nach dem QRS-Komplex ohne J-Punkt-Elevation (Adaptiert nach [20])

## 9.5 ST-Strecken-Senkungen und/oder T-Wellen-Inversionen

Isolierte ST-Strecken-Senkungen oder in Kombination mit einer T-Wellen-Inversion im Ruhe-EKG bedürfen unbedingt einer weiteren Abklärung. Ebenso isolierte T-Wellen-Inversionen ≥2 mm in ≥2 benachbarten Ableitungen, da solche Veränderungen häufig im Rahmen von Kardiomyopathien zu finden sind [26].

## 9.6 Rechtsventrikuläre Hypertrophie

Elektrokardiographische Zeichen eines vergrößerten rechten Vorhofs und/oder einer rechtsventrikulären Hypertrophie sollten den europäischen Guidelines entsprechend nicht als trainingsinduziert betrachtet werden [15, 27]. Im Gegensatz dazu wird in den amerikanischen Richtlinien die weitere Abklärung nur bei zusätzlichem Vorliegen eines Rechtslagetyps, einer Vorhofvergrößerung rechts oder von

T-Negativierungen in V2/V3 empfohlen [28]. Zaidi et al. konnten zeigen, dass die Voltagekriterien nach Sokolow für die rechtsventrikuläre Hypertrophie bei Athleten signifikant häufiger vorzufinden waren als in der Kontrollgruppe, obwohl echokardiographisch kein Unterschied in der rechtsventrikulären Wandstärke zu dokumentieren gewesen ist [27].

## 9.7 Supraventrikuläre Arrhythmien

Supraventrikuläre Extrasystolen sowie supraventrikuläre Rhythmusstörungen finden sich bei Sportlern ebenso häufig wie bei der Normalbevölkerung. Häufig auftretende Palpitationen sollten ernst genommen werden und einer nicht invasiven Abklärung zugeführt werden. Als gefährlich ist vor allem das in Form von Arrhythmien symptomatische Wolff-Parkinson-White (WPW)-Syndrom anzusehen, das eine invasive elektrophysiologische Abklärung inklusive Ablation nach sich zieht [15, 29]. Dies gilt vor allem bei einer Synkope in der Anamnese oder in Kombination mit paroxysmalem Vorhofflimmern/-flattern (◘ Abb. 9.8 und 9.9).

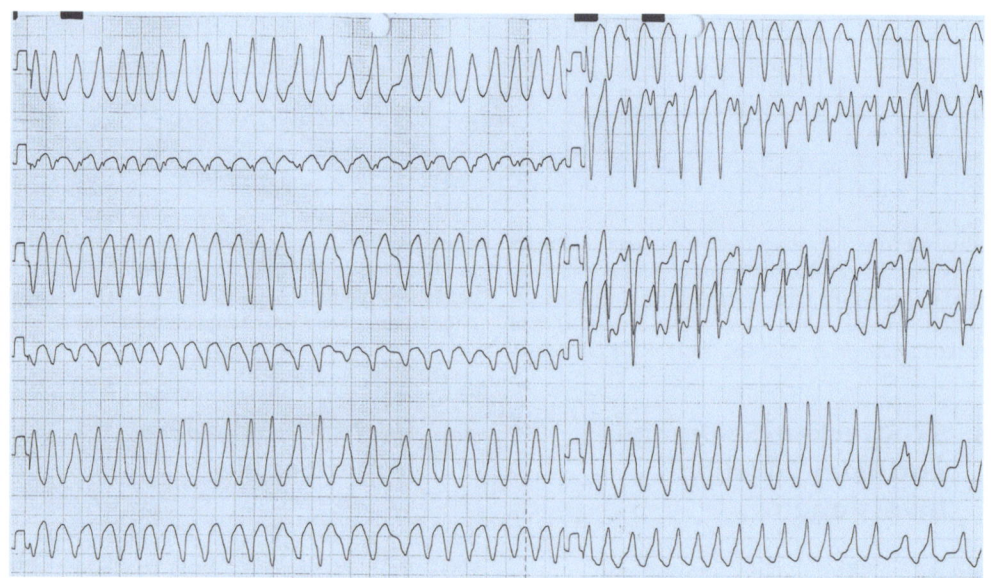

◘ **Abb. 9.8** 30-jähriger Sportler mit erstmaligen Palpitationen und Dyspnoe – Vorhofflimmern bei WPW-Syndrom. FBI – fast, broad, irregular

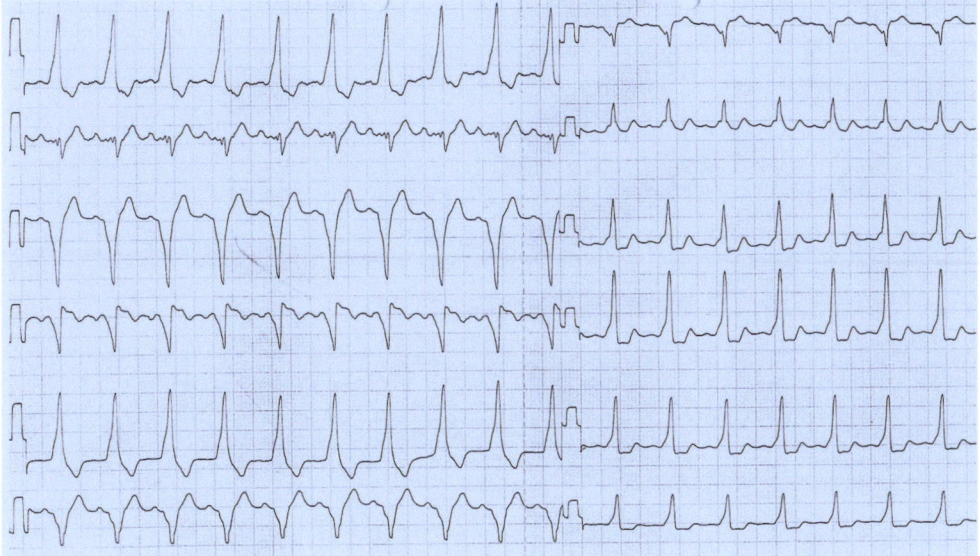

**◘ Abb. 9.9** 30-jähriger Sportler mit erstmaligen Palpitationen und Dyspnoe – nach elektrischer Kardioversion, deutliche Deltawellen sichtbar

## 9.8 Vorhofflimmern/Vorhofflattern

Vorhofflimmern (absolute Arrhythmie) bzw. Vorhofflattern sind die häufigsten Rhythmusstörungen, die sich vor allem bei Ausdauersportlern finden. Die pathophysiologischen Mechanismen dafür sind multifaktoriell und beeinflusst von der Art des Sports, der Umwelt, Alter, Geschlecht, Konstitution, Ernährung, Adipositas, Alkoholkonsum, Schlafapnoe-Syndrom, anderen Begleiterkrankungen, Zusammenspiel von Sympathikus und Parasympathikus und atrialen Umbauvorgängen durch den Sport oder durch Begleiterkrankungen [30]. In gesunden Vorhöfen kommt es vor allem durch einen erhöhten Vagotonus zur Induktion von paroxysmalem Vorhofflimmern/-flattern. Es scheint ein Zusammenhang mit Ausdauersportarten zu bestehen [31]. In erkrankten Vorhöfen, meist dilatiert und durch inflammatorische Prozesse fibrosiert, spielt die Sympathikusaktivität als Auslöser die entscheidende Rolle [10, 32].

## 9.9 Ventrikuläre Extrasystolien (VES)/Tachykardien

VES mit Ursprung im rechten Ventrikel haben typischerweise eine Linksschenkelblockmorphologie. Liegt zusätzlich ein Steiltyp vor, so handelt es sich um Extrasystolen aus dem rechtsventrikulären Ausflusstrakt (möglicherweise rechtsventrikuläre Ausflusstrakttachykardien), liegt ein Linkstyp oder überdrehter Linkstyp vor, liegt das Zentrum apikal oder in der freien rechtsventrikulären Wand und lässt an eine arrhythmogene rechtsventrikuläre Kardiomyopathie (ARVC)/Dysplasie denken [10, 26, 33, 34].

In 80 % finden sich bei der ARVC EKG-Veränderungen. Typisch wären negative T-Wellen in V1–V3/V4 ohne einen vorliegenden Rechtsschenkelblock, manchmal auch zusätzlich in V5/V6 und in II, III, aVF. Weiters eine Epsilon Welle am Beginn der ST-Strecke in V1–V3, ein verzögerter S-Zackenanstieg um >55 ms in V1–V3 und eine Niedervoltage in den Extremitätenableitungen ≤5 mm jeweils in I, II, und III (◘ Abb. 9.10) [35, 36, 37, 38]. Das Vor-

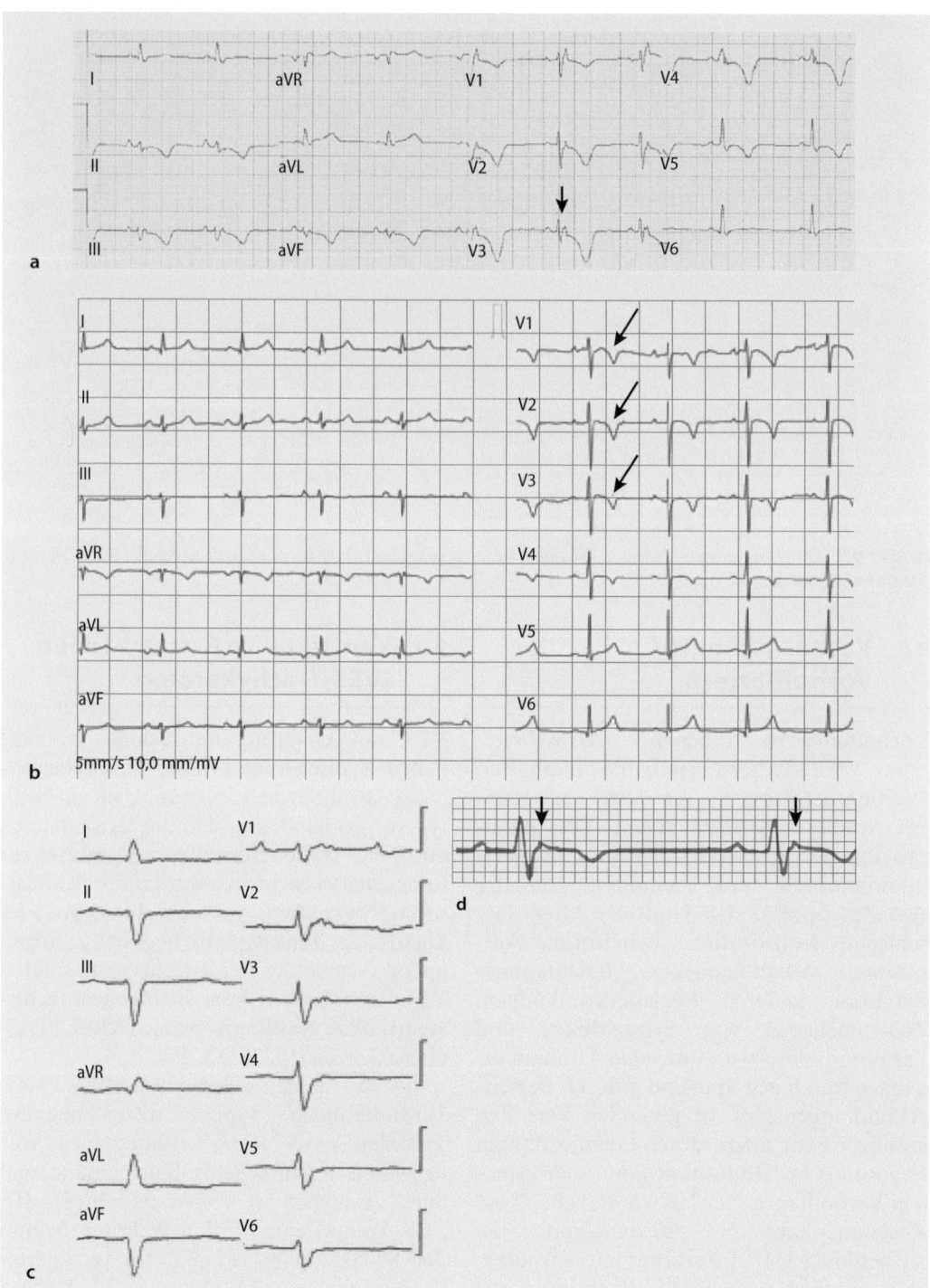

**Abb. 9.10** a–d ARVC/D-Spätpotenziale in Form einer Epsilon-Welle am Ende des QRS-Komplexes in V1–V3. (Adaptiert nach [34, 37])

handensein von negativen T-Wellen in mehr als 3 präcordialen Ableitungen oder in 2 der 3 inferioren Ableitungen bewirkt eine Steigerung des Risikos für einen plötzlichen Herztod [39] [40].

Typische Veränderungen in Ableitung aVR im EKG von Patienten mit arrhythmogener Kardiomyopathie wären: tiefe (≥3 mm) Q-Zacke als Marker einer elektroanatomischen Narbe, eine kleine, schmale (≤2 mm) R-Welle und eine T-Welleninversion mit einer Amplitude von ≤2 mm aufgrund der Narbe und myokardialen Atrophie. Die Sensitivität dieser Parameter war 97 %, die Spezifität 81 % und der negative prädiktive Wert 99 %. Wenn man die typischen Veränderungen in Ableitung aVR und die T-Welleninversion in Ableitung V1 kombiniert, beträgt die Sensitivität 94 %, die Spezifität 99 % und der negative prädiktive Wert 99,9 % [41, 42, 43].

**Ventrikuläre Extrasystolen** finden sich bei Athleten mit einem hohen Vagotonus und einer Sinusbradykardie häufig. Vereinzelte VES, die zufällig in einem 12-Ableitungs-EKG dokumentiert werden, bedürfen bei asymptomatischen Sportlern keiner weiteren Abklärung mit Ausnahme von Ausdauersportathleten wie Triathlon, Radfahren, Schwimmen oder Rudern, da hier eine belastungsinduzierte rechtsventrikuläre Kardiomyopathie vorliegen könnte [44].

Häufig auftretende ventrikuläre Extrasystolen, definiert nach Drezner et al. als ≥2/10 Sekunden EKG-Aufzeichnung oder multifokale VES, sollten bei Sportlern immer abgeklärt werden, da eine strukturelle Herzerkrankung vorliegen könnte [45, 46]. Bei Athleten mit >2000 VES/24 Stunden konnte in 30 % eine strukturelle Herzerkrankung und auch häufig nicht anhaltende ventrikuläre Tachykardien gefunden werden, wogegen nur bei 3 % mit 100–2000 VES/24 Stunden eine strukturelle Herzerkrankung vorgelegen ist [47]. Zur Abklärung werden als Minimum eine Echokardiografie, ein 24-Stunden-EKG und eine Belastungsuntersuchung gefordert. Bei unauffälligen Ergebnissen und einer Abnahme der VES unter Belastung sind keine weiteren Untersuchungen mehr gefordert [48].

Eine weiterführende Abklärung ist immer notwendig, wenn VES in Zusammenhang mit kardiovaskulären Symptomen, einer Familienanamnese mit plötzlichem Herztod oder der Verdacht auf eine Kardiomyopathie vorliegen [32]. Typisch für **idiopathische ventrikuläre Tachykardien** ist das Fehlen einer strukturellen Herzerkrankung. Sportler mit asymptomatischen idiopathischen ventrikulären Tachykardien können weiterhin Sport betreiben, wenn die Episoden selten, kurz (<10 Schläge) und mit einer Frequenz <150/min sind, nicht durch körperliche Belastung ausgelöst oder dadurch verschlechtert werden und wenn eine negative Familienanamnese für den plötzlichen Herztod vorliegt [27]. 70 % der idiopathischen ventrikulären Tachykardien sind fokale Tachykardien aus dem rechtsventrikulären Ausflusstrakt, die **idiopathische rechtsventrikuläre Ausflusstrakttachykardie** [33]. Typisch sind eine Linksschenkelblockmorphologie und eine inferiore Herzachse – positive QRS in II, III, aVF (Abb. 9.11 und 9.12). Trigger ist meist die Aktivierung des Sympathikus wie bei körperlicher Belastung. Die Patienten werden vor allem in Form von Palpitationen oder Präsynkopen symptomatisch. Prognostisch ungünstige Zeichen sind das Auftreten einer Synkope, sehr schnelle

Tachykardien >230/Min, VES mit einem kurzen Kopplungsintervall und einem sehr breiten QRS-Komplex. Bei diesen Patienten wäre die Ablation die Therapie der Wahl, medikamentös kommen Betablocker und Verapamil in Frage. Eine arrhythmogene rechtsventrikuläre Kardiomyopathie sollte immer versucht werden auszuschließen.

**Idiopathische faszikuläre linksventrikuläre Tachykardien** weisen ebenfalls keine strukturelle Herzerkrankung auf und machen etwa 5–10 % aller idiopathischen ventrikulären Tachykardien aus [49]. Typischerweise haben sie eine Rechtsschenkelblockmorphologie und einen Linkslagetyp, da sie in 90–95 % eine Reentrytachykardie aus dem posterioren Faszikel darstellen (◘ Abb. 9.13). In 5–10 % findet sich ein Rechtstyp, der Ursprung liegt im anterioren Faszikel. Typischerweise haben sie schlanke Kammerkomplexe <120 ms. In 60–80 % sind Männer betroffen und in Form von Palpitationen, selten in Form von Synkopen, symptomatisch. Therapie der Wahl ist Verapamil bzw. die Ablation.

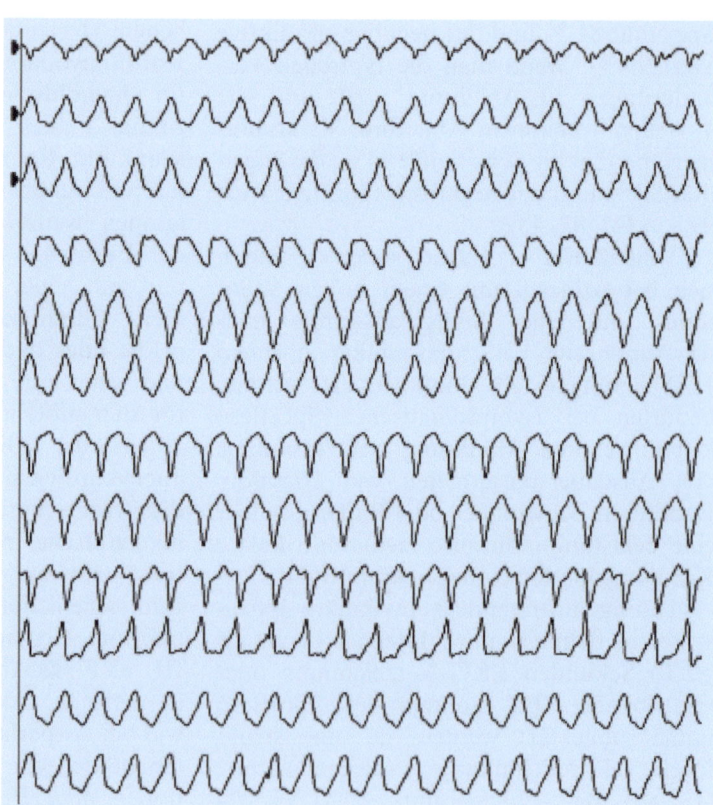

◘ **Abb. 9.11** Rechtsventrikuläre Ausflusstrakttachykardie – »right ventricular outflow tract tachycardia« (RVOT). Kompletter Linksschenkelblock und Steiltyp

Die sportkardiologische Untersuchung und klinische Konsequenzen – das EKG

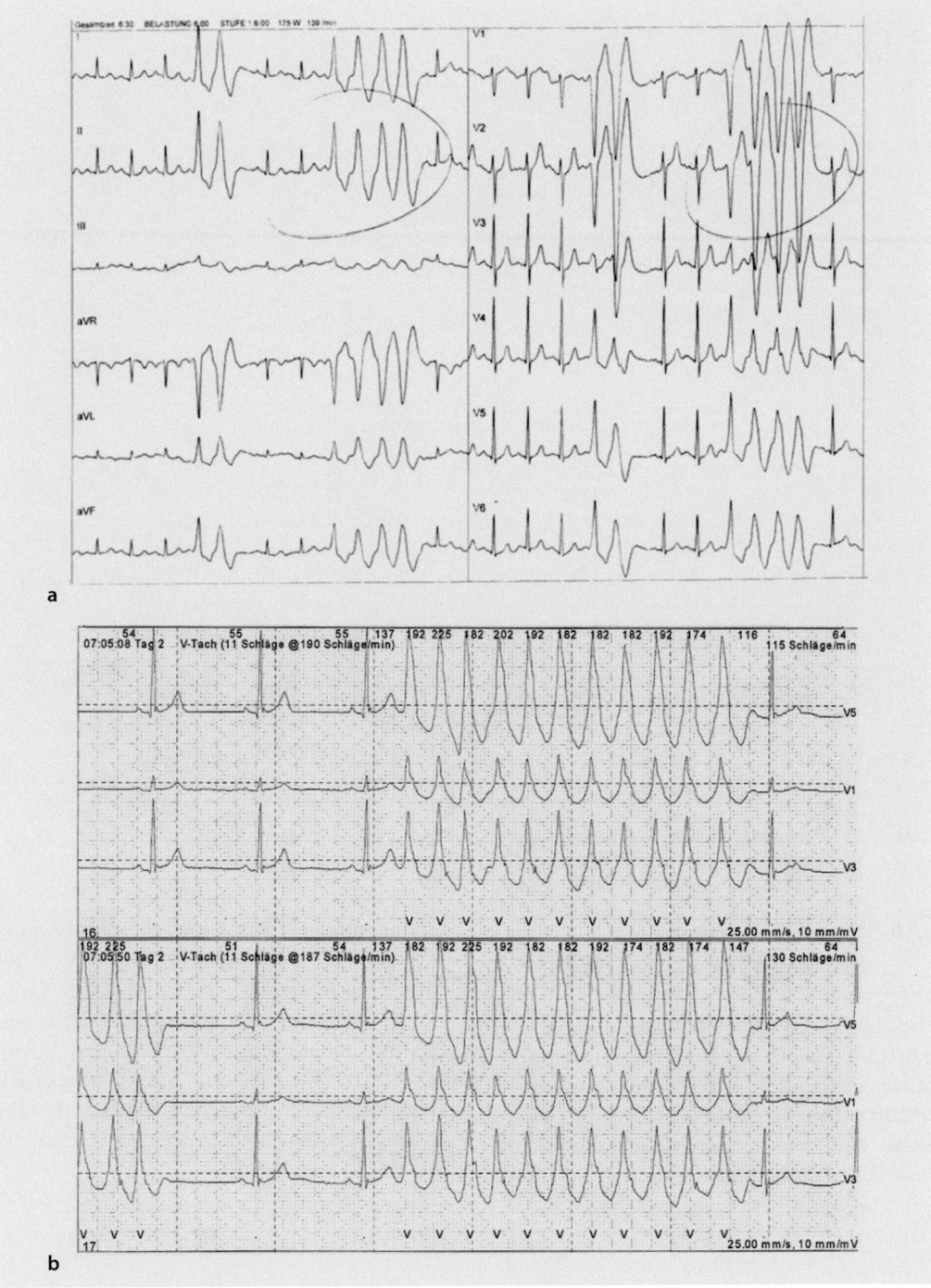

**Abb. 9.12** Rechtsventrikuläre Ausflusstrakttachykardie – RVOT. Rezidivierende ventrikuläre, nicht anhaltende Tachykardien im Belastungs-EKG (**a**) und 24-Stunden-EKG (**b**)

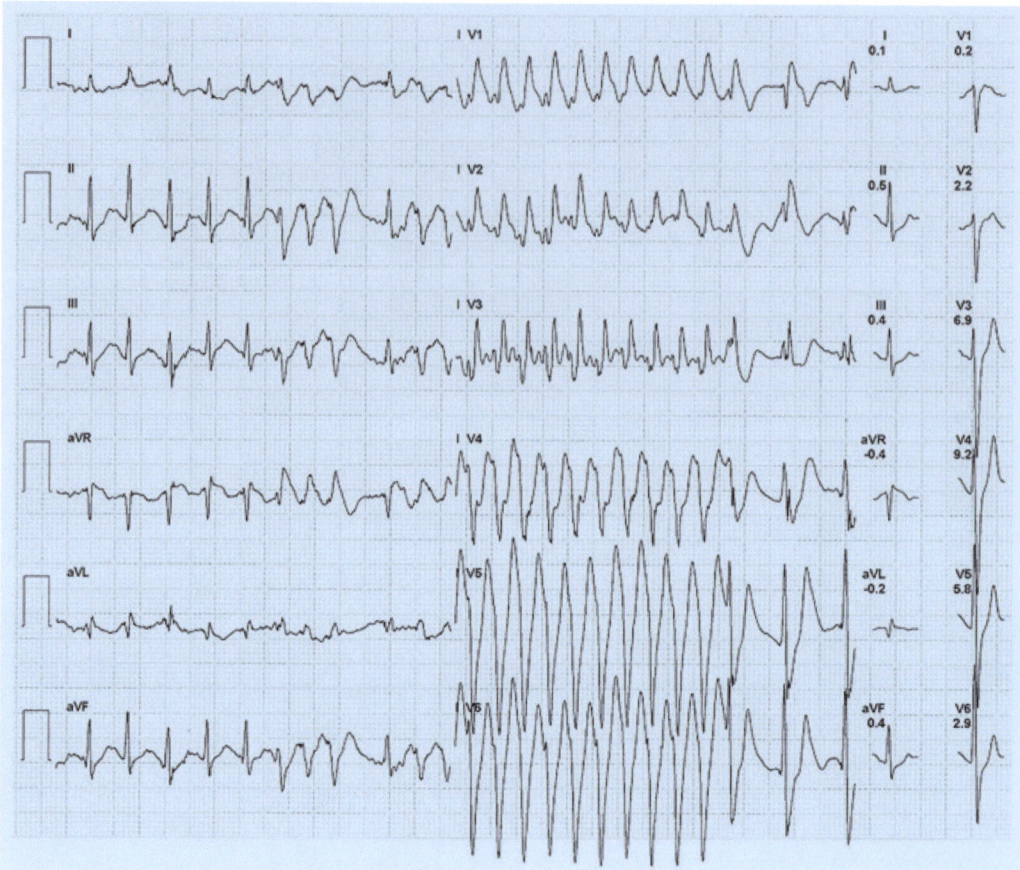

**Abb. 9.13** Idiopathische faszikuläre linksventrikuläre Tachykardie bei 225 W Belastung (50-jähriger Mann)

## 9.10 Hypertrophe Kardiomyopathie (HCM)

Die HCM ist die häufigste Ursache für den plötzlichen Herztod bei Athleten <35 Jahre. Über 90 % der Patienten weisen ein abnormales Ruhe-EKG auf. Üblicherweise sind die Kriterien für eine Linksventrikelhypertrophie erfüllt, verbunden mit negativen T-Wellen in den Ableitungen V2–V6, II, aVF oder I und aVL, ST-Streckensenkungen, pathologische Q-Zacken, Leitungsverzögerungen, Linkslagetyp und einem vergrößerten linken Vorhof (Abb. 9.14) [32, 50]. Starke körperliche Belastung sollte gemieden werden, die Teilnahme am Kompetitivsport ist nicht zulässig [51].

Die sportkardiologische Untersuchung und klinische Konsequenzen – das EKG

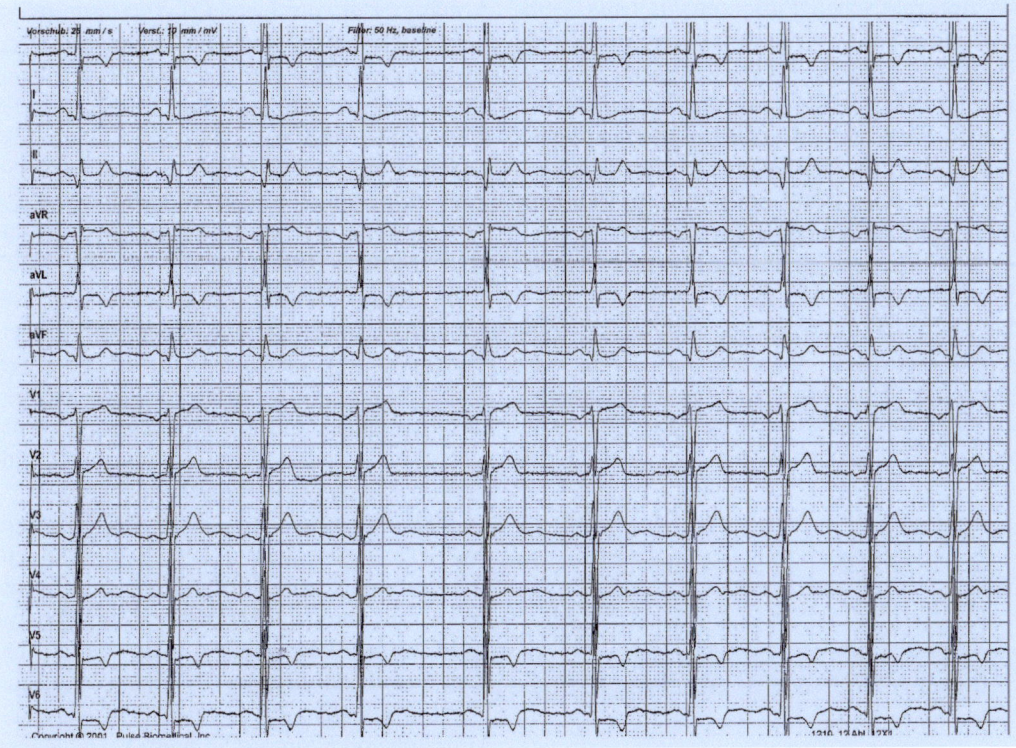

**Abb. 9.14** Hypertrophe Kardiomyopathie (HCM)

## 9.11 Ionenkanalerkrankungen – Channelopathies [13]

Zu den genetisch bedingten Ionenkanalerkrankungen zählen das Long QT-Syndrom, das Short QT-Syndrom, das Brugada-Syndrom und die katecholaminerge polymorphe ventrikuläre Tachykardie.

Da diagnostisch wichtige EKG-Veränderungen flüchtig sein können, sind wiederholte Aufzeichnungen von 12-Kanal-EKGs und die Beschaffung und der Vergleich mit älteren und vermeintlich normalen EKGs äußerst wichtig.

Das **Long QT-Syndrom** ist durch eine verlängerte QT-Zeit charakterisiert, die vom Alter, der Herzfrequenz und dem Geschlecht abhängig ist. Die frequenzkorrigierte QT-Zeit nach Bazett QTc = QT/$\sqrt{RR}$ in der Ableitung II oder V5 (optimale Herzfrequenz zur Vermessung 60–90 bpm) ist im Ruhe-EKG oder 4 Minuten nach einem Belastungstest bei asymptomatischen weiblichen Sportlern >480 ms und bei männlichen Sportlern >470 ms als pathologisch anzusehen, und legt den Verdacht auf ein Long QT-Syndrom nahe [15, 28, 52, 53, 54]. Eine QTc-Zeit von ≥500 ms ist auch bei asymptomatischen Patienten als beweisend anzusehen. Eine QTc ≥460 ms mit einer Synkope ungeklärter Genese in der Anamnese ist ebenfalls als beweisend anzusehen.

Mit dem Schwartz-Score (>3 ist diagnostisch) kann die Wahrscheinlichkeit der Diagnose eines Long QT-Syndrom deutlich verbessert werden (◘ Tab. 9.3) [55]. Sportler mit genetisch positivem Long QT-Syndrom (Phänotyp und Genotyp-positiv) werden nach den europäischen Guidelines vom Kompetitiv-Sport ausgeschlossen. Bei Personen, die asymptomatisch Genotyp-positiv, aber Phänotyp-negativ sind, bedarf es einer individuellen Entscheidung [28, 46, 51]. In Abhängigkeit vom Long QT-Typ kann selbst Leistungssport möglich sein. In einer rezenten Arbeit von Tobert KE et al. bei 494 Athleten mit LQTS (symptomatisches LQTS: n = 79; ICD: n:58) und einer Nachbeobachtungszeit von 4,2±4,8 Jahren (in Summe 2056 Jahre) kam es zu keinen Todesfällen, bei 29 Patienten zu ≥1 LQTS-assoziierten Ereignis, wovon 3 sport-assoziiert waren, was 1,16 nicht-tödlichen Ereignissen pro 100 Athleten-Jahren Nachbeobachtungszeit entspricht [56]. Diese und andere Arbeiten geben Anlass, ein kategorisches Sportverbot zu hinterfragen und nach gemeinsamer Entscheidung (shared decision making) ggf. selbst Leistungssport zu ermöglichen.

Die Diagnose eines **Short QT-Syndrom** (SQTS) sollte bei einer QTc ≤ 340 ms erfolgen. Dasselbe gilt für eine QTc ≤ 360 ms in Kombination mit einer nachgewiesenen SQTS-Mutation, einer Familienanamnese für SQTS, einer Familienanamnese für einen plötzlichen Herztod vor dem 40. Lebensjahr sowie nach Auftreten von Kammerflimmern bei fehlender struktureller Herzerkrankung. Weiters kommt es zum vermehrten Auftreten von einem paroxysmalen Vorhofflimmern [57, 58]. Aufgrund des hohen ventrikulären Arrhythmie-Risikos werden Sportler mit Short QT-Syndrom vom Kompetitiv-Sport ausgeschlossen, starke körperliche Anstrengungen sollten ebenso gemieden werden [15, 47].

Beim **Brugada-Syndrom** zeigt das 12-Ableitungs-Ruhe-EKG in den rechtspräcordialen Ableitungen V1–V3 typische Veränderungen. Ein Typ-1-Brugada-EKG ist durch eine zeltförmige ST-Streckenhebung (≥2 mm), die in eine negative T-Welle (≥1 mm) übergeht, gekennzeichnet. Diese Veränderungen finden sich entweder spontan oder nach Provokation (concealed Brugada) mit einem Natriumkanal-blockierenden (Klasse-I-) Antiarrhythmikum (Flecainid oder Ajmalin). Die Diagnose kann im EKG schwierig sein, da die typischen Veränderungen intermittierend sind. Das kraniale Verschieben der rechtspräcordialen Ableitungen V1 und V2 in den zweiten oder

◘ **Tab. 9.3** Schwartz-Score: Diagnosekriterium bei angeborenem QT-Syndrom. (Nach [55])

| EKG | | |
|---|---|---|
| A | QTc* | 3 |
| | >480 ms | 2 |
| | 460–479 ms | 1 |
| | 450–459 ms (Männer) | |
| B | Torsade de pointes | 2 |
| C | T-Wellen-Alternans | 1 |
| D | Gekerbte T-Welle in 3 Ableitungen | 1 |
| E | Zu niedrige Ruheherzfrequenz (altersadjustiert) | 0,5 |
| Klinik | | |
| A | Synkopen (belastungsabhängig) | 2 |
| | Synkopen (ohne Belastung) | 1 |
| B | Angeborene Taubheit | 0,5 |
| Familienanamnese | | |
| A | Verwandte mit QT-Syndrom | 1 |
| B | Plötzlicher Herztod bei Verwandten 1. Grades <30 Jahre | 0,5 |

*QTc = QT/$\sqrt{RR}$ (sec) (Bazett-Formel)
<1 Punkt: geringe Wahrscheinlichkeit
2–3 Punkte: mittlere Wahrscheinlichkeit
>4 Punkte: hohe Wahrscheinlichkeit für das Vorliegen eines QT-Syndroms

dritten Interkostalraum kann die Empfindlichkeit für die Erkennung dieser Auffälligkeiten erhöhen [54, 59].

Eine sattelförmige ST-Streckenhebung wird als Typ 2 bezeichnet und bewirkt die Verdachtsdiagnose [60, 61]. Zur Diagnosestellung aus dem Oberflächen-EKG muss ein Typ 1 vorliegen, Typ 2 wird durch Flecainid oder Ajmalin (◘ Abb. 9.15) in die Typ-1-Form übergeführt und dadurch demaskiert.

Asymptomatische Patienten mit spontanem Typ-1-Brugada-EKG dürfen sehr wohl

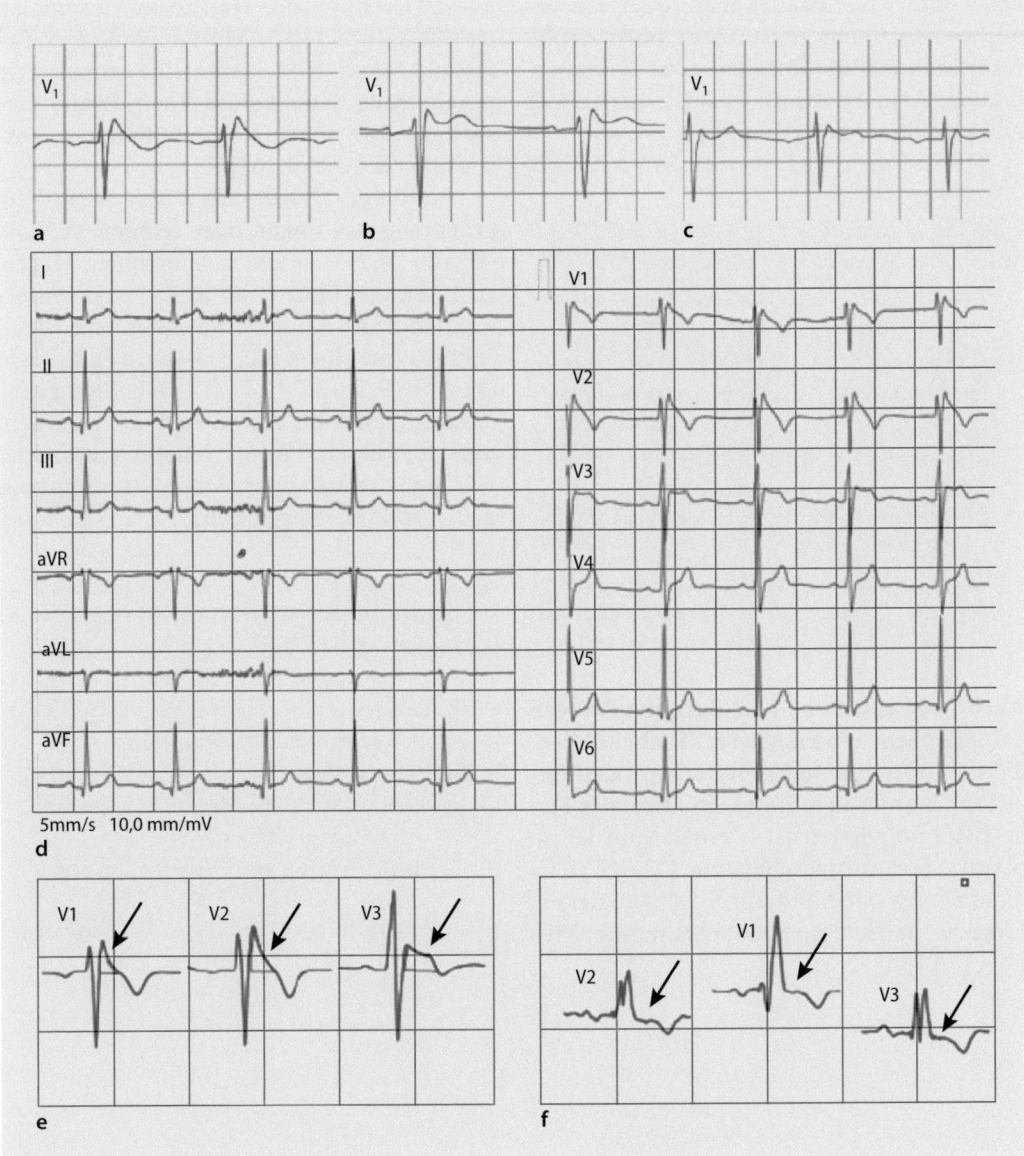

◘ Abb. 9.15 a–f Brugada-Syndrom a Brugada Typ 1. b, c Brugada Typ 2. d Brugada-Syndrom, absteigende ST-Hebung aus Pseudo-RSB heraus, verlängertes PQ-Intervall, negative T-Welle. e absteigende ST-Hebung aus Pseudo-RSB heraus, verlängertes PQ-Intervall, negative T-Welle. f Rechtsschenkelblock, keine ST-Hebung nach RSR´-Komplex)

Kompetitiv-Sport, mit Ausnahme von Ausdauersportarten, die zu einem Anstieg der Körperkerntemperatur >39°C (z. B. Marathon, Triathlon) führen können, ausüben. Dasselbe gilt für Genotyp-positive/Phaenotyp-negative oder solche mit einem verborgenen (concealed) Brugada-Syndrom. Dass eine Ruhe-Bradykardie oder ein erhöhter Vagotonus nach Sport polymorphe ventrikuläre Tachykardien oder Kammerflimmern bei Sportlern auslöst, ist bislang nicht nachgewiesen [15, 53].

QRS-Formen – ST-Segment in V1–V3 [62]

| Typ 1 | Typ 2 |
| --- | --- |
| Konkave ST-Segmenthebung ≥2 mm | Konvexe ST-Segmenthebung ≥0,5 mm |
| Negative T-Welle | Positive oder biphasische terminal neg. T-Welle |
| Zeltförmige ST-Streckenhebung | Sattelförmige ST-Streckenhebung |
| Deszendierendes terminales ST-Segment | Erhöhtes terminales ST-Segment ≥1 mm |

Auch Patienten mit **katecholaminergen polymorphen ventrikulären Tachykardien**, die sich während und unmittelbar nach Belastung manifestieren und ein normales Ruhe-EKG vorgelegen ist, werden vom Kompetitiv-Sport ausgeschlossen [28, 63]. Es handelt sich dabei um ein Syndrom, dessen Ursache meist autosomal-dominante Mutationen sind (Mutationen des Ryanodin-Rezeptor 2 (RyR2)). Im EKG findet sich bei psychischer oder physischer Belastung typischerweise eine bidirektionale ventrikuläre Tachykardie mit Rechtsschenkelblockmorphologie und inferiorer Achse und Linksschenkelblockmorphologie und Linksachse (Drehung der Herzachse von Schlag zu Schlag um 180°). Mit zunehmender Belastung kann sich dann eine anhaltende polymorphe ventrikuläre Tachykardie einstellen, aber auch Kammerflimmern entwickeln (Abb. 9.16) [62].

Auffällige **Lagetypen** oder die **Vergrößerung des linken oder rechten** Vorhofs (Tab. 9.2) zeigten sich in einer Untersuchung von Gati et al. in 43 % der untersuchten 2533 Athleten im Alter von 14–35 Jahren ohne eine weitere fassbare Pathologie (Abb. 9.2 und 9.17) [27, 31]. Eine echokardiographische Abklärung ist trotzdem auch in diesen Fällen sicherlich indiziert. Für grenzwertige oder nicht interpretierbare EKG-Veränderungen siehe.

**Schwierig zu interpretierende ST-Senkungen [53, 67]**
- ST-Senkungen in einer einzigen Ableitung
- Aszendierendes/muldenförmiges ST-Segment
- Bei vorbestehendem komplettem Linksschenkelblock
- Bei ventrikulärer Stimulation (pacing)

Die sportkardiologische Untersuchung und klinische Konsequenzen – das EKG

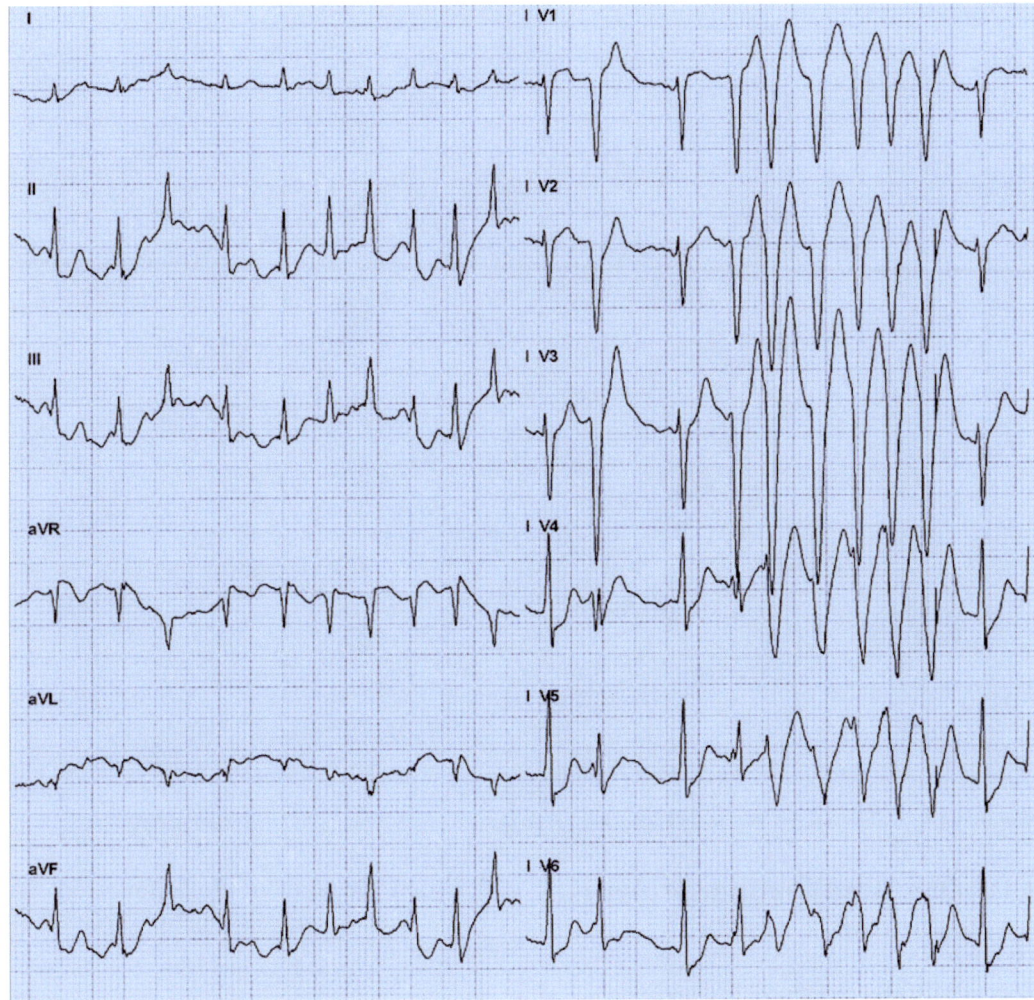

◘ **Abb. 9.16** Katecholaminerge polymorphe ventrikuläre Tachykardie (CPVT), unmittelbar nach maximaler Belastung

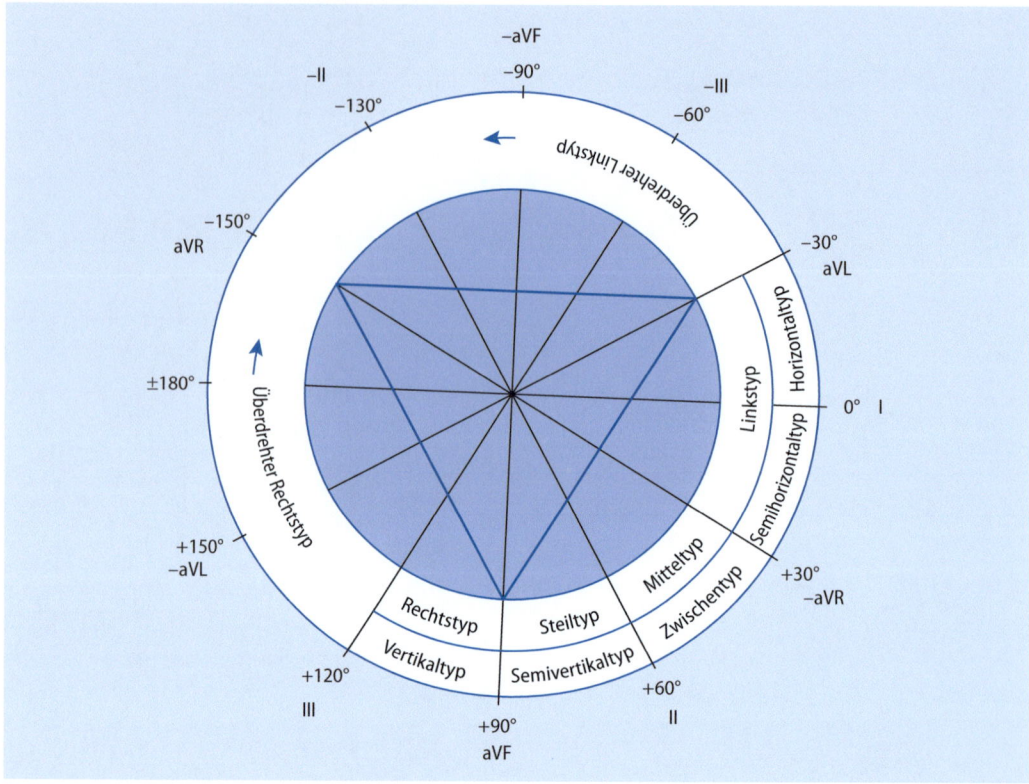

**Abb. 9.17** Cabrera-Kreis. Normale Herzachse bei Athleten von –30° bis 115°. (Adaptiert nach [28])

## 9.12 Das Mitralklappenprolapssyndrom

Das Mitralklappenprolapssyndrom hat eine Prävalenz von 2–3 % in der Allgemeinbevölkerung und geht mit einem 3-fach erhöhtem Risiko für den plötzlichen Herztod einher [53, 64]. 7 % der Todesfälle aus dem Italian cardiac pathology registry waren bei 650 jungen Erwachsenen durch einen plötzlichen Herztod bedingt [65]. Negative T-Wellen in den inferioren Ableitungen und ventrikuläre Extrasystolen aus dem linken Ventrikel (Rechtsschenkelblockmorphologie) und eine verlängerte QT-Zeit waren Hinweise für ein erhöhtes Risiko für einen plötzlichen Herztod [66]. Patienten mit symptomatischer Mitralklappeninsuffizienz oder den genannten Risikofaktoren im EKG sollten keinen Kompetitiv-Sport ausüben [53, 67].

> **Fazit**
> Ergebnisse langjähriger, prospektiver und epidemiologischer Studien unter Berücksichtigung von Metaanalysen bestätigen die positive Bedeutung von regelmäßiger körperlicher Aktivität auf die Beeinflussung des kardiovaskulären Risikos. Das 12-Ableitungs-EKG als Teil einer Screening-Untersuchung kann bei Kompetitiv- und Hobbysportlern bereits Hinweise auf eine asymptomatisch zugrundeliegende Herzerkrankung mit der Gefahr von möglicherweise potenziell malignen Rhythmusstörungen geben.

## Literatur

1. Corrado D, Basso C, Schiavon M, Thiene G (1998) Screening for hypertrophic cardiomyopathy in young athletes. N Engl J Med 339: 364–369
2. Corrado D, Basso C, Pavei A, Michieli P, Schiavon M, Thiene G (2006) Trends in sudden cardiovascular death in young competitive athletes after implementation of a preparticipation screening program. JAMA 296:1593–1601
3. Pelliccia A, Maron BJ, Culasso F, Di Paolo FM, Spataro A, Biffi A, Caselli G, Piovano P (2000) Clinical significance of abnormal electrocardiographic patterns in trained athletes. Circulation 102:278–284
4. Pelliccia A, Culasso F, Di Paolo F, Accettura D, Cantore R, Castagna W, Ciacciarelli A, Costini G, Cuffari B, Drago E, Federici V, Gribaudo CG, Iacovelli G, Landolfi L, Menichetti G, Atzeni UO, Parisi A, Pizzi AR, Rosa M, Santelli F, Santilio F, Vagnini A, Casasco M, Di Luigi L (2007) Prevalence of abnormal electrocardiograms in a large, unselected population undergoing preparticipation cardiovascular screening. Eur Heart J 28:2006–2010
5. Corrado D, Pelliccia A, Bjørnstad HH, Vanhees L, Biffi A, Borjesson M, Panhuyzen-Goedkoop N, Deligiannis A, Solberg E, Dugmore D, Mellwig KP, Assanelli D, Delise P, van-Buuren F, Anastasakis A, Heidbuchel H, Hoffmann E, Fagard R, Priori SG, Basso C, Arbustini E, Blomstrom-Lundqvist C, McKenna WJ, Thiene G, Study Group of Sport Cardiology of the Working Group of Cardiac Rehabilitation and Exercise Physiology and the Working Group of Myocardial and Pericardial Diseases of the European Society of Cardiology (2005) Cardiovascular pre-participation screening of young competitive athletes for prevention of sudden death: proposal for a common European protocol. Consensus Statement of the Study Group of Sport Cardiology of the Working Group of Cardiac Rehabilitation and Exercise Physiology and the Working Group of Myocardial and Pericardial Diseases of the European Society of Cardiology. Eur Heart J 26:516–524
6. Borjesson M, Urhausen A, Kouidi E, Dugmore D, Sharma S, Halle M, Heidbüchel H, Björnstad HH, Gielen S, Mezzani A, Corrado D, Pelliccia A, Vanhees. (2011) Cardiovascular evaluation of middle-aged/senior individuals engaged in leisure-time sport activities: position stand from the sections of exercise physiology and sports cardiology of the European Association of Cardiovascular Prevention and Rehabilitation. Eur J Cardiovasc Prev Rehabil 18:446–458
7. Corrado D, Basso C, Tiene G (2013) Pros and cons of screening for sudden cardiac death in sports. Heart 99:1365–1373
8. Maron BJ, Doerer JJ, Haas TS, Tierney DM, Mueller FO (2009) Sudden deaths in young competitive athletes: analysis of 1866 deaths in the United States, 1980–2006. Circulation 119: 1085–1092
9. Maron BJ, Thompson PD, Ackerman MJ, Balady G, Berger S, Cohen D, Dimeff R, Douglas PS, Glover DW, Hutter AM Jr, Krauss MD, Maron MS, Mitten MJ, Roberts WO, Puffer JC, American Heart Association Council on Nutrition, Physical Activity, and Metabolism (2007) Recommendations and considerations related to preparticipation screening for cardiovascular abnormalities in competitive athletes: 2007 update: a scientific statement from the American heart association council on nutrition, physical activity, and metabolism: endorsed by the American College of Cardiology Foundation. Circulation 115:1643–1455
10. Sharma S, Drezner JA, Baggish A, Papadakis M, Wilson MG, Prutkin JM, La Gerche A, Ackerman MJ, Borjesson M, Salerno JC, Asif IM, Owens DS, Chung EH, Emery MS, Froelicher VF, Heidbuchel H, Adamuz C, Asplund CA, Cohen G, Harmon KG, Marek JC, Molossi S, Niebauer J, Pelto HF, Perez MV, Riding NR, Saarel T, Schmied CM, Shipon DM, Stein R, Vetter VL, Pelliccia A, Corrado D (2018) International recommendations for electrocardiographic interpretation in athletes. Eur Heart J 39(16): 1466–1480
11. Mont L (2010) Arrhythmias and sport practice. Heart 96:398–405
12. Walker J, Calkins H, Nazarian S (2010) Evaluation of cardiac arrhythmia among athletes. Am J Med 123:1075–1081
13. Marijon E, Tafflet M, Celermajer DS, Dumas F, Perier MC, Mustafic H, Toussaint JF, Desnos M, Rieu M, Benameur N, Le Heuzey JY, Empana JP, Jouven X (2011) Sports-related sudden death in the general population. Circulation 124:672–681
14. Berdowski J, de Beus MF, Blom M, Bardai A, Bots ML, Doevendans PA, Grobbee DE, Tan HL, Tijssen JGP, Koster RW, Mosterd A (2013) Exercise-related out-of-hospital cardiac arrest in the general population: incidence and prognosis. Eur Heart J 34:3616–3623
15. Corrado D, Schmied C, Basso C, Borjesson M, Schiavon M, Pelliccia A, Vanhees L, Tiene G (2011) Risk of sports: do we need a preparticipation screening for competitive and leisure athletes? Eur Heart J 32:934–944
16. Corrado D, Pelliccia A, Heidbuchel H, Sharma S, Link M, Basso C, Biffi A, Buja G, Delise P, Gussac

I, Anastasakis A, Borjesson M, Bjørnstad HH, Carrè F, Deligiannis A, Dugmore D, Fagard R, Hoogsteen J, Mellwig KP, Panhuyzen-Goedkoop N, Solberg E, Vanhees L, Drezner J, Estes NA 3rd, Iliceto S, Maron BJ, Peidro R, Schwartz PJ, Stein R, Thiene G, Zeppilli P, McKenna WJ (2010) Section of sports cardiology, European association of cardiovascular prevention and rehabilitation. Recommendations for interpretation of 12-lead electrocardiogram in the athlete. Eur Heart J 31:243–259

17. Derval N, Shah A, Jaïs P (2011) Definition of early repolarization: a tug of war. Circulation 124:2185–2186

18. Antzelevitch C, Yan GX, Viskin S (2011) Rationale for the use of terms J-wave syndromes and early repolarization. J Am Coll Cardiol 15:1587–1590

19. Junttila MJ, Sager SJ, Tikkanen JT, Anttonen O, Huikuri HV, Myerburg RJ (2012) Clinical significance of variants of J-points and J-waves: early repolarization patterns and risk. Eur Heart J 33:2639–2644

20. Drezner JA, Fischbach P, Froelicher V, Marek J, Pelliccia A, Prutkin JM, Schmied CM, Sharma S, Wilson MG, Ackerman MJ, Anderson J, Ashley E, Asplund CA, Baggish AL, Börjesson M, Cannon BC, Corrado D, DiFiori JP, Harmon KG, Heidbuchel H, Owens DS, Paul S, Salerno JC, Stein R, Vetter VL (2013) Normal electrocardiographic findings: recognising physiological adaptations in athletes. Br J Sports Med 47:125–136

21. Obeyesekere MN, Klein GJ, Nattel S, Leong-Sit P, Gula LJ, Skanes AC, Yee R, Krahn AD (2013) A clinical approach to early repolarization. Circulation 127:1620–1629

22. Antzelevitch C, Yan GX, Ackerman MJ, Borggrefe M, Corrado D, Guo J, Gussak I, Hasdemir C, Horie M, Huikuri H, Ma C, Morita H, Nam GB, Sacher F, Shimizu W, Viskin S, Wilde AAM (2017) J-Wave syndromes expert consensus conference report: Emerging concepts and gaps in knowledge. Europace 19(4):665–694

23. Tikkanen JT, Junttila MJ, Anttonen O, Aro AL, Luttinen S, Kerola T, Sager SJ, Rissanen HA, Myerburg RJ, Reunanen A, Huikuri HV (2011) Early repolarization: electrocardiographic phenotypes associated with favorable long-term outcome. Circulation 123:2666–2673

24. Pérez-Riera AR, Abreu LC, Yanowitz F, Barros RB, Femenía F, McIntyre WF, Baranchuk A (2012) „Benign" early repolarization versus malignant early abnormalities: clinical-electrocardiographic distinction and genetic basis. Cardiol J 19:337–346

25. Haissaguerre M, Derval N, Sacher F, Jesel L, Deisenhofer I, de Roy L, Pasquie JL, Nogami A, Babuty D, Yli-Mayry S, De Chillou C, Scanu P, Mabo P, Matsuo S, Probst V, Le Scouarnec S, Defaye P, Schlaepfer J, Rostock T, Lacroix D, Lamaison D, Lavergne T, Aizawa Y, Englund A, Anselme F, O'Neill M, Hocini M, Lim KT, Knecht S, Veenhuyzen GD, Bordachar P, Chauvin M, Jais P, Coureau G, Chene G, Klein GJ, Clementy J (2008) Sudden cardiac arrest associated with early repolarization. N Engl J Med 358:2016–2023

26. Pelliccia A, Di Paolo FM, Quattrini FM, Basso C, Culasso F, Popoli G, De Luca R, Spataro A, Biffi A, Thiene G, Maron BJ (2008) Outcomes in athletes with marked ECG repolarization abnormalities. N Engl J Med 358:152–161

27. Zaidi A, Ghani S, Sheikh N, Gati S, Bastiaenen R, Madden B, Papadakis M, Raju H, Reed M, Sharma R, Behr ER, Sharma S (2013) Clinical significance of electrocardiographic right ventricular hypertrophy in athletes: comparison with arrhythmogenic right ventricular cardiomyopathy and pulmonary hypertension. Eur Heart J 34:3649–3656

28. Uberoi A, Stein R, Perez MC, Freeman J, Wheeler M, Dewey F, Peidro R, Hadley D, Drezner J, Sharma S, Pelliccia A, Corrado D, Niebauer J, Mark Estes NA II, Ashley E, Froelicher V (2011) Interpretation of the electrocardiogram of young athletes. Circulation 124:746–757

29. Pelliccia A, Zipes DP, Maron BJ (2008) Bethesda conference #36 and the European society of cardiology consensus recommendations revisited. J Am Coll Cardiol 52:1990–1996

30. La Gerche A, Schmied CM (2013) Atrial fibrillation in athletes and the interplay between exercise and health. Eur Heart J 34:3599–3602

31. Calvo N, Brugada J, Sitges M, Mont L (2012) Atrial fibrillation and atrial flutter in athletes. Br J Sports Med 46:i37–i43

32. Gati S, Sheikh N, Ghani S, Zaidi A, Wilson M, Raju H, Cox A, Reed M, Papadakis M, Sharma S (2013) Should axis deviation or atrial enlargement be categorised as abnormal in young athletes? The athlete's electrocardiogram: time for re-appraisal of markers of pathology. Eur Heart J 34:3641–3648

33. Drezner JA, Ashley E, Baggish AL, Börjesson M, Corrado D, Owens DS, Patel A, Pelliccia A, Vetter VL, Ackerman MJ, Anderson J, Asplund CA, Cannon BC, DiFiori J, Fischbach P, Froelicher V, Harmon KG, Heidbuchel H, Marek J, Paul S, Prutkin JM, Salerno JC, Schmied CM, Sharma S, Stein R, Wilson M (2013) Abnormal electrocardiographic findings in athletes: recognising changes suggestive of cardiomyopathy. Br J Sports Med 47:137–152

34. Capulzini L, Brugada P, Brugada J, Brugada R (2010) Arrhythmia and right heart disease: from genetic basis to clinical practice. Rev Esp Cardiol 63:963–983

35. Nasir K, Bomma C, Tandri H, Roguin A, Dalal D, Prakasa K, Tichnell C, James C, Spevak PJ, Marcus F, Calkins H (2004) Electrocardiographic features of arrhythmogenic right ventricular dysplasia/cardiomyopathy according to disease severity: a need to broaden diagnostic criteria. Circulation 110:1527–1534
36. Marcus FI, McKenna WJ, Sherrill D, Basso C, Bauce B, Bluemke DA, Calkins H, Corrado D, Cox MG, Daubert JP, Fontaine G, Gear K, Hauer R, Nava A, Picard MH, Protonotarios N, Saffitz JE, Sanborn DM, Steinberg JS, Tandri H, Thiene G, Towbin JA, Tsatsopoulou A, Wichter T, Zareba W (2010) Diagnosis of arrhythmogenic right ventricular cardiomyopathy/dysplasia: proposed modification of the task force criteria. Eur Heart J 31:806–814
37. Corrado D, van Tintelen PJ, McKenna WJ, Hauer RNW, Anastastakis A, Asimaki A, Basso C, Bauce B, Brunckhorst C, Bucciarelli-Ducci C, Duru F, Elliott P, Hamilton RM, Haugaa KH, James CA, Judge D, Link MS, Marchlinski FE, Mazzanti A, Mestroni L, Pantazis A, Pelliccia A, Marra MP, Pilichou K, Platonov PGA, Protonotarios A, Rampazzo A, Saffitz JE, Saguner AM, Schmied C, Sharma S, Tandri H, Te Riele ASJM, Thiene G, Tsatsopoulou A, Zareba W, Zorzi A, Wichter T, Marcus FI, Calkins H (2020) International Experts, Arrhythmogenic right ventricular cardiomyopathy: evaluation of the current diagnostic criteria and differential diagnosis. Eur Heart J 41(14):1414–1429
38. Gasperetti A, James CA, Cerrone M, Delmar M, Calkins H, Duru F (2021) Arrhythmogenic right ventricular cardiomyopathy and sports activity: from molecular pathways in diseased hearts to new insights into the athletic heart mimicry. Eur Heart J 42(13):1231–1243
39. Bhonsale A, James CA, Tichnell C, Murray B, Gagarin D, Philips B, Dalal D, Tedford R, Russell SD, Abraham T, Tandri H, Judge DP, Calkins H (2011) Incidence and predictors of implantable cardioverter-defibrillator therapy in patients with arrhythmogenic right ventricular dysplasia/cardiomyopathy undergoing implantable cardioverter-defibrillator implantation for primary prevention. J Am Coll Cardiol 58:1485–1496
40. Link MS, Laidlaw D, Polonsky B, Zareba W, McNitt S, Gear K, Marcus F, Estes NAM 3rd. (2014) Ventricular arrhythmias in the North American multidisciplinary study of ARVC: predictors, characteristics, and treatment. J Am Coll Cardiol 64:119–125
41. Peters S (2017) The role of lead aVR and lead V1 in the diagnosis of arrhythmogenic cardiomyopathy in apparently normal hearts. Multidiscip Cardio Ann 8(2):e11078. https://doi.org/10.5812/mcardia.11078
42. Peters S (2014) Clinical importance of lead aVR in arrhythmogenic cardiomyopathy. Int J Cardiol 176:508–509
43. Peters S (2016) Low amplitude of inverted T-waves in lead aVR characterize patients with arrhythmogenic cardiomyopathy. Int J Cardiol 220:202
44. Heidbuchel H, Prior DL, La Gerche A (2012) Ventricular arrhythmias associated with long-term endurance sports: what is the evidence? Br J Sports Med 46:i44–i50
45. Drezner JA, Ackerman MJ, Anderson J, Ashley E, Asplund CA, Baggish AL, Börjesson M, Cannon BC, Corrado D, DiFiori JP, Fischbach P, Froelicher V, Harmon KG, Heidbuchel H, Marek J, Owens DS, Paul S, Pelliccia A, Prutkin JM, Salerno JC, Schmied CM, Sharma S, Stein R, Vetter VL, Wilson MG (2013) Electrocardiographic interpretation in athletes: the ‚Seattle criteria'. Br J Sports Med 47:122–124
46. Marcus GM (2020) Evaluation and management of premature ventricular complexes. Circulation 141(17):1404–1418
47. Biffi A, Pelliccia A, Verdile L, Fernando F, Spataro A, Caselli S, Santini M, Maron BJ (2002) Long-term clinical significance of frequent and complex ventricular tachyarrhythmias in trained athletes. J Am Coll Cardiol 40:446–452
48. Drezner JA, Ackerman MJ, Cannon BC, Corrado D, Heidbuchel H, Prutkin JM, Salerno JC, Anderson J, Ashley E, Asplund CA, Baggish AL, Börjesson M, DiFiori JP, Fischbach P, Froelicher V, Harmon KG, Marek J, Owens DS, Paul S, Pelliccia A, Schmied CM, Sharma S, Stein R, Vetter VL, Wilson MG (2013) Abnormal electrocardiographic findings in athletes: recognising changes suggestive of primary electrical disease. Br J Sports Med 47:153–167
49. Nogami A (2011) Purkinje-related arryhthmias part I: monomorphic ventricular tachycardias. Pace 34:324–350
50. Rowin EJ, Maron BJ, Appelbaum E, Link MS, Ginson CM, Lesser JR, Haas TS, Udelson JE, Manning WJ, Maron MS (2012) Significance of false negative electrocardiograms in preparticipation screening of athletes for hypertrophic cardiomyopathy. Am J Cardiol 110:1027–1032
51. O'Mahony C, Elliott PM (2014) Prevention of sudden cardiac death in hypertrophic cardiomyopathy. Heart 100:254–260
52. Basavarajaiah S, Wilson M, Whyte G, Shah A, Behr E, Sharma S (2007) Prevalence and significance of an isolated long QT interval in elite athletes. Eur Heart J 28:2944–2949
53. Rautaharju PM, Surawicz B, Gettes LS (2009) AHA/ACCF/HRS recommendations for the standardization and interpretation of the ECG:

54. Part IV: the ST segment, T and U waves, and the QT interval. J Am Coll Cardiol 53:982–991
54. Pelliccia A, Sharma S, Gati S, Bäck M, Börjesson M, Caselli S, Collet JP, Corrado D, Drezner JA, Halle M, Hansen D, Heidbuchel H, Myers J, Niebauer J, Papadakis M, Piepoli MF, Prescott E, Roos-Hesselink JW, Graham Stuart A, Taylor RS, Thompson PD, Tiberi M, Vanhees L, Wilhelm M, ESC Scientific Document Group (2021) 2020 ESC guidelines on sports cardiology and exercise in patients with cardiovascular disease. Eur Heart J 42(1):17–96
55. Schwartz PJ, Ackerman MJ (2013) The long QT syndrome: a transatlantic clinical approach to diagnosis and therapy. Eur Heart J 34:3109–3116
56. Tobert KE, Bos JM, Garmany R, Ackerman MJ (2021) Return-to-play for athletes with long QT syndrome or genetic heart diseases predisposing to sudden death. J Am Coll Cardiol 78(6):594–604
57. Perez Riera AR, Paixao-Almeida A, Barbosa-Barros R, Yanowitz FG, Baranchuk A, Dubner S, Palandri Chagas AC (2013) Congenital short QT syndrome: landmarks of the newest arrhtyhmogenic cardiac channelopathy. Cardiol J 20:464–471
58. Priori SG, Blomström-Lundqvist C, Mazzanti A, Blom N, Borggrefe M, Camm J, Elliott PM, Fitzsimons D, Hatala R, Hindricks G, Kirchhof P, Kjeldsen K, Kuck KH, Hernandez-Madrid A, Nikolaou N, Norekvål TM, Spaulding C, Van Veldhuisen DJ, ESC Scientific Document Group (2015) ESC guidelines for the management of patients with ventricular arrhythmias and the prevention of sudden cardiac death: The task force for the management of patients with ventricular arrhythmias and the prevention of sudden cardiac death of the European Society of Cardiology (ESC). Endorsed by: Association for European Paediatric and Congenital Cardiology (AEPC). Eur Heart J 36(41):2793–2867
59. Behr ER, Ben-Haim Y, Ackerman MJ, Krahn AD, Wilde AAM (2021) Brugada syndrome and reduced right ventricular outflow tract conduction reserve: a final common pathway? Eur Heart J 42(11):1073–1081
60. Brugada P, Brugada J, Roy D (2013) Brugada syndrome 1992–2012: 20 years of scientific excitement, and more. Eur Heart J 34:3610–3615
61. Sieira J, Brugada P (2017) The definition of the Brugada syndrome. Eur Heart J 38(40):3029–3034
62. Brugada J, Campuzano O, Arbelo E, Sarquella-Brugada G, Brugada R (2018) Present status of Brugada syndrome: JACC state-of-the-art review. J Am Coll Cardiol 72(9):1046–1059
63. van der Werf C, Wilde AA (2013) Catecholaminergic polymorphic ventricular tachycardia: from bench to bedside. Heart 99:497–504
64. Muthukumar L, Jahangir A, Jan MF, Perez Moreno AC, Khandheria BK, Tajik AJ (2020) Association between malignant mitral valve prolapse and sudden cardiac death: a review. JAMA Cardiol 5(9):1053–1061
65. Basso C, Perazzolo Marra M, Rizzo S, De Lazzari M, Giorgi B, Cipriani A, Frigo AC, Rigato I, Migliore F, Pilichou K, Bertaglia E, Cacciavillani L, Bauce B, Corrado D, Thiene G, Iliceto S (2015) Arrhythmic mitral valve prolapse and sudden cardiac death. Circulation 132:556–566
66. Perazzolo Marra M, Basso C, De Lazzari M, Rizzo S, Cipriani A, Giorgi B, Lacognata C, Rigato I, Migliore F, Pilichou K, Cacciavillani L, Bertaglia E, Frigo AC, Bauce B, Corrado D, Thiene G, Iliceto S (2016) Morphofunctional abnormalities of mitral annulus and arrhythmic mitral valve prolapse. Circ Cardiovasc Imaging 9:e005030
67. Gati S, Malhotra A, Sharma S (2019) Exercise recommendations in patients with valvular heart disease. Heart 105:106–110

# Sport bei Kindern und Jugendlichen – kinderkardiologische Aspekte

Manfred Marx und Erwin Kitzmüller

**Inhaltsverzeichnis**

10.1 Einleitung – 140

10.2 Physiologische Veränderungen und altersentsprechende Normalwerte – 140

10.3 Das auffällige EKG – 143
10.3.1 Hypertrophe Kardiomyopathie (HCMP) – 143
10.3.2 Arrhythmogene rechtsventrikuläre Kardiomyopathie (ARVC) – 145
10.3.3 Kongenitale Koronaranomalien – 146
10.3.4 Angeborenes Long QT-Syndrom – 146
10.3.5 Overte Präexzitation und Wolff-Parkinson-White (WPW)-Syndrom – 148
10.3.6 Extrasystolie – 149

10.4 Sport bei Kindern und Jugendlichen – Sporterlaubnis oder Sportbefreiung – 149

Literatur – 152

© Springer-Verlag GmbH Deutschland, ein Teil von Springer Nature 2023
J. Niebauer (Hrsg.), *Sportkardiologie*, https://doi.org/10.1007/978-3-662-65165-0_10

Die Kenntnis von altersentsprechenden physiologischen EKG-Veränderungen im Kindes- und Jugendalter erleichtert die sportärztliche Untersuchung. Auf wenn der plötzliche Herztod in dieser Altersgruppe sehr selten ist müssen potenziell maligne Erkrankungen zuverlässig ausgeschlossen werden. Die sportärztliche Beratung von Patienten mit Vitien in Bezug auf Schul-, Freizeit- oder gar Vereinssport stellt eine fachliche Herausforderung dar.

## 10.1 Einleitung

Sport und Bewegung stellen zentrale Elemente für eine gesunde Entwicklung von Kindern und Jugendlichen dar. Gesundheitssport ist praktisch bei allen Kindern und Jugendlichen – auch mit kardiologischen Erkrankungen (außer in akuten Stadien) – erlaubt und zu fördern.

Die Sinnhaftigkeit der Durchführung einer sportmedizinischen Untersuchung vor einer leistungssportlichen Betätigung, vor allem jedoch vor einer Teilnahme an Wettkämpfen ist sowohl bei Erwachsenen als auch bei Kindern und Jugendlichen weitgehend unbestritten. Ziel dieser Evaluierung ist das Erkennen von Pathologien und die Vermeidung des plötzlichen Herztodes in Assoziation mit der sportlichen Belastung. Das EKG stellt dafür mit Sicherheit eines der geeignetsten Tools dar, um vorbestehende bisher unerkannte bzw. sich unter der sportlichen Belastung entwickelnde kardiovaskuläre Erkrankungen aufzudecken. Die Interpretation eines an sich einfachen Tools darf jedoch nicht zu einer Verunsicherung der Probanden und auch nicht zu einer ausufernden Diagnostik führen, nur weil das Kinder-EKG einige Besonderheiten aufweist, welche im Erwachsenenalter als pathologisch eingestuft werden würden. Ziel dieses Kapitels ist es, im allgemeinen Teil die altersentsprechenden physiologischen EKG-Veränderungen aufzuzeigen und die entsprechenden Unterschiede heraus zu arbeiten. Im speziellen Teil soll vor allem auf die kinderspezifischen Aspekte von Erkrankungen, welche bei einer Sportausübung ein Problem bereiten würden, eingegangen werden.

## 10.2 Physiologische Veränderungen und altersentsprechende Normalwerte

Der Sinusrhythmus ist in jedem Lebensalter physiologisch. Definitionsgemäß besteht eine 1:1 Korrelation zwischen P-Wellen und QRS-Komplexen, die frontale Ache der P-Wellen liegt zwischen 0 und 90 Grad, erkennbar an positiven P in I, II und aVF. Im Jugendalter – und mehr noch im Schulalter – kann eine ausgeprägte Sinusarrhythmie mit phasenweise stark wechselnder Herzfrequenz nachweisbar sein. Diese Schwankungen sind atemabhängig, bei Inspiration führt die stärkere Füllung des Herzens zu einem reflektorischen Herzfrequenzanstieg, in der Exspiration wieder zu einer Verlangsamung. Dieses als respiratorische Sinusarrhythmie bekannte Phänomen ist normal und bedarf keiner weiteren Abklärung.

Ein häufigerer Befund im Holter-EKG bei Kindern und Jugendlichen ist das Auftreten von unterschiedlichen P-Morphologien einem wechselnden Schrittmacherzentrum entsprechend. Diese „wandernden Schrittmacher" können aus den Vorhöfen und aus der AV-Knotenregion stammen, als junktionale Schläge oder auch als ein akzelerierter idioventrikulärer Rhythmus auftreten. Diesen benignen Rhythmusveränderungen gemeinsam ist, dass die Frequenz sich kaum von der des zugrunde liegenden Sinusrhythmus unterscheidet und diese bei körperlicher Aktivität wieder von einem regulären SR abgelöst werden. Häufig treten diese Wechsel nachts auf, bei sehr sportlichen Jugendlichen sind sie auch im 12-Kanal-EKG zu finden.

# Sport bei Kindern und Jugendlichen – kinderkardiologische Aspekte

> **Benigne Rhythmusveränderungen im Kindes- und Jugendalter, welche keiner weiteren Abklärung bedürfen**
> **Benigne Rhythmusveränderungen**
> - Sinusarrhythmie
> - Wandernder Schrittmacher
> - AV-Knotenrhythmus
> - Junktionaler Rhythmus
> - Idioventrikulärer Rhythmus
> - AV-Block Grad I
> - AV-Block Grad II Wenckebach

Die Herzfrequenz sinkt mit zunehmendem Lebensalter, Normalwerte für die mittlere Ruheherzfrequenz in den entsprechenden Altersgruppen sind kritisch zu betrachten, zumal die normale Bandbreite zwischen der 1. und der 99. Perzentile (◘ Abb. 10.1) eine sehr große ist, wie eine Metaanalyse von über 140.000 Probanden gezeigt hat [1]. Unter Belastung kann die maximale Herzfrequenz bis über 220/min ansteigen.

Entsprechend des Wachstums von Herz und Thorax sowie Verschiebung der Muskelmasse vom rechten hin zum linken Ventrikel ändern sich auch die elektrischen Lagetypen. Herrscht im Kleinkindalter noch der Rechtstyp vor entspricht bei Kindern über 3 Jahren der Lagetyp in der Regel dem bei Erwachsenen (Steil-, Indifferenztyp). Bei abnormen Lagetypen muss eine Hypertrophie oder Dilatation der korrespondierenden Ventrikel ausgeschlossen werden, ein überdrehter Links- oder Rechtstyp sind immer pathologisch.

Sämtliche Zeitintervalle des EKGs sind frequenz- und damit altersabhängig. Zur Orientierung sollte die PQ-Zeit beim Schulkind unter 170 msec und bei Jugendlichen < 190 msec liegen. Ein AV-Block Grad I und Grad II Typ Wenckebach sind bei Überwiegen des Parasympathikus (Schlaf, Sportler, Narkose) normal. Eine zu kurze PQ-Zeit mit Deltawelle weist auf eine Präexzitation hin, eine kurze PQ-Zeit ohne eine Deltawelle zeigt nur die gute antegrade Leitfähigkeit der Vorhof- und AV-Knotenstrukturen. Das früher zitierte Lown-Ganong-Levine -Syndrom existiert nicht, eine kurze PQ-Zeit ohne Präexzitation bedarf daher keiner weiteren Abklärung!

Die QRS-Dauer sollte < 100 msec liegen, ein inkompletter Rechtsschenkelblock ist

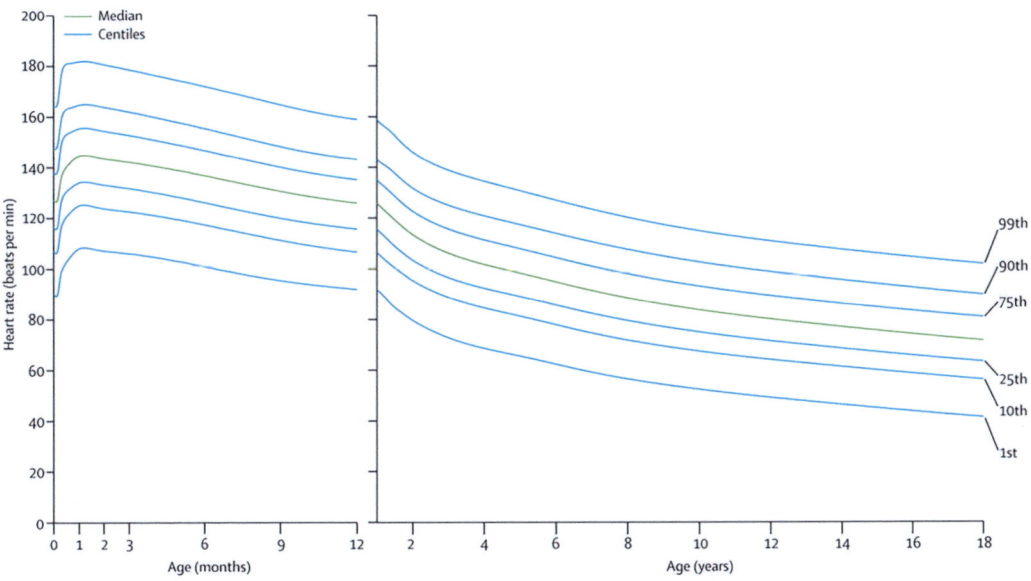

◘ Abb. 10.1 Altersentsprechende Herzfrequenzen und der korrespondierende Perzentilenverlauf [1].

häufig und wenn klinisch ein Vorhofseptumdefekt (ASD) ausgeschlossen wurde (konstant gespaltener 2. Herzton mit oder ohne Systolikum über den Pulmonalklappen) auch ohne hämodynamische Bedeutung. Hingegen ist bei einem kompletten Rechtsschenkelblock immer eine kardiovaskuläre Erkrankung (cave: DD Brugada – Syndrom) auszuschließen, auch ein kompletter Linksschenkelblock hat fast immer eine pathologische Ursache.

Die Beurteilung der Repolarisation bereitet mitunter Interpretationsschwierigkeiten und soll daher in einem weiteren Kontext beschrieben werden. Eine normale ST-Strecke ist horizontal und isoelektrisch, jedoch sind ST-Hebungen oder ST-Senkungen mit Abweichungen bis zu 1 mm bei Kindern normal. Positive T-Wellen in den rechtspräkordialen Ableitungen (V1, V3R) jenseits der 1. Lebenswoche sind ein Zeichen einer Rechtshypertrophie und damit pathologisch. Die physiologischen T-Wellen bleiben in diesen Ableitungen von der ersten Lebenswoche bis zum Alter von 12–16 Jahren negativ. Auch in den Ableitungen V2 und V3 finden sich in der frühen Kindheit negative T-Wellen und werden beginnend mit V3 und dann V2 wieder positiv. In dieser Übergangsphase ähneln diese T-Wellen nicht selten „notched-T-waves", wie man sie bei Long QT-Syndrom-Patienten findet. Postpubertäre T-Welleninversionen sind selten, im Alter von 18–19 Jahren sind sie mit 0,09 % eine Rarität [2].

Wegen der häufigen Sinusarrhythmie mit doch sehr unterschiedlichen RR-Abständen muss die QT-Dauer immer HF-korrigiert unter Verwendung des RR-Abstandes davor errechnet werden. Verwendet wird dazu am häufigsten die Bazettformel: QTc= QT/$\sqrt{RR}$. Eine QTc ≤ 450 msec ist normal. Da die Bazettformel bei erhöhten Herzfrequenzen die QTc ev. überschätzt, empfiehlt sich auch die gleichzeitige Verwendung der Fredericia Formel [3]. Das Short-QT mit einer QTc < 370 msec ist eine Rarität [4].

Zur Beurteilung einer Ventrikelhypertrophie ist bei Kindern und Jugendlichen der Sokolow-Lyon-Index nur bedingt geeignet, da auch hier eine starke individuelle Variabilität vorliegt. Einfacher ist es, sich auf die Ableitungen V1 und V6 zu beschränken. Kriterien für eine rechtsventrikuläre (RVH) bzw. linksventrikuläre Hypertrophie (LVH) sind die Höhe der R- bzw. S-Zacken, welche die altersentsprechenden Werte überschreiten (◘ Tab. 10.1). Die Verwendung von automatisierter EKG-Auswertung unter Benutzung von hinterlegten Z-Scores wird die Interpretation möglicherweise erleichtern [5]. Allerdings ist trotz kombinierter Verwendung von verschiedenen EKG-Parametern die Sensitivität des EKGs zur Diagnose einer Hypertrophie mit <25 % schlecht [6], sie kann auch bei Korrelation mit verschiedenen Berechnungen des LV-Mass-Index (bezogen auf Gewicht oder Körperoberfläche) nicht ausreichend verbessert werden, der negativ prädiktive Wert liegt bei 52 % [7].

◘ **Tab. 10.1** Altersabhängige Normalwerte für R- und S-Zacken. Angegeben ist der Mittelwert und in Klammer die 98. Perzentile, Voltagen im mm; 1 mV = 10 mm; zwecks besserer Übersichtlichkeit wurde auf eine gendermäßige Aufteilung verzichtet [6]

| Normalwerte R- bzw. S-Zacken | | | | | |
|---|---|---|---|---|---|
| | | 6a | 10a | 14a | 18a |
| V1 | R | 6 (15) | 5 (11) | 4 (11) | 3 (11) |
| | S | 12 (23) | 13 (25) | 12 (22) | 10 (23) |
| V6 | R | 20 (31) | 21 (31) | 18 (27) | 10 (21) |
| | S | 3 (8) | 3 (7) | 3 (7) | 1 (3) |

## 10.3 Das auffällige EKG

Dass körperliche Aktivität und Sport die Fitness verbessern und damit zur Gesunderhaltung ganzer Generationen beitragen ist heute allgemein anerkannt. Allerdings ist das Belastungsvolumen im Freizeitsport für manche Individuen kaum mehr von Intensitäten im Wettkampfsport zu unterscheiden, womit die definierten Unterschiede zwischen Freizeit- und Wettkampfsport unscharf werden. Umso wichtiger sind alle Maßnahmen, die das dramatische und tragische Ereignis eines plötzlichen Herztodes bei jungen und vermeintlich gesunden Probanden verhindern sollen. Eine Sportuntersuchung ohne EKG ist undenkbar, auch wenn diese Methode teilweise kritisch interpretiert werden muss. Der Umgang mit Patienten, welche an einer vermeintlich lebensbedrohenden Erkrankung leiden, ist nicht nur diagnostisch, sondern auch im täglichen Management eine echte Herausforderung, haben doch Untersuchungen gezeigt, dass bei Kindern- und Jugendlichen Guidelines in der Praxis zu wenig konsequent umgesetzt werden können [8]. Zumeist werden restriktive Richtlinien zu liberal ausgelegt, um den betroffenen Patienten die Lebensqualität von einem Tag zum anderen nicht allzu massiv einschränken zu müssen. Die Verwendung von aufgearbeiteten Informationen, welche Bezug auf die tägliche Praxis nehmen, soll helfen, dieses Dilemma zu minimieren und das Patientenmanagement zu erleichtern.

### 10.3.1 Hypertrophe Kardiomyopathie (HCMP)

Die HCMP zählt mit 35–50 % zu den häufigsten Ursachen eines plötzlichen Herztods bei jugendlichen Sportlern [9]. Die Prävalenz in der Allgemeinbevölkerung liegt bei etwa 0,2 % [9], bei Kindern wird eine Inzidenz von 0,3–0,4/100.000/a angegeben [9]. Im EKG finden sich LVH-Zeichen mit unter Umständen ausgeprägt hohen Ausschlägen, Q-Zacken sowie eine deutliche T-Negativierung, 10 % der Patienten mit nachgewiesener HCMP haben jedoch ein normales EKG [10]. Dies steht im Einklang mit der schlechten Sensitivität des EKGs für die Diagnose einer LVH, wie dies im obigen Abschnitt bereits ausgeführt wurde. Der Goldstandard zur Diagnose ist die Echokardiografie mit einer enddiastolischen Wanddicke von mehr als 2 Standardabweichungen vom Mittelwert bezogen auf die Körperoberfläche (Z-score >2). Allerdings können normale Muskeldicken auch bei einer nachgewiesenen Mutation im HCM-Gen vorkommen [11].

Als autosomal dominant vererbte Erkrankung werden 50 % der Nachkommen betroffen sein. Dzt. gibt es keinen Konsens bzgl. Screening-Beginn der Kinder eines Probanden. Guidelines der American Heart Association (AHA) empfehlen ein Screening ab dem 12. LJ. [12], allerdings werden schon 50 % der Nachkommen eines HCMP Probanden vor dem Alter von 10 Jahren phänotypisch positiv [13] und können auch kardiale Ereignisse erleiden. Patienten mit einem frühkindlichen Erkrankungsbeginn haben im Vergleich zur Erwachsenenform eher eine Sarkomer-Erkrankung, ein höheres Risiko für ventrikuläre Arrhythmien (HR 1,36) und ein doppeltes Risiko, eine Herztransplantation (HTX) oder ein Herzunterstützungssystem (ventricular assist device, VAD) zu benötigen [14]. Wir screenen die Kinder von HCMP Patienten mit dem Erstkontakt beginnend, unabhängig vom Lebensalter der Kinder.

Bzgl. sportlicher Betätigung siehe ◘ Tab. 10.2. Zu beachten ist, dass für den Freizeitsport und damit auch für den Schul-

**Tab. 10.2** HCMP (Hypertrophe Kardiomyopathie), ARVC (arrhythmogene rechtsventrikuläre Kardiomyopathie), DCMP (dilatative Kardiomyopathie), LR low risk, IR intermediate risk, HR higher risk, Sportempfehlungen sind immer Einzelfallentscheidungen nach detaillierter Aufklärung der Patienten!

| Risiko | Typ | Freizeitaktivität | Schulturnen | Wettkampfsport | Bemerkungen |
|---|---|---|---|---|---|
| **HCMP** | | | | | |
| LR | HCMP genetisch pos./ phänotyp. neg. | + | + | +/- | |
| IR | HCMP Septum/HW < 30 mm (z < 6) | +/- | - | - | |
| HR | HCMP Septum/HW > 30 mm (z > 6) | - | - | - | Ev. ICD |
| **ARVC** | | | | | |
| IR | ARVC genetisch pos./ phänotyp. neg. | +/- | +/- | - | |
| HR | ARVC genetisch pos./ phänotyp. pos. | - | - | - | Ev. ICD |
| **DCMP** | | | | | |
| IR | EF > 35 % | +/- | - | - | |
| HR | EF < 35 %, QRS > 120 msec | - | - | - | Ev. ICD |
| **LV-noncompaction** | | | | | |
| LR | Keine Dilatation, normale Pumpfunktion | + | + | - | unklarer Verlauf |
| IR | Mit Dilatation, reduzierte Pumpfunktion | - | - | - | wie DCMP |

sport primär dieselben restriktiven Vorgaben angewandt werden müssen wie für den Wettkampfsport. Daraus folgt, dass die meisten bei uns üblichen Sportarten, sowie die Teilnahme am Turnunterricht und am Schulschikurs nicht erlaubt werden dürfen. Wettkampfsport sollte für Patienten mit der klinischen Diagnose einer HCMP nicht erlaubt werden. Das Vorhandensein eines Defibrillators (AED) an der Sportstätte kann eine Teilnahme von Patienten mit HCMP nicht rechtfertigen. Genotypisch positive, jedoch phänotypisch negative Probanden müssen nicht per se vom Wettkampfsport ausgeschlossen werden, bedürfen jedoch einer genauen individuellen Evaluierung [15].

### 10.3.2 Arrhythmogene rechtsventrikuläre Kardiomyopathie (ARVC)

Die ARVC stellt ein möglicherweise unterdiagnostiziertes Krankheitsbild im Kindes- und Jugendalter dar. Die Prävalenz liegt bei 1:5000 bzw. in einer Untersuchung sogar bei 1:1000 [16] und ist damit deutlich höher als bei den meisten angeborenen Stoffwechselerkrankungen, nach denen heute gescreent wird. In einer Autopsieserie von an ARVC verstorbenen Patienten waren 13 % jünger als 18 Jahre [17]. Die zumeist autosomal dominant vererbte Erkrankung beginnt im Jugend- bzw. jungen Erwachsenenalter, es mehren sich jedoch auch die publizierten Kasuistiken von Kindern. Zur Diagnosestellung gelten dieselben Kriterien wie bei Erwachsenen [18]. Repolarisationsveränderungen sind dabei ein sehr früher und sensitiver phänotypischer Marker der Erkrankung, ausreichend spezifisch wird dieses Zeichen jedoch erst jenseits des 14. Lebensjahres, da man bei älteren gesunden Teenagern rechtspräkordiale T-Negativierungen nur mehr in 4 % bei weiblichen und in 1 % aller männlicher Probanden findet [19]. Die Depolarisationsverzögerung als weiteres sensitives diagnostisches Kriterium kann im Kindes- und Jugendalter durch den relativ häufig vorkommenden inkompletten Rechtsschenkelblock „maskiert" werden. Hilfreich ist dabei vielleicht die Tatsache, dass auch bei einem kompletten Rechtsschenkelblock T-Negativierungen in V1-V4 eher selten vorkommen, für die ARVC jedoch typisch wären.

Die benigne rechtsventrikuläre Ausflusstakt-Tachykardie und eine ventrikuläre Tachykardie (VT) bei ARVC haben beide eine Linksschenkelblock-artige Morphe. Hilfreich zur Differenzierung ist auch hier die T-Negativierung in den rechtspräkordialen Ableitung im Sinusrhythmus, diese hat bei ARVC Patienten eine Sensitivität von 47 % und eine Spezifität von 96 % [20]. Weitere Hinweise für eine ARVC-VT sind eine QRS Dauer in Abl. I $\geq$ 120 msec (Sensitivität 88 %; negativ prädiktiver Wert 91 %), QRS-Umschlag erst in V6 (100 % positiv prädiktiver Wert), das Vorhandensein eines QRS-notching in irgendeiner Ableitung sowie der Beginn des QRS am frühesten in Abl. V2 (OR 17,0) [22].

Gilt bei Erwachsenen das MRI als Goldstandard zum Nachweis der typischen Veränderungen, so trifft dies für das Kindesalter nur bedingt zu [21], stellen doch ausgeprägte Myokardverdünnungen, Fibrose, Aneurysmen der rechtsventrikulären (RV) Wand und Fettgewebseinlagerungen zwar sehr typische, aber auch eher spät auftretende Veränderungen der Erkrankung dar. Ein normaler MRI-Befund, dem typischen Erwachsenenprotokoll entsprechend, schließt eine ARVD nicht notwendigerweise aus! Die Interpretation der Untersuchung ist höchst Untersucher abhängig und sollte daher nur wenigen spezialisierten Zentren vorbehalten bleiben. Aus den genannten Gründen ist das MRI auch zum Screening von Nachkommen nur sehr eingeschränkt hilfreich [22].

Da sich bei sportlicher Aktivität das SCD-Risiko um das 5,4 – fache erhöht [23], sollte Wettkampfsport für Patienten mit der klinischen Diagnose einer ARVC vermieden werden. Dies gilt auch für genotypisch positive jedoch phänotypisch negative Probanden [24]. Bzgl. Freizeit- und Schulsport bedürfen diese Probanden einer individuellen Beratung (siehe ◘ Tab. 10.2), da forcierte körperliche Belastung die myokardiale Dysfunktion triggern und/oder den Verlauf aggravieren kann [25].

### 10.3.3 Kongenitale Koronaranomalien

Auch wenn diese Anomalien insgesamt selten auftreten, sind sie doch für 12–20 % der plötzlichen Todesfälle verantwortlich [11]. Häufig entspringt die linke Kranzarterie aus dem anterioren (rechten) Sinus Valsalvae und nimmt damit einen gewinkelten Verlauf zwischen Art. Pulmonalis und der Vorderwand der Aorta. Das Ostium kann am Abgang auch schlitzförmig eingeengt sein. Die Symptome eines Thoraxschmerzes werden von den Sportlern zumeist auf die körperliche Anstrengung zurückgeführt und damit nicht beachtet [26]. Die Echokardiografie stellt in der Hand von geübten Untersuchern die Methode der Wahl dar, der reguläre Abgang und Verlauf der beiden Kranzarterien muss bei jeder Screening-Untersuchung eindeutig dargestellt werden.

Mit der Diagnosestellung ist eine weitere Teilnahme an Wettkämpfen untersagt, drei Monate nach Operation kann nach Ausschluss von Ischämien, Arrhythmien und LV-Dysfunktion unter maximaler Belastung wieder mit dem Training begonnen werden [27].

### 10.3.4 Angeborenes Long QT-Syndrom

Das angeborene Long QT-Syndrom (LQTS) ist eine vererbte Ionenkanalerkrankung, welche durch eine verzögerte Repolarisation typischerweise polymorphe ventrikuläre Tachykardien auslösen kann [28]. Der Verdacht auf ein LQTS liegt vor, wenn in einem Ruhe-EKG oder in einem EKG 4 min nach maximaler Belastung eine QTc (nach Bazett) >470 für männliche, bzw. >480 msec für weibliche Athleten nachgewiesen wird. Eine QTc >500 gilt als diagnostisch [24]. Die Prävalenz ist in den letzten Jahrzehnten ständig gestiegen und liegt jetzt bei 1:2000 [29]. Bis dato sind zahlreiche LQTS-Mutationen bekannt, wobei LQT1 (KCNQ1), LQT2 (KCNH2) sowie LQT3 (SCN5A) 75 % der genetischen Diagnosen stellen [30]. Die klinische Symptomatik reicht von Palpitationen über Synkopen bis zum plötzlichen Herztod (sudden cardiac death (SCD)), wobei die zugrunde liegende Mutation, das Geschlecht sowie die QTc-Dauer einen entscheidenden Einfluss haben. Bis zum 13. Lebensjahr haben Knaben mit LQT1, danach Mädchen mit LQT2 die höchsten Ereignisraten, die niedrigste Ereignisrate haben Kinder mit einer QTc <500 msec, wenn bisher keine Synkopen aufgetreten sind [31].

Wettkampfsport ist für genotypisch positive jedoch phänotypisch negative Probanden und Patienten mit einem phänotypischen LQTS in Konstellationen mit geringem Risiko nach eingehender intensiver Aufklärung der Patienten und deren Eltern erlaubt (siehe ◘ Tab. 10.3) [32]. Das Outcome von LQT Patienten, die entgegen den Bethesda und ESC Guidelines weiterhin sportlich aktiv waren, ist gut [32] [33]. Zu beachten ist, dass für tägliche Aktivitäten, Freizeitsport und damit auch für den Schulsport eigentlich dieselben Kriterien angewandt werden sollten, da kardiale Ereignisse selten (0,08 Ereignisse/Jahr), und wenn, dann jedoch am häufigsten unter alltäglichen Aktivitäten auftreten [33].

Gerade bei LQTS-Patienten macht ein formal richtiger, jedoch restriktiver Ansatz große Schwierigkeiten im täglichen Patientenmanagement, da allzu restriktive Richtlinien nicht eingehalten werden. Auch wenn Leitlinien Vorgaben machen, steht demgegenüber auch das Grundrecht der Patienten und deren Familien auf Selbstbestimmung und Autonomie. Ein liberalerer Ansatz setzt eine intensive Auseinandersetzung mit den Patienten (und deren Eltern) voraus, die Aufklärung muss standardisiert und dokumentiert sein, die Entscheidungen immer wieder hinterfragt werden. Auch das Umfeld, insbesondere die Lehrer und die Klassenkameraden müssen informiert werden.

# Sport bei Kindern und Jugendlichen – kinderkardiologische Aspekte

**Tab. 10.3** LQTS 1–3 Long QT-Syndrom Typ 1–3, LR low risk, IR intermediate risk, HR higher risk, CE cardiac events (rhythmogene Synkope, Torsade de pointe, Kammerflimmern), genetisch positiv legt den Genotyp fest, phänotypisch negativ heißt keine CE und normale Qtc-Zeiten in allen verfügbaren EKG's. Sportempfehlungen sind immer Einzelfallentscheidungen nach detaillierter Aufklärung der Patienten!

| Risiko | Typ | Freizeit-aktivität | Schulturnen | Wettkampfsport | Bemerkungen |
|---|---|---|---|---|---|
| **LQTS 1** | | | | | Kein Wassersport |
| LR | LQTS 1 genetisch pos./ phänotyp. neg. | + | + | + | |
| IR | LQTS 1 Qtc 460–500 msec | + | +/- | +/- | |
| IR | LQTS 1 Qtc > 500 msec | + | +/-/- | - | |
| HR | LQTS 1 + CE unter ß-Blocker | - | - | - | Ev. LCSD, ICD |
| HR | LQTS 1 zu Beginn der Therapie | - | - | - | Evaluationsphase (3–6 Monate) |
| **LQTS 2** | | | | | Kein Schießsport, Biathlon |
| LR | LQTS 2 genetisch pos./ phänotyp. neg. | + | + | + | |
| IR | LQTS 2 Qtc 460–500 msec | + | +/- | +/- | |
| IR | LQTS 2 Qtc > 500 msec | + | +/-/- | - | |
| HR | LQTS 2 + CE unter ß-Blocker | - | - | - | Ev. LCSD, ICD |
| HR | LQTS 2 zu Beginn der Therapie | - | - | - | Evaluationsphase (3–6 Monate) |
| **LQTS 3** | | | | | |
| LR | LQTS 3 genetisch pos./ phänotyp. neg. | + | + | + | |
| IR | LQTS 3 Qtc 460–500 msec | + | + | +/- | |
| IR | LQTS 3 Qtc > 500 msec | + | +/-/- | - | |
| HR | LQTS 3 + CE unter ß-Blocker | - | - | - | Ev. LCSD, ICD |
| HR | LQTS 3 zu Beginn der Therapie | - | - | - | Evaluationsphase (3–6 Monate) |

Ein gelungenes Patientenmanagement soll nicht nur den SCD verhindern, sondern es den Betroffenen ermöglichen, ihr Leben trotz der Diagnose so aktiv und kreativ wie möglich zu gestalten.

### 10.3.5 Overte Präexzitation und Wolff-Parkinson-White (WPW)-Syndrom

Das diagnostisch hilfreiche typische „WPW-EKG" (verkürzte PQ-Zeit und Deltawelle) als Ausdruck einer overten Präexzitation über eine akzessorische Bahn tritt in 1–3:1000 Personen auf [34]. Die Synopse eines EKGs mit overter Präexzitation und dem Auftreten von Tachykardien wird als WPW-Syndrom bezeichnet. Da etwa die Hälfte der Patienten mit akzessorischen Leitungsbahnen nur über eine retrograde Leitung über den Bypasstrakt (BPT) verfügt (= verborgener oder concealed BPT), kann bei diesen die Diagnose im anfallsfreien EKG nicht gestellt werden. Dieser Umstand sowie die Möglichkeit einer nur intermittierend auftretenden Präexzitation legen nahe, dass die echte Prävalenz noch höher ist. Auch bei Kindern und Jugendlichen kann das spontane bzw. durch eine AV-Reentrytachykardie induzierte Vorhofflimmern bei einer guten antegraden Leitfähigkeit der akzessorischen Bahn zu einer sehr raschen und unregelmäßigen Ventrikeldepolarisation führen und spontan zu Kammerflimmern degenerieren. Dies scheint bei Kindern und Jugendlichen sogar häufiger aufzutreten als bei Erwachsenen, noch dazu waren 87 % dieser pädiatrischen Patienten vor dem erstmaligen Ereignis asymptomatisch [35]. Zur nicht invasiven Risikostratifizierung helfen das EKG, das 24 h-Holter EKG und die Ergometrie. Eine intermittierende Präexzitation dokumentiert im 12-Ableitungs-EKG oder im Langzeit-EKG sprachen für eine lange effektive Refraktärperiode des Bypasstraktes und damit für ein niedriges Risiko [36]. Leider findet man auch bei Patienten mit intermittierender Präexzitation dieselbe Anzahl von Bahnen mit malignen elektrophysiologischen Leitungskapazitäten wie bei Patienten mit permanenter Präexzitation [37]. Das Verschwinden einer overten Präexzitation während der Ergometrie ist nicht immer einfach zu erkennen, da die gute antegrade Leitfähigkeit des AV-Knotens bei Jugendlichen z. B. die Präexzitation eines Bypasstraktes maskieren kann. Zusätzlich erschweren Bewegungsartefakte die Interpretation, sodass als prognostisches Kriterium nur der plötzliche und vollständige Verlust der Präexzitation gewertet werden darf, um daraus auf eine lange antegrade effektive Refraktärperiode (ERP) zu schließen [38]. Stellt die Ablation bei symptomatischen Patienten die Methode der Wahl dar, kann sie auch bei asymptomatischen Kindern und Jugendlichen ab dem 5. Lebensjahr erwogen werden und ist hier eine Klasse IIB Indikation [39]. Bei der invasiven Austestung während einer elektrophysiologischen Untersuchung sind eine antegrade ERP < 250 msec, ein kürzestes RR-Intervall unter Vorhofflimmern ≤ 250 msec (Klasse IIa) und die Induzierbarkeit einer Tachykardie (Klasse II b) Indikationen für eine Ablation [40].

Da etwa 1 % der Todesfälle bei Sportlern auf ein WPW-Syndrom zurückzuführen sind [41], gelten für Wettkampf- aber auch für engagierte Freizeitsportler besonders strenge Kriterien, in Europa wird bei WPW-Patienten eine EPU gefordert [42]. Verweigert der Athlet die Ablation oder liegt eine parahisäre Bahn mit hohem AV-Blockrisiko vor, kann eine Sporterlaubnis nur dann gewährt werden, wenn die oben genannten Risikofaktoren (kürzestes RR-Intervall unter Vorhofflimmern ≤ 250 msec, Induzierbarkeit einer Tachykardie, mehrere akzessorische Bahnen) nicht vorliegen. Für Kinder und Jugendliche gibt es keine detaillierten Guidelines, hier muss vor allem in der Altersgruppe zwischen 5 und 10 Jahren sehr individuell in Abhängigkeit von der

Intensität der körperlichen Belastung, der Lokalisation des BPT's und dem Risiko der Ablation entschieden werden. Kindern über 10 Jahre sollten eine Sporterlaubnis (sowohl für Schul- als auch Wettbewerbssport) nur nach stattgehabter EPU und (wenn möglich) Ablation erhalten.

### 10.3.6 Extrasystolie

Extraschlägen (ES) können in jedem Lebensalter auftreten, eine Gefährdung durch ES besteht bei Induktion von Tachykardien, sowie bei einer sehr hohen Anzahl von ventrikulären Extraschlägen ( > 20 % der Gesamt-QRS) durch Induktion einer Tachykardie-induzierten Kardiomyopathie [43].

Supraventrikuläre ES (SVES) treten in jedem Lebensalter auf, die Häufigkeit nimmt mit dem Alter zu. Obwohl im klinischen Alltag häufig wahrgenommen, kommen SVES nur in 0,1 % gesunder Kinder vor, VES sind mit 0,5 % vergleichsweise häufiger [44]. Bei Ausschluss einer Ionenkanal- oder strukturellen Herzerkrankung gelten ventrikuläre ES (VES) im Allgemeinen als benigne. Dennoch können VES schnelle anhaltende oder nicht anhaltende ventrikuläre Tachykardien auslösen, möglicherweise führen sehr häufige VES zu einer LV- Dysfunktion bzw. zur Entwicklung einer Kardiomyopathie. Die Inzidenz der Tachykardie-induzierten Kardiomyopathie im Kindesalter ist noch unklar, sie dürfte etwa bei 15 % liegen, wobei hier die VES mit einer Häufigkeit von 20–40 % auftreten [43] [45].

Etwa 2/3 der idiopathischen VES entspringen aus dem Ausflusstrakt des RV und zeigen zumeist eine monomorphe Extrasystolie. Das übrige Drittel stammt aus dem Septum, der freien Wand der Ventrikel oder dem linksventrikulären Faszikel oder Papillarmuskeln. Diese sind oft polymorph konfiguriert. Erwähnenswert ist die Extension von Myokard über die Pulmonal – oder Aortenklappen hinaus. Elektrisch aktives Gewebe findet sich in 74 % der Patienten distal der Pulmonalklappen, sowie in 57 % distal der Aortenklappen, hier vor allem im Bereich des rechten Segels (rechtes Segel 55 %, linkes Segel 24 %, nicht koronares Segel <1 %) [46].

Die Häufigkeit der VES kann im Verlauf spontan abnehmen. Dies trifft vor allem für VES aus dem LV (RSB-Morphologie) und fast nicht für VES aus dem RV (LSB-Morphologie) [47]. Ein medikamentöser Therapieerfolg bei ventrikulärer Extrasystolie im Kindesalter ist oft eher bescheiden [48].

Die Kriterien zur Sport,- Turnerlaubnis sind im Kindes- Jugendalter sind ident zu dem bei Erwachsenen [49]. Nach Unterscheidung zwischen typischen/atypischen VES muss bei letzteren immer eine strukturelle Herzerkrankung ausgeschlossen werden. Diese scheint bei jungen Sportlern doch substanziell häufiger zu sein (23 %) – vor allem bei Vorliegen von atypischen VES [50].

### 10.4 Sport bei Kindern und Jugendlichen – Sporterlaubnis oder Sportbefreiung

**Gesundheitssport** ist praktisch bei allen Kindern und Jugendlichen erlaubt und zu fördern, die WHO -Empfehlung, täglich mindestens eine Stunde moderate bis kräftige Bewegung durchzuführen, sollte natürlich auch für Patienten mit kardialen Erkrankungen gelten. Je nach Schweregrad bzw. Art der Erkrankung erfordert dies eventuell spezielle Trainingsempfehlungen von geschulten TrainerInnen bzw. Sportpädagogen. Leider sind strukturierte Trainingsgruppen in der Praxis einerseits aus logistischen Gründen (Transport, Zeitaufwand für die Eltern), andererseits aus Compliancegründen nur schwer umsetzbar. Um den Spaßfaktor während des Trainings zu erhöhen müssen zukünftige Programme verstärkt auf zeitgeistige Technologien –

Stichwort Gamification- setzen. Möglich sind Konsolenspiele und Smartphone gesteuerte Aktivitäten bis hin zu Virtual Reality Applikationen [51].

**Breitensport und Freizeitsport** mit Freunden ist erkrankungsabhängig individuell möglich, gesundheitsschädliche Überanstrengungen kommen bei Patienten mit Vitien in der Regel nicht vor. Eltern herzkranker Kinder neigen jedoch zur Überprotektion, sodass in der Praxis aktiv über die positiven Einflüsse sportlicher Aktivität beraten werden sollte [52].

**Schulsport** hat gesellschaftlich eine besondere Bedeutung. Neben der allgemeinen Gesundheitserziehung, dem Erlernen sportlicher Techniken und Fähigkeiten führt ein lebenslanger freudvoller Umgang mit Sport auch zu Gesundheits- und Unfallprävention und ist damit für die Volksgesundheit essenziell. Auch Patienten mit Vitien sollten so viel als möglich am Schulsport teilnehmen können.

In der Volksschule stehen die spielerische Aktivität und vielfältige Bewegung im Vordergrund. Die soziale Kompetenz soll durch Vermeidung von Konkurrenzsituationen gefördert bzw. erlernt werden.

Allerdings sind für jede Schulstufe im Lehrplan Mindestanforderungen zur Förderung von „außerordentlichen sportlichen Leistungen" und Wettkämpfen definiert, die möglicherweise von einigen Kindern aufgrund Ihrer körperlichen Konstitution nicht erbracht werden können.

Weiters kann die tatsächliche Belastung während des Sportunterrichts in Abhängigkeit von Lehrern, dem allgemeinen Niveau der Klasse sowie den örtlichen Gegebenheiten sehr unterschiedlich sein. Die Bandbreite erstreckt sich von ausschließlichem Fußballspiel während der gesamten Sportstunde bis hin zu Geräteturnen, Zirkeltraining, Krafttraining, Hindernislauf etc. Eine Sporterlaubnis für Patienten mit kardialer Erkrankung kann daher nur sehr individuell erteilt werden. Grundsätzlich sollte **kein** Sportverbot, sondern eine Sporterlaubnis mit definierten spezifischen Einschränkungen erteilt werden. In der Praxis ist hier oftmals ein persönliches Gespräch zwischen ärztlichem und Lehrpersonal hilfreich. Typische praxisnahe Beispiele zur Teilnahme am Schulsport sind in ◘ Tab. 10.4 dargestellt, für eine detailliertere Übersicht muss auf die Literatur verwiesen werden [53] [54].

In der Praxis stellt die Freigabe zum Besuch einer Sportschule den Beratenden oftmals vor Probleme, besteht hier doch der Wunsch des Patienten und der Eltern zum Besuch einer Schule mit „vertieftem sportlichem Angebot". Die Motivation dafür rangiert zwischen vermeintlich geringerer schulischer Belastung in anderen Fächern bis zur Vorbereitung zur Berufswahl als Sportler. In einigen Fällen differiert auch die Motivation der Eltern/eines Elternteiles und der des Kindes gewaltig. Die Motivationslage ist aber die Grundvoraussetzung für eine sinnvolle Beratung. Bei einem angeborenen kombinierten Aortenklappenvitium erscheint der Berufswunsch Profifußballer, doch mit einem erheblichen Risiko für ein erkrankungsbedingtes vorzeitiges Karriereende behaftet. In Sportarten mit langjährigen Trainingsaufbau bis zum Erreichen der Spitzenklasse, wirken sich Trainingspausen durch Verschlechterung der Grunderkrankung oder erforderlichen Eingriffen natürlich noch stärker aus.

■ **Vereinssport – Leistungssport**

Auch hier bestehen deutliche Unterschiede betreffend Trainingsumfang und Intensität. Schon bei jungen Sportlern sind be-

◘ Tab. 10.4  Typische Vitien als praxisnahe Beispiele zur Beurteilung der Teilnahmemöglichkeit am Schulsport

| | |
|---|---|
| **Aortenklappenstenose nicht interventionsbedürftig mean Gradient unter 25 mm Hg** | **Uneingeschränkter Sportunterricht** |
| Aortenklappenstenose nicht interventionsbedürftig mean Gradient 25–40 mm Hg | Sport im Ausdauerbereich erlaubt, Mannschaftssportarten eingeschränkt erlaubt (Fußball im Tor, Basketball mit Wechsel bzw. Pausen), Schulsportwoche und Schiwoche möglich, Krafttraining (Hypertrophie) erlaubt, allerdings immer nur kleine Muskelgruppen (also nicht mit beiden Beinen oder Armen gleichzeitig wie bei Bankdrücken oder Beinpresse), **keine** Wettkämpfe |
| Aortenisthmusstenose Gradient < 20 mm Hg | Sportunterricht erlaubt, keine hochstatischen Sportarten (III), Krafttraining (Hypertrophie) erlaubt, allerdings immer nur kleine Muskelgruppen (also nicht mit beiden Beinen oder Armen gleichzeitig wie bei Bankdrücken oder Beinpresse) |
| Bikuspide Aortenklappe | Uneingeschränkter Sportunterricht |
| Aortenklappeninsuffizienz mild bis moderat | Uneingeschränkter Sportunterricht |
| Transposition der großen Gefäße nach arterieller Switch – Operation | Uneingeschränkter Sportunterricht |
| Fallot'sche Tetralogie ohne Reststenose ohne höhergradige PI ohne Rhythmusstörungen | Uneingeschränkter Sportunterricht |
| Single Ventricle, Glenn/Fontanphysiologie | Sport im Ausdauerbereich und Hypertrophietraining erlaubt, Mannschaftssportarten erlaubt, Schulsportwoche möglich, Schiwoche muss individuell beurteilt werden **keine** Wettkämpfe, **kein Tauchen** |
| Ebstein – Anomalie | Sport im Ausdauerbereich und Hypertrophietraining erlaubt, Mannschaftssportarten erlaubt, Schulsportwoche möglich, Schiwoche muss individuell beurteilt werden **keine** Wettkämpfe |
| Zyanotische Vitien | Sport im Ausdauerbereich und Hypertrophietraining erlaubt, Mannschaftssportarten erlaubt, Schulsportwoche möglich, Schiwoche muss individuell beurteilt werden **keine** Wettkämpfe |

achtliche Leistungsumfänge bei Sportarten wie Turnen, Eiskunstlauf und Schwimmen (und anderen) zu beobachten. Eine genaue Trainingsanamnese (leider wird nicht immer ein Trainingstagebuch geführt) ist unbedingt erforderlich, um die dynamische und statische Belastung während des Trainings abschätzen zu können. Zur optimalen Beratung des Patienten, der Familie und des Vereins ist eine fundierte kinderkardiologische und sportmedizinische Ausbildung zwingend erforderlich.

Auch die Haftungsfrage gegenüber dem Verein muss bei einer Freigabe miteinbezogen werden. Der Verein investiert Zeit und Geld in den Sportler, nicht selten werden schon bei jungen Spielern Ablösen bezahlt. Die Freigabe eines gesundheitlich nicht für diesen Verein geeigneten Sportlers kann unter Umständen Haftungsforderungen nach sich ziehen. Bei Patienten mit nicht trivialen Vitien, die Leistungssport oder Höchstleistungssport anstreben, sollte ein ausführliches Protokoll des Beratungsgesprächs, mit möglichen und wahrscheinlichen Verläufen der Grunderkrankung, dem Einfluss der sportlichen Betätigung auf die Grunderkrankung und den möglichen Leistungseinschränkungen durch die Grunderkrankung angefertigt und von allen Beteiligten unterschrieben werden.

> **Fazit**
> Für eine sportärztliche Untersuchung im Kindes- und Jugendalter ist mitunter fundiertes kinderkardiologisches Wissen nötig, müssen doch alle oben genannten potenziell malignen Erkrankungen sicher ausgeschlossen werden.
> Die Betreuung von Patienten mit Vitien sollte immer sehr individualisiert erfolgen, eine realistische Beurteilung ist zumeist nur mit detaillierten kardiologischen Befunden möglich.

## Literatur

1. Fleming S, Thompson M, Stevens R, Heneghan C, Plüddemann A, Maconochie I et al (2011) Normal ranges of heart rate and respiratory rate in children from birth to 18 years of age: a systematic review of observational studies. Lancet Lond Engl 377(9770):1011–1018
2. Kobza R, Cuculi F, Abächerli R, Toggweiler S, Suter Y, Frey F et al (2012) Twelve-lead electrocardiography in the young: physiologic and pathologic abnormalities. Heart Rhythm 9(12):2018–2022
3. Andršová I, Hnatkova K, Helánová K, Šišáková M, Novotný T, Kala P et al (2020) Problems with Bazett QTc correction in paediatric screening of prolonged QTc interval. BMC Pediatr 20(1):558
4. Offerhaus JA, Bezzina CR, Wilde AAM (2020) Epidemiology of inherited arrhythmias. Nat Rev Cardiol 17(4):205–215
5. Bratincsák A, Kimata C, Limm-Chan BN, Vincent KP, Williams MR, Perry JC (2020) Electrocardiogram standards for children and young adults using Z-Scores. Circ Arrhythm Electrophysiol 13(8):e008253
6. Rijnbeek PR, van Herpen G, Kapusta L, Ten Harkel ADJ, Witsenburg M, Kors JA (2008) Electrocardiographic criteria for left ventricular hypertrophy in children. Pediatr Cardiol 29(5):923–928
7. Killian L, Simpson JM, Savis A, Rawlins D, Sinha MD (2010) Electrocardiography is a poor screening test to detect left ventricular hypertrophy in children. Arch Dis Child 95(10):832–836
8. Roston TM, De Souza AM, Sandor GGS, Sanatani S, Potts JE (2013) Physical activity recommendations for patients with electrophysiologic and structural congenital heart disease: a survey of Canadian health care providers. Pediatr Cardiol 34(6):1374–1381
9. Authors/Task Force members, Elliott PM, Anastasakis A, Borger MA, Borggrefe M, Cecchi F et al (2014) ESC Guidelines on diagnosis and management of hypertrophic cardiomyopathy: the Task Force for the Diagnosis and Management of Hypertrophic Cardiomyopathy of the European Society of Cardiology (ESC). Eur Heart J 35(39):2733–2779
10. Rowin EJ, Maron BJ, Appelbaum E, Link MS, Gibson CM, Lesser JR et al (2012) Significance of false negative electrocardiograms in preparticipation screening of athletes for hypertrophic cardiomyopathy. Am J Cardiol 110(7):1027–1032

11. Maron BJ, Ackerman MJ, Nishimura RA, Pyeritz RE, Towbin JA, Udelson JE (2005) Task force 4: HCM and other cardiomyopathies, mitral valve prolapse, myocarditis, and Marfan syndrome. J Am Coll Cardiol 45(8):1340–1345
12. Gersh BJ, Maron BJ, Bonow RO, Dearani JA, Fifer MA, Link MS et al (2011) ACCF/AHA guideline for the diagnosis and treatment of hypertrophic cardiomyopathy: executive summary: a report of the American College of Cardiology Foundation/American Heart Association Task Force on Practice Guidelines. Circulation 124(24):2761–2796
13. Lafreniere-Roula M, Bolkier Y, Zahavich L, Mathew J, George K, Wilson J et al (2019) Family screening for hypertrophic cardiomyopathy: is it time to change practice guidelines? Eur Heart J 40(45):3672–3681
14. Marston NA, Han L, Olivotto I, Day SM, Ashley EA, Michels M et al (2021) Clinical characteristics and outcomes in childhood-onset hypertrophic cardiomyopathy. Eur Heart J 42(20): 1988–1996
15. Pelliccia A, Solberg EE, Papadakis M, Adami PE, Biffi A, Caselli S et al (2019) Recommendations for participation in competitive and leisure time sport in athletes with cardiomyopathies, myocarditis, and pericarditis: position statement of the Sport Cardiology Section of the European Association of Preventive Cardiology (EAPC). Eur Heart J 40(1):19–33
16. Peters S, Trümmel M, Meyners W (2004) Prevalence of right ventricular dysplasia-cardiomyopathy in a non-referral hospital. Int J Cardiol 97(3):499–501
17. Tabib A, Loire R, Chalabreysse L, Meyronnet D, Miras A, Malicier D et al (2003) Circumstances of death and gross and microscopic observations in a series of 200 cases of sudden death associated with arrhythmogenic right ventricular cardiomyopathy and/or dysplasia. Circulation 108(24): 3000–3005
18. Marcus FI, McKenna WJ, Sherrill D, Basso C, Bauce B, Bluemke DA et al (2010) Diagnosis of arrhythmogenic right ventricular cardiomyopathy/dysplasia: proposed modification of the Task Force Criteria. Eur Heart J 31(7):806–814
19. Marcus FI (2005) Prevalence of T-wave inversion beyond V1 in young normal individuals and usefulness for the diagnosis of arrhythmogenic right ventricular cardiomyopathy/dysplasia. Am J Cardiol 95(9):1070–1071
20. Morin DP, Mauer AC, Gear K, Zareba W, Markowitz SM, Marcus FI et al (2010) Usefulness of precordial T-wave inversion to distinguish arrhythmogenic right ventricular cardiomyopathy from idiopathic ventricular tachycardia arising from the right ventricular outflow tract. Am J Cardiol 105(12):1821–1824
21. Fogel MA, Weinberg PM, Harris M, Rhodes L (2006) Usefulness of magnetic resonance imaging for the diagnosis of right ventricular dysplasia in children. Am J Cardiol 97(8):1232–1237
22. Jurlander R, Mills HL, Espersen KI, Raja AA, Svendsen JH, Theilade J et al (2020) Screening relatives in arrhythmogenic right ventricular cardiomyopathy: yield of imaging and electrical investigations. Eur Heart J Cardiovasc Imaging 21(2):175–182
23. Corrado D, Basso C, Rizzoli G, Schiavon M, Thiene G (2003) Does sports activity enhance the risk of sudden death in adolescents and young adults? J Am Coll Cardiol 42(11):1959–1963
24. Pelliccia A, Sharma S, Gati S, Bäck M, Börjesson M, Caselli S et al (2021) 2020 ESC guidelines on sports cardiology and exercise in patients with cardiovascular disease. Eur Heart J 42(1): 17–96
25. Saberniak J, Hasselberg NE, Borgquist R, Platonov PG, Sarvari SI, Smith H-J et al (2014) Vigorous physical activity impairs myocardial function in patients with arrhythmogenic right ventricular cardiomyopathy and in mutation positive family members. Eur J Heart Fail 16(12):1337–1344
26. Angelini P (2007) Coronary artery anomalies: an entity in search of an identity. Circulation 115(10):1296–1305
27. Graham TP, Driscoll DJ, Gersony WM, Newburger JW, Rocchini A, Towbin JA (2005) Task force 2: congenital heart disease. J Am Coll Cardiol 45(8):1326–1333
28. Ackerman MJ (2004) Cardiac channelopathies: it's in the genes. Nat Med 10(5):463–464
29. Schwartz PJ, Stramba-Badiale M, Crotti L, Pedrazzini M, Besana A, Bosi G et al (2009) Prevalence of the congenital long-QT syndrome. Circulation 120(18):1761–1767
30. Giudicessi JR, Wilde AAM, Ackerman MJ (2018) The genetic architecture of long QT syndrome: a critical reappraisal. Trends Cardiovasc Med 28(7):453–464
31. Liu JF, Jons C, Moss AJ, McNitt S, Peterson DR, Qi M et al (2011) Risk factors for recurrent syncope and subsequent fatal or near-fatal events in

32. Johnson JN, Ackerman MJ (2013) Return to play? Athletes with congenital long QT syndrome. Br J Sports Med 47(1):28–33
33. Chambers KD, Beausejour Ladouceur V, Alexander ME, Hylind RJ, Bevilacqua L, Mah DY et al (2017) Cardiac events during competitive, recreational, and daily activities in children and adolescents with long QT syndrome. J Am Heart Assoc 6(9):e005445
34. Hiss RG, Lamb LE (1962) Electrocardiographic findings in 122,043 individuals. Circulation 25:947–961
35. Pappone C, Vicedomini G, Manguso F, Saviano M, Baldi M, Pappone A et al (2014) Wolff-Parkinson-White syndrome in the era of catheter ablation: insights from a registry study of 2169 patients. Circulation 130(10):811–819
36. Wellens HJ (2005) Should catheter ablation be performed in asymptomatic patients with Wolff-Parkinson-White syndrome? When to perform catheter ablation in asymptomatic patients with a Wolff-Parkinson-White electrocardiogram. Circulation 112(14):2201–2207; discussion 2216
37. Mah DY, Sherwin ED, Alexander ME, Cecchin F, Abrams DJ, Walsh EP et al (2013) The electrophysiological characteristics of accessory pathways in pediatric patients with intermittent preexcitation. Pacing Clin Electrophysiol PACE 36(9):1117–1122
38. Daubert C, Ollitrault J, Descaves C, Mabo P, Ritter P, Gouffault J (1988) Failure of the exercise test to predict the anterograde refractory period of the accessory pathway in Wolff Parkinson White syndrome. Pacing Clin Electrophysiol PACE 11(8):1130–1138
39. Friedman RA, Walsh EP, Silka MJ, Calkins H, Stevenson WG, Rhodes LA et al (2002) NASPE expert consensus conference: radiofrequency catheter ablation in children with and without congenital heart disease. Report of the writing committee. North American Society of Pacing and Electrophysiology. Pacing Clin Electrophysiol PACE 25(6):1000–1017
40. Pediatric and Congenital Electrophysiology Society (PACES), Heart Rhythm Society (HRS), American College of Cardiology Foundation (ACCF), American Heart Association (AHA), American Academy of Pediatrics (AAP), Canadian Heart Rhythm Society (CHRS) et al (2012) PACES/HRS expert consensus statement on the management of the asymptomatic young patient with a Wolff-Parkinson-White (WPW, ventricular preexcitation) electrocardiographic pattern: developed in partnership between the Pediatric and Congenital Electrophysiology Society (PACES) and the Heart Rhythm Society (HRS). Endorsed by the governing bodies of PACES, HRS, the American College of Cardiology Foundation (ACCF), the American Heart Association (AHA), the American Academy of Pediatrics (AAP), and the Canadian Heart Rhythm Society (CHRS). Heart Rhythm 9(6):1006–1024
41. Maron BJ, Doerer JJ, Haas TS, Tierney DM, Mueller FO (2009) Sudden deaths in young competitive athletes: analysis of 1866 deaths in the United States, 1980–2006. Circulation 119(8):1085–1092
42. Corrado D, Pelliccia A, Bjørnstad HH, Vanhees L, Biffi A, Borjesson M et al (2005) Cardiovascular pre-participation screening of young competitive athletes for prevention of sudden death: proposal for a common European protocol. Consensus Statement of the Study Group of Sport Cardiology of the Working Group of Cardiac Rehabilitation and Exercise Physiology and the Working Group of Myocardial and Pericardial Diseases of the European Society of Cardiology. Eur Heart J 26(5):516–524
43. Spector ZZ, Seslar SP (2016) Premature ventricular contraction-induced cardiomyopathy in children. Cardiol Young 26(4):711–717
44. Niwa K, Warita N, Sunami Y, Shimura A, Tateno S, Sugita K (2004) Prevalence of arrhythmias and conduction disturbances in large population-based samples of children. Cardiol Young 14(1):68–74
45. Kakavand B, Ballard HO, Disessa TG (2010) Frequent ventricular premature beats in children with a structurally normal heart: a cause for reversible left ventricular dysfunction? Pediatr Cardiol 31(7):986–990
46. Gami AS, Noheria A, Lachman N, Edwards WD, Friedman PA, Talreja D et al (2011) Anatomical correlates relevant to ablation above the semilunar valves for the cardiac electrophysiologist: a study of 603 hearts. J Interv Card Electrophysiol Int J Arrhythm Pacing 30(1):5–15
47. Beaufort-Krol GCM, Dijkstra SSP, Bink-Boelkens MTE (2008) Natural history of ventricular premature contractions in children with a structurally normal heart: does origin matter? Eur Eur Pacing Arrhythm Card Electrophysiol J Work Groups Card Pacing Arrhythm Card Cell Electrophysiol Eur Soc Cardiol 10(8):998–1003
48. Bertels RA, Kammeraad JAE, Zeelenberg AM, Filippini LH, Knobbe I, Kuipers IM et al (2021) The efficacy of anti-arrhythmic drugs in children with idiopathic frequent symptomatic or asymptomatic premature ventricular complexes with or without asymptomatic ventricular tachycardia: a retrospective multi-center study. Pediatr Cardiol 42(4):883–890

49. Heidbuchel H, Arbelo E, D'Ascenzi F, Borjesson M, Boveda S, Castelletti S et al (2021) Recommendations for participation in leisure-time physical activity and competitive sports of patients with arrhythmias and potentially arrhythmogenic conditions. Part 2: ventricular arrhythmias, channelopathies, and implantable defibrillators. Eur Eur Pacing Arrhythm Card Electrophysiol J Work Groups Card Pacing Arrhythm Card Cell Electrophysiol Eur Soc Cardiol 23(1):147–148
50. Di Florio A, Fusi C, Anselmi F, Cavigli L, Focardi M, Cameli M et al (2021) Clinical management of young competitive athletes with premature ventricular beats: a prospective cohort study. Int J Cardiol 330:59–64
51. van Deutekom AW, Lewandowski AJ (2021) Physical activity modification in youth with congenital heart disease: a comprehensive narrative review. Pediatr Res 89(7):1650–1658
52. Salzer-Muhar U, Herle M, Floquet P, Freilinger M, Greber-Platzer S, Haller A et al (2002) Self-concept in male and female adolescents with congenital heart disease. Clin Pediatr (Phila) 41(1):17–24
53. Takken T, Giardini A, Reybrouck T, Gewillig M, Hövels-Gürich HH, Longmuir PE et al (2012) Recommendations for physical activity, recreation sport, and exercise training in paediatric patients with congenital heart disease: a report from the Exercise, Basic & Translational Research Section of the European Association of Cardiovascular Prevention and Rehabilitation, the European Congenital Heart and Lung Exercise Group, and the Association for European Paediatric Cardiology. Eur J Prev Cardiol 19(5):1034–1065
54. Budts W, Pieles GE, Roos-Hesselink JW, Sanz de la Garza M, D'Ascenzi F, Giannakoulas G et al (2020) Recommendations for participation in competitive sport in adolescent and adult athletes with Congenital Heart Disease (CHD): position statement of the Sports Cardiology & Exercise Section of the European Association of Preventive Cardiology (EAPC), the European Society of Cardiology (ESC) Working Group on Adult Congenital Heart Disease and the Sports Cardiology, Physical Activity and Prevention Working Group of the Association for European Paediatric and Congenital Cardiology (AEPC). Eur Heart J 41(43):4191–4199

# Die sportkardiologische Untersuchung und klinische Konsequenzen

*Robert Berent*

**Inhaltsverzeichnis**

11.1 Transthorakale Echokardiografie – 158

11.2 Arrhythmogene rechtsventrikuläre Kardiomyopathie/Dysplasie (ARVC/D) – 166
11.2.1 Major Kriterien in der Diagnostik der ARVC/D [32, 35] – 168
11.2.2 Minor Kriterien in der Diagnostik der ARVC/D [32, 35] – 169

11.3 Strain – 169
11.3.1 Klinische Anwendungsgebiete [39] – 170

11.4 3-D-Echokardiografie [45] – 170

11.5 Stressechokardiografie – 171
11.5.1 Physikalische Stressechokardiografie (Belastungsecho) – 171
11.5.2 Pharmakologische Stressechokardiografie – 172
11.5.3 Koronare Herzerkrankung (KHK) – 172
11.5.4 Herzklappenerkrankungen – 172
11.5.5 Kardiomyopathien – 173
11.5.6 Komplikationen der Stressechokardiografie [66] – 174

11.6 Teilnahme am Kompetitivsport [62, 69] (◘ Tab. 11.5) – 174
11.6.1 Keine Einschränkungen beim Kompetitivsport – 174
11.6.2 Einschränkungen für kompetitiven Ausdauer (AT)- oder Kraftsport (KT) – 174
11.6.3 Kompetetivsportarten verboten – 176

Literatur – 176

© Springer-Verlag GmbH Deutschland, ein Teil von Springer Nature 2023
J. Niebauer (Hrsg.), *Sportkardiologie*, https://doi.org/10.1007/978-3-662-65165-0_11

Die transthorakale Echokardiografie als Teil eines Screeningprogrammes kann ein großes Spektrum an Auffälligkeiten zeigen, die keine bedeutende Konsequenz des systematischen Trainings darstellen oder einen Hinweis auf eine strukturelle, kardiovaskuläre Herzerkrankung mit Trainingsrestriktionen geben. Dementsprechend wurden Klassifizierungen und Kriterien zu Diagnosestellung und Training definiert.

## 11.1 Transthorakale Echokardiografie

Wesentliche Informationen, die von jeder echokardiographischen Standarduntersuchung erwartet werden können, betreffen die [1]:
- Dimensionen der Herzhöhlen,
- globale sowie regionale Pumpfunktion des linken und rechten Ventrikels und der diastolischen Funktion,
- Wanddicke des linken Ventrikels,
- Morphologie und Funktion der Herzklappen,
- Abschätzung des systolischen und mittleren Pulmonalarteriendrucks,
- Dimension und respiratorische Schwankung der Vena cava inferior
- Durchmesser und Morphologie der proximalen Aorta ascendens,
- Veränderungen des Perikards, insbesondere Größe und funktionelle Bedeutung eines Perikardergusses,
- größere strukturelle Veränderungen bei kongenitalen Fehlbildungen des Herzens.

Ein auffälliger Auskultationsbefund und/oder ein abnormales 12-Ableitungs-Ruhe–EKG sollte immer zu einer weiteren kardialen Abklärung mit zumindest einer transthorakalen Echokardiografie und der Frage nach einer strukturellen Herzerkrankung führen (Abb. 11.1). Kardiovaskuläre Ursachen für einen plötzlichen Tod beim Sport sind im Alter >35 Jahren in erster Linie die koronare Herzerkrankung. Unter 35 Jahren spielen die hypertrophe Kardiomyopathie (HCM), kongenitale Anomalien der Koronararterien (Abb. 11.2 und 11.3), die arrhythmogene rechtsventrikuläre Kardiomyopathie (ARVC), das Präexzitationssyndrom, Ionenkanalerkrankungen, die Aortenklappenstenose, das Mitralklappenprolapssyndrom und die Myokarditis eine entscheidende Rolle (Abb. 11.4) [2, 3].

Kardiovaskuläre Adaptionsvorgänge im Rahmen von Sport sind davon abhängig, ob Ausdauertraining (= dynamisches, isotonisches oder aerobes Training: Langstreckenlauf, Schwimmen) oder Krafttraining (= statisches, isometrisches oder anaerobes Training: Gewichtheben, Ringen) betrieben wird [4]. In vielen Sportarten finden sich allerdings beide Formen der körperlichen Belastung, wie beim Radfahren oder Rudern. Dynamisches Training bewirkt im Laufe der Zeit eine Steigerung der maximalen Sauerstoffaufnahme durch Steigerung des Herzminutenvolumens und der arteriovenösen Sauerstoffdifferenz. Statisches Training bewirkt hingegen nur eine geringfügige Steigerung der Sauerstoffaufnahme. Daher resultiert Ausdauertraining in einer vermehrten Volumenbelastung des linken Ventrikels und Krafttraining in erster Linie in einer Druckbelastung (Abb. 11.5) [5]. In 50 % der Athleten kommt es durch das Training zu einem kardialen Remodeling (Abb. 11.6), wobei zusätzliche Faktoren wie die Körperoberfläche, das Geschlecht, das Alter und die Art des Sports eine entscheidende Rolle spielen (Abb. 11.7) [6]. Nur ein geringer Prozentsatz der kardialen Veränderungen scheint genetisch determiniert zu sein (Abb. 11.8 und 11.9) [7–10]. Letztendlich resultiert dies in einer 10–20%igen Zunahme der Wandstärke und/oder der enddiastolischen Durchmesser, wobei hier durchaus Überlappungen mit der Normalbevölkerung bestehen (Tab. 11.1 und Abb. 11.10) [6, 10–13]

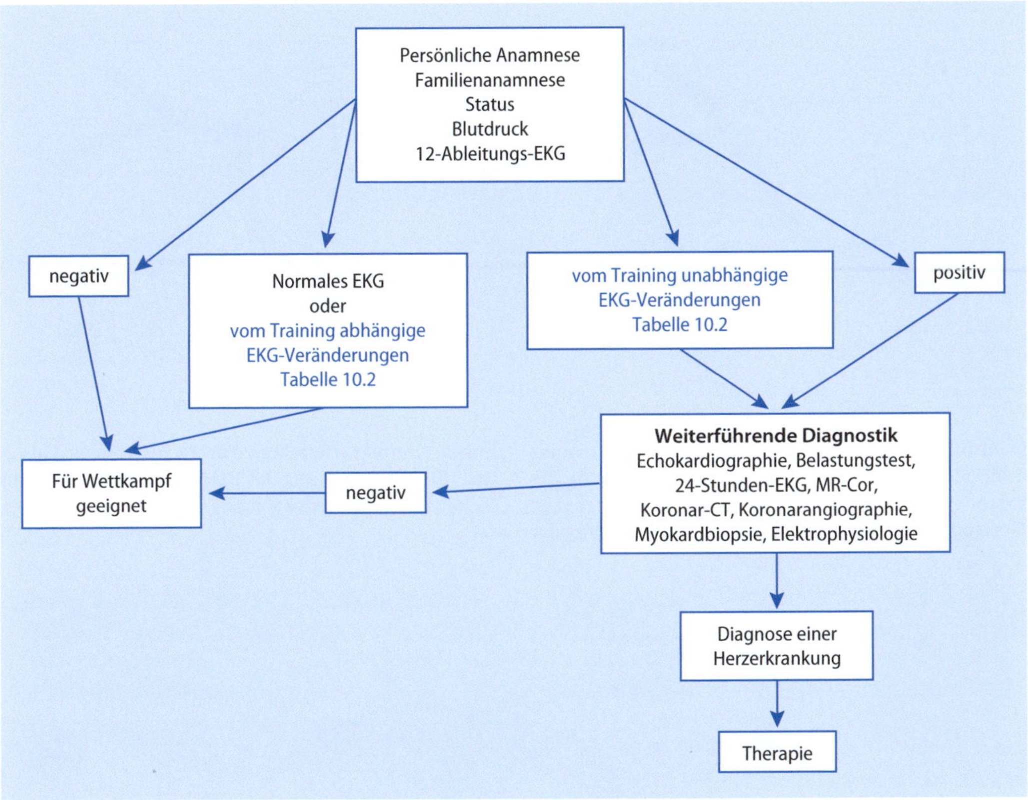

# Die sportkardiologische Untersuchung und klinische Konsequenzen

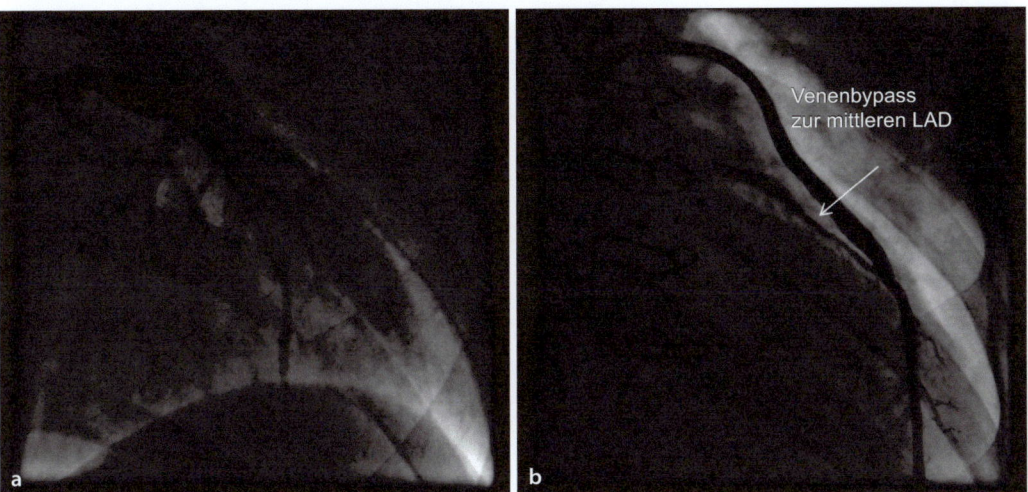

**Abb. 11.1** Screening-Untersuchung beim Athleten. (Adaptiert nach [14])

**Abb. 11.2** (a) 24-jähriger Fußballspieler mit Thoraxschmerzen beim Sport und T-Negativierungen über der Vorderwand im EKG, (b) Z. n. aortokoronarer Bypassoperation, Venenbypass zur mittleren LAD. Pfeil intramyokardialer Verlauf der mittleren LAD mit systolischer Kompression, Z. n. aortokoronarer Bypassoperation

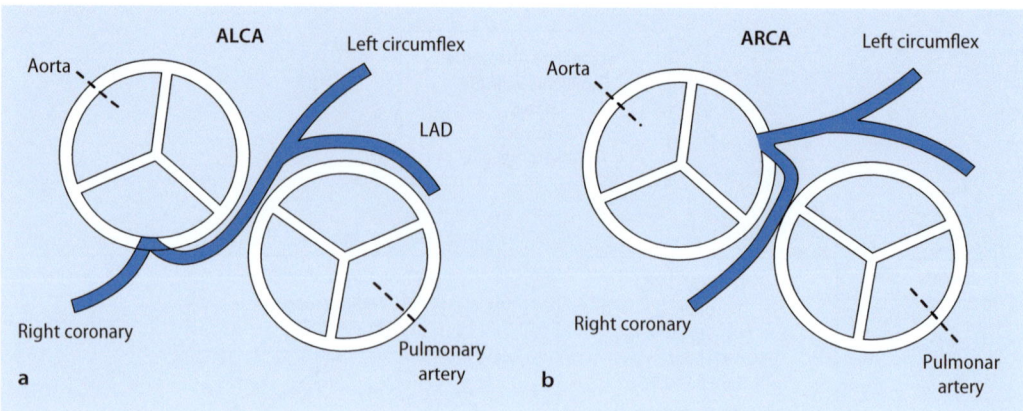

**Abb. 11.3** (**a, b**) Koronaranomalien – interarterieller Verlauf der Gefäße mit Kompression in der Systole, ALCA mit höherem Risiko für plötzlichen Herztod verbunden als ARCA. (**a**) ALCA Abgang der linken Koronararterie aus dem rechten Sinus Valsalvae. (**b**) ARCA Abgang der RCA aus dem linken Sinus Valsalvae. (Adaptiert nach [2])

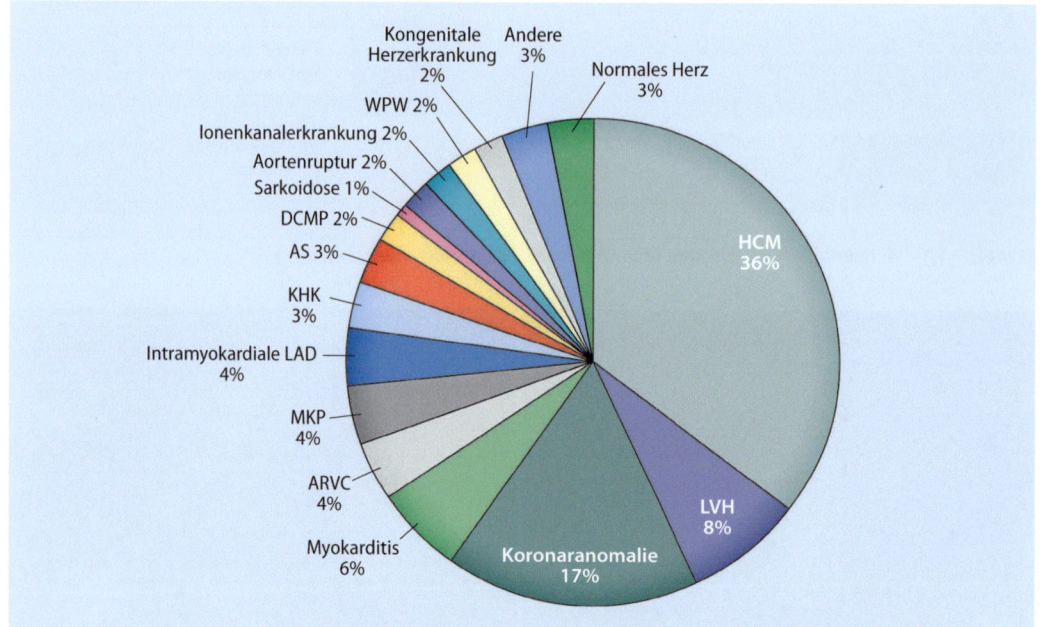

**Abb. 11.4** Kardiovaskuläre Ursachen (%) für den plötzlichen Herztod. (Adaptiert nach [8, 9])

In Abhängigkeit von der Sportart steht entweder die Zunahme der Wandstärke oder die des enddiastolischen Durchmessers im Vordergrund ( Abb. 11.11) [14]. Generell kommt es bei männlichen Athleten zu einer stärkeren Zunahme der linksventrikulären Wandstärke und des linksventrikulären end- diastolischen Durchmessers [15]. Mehr als 25 % der Athleten weisen im Vergleich zur Normalbevölkerung einen verdicktes linksventrikuläres Myokard auf, wobei es nur in 2 % der Männer zu einer Zunahme von >12 mm kommt, nicht bei Frauen [7]. In 14 % der männlichen Athleten finden sich links-

Die sportkardiologische Untersuchung und klinische Konsequenzen

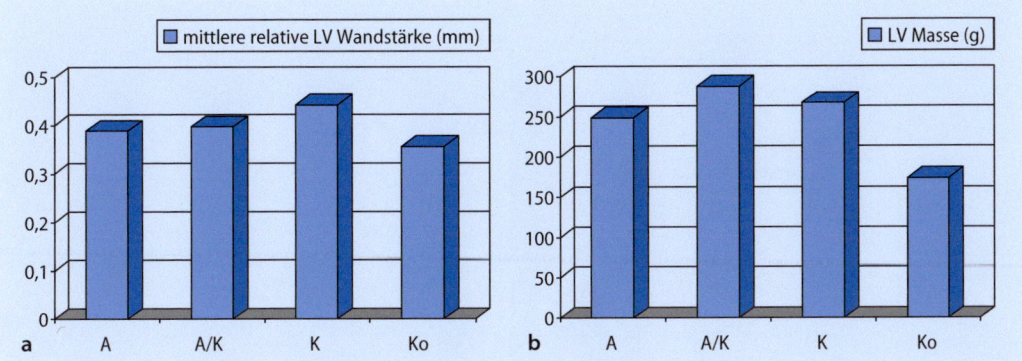

■ **Abb. 11.5** (**a**, **b**) Mittlere relative linksventrikuläre Wandstärke (**a**) und Masse in Abhängigkeit von Ausdauersport vs. Kraftsport vs. Kontrollgruppe (**b**). A = Ausdauertraining, A/K = Ausdauer u. Krafttraining, K = Krafttraining, Ko = Kontrollgruppe. *p<0,001 im Vergleich zur Kontrollgruppe. Kein signifikanter Unterschied zwischen den Athleten. (Adaptiert nach [5])

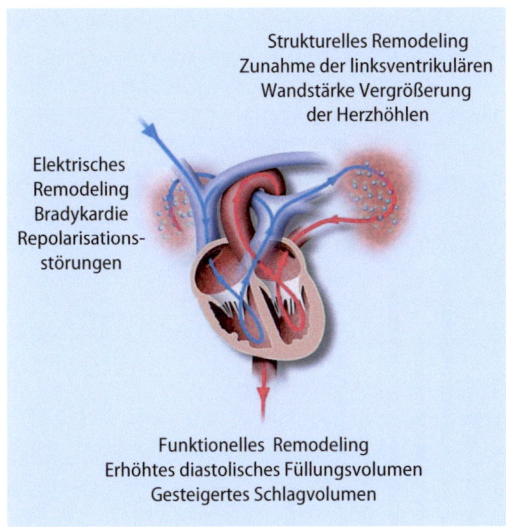

■ **Abb. 11.6** Kardiales Remodelling – physiologische Anpassungsvorgänge

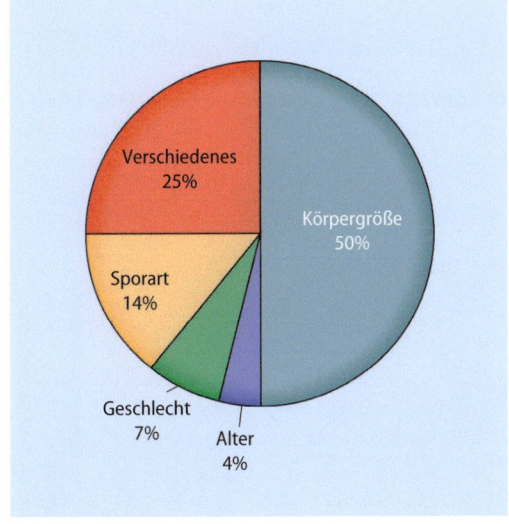

■ **Abb. 11.7** Parameter mit Einfluss auf den linksventrikulären enddiastolischen Durchmesser bei Athleten. (Adaptiert nach [6])

ventrikuläre enddiastolische Durchmesser von ≥60 mm, aber nie >70 mm, aber in nur 1 % der Frauen [8]. Durch Kompetitivsport verursachte Veränderungen am Herzmuskel sind bei jugendlichen Athleten im Alter von 14–18 Jahren weniger ausgeprägt als bei älteren Athleten. Keiner der jugendlichen Athleten wies einen linksventrikulären enddiastolischen Durchmesser von >60 mm auf, eine Wandstärke von >11 mm war nur in 0,4 % nachweisbar [16, 17].

Die Vergrößerung des linken Vorhofs findet sich vor allem bei Athleten mit statischer und dynamischer Belastung wie Radfahren oder Rudern. Es scheint Ausdruck der Volumenbelastung und Folge der Vergrößerung des linken Ventrikels zu sein

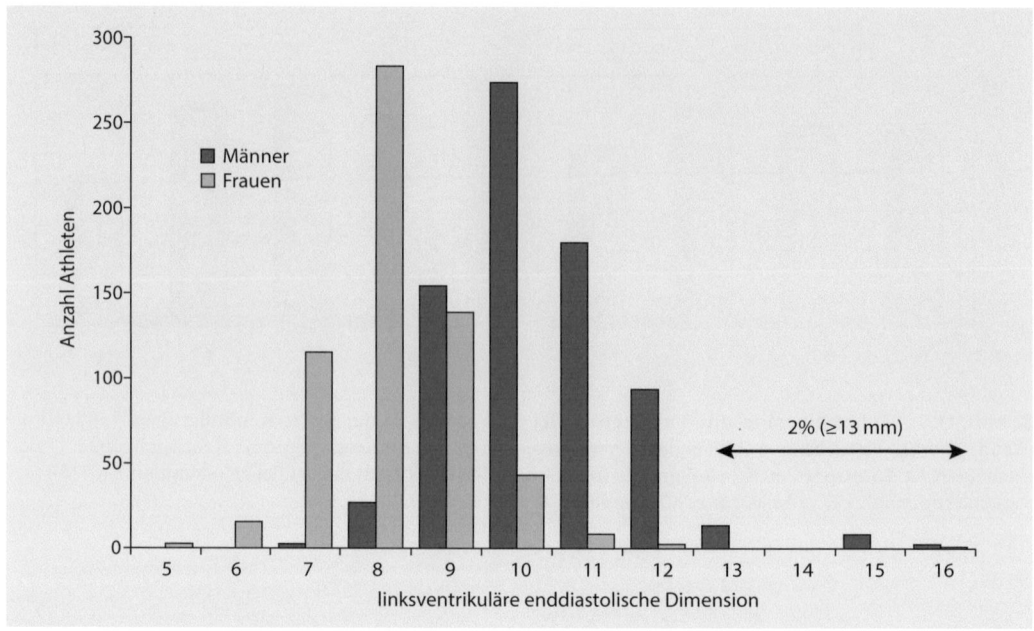

**Abb. 11.8** Linksventrikuläre Wandstärke (mm) von Elite-Athleten. (Adaptiert nach [7])

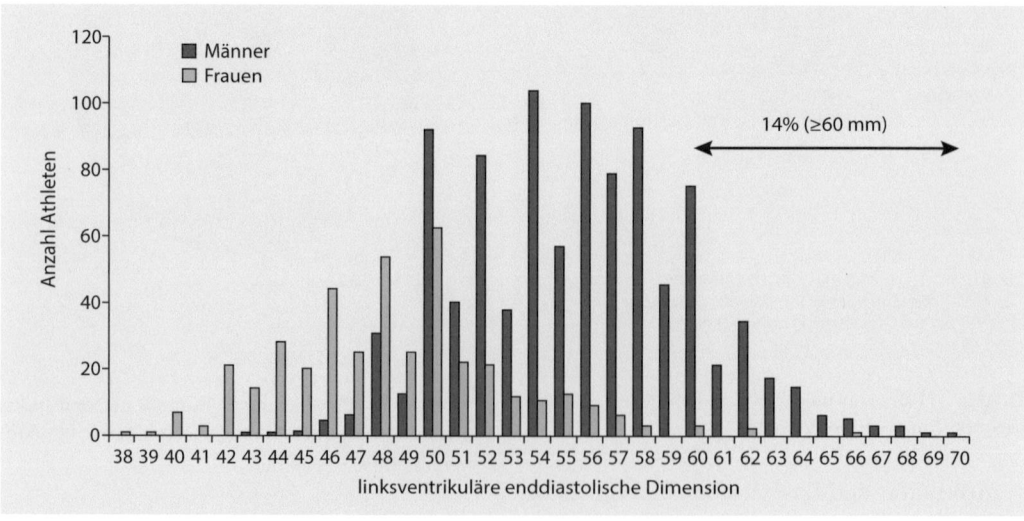

**Abb. 11.9** Physiologische linksventrikuläre enddiastolische Dilatation in Elite-Athleten. (Adaptiert nach [8])

und findet sich in 20–24 % der Athleten, wobei ein Durchmesser von 45–50 mm im parasternalen Längsschnitt nur in 2 % zu dokumentieren gewesen ist (Abb. 11.12) [9]. Die obere Grenze, die als physiologisch angesehen wird, ist 46 mm bei Frauen und 50 mm bei Männern. Die Ergebnisse konnten bei Berechnung des linksatrialen Volumenindex bestätigt werden [18].

Die Unterscheidung von durch Sport bedingten Veränderungen am Herzen von einer Kardiomyopathie ist durch das

## Die sportkardiologische Untersuchung und klinische Konsequenzen

**Tab. 11.1** Normwerte für Nichtathleten und Athleten [11, 22]

| | Non-athletes | | Athletes | | | | | |
| | | | Caucasian adults | | Caucasian adolescents | | Black adults | |
| | *Male* | *Female* | *Male* | *Female* | *Male* | *Female* | *Male* | *Female* |
|---|---|---|---|---|---|---|---|---|
| LVEDD (mm) | ≤59 | ≤53 | ≤63 | ≤56 | ≤58 | ≤54 | ≤62 | ≤15 |
| LVWT (mm) | ≤10 | ≤9 | ≤12 | ≤11 | ≤12 | ≤11 | ≤56 | ≤12 |
| RVOT1 (mm) | ≤35 | ≤35 | ≤38 | ≤37 | - | - | - | - |
| RVD1 (mm) | ≤42 | ≤42 | ≤45 | ≤42 | - | - | - | - |
| RA1 | - | - | ≤57 | ≤55 | - | - | - | - |
| RA2 | ≤44 | ≤43 | ≤44 | ≤43 | - | - | - | - |

-: unbekannt; LVEDD: linksventrikulärer enddiastolischer Durchmesser; LVWT: maximale enddiastolische linksventrikuläre Wandstärke; RVD1: rechtsventrikulärer enddiastolischer Durchmesser basal im 4-Kammerblick; RVOT1: rechtsventrikulärer enddiastolischer Durchmesser im Ausflusstrakt in der parasternalen kurzen Achse oberhalb der Aortenklappe.
RA1: Durchmesser im 4-Kammerblick in der Längsachse; RA2: Durchmesser im 4-Kammerblick in der Querachse

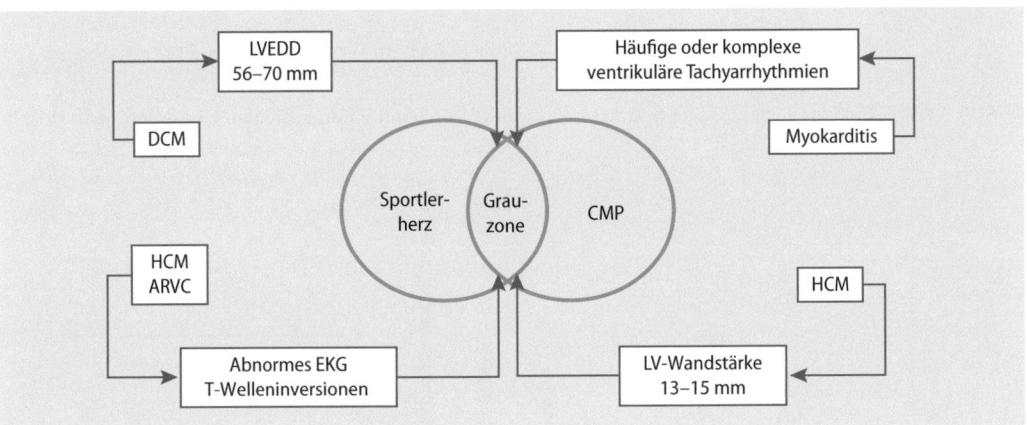

**Abb. 11.10** Differenzialdiagnose Sportlerherz vs. kardiale Erkrankung. Grauzone: Überlappung von physiologischer Hypertrophie und pathologischer Kardiomyopathie. (Adaptiert nach [6])

Vorliegen von ähnlichen elektrokardiographischen und echokardiographischen Auffälligkeiten oft schwierig. Problematisch ist vor allem die linksventrikuläre Hypertrophie (LVH) von 13–15 mm oder die Dilatation des linken und/oder des rechten Ventrikels (◘ Abb. 11.13).

Die LVH, die durch Sport bedingt ist, ist üblicherweise eine konzentrische, symmetrische Hypertrophie, mit einer maximalen Differenz von 2 mm in den unterschiedlichen Wandbezirken (◘ Tab. 11.2) [19]. Bei der hypertrophen Kardiomyopathie (HCM) findet sich typischerweise eine exzentrische, asymmetrische in 60 % septal- oder in 10 % apikal-betonte Hypertrophie. Mehr als 90 % der Athleten mit einer LVH weisen auch eine Dilatation des linken Ventrikels auf [16]. Bei

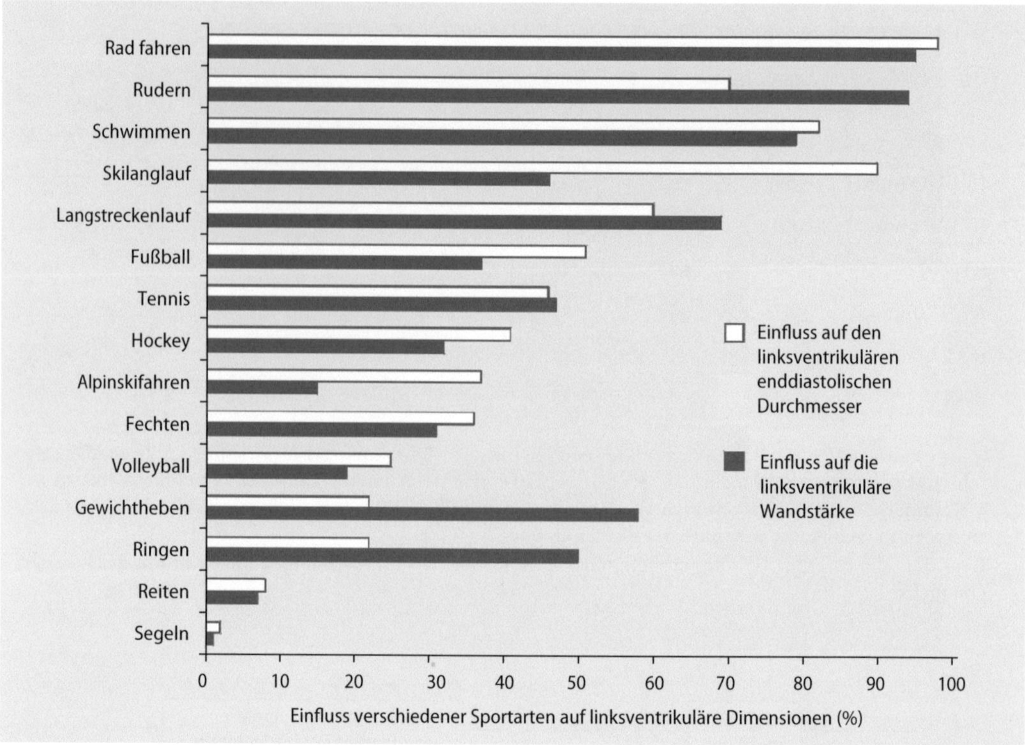

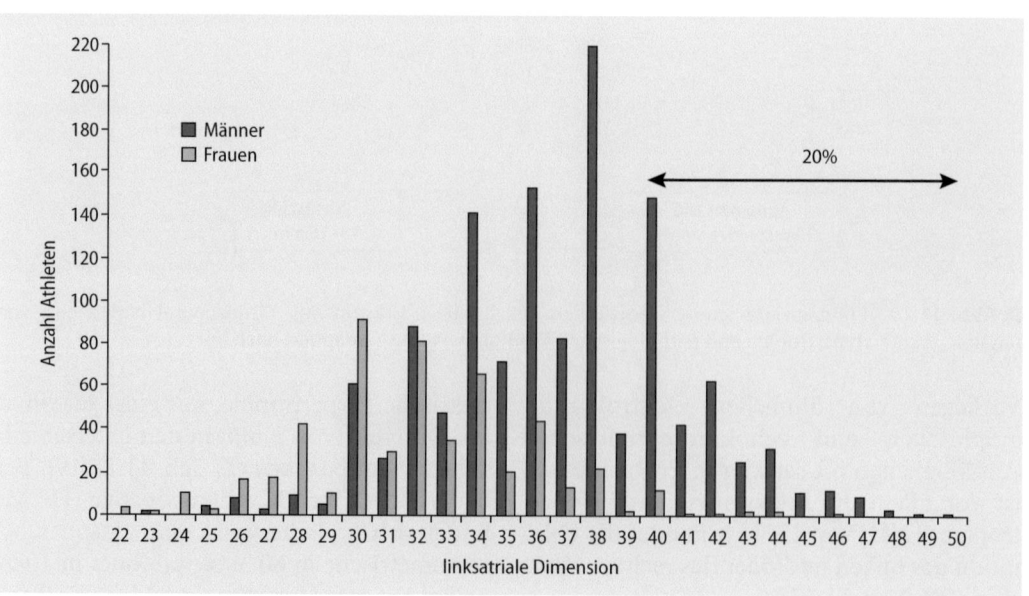

**Abb. 11.11** Einfluss verschiedener Sportarten auf linksventrikuläre Dimensionen. (Adaptiert nach [14])

**Abb. 11.12** Linksatrialer Durchmesser im parasternalen Längsschnitt. 20 % weisen einen Durchmesser von >40 mm auf. (Adaptiert nach [9])

# Die sportkardiologische Untersuchung und klinische Konsequenzen

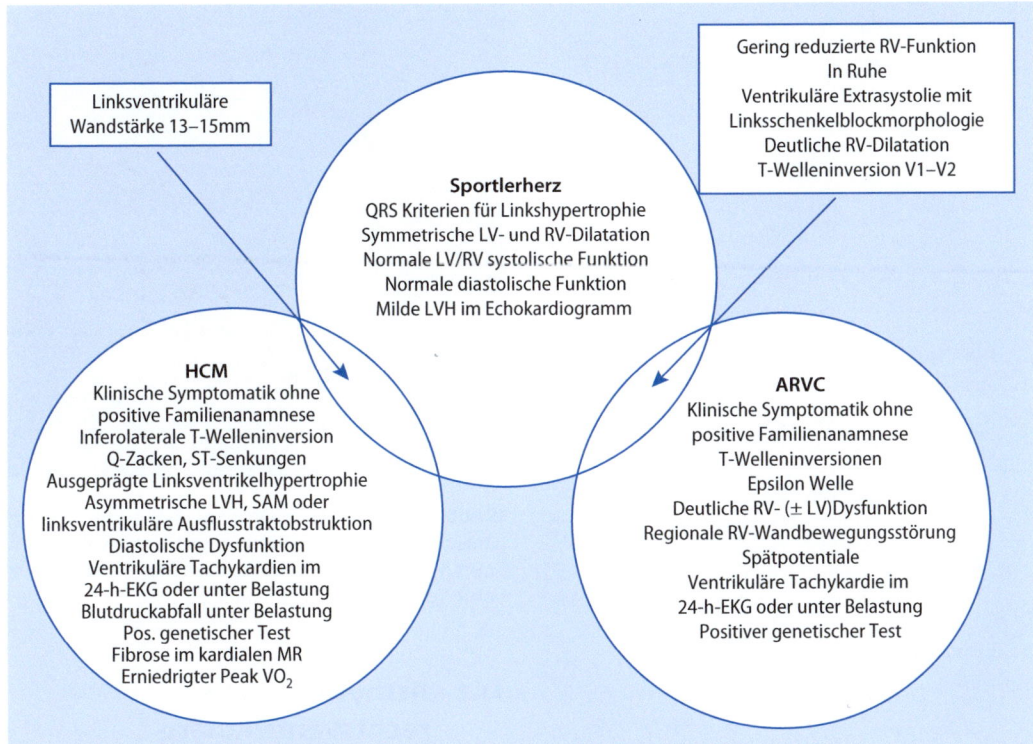

**Abb. 11.13** Differenzierung zwischen Sportlerherz und Kardiomyopathie

der HCM findet sich im Vergleich zum Ausmaß der LVH ein kleiner linker Ventrikel, das Verhältnis von Septumdicke zu Hinterwanddicke ist >1,5:1, und der linke Ventrikel erscheint hyperkontraktil (Abb. 11.14). 25 % der Betroffenen entwickeln eine dynamische linksventrikuläre Ausflusstraktobstruktion und 70 % eine Obstruktion unter körperlicher Belastung durch die Entstehung eines SAM (systolic anterior motion of mitral valve leaflets). Der Nachweis eines SAM und die Ausflusstraktobstruktion in Ruhe oder am Beginn von Belastung sind in Zusammenschau mit einer asymmetrischen LVH pathognomonisch für eine HCM. Klassischerweise finden sich auch eine diastolische Funktionsstörung und ein deutlich vergrößerter linker Vorhof [20].

□ Tab. 11.2 Merkmale einer pathologischen Linksventrikelhypertrophie wie bei HCM [19]

| | |
|---|---|
| Klinik | Synkope, evtl. unter Belastung |
| | Palpitationen |
| | Kurzatmigkeit bei geringer Belastung |
| | Schwindel |
| | Thoraxschmerzen |
| Familienanamnese | HCM in Verwandtschaft 1° |
| Persönliche Daten | Alter <16 Jahre |
| | Weiblich |
| | Regelmäßiges Ausdauertraining |
| | Geringe Körperoberfläche |
| Echokardiografie | LVH ≥16 mm |
| | Asymmetrische Septumhypertrophie |
| | SAM |
| | LV Ausflusstraktobstruktion |
| | Diastolische Funktionsstörung |
| | Vergrößerter linker Vorhof |
| EKG | Pathologische Q-Zacken |
| | Linksschenkelblock |
| | T-Welleninversion inferior/lateral |
| Belastungstest | peak VO2 <50 ml/kg/min oder <120 % des erwarteten Max. |
| Kardiales MR | Apikale Hypertrophie |
| | Myokardiale Fibrose – gadolinium delayed enhancement |
| Detraining | Keine Rückbildung der LVH |

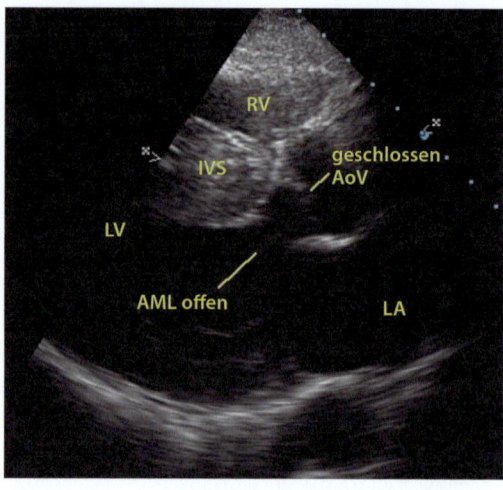

□ Abb. 11.14 Hypertrophe Kardiomyopathie (HCM), parasternaler Längsschnitt. RV = rechter Ventrikel, LV = linker Ventrikel, IVS = interventrikuläres Septum, LA = linker Vorhof, AoV = Aortenklappe

## 11.2 Arrhythmogene rechtsventrikuläre Kardiomyopathie/Dysplasie (ARVC/D)

Ausdauertraining resultiert in einem symmetrischen Remodeling von rechtem und linkem Ventrikel ohne Entstehung von segmentalen Wandbewegungsstörungen [21]. Wie im linken Ventrikel kann es allerdings auch im rechten Ventrikel zu einer asymmetrischen Hypertrophie des Myokards kommen. D'Andrea et al. und Oxborough et al. konnten zeigen, dass Ausdauerathleten größere rechtsventrikuläre Diameter entwickeln als Athleten mit statischen Beanspruchungen oder die Normalbevölkerung [22–27]. Als obere Grenzwerte führt D'Andrea et al. einen Durchmesser des rechtsventrikulären Ausflusstraktes gemessen im parasternalen Querschnitt von maximal 38 mm bei Männern und 37 mm

# Die sportkardiologische Untersuchung und klinische Konsequenzen

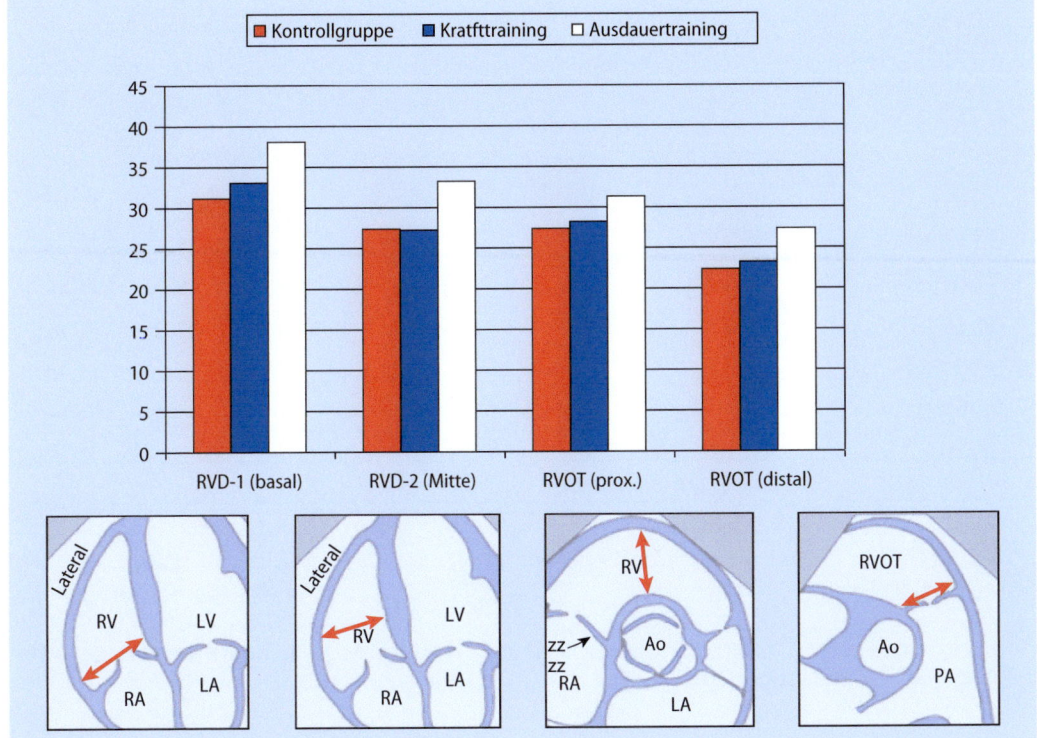

○ **Abb. 11.15** Rechtsventrikuläre Durchmesser in Athleten. Die Abbildung unter dem Balkendiagramm beschreibt den jeweiligen Ort der Messung im rechten Ventrikel in Abhängigkeit vom gewählten echokardiographischen Schnitt. (Adaptiert nach [22]

bei Frauen an (○ Abb. 11.15) [22]. Auch die Dilatation des rechten Vorhofs ist Ausdruck eines „physiologischen Remodeling" und nicht Folge einer pathologischen pulmonalarteriellen Drucksteigerung. Als maximale Durchmesser im 4-Kammerblick in der Längsachse und quer dazu werden 57 bzw. 44 mm bei Männern und 55 bzw. 43 mm bei Frauen angeführt (○ Tab. 11.1) [22].

Extreme Ausdauerbelastung wie ein Ultra-Triathlon kann zu reversiblen Veränderungen des rechten Ventrikels in Form einer Dilatation und rechtsventrikulären Dysfunktion führen [28, 29]. Dies wurde auch als belastungsinduzierte ARVC bezeichnet, wofür es jedoch keinen klinischen Beweis gibt [30].

Bei der ARVC, einer genetisch bedingten Kardiomyopathie, die für 4 % der plötzlichen Herztode bei Athleten verantwortlich gemacht wird, kommt es echokardiographisch typischerweise zu regionalen Akinesien, Dsykinesien oder aneurysmatischen Ausbuchtungen des rechten Ventrikels [31]. In bis zu 50 % der Fälle ist auch der linke Ventrikel von der Erkrankung betroffen [32]. Die Betroffenen werden in 67 % durch Palpitationen, in 32 % durch eine Synkope und in 27 % durch atypische Thoraxbeschwerden symptomatisch [33]. In 39 % findet sich die klassische isolierte rechtsventrikuläre Beteiligung, in 56 % liegt allerdings eine biventrikuläre Erkrankung vor [33]. Unter anderem ist die Echokardiografie wichtiger Bestandteil der Diagnostik (○ Tab. 11.3) [34, 35]. Die eindeutige Abgrenzung zum Herz eines Athleten ist oftmals schwierig (○ Tab. 11.4) [31].

◻ Tab. 11.3 [27, 32, 35] Major- und Minor-Kriterien bei ARVC und Normwerte des Rechtsherzens bei Athleten

|  | ARVC | | Athleten | | | |
|---|---|---|---|---|---|---|
|  | Major ITFC | Minor ITFC | Ausdauer | | Kraft | |
|  |  |  | M | F | M | F |
| PLAX RVOT (mm) | ≥32 | ≥29 | 26–33 | 26–33 | 26–33 | 26–33 |
| RVOT/BSA (mm/m²) | ≥19 | ≥16 | 15–18 | 15–18 | 15–18 | 15–18 |
| PSAX RVOT (mm) | ≥36 | ≥32 | 32–35 | 32–35 | 32–35 | 32–35 |
| RVOT/BSA (mm/m²) | ≥21 | ≥18 | 16–20 | 16–20 | 16–20 | 16–20 |
| RVFAC (%) | ≤33 | ≤40 | 32–38 | 39 ± 4 | 32–49 | 39 ± 4 |
| RV-GLS (%) (3 Segmente) | > −23 |  |  |  |  |  |
| RV-GLS (%) (6 Segmente) | > −20 |  |  |  |  |  |
| LV-GLS (%) | > −18 |  |  |  |  |  |

ITFC = International Task Force Criteria; RVFAC = right ventricular fractional area change; RV-GLS = rechtsventrikulärer globaler Strain

◻ Tab. 11.4 Diskriminierung zur ARVC [31, 32]

| Athleten | Overlap | ARVC |
|---|---|---|
| Keine Wandbewegungsstörung | Apikale rechtsventrikuläre Wandbewegungsstörung | Rechtsventrikuläre fokale Wandbewegungsstörungen |
| RVFAC >40 % | >33 % – <40 % | <33 % |
| RVD1/LVEDD <0,9 |  | RV-GL Strain < −20 % |
| Regression bei Detraining | Verdicktes Moderatorband |  |

## 11.2.1 Major Kriterien in der Diagnostik der ARVC/D [32, 35]

Regionale rechtsventrikuläre Akinesie, Dyskinesie oder Aneurysma + 1 der Folgenden (enddiastolisch gemessen):

— parasternale Längsachse RVOT (right ventricular outflow tract) ≥32 mm (≥19 mm/m² KÖF),
— parasternale Kurzachse RVOT ≥36 mm (≥21 mm/m² KÖF)
— oder right ventricular fractional area change (RVFAC) ≤33 %.

## 11.2.2 Minor Kriterien in der Diagnostik der ARVC/D [32, 35]

Regionale rechtsventrikuläre Akinesie oder Dyskinesie + 1 der Folgenden (enddiastolisch gemessen):
- parasternale Längsachse RVOT $\geq$29 to <32 mm ($\geq$16 to <19 mm/m$^2$ KÖF),
- parasternale Kurzachse RVOT $\geq$32 to <36 mm ($\geq$18 to <21 mm/m$^2$ KÖF)
- oder right ventricular fractional area change (RVFAC) >33 % – $\leq$40 %.

## 11.3 Strain

Der Strain beschreibt als sogenannter Deformationsparameter (Deformationsanalyse) die Verkürzung bzw. die Verdickung eines myokardialen Segmentes. Bezugspunkt ist die Ausgangslänge des myokardialen Segments und stellt somit eine dimensionslose Größe dar, die in Prozent angegeben wird. Die Strainanalyse eignet sich zur objektiven Erfassung der regionalen und globalen Funktion der Herzhöhlen. Die Kontraktionsbewegungen kann man in eine longitudinale Kontraktion (Verkürzung entlang der Ventrikellängsachse), eine zirkumferenzielle Kontraktion (was einer Verkleinerung des Ventrikeldurchmessers in der kurzen Achse entspricht) und eine radiale Kontraktion (Wandverdickung während der Kontraktion in der kurzen Achse) unterteilen. Entsprechend dieser Komponenten kann man einen longitudinalen, zirkumferenziellen und radialen Strain unterscheiden. Dabei zeigt ein negatives Vorzeichen eine Kontraktion = Verkürzung des Myokards in der Systole im longitidunalen und zirkumferenziellen Strain oder eine Verdünnung = Diastole im radialen Strain an. Ein positives Vorzeichen weist auf eine Dilatation = Verlängerung des Myokards in der Diastole im longitudinalen und zirkumferenziellen Strain oder auf eine Verdickung des Myokards = Systole im radialen Strain hin.

Mit der Speckle-Tracking-Echokardiographie wurde ein vom Schallwinkel unabhängiges Verfahren zur myokardialen Deformationsanalyse entwickelt. Speckles (Flecken) entstehen im B-Bild durch Streuung von Ultraschallstrahlen an kleinen Strukturen im Myokard und werden von der Auswertesoftware erkannt und von Bild zu Bild mitverfolgt (Tracking). Aus der Bewegung der Speckles zueinender und voneinander weg kann dann das Ausmaß der Deformation errechnet werden.

Der Strain wird für die jeweiligen myokardialen Segmente (regional) sowie für den gesamten linken Ventrikel (global) berechnet. Als klinisch robustester und derzeit am meisten angewandter klinischer Parameter hat sich der globale longitudinale Strain (GLS) etabliert. Für die Analyse (retrospektive Berechnung mit einem negativen Wert) werden die aus den 3 apikalen Standardschnitten aufgezeichneten Loops herangezogen [36]. Leider besteht trotz der Bemühungen um eine Vereinheitlichung eine hohe Variablität der Strainwerte mit unterschiedlichen Geräten und unterschiedlicher Auswertesoftware [37]. Sugimoto T et al. haben mit einer Anbieter-unabhängigen Strain-Software Referenzwerte an einer Gruppe von 549 gesunden Probanden ermittelt [38].

| Longitudinaler Strain (%) | Mittelwert ± SD |
|---|---|
| Apikaler Vierkammerblick | –22,6 ± 3,0 |
| Apikaler Zweikammerblick | –23,2 ± 3,3 |
| Apikaler Dreikammerblick | –21,6 ± 3,2 |
| Globaler | –22,5 ± 2,7 |
| SD = Standardabweichung | |

Dabei ist zu beachten, dass die erhobenen Referenzwerte je nach kommerziellem Anbieter und Softwareversion (derzeit noch) unterschiedlich sind. Es kann allerdings bei der Beurteilung zu Verwirrungen kommen, da der Wert negativer wird, wenn sich die linksventrikuläre Funktion verbessert.

### 11.3.1 Klinische Anwendungsgebiete [39]

Wie bei allen Untersuchungen spielt die Lernkurve eine entscheidende Rolle. Es werden zumindest 50 Strainanalysen für eine entsprechende Kompetenz empfohlen [40]. Die Evaluierung der Linksventrikelfunktion mittels Strainanalyse hat sich vor allem bei Verabreichung von potenziell kardiotoxischen Chemotherapeutika wie Anthrazyklinen, Trastuzumab oder Tyrosinkinaseinhibitoren als Standard etabliert [41]. Weiters kann der Verlauf der Linksventrikelfunktion bei Kardiomyopathien gut mit wiederholten Messungen des longitudinalen Strains im Verlauf dokumentiert werden [42]. Die Strain-Echokardiographie kann zur weiteren Abklärung einer linksventrikulären Hypertrophie hilfreich sein, da verschiedene Formen der Hypertrophie unterschiedliche Muster der regionalen Einschränkung des longitudinalen Strains zeigen können. Besonders spezifisch sind die Befunde jedoch im Rahmen einer kardialen Amyloidose oder HCM. Für das Management von Herzklappenerkrankungen werden für die Strainechokardiographie in den Guidelines noch keine konkreten Cut-off-Werte angeführt. Es gibt aber in der Literatur Hinweise, dass auch hier der longitudinale Strain eine wichtige klinische Zusatzinformation über die linksventrikuläre Auswurffraktion hinaus liefern kann. Dies könnte unter anderem zur Planung des richtigen Operationszeitpunktes eine wichtige Anwendungsmöglichkeit darstellen [43]. Regionale Wandbewegungsstörungen im Rahmen einer koronaren Herzkrankheit oder eines akuten Koronarsyndroms können mit der Strain-Echokardiographie gut visualisiert werden, da nur die aktive Kontraktion des Myokards erfasst wird. Die Verwechslung einer aktiven Kontraktion mit einer passiven Bewegung eines Narbenareales durch die angrenzenden gesunden Myokardabschnitte („tethering effect") kann so vermieden werden. Neben den klassischen Möglichkeiten zur Bestimmung der Rechtsventrikelfunktion (TAPSE oder right ventricular fractional area change) steht auch die Möglichkeit der Bestimmung des rechtsventrikulären longitudinalen Strains (RV GLS) mittels Speckle-Tracking-Technologie zur Verfügung [44]. Aktuell wird meist die für den linken Ventrikel verfügbare Software verwendet. Im Gegensatz zur Bestimmung des linksventrikulären wird der rechtsventrikuläre GLS lediglich in einer Schnittebene erhoben, in einem auf den rechten Ventrikel fokussierten Vierkammerblick. Bei der Auswertung können die 3 Segmente der freien RV-Wand als RV FWS (right ventricular free wall strain) ermittelt oder 6 Segmente zum globalen longitudinalen rechtsventrikulären Strain (RV GLS) gemittelt werden. Die Strain-Analyse des rechten Ventrikels erwies sich in der Erkennung einer Funktionsstörung bei pulmonaler Hypertonie, Lungenembolie, rechtsventrikulärem Infarkt, Kardiomyopathien, Herzinsuffizienz und Herzklappenerkrankungen hilfreich. Der globale longitudinale Strain der freien Wand des rechten Ventrikels ist in der Regel höher als der GLS des linken Ventrikels und sollte normalerweise mindestens −23 % erreichen.

## 11.4 3-D-Echokardiografie [45]

Die Echtzeit-3D-Echokardiografie oder Volumen-Echokardiografie wurde durch die neue Technologie der Matrix-Schallköpfe erst möglich. Moderne Matrix-Schallköpfe bestehen aus einer zweidimensionalen Matrix mit mehreren tausend Ultraschallelementen. Die neue Technik der Parallelverarbeitung durch 2 oder mehrere Prozessoren (parallel processing), auch unter der Bezeichnung Flash-4D-Echokardiografie bekannt, ermöglicht es, kardiale Strukturen und ihre Oberflächen online darzustellen und zu beurteilen. Mittels der Echtzeit-3D-Technik ist auch die Echtzeit-3D-Farb-Doppler-Darstellung von Blutflüssen möglich.

Die gezielte 3D-Rekonstruktion der Mitralklappe aus verschiedenen Perspektiven ermöglicht bei der Mitralinsuffizienz eine sehr zuverlässige Identifizierung der in den Prolaps involvierten Segmente und Kommissuren. Eine möglichst zuverlässige präoperative Klappenanalyse ist entscheidend, da die Mitralklappenrekonstruktion dem Klappenersatz deutlich überlegen ist und deshalb heute die Behandlung der Wahl für die Korrektur der Mitralinsuffizienz darstellt.

Gerade aufgrund der anatomischen Komplexität angeborener Herzfehler erscheint eine Bildgebung, die eine Echtzeitdarstellung schwieriger räumlicher Strukturen ermöglicht, als hilfreich.

Insbesondere zur Beurteilung von Dyssynchronieparametern der einzelnen linksventrikulären Segmente ist eine dreidimensionale Technik sinnvoll, die den linken Ventrikel in einem kompletten Datensatz simultan darstellen kann. Somit hat sich die dreidimensionale Echokardiografie heute auf 3 großen Anwendungsgebieten im klinischen Einsatz etabliert:

1. Beurteilung der linksventrikulären Funktion [46]
2. Evaluation von Klappenvitien, hier besonders der Mitralklappe [47]
3. Monitoring von perkutanen Klappeneingriffen [48]

## 11.5 Stressechokardiografie

Die Stressechokardiografie – auch Stressecho genannt – ist eine Untersuchung des Herzens in Ruhe und unter physischer (Ergometrie) oder pharmakologischer Belastung und stellt somit eine Kombination einer transthorakalen Echokardiografie und eines Belastungs-EKGs dar. Dabei wird nach einer Funktionsstörung des Myokards, die auf einer Ischämie unter Belastung beruht, gesucht bzw. wird die Untersuchung zur Beurteilung der kontraktilen Reserve des Myokards, von Klappenerkrankungen und der Diagnostik der hypertrophen obstruktiven Kardiomyopathie verwendet.

### 11.5.1 Physikalische Stressechokardiografie (Belastungsecho)

Üblicherweise befindet sich der Patient bei dieser Untersuchung auf einer Spezialliege, an deren Fußende Pedale für die Belastung angebracht sind. Um die Bildqualität während der Belastung zu verbessern, ist diese Liege auch in verschiedene Richtung kippbar. Die Untersuchung beginnt mit Ruheaufnahmen in standardisierten Ebenen, danach werden im Abstand von jeweils zwei Minuten die Aufnahmen bei steigender Belastung bis zur Ausbelastung wiederholt. Weitere Aufnahmen erfolgen unmittelbar nach Belastungsende und in der frühen Erholungsphase (nach 3 Minuten). Eine Ergometerbelastung von zumindest 85 % des Sollwertes (bezogen auf Alter, Geschlecht, Größe, Gewicht) sollte erreicht werden, da sonst die Sensitivität zum Nachweis einer myokardialen Ischämie deutlich abnimmt.

## 11.5.2 Pharmakologische Stressechokardiografie

Bei Patienten, die nicht in der Lage sind zu treten, kann die körperliche Belastung medikamentös (Dobutamin, Vasodilatatoren wie Adenosin, Dipyridamol, Regadenoson (ein selektiver A2A-Adenosinrezeptoragonist)) imitiert werden. Der Vorteil besteht in der deutlich besseren Schallqualität durch die ruhige, sich nicht in Bewegung befindliche Körperposition. Es kommt dabei allerdings zu einer unangenehm empfundenen, unphysiologischen Situation mit hoher Herzfrequenz und Palpitationen trotz ruhigem Liegen. Je nach Fragestellung muss mit einer Übertragung der Ergebnisse auf die Alltagssituation, die aus einer physischen Belastung besteht, vorsichtig umgegangen werden. Zurzeit werden überwiegend Dobutamin und Adenosin/Dipyridamol zur pharmakologischen Stimulation benutzt. Dobutamin bewirkt eine zuverlässige, gut steuerbare Stimulation des Myokards zur Vitalitätsdiagnostik, Dipyridamol oder Adenosin haben ihre Vorteile in der Perfusionsdiagnostik [49–52].

## 11.5.3 Koronare Herzerkrankung (KHK)

Die physikalische Stressechokardiografie liefert sicherlich die besten Ergebnisse bezüglich der Sensitivität und Spezifität in der Diagnostik der KHK und der Prognose der Patienten (kardialer Tod, Myokardinfarkt, Revaskularisation) und ist dem Belastungs-EKG deutlich überlegen [53, 54]. Die Sensitivität der Dobutaminstimulation beträgt bei einer kardialen Eingefäßerkrankung bis zu 90 % und bei einer Dreigefäßerkrankung bis zu 95 %. Bei Adenosin oder Dipyridamol ist die Sensitivität bei hoher Spezifität niedriger einzuschätzen (80–90 % bei Ein- und Mehrgefäßerkrankung). Eine biphasische Reaktion (biphasic response) mit anfänglicher Zunahme der regionalen Kontraktilität bei niedriger Belastung und einer Abnahme bei höherer Belastung ist ein sehr sensitiver Hinweis für eine Ischämie. Bei unzureichendem Herzfrequenzanstieg unter Dobutamin (<85 % der altersbezogenen maximalen Herzfrequenz) kann am Ende der Belastungsphase zusätzlich Atropin appliziert wird.

Normalerweise wird der Ventrikel unter Belastung kleiner und die Auswurfleistung nimmt mindestens um 10 % zu (kontraktile Reserve). Bleibt sie gleich, handelt es sich um eine pathologische Situation, und wenn sie abfällt, haben wir es mit einer Ischämie oder einer anderen relevanten kardialen Dysfunktion zu tun (Druck-/Volumenbelastung, frequenzabhängiger Linksschenkelblock) [55]. Diese Art der Erfassung/Beurteilung der Rechts- und vor allem der Linksventrikelfunktion kann sowohl bei Herzklappenerkrankungen als auch bei Kardiomyopathien angewendet werden und gibt weitere Hinweise für eine kardiale Dysfunktion. Der komplette Einsatz der Ultraschalltechnologien wie Strainanalyse, Tissue Doppler oder die CW- und PW-Dopplertechnik kann zur Klärung und Differenzierung von Dyspnoe (kardial vs. extrakardial) beitragen. Die weitere Kombination mit der Spiroergometrie und der Pulsoxymetrie ermöglicht eine relativ genaue nicht-invasive Einschätzung der Dyspnoe.

## 11.5.4 Herzklappenerkrankungen

Bei der Aortenklappenstenose kann unter Belastung mittels CW-Doppler festgestellt werden, ob der Gradient über der Aortenklappe unter Belastung ansteigt, und mittels der 2-D-Bildgebung, ob sich die Ventrikelgröße oder die Linksventrikelfunktion verändert und ob es zu einer Vergrößerung des linken Vorhofs kommt. Die Veränderungen der kardialen Funktion unter Belastung können Therapieentscheidungen beeinflussen. Unter Umständen kann man bei einer vermeintlich mittelgradig wirksamen Aortenklappenstenose die Indikation zum Aortenklappenersatz besser einschätzen. Die physikalische Stressechokardiografie mit der physiologischen Belastung ist diesbezüglich eine sehr zuverlässige Methode [43].

Bei einer Aortenklappenstenose mit niedrigem Gradienten und eingeschränkter LV-Funktion (low-flow, low-gradient) bietet die Stressechokardiografie mittels Dobutamin eine Einschätzung der Stenose bezüglich der Relevanz und der kontraktilen Reserve [56].

Patienten mit Mitralstenose entwickeln meistens eine Trikuspidalklappeninsuffizienz, über die man den systolischen pulmonalarteriellen Druck (sPAP) abschätzen kann. Ein transmitraler Druckgradient von mehr als 15 mmHg bei maximaler Belastung wäre als Hinweis für eine Operationsindikation zu werten [57, 58].

Bei a- oder oligosymptomatischen Patienten mit Mitralklappeninsuffizienz bietet die Stressechokardiografie die Möglichkeit, den systolischen pulmonalarteriellen Druck im Verlauf und das Ausmaß der Mitralinsuffizienz im Farbdoppler zu untersuchen. Wenn der systolische pulmonalarterielle Druck auf über 60 mmHg ansteigt und wenn eine deutliche Volumenzunahme des linken Ventrikels oder ein Abfall der linksventrikulären Auswurfleistung dokumentiert wird, kann die Belastungsechokardiographie durchaus eine Entscheidungshilfe für den Zeitpunkt der operativen Sanierung sein.

Die Volumenzunahme des linken Ventrikels oder der Abfall der linksventrikulären Auswurfleistung unter Belastung wären auch bei der Aortenklappeninsuffizienz eine Entscheidungshilfe für den Zeitpunkt zur operativen Sanierung. Die Strainanalyse und der Gewebedoppler geben zusätzliche Hinweise für eine linksventrikuläre Dysfunktion unter Belastung.

## 11.5.5 Kardiomyopathien

Sowohl bei einer dilatativen als auch bei einer obstruktiven Kardiomyopathie (HCM) ist die Stressechokardiografie eine ideale Untersuchungsmethode, um die Erkrankung und ihre Auswirkungen auf die Leistungsfähigkeit zu erfassen und unter Umständen die Therapie anzupassen. Auch das Auftreten einer relativen Mitralinsuffizienz unter Belastung kann beurteilt werden [59, 60].

Gerade bei der Beurteilung und der Diagnostik der hypertrophen, nicht obstruktiven (HCM) und obstruktiven Kardiomyopathie (HOCM) ist die Stressechokardiografie von großer Bedeutung. Bei Verdacht auf eine mögliche HOCM kann beurteilt werden, ob der Gradient im linksventrikulären Ausflusstrakt unter Belastung ansteigt. Die physikalische Stressechokardiografie ist diesbezüglich eine zuverlässige und gut reproduzierbare Methode der Wahl. Bei der HOCM kann auch die medikamentöse Einstellung mit Verapamil oder Betablocker dahingehend überprüft werden, ob es durch die medikamentöse Therapie zu einer Optimierung des Gradienten kommt [61, 62].

Die Belastungsstressechokardiografie bietet gerade bei Sportlern mit unklaren, nicht eindeutig pathologischen EKG-Veränderungen, Arrhythmien unter Belastung oder Athleten >30 Jahre eine weitere Untersuchungsmöglichkeit zum Ausschluss einer wirksamen KHK [63]. Bei bestehender Linksventrikelhypertrophie kann beurteilt werden, ob ein in Ruhe bestehender Gradient im linksventrikulären Ausflusstrakt (LVOT) unter körperlicher Belastung pathologische Größen (>30 mmHg) annimmt. Dadurch kann ein Sportlerherz von einer HCM durchaus differenziiert werden. Ebenso können der systolische pulmonalarterielle Druck, eine relative Mitralinsuffizienz unter Belastung und die kontraktile Reserve beurteilt werden. Bei Sportlern mit Arrhythmien sind das Erkennen von einer abnormen Vergrößerung des linken Ventrikels unter Belastung (der wird normalerweise kleiner),

einer rechtsventrikulären Dysfunktion oder auch einer überschießenden Vergrößerung des linken Vorhofs bei paroxsymalem Vorhofflimmern wichtige Informationen [64, 65].

### 11.5.6 Komplikationen der Stressechokardiografie [66]

Dadurch, dass bei der Belastungsstresseckokardiografie eine Ischämie frühzeitiger erkannt wird als bei der konventionellen Ergometrie, sind Komplikationen seltener als bei der alleinigen Ergometrie zu erwarten. Aber auch die pharmakologische Stimulation mit Vasodilatatoren ist grundsätzlich als sicher zu bezeichnen. Bei Adenosin und Dipyridamol können Dyspnoe, thorakaler Druck oder Hypotension auftreten. Bei Dobutamin plus Atropin sind Komplikationen von maximal 0,5 % zu erwarten, aber keine tödlichen Ereignisse [67]. Im Vordergrund stehen Arrhythmien als Hauptkomplikation (≤6 %) wobei Patienten mit einer eingeschränkten EF von <40 % und mit Mehrgefäßerkrankung bevorzugt betroffen sind [68].

### 11.6 Teilnahme am Kompetitivsport [62, 69] (◘ Tab. 11.5)

### 11.6.1 Keine Einschränkungen beim Kompetitivsport

- Operierter oder kleiner ASD, VSD, AVSD mit normaler kardialer Funktion und ohne pulmonalarterielle Hypertonie oder Arrhythmien
- Unkomplizierte fehlmündende Lungenvenen
- Operierter persistierender Ductus botalli
- Milde oder behandelte (chirurgisch/Valvuloplastie) Pulmonalstenose
- Asymptomatische gering- oder mittelgradige Mitral- oder Aorteninsuffizienz mit erhaltener Linksventrikelfunktion
- Mitralklappenprolaps ohne Synkope, Arrhythmien, hochgradiger Insuffizienz, Familienanamnese von plötzlichem Herztod oder QT-Verlängerung
- Gut kontrollierte arterielle Hypertonie und geringes kardiovaskuläres Risikoprofil

### 11.6.2 Einschränkungen für kompetitiven Ausdauer (AT)- oder Kraftsport (KT)

- Geringgradig wirksame Klappenstenose (HD und HS verboten)
- Mittelgradig wirksame Klappenstenose (HD, MD und HS, MS verboten)
- Klappeninsuffizienzen mit bereits dilatiertem Ventrikel (HD, MD und HS, MS verboten)
- Fallot-Tetralogie oder chirurgisch korrigierte Transposition der großen Gefäße (HD und HS verboten)
- Künstliche Herzklappe und Z. n. Valvuloplastie (HD und HS und Kontaktsportarten verboten)
- HCM und dilatative Kardiomyopathie mit niedrigem Risiko für einen plötzlichen Herztod* (HD, MD und HS, MS verboten)
- Arterielle Hypertonie und hohes kardiovaskuläres Risikoprofil (HD und HS verboten)
- Koronare Herzerkrankung mit niedrigem Risiko für ein kardiovaskuläres Ereignis (HD und HS verboten)
- Implantierter Schrittmacher oder ICD (HD und HS und Kontaktsportarten verboten)

*niedriges Risiko für einen plötzlichen Herztod: keine Symptome oder positive Familienanamnese von plötzlichem Herz-

**Tab. 11.5** Kategorien von Wettkampfsportarten [62, 69]

| | | Dynamische Belastung | | |
|---|---|---|---|---|
| | | D1 | D2 | D3 |
| Statische Belastung | S1 | Billard | Tennis (Doppel) | Badminton |
| | | Bowling | Tischtennis | Jogging |
| | | Golf | (Power) Walking | Skilanglauf |
| | | Schießen | | Sportgehen |
| | | Tai-Chi | | Squash |
| | | | | Tennis (Einzel) |
| | S2 | Autorennen | Baseball | Aerobic |
| | | Bogenschießen | Eiskunstlauf | Basketball |
| | | Kegeln | Fechten | Fussball |
| | | Reiten | Karate/Judo | Handball |
| | | Sportgymnastik | Leichtathletik Sprint/Sprung | Beachvolleyball |
| | | Skispringen | Motocross | Hockey |
| | | Tauchen | Synchronschwimmen | Inline-Skateing |
| | | Turmspringen | Taekwondo | Rennradfahren Straße |
| | | | Tanzsport | Langstreckenlauf |
| | | | Volleyball | Schwimmen |
| | S3 | Bob/Rodeln | Bodybuilding | Boxen |
| | | Geräteturnen | Leichtathletik Zehnkampf | Eisschnelllauf |
| | | Gewichtheben | Rennradfahren Bahn | Kanu |
| | | Sportklettern | Ringen | Mountainbike |
| | | Leichtathletik Wurf | Rugby | Rudern |
| | | Segeln | American football | Wasserball |
| | | Wasserski | Ski alpin | Triathlon |
| | | Windsurfen | Snowboard | |

tod, ventrikuläre Arrhythmien, überschießende Blutdruckregulation oder fehlender Blutdruckanstieg unter Belastung, massive Linksventrikelhypertrophie oder Dilatation

HD, hochdynamische Belastung
HS, hochstatische Belastung
MD, moderate dynamische Belastung
MS, moderate statische Belastung

### 11.6.3 Kompetetivsportarten verboten

- Hochgradig wirksame Herzklappenerkrankungen
- Herzklappenerkrankungen mit klinischer Symptomatik, Arrhythmien oder eingeschränkter Ventrikelfunktion
- Mitralklappenprolaps mit Synkope, Arrhythmien, hochgradiger Insuffizienz, Familienanamnese von plötzlichem Herztod oder QT-Verlängerung
- Hypertrophe, dilatative oder arrhythmogene rechtsventrikuläre Kardiomyopathie
- Marfan-Syndrom
- Koronare Herzerkrankung mit hohem Risiko für ein kardiovaskuläres Ereignis

> **Fazit**
> Moderne bildgebende Verfahren wie die Echokardiografie, Magnetresonanztomografie (MRT), Computertomografie (CT) oder Angiografie können typische morphologische, strukturelle und funktionelle Veränderungen im rechten und linken Ventrikel darstellen. Die Echokardiografie stellt als rasch verfügbare, nicht invasive Untersuchungsmethode mit einer breiten Verfügbarkeit das primär eingesetzte Verfahren in der bildgebenden Diagnostik dar. Sie erlaubt in Ruhe, aber auch unter Belastung eine Darstellung und Quantifizierung der Größe und Funktion (global und regional) des rechten und linken Ventrikels sowie den Nachweis typischer morphologischer Befunde.

## Literatur

1. Hagendorff A, Fehske W, Flachskampf FA, Helfen A, Kreidel F, Kruck S, La Rosee K, Tiemann K, Voigt JU, von Bardeleben RS (2020) Manual zur Indikation und Durchführung der Echokardiographie – Update 2020 der Deutschen Gesellschaft für Kardiologie. Kardiologe 14:396–431
2. Cheitlin MD, MacGregor J (2009) Congenital anomalies of coronary arteries: role in the pathogenesis of sudden cardiac death. Herz 34:268–279
3. Mont L (2010) Arrhythmias and sport practice. Heart 96:398–405
4. Mitchell JH, Haskell W, Snell P, Van Camp SP (2005) Task Force 8: classification of sports. J Am Coll Cardiol 45:1364–1367
5. Pluim BM, Zwinderman AH, van der Laarse A, van der Wall EE (2000) The athlete's heart: a meta-analysis of cardiac structure and function. Circulation 101:336–344
6. Maron BJ, Pelliccia A (2006) The heart of trained athletes: cardiac remodeling and the risks of sports, including sudden death. Circulation 114:1633–1644
7. Pelliccia A, Maron BJ, Spataro A, Proschan MA, Spirito P (1991) The upper limit of physiologic cardiac hypertrophy in highly trained elite athletes. N Engl J Med 324:295–301
8. Pelliccia A, Culasso F, Di Paolo FM, Maron BJ (1999) Physiologic left ventricular cavity dilatation in elite athletes. Ann Intern Med 130:23–31
9. Pelliccia A, Maron BJ, DiPaolo FM, Biffi A, Quattrini FM, Pisicchio C, Roselli A, Caselli S, Culasso F (2005) Prevalence and clinical significance of left atrial remodeling in competitive athletes. J Am Coll Cardiol 46:690–696
10. Luijkx T, Cramer MJ, Prakken NH, Buckens CF, Mosterd A, Rienks R, Backx FJ, Mali WP, Velthuis BK (2012) Sport category is an important determinant of cardiac adaptation: an MRI study. Br J Sports Med 46:1119–1124
11. Lang RM, Bierig M, Devereux RB (2006) Recommendations for chamber quantification. Eur J Echocardiogr 7:79–108
12. Maron BJ (1986) Structural features of the athlete heart as defined by echocardiography. J Am Coll Cardiol 7:190–203
13. Maron BJ (2003) Sudden death in young athletes. N Engl J Med 349:1064–1075
14. Maron BJ (2009) Distinguishing hypertrophic cardiomyopathy from athlete's heart physiological remodelling: clinical significance, diagnostic strategies and implications for preparticipation screening. Br J Sports Med 43:649–656
15. Pelliccia A, Maron BJ, Culasso F, Spataro A, Caselli G (1996) Athlete's heart in women. Echocar-

diographic characterization of highly trained elite female athletes. JAMA 276:211–215
16. Makan J, Sharma S, Firoozi S, Whyte G, Jackson PG, McKenna WJ (2005) Physiological upper limits of ventricular cavity size in highly trained adolescent athletes. Heart 91:495–499
17. Sharma S, Maron BJ, Whyte G, Firoozi S, Elliott PM, McKenna WJ (2002) Physiologic limits of left ventricular hypertrophy in elite junior athletes: relevance to differential diagnosis of athlete's heart from hypertrophic cardiomyopathy. J Am Coll Cardiol 40:1431–1436
18. D'Andrea A, Riegler L, Cocchia R, Scarafile R, Salerno G, Gravino R, Golia E, Vriz O, Citro R, Limongelli G, Calabrò P, Di Salvo G, Caso P, Russo MG, Bossone E, Calabrò R (2010) Left atrial volume index in highly trained athletes. Am Heart J 159:1155–1161
19. Pelliccia A, Maron MS, Maron BJ (2012) Assessment of left ventricular hypertrophy in a trained athlete: differential diagnosis of physiologic athlete's heart from pathologic hypertrophy. Prog Cardiovasc Dis 54:387–396
20. Rawlins J, Bhan A, Sharma S (2009) Left ventricular hypertrophy in athletes. Eur J Echocardiogr 10:350–356
21. Luijkx T, Velthuis BK, Prakken NH, Cox MG, Bots ML, Mali WP, Hauer RN, Cramer MJ (2012) Impact of revised task force criteria: distinguishing the athlete's heart from ARVC/D using cardiac magnetic resonance imaging. Eur J Cardiovasc Prev Rehabil 19:885–891
22. D'Andrea A, Riegler L, Golia E et al (2013) Range of right heart measurements in top-level athletes: the training impact. Int J Cardiol 164:48–57
23. D'Andrea A, Riegler L, Morra S, Scarafile R, Salerno G, Cocchia R, Golia E, Martone F, Di Salvo G, Limongelli G, Pacileo G, Bossone E, Calabrò R, Russo MG (2012) Right ventricular morphology and function in top-level athletes: a three-dimensional echocardiographic study. J Am Soc Echocardiogr 25:1268–1276
24. Oxborough D, Sharma S, Shave R, Whyte G, Birch K, Artis N, Batterham AM, George K (2012) The right ventricle of the endurance athlete: the relationship between morphology and deformation. J Am Soc Echocardiogr 25:263–271
25. George K, Whyte GP, Green DJ, Oxborough D, Shave RE, Gaze D, Somauroo J (2012) The endurance athletes heart: acute stress and chronic adaptation. Br J Sports Med 46(Suppl I):i29–i36
26. Rudski LG, Lai WW, Afilalo J, Hua L, Handschumacher MD, Chandrasekaran K, Solomon SD, Louie EK, Schiller NB (2010) Guidelines for the echocardiographic assessment of the right heart in adults: a report from the American Society of Echocardiography endorsed by the European Association of Echocardiography, a registered branch of the European Society of Cardiology, and the Canadian Society of Echocardiography. J Am Soc Echocardiogr 23:685–713
27. D'Ascenzi F, Pelliccia A, Solari M, Piu P, Loiacono F, Anselmi F, Caselli S, Focardi M, Bonifazi M, Mondillo S (2017) Normative reference values of right heart in competitive athletes: a systematic review and meta-analysis. J Am Soc Echocardiogr 30:845–858.e2
28. La Gerche A, Heidbüchel H, Burns AT, Mooney DJ, Taylor AJ, Pfluger HB, Inder WJ, Macisaac AI, Prior DL (2011) Disproportionate exercise load and remodeling of the athlete's right ventricle. Med Sci Sports Exerc 43:974–981
29. La Gerche A, Burns AT, Mooney DJ, Inder WJ, Taylor AJ, Bogaert J, Macisaac AI, Heidbüchel H, Prior DL (2012) Exercise-induced right ventricular dysfunction and structural remodeling in endurance athletes. Eur Heart J 33:998–1006
30. Sharma S, Zaidi A (2012) Exercise-induced arrhythmogenic rightventricular cardiomyopathy: fact or fallacy? Eur Heart J 33:938–940
31. Gasperetti A, James CA, Cerrone M, Delmar M, Calkins H, Duru F (2021) Arrhythmogenic right ventricular cardiomyopathy and sports activity: from molecular pathways in diseased hearts to new insights into the athletic heart mimicry. Eur Heart J 42(13):1231–1243
32. Haugaa KH, Basso C, Badano LP, Bucciarelli-Ducci C, Cardim N, Gaemperli O, Galderisi M, Habib G, Knuuti J, Lancellotti P, McKenna W, Neglia D, Popescu BA, Edvardsen T, EACVI Scientific Documents Committee, EACVI Board members and external reviewers; EACVI Scientific Documents Committee, EACVI Board Members and External Reviewers (2017) Comprehensive multi-modality imaging approach in arrhythmogenic cardiomyopathy-an expert consensus document of the European Association of Cardiovascular Imaging. Eur Heart J Cardiovasc Imaging 18(3):237–253
33. Nasir K, Bomma C, Tandri H, Roguin A, Dalal D, Prakasa K, Tichnell C, James C, Spevak PJ, Marcus F, Calkins H (2004) Electrocardiographic features of arrhythmogenic right ventricular dysplasia/cardiomyopathy according to disease severity: a need to broaden diagnostic criteria. Circulation 110:1527–1534
34. Marcus FI, McKenna WJ, Sherrill D, Basso C, Bauce B, Bluemke DA, Calkins H, Corrado D, Cox MG, Daubert JP, Fontaine G, Gear K, Hauer R, Nava A, Picard MH, Protonotarios N, Saffitz JE, Sanborn DM, Steinberg JS, Tandri H, Thiene G, Towbin JA, Tsatsopoulou A, Wichter T, Zareba W (2010) Diagnosis of arrhythmogenic right ventricular cardiomyopathy/dysplasia: pro-

posed modification of the Task Force Criteria. Eur Heart J 31:806–814
35. Bosman LP, Cadrin-Tourigny J, Bourfiss M, Aliyari Ghasabeh M, Sharma A, Tichnell C, Roudijk RW, Murray B, Tandri H, Khairy P, Kamel IR, Zimmerman SL, Reitsma JB, Asselbergs FW, van Tintelen JP, van der Heijden JF, Hauer RNW, Calkins H, James CA, Te Riele ASJM (2020) Diagnosing arrhythmogenic right ventricular cardiomyopathy by 2010 Task Force Criteria: clinical performance and simplified practical implementation. Europace 22(5):787–796
36. Amzulescu MS, De Craene M, Langet H, Pasquet A, Vancraeynest D, Pouleur AC, Vanoverschelde JL, Gerber BL (2019) Myocardial strain imaging: review of general principles, validation, and sources of discrepancies. Eur Heart J Cardiovasc Imaging 20(6):605–619
37. Lang RM, Badano LP, Mor-Avi V, Afilalo J, Armstrong A, Ernande L, Flachskampf FA, Foster E, Goldstein SA, Kuznetsova T, Lancellotti P, Muraru D, Picard MH, Rietzschel ER, Rudski L, Spencer KT, Tsang W, Voigt JU (2015) Recommendations for cardiac chamber quantification by echocardiography in adults: an update from the American Society of Echocardiography and the European Association of Cardiovascular Imaging. J Am Soc Echocardiogr 28(1):1–39.e14
38. Sugimoto T, Dulgheru R, Bernard A, Ilardi F, Contu L, Addetia K, Caballero L, Akhaladze N, Athanassopoulos GD, Barone D, Baroni M, Cardim N, Hagendorff A, Hristova K, Lopez T, de la Morena G, Popescu BA, Moonen M, Penicka M, Ozyigit T, Rodrigo Carbonero JD, van de Veire N, von Bardeleben RS, Vinereanu D, Zamorano JL, Go YY, Rosca M, Calin A, Magne J, Cosyns B, Marchetta S, Donal E, Habib G, Galderisi M, Badano LP, Lang RM, Lancellotti P (2017) Echocardiographic reference ranges for normal left ventricular 2D strain: results from the EACVI NORRE study. Eur Heart J Cardiovasc Imaging 18(8):833–840
39. Collier P, Phelan D, Klein A (2017) A test in context: myocardial strain measured by speckle-tracking echocardiography. J Am Coll Cardiol 69(8):1043–1056
40. Chan J, Shiino K, Obonyo NG, Hanna J, Chamberlain R, Small A, Scalia IG, Scalia W, Yamada A, Hamilton-Craig CR, Scalia GM, Zamorano JL (2017) Left ventricular global strain analysis by two-dimensional speckle-tracking echocardiography: the learning curve. J Am Soc Echocardiogr 30(11):1081–1090
41. Zamorano JL, Lancellotti P, Rodriguez Munoz D, Aboyans V, Asteggiano R, Galderisi M et al (2016) 2016 ESC Position Paper on cancer treatments and cardiovascular toxicity developed under the auspices of the ESC Committee for Practice Guidelines: the Task Force for cancer treatments and cardiovascular toxicity of the European Society of Cardiology (ESC). Eur Heart J 37:2768–2801
42. Kalam K, Otahal P, Marwick TH (2014) Prognostic implications of global LV dysfunction: a systematic review and meta-analysis of global longitudinal strain and ejection fraction. Heart 100(21):1673–1680
43. Baumgartner H, Falk V, Bax JJ, De Bonis M, Hamm C, Holm PJ, Iung B, Lancellotti P, Lansac E, Rodriguez Muñoz D, Rosenhek R, Sjögren J, Tornos Mas P, Vahanian A, Walther T, Wendler O, Windecker S, Zamorano JL, ESC Scientific Document Group (2017) 2017 ESC/EACTS Guidelines for the management of valvular heart disease. Eur Heart J 38(36):2739–2791
44. Ayach B, Fine NM, Rudski LG (2018) Right ventricular strain: measurement and clinical application. Curr Opin Cardiol 33(5):486–492
45. Lang RM, Badano LP, Tsang W, Adams DH, Agricola E, Buck T, Faletra FF, Franke A, Hung J, de Isla LP, Kamp O, Kasprzak JD, Lancellotti P, Marwick TH, McCulloch ML, Monaghan MJ, Nihoyannopoulos P, Pandian NG, Pellikka PA, Pepi M, Roberson DA, Shernan SK, Shirali GS, Sugeng L, Ten Cate FJ, Vannan MA, Zamorano JL, Zoghbi WA, American Society of Echocardiography, European Association of Echocardiography (2012 Jan) EAE/ASE recommendations for image acquisition and display using three-dimensional echocardiography. J Am Soc Echocardiogr 25(1):3–46
46. Lang RM, Badano LP, Mor-Avi V, Afilalo J, Armstrong A, Ernande L, Flachskampf FA, Foster E, Goldstein SA, Kuznetsova T, Lancellotti P, Muraru D, Picard MH, Rietzschel ER, Rudski L, Spencer KT, Tsang W, Voigt JU (2015) Recommendations for cardiac chamber quantification by echocardiography in adults: an update from the American Society of Echocardiography and the European Association of Cardiovascular Imaging. Eur Heart J Cardiovasc Imaging 16(3):233–270. https://doi.org/10.1093/ehjci/jev014. Erratum in: (2016) Eur Heart J Cardiovasc Imaging 17(4):412. Erratum in: (2016) Eur Heart J Cardiovasc Imaging 17(9):969
47. Buck T, Bösche L, Plicht B (2017 May) Echtzeit-3-D-Echokardiographie zur Schweregradbeurteilung von Herzklappenvitien: Einfluss auf aktuelle Leitlinien [Real-time 3D echocardiography for estimation of severity in valvular heart disease: impact on current guidelines]. Herz 42(3):241–254
48. Zamorano JL, Badano LP, Bruce C, Chan KL, Gonçalves A, Hahn RT, Keane MG, La Canna

G, Monaghan MJ, Nihoyannopoulos P, Silvestry FE, Vanoverschelde JL, Gillam LD (2011 Sep) EAE/ASE recommendations for the use of echocardiography in new transcatheter interventions for valvular heart disease. Eur Heart J 32(17): 2189–2214
49. Pellikka PA, Arruda-Olson A, Chaudhry FA, Chen MH, Marshall JE, Porter TR, Sawada SG (2020) Guidelines for performance, interpretation, and application of stress echocardiography in ischemic heart disease: from the American Society of Echocardiography. J Am Soc Echocardiogr 33(1):1–41.e8
50. Lancellotti P, Pellikka PA, Budts W, Chaudhry FA, Donal E, Dulgheru R, Edvardsen T, Garbi M, Ha JW, Kane GC, Kreeger J, Mertens L, Pibarot P, Picano E, Ryan T, Tsutsui JM, Varga A (2016) The clinical use of stress echocardiography in non-ischaemic heart disease: recommendations from the European Association of Cardiovascular Imaging and the American Society of Echocardiography. Eur Heart J Cardiovasc Imaging 17(11):1191–1229
51. Lancellotti P, Dulgheru R, Go YY, Sugimoto T, Marchetta S, Oury C, Garbi M (2018) Stress echocardiography in patients with native valvular heart disease. Heart 104(10):807–813
52. Steeds RP, Wheeler R, Bhattacharyya S, Reiken J, Nihoyannopoulos P, Senior R, Monaghan MJ, Sharma V (2019) Stress echocardiography in coronary artery disease: a practical guideline from the British Society of Echocardiography. Echo Res Pract 6(2):G17–G33
53. Leischik R, Dworrak B, Littwitz H, Gülker H (2007) Prognostic significance of exercise stress echocardiography in 3329 outpatients (5-year longitudinal study). Int J Cardiol 119(3):297–305
54. Leischik R, Dworrak B, Sanchis-Gomar F, Lucia A, Buck T, Erbel R (2016) Echocardiographic assessment of myocardial ischemia. Ann Transl Med 4(13):259
55. Vamvakidou A, Karogiannis N, Tzalamouras V, Parsons G, Young G, Gurunathan S, Senior R (2017) Prognostic usefulness of contemporary stress echocardiography in patients with left bundle branch block and impact of contrast use in improving prediction of outcome. Eur Heart J Cardiovasc Imaging 18(4):415–421
56. Otto CM, Nishimura RA, Bonow RO, Carabello BA, Erwin JP 3rd, Gentile F, Jneid H, Krieger EV, Mack M, McLeod C, O'Gara PT, Rigolin VH, Sundt TM 3rd, Thompson A, Toly C (2021) 2020 ACC/AHA guideline for the management of patients with valvular heart disease: a report of the American College of Cardiology/American Heart Association Joint Committee on Clinical Practice Guidelines. Circulation 143(5):e72–e227
57. Carabello BA (2005) Modern management of mitral stenosis. Circulation 112(3):432–437
58. Oktay AA, Gilliland YE, Lavie CJ, Ramee SJ, Parrino PE, Bates M, Shah S, Cash ME, Dinshaw H, Qamruddin S (2017) Echocardiographic assessment of degenerative mitral stenosis: a diagnostic challenge of an emerging cardiac disease. Curr Probl Cardiol 42(3):71–100
59. Picano E, Pellikka PA (2014) Stress echo applications beyond coronary artery disease. Eur Heart J 35(16):1033–1040
60. Aggeli C, Polytarchou K, Varvarousis D, Kastellanos S, Tousoulis D (2018) Stress ECHO beyond coronary artery disease. Is it the holy grail of cardiovascular imaging? Clin Cardiol 41(12): 1600–1610
61. Ommen SR, Mital S, Burke MA, Day SM, Deswal A, Elliott P, Evanovich LL, Hung J, Joglar JA, Kantor P, Kimmelstiel C, Kittleson M, Link MS, Maron MS, Martinez MW, Miyake CY, Schaff HV, Semsarian C, Sorajja P (2020) 2020 AHA/ACC guideline for the diagnosis and treatment of patients with hypertrophic cardiomyopathy: a report of the American College of Cardiology/American Heart Association Joint Committee on Clinical Practice Guidelines. J Am Coll Cardiol 76(25):e159–e240
62. Pelliccia A, Sharma S, Gati S, Bäck M, Börjesson M, Caselli S, Collet JP, Corrado D, Drezner JA, Halle M, Hansen D, Heidbuchel H, Myers J, Niebauer J, Papadakis M, Piepoli MF, Prescott E, Roos-Hesselink JW, Graham Stuart A, Taylor RS, Thompson PD, Tiberi M, Vanhees L, Wilhelm M, ESC Scientific Document Group (2021) 2020 ESC Guidelines on sports cardiology and exercise in patients with cardiovascular disease. Eur Heart J 42(1):17–96
63. Leischik R, Dworrak B, Foshag P, Strauss M, Spelsberg N, Littwitz H, Horlitz M (2015) Preparticipation and follow-up screening of athletes for endurance sport. J Clin Med Res 7(6):385–392
64. Galderisi M, Cardim N, D'Andrea A, Bruder O, Cosyns B, Davin L, Donal E, Edvardsen T, Freitas A, Habib G, Kitsiou A, Plein S, Petersen SE, Popescu BA, Schroeder S, Burgstahler C, Lancellotti P (2015) The multi-modality cardiac imaging approach to the Athlete's heart: an expert consensus of the European Association of Cardiovascular Imaging. Eur Heart J Cardiovasc Imaging 16(4):353a–353t
65. Picano E, Pibarot P, Lancellotti P, Monin JL, Bonow RO (2009) The emerging role of exercise testing and stress echocardiography in valvular heart disease. J Am Coll Cardiol 54(24): 2251–2260
66. Varga A, Garcia MA, Picano E, International Stress Echo Complication Registry (2006) Sa-

fety of stress echocardiography (from the International Stress Echo Complication Registry). Am J Cardiol 98(4):541–543
67. Picano E, Mathias W, Pingitore A et al (1994) Safety and tolerability of dobutamine-atropine stress echocardiography: a prospective, multicentre study. Lancet 344:1190–1192
68. Bigi R (1996) Complications of pharmacologic stress echocardiography in coronary artery disease. Clin Cardiol 19(10):776–780
69. Pelliccia A, Fagard R, Bjørnstad HH, Anastassakis A, Arbustini E, Assanelli D, Biffi A, Borjesson M, Carrè F, Corrado D, Delise P, Dorwarth U, Hirth A, Heidbuchel H, Hoffmann E, Mellwig KP, Panhuyzen-Goedkoop N, Pisani A, Solberg EE, van Buuren F, Vanhees L, Blomstrom-Lundqvist C, Deligiannis A, Dugmore D, Glikson M, Hoff PI, Hoffmann A, Hoffmann E, Horstkotte D, Nordrehaug JE, Oudhof J, WJ MK, Penco M, Priori S, Reybrouck T, Senden J, Spataro A, Thiene G, Study Group of Sports Cardiology of the Working Group of Cardiac Rehabilitation and Exercise Physiology; Working Group of Myocardial and Pericardial Diseases of the European Society of Cardiology (2005) Recommendations for competitive sports participation in athletes with cardiovascular disease: a consensus document from the Study Group of Sports Cardiology of the Working Group of Cardiac Rehabilitation and Exercise Physiology and the Working Group of Myocardial and Pericardial Diseases of the European Society of Cardiology. Eur Heart J 26:1422–1445

# Kardiale Computertomografie

*Christof Burgstahler*

**Inhaltsverzeichnis**

12.1 Klinische Indikationen – 182

12.2 Kontraindikationen – 183

12.3 Limitationen – 183

12.4 Strahlenexposition – 183

12.5 Prognostische Wertigkeit der kardialen Computertomografie – 183
12.5.1 Kalzium-Score – 183
12.5.2 CT-Koronarangiografie – 183

12.6 Kardiale Computertomografie in der Sportmedizin – 184
12.6.1 Risikoabschätzung mittels kardialer Computertomografie – 184
12.6.2 Ausblick – 185

12.7 Fallbeispiele – 186
12.7.1 Fallbeispiel 1 – 186
12.7.2 Fallbeispiel 2 – 186
12.7.3 Fallbeispiel 3 – 187
12.7.4 Fallbeispiel 4 – 188

Literatur – 189

© Springer-Verlag GmbH Deutschland, ein Teil von Springer Nature 2023
J. Niebauer (Hrsg.), *Sportkardiologie*, https://doi.org/10.1007/978-3-662-65165-0_12

Die kardiale Computertomografie (CT) erlaubt als bisher einzige nicht-invasive Methode die Darstellung der Herzkranzgefäße mit einer hohen diagnostischen Sicherheit. Erste Daten zur Stenosedetektion wurden gegen Ende der 90er-Jahre publiziert. Seither konnte durch stetige technische Verbesserungen der Computertomografen eine Optimierung der Bildqualität und eine breitere klinische Anwendung erreicht werden. Moderne Computertomografen erlauben die Darstellung des gesamten Koronarbaumes innerhalb weniger Sekunden.

*Gesellschaft für Pädiatrische Kardiologie* werden Empfehlungen zum Einsatz der kardialen Computertomografie gegeben [1]. Dabei wird bei asymptomatischen Personen mit vorangegangener Koronarintervention oder Bypassoperation die kardiale CT als nicht indiziert angesehen. Bei symptomatischen Personen bestehe lediglich für die reine Bypassdarstellung im Einzelfall eine Indikation.

Die aus sportkardiologischer Sicht wichtigen Indikationen werden in ◘ Tab. 12.1 zusammengefasst.

## 12.1 Klinische Indikationen

In einem Konsensuspapier der *Deutschen Röntgengesellschaft*, der *Deutschen Gesellschaft für Kardiologie* und der *Deutschen*

◘ **Tab. 12.1** Indikationen für eine kardiale CT-Untersuchung mit Relevanz für die Sportkardiologie entsprechend den Empfehlungen der Deutschen Röntgengesellschaft, der Deutschen Gesellschaft für Kardiologie und der Deutschen Gesellschaft für Pädiatrische Kardiologie

| | |
|---|---|
| Zuverlässig einsetzbar und anderen Verfahren überlegen | Koronararterielle Anomalien<br>-CTA ist die Methode der Wahl |
| Diagnostische Genauigkeit vergleichbar mit anderen Verfahren | Stabile Angina pectoris – Erstdiagnostik<br>-CTA zum Ausschluss von Koronararterienstenosen bei intermediärer Vortestwahrscheinlichkeit, wenn ansonsten eine invasive Koronarangiografie erforderlich wäre |
| Einsatz technisch möglich und validiert, Indikation aber nur im Einzelfall | Stabile Angina pectoris nach Ischämienachweis<br>-CTA zum Ausschluss von Koronararterienstenosen, wenn der Ischämienachweis unklar bleibt oder im Widerspruch zur klinischen Einschätzung steht Risikoabschätzung asymptomatischer Individuen/Stratifizierung nach Bestimmung der Risikofaktoren<br>-Indikation zum koronaren Kalknachweis mittels CT als mögliche weitere Risikostratifikation bei Patienten mit einem intermediärem KHK-Risiko (10–20 % Risiko nach Framingham)<br>Asymptomatische Individuen mit unklarer RA/RV-Vergrößerung/Hypertrophie bzw. unklarer LA/LV-Vergrößerung/Hypertrophie<br>-Alternative und/oder Ergänzung zur Echokardiografie, Angiografie oder MRT, wenn diese nicht die gewünschte diagnostische Aussage liefern oder MRT-Kontraindikationen vorliegen |

*CTA* Angiografie der Koronargefäße mittels Computertomografie; *LA* linker Vorhof; *RA*: rechter Vorhof; *LV* linker Ventrikel; *RV* rechter Ventrikel; *KHK* koronare Herzkrankheit

## 12.2 Kontraindikationen

Durch die Notwendigkeit der Applikation von Kontrastmittel sind schwere Nierenfunktionsstörungen oder eine bekannte Allergie gegen iodhaltige Kontrastmittel (relative) Kontraindikationen für die Durchführung einer CT-Koronarangiografie. Ebenso sollte vor Durchführung der Untersuchung eine Schilddrüsenfunktionsstörung (Hyperthyreose) ausgeschlossen werden.

## 12.3 Limitationen

Die Bildqualität und damit die diagnostische Genauigkeit der Untersuchung hängt von mehreren Faktoren ab. Ein hoher Body-Mass-Index, ausgeprägte Kalzifikationen oder Herzrhythmusstörungen (z. B. Vorhofflimmern) während der CT-Untersuchung können die Aussagekraft der Untersuchung stark limitieren. Diese Limitationen sollten beim Einsatz der Methode bzw. der Indikationsstellung für eine CT-Untersuchung Berücksichtigung finden.

## 12.4 Strahlenexposition

Die Durchführung einer kardialen CT ist mit der Applikation von Röntgenstrahlung verbunden. Durch eine Optimierung der Scantechnik und der Untersuchungsprotokolle konnte die Strahlenbelastung zwischenzeitlich auf Dosen von ca. 1 Millisievert gesenkt werden [2]. Dies entspricht in etwa einem Drittel der natürlichen jährlichen Strahlenbelastung. Registerdaten aus Deutschland zeigen, dass diese Werte auch in der klinischen Routine durch Zentren, die entsprechende Erfahrung in der kardialen Bildgebung mittels Computertomografie haben, erreicht bzw. sogar unterboten werden können [8]. Unabhängig davon sollte die Methode nur dann eingesetzt werden, wenn alternative Methoden, die ohne ionisierende Strahlen arbeiten (Echokardiografie, Magnetresonanztomografie), keine gleichwertige Aussage erlauben.

## 12.5 Prognostische Wertigkeit der kardialen Computertomografie

### 12.5.1 Kalzium-Score

Das Ausmaß der koronaren Verkalkung korreliert eng mit der gesamten Plaquelast und hat prognostische Aussagekraft. So steigt sowohl die Gesamtmortalität als auch die kardiovaskuläre Mortalität mit zunehmendem Kalzium-Score an [3, 13]. Der Vorteil der Koronarkalkbestimmung liegt unter anderem darin, dass keine Gabe von Kontrastmittel erforderlich ist. Allerdings ist der Ausschluss von Koronarkalk nicht gleichbedeutend mit dem Ausschluss einer koronaren Herzerkrankung. Dies gilt sowohl für symptomatische als auch asymptomatische Personen [4, 5].

### 12.5.2 CT-Koronarangiografie

Die nicht invasive Koronarangiografie erlaubt prognostische Aussage über Personen ohne bekannte koronare Herzerkrankung. So konnte in einer Kohorte von über 24.000 Personen gezeigt werden, dass der Ausschluss einer koronaren Herzerkrankung mit einer exzellenten Prognose verbunden ist, wohingegen das Risiko für einen kardial bedingten Tod mit dem Ausmaß der koronaren Arteriosklerose steigt [9]. Auch die Überlegenheit der kontrastmittelangehobenen Computertomografie im Vergleich zur reinen Koronarkalkbestimmung, was prognostische Aussagen betrifft, ist belegt [7].

Interessanterweise spielt nicht nur das Ausmaß der koronaren Arteriosklerose eine Rolle, sondern auch die Beschaffenheit der Plaques. So scheinen vor allem gemischte Plaques mit einer ungünstigeren Prognose vergesellschaftet zu sein. Daten des CONFIRM-Registers zeigten zudem, dass gemischte oder verkalkte Plaques in den proximalen Koronarsegmenten oder eine proximale Stenose von mindestens 50 % einem Alterszuwachs von 5 Jahren entsprechen bzw. dem Risiko des Rauchens gleich zu setzen sind.

Trotz dieser beeindruckenden Datenlage wird aktuell eine Screening-Untersuchung mittels kardialer CT nicht empfohlen [1], was möglicherweise auch an den nicht zu unterschätzenden Untersuchungskosten liegen dürfte. Allerdings zeigen Daten zur Kosten-Nutzen-Analyse bei symptomatischen Patienten, dass die CT-Koronarangiographie eine kosteneffektive Methode zur Abklärung einer koronaren Herzerkrankung ist. Das National Institute for Health and Care Excellence (NICE) empfiehlt daher die CTA als First-Line-Test bei dieser Personengruppe [11].

## 12.6 Kardiale Computertomografie in der Sportmedizin

### 12.6.1 Risikoabschätzung mittels kardialer Computertomografie

Der Stellenwert der kardialen Computertomografie in der sportmedizinischen Vorsorgeuntersuchung ist bisher auf die Rolle als weiterführende Methode zur Abklärung von auffälligen Befunden beschränkt. Hierbei zeichnet sich die kardiale CT vor allem durch ihre Fähigkeit aus, nicht invasiv das Vorliegen einer koronaren Herzerkrankung nachzuweisen oder auszuschließen [1, 14]. Mögliche Indikationen für eine kardiale Computertomografie im Kontext der Sportkardiologie sind in ◘ Tab. 12.2 aufgeführt.

◘ **Tab. 12.2** Mögliche Indikationen für eine kardiale Computertomografie bei Sporttreibenden

| Indikation | Bemerkung |
| --- | --- |
| Ausschluss einer Koronaranomalie | Bei jüngeren Personen MRT (Magnetresonanztomographie) bevorzugen Darstellung auch auf Nativaufnahmen möglich |
| Ischämiezeichen im Belastungs-EKG bei Personen ohne bekannte koronare Herzerkrankung und niedrigem bis intermediärem Risiko | Ausschluss bzw. Nachweis einer signifikanten koronaren Herzerkrankung |
| Symptomatische Sportler mit klinischem Verdacht für das Vorliegen einer koronaren Herzerkrankung trotz negativem Belastungs-EKG | Kardio-CT als „Gatekeeper" vor einer invasiven Diagnostik |
| Atypischer Thoraxschmerz bei niedrigem oder intermediärem Risiko | In erster Linie zum Ausschluss einer signifikanten koronaren Herzerkrankung |
| Abklärung von Ruhe-EKG-Veränderungen | Nur für EKG-Veränderungen, die durch eine koronare Herzerkrankung bedingt sein könnten |
| Risikostratifizierung bei Personen mit mehreren kardiovaskulären Risikofaktoren vor intensiver sportlicher Betätigung | Bisher keine prognostische Daten, Einzelfallentscheidung |

Häufige Ursachen für einen plötzlichen Herztod bei jüngeren Athleten (hier sei an erster Stelle die hypertrophe Kardiomyopathie genannt) können bereits durch die Anamnese, das Ruhe-EKG oder auch die Echokardiografie erfasst werden. Bei Sporttreibenden, die das 35. Lebensjahr überschritten haben, rückt jedoch die koronare Herzerkrankung als potenziell tödliche Grunderkrankung in den Vordergrund. Vor dem Hintergrund, dass die diagnostische Genauigkeit des Belastungs-EKGs zur Vorhersage kardialer Zwischenfälle niedrig ist [15], könnte der Einsatz der kardialen CT zu einer genaueren Risikostratifizierung beitragen.

Inwieweit die oben aufgeführten Überlegungen und Daten in Bezug auf Prognose und Risikoeinschätzung auf Sporttreibende zu übertragen sind, bleibt in großen Teilen unklar. Es ist bekannt, dass intensive körperliche Aktivität mit einem vorübergehend erhöhtem Risiko für akute koronare Ereignisse vergesellschaftet ist [16]. Demnach dürften Sportler, die hoch intensiven Aktivitäten nachgehen, ein erhöhtes Risiko für eine Plaqueruptur aufweisen, wenn eine koronare Arteriosklerose vorliegt. Andererseits könnte die regelmäßige körperliche Aktivität auch zu einer Stabilisierung der Plaques führen, sodass möglicherweise ein Sporttreibender bei vergleichbarem Koronarstatus ein geringeres kardiales Risiko aufweist als ein Nichtsporttreibender.

In diesem Zusammenhang müssen auch die Ergebnisse einer Studie an 108 Marathonläufern gesehen werden, die im Vergleich zu einem gematchten Kollektiv von Nichtsporttreibenden zwar ein geringeres kardiovaskuläres Risiko gemäß Framingham-Score hatten, jedoch einen höheren Kalzium-Score aufwiesen [10]. Daten für die CT-Koronarangiografie bei Sportlern sind bisher kaum verfügbar. In einer kleinen Studie an 25 Marathonläufern (davon 21 Männer, mittleres Alter 55 Jahre) ließen sich bei lediglich zwei Athleten Plaques nachweisen. Vor dem Hintergrund, dass nur Athleten mit geringem kardiovaskulärem Risikoprofil in die Studie eingeschlossen wurden (Nichtraucher, kein Hypertonus, keine Dyslipidämie, kein Diabetes mellitus), können diese Ergebnisse nur schwer auf das typische Kollektiv der (Freizeit-)Marathonläufer übertragen werden. Eine weitere Untersuchung an 50 asymptomatischen Marathonläufern mit ebenfalls geringem kardiovaskulärem Risikoprofil zeigte wiederum arteriosklerotische Veränderungen bei 48 Prozent der Teilnehmer, wobei ein Sportler hochgradige Stenosen aufwies [17].

Letztendlich fehlen bisher Daten, die den prognostischen Nutzen einer kardialen Computertomografie im Rahmen der Betreuung von Sporttreibenden belegen.

### 12.6.2 Ausblick

Bis vor Kurzem konnten mit der kardialen Computertomografie nur Aussagen zur morphologischen Beschaffenheit arteriosklerotischer Veränderungen, jedoch nicht zur hämodynamischen Relevanz gemacht werden. Durch die Entwicklung der CT-FFR (funktionelle Fluss-Reserve mittels Computertomografie) kann nun auch die hämodynamische Auswirkung einer Stenose mit der CTA ermittelt werden [12]. Eine Untersuchung an einem Kollektiv von 50 Marathonläufern zeigte jedoch auch, dass in distalen Abschnitten des Koronarbaums trotz Fehlen einer Stenose positive CT-FFR-Werte erhoben werden [6].

Somit ist die CT-FFR nur im Zusammenhang mit morphologischen Veränderungen zu werten. Dennoch handelt es sich bei der CT-FFR um eine wertvolle Weiterentwicklung, die gerade bei Sportlern mit mittel- bis höhergradigen Stenosen zur weiteren Risikoeinschätzung beitragen könnte.

## 12.7 Fallbeispiele

### 12.7.1 Fallbeispiel 1

Ein 45-jähriger ehemaliger Leistungssportler stellt sich vor Abschluss eines Versicherungsvertrages zur Durchführung einer Ergometrie vor. Es herrscht kardiopulmonale Beschwerdefreiheit. Es zeigen sich im Rahmen der Laufbandergometrie unter maximaler Belastung (Laufbandgeschwindigkeit 18 km/h) bei klinischer Beschwerdefreiheit signifikante ST-Streckensenkungen in den anterolateralen Ableitungen mit Rückbildung nach Belastungsabbruch (◘ Abb. 12.1). Die weiterführende Abklärung mittels Kardio-CT zeigt eine höhergradige Stenose im ersten Diagonalast, die in der invasiven Diagnostik bestätigt wurde (◘ Abb. 12.2).

### 12.7.2 Fallbeispiel 2

Ein 44-jähriger Marathonläufer mit intermittierendem Vorhofflimmern hat im Rahmen der Vorhofflimmerepisoden ein thorakales Missempfinden. Es bestehen bis auf eine familiäre Disposition (mehrmalige Koronarinterventionen beim Vater) keine kardiovaskulären Risikofaktoren. Das Belastungs-EKG ist ohne Ischämienachweis,

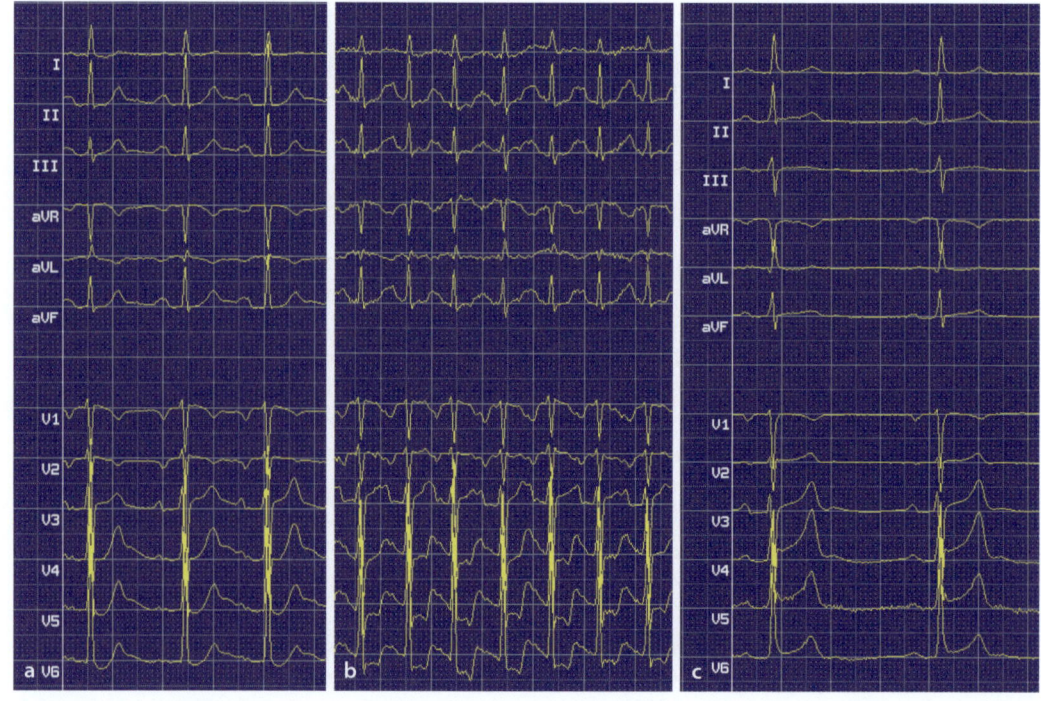

◘ **Abb. 12.1** (a–c) Belastungs-EKG im Rahmen der Laufbandergometrie. (**a**) EKG vor Belastung, (**b**) EKG unter maximaler Belastung, (**c**) EKG 5 min nach Belastungsabbruch

# Kardiale Computertomografie

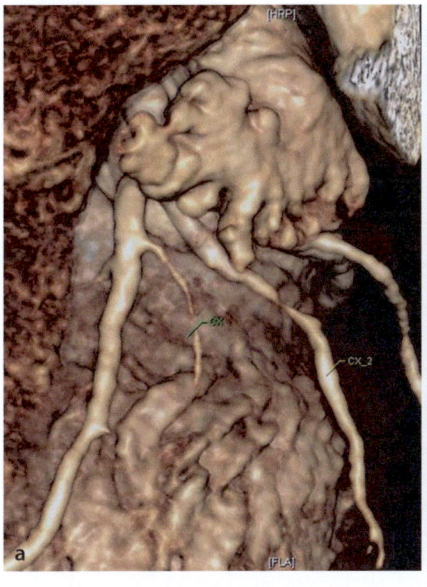
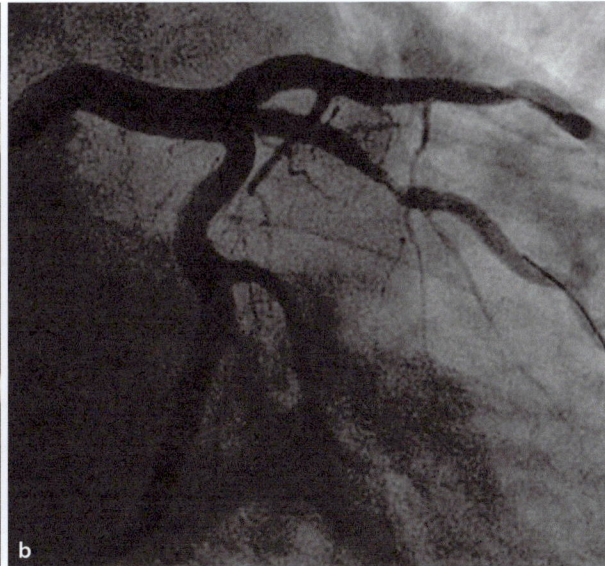

**Abb. 12.2** (**a, b**) Im Kardio-CT findet sich eine höhergradige Stenose (*Pfeil*) im ersten Diagonalast. (**a**) Kardio-CT-Befund (mit freundlicher Genehmigung von PD Dr. med. Ilias Tsiflikas, Abteilung für Diagnostische Radiologie, Universitätsklinikum Tübingen), (**b**) invasive Koronarangiografie (mit freundlicher Genehmigung von Prof. Schröder, ALB FILS KLINIKEN, Göppingen)

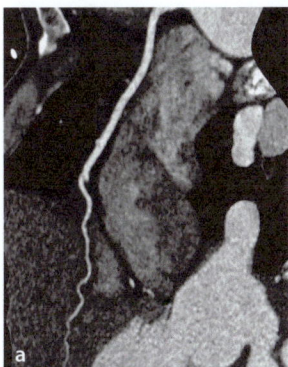
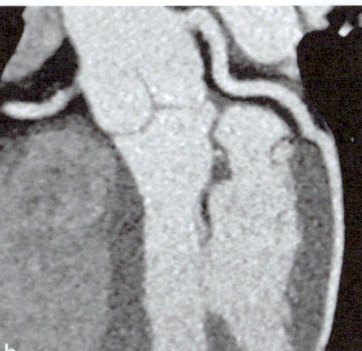
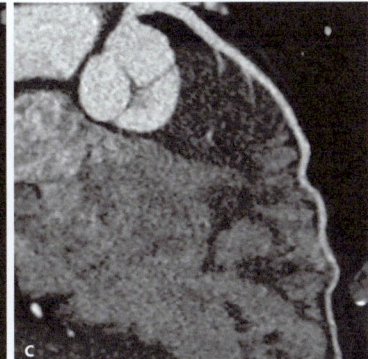

**Abb. 12.3** (**a–c**) Alle drei Herzkranzgefäße weisen keine arteriosklerotischen Veränderungen auf. (**a**) *RCA* rechte Koronararterie, (**b**) *RCX* Ramus circumflexus, (**c**) *RIVA* Ramus interventricularis anterior. (CT-Bilder mit freundlicher Genehmigung von PD Dr. med. Ilias Tsiflikas, Abteilung für Diagnostische Radiologie, Universitätsklinikum Tübingen)

die Echokardiografie ohne Auffälligkeiten. In der Computertomografie der Herzkranzgefäße lassen sich keinerlei arteriosklerotische Veränderungen nachweisen (Abb. 12.3).

### 12.7.3 Fallbeispiel 3

Ein 52-jähriger Marathonläufer berichtet, dass er im Rahmen eines Halbmarathons bei Kilometer 18 ein thorakales Druckgefühl

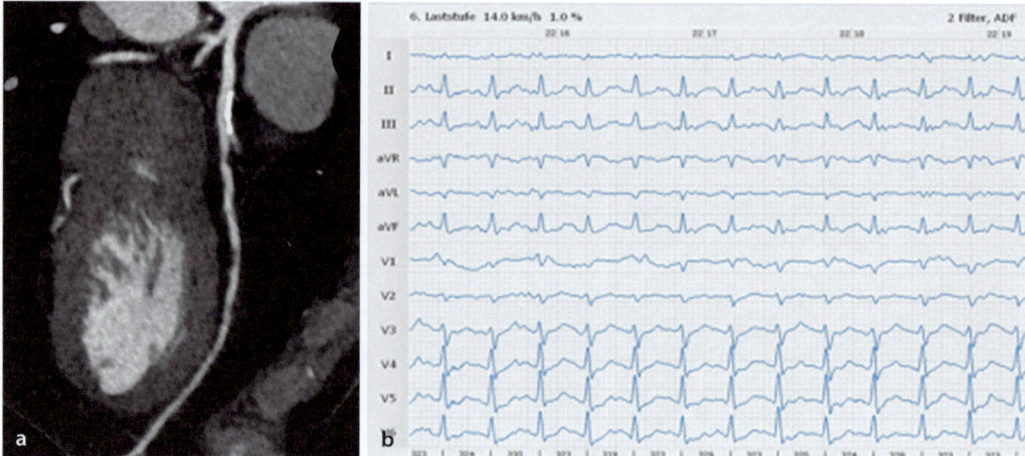

**Abb. 12.4** (a) Im Ramus interventricularis anterior findet sich nach einer verkalkten Plaque eine nicht kalzifizierte Plaquebildung, die zu einer höhergradigen Stenosierung des Gefäßes führt (*Pfeil*). (b) Auf der rechten Seite das zugehörige Belastungs-EKG auf der maximalen Belastungsstufe. (CT-Bild mit freundlicher Genehmigung von PD Dr. med. Ilias Tsiflikas, Abteilung für Diagnostische Radiologie, Universitätsklinikum Tübingen)

verspürt habe. Der Vater sei mit 72 Jahren beim Joggen verstorben. Im Belastungs-EKG zeigen sich trotz Erreichen der Ausbelastungskriterien keine ischämietypischen Endstreckenveränderungen. Auch die Beschwerdesymptomatik lässt sich nicht im Rahmen der Ergometrie provozieren. In der Computertomografie findet sich eine nicht kalzifizierte Stenose im Ramus interventricularis anterior (*Abb. 12.4*), die dann im Rahmen einer invasiven Diagnostik interveniert wird.

### 12.7.4 Fallbeispiel 4

Ein 72-jähriger Freizeitsportler mit bekannter Lungenfibrose berichtet über eine zunehmende Belastungsdyspnoe. Spiroergometrisch findet sich kein Korrelat für die deutliche Zunahme der Dyspnoe. Aufgrund des kardiovaskulären Risikoprofils mit familiärer Disposition, Hypercholesterinämie und arterieller Hypertonie erfolgt eine kardiale Computertomografie, die den Nachweis einer stenosierenden koronaren Herzerkrankung ergibt (*Abb. 12.5*).

### Fazit

Die kardiale Computertomografie stellt aktuell die einzige nicht invasive Untersuchungsmethode dar, die eine Darstellung der Koronargefäße mit hoher diagnostischer Genauigkeit erlaubt. Klinische Anwendungsgebiete sind in erster Linie der Ausschluss einer (stenosierenden) koronaren Herzerkrankung oder auch der Ausschluss einer Koronararterienanomalie. Prognostische Daten für die Koronarkalkmessung und die kontrastmittelangehobene Darstellung der Koronararterien liegen vor, die Übertragbarkeit der Daten auf Sporttreibende ist aber bisher unklar. Aktuell bleibt der Einsatz der Methode bei Sporttreibende auf Einzelfälle beschränkt. Der Einsatz der kardialen Computertomografie als Screeningmethode kann bisher nicht empfohlen werden.

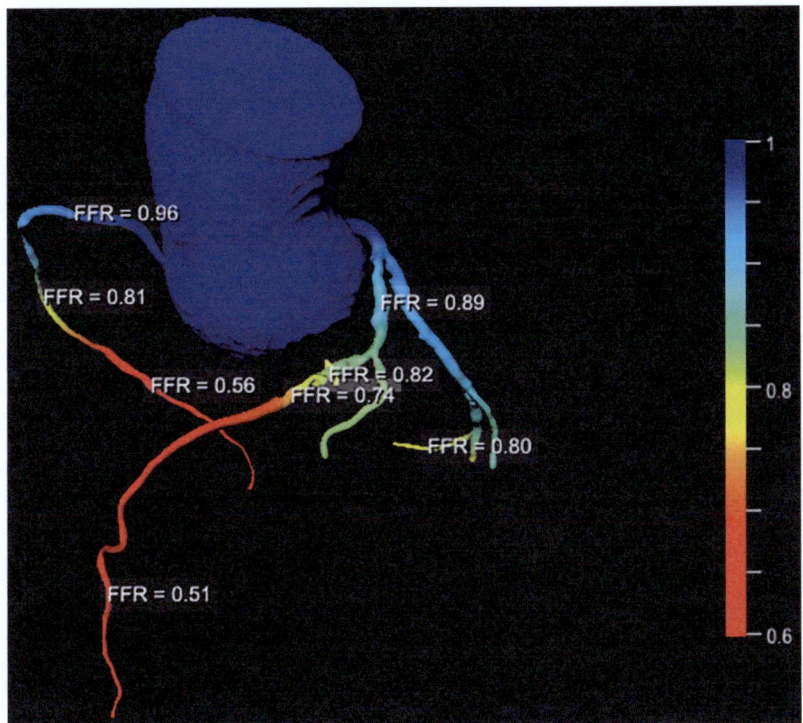

**Abb. 12.5** CT-FFR eines Seniorathleten mit Nachweis pathologischer CT-FFR-Werte im Ramus interventricularis anterior (FFR 0,51) und in der rechten Koronararterie (FFR 0,56). In beiden Gefäßen waren morphologisch höhergradige Stenosen vorhanden. In den proximalen Gefäßabschnitten sowie im Ramus circumflexus zeigen sich unauffällige FFR-Werte (CT-Bild mit freundlicher Genehmigung von PD Dr. med. Patrick Krumm und Dr. med. Sebastian Gassenmaier, Abteilung für Diagnostische Radiologie, Universitätsklinikum Tübingen)

## Literatur

1. Achenbach S, Barkhausen J, Beer M, Beerbaum P, Dill T, Eichhorn J, Fratz S, Gutberlet M, Hoffmann M, Huber A, Hunold P, Klein C, Krombach G, Kreitner KF, Kuhne T, Lotz J, Maintz D, Mahrholdt H, Merkle N, Messroghli D, Miller S, Paetsch I, Radke P, Steen H, Thiele H, Sarikouch S, Fischbach R (2012) Consensus recommendations of the German Radiology Society (DRG), the German Cardiac Society (DGK) and the German Society for Pediatric Cardiology (DGPK) on the use of cardiac imaging with computed tomography and magnetic resonance imaging. Rofo 184(4):345–368
2. Achenbach S, Goroll T, Seltmann M, Pflederer T, Anders K, Ropers D, Daniel WG, Uder M, Lell M, Marwan M (2011) Detection of coronary artery stenoses by low-dose, prospectively ECG-triggered, high-pitch spiral coronary CT angiography. JACC Cardiovasc Imaging 4(4):328–337
3. Budoff MJ, Shaw LJ, Liu ST, Weinstein SR, Mosler TP, Tseng PH, Flores FR, Callister TQ, Raggi P, Berman DS (2007) Long-term prognosis associated with coronary calcification: observations from a registry of 25,253 patients. J Am Coll Cardiol 49(18):1860–1870
4. Choi EK, Choi SI, Rivera JJ, Nasir K, Chang SA, Chun EJ, Kim HK, Choi DJ, Blumenthal RS, Chang HJ (2008) Coronary computed tomography angiography as a screening tool for the detection of occult coronary artery disease in asymptomatic individuals. J Am Coll Cardiol 52(5):357–365
5. Drosch T, Brodoefel H, Reimann A, Thomas C, Tsiflikas I, Heuschmid M, Schroeder S, Burgstahler C (2010) Prevalence and clinical characteristics of symptomatic patients with obstructive coronary artery disease in the absence of coronary calcifications. Acad Radiol 17(10):1254–1258

6. Gassenmaier S, Tsiflikas I, Greulich S, Kuebler J, Hagen F, Nikolaou K, Niess AM, Burgstahler C, Krumm P (2021) Prevalence of pathological FFRCT values without coronary artery stenosis in an asymptomatic marathon runner cohort. Eur Radiol 31(12):8975–8982. https://doi.org/0.1007/s00330-021-08027-0. Epub ahead of print. PMID: 34041572. Epub 2021 May 26.
7. Hou ZH, Lu B, Gao Y, Jiang SL, Wang Y, Li W, Budoff MJ (2012) Prognostic value of coronary CT angiography and calcium score for major adverse cardiac events in outpatients. JACC Cardiovasc Imaging 5(10):990–999
8. Marwan M, Achenbach S, Korosoglou G, Schmermund A, Schneider S, Bruder O, Hausleiter J, Schroeder S, Barth S, Kerber S, Leber A, Moshage W, Senges J (2018) German cardiac CT registry: indications, procedural data and clinical consequences in 7061 patients undergoing cardiac computed tomography. Int J Cardiovasc Imaging 34(5):807–819. https://doi.org/0.1007/s10554-017-1282-0. Epub 2017 Dec 1. PMID: 29197025
9. Min JK, Dunning A, Lin FY, Achenbach S, Al-Mallah M, Budoff MJ, Cademartiri F, Callister TQ, Chang HJ, Cheng V, Chinnaiyan K, Chow BJ, Delago A, Hadamitzky M, Hausleiter J, Kaufmann P, Maffei E, Raff G, Shaw LJ, Villines T, Berman DS (2011) Age- and sex-related differences in all-cause mortality risk based on coronary computed tomography angiography findings results from the International Multicenter CONFIRM (Coronary CT Angiography Evaluation for Clinical Outcomes: an International Multicenter Registry) of 23,854 patients without known coronary artery disease. J Am Coll Cardiol 58(8):849–860
10. Mohlenkamp S, Lehmann N, Breuckmann F, Brocker- Preuss M, Nassenstein K, Halle M, Budde T, Mann K, Barkhausen J, Heusch G, Jockel KH, Erbel R (2008) Running: the risk of coronary events: prevalence and prognostic relevance of coronary atherosclerosis in marathon runners. Eur Heart J 29(15):1903–1910
11. Moss AJ, Williams MC, Newby DE, Nicol ED (2017) The Updated NICE Guidelines: Cardiac CT as the First-Line Test for Coronary Artery Disease. Curr Cardiovasc Imaging Rep 10(5):15. https://doi.org/10.1007/s12410-017-9412-6. Epub 2017 Mar 27. PMID: 28446943; PMCID: PMC5368205
12. Nørgaard BL, Leipsic J, Gaur S, Seneviratne S, Ko BS, Ito H, Jensen JM, Mauri L, De Bruyne B, Bezerra H, Osawa K, Marwan M, Naber C, Erglis A, Park SJ, Christiansen EH, Kaltoft A, Lassen JF, Bøtker HE, Achenbach S; NXT Trial Study Group (2014) Diagnostic performance of noninvasive fractional flow reserve derived from coronary computed tomography angiography in suspected coronary artery disease: the NXT trial (Analysis of Coronary Blood Flow Using CT Angiography: Next Steps). J Am Coll Cardiol 1;63(12):1145–1155. https://doi.org/10.1016/j.jacc.2013.11.043. Epub 2014 Jan 30. PMID: 24486266
13. Perrone-Filardi P, Achenbach S, Mohlenkamp S, Reiner Z, Sambuceti G, Schuijf JD, van der Wall E, Kaufmann PA, Knuuti J, Schroeder S, Zellweger MJ (2011) Cardiac computed tomography and myocardial perfusion scintigraphy for risk stratification in asymptomatic individuals without known cardiovascular disease: a position statement of the Working Group on Nuclear Cardiology and Cardiac CT of the European Society of Cardiology. Eur Heart J 32(16):1986–1993, 1993a, 1993b
14. Schroeder S, Achenbach S, Bengel F, Burgstahler C, Cademartiri F, de Feyter P, George R, Kaufmann P, Kopp AF, Knuuti J, Ropers D, Schuijf J, Tops LF, Bax JJ (2008) Cardiac computed tomography: indications, applications, limitations, and training requirements: report of a Writing Group deployed by the Working Group Nuclear Cardiology and Cardiac CT of the European Society of Cardiology and the European Council of Nuclear Cardiology. Eur Heart J 29(4):531–556
15. Siscovick DS, Ekelund LG, Johnson JL, Truong Y, Adler A (1991) Sensitivity of exercise electrocardiography for acute cardiac events during moderate and strenuous physical activity. The Lipid Research Clinics Coronary Primary Prevention Trial. Arch Intern Med 151(2):325–330
16. Siscovick DS, Weiss NS, Fletcher RH, Lasky T (1984) The incidence of primary cardiac arrest during vigorous exercise. N Engl J Med 311(14):874–877
17. Tsiflikas I, Thomas C, Fallmann C, Schabel C, Mangold S, Ketelsen D, Claussen CD, Axmann D, Schroeder S, Burgstahler C (2015) Prevalence of Subclinical Coronary Artery Disease in Middle-Aged, Male Marathon Runners Detected by Cardiac CT. Rofo 187(7):561–8. https://doi.org/10.1055/s-0034-1399221. Epub 2015 Apr 1. PMID: 25831468.

# Kardio-MRT in der Sportkardiologie

*Jürgen Michael Steinacker und Peter Bernhardt*

## Inhaltsverzeichnis

13.1 Methodik – 192
13.1.1 Morphologische und funktionelle Analyse – 192
13.1.2 Gewebecharakterisierung – 192

13.2 Spezielle sportkardiologische Indikationen – 193
13.2.1 Differenzialdiagnose des großen Herzens – Kardiomyopathie und Sportherz – 193
13.2.2 Primäre bzw. genetisch bedingte Kardiomyopathien – 194

13.3 Primäre genetisch bedingte Kardiomyopathien: ARVC – 197

13.4 Primäre, gemischt bedingte Kardiomyopathien – 200

13.5 Erworbene Kardiomyopathien – 202

13.6 Ischämische Herzerkrankung – 204

13.7 Klappen und Kongenitale Herzerkrankungen – 205

13.8 COVID-19 und MRT-Befunde – 205

Literatur – 207

© Springer-Verlag GmbH Deutschland, ein Teil von Springer Nature 2023
J. Niebauer (Hrsg.), *Sportkardiologie*, https://doi.org/10.1007/978-3-662-65165-0_13

## Trailer

Die Magnetresonanztomografie eignet sich sowohl zur Darstellung von unterschiedlichen Gewebetypen als auch von Blutflüssen. Dafür werden Magnetfelder und Radiowellen eingesetzt. Die Untersuchung besteht aus verschiedenen Sequenzen, die jede für sich oder in ihrer Kombination eine Vielzahl an Informationen liefern.

Anatomische Strukturen des Herzens und der begleitenden Organe werden dargestellt und es können Messungen der Herzvolumina, -masse und -funktion durchgeführt werden. Pathologische Strukturen, anatomische Besonderheiten und Aussage zu funktionellen Herzerkrankungen können mit hoher Genauigkeit getroffen werden. Die MRT erlaubt ohne Strahlenbelastung auch die myokardiale Durchblutung darzustellen. Damit hat die MRT besondere Bedeutung in der Sportkardiologie für die Darstellung von der Differenzialdiagnose des Sportherzens, für die Darstellung von Kardiomyopathien, insbesondere der rechtsventrikulären Kardiomyopathien und von ischämischen myokardialen Regionen und der „areas at risk" bei stabiler Belastungsischämie.

Die Untersuchung ist apparativ und zeitlich aufwendig, aber nicht strahlenbelastend. Belastungsuntersuchungen sind mit pharmakologischen Methoden möglich. Die Kardio-MRT hat ihren eigenen Stellenwert in der Sportkardiologie ergänzend zum Echokardiogramm und zur Kardio-CT.

## 13.1 Methodik

### 13.1.1 Morphologische und funktionelle Analyse

Die kardiale MRT wird als der Goldstandard zur Messung der ventrikulären Volumina, Funktion und Myokardmasse angesehen, da es nicht auf der Berechnung auf dem Boden geometrischer Modelle basiert, sondern ein exaktes dreidimensionales Volumen der Herzen akquiriert. Links- und rechtsventrikuläre Volumina werden durch die Summation der planimetrisch bestimmten Flächen jeder einzelnen Schicht in Kurzachsengeometrie errechnet. Die MRT bietet hierbei eine höhere diagnostische Genauigkeit und Reproduzierbarkeit im Vergleich mit anderen Bildgebungsmodalitäten. Steady-state free precession (SSFP) Cine-Sequenzen, die beide Ventrikel von der atrioventrikulären Klappenebene bis zum Apex komplett abdecken werden empfohlen [18]. Zusätzlich zu dieser Kurzachsengeometrie werden ebenfalls SSFP Sequenzen in drei langen Achsen (2-, 3- und 4-Kammerblick) akquiriert. Hierdurch können alle Myokardsegmente in zwei zueinander obliquen Ebenen dargestellt werden und eine genaue Beurteilung nicht nur der globalen, sondern auch der regionalen Funktion ermöglichen.

### 13.1.2 Gewebecharakterisierung

T2-gewichtete Sequenzen sind sensitiv für Wasserakkumulation. Mit Hilfe einer kurzen TI (Inversionszeit) recovery Sequenz mit zusätzlicher Fettsuppression wird der Kontrast zwischen Wasser und übrigen Gewebe verstärkt [1]. Mit Hilfe T2-gewichteter Sequenzen kann ein bestehendes myokardiales Ödem erfolgreich visualisiert werden. Das myokardiale Ödem ist Teil jeder akuten Myokardschädigung und kann sowohl beim akuten Myokardinfarkt als auch der der Myokarditis und akuten Episoden der Sarkoidose vorhanden sein. Ödematöses Gewebe wird in den T2-gewichteten Sequenzen hell dargestellt

Die akute myokardiale Inflammation hat eine Hyperämie und ein erhöhtes Capillary Leakage zur Folge. Das Begleitödem lässt das Gewebe anschwellen. Alle diese Faktoren haben eine Erhöhung des Extrazellulärvolumens zur Folge. Gadoliniumhaltiges Kontrastmittel akkumuliert in diesem vergrößertem Extrazellulärraum innerhalb der ersten fünf Minuten nach Gabe. Mittels T1-gewichteter Sequenzen kann diese erhöhte Kontrastmittelspeicherung als unspezifischer Parameter für eine akute Inflammation dargestellt werden [26]. Hierzu wird mittels einer Spin Echo Sequenz die myokardiale Signalintensität vor und nach Kontrastmittelakquisition verglichen. Die Steigerung der myokardialen Signalintensität über einen bestimmten Schwellenwert deutet auf eine myokardiale Inflammation hin [12].

Late gadolinium enhancement (LGE) Sequenzen wurden entwickelt, um myokardiale Nekrosen nach Herzinfarkten darzustellen. Es hat sich jedoch gezeigt, dass diese Sequenzen ebenso bei Myokarditis und verschiedenen Kardiomyopathien zum Einsatz kommen kann. Hierzu wird ca. 15 Minuten nach der Verabreichung von 0,2 mmol/kg Körpergewicht gadoliniumhaltigen Kontrastmittels eine T1-gewichtete Inversion Recovery-Sequenz aufgenommen. Diese kann auch als phasensensitive Rekonstruktion zur Anwendung kommen. Das Signal gesunden Myokards wird hierbei mit Hilfe eines Vorpulses unterdrückt, sodass das fibrotische Gewebe, in dem das Kontrastmittel länger persistiert, sich hell darstellt. Fibrotische Läsionen können sowohl in Kurzachsen- als auch Langachsengeometrie dargestellt werden. Bei verschiedenen myokardialen Erkrankungen konnte bereits ein prognostischer Wert des Vorhandenseins und Ausmaßes der fibrotischen Läsionen in Studien dokumentiert werden.

Mit Hilfe T2-gewichteter Multi-Echo-Sequenzen kann die T2-Relaxationszeit des Myokards sowohl global als auch regional errechnet werden. Dieses kann in sogenannten errechneten Mapping Bildern visualisiert werden [13]. Auch die T1-Relaxationszeiten können sowohl nativ als auch nach Kontrastmittelapplikation errechnet werden [7]. Hierfür wird in der Regel die Look-Locker-Inversion-Recovery-Technik mit unterschiedlichen Inversionszeiten benutzt. Beide Techniken befinden sich derzeit in den experimentellen Phasen und werden derzeit nicht in der klinischen Routine eingesetzt, könnten jedoch in Zukunft einen wichtigen Stellenwert bei der Gewebecharakterisierung mittels CMR einnehmen.

## 13.2 Spezielle sportkardiologische Indikationen

### 13.2.1 Differenzialdiagnose des großen Herzens – Kardiomyopathie und Sportherz

Die Differenzialdiagnose eines vergrößerten Herzens ist sehr wichtig, da von der Diagnose auch die Prognose und die Sporterlaubnis abhängen [4, 5, 14, 21, 22, 25]. In der nachfolgenden Übersicht sind die Differenzialdiagnosen der Herzvergrößerung zusammengefasst.

> **Differenzialdiagnose der Herzvergrößerung**
> - Herzgröße
> - Vergrößert: HCM, Vitium, Sportherz
> - Dilatation: DCM, Myokarditis, ARVCM (rechtes Herz), NCCM, Sportherz
> - Verkleinert: Trainingsmangel, Restriktive Erkrankung
> - Funktion – Kontraktilität
> - Niedrig : Myokarditis, DCM, KHK, NCCM
> - Normal : HCM, Vitium, Arterielle Hypertonie
> - Erhöht: Vitium
> - Diastolische Funktion
> - normal: Sport
> - pathologisch: HCM, DCM, NCCM, Myokarditis, Arterielle Hypertonie, Anabole Steroide
> - falsch normal: bei eingeschränkter LV-Funktion

- Wandmorphologie und Perikard
- Physiologische Hypertrophie: Sportherz
- Pathologische Hypertrophie: HCM (HOCM), Vitium, Arterielle Hypertonie, Anabole Steroide
- Regionale Wandbewegungsstörungen: Myokarditis, KHK, Tako-Tsubo-CM, NCCM, postoperativ, Leitungsblock (LSB, RSB)
- Perikard verdickt: Perikarditis
- Perikarderguss : Perikarditis, Myokarditis, postoperativ (Dressler-Syndrom)

Prinzipiell ist die primäre diagnostische Methode die Echokardiografie, die MRT ergibt jedoch zusätzliche Informationen über das Myokard und ein exaktes dreidimensionales Volumen. Bei der dilatativen Kardiomyopathie (DCM) nimmt die Herzgröße im Prinzip nicht stärker zu als bei ausdauertrainierten Sportlern, der Unterschied zwischen Sportherz und DCM liegt in der Kontraktilität und der Wandfunktion. Kardiomyopathien sind definierte Erkrankungen des Herzmuskels, die mit einer kardialen Funktionsstörung einhergehen und können am besten mit der MRT diagnostiziert werden, wie in den folgenden Abschnitten erläutert (Abb. 13.1 und 13.2).

### 13.2.2 Primäre bzw. genetisch bedingte Kardiomyopathien

Die Prävalenz der hypertrophen Kardiomyopathie (HCM) liegt bei etwa 200 Erkrankungen pro 100.000 Einwohner und die arrhythmogene rechtsventrikuläre Kardiomyopathie (ARVC) bei etwa 20 Erkrankungen pro 100.000 Einwohner. Diese beiden Kardiomyopathieformen und die Ionenkanalerkrankungen (v. a. Long-QT- und Brugada-Syndrom) stellen etwa 45–55 % der Ursachen des plötzlichen Herztods junger Athleten [4, 14, 22].

Bei der HCM ist die Kontraktilität primär eingeschränkt, und es kommt zur Myokardhypertrophie [14]. 75 % der Patienten

Sportherz

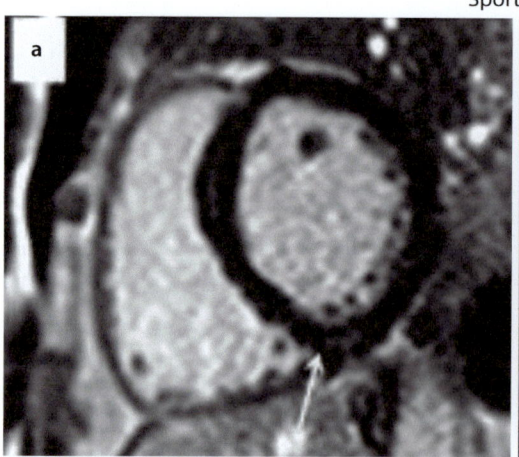
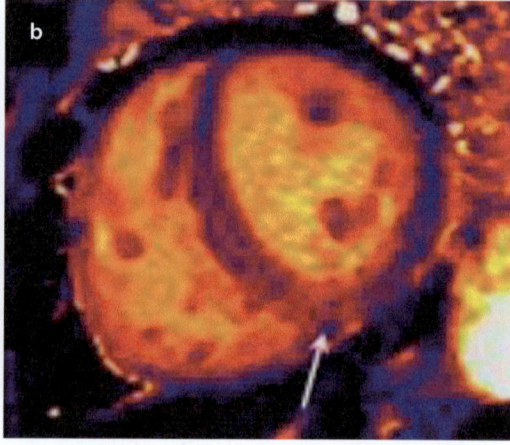

**Abb. 13.1** MRT bei einem Leistungssportler (a) Late Gadolinium Enhancement Bild in der mittventrikulären kurzen Achse mit flauer Kontrastmittelanreicherung (Pfeil). (b) Korrespondierendes natives T1-Mapping zu A) mit entsprechender geringer Fibrosierung (Pfeil)

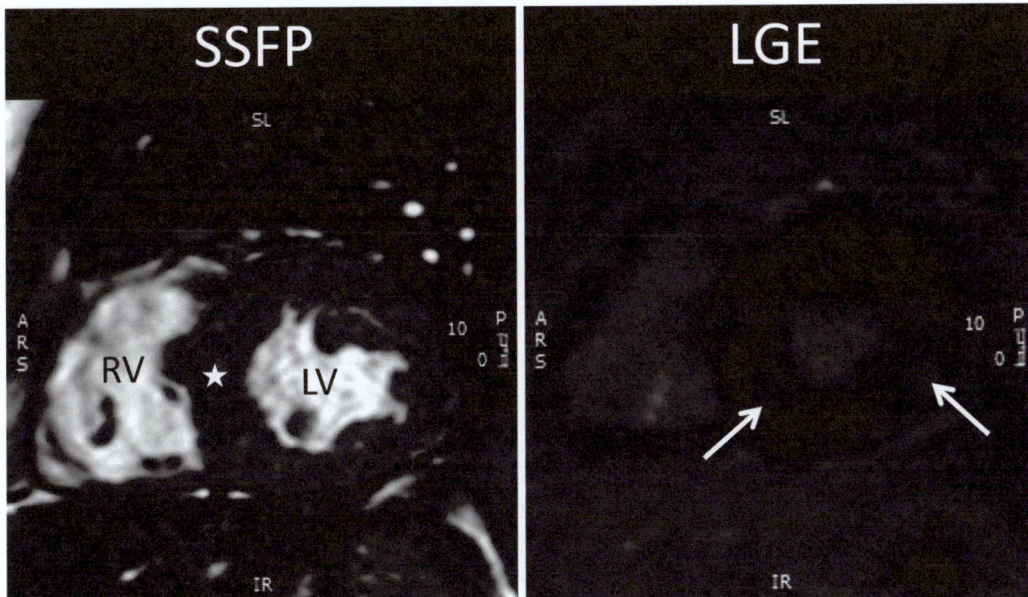

**Abb. 13.2** Beispiel einer linksventrikulären Hypertrophie. In der SSFP Sequenz in kurzer Achse ist ein septal betontes (Sternchen) linksventrikuläres Myokard dargestellt. In der Late Gadolinium Enhancement (LGE) Sequenz sind intramurale Hyperintensitäten (Pfeile) als Zeichen einer Drucknekrose zu erkennen. LV: linker Ventrikel; RV: rechter Ventrikel

haben eine nichtobstruktive Form und der Ausflusstrakt des linken Ventrikels ist nicht verengt. Die Hauptproblematik liegt in einer extremen Steifigkeit des Myokards, diastolischen Funktionsstörung und Füllungsbehinderung. Im MRT können das Myocard und die regionalen Bewegungsstörungen dargestellt werden.

Bei der obstruktiven Form, der HOCM, wird im Kontraktionsverlauf der linksventrikuläre Ausflusstrakt (LVOT) zwischen dem vorwölbenden Septum und dem Mitralklappenapparat eingeengt. Hierbei kann häufig auch das anteriore Mitralklappensegel in der Systole eine Bewegung zum Septum machen und den Ausflusstrakt zusätzlich einengen (systolic anteiror movement = SAM). Die myokardiale Belastung steigt und mit ihr das Risiko eines plötzlichen Herztodes. Problematisch ist in nicht ausgeprägten Formen eine Unterscheidung zwischen einer physiologischen (Sportherz) und einer pathologischen Hypertrophie.

Mit der Echokardiografie kann man eine HCM und HOCM zuverlässig und sicher darstellen Sie ist deshalb wichtig in der Grunduntersuchung von Leistungssportlern. Die MRT kann zusätzliche Aspekte und Prognosemarker beisteuern. Insbesondere das frühzeitige Erkennen möglicher myokardialer Fibrosen ist ein wichtiger Prognoseindikator für mögliche Kammertachykardien.

Unabhängig von den Faktoren Relaxation, Compliance und Obstruktion führt die myokardiale Hypertrophie zu einem eigenständigen arrhythmogenen Substrat, was die Häufigkeit von schweren Rhythmusstörungen bei der linksventrikulären Hypertrophie und der HCM erklärt. Maligne Arrhythmien bestimmen erheblich das Mortalitätsrisiko [14, 27]. Das Risiko für einen plötzlichen Herztod liegt bei Betroffenen allgemein in einer Größenordnung von 10–20 %. Asymptomatische Erwachsene mit einem Lebensalter >40 Jahre haben ein eher geringes Risiko. Das Risiko für eine bei klinisch asymptomatischen Sportlern diagnostizierte HCM lässt sich nicht sicher abschätzen, da dazu keine prospektiven Studien vorliegen [4, 22, 25].

Die Noncompaction-Kardiomyopathie (NCCM) weist eine Auflockerung der trabekulären Strukturen des Myokards auf und führt auch zu lokalen myokardialen Ausdünnungen und Aneurysmen. Häufig ist der linke Ventrikel betroffen. Wenn die echokardiographische Verdachtsdiagnose gestellt wird, ist eine MRT-Untersuchung zur Befundsicherung indiziert. Hier findet sich Blutfluss zwischen Ventrikelkavum und den Rezessus sowie eine typische zweilagige Struktur des betroffenen linksventrikulären Myokards [31]. Des Weiteren eignet sich die MRT mit höherer Genauigkeit mögliche Thromben in den Trabekeln zu erkennen als die Echokardiografie. Die NCCM ist selten, familiär gehäuft und es gibt wenig zu Daten zur Sportbelastbarkeit. Die Komplikationen Herzinsuffizienz, Arrhythmien und thrombembolische Ereignissen bestimmen diese (◘ Abb. 13.3, ◘ 13.4, und ◘ 13.5).

## Hypertrophie Kardiomyopathie

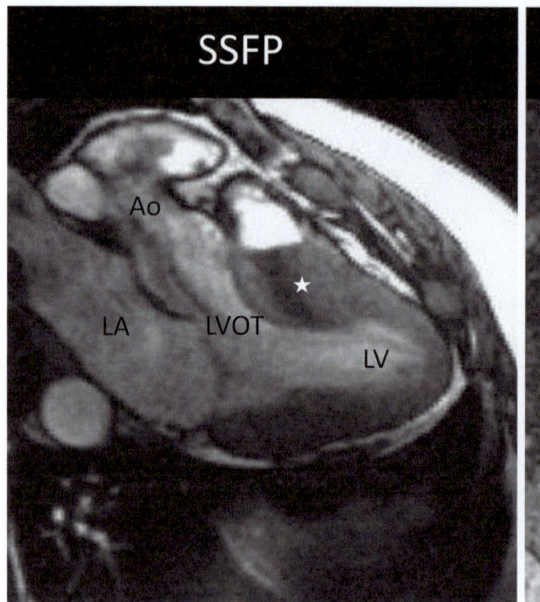

◘ **Abb. 13.3 Beispiel einer hypertrophen nicht-obstruktiven Kardiomyopathie.** Im Dreikammerblick sieht man in der SSFP Sequenz eine deutliche anteroseptale Hypertrophie (Sternchen) im Bereich des linksventrikulären Ausflusstraktes (LVOT). Im Bereich dieser Hypertrophie findet sich in der Late Gadolinium Enhancement (LGE) Sequenz einer intramurale Hyperintensität (Pfeile) als Zeichen einer resultierenden Nekrose. Ao: Aorta, LA: linker Vorhof; LV: linker Ventrikel; LVOT: linksventrikulärer Ausflusstrakt

## 13.3 Primäre genetisch bedingte Kardiomyopathien: ARVC

Die Erkrankung ist familiär gehäuft und wird autosomal dominant mit unterschiedlicher Expression vererbt. Die arrhythmogene rechtsventrikuläre Kardiomyopathie (ARVC) ist durch eine progressive lokalisierte entzündliche Degeneration und Abbau von Herzmuskelzellen des rechten Ventrikels im nachfolgenden Ersatz durch Fett- und Bindegewebe charakterisiert. In der Folge treten Kontraktionsstörungen und Rhythmusstörungen, häufige ventrikuläre Extrasystolen (VES) und Tachkardien (VT) auf. Sie stellt die häufigste Ursache für VES im Belastungs-EKG bei jungen Sportlern dar. Je nach Statistik verursacht die ARVC in bis zu 20 % der Fälle einen plötzlichen Herztod. Europaweit wird die Häufigkeit der ARVC mit 1:10.000 angegeben [4, 14]. Aufgrund des hohen Risikos

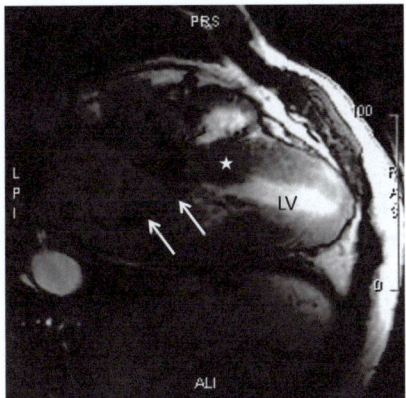

**Abb. 13.4** Beispiel einer hypertrophen obstruktiven Kardiomyopathie. Die anteroseptale Hypertrophie (Sternchen) im Dreikammerblick verursacht eine Obstruktion des Ausflusstraktes mit resultierender Flussbeschleunigung (schwarze Pfeile). Durch den sog dieser Flussbeschleunigung wird das anteriore Mitralklappensegel in der Systole geöffnet und es entsteht eine Mitralklappeninsuffizienz (weiße Pfeile). Dieses Phänomen wird SAM (systolic anterior movement) genannt. Ao: Aorta; LA: linker Vorhof; LV: linker Ventrikel

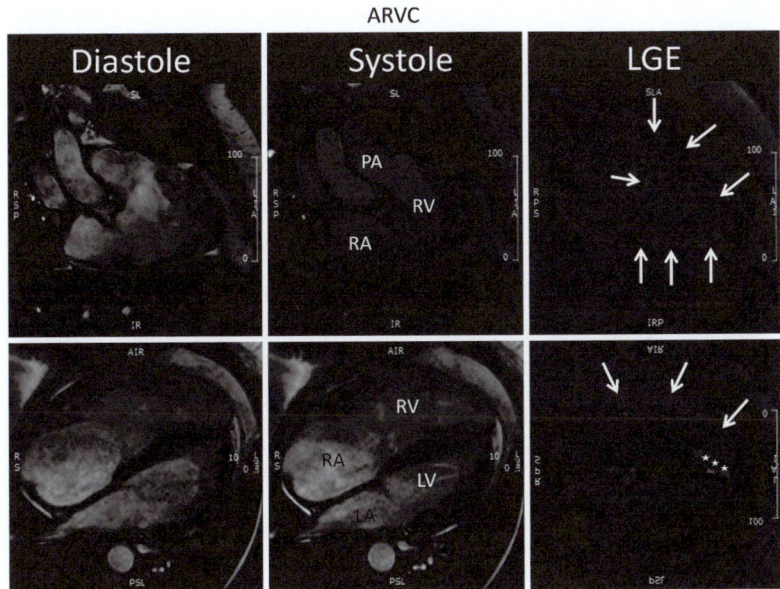

**Abb. 13.5** Beispiel einer arrhythmogenen rechtsventrikulären Kardiomyopathie (ARVC). In den diastolischen und systolischen SSFP Sequenzen erkennt man einen deutlich vergrößerten rechten Ventrikel (RV) mit stark eingeschränkter Funktion. Die Late Gadolinium Enhancement Sequenzen weisen ein hyperintenses Signal des rechtsventrikulären Myokards (Pfeile) auf, dass sich bis in das Septum (Sternchen) und somit auch linksventrikluären Myokard zieht. Diese Hyperintensität ist das Zeichen eines myokardialen Umbaus mit vermehrtem Extrazellulärraum. LA: linker Vorhof; LV: linker Ventrikel; RA: rechter Vorhof; RV: rechter Ventrikel; PA: Pulmonalarterie

gilt auch dauerhaft die ARVC als wichtigste Kontraindikation für körperliches Training und Sport [4, 16, 22, 25].

Alle Patienten mit häufigen VES oder VT unter körperlicher Belastung müssen auf eine ARVC untersucht werden. Im Ruhe-EKG können sich spezielle Wellen, sog. Epsilon-Wellen auftreten. Bei der Echokardiografie muss besonders auf die Struktur und die Bewegungsmuster des rechten Ventrikels geachtet werden. Die aktuellen Task Force Kriterien werden in ◘ Tab. 13.1 dargestellt. Hier sind die Major oder Minorkriterien, die durch die Bildgebung (Echokardiografie, MRT oder Angiografie) vergeben können klar erkenntlich. Da für die Diagnosestellung entweder zwei Major-, 1 Major- und 2 Minor- oder 4 Minor-Kriterien notwendig sind, kann die definitive Diagnose mithilfe der Bildgebung alleine nicht gestellt werden. Trotz allem kommt der Bildgebung eine entscheidende Rolle zuteil (◘ Abb. 13.6).

◘ **Tab. 13.1** ARVC-Kriterien [20]

| | | |
|---|---|---|
| **1. Globale oder regionale Funktion und strukturelle Veränderungen** | | |
| Major | Echokardiografie | • Regionale RV Akinesie, Dyskinesie oder Aneurysma<br>• **und** 1 der folgenden Kriterien (enddiastolisch):<br>- PLAX RVOT ≥32 mm<br>- PSAX RVOT ≥36 mm<br>- *oder* Fractional Area Change ≤33 %<br>MRT<br>• Regionale RV Akinesie, Dyskinesie oder asynchrone RV Kontraktion<br>• **und** 1 der folgenden Kriterien<br>- Ratio RVEDV/KÖF ≥110 ml/m² bei Männern oder ≥100 ml/m² bei Frauen<br>- *oder* RV Ejektionsfraktion ≤40 %<br>RV Angiografie<br>• Regionale RV Akinesie, Dyskinesie oder Aneurysma |
| Minor | Echokardiografie | • Regionale RV Akinesie, Dyskinesie oder Aneurysma<br>• **und** 1 der folgenden Kriterien (enddiastolisch):<br>- PLAX RVOT 29–32 mm<br>- PSAX RVOT 32–36 mm<br>- *oder* Fractional Area Change 33–40 %<br>MRT<br>• Regionale RV Akinesie, Dyskinesie oder asynchrone RV Kontraktion<br>• **und** 1 der folgenden Kriterien<br>- Ratio RVEDV/KÖF 100–110 ml/m² bei Männern oder 90–100 ml/m² bei Frauen<br>- *oder* RV Ejektionsfraktion 40–45 % |
| **2. Gewebecharakterisierung** | | |
| Major | | Residuelle Myozyten <60 % mit fibrösem Ersatz der rechtsventrikulären freien Wand in ≥1 endomyokardialen Probeentnahme mit oder ohne fettigem Umbau |
| Minor | | Residuelle Myozyten 60–75 % mit fibrösem Ersatz der rechtsventrikulären freien Wand in ≥1 endomyokardialen Probeentnahme mit oder ohne fettigem Umbau |

◘ **Tab. 13.1** (Fortsetzung)

### 3. Repolarisationsstörungen

| | |
|---|---|
| Major | • Invertierte T-Wellen in den Brustwandableitungen $V_1$–$V_3$ bei Patienten >14 Jahren (ohne komplettem Rechtsschenkelblock) |
| Minor | • Invertierte T-Wellen in den Brustwandableitungen $V_1$–$V_2$ bei Patienten >14 Jahren (ohne komplettem Rechtsschenkelblock) oder in $V_4$–$V_6$<br>• Invertierte T-Wellen in den Brustwandableitungen $V_1$–$V_4$ bei Patienten >14 Jahren bei gleichzeitigem komplettem Rechtsschenkelblock |

### 4. Depolarisations-/Fortleitungsabnormalitäten

| | |
|---|---|
| Major | • Epsilon Welle in $V_1$–$V_3$ |
| Minor | • Spätpotenziale (bei QRS-Dauer <110 ms)<br>• Filtered QRS Dauer (fQRS) ≥114 ms<br>• Länge des terminalen QRS <40 µV<br>• Root-mean-square Voltage der terminalen 40 ms ≤20 µV<br>• Terminale Aktivierungsdauer des QRS ≥55 ms, gemessen vom Nadir der S-Welle bis zum Ende des QRS (falls kein kompletter Rechtsschenkelblock vorliegt) |

### 5. Arrhythmien

| | |
|---|---|
| Major | • Nicht-anhaltende oder anhaltende ventrikuläre Tachykardie in Linksschenkelblock-Morphologie mit superiorer Achse (negativer oder unbestimmter QRS-Komplex in II, III, aVF und positiv in aVL) |
| Minor | • Nicht-anhaltende oder anhaltende ventrikuläre Tachykardie des rechtsventrikulären Ausflusstraktes mit inferiorer Achse (positiver QRS-Komplex in II, III, aVF und negativ in aVL) oder nichtbekannter Achse<br>• >500 ventrikuläre Extrasystolen in 24 Stunden (Holter) |

### 6. Familiäre Anamnese

| | |
|---|---|
| Major | • Bestätigte ARVC bei Angehörigen 1. Grades nach den Task Force Kriterien<br>• Pathologisch bestätigte ARVC bei Angehörigen 1. Grades<br>• Identifikation einer pathologischen Mutation, die mit einer ARVC vergesellschaftet ist |
| Minor | • ARVC-Anamnese bei Angehörigen 1. Grades, bei denen man die Task Force Kriterien nicht sicher bestimmen kann<br>• Früher plötzlicher Tod (<35 Jahren) mit V. a. ARVC bei Angehörigen 1. Grades<br>• Bestätigte ARVC nach geltenden Task Force Kriterien bei Angehörigen 2. Grades |

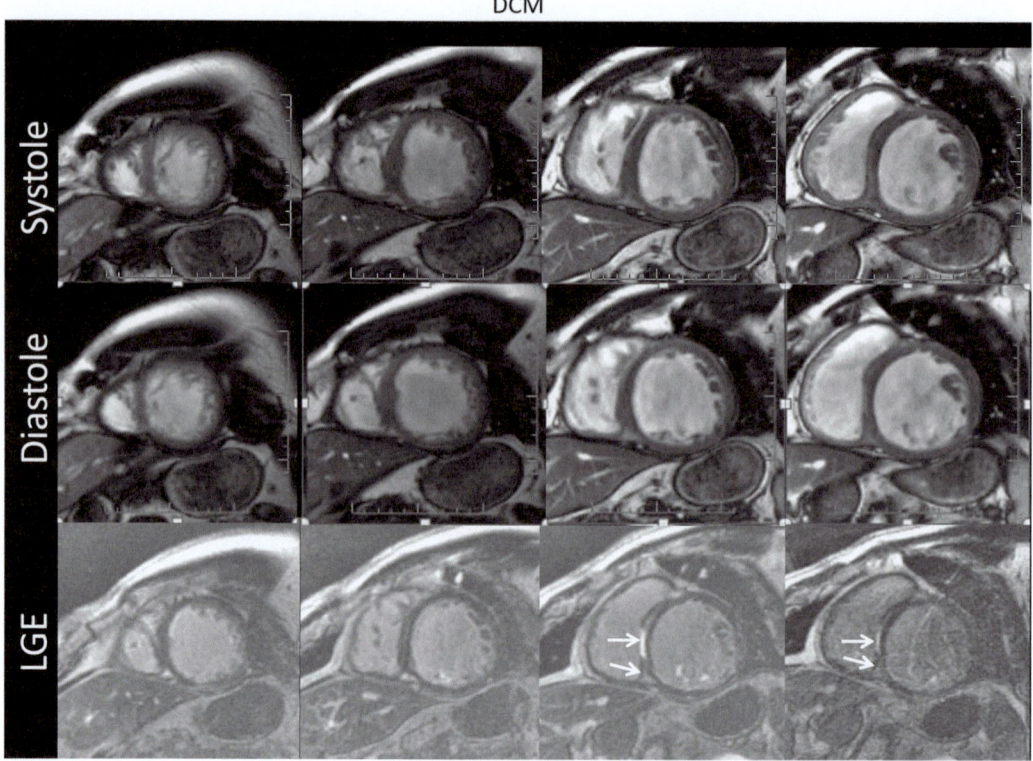

◘ **Abb. 13.6** Beispiel einer dilatativen Kardiomyopathie (DCM). In den diastolischen und systolischen SSFP Sequenzen erkennt man einen deutlich vergrößerten linken Ventrikel (RV) mit diffus stark eingeschränkter Funktion. Die Late Gadolinium Enhancement Sequenzen weisen eine intramurale Hyperintensität (Pfeile) im Bereich des Septums als Zeichen einer Nekrose auf

## 13.4 Primäre, gemischt bedingte Kardiomyopathien

Zu diesen Formen zählen:
- Dilatative Kardiomyopathie
- Restriktive Kardiomyopathie

Diese Kardiomyopathien haben genetische Komponenten. Bei der DCM finden sich etwa zu 35 % familiäre, genetisch bedingte Ursachen. Sie werden aber oft auch durch externe Auslöser, wie z. B. Infektionen bedingt. Die primäre restriktive Kardiomyopathie ist sehr selten. Bei der Erstdiagnose einer DCM wird i. d. R. eine zusätzliche umfangreiche kardiologische Diagnostik mit Koronarangiografie und ggf. Myokardbiopsie zur Abklärung der Genese erforderlich sein. Die Prognose hängt stark von der Pathogenese der DCM ab, sodass sich eine sorgfältige Diagnostik lohnt, z. B. ist die Prognose einer DCM wegen HIV, Doxyrubicin oder infiltrativen Erkrankungen sehr viel schlechter als anderer DCM-Formen, wie z. B. ischämischer oder hypertensiver Genese (Risiko 4:1, [10]). Die MRT kann hierbei entscheidende Pathogenesekriterien, wie z. B. die Evaluation einer ischämischen oder entzündlichen Genese, liefern. Des Weiteren eignet sie sich hervorragend zur Verlaufskontrolle und Überprüfung der Effektivität einer Therapie als auch Festlegung der Indikation für eine ICD oder CRT Therapie (◘ Abb. 13.7).

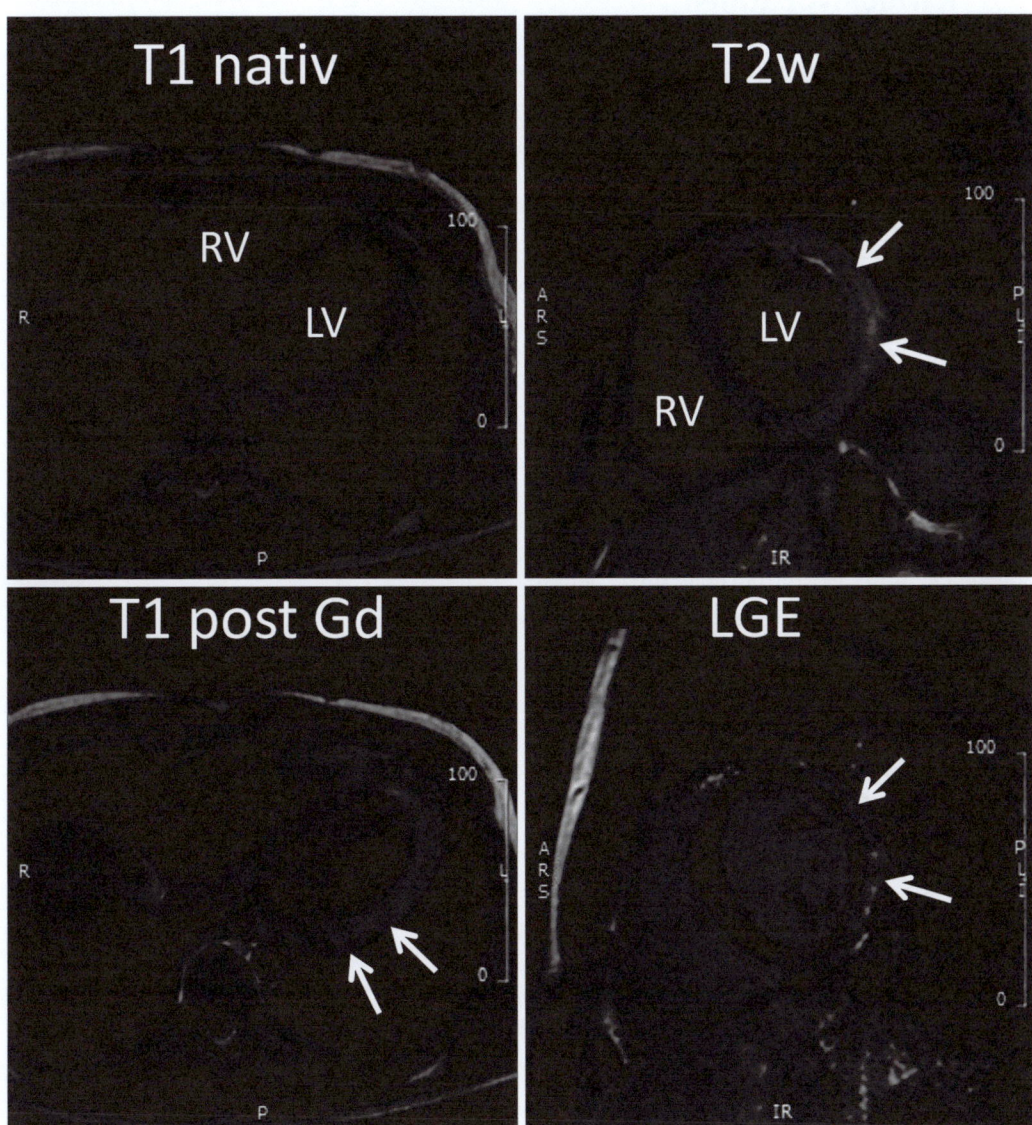

**Abb. 13.7 Beispiel einer akuten Myokarditis.** In T1-Wichtung (T1 post Gd) erkennt man im Bereich der Seitenwand eine Gadolinium-Anreicherung (Pfeile) im Vergleich zu den nativen Bildern (T1 nativ). In T2-Wichtung (T2w) stellt sich die Seitenwand hyperintens dar (Pfeile) als Zeichen eines intramuralen Ödems. In der Late Gadolinium Enhancement (LGE) Sequenz ist dieser Bereich hyperintens (Pfeile). RA: rechter Vorhof; RV: rechter Ventrikel

## 13.5 Erworbene Kardiomyopathien

Die Myokarditis gilt als akute entzündliche Schädigung und spezifische Kardiomyopathie und geht mit einer erhöhten Mortalität einher. Bei unter 35-jährigen zählt sie mit zu den häufigsten Ursachen für den belastungsinduzierten plötzlichen Herztod, daher sind die Vermeidung ebenso wie eine Erkennung der Myokarditis für die Sportmedizin außerordentlich wichtig.

Leider wird eine Myokarditis oftmals nicht frühzeitig erkannt, sondern stellt häufig einen Zufallsbefund im Rahmen einer allgemeinen Infektionskrankheit mit Fieber, teilweise mit verzögerter Rekonvaleszenz, Allgemeinsymptomen wie Palpitationen, Tachykardie, Leistungsschwäche und Ermüdbarkeit dar. Selten finden sich unbestimmte thorakale Schmerzen und Druckgefühl. Nur manchmal besteht eine ausgeprägte Symptomatik mit entsprechenden thorakalen Beschwerden, einem reduzierten Allgemeinzustand und Perikardreiben. Dies geht dann in eine Herzinsuffizienz mit dem Bild einer DCM über. Zusätzlich kann eine Entzündung des Perikards als Perikarditis auftreten, die besonders mit Schmerzen und Infektzeichen einhergeht [14].

Verschiedene Toxine, Medikamente und Drogen wie Kokain können eine akute Myokarditis auslösen (s. dazu auch DCM). Die häufigsten Erreger sind Picornaviren, insbesondere Parvovirus B19, aber auch Herpes-, Hepatitis-, Influenza-, Coxsackie- und Adenoviren. Die bakteriellen Myokarditiden sind eher selten, ebenso Pilze und Rickettsien, Mykobakterien und Parasiten. Eine durch Spirochäten induzierte Myokarditis/Leptospirose (M. Weil) und Borrelia burgdorferi ist selten. Alle Infektionen können zur Perikarditis und zur Myokarditis führen [14].

Bei V. a. Myokarditis bei oder nach einem Infekt sollten neben der Anamnese ein Ruhe-EKG und eine Echokardiografie durchgeführt werden. Hier können sich segmentale Wandbewegungsstörungen finden. Bei Vorliegen einer Begleitperikarditis lässt sich manchmal zusätzlich ein Perikarderguss nachweisen. Bei jedem Verdacht auf Myokarditis sollte eine Kardio-MRT veranlasst werden, um mit geeigneter Untersuchungstechnik die regionale Inflammation und die Funktionsstörungen darzustellen. Hierbei wird eine Trias aus T2-Wichtung zur Darstellung eines Ödems, Early Gadolinium Enhancement in T1-Wichtung und Late Gadolinium Enhancement nach aktuellen Empfehlungen [11] zusätzlich zu den Funktionsaufnahmen in SSFP-Technik angewendet. In der T2-Wichtung wird die Signalintensität des Myokards mit der Signalintensität eines Skelettmuskels verglichen. Eine Ratio >1,9 wird hierbei als pathologisch und als Hinweis für ein Myokardödem gedeutet. In T1-Wichtung wird das relative Enhancement des Myokards (vor und nach Gadoliniumgabe) im Verhältnis zum Skelettmuskel errechnet. Hierbei gilt eine Ratio >4,0 als pathologisch. Beide Techniken haben bei einer gleichzeitig bestehenden Skelettmuskelentzündung (Myositis) Ihre Limitationen. Bei der T1-

Wichtung spricht man von einer Myositis, falls der Skelettmuskel eine Signalintensitätszunahme von >20 % nach Gadolinium aufweist. In diesen Fällen sollte das Myokard >45 % Signal zunehmen, um die Kriterien einer Myokarditis zu erfüllen. Die beste diagnostische Genauigkeit erreicht man, wenn mindestens zwei dieser drei Kriterien pathologisch sind. Zusätzliche Kriterien, die für eine Myokarditis sprechen könnten wäre eine regionale Wandbewegungsstörung und das Vorhandensein eines Perikardergusses.

Die stressinduzierte Kardiomyopathie (Tako-Tsubo) wird durch hohen Stress Katecholaminbedingt ausgelöst, dieser kann rein emotional sein, aber auch bei Hirntraumen, Operationen, Unfällen auftreten.

Bei der Tako-Tsubo-Kardiomyopathie findet sich ein Krankheitsbild wie bei einem akuten Koronarsyndrom, eine regionale Wandbewegungsstörung, teilweise reversibel, aber auch mit Nekrose, ohne Nachweis einer Koronarstenose [2]. Mittels MRT konnten vier unterschiedliche Erscheinungsformen mit regionaler Dyskinesie identifiziert werden: apikal, biventrikulär, mittventrikulär und basal [8]. Zusätzlich zur regionalen Kinetikstörung findet sich häufig in T2-Wichtung eine regionale Hyperintensität als Zeichen eines Ödems. Das Late Gadolinium Enhancement zeigt keine Gadolinium-Anreicherung und somit kein Hinweis für eine relevante Nekrose (◘ Abb. 13.8 und ◘ 13.9).

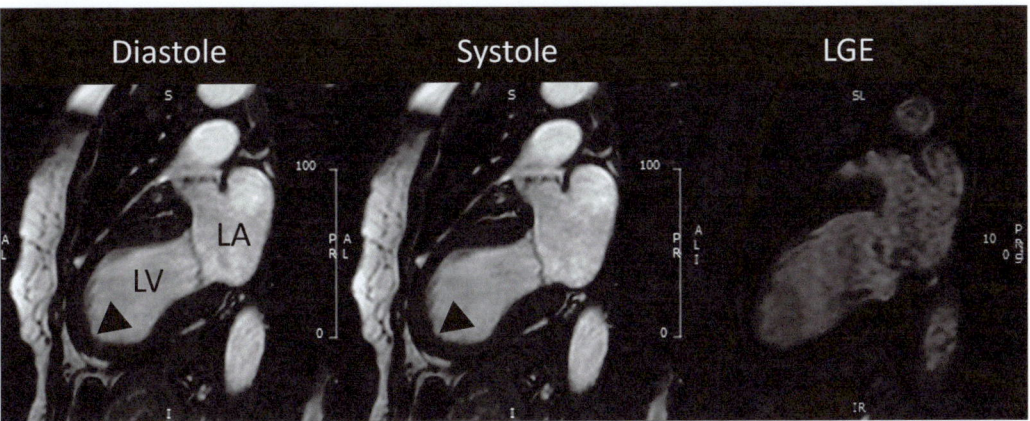

◘ **Abb. 13.8 Beispiel einer Tako-Tsubo Kardiomyopathie.** In der SSFP Sequenz im Zweikammerblick zeigt sich keine Wandbewegung des Apex (Dreieck) in der Systole im Vergleich zur Diastole. In der Late Gadolinium Enhancement (LGE) Sequenz ist im Bereich der akinetischen linksventrikulären Spitze jedoch keine Nekrose als Zeichen eines abgelaufenen Myokardinfarktes zu erkennen. LA: linker Vorhof; LV: linker Ventrikel

## Non-compaction

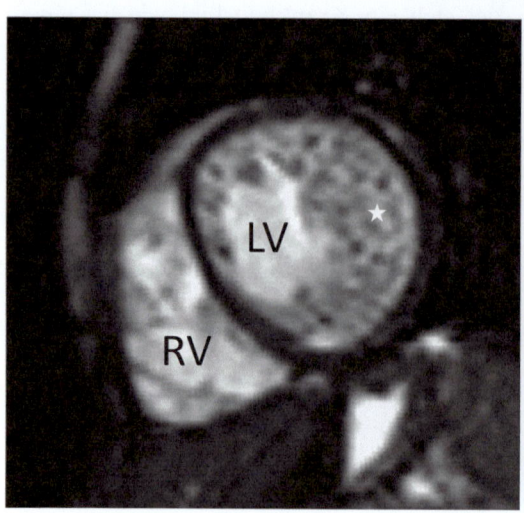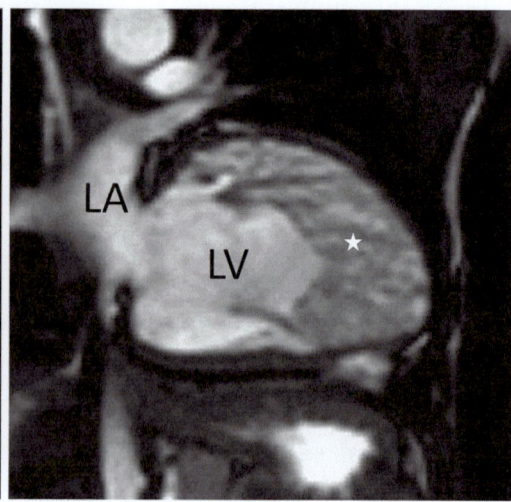

**Abb. 13.9** Beispiel einer Non-compaction Kardiomyopathie. In der SSFP Sequenz in kurzer Achse (links) und im Zweikammerblick (rechts) erkennt man große Anteile von nicht kompaktiertem Myokard (Sternchen). Diese sparen typischerweise das Septum in den meisten Fällen aus. LA: linker Vorhof; LV: linker Ventrikel; RV: rechter Ventrikel

## 13.6 Ischämische Herzerkrankung

Die Diagnostik einer induzierbaren Myokardischämie wird im MRT mittels pharmakologisch induzierter Belastung durchgeführt. Hierzu steht eine Vasodilatation mit z. B. Adenosin zur Verfügung. Bei dieser Methode wird der sogenannte „steal Effekt" ausgenutzt, um eine Perfusionsstörung zu visualisieren. Dafür wird gadoliniumhaltiges Kontrastmittel intravenös während laufender Adenosininfusion gegeben und der myokardiale First-Pass visualisiert. Im Falle einer induzierbaren Ischämie ist der First-Pass in der entsprechenden Region verzögert. Alternativ kann Dobutamin als β1-Agonist verwendet werden. Dobutamin wird hierbei nach festem gewichtsadaptiertem Schema in steigender Konzentration bis zum Erreichen der altersadaptierten Zielherzfrequenz oder Ischämiezeichen intravenös appliziert. Bei jeder Belastungsstufe wird mittels SSFP Sequenzen die regionale Kontraktilität beobachtet. Bei induzierbarer Wandbewegungsstörung liegt eine induzierbare Myokardischämie in dem entsprechenden Segment vor. Beide Verfahren haben sich mit hoher Genauigkeit in der klinischen Routine etabliert [23]. Hierbei wurde in verschiedenen Vergleichsstudien gezeigt, dass die MRT den anderen nicht-invasiven Verfahren zur Ischämiediagnostik überlegen ist und sehr stark mit der invasiven Messung im Herzkatheter korreliert (Abb. 13.10).

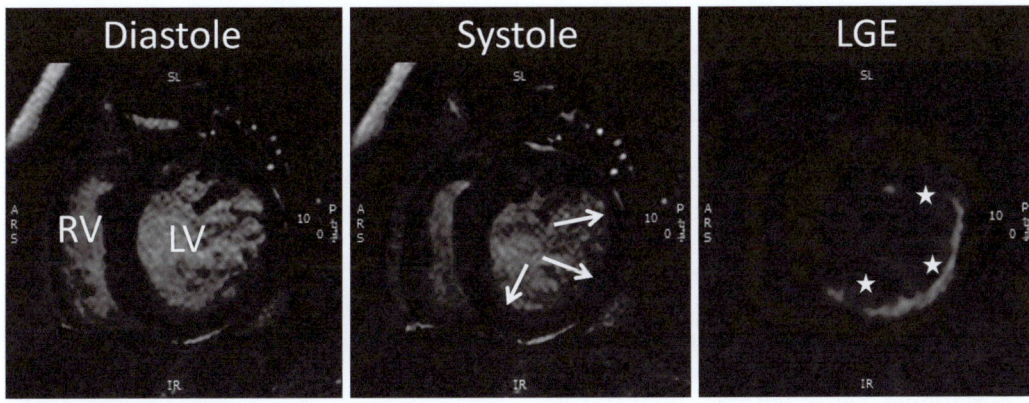

**Abb. 13.10** Beispiel einer ischämischen Kardiomyopathie. In der kurzen Achse in der SSFP Sequenz besteht eine Akinesie der Seiten- und Hinterwand (Pfeile). Die korrespondierende Late Gadolinium Enhancement (LGE) Sequenz zeigt eine transmurale Hyperintensität (Sternchen) als Zeichen eines abgelaufenen Myokardinfarktes in denselben Segmenten. LV: linker Ventrikel; RV: rechter Ventrikel

## 13.7 Klappen und Kongenitale Herzerkrankungen

In Ergänzung zur Echokardiografie eignet sich die MRT zur Quantifizierung von Herzklappenvitien. Die Kombination aus Visualisierung mittels SSFP-Sequenzen und Flussmessung (Phasen-sensitive Sequenz) erlaubt insbesondere die exakte Quantifizierung von Insuffizienzen mit entsprechender Regurgitationsfraktion. Auch die Quantifizierung von Stenosen mittels direkter Visualisierung der Klappenöffnungsfläche oder indirekt über die Flussmessungen analog zur Echokardiografie hat sich in der Klinik etabliert.

Die MRT gilt als der Goldstandard zur Beurteilung von kongenitalen Vitien. Dies beruht darauf, dass eine 3D-Aufnahme unabhängig von den anatomischen Gegebenheiten und ohne Strahlenbelastung möglich ist. Auch die Quantifizierung der Herzhöhlenvolumina ist unabhängig von zugrunde liegenden Modellen. Die flusssensitiven Messungen ermöglichen zusätzlich eine genaue Quantifizierung von vorliegenden Shuntvitien und Blutflüssen.

## 13.8 COVID-19 und MRT-Befunde

Millionen Menschen infizierten sich durch die globale COVID-19 Pandemie weltweit. Es gibt zunehmende Hinweise, dass auch kardiale Veränderungen im Rahmen einer COVD-19 Infektion auftreten können [15, 30]. In einer Studie wurden die Todesursachen bei verstorbenen, die mit COVID-19 infiziert waren, analysiert. Hierbei fand sich als Todesursache eine fulminante Myokarditis in 7 % der Fälle [29].

Die kardiale MRT kann durch ihre Möglichkeit der multimodalen Bildgebung und Gewebecharakteristik Myokardschäden bei Patienten, die kürzlich eine

COVID-19 Infektion hatten erkennen [17, 24]. In der Studie von Puntmann et al. [28] wurde nach der abgelaufenen COVID-19-Infektion Myokarditis-verdächtige Bezirke bei 60 % der Patienten berichtet. Es finden sich mittels MRT insbesondere in den Late Gadolinium Enhancement Sequenzen pathologische Anreicherungen, die nicht typisch für ein ischämisches Muster sind. Seltener finden sich auch erhöhte myokardiale T2-Mapping Werte, die sich im Verlauf erholen. Auch erhöhte T1-Mapping Werte wurden zum Teil berichtet.

Dabei ist die MRT wesentlich sensiver als andere klinische Methoden. Bei Athleten, die eine SARS-CoV-2 Infektion durchgemacht hatten, fand sich klinisch eine Prävalenz von 0,3 % für eine Myokarditis, mit MRT dagegen von 7,4 % [6]. In einer großen Metaanalyse von Post-COVID-Patienten waren die Hauptsymptome zwar Müdigkeit, Erschöpfung und neurokognitive Symptome, Atemnot trat bei 24 %, Thoraxschmerzen bei 16 %, Palpitationen und Tachykardie bei 11 % der Patienten auf [19]. Damit sollte bei Symptomen oder persistierendem Leistungsverlust eine MRT veranlasst werden, um eine subklinisch verlaufende Myokarditis detektieren. (ZITAT 3,. Somit erscheint die MRT, insbesondere bei Athleten mit häufig milden oder subklinischen COVID-19 Verläufen, ein wertvolles diagnostisches Instrument zur Detektion einer möglichen Myokardschädigung zu sein (◘ Abb. 13.11 und ◘ 13.12).

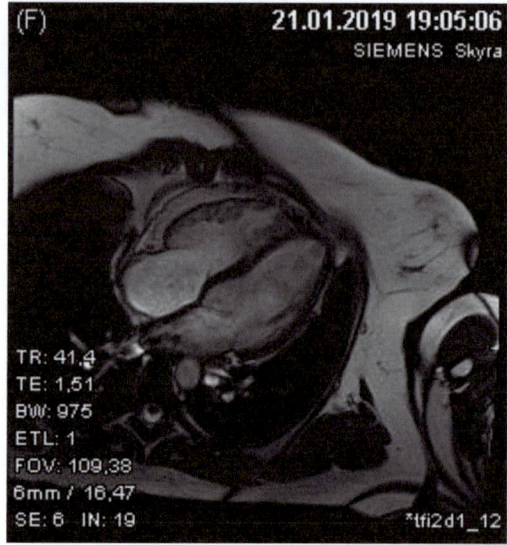

◘ **Abb. 13.11 PostCovid Myokarditis.** Filmartiger Perikarderguss im Bereich des linken und rechten Herzens

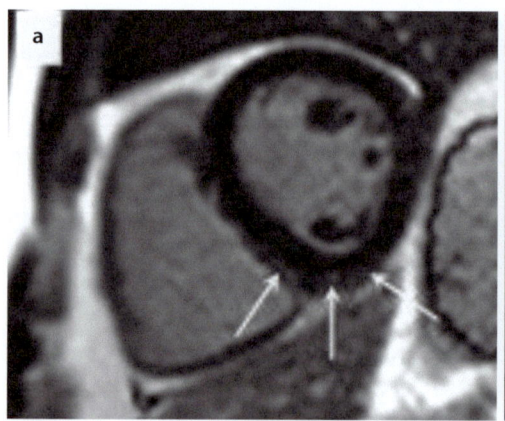
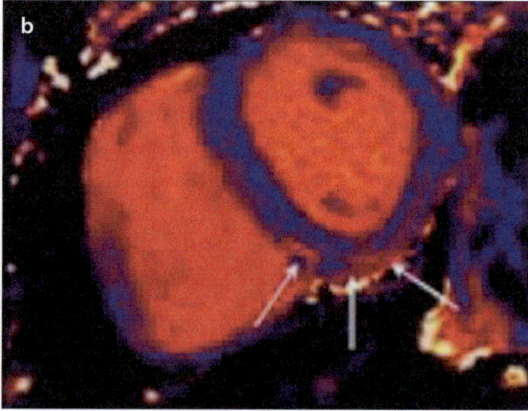

◘ **Abb. 13.12 Kardiales MRT nach einer akuten Covid-19 Infektion.** (a) Late Gadolinium Enhancement in der mittventrikulären kurzen Achse mit flauen Kontrastmittelanreicherungen (Pfeile). (b) Korrespondierendes natives T1-Mapping zu A) mit entsprechender Fibrosierung (Pfeile)

## Literatur

1. Abdel-Aty H, Simonetti O, Friedrich MG (2007) T2-weighted cardiovascular magnetic resonance imaging. J Magn Reson Imaging 26:452–459
2. Bybee KA, Prasad A (2008) Stress-related cardiomyopathy syndromes. Circulation 118:397–409
3. Carfi A, Bernabei R, Landi F (2020) Persistent symptoms in patients after acute COVID-19. JAMA 324:603–605
4. Corrado D et al (2005) Cardiovascular preparticipation screening of young competitive athletes for prevention of sudden death: proposal for a common European protocol. Consensus Statement of the Study Group of Sport Cardiology of the Working Group of Cardiac Rehabilitation and Exercise Physiology and the Working Group of Myocardial and Pericardial Diseases of the European Society of Cardiology. Eur Heart J 26:516–524
5. Corrado D et al (1998) Screening for hypertrophic cardiomyopathy in young athletes. N Engl J Med 339:364–369
6. Daniels CJ, Rajpal S, Greenshields JT, Rosenthal GL, Chung EH, Terrin M, Jeudy J, Mattson SE, Law IH, Borchers J, Kovacs R, Kovan J, Rifat SF, Albrecht J, Bento AI, Albers L, Bernhardt D, Day C, Hecht S, Hipskind A, Mjaanes J, Olson D, Rooks YL, Somers EC, Tong MS, Wisinski J, Womack J, Esopenko C, Kratochvil CJ, Rink LD, for the Big Ten Covid-19 Cardiac Registry Investigators et al (2021) Prevalence of clinical and subclinical myocarditis in competitive athletes with recent SARXSARS-CoV-2 infection. Results from the Big Ten COVID-19 Cardiac Registry. JAMA Cardiol 6:1078–1087
7. Dass S, Suttie JJ, Piechnik SK et al (2012) Myocardial tissue characterization using magnetic resonance noncontrast t1 mapping in hypertrophic and dilated cardiomyopathy. Circ Cardiovasc Imaging 5:726–733
8. Eitel I, von Knobelsdorff-Brenkenhoff F, Bernhardt P et al (2011) Clinical characteristics and cardiovascular magnetic resonance findings in stress (Takotsubo) cardiomyopathy. JAMA 306:277–286
9. Elliott PM et al (2001) Relation between severity of left-ventricular hypertrophy and prognosis in patients with hypertrophic cardiomyopathy. Lancet 357:420–424
10. Felker GM et al (2000) Underlying causes and long-term survival in patients with initially unexplained cardiomyopathy. N Engl J Med 342:1077–1084
11. Friedrich MG, Sechtem U, Schulz-Menger J et al (2009) Cardiovascular magnetic resonance in myocarditis: a JACC white paper. J Am Coll Cardiol 53:1475–1487
12. Friedrich MG, Strohm O, Schulz-Menger J et al (1998) Contrast-enhanced magnetic resonance imaging visualizes myocardial changes in the course of viral myocarditis. Circulation 97:1802–1809
13. Giri S, Chung YC, Merchant A et al (2009) T2 quantification for improved detection of myocardial edema. J Cardiovasc Magn Reson 11:56
14. Görnandt L, Zeh W (2004) Kardiomyopathien. In: Roskamm H et al (Hrsg) Herzkrankheiten. Springer, Heidelberg, S 555–590
15. Huang C, Wang Y, Li X, Ren L, Zhao J, Hu Y, Zhang L, Fan G, Xu J, Gu X, Cheng Z, Yu T, Xia J, Wie Y, Wu W, Xie X, Yin W, Liu M, Xiao Y, Gao H, Guo L, Xie J, Wang G, Jiang R, Gao Z, Jin Q, Wang J, Cao B (2020) Clinical features of patients infected with 2019 novel coronavirus in Wuhan, China. Lancet 395:497–506
16. Kindermann W (2005) Plötzlicher Herztod beim Sport. Dtsch Z Sportmed 56:106–107
17. Kotecha T, Knight DS, Razvi Y, Kumar K, Vimalesvaran K, Thornton G, Patel R, Chacko L, Brown JT, Coyle C, Leith D, Shetye A, Ariff B, Bell R, Captur G, Coleman M, Goldring J, Gopalan D, Heightman M, Hillman T, Howard L, Jacobs M, Jeetley PS, Kanagaratnam P, Min Kon O, Lamb LE, Manisty CH, Mathurdas P, Mayet J, Negus R, Patel N, Pierce I, Russell G, Wolff A, Xue H, Kellman P, Moon JC, Treibel TA, Cole GD, Fontana M (2021) Patterns of myocardial injury in recovered troponin-positive COVID-19 patients assessed by cardiovascular magnetic resonance. Eur Heart J 42:1866–1878
18. Kramer CM, Barkhausen J, Flamm SD et al (2008) Standardized cardiovascular magnetic resonance imaging (CMR) protocols, society for cardiovascular magnetic resonance: board of trustees task force on standardized protocols. J Cardiovasc Magn Reson 10:35
19. Lopez-Leon S, Wegman-Ostrosky T, Perelman C et al (2021) More than 50 long-term effects of COVID-19: a systematic review and meta-analysis. Sci Rep 11:16144. https://doi.org/10.1038/s41598-021-95565-8
20. Marcus FI, McKenna WJ, Sherrill D, Basso C, Bauce B, Bluemke DA, Calkins H, Corrado D, Cox MG, Daubert JP, Fontaine G, Gear K, Hauer R, Nava A, Picard MH, Protonotarios N, Saffitz JE, Sanborn DM, Steinberg JS, Tandri H, Thiene G, Towbin JA, Tsatsopoulou A, Wichter T, Zareba W (2010) Diagnosis of arrhythmogenic right ventricular cardiomyopathy/dysplasia: proposed modification of the task force criteria. Eur Heart J 31:806

21. Maron BJ et al (2006) Contemporary definitions and classification of the cardiomyopathies. An American Heart Association Scientific Statement. Circulation 113:1807–1816
22. Maron BJ et al (2007) Recommendations and considerations related to preparticipation screening for cardiovascular abnormalities in competitive athletes: 2007 update. Circulation 115:1643–1655
23. Nandalur KR, Dwamena BA, Choudhri AF et al (2007) Diagnostic performance of stress cardiac magnetic resonance imaging in the detection of coronary artery disease: a meta-analysis. J Am Coll Cardiol 50:1343–1353
24. Nasserie T, Hittle M, Goodman SN (2021) Assessment of the frequency and variety of persistent symptoms among patients with COVID-19: a systematic review. JAMA Netw Open 4:e2111417. https://doi.org/10.1001/jamanetworkopen.2021.11417
25. Niess A (2007) Kardiomyopathien. In: Kindermann W et al (Hrsg) Sportkardiologie, 2. Aufl. Steinkopff, Darmstadt, S 173–190
26. Paajanen H, Brasch RC, Schmiedl U, Ogan M (1987) Magnetic resonance imaging of local soft tissue inflammation using gadolinium-DTPA. Acta Radiol 28:79–83
27. Pelliccia A et al (2008) Outcomes in athletes with marked ECG repolarization abnormalities. N Engl J Med 358:152–161
28. Puntmann VO, Carerj L, Wieters I, Fahim M, Arendt C, Hoffmann J, Shchendrygina A, Scher F, Vasa-Nicotera M, Zeiher AM, Veherschild M, Nagel E (2020) Outcomes of cardiovascular magnetic resonance imaging in patients recently recovered from coronarvirus disease 2019 (COVID-19). JAMA Cardiol 5:1265–1273
29. Ruan Q, Yang K, Wang W, Jiang L, Song J (2020) Clinical predictors of mortality due to COVID-19 based on an analysis of data of 150 patients from Wuhan. China. Intensive Care Med 46: 846–848
30. Shi S, Qin M, Shen B, Cai Y, Liu T, Yang F, Gong W, Liu X, Liang J, Zhao Q, Huang H, Yang B, Huang C (2020) Association of cardiac injury with mortality in hospitalized patients with COVID-19 in Wuhan, China. JAMA Cardiol 5:802–810
31. Stöllberger C, Finsterer J, Blazek G (2002) Left ventricular hypertrabeculation/noncompaction and association with additional cardiac abnormalities and neuromuscular disorders. Am J Cardiol 90:899–902

# Belastungs-EKG

*Victor Schweiger, Manfred Wonisch und David Niederseer*

**Inhaltsverzeichnis**

14.1  Einleitung – 211

14.2  Ziele von Belastungstests – 211

14.3  Obligatorische Anforderungen und die medizinische Sporttauglichkeitsuntersuchung (PPE) – 213

14.4  Methodische Ansätze – 214

14.5  Technische Voraussetzungen für Belastungsuntersuchungen – 216

14.6  Wann ist eine Belastungsuntersuchung abzubrechen? – 216

14.7  Abfall der Sauerstoffsättigung – 216

14.8  Interpretation der Nachbelastungsphase – 218

14.9  Aspekte, die bei Belastungstests bei Athleten besonders zu beachten sind – 218

14.10 Ergometrie vs. Spiroergometrie (CPET) – 219

14.11 Herausforderungen bei der Durchführung von Belastungstests bei Athleten – 219

14.12 Auswahl des richtigen Protokolls für Belastungstests bei Athleten – 219

Die Originalversion des Kapitels wurde revidiert. Ein Erratum ist verfügbar unter https://doi.org/10.1007/978-3-662-65165-0_33

© Springer-Verlag GmbH Deutschland, ein Teil von Springer Nature 2023, korrigierte Publikation 2023
J. Niebauer (Hrsg.), *Sportkardiologie*, https://doi.org/10.1007/978-3-662-65165-0_14

14.13 Grundprinzipien der Trainingsempfehlung – 222

14.14 Risiko von Belastungstests bei Athleten – 222

14.15 Besondere Hinweise für die pädiatrische Belastungsuntersuchung – 223

14.16 Die Rolle von Belastungstests bei Athleten mit spezifischen kardiovaskulären Erkrankungen – 224

Literatur – 228

## Belastungs-EKG

### Trailer

Belastungsuntersuchungen spielen sowohl in der Kardiologie als auch in der Sportmedizin eine zentrale Rolle. Dies hat sich auch durch neue diagnostische Verfahren nicht wesentlich geändert.

Ziel der vorliegenden Empfehlungen ist es, eine aktuelle Übersicht über die praktische Anwendung der Ergometrie bei Athleten zu geben.

### 14.1 Einleitung

### 14.2 Ziele von Belastungstests

Belastungstests werden in erster Linie eingesetzt, um die Ausdauer, Fitness und den Trainingsfortschritt während des Trainings oder nach Trainingspausen, z. B. aufgrund von Krankheiten, zu beurteilen oder um das individuelle Fitnessniveau während oder nach der Rehabilitation zu messen. Belastungstests werden jedoch auch zur Ergänzung der klinischen Untersuchung bei bekannten oder vermuteten kardialen, respiratorischen oder anderen Krankheiten bei Athleten eingesetzt.

Ein abnormaler Belastungstest ist auch bei asymptomatischen Erwachsenen mit unerwünschten kardiovaskulären Ereignissen, erhöhter Gesamtmortalität und plötzlichem Herztod (SCD) assoziiert [1–3]. Ein niedriges Fitnessniveau ist dabei ein ungünstiger prognostischer Faktor. In einer groß angelegten italienischen Studie (n > 30.000, Durchschnittsalter 31, Spanne 5–92 Jahre) zur Auswertung von Belastungstests im Rahmen der medizinischen Sporttauglichkeitsuntersuchung (pre-participation examination, PPE) sind bei 4,9 % Athleten Auffälligkeiten dokumentiert worden, die bei 0,6 % in einer Sport-Disqualifikation mündeten [4]. Die Interpretation der Wirksamkeit dieser Sport-Disqualifikationen zur Prävention von SCD ist jedoch nach wie vor unbekannt, da dementsprechende Studien fehlen.

Belastungstests sollten mit vier Hauptzielen durchgeführt werden [5]:
1. Zur Bewertung der Ausgangsfitness und Vorgabe eines Trainingsprogramms oder eines Trainingsbereiches;
2. Zur Bewertung des kontinuierlichen Fortschritts nach der Teilnahme an einem Trainingsprogramm über eine gewisse Zeitspanne;
3. Zur Diagnose kardiopulmonaler Erkrankungen, die die körperliche Leistungsfähigkeit beeinträchtigen; und
4. Um Herzrhythmusstörungen zu provozieren oder zur Bewertung der hämodynamischen Reaktion auf das Training bei einem Athleten mit bekannter kardiovaskulärer Vorerkrankung, um festzustellen, ob die Teilnahme am Wettkampfsport sicher ist.

1. **Belastungstests zur Beurteilung der körperlichen Leistungsfähigkeit**,
   In dieser Indikation werden Belastungstests zur Beurteilung der kardiorespiratorischen Fitness (CRF) durchgeführt, um das Leistungsniveau für z. B. bevorstehende Wettkämpfe zu bewerten.
   a. Hier werden Belastungstests nicht in erster Linie zur Suche nach Krankheiten durchgeführt, sondern zur Messung/Beurteilung der Leistungsfähigkeit.
   b. Nichtsdestotrotz können auch bei einer Belastungsuntersuchung ohne medizinische Intentionen pathologische Befunde dokumentiert werden.
   c. Eine weitere Abklärung ist dann gegebenenfalls indiziert (◘ Abb. 14.1).
   d. Die maximale körperliche Leistungsfähigkeit selbst stellt einen wichtigen unabhängigen prognostischen klinischen Faktor in der Allgemeinbevölkerung dar.

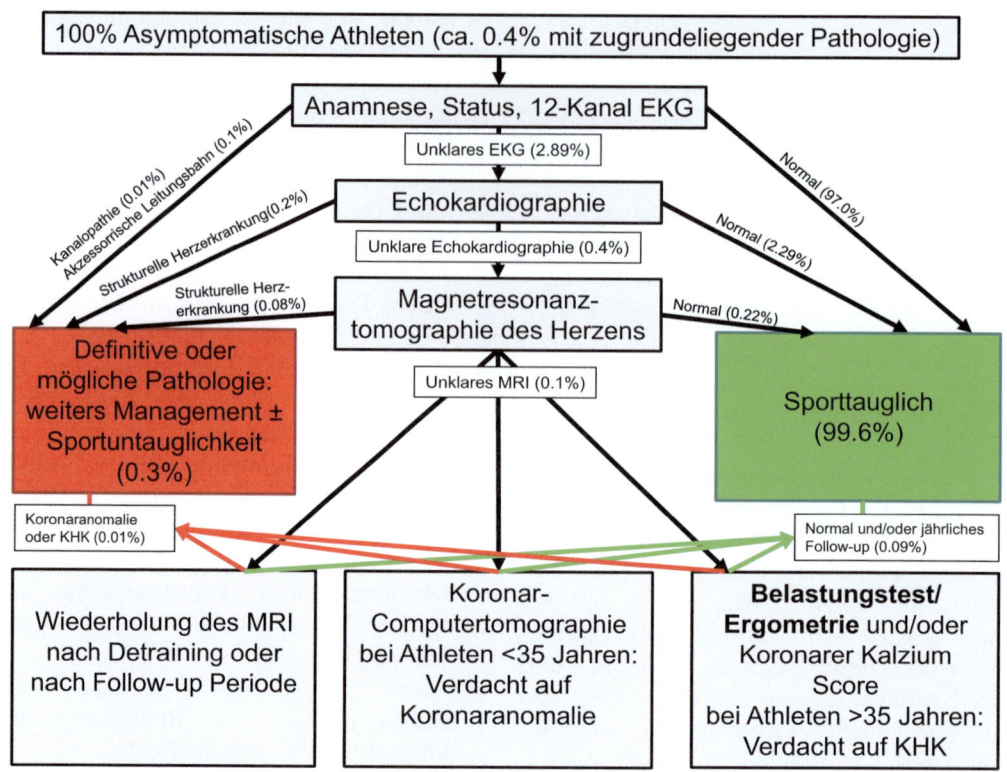

**Abb. 14.1** Vorschlag eines diagnostischen Flow-Charts bei der Vorsorgeuntersuchung von Athleten mit vermuteten pathologischen Befunden; Belastungstests sind in den diagnostischen Algorithmus integriert, spielen aber eine untergeordnete Rolle (modifiziert nach [6])

2. **Belastungstests zur Überwachung des Leistungsniveaus**

    Zur Steuerung des Trainings (Art und Intensität), kann während und nach Trainingszyklen oder -einheiten ein Belastungstest durchgeführt werden.
    a. Wiederholte Belastungstests zur objektiven Messung des Effekts von Trainingsprogrammen.
    b. Auch hier sind medizinische Aspekte nicht der Hauptgrund für die Durchführung von Belastungstests.
    c. Wenn dennoch pathologische Befunde dokumentiert werden, sollten diese gemäß den entsprechenden Leitlinien behandelt werden (z. B. **Abb. 14.1**).

3. **und 4. lassen sich wie folgt zusammenfassen: Belastungstests für medizinische Zwecke/Gesundheitsuntersuchung.**
    a. Belastungstests sind in der Routine-PPE großer Kollektive nicht zwingend erforderlich bzw. praktikabel, haben aber im Leistungssport durchaus ihren Stellenwert.
    b. Bei letzterem wird eine Belastungsuntersuchung oft in die Gesundheitsuntersuchung einbezogen um angeborene und/oder erworbene subklinische Krankheiten der Athleten auszuschließen oder zu erkennen.
    c. Wenn die körperliche Untersuchung, die Familien- und persönliche Anam-

nese und das 12-Kanal-EKG normal sind, sind keine weiteren Routinetests erforderlich, um den Athleten für die Teilnahme am Sport freizugeben. Diese Untersuchungen stellen jedoch eine Mindestempfehlung dar und werden im Leistungssport oft durch weitere Untersuchungen wie einer Ergometrie und ggf. auch einer Echokardiografie ergänzt.
d. Ergeben sich bei der Standard-PPE Auffälligkeiten, ist eine weitere Untersuchung indiziert, die ggf. Belastungstests beinhaltet.

Ein mögliches Flussdiagramm zur PPE und der Rolle von Belastungstests ist in ◘ Abb. 14.1 dargestellt.

**Indikationen für die Belastungsuntersuchung in der medizinischen Evaluation von Athleten**

Asymptomatische Athleten
- Diagnose einer latenten Krankheit mit möglichem Risiko bei der Ausübung von Sport
- Latente oder verborgene Erkrankungen, die zu belastungsinduzierten Arrhythmien oder EKG-Veränderungen prädisponieren.
- Bewertung der körperlichen Leistungsfähigkeit und Beratung vor Beginn des Trainings
- Überwachung und bessere Steuerung des Trainings
- Bewertung der Leistungsfähigkeit (z. B. kardio-respiratorische Fitness) und der körperlichen Leistungsfähigkeit

Athleten mit bekannter Krankheit die planen, den Sport wieder aufzunehmen
- Diagnose der kardiovaskulären und pulmonalen Funktion vor Beginn des Trainings

- Evaluation folgender Symptome: Dyspnoe, Brustschmerzen, Herzklopfen, Schwindel, (Synkope)

Follow-up Beurteilung während des Trainings
- Empfehlungen für Umfang und Intensität des Trainings (FITT-Regel – [a]FITT Häufigkeit der Trainingsphasen, Intensität des Trainings, Art des Trainings, Zeit der Trainingseinheit [7])

Diagnostische Ziele
- Bewertung von Leistung, Entwicklung, Eignung und Struktur des Trainings/der Übungen
- Gemessen werden die Belastung und Anstrengung. Ersteres dabei durch externe Parameter wie die Herzfrequenzvariabilität zur Beurteilung der autonomen Herzfunktion und letzteres durch „interne" Parameter als Reaktion der Körperorgane auf die Belastung.

## 14.3 Obligatorische Anforderungen und die medizinische Sporttauglichkeitsuntersuchung (PPE)

Die PPE bei Sportlern ist in erster Linie indiziert, um die Gesundheit der Sportler zu schützen und eine sichere Sportausübung zu ermöglichen. Zur frühzeitigen Erkennung möglicher Risiken beim Sport bilden die Anamnese und die klinische Untersuchung nach allgemeiner Auffassung die Grundlage der PPE. Es ist inzwischen allgemein anerkannt, dass ein Ruhe-EKG ein obligatorischer Bestandteil der PPE sein sollte.

Die PPE kann kardiovaskuläre Erkrankungen aufdecken, die mit einem erhöhten Risiko für plötzliche kardiale Ereignisse im Sport einhergehen. Sie dient auch dazu, die Sporttauglichkeit zu beurteilen. Nach der PPE können Trainingsempfehlungen für die verschiedenen Sportarten gegeben werden. Darüber hinaus ermöglicht die PPE dem Sportmediziner nach einer Erkrankung die Freigabe des Sportlers für die Rückkehr zum Wettkampf/Training. Wie bereits erwähnt, gehören Belastungstests in der Regel nicht zur PPE von Freizeitathleten vor der Teilnahme an Sportveranstaltungen, was zum Teil auf eine mangelnde Durchführbarkeit zurückzuführen ist, während sie bei Leistungssportlern oft Teil der PPE sind. So empfehlen zahlreiche Fachgesellschaften Belastungstests in die PPE aufzunehmen (z. B. die italienische Screening-Initiative, die Deutsche Gesellschaft für Sportmedizin und der Deutsche Olympische Sportbund).

In der Stellungnahme der European Federation of Sports Medicine Associations (EFSMA) zum EKG im Rahmen der PPE [8] wird in Übereinstimmung mit den Sportkardiologie-Leitlinien der European Society of Cardiology (ESC) [9] eine Belastungsuntersuchung (einschließlich EKG) bei Patienten mit Diabetes (Männer >40 Jahre, Frauen >50 Jahre) und bei asymptomatischen Personen vor der Ausübung intensiver sportlicher Aktivitäten (Männer >45 Jahre, Frauen >55 Jahre) empfohlen. Unabhängig von diesen Empfehlungen kann von Spitzensportlern eine detailliertere Untersuchung verlangt werden (z. B. gemäß dem Internationalen Olympischen Komitee (IOC) oder der Fédération Internationale de Football Association (FIFA)), einschließlich Belastungstests, Spiroergometrie (auch als kardiopulmonaler Belastungstest (CPET) bezeichnet, siehe ▶ Kap. 16) und Echokardiografie, also über das hinausgehend, was gemäß den Standard-Kardiologieleitlinien vorgesehen ist. Die wissenschaftliche Evidenz für solche breit angelegten Screening-Untersuchungen ist jedoch noch diskutierbar.

## 14.4 Methodische Ansätze

Die gebräuchlichsten Standardmethoden für Belastungstests sind die Fahrradergometrie (überwiegend in Europa) und die Laufbandergometrie (überwiegend in den USA) [10–12]. Das Bruce-Testprotokoll ist das in den USA am weitesten verbreitete Verfahren. Andere Testverfahren, wie z. B.
- Ruderergometrie
- Feldschritttest
- Conconi-Test
- Rotations-Ergometrie
- Fahrrad-Ergometrie in Rückenlage (supine bicycle ergometry)
- Stufen-Steigen
- Sechs-Minuten-Gehtest (als submaximaler Belastungstest oft bei Patienten mit Herzinsuffizienz eingesetzt)
- Krafttests
- andere sportartspezifische Belastungstests

werden zur Leistungsmessung in sportartspezifischen Testverfahren und zur Beantwortung spezifischer klinischer Fragen eingesetzt, manchmal sogar mit mobilen (spiroergometrischen) Geräten. Auf diese Modalitäten von Belastungstests wird hier jedoch nicht im Detail eingegangen.

Laufbandtests sind naturgemäß spezifischer bei Läufern oder bei Sportarten, die zumindest teilweise Elemente des Laufens beinhalten, wie z. B. Fußball. Für einige Patienten kann es zudem einfacher sein, zumindest Gehprotokolle auf einem Laufband durchzuführen (◘ Tab. 14.1). Außerdem wird bei der Durchführung der CPET auf einem Laufband in der Regel eine höhere Spitzen-Sauerstoffaufnahme ($VO_2$peak bzw. $VO_2$max) erreicht. Im Gegensatz dazu ist, zumindest in den europäischen Ländern, die

# Belastungs-EKG

**Tab. 14.1** Überblick über die am häufigsten verwendeten Laufbandprotokolle bei Sportlern und Patienten

| Stufe | Bruce-Protokoll | | | Balke-Protokoll | | | Naughton-Protokoll | | |
|---|---|---|---|---|---|---|---|---|---|
| | Geschwindigkeit | Steigung | Dauer | Geschwindigkeit | Steigung | Dauer | Geschwindigkeit | Steigung | Dauer |
| 1 | 2,7 | 0 | 3 | 5,3 | 0 | 1 | 3,2 | 0 | 3 |
| 2 | 2,7 | 5 | 3 | 5,3 | 2,5 | 1 | 3,2 | 3,5 | 3 |
| 3 | 2,7 | 10 | 3 | 5,3 | 5 | 1 | 3,2 | 7 | 3 |
| 4 | 4,0 | 12 | 3 | 5,3 | 7,5 | 1 | 3,2 | 10,5 | 3 |
| 5 | 5,4 | 14 | 3 | 5,3 | 10 | 1 | 3,2 | 14 | 3 |
| 6 | 6,7 | 16 | 3 | 5,3 | 12,5 | 1 | 3,2 | 17,5 | 3 |
| 7 | 8 | 16 | 3 | 5,3 | 15 | 1 | 4,8 | 12,5 | 33 |
| 8 | 8,8 | 20 | 3 | 5,3 | 17,5 | 1 | 4,8 | 15 | 3 |
| 9 | | | | | 20 | 1 | 4,8 | 17,5 | 3 |
| 10 | | | | | | 1 | 4,8 | 20 | 3 |
| 11 | | | | | | 1 | 4,8 | 22,5 | 3 |
| 12 | | | | | | 1 | 5,5 | 20 | 3 |

Verwendung von Fahrradergometern aufgrund mehrerer Vorteile weiter verbreitet:
- In der Regel billiger und leichter in Laborumgebungen zu implementieren (z. B. geringerer Platzbedarf)
- Weniger EKG-Artefakte, daher leichter zu interpretieren, auch der Blutdruck ist während der Belastung einfacher zu messen; die Bewegungsartefakte sind bei Athletinnen aus anatomischen Gründen oftmals stärker ausgeprägt
- Falls erforderlich, lassen sich venöse und ggf. auch arterielle Blutproben während der Belastung einfacher gewinnen.
- Kann mit der Belastungsechokardiographie kombiniert werden
- In der Regel weniger Erfahrung/Schulung erforderlich als bei Laufbandtests
- sichereres Verfahren
- Direkte Leistungsberechnung möglich
- Unabhängig vom Gewicht
- Haltestangen haben keinen Einfluss

Zu den praktischen methodischen Vorbereitung gehören eine angemessene Hautvorbereitung (Kontaktspray, ggf. Rasur) für eine exakte Platzierung der EKG-Elektroden und zuverlässige EKG-Ableitungen (wie eine isoelektrische PR- und ST-Strecke). Die Blutdruckmanschette sollte vor dem Training getestet und unbedingt an den Umfang des Oberarms angepasst werden. Die Athleten sollten klare und standardisierte Anweisungen für die Durchführung des Tests erhalten; sie sollten motiviert werden, sich bis zur willentlichen Erschöpfung zu belasten. EKG und Blutdruck sollten mindestens am Ende jeder Belastungsstufe dokumentiert werden, ansonsten alle 1–2 Minuten. Auf jeden Test sollte eine Erholungsphase von mindestens 3–5 Minuten folgen, um Vitalparameter zu beurteilen und die Erholung der Herzfrequenz sowie EKG-Veränderungen während dieser Phase zu dokumentieren.

## 14.5 Technische Voraussetzungen für Belastungsuntersuchungen

Im Raum der Belastungsuntersuchung müssen standardisierte Bedingungen herrschen, um eine objektive Leistungsbeurteilung gewährleisten zu können (Umgebungstemperatur, Luftfeuchtigkeit usw.) [7, 10]. Die kontinuierliche Überwachung von Herzfrequenz (HR), Blutdruck, EKG und klinischen Zeichen ist obligatorisch, um sicherzustellen, dass der Belastungstest im Falle von Komplikationen sofort abgebrochen werden kann. Die Reaktion auf Notfallsituationen sollte in regelmäßigen Abständen mit dem nicht ärztlichen Personal trainiert werden.

## 14.6 Wann ist eine Belastungsuntersuchung abzubrechen?

- Pathologisch: Der Athlet entwickelt Symptome (relativ, da manchmal Belastungstests durchgeführt werden, um bestimmte Symptome hervorzurufen); EKG: ischämische Veränderungen und/oder Arrhythmien, Abfall des systolischen Blutdrucks (>20 mmHg), übermäßiger Anstieg des Blutdrucks (>260/115 mmHg)
- Physiologisch: maximale Erschöpfung [13, 14] (Tab. 14.2)

**Tab. 14.2** Kriterien für Spitzenbelastung und Erschöpfung (Mindestwerte für Erwachsene)[a]

| Parameter | Kriterium |
|---|---|
| Herzfrequenz | Radfahren: >208-(0,7 × Alter (Jahre)) Laufband: >209,3-(0,72 × Alter (Jahre)) |
| Wahrgenommene Anstrengung | >17 (Borg-Skala 6–20) |
| Blutgasanalyse | pH-Wert <7,25 Basenüberschuss <9 mmol/l (gesunde Personen), <5 mmol/l (Patienten) |
| Laktat | >9 mmol/l (gesunde Probanden), >5 mmol/l (Patienten) |
| Spiroergometrie | $VO_2peak$ > 35 ml/min/kg (Männer), >30 ml/min/kg (Frauen) Respiratorisches Austauschverhältnis (Respiratory Exchange Ratio, RER) >1,10 (Patienten) –1,15 (gesunde Probanden); Ventilatorisches Äquivalent für $CO_2$ ($VCO_2$) > 35 |

## 14.7 Abfall der Sauerstoffsättigung

Ein Abfall der Sauerstoffsättigung um mehr als 5 % während der Belastung lässt den Verdacht auf eine Lungenerkrankung aufkommen, die eine belastungsinduzierte Hypoxämie verursacht. Wichtig ist jedoch zu bedenken, dass bei hochtrainierten Sportlern ein Abfall der Sauerstoffsättigung um 5–10 % oder sogar auf Werte unter 90 % auftreten kann, auch wenn keine Erkrankung vorliegt! Besteht jedoch der Verdacht auf eine Lungenerkrankung, kann eine ergänzende Spiroergometrie weitere Hinweise auf die genaue Diagnose liefern. Zudem können auch intrakardiale Shunts zu belastungsabhängiger Desaturation führen.

**Voraussetzungen für Belastungstests**
Untersuchung vor Beginn der Belastungsuntersuchung
- Anamnese einschließlich aktueller Medikation
- Körperliche Untersuchung einschließlich Blutdruckmessung in Ruhe
- Ruhe-EKG

Testbedingungen
- Raumtemperatur 16–24 °C, Luftfeuchtigkeit 30–60 %
- Kalibriertes Ergometer (Konformitätsbescheinigung), Kontrollmonitor, kontinuierliche digitale EKG-Aufzeichnung und Speicherung
- Trittfrequenz 60–80 U/min (kann bei maximaler Leistung höher sein)
- Blutdruckmessung alle 1–2 Minuten (in der Regel in der Mitte oder am Ende der Strecke)
- Telefonnummer des Notfallteams in Sichtweite

Zu Untersuchende
- Normale Körpertemperatur
- Mindestens 1–2 Stunden nach der letzten Mahlzeit
- Mindestens 12 Stunden nach dem letzten Alkohol- oder Tabakkonsum
- Medikamente: ausreichende Pause seit der letzten Einnahme, falls angegeben

Untersuchende
- Anwesenheit eines erfahrenen Arztes (aktuelle Kenntnisse der Wiederbelebungstechniken)
- Entsprechend geschultes Personal (geschult in EKG-Überwachung, eventuell auftretenden Symptomen, Erste-Hilfe-Maßnahmen und Herz-Lungen-Wiederbelebung im Notfall)

**Kriterien für den Abbruch einer ergometrischen Untersuchung, immer im klinischen Gesamtkontext zu entscheiden**
Symptome
- Schwindel
- Stark sinkende Koordinationsfähigkeit
- Zunehmender Thoraxschmerz
- Kurzatmigkeit

Objektive Anzeichen
- EKG-Veränderungen
  - Zunehmend schwere Herzrhythmusstörungen
  - (Nicht-)anhaltende ventrikuläre Tachykardien, Vorhoftachykardien, Vorhofflattern, neu aufgetretenes Vorhofflimmern
  - Fortschreitende intrakardiale Erregungsleitungsstörung
  - Zunehmende QRS-Verbreiterung
  - Auftreten eines Linksschenkelblocks
  - Fortschreitende Repolarisationsstörung
  - ST-Senkung: horizontale Senkung von mehr als 0,2 mV
  - Progressive ST-Hebung im Elektrokardiogramm (EKG) (>0,1 mV)
  - ST-Hebung (absolutes Abbruchskriterium des Tests)

- Hämodynamische Veränderungen
- Progressiver Blutdruckabfall
- Unzureichender Blutdruckanstieg
- Übermäßiger Blutdruckanstieg (entweder als ungewöhnlich hohe Werte bei geringer Belastung (z. B. >200 mmHg bei 100 W oder übermäßige maximale Reaktion >240–260 mmHg)

Hinweis: Eine Reihe aktueller Leitlinien und Standardempfehlungen unterscheiden nicht mehr zwischen relativen und absoluten Kontraindikationen (siehe oben) oder Kriterien für einen Testabbruch, sondern beziehen sich stattdessen auf progressive Veränderungen

[a]Die Spitzenleistung gilt erst dann als erreicht, wenn mindestens einer dieser Werte oder mehr überschritten wurden (nach [7]). Ergometrische Belastungsuntersuchungen sollten nicht abgebrochen werden, wenn einer dieser Werte erreicht wird; die Testperson sollte bis zum individuellen Erschöpfungspunkt weiterarbeiten. Bei Auftreten pathologischer Veränderungen sollte erwogen werden, die Ergometrie abzubrechen (siehe „Kriterien für den Abbruch einer ergometrischen Untersuchung, immer im klinischen Gesamtkontext zu entscheiden").

## 14.8 Interpretation der Nachbelastungsphase

In der frühen Erholungsphase nach ergometrischen Belastungstests können Komplikationen wie Arrhythmien und Kreislaufkollaps auftreten, weshalb Blutdruck, Herzfrequenz und EKG weiterhin überwacht werden sollten. Zudem treten ST-Streckenveränderungen auch oft erst in der Nachbelastungsphase auf. Die Reaktion der Herzfrequenz in dieser Phase liefert weitere diagnostische Informationen: Die Herzfrequenz sollte in der ersten Minuten der Erholungsphase um mindestens 12 Schläge/Minute fallen, was auf ein gutes autonomes Gleichgewicht zwischen Sympathikus- und Parasympathikusaktivität hinweist. Eine verzögerte Normalisierung der Herzfrequenz kann auf eine gestörte autonome Funktion aufgrund von Stress, Bluthochdruck, mangelndem Training oder anderen Faktoren hinweisen und ist ein starker negativer prognostischer Faktor [9]. Um einen Kollaps zu vermeiden, ist es ratsam, nicht sofort mit der Belastung aufzuhören, sondern die Testperson mit einem reduzierten Widerstand weiter auf niedrigem Niveau zu belasten. Eine Überwachung ist in der Regel angezeigt, bis die Herzfrequenz auf <100 bpm gesunken ist und der Blutdruck sich normalisiert hat [7].

## 14.9 Aspekte, die bei Belastungstests bei Athleten besonders zu beachten sind

Bei Belastungstests von Athleten sind einige Aspekte besonders zu beachten:
- Die Anwendung geeigneter Protokolle für spezifische Fragestellungen, z. B.:
  - Primäres Ziel: Symptome wie Angina pectoris, Kurzatmigkeit, Palpitationen, Synkopen auszulösen
  - Primäres Ziel: Beurteilung der maximalen Belastbarkeit
- EKG: ST-Strecken-Senkungen, Arrhythmien, akzessorische Bahnen
- HR: chronotrope Kompetenz (z. B. Erholungs-HR >12 Schläge innerhalb von 1 Minute nach Beendigung der Belastung; Erreichen von 80 % der altersbedingten maximalen Herzfrequenz)
- Blutdruckveränderung auf Belastung (ungewöhnlicher Anstieg oder Abfall (siehe oben))

## 14.10 Ergometrie vs. Spiroergometrie (CPET)

CPET ist besonders nützlich, um symptomatische Athleten mit z. B. Belastungsdyspnoe weiter abzuklären, z. B. bei Verdacht auf eine Lungenerkrankung wie belastungsinduziertes Asthma. Darüber hinaus ermöglicht es eine validere, direkte Bewertung der maximalen Sauerstoffaufnahme, anstatt diesen Parameter aus der erreichten maximalen Arbeitsbelastung zu berechnen.

Wichtige Variablen für die Interpretation der CPET bei Athleten sind folgende (für eine detaillierte Beschreibung siehe ▶ Kap. 16 und [11]):
- Spitzenwert oder maximale Sauerstoffaufnahme ($VO_2max/VO_2peak$)
- Ventilatorische aerobe und anaerobe Schwellen (VT1 und VT2)
- Sauerstoffpuls ($VO_2/HR$)
- Ventilatorische Reserve (Verhältnis der Minutenventilation (VE) zur maximalen freiwilligen Ventilation (MVV))
- Atmungsfrequenz
- Ventilatorische Äquivalente ($VE/VCO_2$ (Steigung, bei VT2, bei Maximum), $VE/VO_2$)
- Totraumventilation (VD/VT)
- Alveolar-arterielle Sauerstoffspannungsdifferenz ($P(A-a)O_2$)

## 14.11 Herausforderungen bei der Durchführung von Belastungstests bei Athleten

Bei der Durchführung von Belastungstests bei Athleten verdienen mehrere Aspekte besondere Aufmerksamkeit. Dazu gehören:
- Falsch-positive und falsch-negative Befunde bezüglich einer koronaren Herzkrankheit (begrenzte Sensitivität und Spezifität von Belastungstests bezüglich Ischämie, insbesondere bei Athleten)
- Junge Athleten mit belastungsabhängigen Thoraxschmerzen und Synkopen (schwierige Differenzialdiagnose)
- Inkonstant leitende akzessorische Bahnen mit der Frage nach der richtigen Weiterführenden Therapie (Ablatieren oder nicht Ablatieren?)
- Pseudo-Normalisierung der T-Wellen: negative T-Wellen zumeist über der Vorderwand in Ruhe in Rücken- und/oder aufrechter Position, die während der Belastung positiv werden und in der Erholungsphase wieder negativ werden (hierbei ist meist nicht sicher, ob es sich um eine normale oder eine pathologische Variante wie Ischämie oder hypertrophe Kardiomyopathie handelt)
- Rasche hypertensive Reaktion auf Belastung vs. allmählicher Anstieg und erhöhter Blutdruck bei Spitzenbelastung (bis zu einem gewissen Grad normal bei Sportlern oder Indikation für medizinische Behandlung?)
- CPET: Entsättigung und keine Rest-Atemreserve bei Spitzenbelastung (pulmonale Einschränkung oder Hochleistungsausdauersportler?)

## 14.12 Auswahl des richtigen Protokolls für Belastungstests bei Athleten

Das Protokoll sollte auf die angenommene Belastungsfähigkeit des Athleten, die spezifische medizinische Fragestellung und die Sportart des Athleten abgestimmt werden. Im Allgemeinen sollten Belastungstests innerhalb von 8–12 Minuten abgeschlossen werden, um eine frühzeitige Muskelerschöpfung zu vermeiden. Eine Belastungsdauer bis zu 17 Minuten führt dennoch zu keiner signifikanten Einschränkung der Maximalwerte, ist jedoch unökonomisch [15]. Ein Einheits-Belastungstestprotokoll wie das Bruce-

Protokoll ist bei Athleten nicht sinnvoll. Das Verständnis der Physiologie spezifischer Sportarten ist für die Beurteilung der Leistung eines Athleten von großer Bedeutung. Die Auswahl sportartspezifischer Protokolle ist für die Beurteilung von Athleten absolut unerlässlich und führt zu einem wesentlich informativeren Test, sowohl für den Athleten als auch für den Sportkardiologen. Darüber hinaus ist ein fundiertes Verständnis der individuellen Anforderungen der Sportart des Athleten für die Planung und Interpretation eines spezifischen Belastungstests unerlässlich. Daher muss bei der Planung eines sportartspezifischen Protokolls einiges beachtet werden:
- Für die klinische Beurteilung: Wann und wie treten die Symptome während der Untersuchung auf?
- Ist die notwendige Testausrüstung vorhanden, um die Sportart so genau wie möglich zu reproduzieren?
- Falls nicht, können die Stoffwechselbelastungen der jeweiligen Sportart mit den vorhandenen Geräten ausreichend reproduziert werden, oder muss der Athlet an ein anderes Labor mit besser geeigneten Geräten (z. B. Symptome beim Laufen könnten evtl. nicht bei der Fahrrad-Ergometrie beobachtet werden)?
- Welches Ziel wird mit der Ergometrie verfolgt? Mögliche Zielsetzungen wären sportartspezifische Ausbelastung, Provokation von sportartspezifischen belastungsinduzierten Beschwerden mit submaximaler Belastung, oder sportartspezifische Leistungsdiagnostik.

Wenn die Belastungsuntersuchung beim jeweiligen Athleten durchgeführt wird, um die Symptome während der Belastung zu beurteilen, sollte versucht werden, die auftretenden Symptome während dieser Untersuchung so gut es geht zu reproduzieren. Das ist möglich, indem man versucht, den genauen Zustand während des Sports zu imitieren. Einige Beispiele dafür sind in ◘ Tab. 14.3 aufgeführt.

Hinsichtlich des Protokolls sind folgende Punkte zu bedenken:
- Stufenprotokolle (z. B. zur Bewertung der Laktatschwelle) vs. Rampenprotokolle (z. B. zur Bewertung von Symptomen bzw. zur Bewertung von Maximalwerten)
- Ein Rampenprotokoll mit kontinuierlich ansteigenden Intensitäten kann als Alternative bevorzugt werden. Mit diesen Protokollen werden Bedingungen ermöglicht, die mit anderen Protokollen vergleichbar sind, da sie alle paar Sekunden einen fast unmerklichen Anstieg der Laufbandgeschwindigkeit oder des Tretwider-

◘ **Tab. 14.3** Vorgeschlagene nicht abgestufte Belastungstestprotokolle für verschiedene Sportarten (nach [6])

| Sportart | Belastungsprotokoll |
|---|---|
| Eishockey | Intervalle mit hoher Intensität (>90–95 % der maximalen Herzfrequenz) für 90 s mit 90 s Pause zwischen den Intervallen, 6–10 Mal wiederholt |
| American Football | Intervalle mit sehr hoher Intensität (>95 % der maximalen Herzfrequenz) von 10 s mit 30 s Pause zwischen den Belastungseinheiten, 10–15 Mal wiederholt |
| Fußball | Anhaltende Anstrengung mittlerer Intensität (50–70 % der maximalen Herzfrequenz) für 2–3 Minuten mit 30–60 Sekunden hochintensiver Anstrengung (>90 % der maximalen Herzfrequenz), 10–25 Mal wiederholt |
| Basketball | 3–5 Boxsprünge so schnell wie möglich, gefolgt von Intervallen mittlerer Intensität (60–70 % der maximalen Herzfrequenz) für 1 Minute, 10–15 Mal wiederholt |
| Triathlon | Schwimmen (falls verfügbar) 45 Minuten, Radfahren 45 Minuten und Laufen 45 Minuten |

standes erzeugen und eine kontinuierliche Steigerung der Belastung ermöglichen. Rampenprotokolle bieten die Möglichkeit, Belastungstests an ein breites Spektrum an Fähigkeiten der Athleten und Patienten zu individualisieren [16, 17].

— Bruce-Protokoll: Die Steigung und die Geschwindigkeit des Laufbands werden alle 3 Minuten auf eine vordefinierte Weise erhöht [18]. Es ist zu beachten, dass die Verwendung einer Formel anstelle direkter Messungen des Sauerstoffverbrauchs während des Bruce-Protokolls dazu führt, dass die $VO_2$max bei untrainierten Sportlern überschätzt und bei gut trainierten Sportlern unterschätzt wird.

— Balke-Protokoll: Die Geschwindigkeit bleibt konstant bei 3,3 mph (=5,3 km/h), während die Steigung jede Minute um 1 % erhöht wird [19]. Die Zeit bis zum Erreichen der Ausbelastung ist in etwa doppelt so lang wie beim Bruce-Protokoll (◘ Tab. 14.1).

Weniger verbreitet und auf Speziallabore beschränkt, aber sehr wichtig für bestimmte Athletengruppen (z. B. für Kraftsportler mit einer Belastungsdauer von 10–20 s) sind **anaerobe Belastungstests**. Normalerweise haben sich diese für die Untersuchung von Sportmannschaften oder großen Gruppen aufgrund der Kosten und der Invasivität (d. h. Blutentnahme, Muskelbiopsie) der Untersuchung als unpraktisch erwiesen [20]. Im Laufe der Zeit wurden jedoch Tests entwickelt, die die anaerobe Kapazität eines Sportlers schnell und einfach bestimmen. Der Wingate Anaerobic Test ist dabei der populärste Laborleistungstest, der die Leistung des anaeroben Energiesystems bewertet und einen Ermüdungsindex liefert, der auf der Fähigkeit der Person beruht Maximalleistungen aufrechtzuerhalten [20]. Bei diesem Test muss die Testperson 30 Sekunden lang auf einem mechanisch gebremsten Fahrradergometer (es kann auch ein Armergometer verwendet werden) in die Pedale treten, und das im schnellstmöglichen Tempo [21].

Dieser Test liefert Werte für die Maximalleistung, die relative Maximalleistung, die anaerobe Ermüdung und die anaerobe Kapazität. Diese Ergebnisse können dann mit früheren Untersuchungsergebnissen verglichen werden, um den Fortschritt eines spezifischen anaeroben oder Krafttrainingsprogramms zu bewerten (◘ Abb. 14.2). Zu

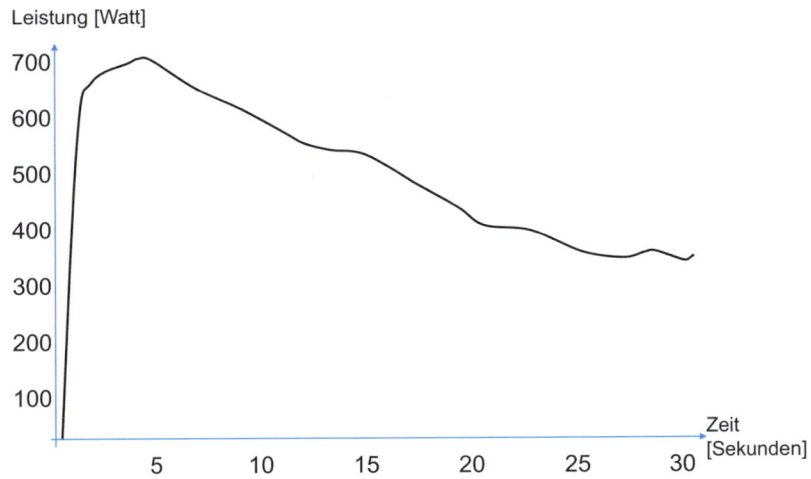

◘ **Abb. 14.2** Ein Beispiel für einen Wingate Anaerobic Test, bei dem die anaerobe Spitzenleistung in der Anfangsphase des Tests erreicht wird und im weiteren Verlauf langsam, aber stetig abnimmt

beachten ist, dass nach einem Wingate Anaerobic Test häufig orthostatische Kreislaufreaktionen zu beobachten sind, es sollten also entsprechenden Vorkehrungen getroffen werden.

## 14.13 Grundprinzipien der Trainingsempfehlung

Eine Belastungsuntersuchung eignet sich insbesondere für eine individualisierte Trainingsverordnung, die auf die besonderen Bedingungen und Anforderungen des Patienten oder Athleten abgestimmt ist, ähnlich wie bei einer Medikamentenverordnung.

Es gibt mehrere Möglichkeiten zur Berechnung der Ziel-HR, um die Trainingsintensität zu leiten:
- Prozentsatz der maximalen Herzfrequenz (HRmax):
  - Zielherzfrequenz (HF) = HFmax × % Intensität
  - Berücksichtigt nicht die Herzfrequenz im Ruhezustand
- Herzfrequenz-Reserve (HRR):
  - Ziel-HR = (HRmax − Ruhe-HR) × % Intensität + Ruhe-HR
  - Eine akkuratere Schätzung des Energieaufwands
  - Berücksichtigt den Bereich der Herzfrequenz während des Trainings
  - Bei der Berechnung der HRmax und HRR kann es bei niedrigeren Intensitäten zu einer großen Differenz des Wertes kommen. Bei nahezu maximaler Intensität wird diese jedoch weniger deutlich [22].
- Direkte Bestimmung:
  - Überwiegend bei Sportlern angewendet
  - Prozentsatz der VO$_2$max (falls gemessen) oder Prozentsatz der ventilatorischen (oder Laktat-) Schwellenwerte zur Festlegung von Trainingszonen
- Jede Zone hat ihre eigenen Vorteile und Ziele für ein bestimmtes Training und kann von Sportlern oder Trainern genutzt werden, um spezifische Fitnessziele zu erreichen

Die Laktatmessung während der Belastungsuntersuchung kann bei der Vorbereitung auf einen Wettkampf wertvolle Informationen über den Trainingszustand des Sportlers liefern. Es sind mehrere etablierte Schwellenmodelle auf der Basis von Laktatmessungen bekannt, wobei es keinen eindeutigen Goldstandard gibt. Im deutschsprachigen Raum wurde traditionell die Belastung bei einem festen Laktatwert von 4 mmol/l, der die anaerobe Schwelle repräsentiert, verwendet, heute sind aber auch Schwellenmodelle etabliert, die aus dem individuellen Verlauf eines Belastungstests berechnet werden (z. B. modifizierte Dmax-Methode). Verglichen mit der VO$_2$max korreliert die sportliche Leistung bei Ausdauerwettkämpfen von längerer Dauer (z. B. Marathonlauf) oft stärker mit der Laktatschwelle [23], obwohl diese Korrelation sehr stark von der Dauer des jeweiligen Sportereignisses abhängt. Zum Beispiel sind Laktatschwellen besonders relevant für Anstrengungen, die 2–3 Stunden dauern, während Anstrengungen, die nur 10–20 Minuten dauern, enger mit Maximalparametern wie der VO$_2$max korrelieren. Im Gegensatz dazu hängen Anstrengungen, die weniger als 1–2 Minuten dauern, weitgehend von der Maximalleistung und der Laktattoleranz ab und weniger von VO$_2$ und Laktatschwellen [24].

## 14.14 Risiko von Belastungstests bei Athleten

Gemäß den Guidelines for Exercise Testing and Prescription des American College of Sports Medicine (ACSM) [25] sollte anerkannt werden, dass

- klinische Belastungstests ein Teil der medizinischen Tätigkeit sind
- diese immer in Absprache mit einem Arzt durchgeführt werden sollten
- Maximale Belastungstests bei gesunden Personen mit einer angemessenen, aber einfachen Voruntersuchungen ein insgesamt sehr sicheres Verfahren sind.

In einer älteren Studie, in der die Ergebnisse von mehr als einer halben Million klinischer Belastungstests bei älteren Menschen erfasst wurden, die zur Beurteilung bekannter oder vermuteter Herz-Kreislauf- oder Lungenerkrankungen überwiesen wurden [26], lag die Rate unerwünschter Ereignisse (einschließlich Tod, Herzinfarkt und symptomatischer Hypotonie) bei nur 0,04 %, d. h. bei etwa einem Ereignis pro 2500 Tests. In einer Studie mit mehr als 5000 multimorbiden Patienten, die mittels CPET untersucht wurden, war die Rate der unerwünschten Ereignisse ebenfalls recht niedrig (0,16 %, d. h. 1 Ereignis bei 625 Tests). Daraus wurde gefolgert, dass die CPET ein allgemein sicheres Verfahren ist, selbst bei einer Hochrisikopopulation [27]. Bei jungen, gesunden, körperlich aktiven Personen oder Sportlern [28] wurden Belastungstests an 198 Standorten in 3 deutschsprachigen Ländern ausgewertet; bei 353.638 Tests wurden keine Todesfälle oder lebensbedrohlichen Komplikationen gemeldet.

Abgesehen von plötzlichen Herztodesfällen bei Athleten im Zusammenhang mit einer nicht diagnostizierten koronaren Herzkrankheit, Kanalopathie oder Kardiomyopathie ist das Risiko einer Belastungsuntersuchung also verschwindend gering. Außerdem wird zumindest bei Athleten die Belastung durch Labortests im Allgemeinen als viel geringer angesehen als die körperlichen Anforderungen im Alltag geschweige denn während des Wettkampfs. Dazu kommt die viel sicherere Umgebung, da im Untersuchungsraum eine Notfallausrüstung vorhanden und griffbereit sein muss, einschließlich eines externen Defibrillators, der in regelmäßigen Abständen auf seine Funktionsfähigkeit überprüft wird. Das Personal muss geschult sein, um im Notfall richtig reagieren zu können, und ein Arzt sollte innerhalb einer Minute vor Ort sein können [7].

## 14.15 Besondere Hinweise für die pädiatrische Belastungsuntersuchung

Die Indikationen für Belastungsuntersuchungen in der pädiatrischen Altersgruppe sind breit gefächert und haben die Evaluation der körperlichen Leistungsfähigkeit und ggf. leistungseinschränkender Faktoren als allgemeines Ziel [29]. Kontraindikationen sind dabei in dieser Population laut momentaner Empfehlung fast nie als absolut zu sehen sondern individuell abzuschätzen, die Belastungsuntersuchung sollte jedoch nur in einem stark kontrollierten Setting durchgeführt werden [29]. Wichtig ist auch, dass die Interpretation sowie das Design der Belastungsprotokolle bei Kindern und Jugendlichen angepasst werden sollte. Dafür gibt es zum Beispiel, für Kinder im Alter zwischen 4–14 Jahren, von Cumming et al. modifizierte Normwerte für das Bruce Protokoll [30]. Demgegenüber erweist sich das modifizierte Balke Protocol bei unsportlichen, adipösen, sehr jungen oder chronisch kranken Kindern als zuverlässiges Protokoll [31].

Um die Sicherheit der jungen Patienten gewährleisten zu können, sollten daher die Mitarbeiter entsprechend geschult und zudem die pädiatrischen Untersuchungslabore ausreichend besetzt werden.

## 14.16 Die Rolle von Belastungstests bei Athleten mit spezifischen kardiovaskulären Erkrankungen

Die folgenden Abschnitte geben einen kurzen Überblick über die Anwendbarkeit und den potenziellen Zusatznutzen von Belastungstests bei ausgewählten kardialen Erkrankungen.

- **Hypertrophe Kardiomyopathie (HCM)**
- CPET kann dabei helfen, ein Sportlerherz von einer HCM zu unterscheiden; bei Sportlern ist die VO$_2$max im Vergleich zu HCM-Patienten in der Regel >50 l/kg/min oder >120 % des vorhergesagten Wertes (kann jedoch in Grenzfällen irreführend sein) [32].
- Höhergradige Rhythmusstörungen, insbesondere nicht anhaltende ventrikuläre Tachykardien während der Belastung sind ein deutlicher Hinweis auf eine HCM vs. Sportlerherz.
- CPET kann in die ganzheitliche klinische Unterscheidung zwischen HCM und Sportlerherz integriert werden.

- **Arrythmogene Kardiomyopathie (AC)**
- Eine verminderte körperliche Belastbarkeit bei AC sagt die zukünftige Entwicklung einer symptomatischen Herzinsuffizienz voraus.
- Belastungstests decken bei asymptomatischen AC-Genträgern ein latentes elektrisches Korrelat auf, das auch bei AC-Patienten, mit ventrikulärer Arrhythmie in der Vorgeschichte, auftritt.
- Der Belastungstest kann bei asymptomatischen Trägern des AC-Gens bei Behandlungsentscheidungen, der Trainingsempfehlungen und der Festlegung von Prioritäten für die medizinische Überwachung hilfreich sein [33].
- Die Unterscheidung zum Sportlerherzen ist oft schwierig ohne invasive Maßnahmen [34]. Die Echokardiografie sowie das BNP können jedoch einen Hinweis darauf geben, ob ein Sportlerherz oder eine AC vorliegt [35].

- **Long-QT-Syndrom**
- Der Schwartz-Score umfasst Belastungstests zur Vorhersage der Wahrscheinlichkeit, an einem LQTS zu leiden (◘ Tab. 14.4) [36]. Risikoklassifizierung: niedrige Wahrscheinlichkeit ≤1, mittlere 1,5–3, hohe ≥3,5 (siehe auch ▶ Kap. 25).
- Belastungstests können daher in die klinische Beurteilung von Patienten mit Verdacht auf LQTS integriert werden.

- **Katecholaminerge polymorphe ventrikuläre Tachykardie (CPVT)**
- Die Belastungsuntersuchung ist das primäre Diagnoseinstrument bei CPVT; typische Befunde sind bidirektionale polymorphe ventrikuläre Arrhythmien, die in ihrer Häufigkeit und Komplexität unter Belastung zunehmen. Das Ruhe-EKG ist in der Regel normal (◘ Abb. 14.3 und ▶ Kap. 25).

- **Bradykardie**
- Bei Sportlern mit AV-Block (siehe ▶ Kap. 24) kann ein Belastungstest helfen, zwischen einem meist gutartigen suprahisären und einem meist pathologischen infrahisären Ursprung zu unterscheiden (◘ Tab. 14.5).

- **Post-Exercise Synkope**
- Bei der Belastungsuntersuchung wird die Diagnose offengelegt: Bei Beendigung der Belastung, direkt nach maximaler Anstrengung tritt ein abrupter und mas-

**Tab. 14.4** Der „Schwartz-Score" zur Berechnung der Wahrscheinlichkeit für ein Long-QT-Syndrom, fett gedruckt Befunde treten während Belastungstests auf (nach [36])

| Befunde | | | Punkte |
|---|---|---|---|
| EKG[a] | QTc[b] | ≥480 ms | 3 |
| | | =460–479 ms | 2 |
| | | =450–459 ms (bei Männern) | 1 |
| | | **≥480 ms während der vierten Minute der Erholung vom Belastungstest** | 1 |
| | Torsade de pointes[c] | | 2 |
| | T-Wellen-Alternans | | 1 |
| | Eingekerbte T-Welle in drei Ableitungen | | 1 |
| | Niedrige Herzfrequenz für das respektive Alter[d] | | 0,5 |
| Klinische Vorgeschichte | Synkope[c] | **Bei Belastung** | 2 |
| | | Ohne Belastung | 1 |
| Familiengeschichte | | Familienmitglied(er) mit eindeutigem LQTS[e] | 1 |
| | | Ungeklärter plötzlicher Herztod im Alter <30 Jahre in der unmittelbaren Familie[e] | 0,5 |
| **Gesamtpunktzahl** | | | X |

[a] In Abwesenheit von Medikamenten oder Erkrankungen, von denen bekannt ist, dass sie diese elektrokardiografischen Merkmale beeinflussen
[b] QTc (korrigierte QT) berechnet nach der Bazett-Formel, dabei QTc = QT/$\sqrt{RR}$
[c] einander bedingend
[d] Ruheherzfrequenz <2. %ile für das jeweilige Alter
[e] Das gleiche Familienmitglied kann nicht für beide Kriterien gezählt werden

siver Blutdruckabfall, begleitet von Symptomen auf.
- Gutartige Prognose, symptomatische Behandlung mit Flüssigkeitsmanagement und Kompressionskleidung.
- Zum Teil auch bedingt durch einen erhöhten Vagotonus bei jungen Sportlern, d. h. eine erhöhte parasympathische Aktivierung nach der Belastung.
- Periphere Vasodilatation nach der Anstrengung.
- Allerdings: differenzialdiagnostisch zu beachten ist das Brugada-Syndrom, da 10 % der plötzlichen Herztodesfälle nach einer Anstrengung auftreten.

■ **Brugada-Syndrom**
- ST-Segment Elevationen während der Erholungsphase von Belastungstests sagen kardiale Ereignisse voraus, wie eine Studie an 93 Brugada-Patienten (22 mit dokumentiertem Kammerflimmern

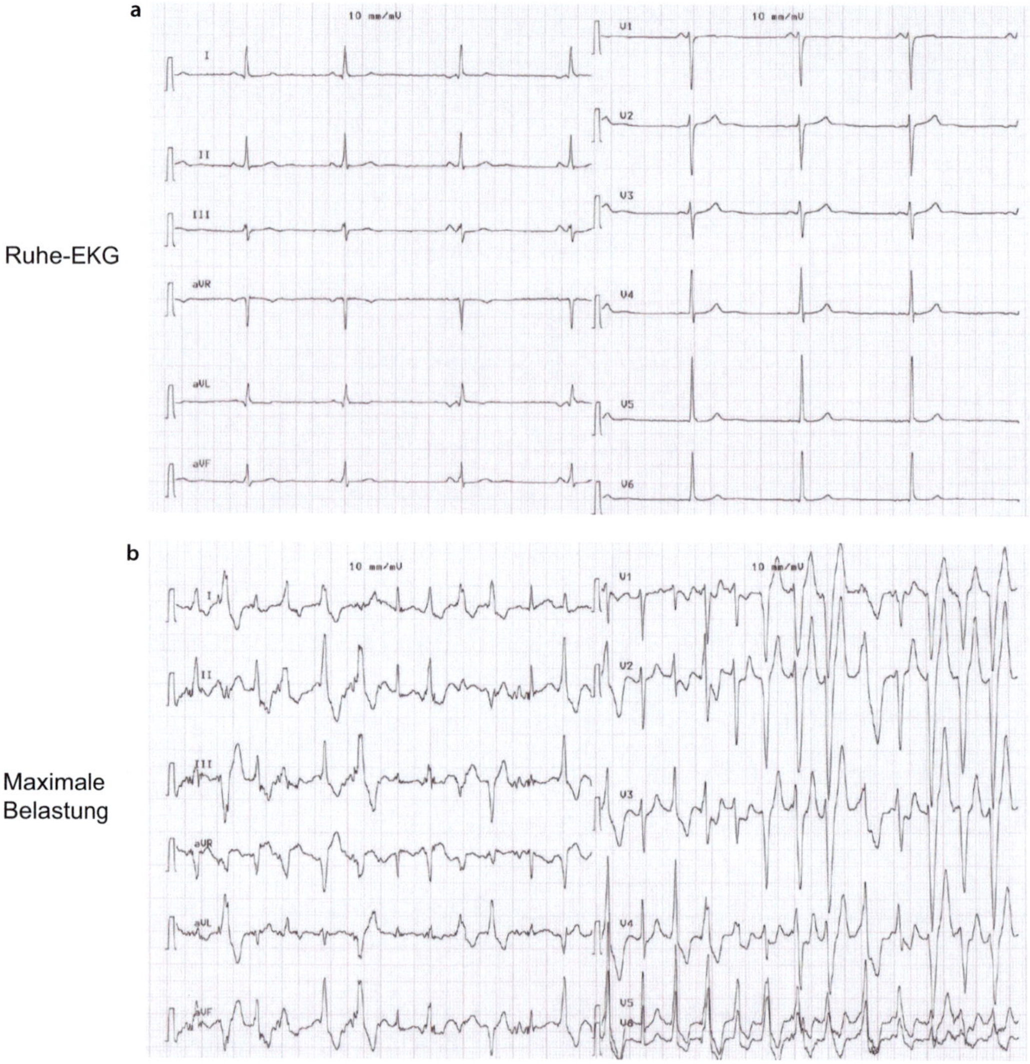

Ruhe-EKG

Maximale Belastung

**Abb. 14.3** Beispiel einer katecholaminergen polymorphen ventrikulären Tachykardie (CPVT), die typischerweise ein normales Ruheelektrokardiogramm (**a**) jedoch eine polymorphe ventrikuläre Tachykardie unter Belastung (**b**) zeigt

(VF), 35 mit Synkope; 36 asymptomatisch; 102 gesunde Kontrollpersonen) zeigte: 37 % der Brugada-Patienten, aber keine der Kontrollpersonen, wiesen 1–4 Minuten nach der Erholung eine ST-Hebung auf (≥0,05 mV in V1–V3). Im Verlauf von 76 ± 38 Monaten nach dem Auftreten der ST-Hebung trat zudem bei 44 % mit ST-Hebung gegenüber 17 % ohne ST-Hebung ein VF auf ($p = 0{,}004$) [37].

- **Ventrikuläre Ektopie**
- Extrapoliert aus Daten, die in allgemeinen und sportlichen Populationen gewonnen wurden: Erhöhte Häufigkeit und Komplexität der ventrikulären Ektopie bei Belastungstests deutet auf eine

**Tab. 14.5** Differenzialdiagnose des AV-Blocks in suprahisären (gutartigen) und infrahisären (pathologischen) Block

| Suprahisärer Block | Infrahisärer Block |
|---|---|
| Enger QRS-Komplex | Breiter QRS-Komplex |
| Normale QRS-Achse | Abnormale QRS-Achse |
| Bradykardie, AV-Block ersten Grades, Mobitz Typ 1 (Wenckebach) | Intrinsisch, kein extrinsischer Einfluss; AV-Block zweiten Grades, Mobitz Typ 2; AV-Block dritten Grades |
| Reizleitung ↑ bei Belastung | Reizleitung = oder ↑ bei Belastung |
| Physiologisch | Pathologisch |
| Benötigt normalerweise keine Behandlung | Benötigt meist eine Behandlung mit einem Herzschrittmacher |

höhere Wahrscheinlichkeit hin, eine kardiale Pathologie zu haben [38]. Besonders post-myokarditische Fibrosen sind hier häufig das Korrelat von polymorphen ventrikulären Extrasystolen während der Belastung.

- **Wolff-Parkinson-White-(WPW)-Syndrom**
- Die akzessorische Bahn kann während der Belastung Merkmale mit geringem oder hohem Risiko für die Erregungsleitung und folglich für potenziell gefährliche Arrythmien aufweisen. Wenn die Deltawelle nur intermittierend auftritt oder plötzlich und dauerhaft verschwindet, kann die akzessorische Bahn als risikoarm angesehen werden. Bei Sportlern wird jedoch bei den meisten Patienten mit WPW-Syndrom eine elektrophysiologische Untersuchung empfohlen, und bei einer anterograden Refraktärzeit der akzessorischen Bahn von >270 ms wird eine Ablation empfohlen.

- **Anomalien der Koronararterien**
- Die meisten Todesfälle treten hier bei körperlicher Anstrengung und bei Personen im Alter von <30 Jahren auf.
- Einige Betroffene zeigen bei Belastung Symptome (Angina pectoris, Synkope, Dyspnoe, Herzklopfen)
- Belastungstests sind ein integrativer Bestandteil der diagnostischen Abklärung bei Verdacht auf symptomatische Koronararterienanomalie (Provokation typischer Symptome, Ischämie (ST-Senkung) oder Blutdruckabfall bei progressiver Belastung) (siehe ▶ Abschn. 25.4)

- **Ischämische Herzkrankheit**
- Belastungstests sind nicht die diagnostische Methode der Wahl, um eine koronare Herzkrankheit auszuschließen bzw. zu diagnostizieren, da die Sensitivität und Spezifität zum Nachweis oder Ausschluss einer relevanten Stenose bei Probanden mit einer niedrigen Vortestwahrscheinlichkeit gering sind.
- Nach der Diamond-Forrester-Methode oder dem Duke Clinical Score [39, 40] sollten Belastungstests bei mittlerer, aber nicht bei niedriger und hoher Vortestwahrscheinlichkeit durchgeführt werden, um auf Ischämie zu testen.
- In einer Studie an 113 männlichen Probanden im Alter von über 60 Jahren (79 trainiert; 34 sesshaft) wurden 88 (62; 26) 4 Jahre lang klinisch nachbeobachtet. Bei einem Athleten wurde bei der ersten Untersuchung eine signifikante ST-Segment-Senkung bei Spitzenbelastung festgestellt; ein weiterer Fall wurde während der Nachuntersuchung bei einem zuvor „negativen" Athleten beobachtet. Beide waren asymptomatisch, und die Einzelphotonen-Emissions-Tomografie und/oder die Stressechokardiografie waren negativ für eine Myokardischämie. Die Athleten blieben während der gesamten Studiendauer symptomfrei. Ein Sportler verstarb während der Nachbeobachtung aufgrund einer koronaren Herzkrank-

heit: Er zeigte sowohl beim Belastungstest als auch beim Holter-Monitoring polymorphe ventrikuläre Tachykardien, aber keine signifikante ST-Senkung. Die Autoren kamen zu dem Schluss, dass der Befund einer falsch-positiven ST-Senkung bei älteren Sportlern, auch wenn er noch nicht vollständig geklärt ist, möglicherweise mit dem durch regelmäßiges intensives Training induzierten kardialen Remodeling zusammenhängt. Daher sollten Athleten mit belastungsinduzierten ST-Senkungen ohne begleitende Symptome und/oder komplexe ventrikuläre Arrhythmien und ohne wegweisende Befunde bei nicht-invasiven Ischämietests für die Fortsetzung des sportlichen Trainings freigegeben werden [41].

- **Anmerkungen**

Einige Abschnitte des vorliegenden Kapitels sind eine angepasste, überarbeitete und aktualisierte Übersetzung von Niederseer, David; Löllgen, Herbert (2020). *Medical evaluation of athletes: Exercise testing.* In: Pressler, Axel; Niebauer, Josef. Textbook of Sports and Exercise Cardiology. Springer, 181–201.

**Fazit**
- Belastungstests bei Sportlern werden eingesetzt, um
    a. die Ausgangsfitness zu beurteilen und ein Trainingsprogramm oder Trainingsbereiche vorzuschreiben,
    b. den kontinuierlichen Fortschritt nach einem Training über einen bestimmten Zeitraum zu beurteilen,
    c. kardiopulmonale Erkrankungen zu diagnostizieren, die sich auf die körperliche Leistungsfähigkeit auswirken, und
    d. Arrhythmien zu provozieren oder die hämodynamische Reaktion auf eine Belastung bei einem Sportler mit einer bekannten kardio-vaskulären Erkrankung zu beurteilen, um festzustellen, ob eine Teilnahme am (Leistungs-) Sport sicher ist.

## Literatur

1. Laukkanen JA, Makikallio TH, Rauramaa R, Kiviniemi V, Ronkainen K, Kurl S (2010) Cardiorespiratory fitness is related to the risk of sudden cardiac death: a population-based follow-up study. J Am Coll Cardiol 56(18):1476–1483
2. Mora S, Redberg RF, Cui Y, Whiteman MK, Flaws JA, Sharrett AR et al (2003) Ability of exercise testing to predict cardiovascular and all-cause death in asymptomatic women: a 20-year follow-up of the lipid research clinics prevalence study. JAMA 290(12):1600–1607
3. Myers J, Prakash M, Froelicher V, Do D, Partington S, Atwood JE (2002) Exercise capacity and mortality among men referred for exercise testing. N Engl J Med 346(11):793–801
4. Sofi F, Capalbo A, Pucci N, Giuliattini J, Condino F, Alessandri F et al (2008) Cardiovascular evaluation, including resting and exercise electrocardiography, before participation in competitive sports: cross sectional study. BMJ 337:a346
5. Sarma S, Levine BD (2016) Beyond the Bruce protocol: advanced exercise testing for the sports cardiologist. Cardiol Clin 34(4):603–608
6. La Gerche A, Baggish AL, Knuuti J, Prior DL, Sharma S, Heidbuchel H et al (2013) Cardiac imaging and stress testing asymptomatic athletes to identify those at risk of sudden cardiac death. JACC Cardiovasc Imaging 6(9):993–1007
7. Lollgen H, Leyk D (2018) Exercise testing in sports medicine. Dtsch Arztebl Int 115(24):409–416
8. Lollgen H, Borjesson M, Cummiskey J, Bachl N, Debruyne A (2015) The pre-participation examination in sports: EFSMA statement on ECG for pre-participation examination. Dtsch Z Sportmed 66(6):151–155
9. Pelliccia A, Sharma S, Gati S, Bäck M, Börjesson M, Caselli S et al (2021) 2020 ESC Guidelines on sports cardiology and exercise in patients with cardiovascular disease: The Task Force on sports cardiology and exercise in patients with cardiovascular disease of the European Society of Cardiology (ESC). Eur Heart J 42:17–96
10. Fletcher GF, Ades PA, Kligfield P, Arena R, Balady GJ, Bittner VA et al (2013) Exercise standards for testing and training: a scientific statement from the American Heart Association. Circulation 128(8):873–934
11. Guazzi M, Arena R, Halle M, Piepoli MF, Myers J, Lavie CJ (2016) 2016 focused update: clinical recommendations for cardiopulmonary exercise testing data assessment in specific patient populations. Circulation 133(24):e694–e711
12. Meyer FJ, Borst MM, Buschmann HC, Claussen M, Dumitrescu D, Ewert R et al (2018) Exercise

testing in respiratory medicine—DGP recommendations. Pneumologie 72(10):687–731
13. Niebauer J (2019) Call for truly maximal ergometries during clinical routine. Eur J Prev Cardiol 26(7):728–730
14. Sirico F, Fernando F, Di Paolo F, Adami PE, Signorello MG, Sannino G et al (2019) Exercise stress test in apparently healthy individuals—where to place the finish line? The Ferrari corporate wellness programme experience. Eur J Prev Cardiol 26(7):731–738
15. Buchfuhrer MJ, Hansen JE, Robinson TE, Sue DY, Wasserman K, Whipp BJ (1983) Optimizing the exercise protocol for cardiopulmonary assessment. J Appl Physiol 55:1558–1564
16. Myers J, Bellin D (2000) Ramp exercise protocols for clinical and cardiopulmonary exercise testing. Sports Med 30(1):23–29
17. Myers J, Buchanan N, Walsh D, Kraemer M, McAuley P, Hamilton-Wessler M et al (1991) Comparison of the ramp versus standard exercise protocols. J Am Coll Cardiol 17(6):1334–1342
18. Bruce RA, Kusumi F, Hosmer D (1973) Maximal oxygen intake and nomographic assessment of functional aerobic impairment in cardiovascular disease. Am Heart J 85(4):546–562
19. Balke B, Ware RW (1959) An experimental study of physical fitness of air force personnel. U S Armed Forces Med J 10(6):675–688
20. Vandewalle H, Peres G, Monod H (1987) Standard anaerobic exercise tests. Sports Med 4(4):268–289
21. Lockwood PA, Yoder JE, Deuster PA (1997) Comparison and cross-validation of cycle ergometry estimates of VO2max. Med Sci Sports Exerc 29(11):1513–1520
22. Forman DE, Myers J, Lavie CJ, Guazzi M, Celli B, Arena R (2010) Cardiopulmonary exercise testing: relevant but underused. Postgrad Med 122(6):68–86
23. Coyle EF, Coggan AR, Hopper MK (1985) Walters TJ (1988) Determinants of endurance in well-trained cyclists. J Appl Physiol 64(6):2622–2630
24. Levine BD (2008) VO2max: what do we know, and what do we still need to know? J Physiol 586(1):25–34
25. American College of Sports Medicine (2000) ACSM guidelines for exercise testing and prescription. Lippincott Williams & Wilkins, Philadelphia
26. Stuart RJ Jr, Ellestad MH (1980) National survey of exercise stress testing facilities. Chest 77(1):94–97
27. Skalski J, Allison TG, Miller TD (2012) The safety of cardiopulmonary exercise testing in a population with high-risk cardiovascular diseases. Circulation 126(21):2465–2472
28. Kaltenbach M, Scherer D, Dowinsky S (1982) Complications of exercise testing. A survey in three German-speaking countries. Eur Heart J 3(3):199–202
29. Paridon SM, Alpert BS, Boas SR et al (2006) Clinical stress testing in the pediatric age group: a statement from the American Heart Association Council on Cardiovascular Disease in the Young, Committee on Atherosclerosis, Hypertension, and Obesity in Youth. Circulation 113:1905–1920
30. Washington RL, Bricker JT, Alpert BS, Daniels SR, Deckelbaum RJ, Fisher EA, Gidding SS, Isabel-Jones J, Kavey RW, Marx GR (1994) Guidelines for exercise testing in the pediatric age group: from the Committee on Atherosclerosis and Hypertension in Children, Council on Cardiovascular Disease in the Young, the American Heart Association. Circulation 90:2166–2178
31. Rowland TW, Varzeas MR, Walsh CA (1991) Aerobic responses to walking training in sedentary adolescents. J Adolesc Health 12:30–34
32. Sharma S, Elliott P, Whyte G, Jones S, Mahon N, Whipp B et al (2000) Utility of cardiopulmonary exercise in the assessment of clinical determinants of functional capacity in hypertrophic cardiomyopathy. Am J Cardiol 86(2):162–168
33. Perrin MJ, Angaran P, Laksman Z, Zhang H, Porepa LF, Rutberg J et al (2013) Exercise testing in asymptomatic gene carriers exposes a latent electrical substrate of arrhythmogenic right ventricular cardiomyopathy. J Am Coll Cardiol 62(19):1772–1779
34. Gasperetti A, James CA, Cerrone M et al (2021) Arrhythmogenic right ventricular cardiomyopathy and sports activity: from molecular pathways in diseased hearts to new insights into the athletic heart mimicry. Eur Heart J 42:1231–1243
35. Rossi VA, Niederseer D, Sokolska JM et al (2021) A novel diagnostic score integrating atrial dimensions to differentiate between the athlete's heart and arrhythmogenic right ventricular cardiomyopathy. J Clin Med 10:4094
36. Schwartz PJ, Crotti L (2011) QTc behavior during exercise and genetic testing for the long-QT syndrome. Circulation 124(20):2181–2184
37. Makimoto H, Nakagawa E, Takaki H, Yamada Y, Okamura H, Noda T et al (2010) Augmented ST-segment elevation during recovery from exercise predicts cardiac events in patients with Brugada syndrome. J Am Coll Cardiol 56(19):1576–1584
38. Jouven X, Zureik M, Desnos M, Courbon D, Ducimetiere P (2000) Long-term outcome in asymptomatic men with exercise-induced premature ventricular depolarizations. N Engl J Med 343(12):826–833

39. Diamond GA, Forrester JS (1979) Analysis of probability as an aid in the clinical diagnosis of coronary-artery disease. N Engl J Med 300(24):1350–1358
40. Pryor DB, Harrell FE Jr, Lee KL, Califf RM, Rosati RA (1983) Estimating the likelihood of significant coronary artery disease. Am J Med 75(5):771–780
41. Pigozzi F, Spataro A, Alabiso A, Parisi A, Rizzo M, Fagnani F et al (2005) Role of exercise stress test in master athletes. Br J Sports Med 39(8):527–531

# Spirometrie

*Victor Schweiger, Manfred Wonisch und David Niederseer*

**Inhaltsverzeichnis**

15.1 Einführung – 232

15.2 Spirometrische Messgrößen – 232

15.3 Beurteilung – 232

15.4 Verdacht auf obstruktive bzw. restriktive Lungenerkrankung – 233

15.5 Lungenfunktion, Training und körperliche Leistungsfähigkeit – 233

Literatur – 234

© Springer-Verlag GmbH Deutschland, ein Teil von Springer Nature 2023
J. Niebauer (Hrsg.), *Sportkardiologie*, https://doi.org/10.1007/978-3-662-65165-0_15

Die Spirometrie ist ein einfach und rasch verfügbares Verfahren zur Beurteilung der Lunge. Durch die Erhebung einfacher Messgrößen ist eine Unterscheidung zwischen normaler Lungenfunktion und obstruktiver oder restriktiver Störungen der Lungenmechanik möglich.

## 15.1 Einführung

Die Spirometrie ist ein Verfahren zur Beurteilung der Lungenfunktion in Ruhe. Durch Aufzeichnung der mobilisierbaren Lungenvolumina und der Durchflussgeschwindigkeit können Informationen über die Lungenmechanik gewonnen werden.

Folgende Fragestellungen sollten im Rahmen einer sportmedizinischen Untersuchung durch eine Spirometrie abgeklärt werden [1]:
- Unklarer Husten über 2–3 Monate bzw. Dyspnoe oder thorakale Schmerzen
- Verdacht auf Asthma brochiale bzw. belastungsinduziertes Asthma
- Verdacht auf obstruktive bzw. restriktive Lungenerkrankung
- Verdacht auf Stenose der oberen Atemwege (z. B. Trachealstenose, vocal cord dysfunction)
- Verdacht auf Diffusionsstörung mit Sättigungsabfall unter Belastung
- Spirometrie mit Bronchospasmolyse bzw. Provokation zur Beantragung der medizinischen Ausnahmegenehmigung (TUE, „Therapeutic Use Exemption") entsprechend den Anti-Doping-Bestimmungen bei Athleten

## 15.2 Spirometrische Messgrößen

Als Vitalkapazität (VC) bezeichnet man das maximal mobilisierbare Lungenvolumen, gemessen bei langsamer Exspiration nach vorausgegangener maximaler langsamer Einatmung.

Als Einsekundenkapazität (forced expiratory volume, FEV1) wird diejenige Luftmenge bezeichnet, die nach langsamer tiefst möglicher Einatmung in der ersten Sekunde mit maximaler Anstrengung so schnell wie möglich ausgeatmet werden kann. Beurteilt wird der gemessene Volumenabsolutwert sowie der auf die IST-VC bezogene Relativwert (FEV1 %VC).

Der „peak exspiratory flow" (PEF) entspricht dabei dem exspiratorischen Spitzenfluss in l/s. Die Messung der maximalen Flussgeschwindigkeit kann auch eigenständig mittels Peak-flow-Meter erfolgen. Diese Methode kann auch für die Patientenselbstmessung zur Beurteilung zirkadianer Rhythmen und zur Verlaufskontrolle bei Asthma bronchiale durchgeführt werden.

## 15.3 Beurteilung

Grundsätzlich können drei Atemmuster unterschieden werden [2]:
- Normal ( Abb. 15.1)
  - VC ≥80 % der Norm
  - FEV1 %VC ≥80 %

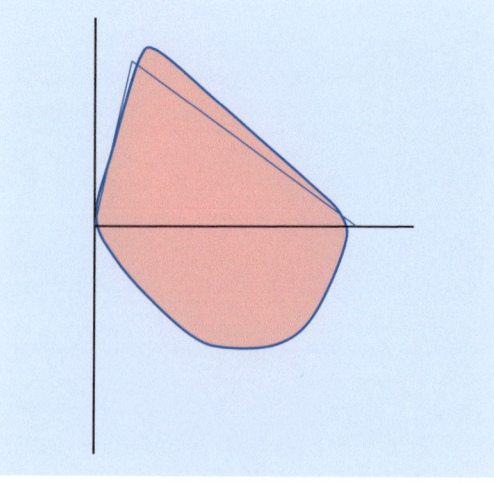

 Abb. 15.1 Normales Muster

– Restriktives Muster (z. B. Lungenfibrose, Zwerchfellhochstand) (◘ Abb. 15.2)
  – VC <80 % der Norm
  – FEV1 %VC normal
– Obstruktives Muster (z. B. chronisch obstruktive Lungenerkrankung [COPD], Asthma bronchiale) (◘ Abb. 15.3)
  – VC normal oder reduziert
  – FEV1 %VC <70 %

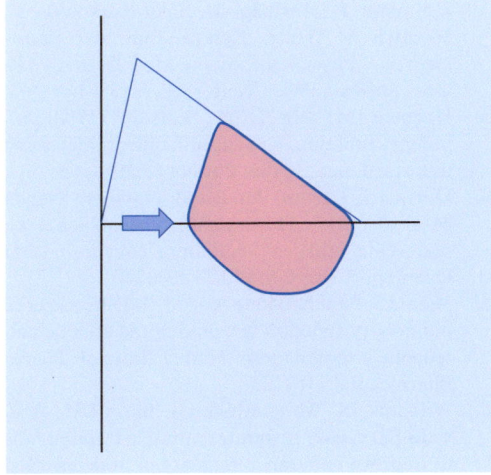

◘ Abb. 15.2 Restriktives Muster

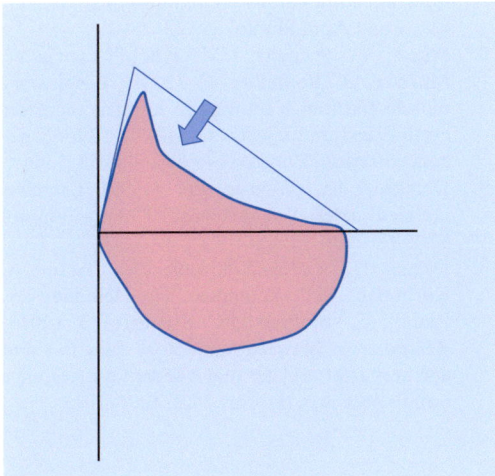

◘ Abb. 15.3 Obstruktives Muster

## 15.4 Verdacht auf obstruktive bzw. restriktive Lungenerkrankung

Für die weiterführende Diagnose der restriktiven Lungenerkrankung ist die Durchführung einer Bodyplethysmographie erforderlich [1], wobei neben der gegenüber dem Sollwert eingeschränkten Totalkapazität eine in Relation zur forcierten Vitalkapazität normale FEV1 erkennbar ist. Weiterführende Abklärungen bei restriktiven Lungenveränderungen stellen die High Resolution-Computertomografie (HRCT) der Lunge bzw. die Messung der Diffusionskapazität mit Beurteilung des pulmonalen Gasaustausches in Ruhe und unter Belastung zur Erfassung des Vorliegens einer Diffusionsstörung dar.

Für den Nachweis einer obstruktiven Atemwegserkrankung zeigt sich eine erniedrigte Einsekundenkapazität von unter 70 % FEV1 %VC, bzw. eine Erhöhung des Atemwegswiderstandes. Bei Vorliegen einer Obstruktion sollte eine Abklärung der bronchialen Reversibilität durch Durchführung einer Bronchospasmolyse erfolgen.

## 15.5 Lungenfunktion, Training und körperliche Leistungsfähigkeit

Lange wurde davon ausgegangen, dass bei den statischen als auch dynamischen Lungengrößen zwischen ausdauertrainierten und untrainierten gesunden Personen kein Unterschied besteht [3] und daher eine normale Vitalkapazität keine leistungslimitierende Größe darstellt. Mehrere Studien haben jedoch gezeigt, dass es auch Unterschiede in den „statischen" Lungengrößen zwischen Athleten verschiedener Sportarten geben kann, wobei die Ursachen hierfür noch nicht vollständig geklärt sind [4, 5].

Obwohl Ausdauertraining beim Erwachsenen kaum Auswirkungen auf maximale Lungenfunktionsgrößen besitzt, konnten Verbesserungen von submaximalen Ventilationsparametern durch Ausdauertraining gefunden werden. Es existieren auch Berichte über Anpassungen der inspiratorischen Muskulatur mit Steigerung der ventilatorischen Ausdauer durch gezieltes Atemtraining. Daraus resultiert eine geringere Ermüdung der Atemmuskulatur bei längerer submaximaler Belastung [6]. Darüber hinaus konnte durch ein gezieltes Atemtraining in einigen Studien eine Steigerung der submaximalen körperlichen Ausdauerleistungsfähigkeit (Belastungszeit an submaximaler Belastung), nicht jedoch der maximalen Leistungsfähigkeit ($VO_{2max}$) erreicht werden [7, 8]. Insgesamt scheint eine Erschöpfung der Atemmuskulatur durch Ausdauerbelastung auch bei Gesunden von größerer Bedeutung als bisher angenommen zu sein.

Unter Maximalbelastung kann es zu einem Abfall des arteriellen $O_2$-Gehaltes kommen, dieser Abfall ist bei hochausdauertrainierten Sportlern ausgeprägter als bei Untrainierten [9]. Daher kann unter Umständen auch die maximale $O_2$-Diffusionskapazität der Lunge einen wichtigen leistungslimitierenden Faktor darstellen. Diese lässt sich zwar durch Training steigern, sie nimmt jedoch im Laufe des Lebens kontinuierlich ab [10].

> **Fazit**
> Durch die Spirometrie lässt sich einfach und rasch verfügbar eine Abschätzung der Lungenfunktion durchführen. Bei Hinweis auf das Vorliegen einer restriktiven oder obstruktiven Lungenerkrankung sind weiterführende pneumologische Untersuchungen notwendig.

## Literatur

1. Pokan R, Gabriel H, Hörtnagl H, Podolsky A, Vonbank K, Wonisch M (2009) für die AG Kardiologische Prävention und Sekundärprävention der ÖKG und die AG für theoretische und klinische Leistungsmedizin der Universiätslehrer Österreichs. J Kardiologie-Aust J Cardiol 16(11-12):404–411
2. Wonisch, Pokan, Hofmann (2004) Funktionsdiagnostik akuter und chronischer Anpassung der Atmungsorgane. In: Pokan R, Förster H, Hofmann P, Hörtnagl H, Ledl-Kurkowski E, Wonisch M (Hrsg) Kompendium der Sportmedizin – Physiologie, Innere Medizin und Pädiatrie. Springer, Wien/New York, S 133–144
3. Hagberg JM, Yerg JE 2nd, Seals DR (1988) Pulmonary function in young and older athletes and untrained men. J Appl Physiol 65:101–105
4. Durmic T, Lazovic Popovic B, Zlatkovic Svenda M et al (2017) The training type influence on male elite athletes' ventilatory function. BMJ Open Sport Exerc Med 3(1):e000240
5. Vedala S, Paul N, Mane AB (2013) Differences in pulmonary function test among the athletic and sedentary population. Natl J Physiol Pharm Pharmacol 2:118–123
6. Williams JS, Wongsathikun J, Boon SM, Acevedo EO (2002) Inspiratory muscle training fails to improve endurance capacity in athletes. Med Sci Sports Exerc 34:1194–1198
7. Markov G, Spengler CM, Knöpfli-Lenzin C, Stuessi C, Boutellier U (2001) Respiratory muscle training increases cycling endurance without affecting cardiovascular response to exercise. Eur J Appl Physiol 85:233–239
8. Stuessi C, Spengler CM, Knöpfli-Lenzin C, Markov G, Boutellier U (2001) Respiratory muscle endurance training in humans increases cycling endurance without affecting blood gas concentration. Eur J Appl Physiol 84:582–586
9. Dempsey JA, Wagner PD (1999) Exercise-induced arterial hypoxemia. J Appl Physiol 87:1997–2006
10. Degens H, Maden-Wilkinson TM, Ireland A, Korhonen MT, Suominen H, Heinonen A, Radak Z, McPhee JS, Rittweger J (2013) Relationship between ventilatory function and age in master athletes and a sedentary reference population. Age (Dordr) 35(3):1007–1015

# Spiroergometrie

*Victor Schweiger, Manfred Wonisch und David Niederseer*

**Inhaltsverzeichnis**

16.1 Einleitung – 237

16.2 Grundlagen der Terminologie – 237
16.2.1 Maximale Sauerstoffaufnahme ($VO_{2max}$) – 237
16.2.2 Atemminutenvolumen (Ventilation $V_E$) – 239
16.2.3 Kohlendioxidabgabe ($VCO_2$) – 239
16.2.4 Respiratorischer Quotient (RQ) – 240
16.2.5 Atemreserve („breathing reserve" – BR) – 240
16.2.6 Atemäquivalente für Sauerstoff ($V_E/VO_2$) und Kohlendioxid ($V_E/VCO_2$) – 240
16.2.7 Ventilatorische Schwelle (VT) – 241
16.2.8 Respiratory compensation point (RCP) – 242
16.2.9 Sauerstoffpuls ($VO_2/HR$) – 243
16.2.10 Herzfrequenzreserve (HRR) – 243
16.2.11 Druck-Frequenz-Produkt (DFP) – 243

16.3 Allgemeine Anwendungen – 244
16.3.1 Evaluierung der körperlichen Leistungsfähigkeit (Gesunde, Patienten, Athleten) – 244
16.3.2 Differenzierung von Dyspnoe – 245

16.4 Spezifische medizinische Indikationen – 246
16.4.1 Koronare Herzkrankheit – 246
16.4.2 Chronische Herzinsuffizienz – 247
16.4.3 Herztransplantation – 249
16.4.4 Pulmonale Pathologien – 250

© Springer-Verlag GmbH Deutschland, ein Teil von Springer Nature 2023
J. Niebauer (Hrsg.), *Sportkardiologie*, https://doi.org/10.1007/978-3-662-65165-0_16

16.5 Rehabilitation – 251

16.6 Belastungsprotokoll und Normwerte – 251

Literatur – 252

Bei der Spiroergometrie handelt es sich um ein diagnostisches Verfahren, mit dem qualitativ und quantitativ die Reaktion und das Zusammenspiel von Herz-Kreislauf, Atmung und Stoffwechsel im Rahmen eines Belastungstests analysiert werden.

## 16.1 Einleitung

Die Spiroergometrie ist die umfassendste Untersuchung zur Evaluation der globalen kardiopulmonalen Leistungsfähigkeit. Bei Sportlern erlaubt sie eine sehr akkurate Evaluation der kardiorespiratorischen Fitness und Leistung. Die Belastungsuntersuchung mittels Spiroergometrie ist in der Sport- und Rehabilitionsmedizin sowie auch in der Kardiologie und Pneumologie daher weit verbreitet und wird auch zur Evaluierung von Patienten mit kardiovaskulären und pulmonalen Erkrankungen verwendet.

Bei der Spiroergometrie handelt es sich um ein diagnostisches Verfahren, mit dem qualitativ und quantitativ die Reaktionen und das Zusammenspiel von Herz, Kreislauf, Atmung und Stoffwechsel während einer kontinuierlich ansteigenden Belastung analysiert werden [1–3]. Über eine Atemmaske werden drei Messsignale aufgezeichnet [4]:
- die Sauerstofffraktion der ein- bzw. ausgeatmeten Luft
- die Kohlendioxidfraktion der ein- bzw. ausgeatmeten Luft und
- Volumen der ausgeatmeten Luft

Gemeinsam mit der gemessenen Herzfrequenz und weiteren Parametern, die in der Standard-Ergometrie (▶ Kap. 14) erhoben werden, können aus diesen Variablen weitere aussagekräftige Parameter berechnet werden.

Die direkte Messung der Atemgase während ansteigender Belastung erlaubt genaueste Aussagen über die funktionelle Kapazität, die Graduierung des Schweregrades einer funktionellen Beeinträchtigung, den objektiv messbaren Erfolg von therapeutischen Interventionen auf die körperliche Leistungsfähigkeit, die objektive Überwachung der Progression einer Erkrankung, die die Leistungsfähigkeit beeinflusst, und ist hilfreich in der Differenzierung von kardialer vs. pulmonaler Limitierung der körperlichen Leistungsfähigkeit [1, 5, 6]. Bei Sportlern kann mittels Spiroergometrie die Leistung sehr zuverlässig erfasst werden. So können beispielsweise durch die Ermittlung von submaximalen Parametern wichtige Informationen für den Trainingsaufbau generiert werden oder eine eventuelle Pathologie erkannt werden. Es ist jedoch zu beachten, dass die Ergebnisse der Spiroergometrie mit Vorsicht zu interpretieren sind, da normative Werte für Sportler noch nicht erfasst wurden und daher ein hohes Mass an Wissen über die Sportphysiologie sowie Reaktionen der jeweiligen Organsysteme auf verschiedene Sportarten erforderlich ist, um die Ergebnisse richtig interpretieren zu können.

## 16.2 Grundlagen der Terminologie

### 16.2.1 Maximale Sauerstoffaufnahme ($VO_{2max}$)

Die körperliche Leistungsfähigkeit wird üblicherweise unter stufenweise ansteigender Belastung im Rahmen einer Ergometrie am Fahrrad oder Laufband bestimmt (◘ Abb. 16.1). Die Standardmessgröße der aeroben Leistungsfähigkeit ist die höchstmögliche Sauerstoffaufnahme während der Maximalbelastung ($VO_{2max}$) [7]. Die $VO_2$ wird in l/min angegeben. Zur besseren inter-individuellen Vergleichbarkeit erfolgt eine Normierung auf das Körpergewicht (ml/min/kg). Zudem macht es Sinn bei interdisziplinären Vergleichen der $VO_{2max}$, die fettfreie Körpermasse als

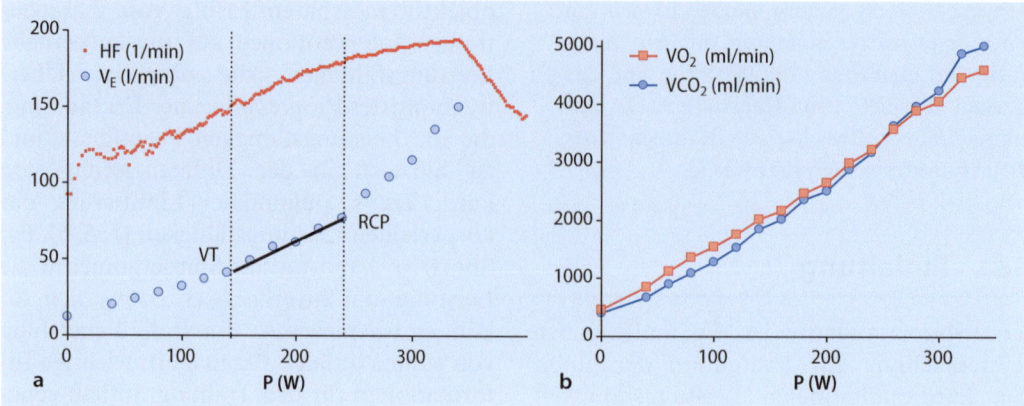

**Abb. 16.1** (a) Verlauf von Herzfrequenz (*HF*), Ventilation (*VE*), (b) Sauerstoffaufnahme (VO$_2$) und Kohlendioxidabgabe (VCO$_2$) während einer Spiroergometrie. (*VT* „ventilatory threshold", *RCP* „respiratory compensation point"). (Adaptiert nach [4])

Vergleichswert heranzuziehen, da das sportartspezifische ideale Körpergewicht zwischen unterschiedlichen Sportarten stark variieren kann. Vor allem im amerikanischen Schrifttum wird die maximale aerobe Leistungsfähigkeit in Form von metabolischen Einheiten (MET) angegeben, 1 MET entspricht dem Energieumsatz in Ruhe mit einer Sauerstoffaufnahme von durchschnittlich 3,5 ml/min/kg [5].

Die maximale Sauerstoffaufnahme ist ein objektives Maß der körperlichen Leistungsfähigkeit; sie definiert das obere Limit des kardiopulmonalen Systems. Obwohl Formeln zur Berechnung der VO$_{2max}$ aus der fahrradergometrischen Leistung in Watt oder der Belastungsdauer in Minuten am Laufband existieren, sind die berechneten Werte auf Grund mannigfaltiger Einflussfaktoren starken Streuungen unterworfen [5, 7–10]. Aus diesem Grund sind nur gemessene Werte zuverlässig und reproduzierbar, sodass eine direkte Messung der Sauerstoffaufnahme einer indirekten Berechnung vorzuziehen ist [11].

Die ursprüngliche Definition der VO$_{2max}$ beinhaltet ein sog. „leveling-off" in der VO$_2$-Leistungsbeziehung [12], d. h. man findet trotz Steigerung der Belastung keinen weiteren Anstieg der VO$_2$. Die Originalbeschreibung verwendete eine Laufbandbelastung mit diskontinuierlicher Belastungssteigerung. Da die Belastungsphasen durch Pausen unterschiedlicher Länge (Minuten bis Tage) unterbrochen werden konnten, wurde Kritik an diesem Konzept des „leveling-off" laut. Auch konnte durch Verwendung kontinuierlicher Belastungsmethoden in Form von Rampenverfahren und neuerer Technologien („breath-by-breath"-Analysen) in vielen Untersuchungen kein „leveling-off" gefunden werden [13–15]. Deshalb wird im klinischen Alltag die VO$_{2max}$ oft der sog. VO$_{2\,peak}$ gleichgesetzt. Dies ist diejenige Sauerstoffaufnahme, die bei Abbruch der Belastung messbar ist [2].

Der Normalwert der VO$_{2max}$ ist geschlechtsabhängig und nimmt mit zunehmendem Alter ab [2, 16]. Es treten zudem große Unterschiede zwischen den VO$_{2max}$ Werten einzelner Personen auf. Studien konnten zeigen, dass vor allem genetische Faktoren für diese Unterschiede ursächlich sind; Die Baseline VO$_{2max}$ ist zu 44 - 72 % genetisch bedingt [17]. Durch körperliche Betätigung kann die VO$_2$max um 10–25 % erhöht werden [18, 19], der Endwert ist jedoch wiederum zu 50 % durch genetische Faktoren determiniert [19–21].

Athleten haben höhere VO$_{2max}$ Werte verglichen mit der Normalpopulation. Diese liegen meist bei über 120 % der vorausgesagten $VO_{2max}$ gesunder untrainierter Personen, können allerdings auch Werte von bis zu 200 % annehmen [22]. Dies ist unbedingt zu berücksichtigen, da diese bei Athleten höheren $VO_{2max}$ Werte latente Krankheiten und potenzielle physiologische Einschränkungen maskieren können.

Der Vorteil einer gemessenen $VO_{2max}$ gegenüber einer erreichten Maximalleistung oder gemessenen Testdauer ist, dass die $VO_{2max}$ weniger von der Art der Belastungssteigerung und des Belastungsprotokolls abhängt, vorausgesetzt, dass der Belastungstest innerhalb von 8–12 (maximal 15–17 min) abgeschlossen werden kann [23, 24]. Durch die Einhaltung dieser Untersuchungsdauer wird die Präzision und Reproduzierbarkeit der Leistungsbeurteilung verbessert [25]. Allerdings muss beachtet werden, dass am Laufband erhobene Werte um ca. 10–15 % höher liegen als am Fahrradergometer ermittelte [26, 27].

$$M\ddot{a}nner: VO_{2max}\,(ml/min)$$
$$= -1395 - 23{,}06 \cdot A + 23{,}15 \cdot L + 9{,}51 \cdot KG$$

$$Frauen: VO_{2max}\,(ml/min)$$
$$= 58 - 17{,}04 \cdot A + 9{,}97 \cdot L + 10{,}2 \cdot KG$$

$KG$: *Körpergewicht in kg*; $A$: *Alter in Jahren*; $L$: *Länge in cm*

## 16.2.2 Atemminutenvolumen (Ventilation $V_E$)

Das Atemminutenvolumen oder die Ventilation ($V_E$) ist das Volumen an Luft, das in die bzw. aus der Lunge geatmet wird und wird in l/min angegeben. Es wird aus dem Produkt der Atemfrequenz (AF) und dem Atemzugvolumen (= Tidalvolumen $V_T$) berechnet. Da die maximal mögliche respiratorische Sauerstoffdifferenz bei gesunden Individuen einigermaßen ident ist, ergibt sich, dass die $V_E$ eine wichtige Größe für die Sauerstoffaufnahme unter Belastung

ist. Bei gesunden Probanden erfolgt eine Steigerung der Ventilation auf niedrigen Belastungsstufen vorrangig über eine Erhöhung des Tidalvolumens, bei höheren Belastungen bis zum Maximum wird eine zusätzliche Ventilationssteigerung durch einen Anstieg der Atemfrequenz gewährleistet [28]. Körperlich leistungsfähige Personen mit hoher maximaler $V_E$ müssen jedoch zusätzlich ein hohes maximales Herzminutenvolumen aufweisen, damit die Lunge auch ausreichend perfundiert werden kann. Bei diesen Patienten steigt die Ventilation im Vergleich zur Perfusion auf unverhältnismäßig hohe Werte an. Bei obstruktiven oder restriktiven pulmonalen Erkrankungen sowie bei bestehender Herzinsuffizienz kann u. U. ein krankheitstypisch abweichendes Atemmuster auftreten [18, 28, 29].

Die $VO_2$ kann grob aus dem Produkt $V_E$ mal der Differenz aus inspiratorischer und exspiratorischer Sauerstoffkonzentration ($FIO_2 - FEO_2$) berechnet werden:

$$VO_2 = VE \cdot (FIO_2 - FEO_2)$$

## 16.2.3 Kohlendioxidabgabe ($VCO_2$)

Dabei handelt es sich um die Menge $CO_2$, die pro Zeiteinheit abgeatmet wird. Kohlendioxid wird während körperlicher Belastung aus zwei Quellen produziert. Zum einen entsteht $CO_2$ metabolisch über den oxidativen Metabolismus: ca. 75 % des aufgenommenen Sauerstoffs werden zu $CO_2$ abgebaut und durch das venöse System über das rechte Herz in die Lunge transportiert und als $VCO_2$ exhaliert. Zum anderen besteht eine nichtmetabolische Bildung die aus der Pufferung von Laktat bei höheren Belastungsintensitäten resultiert. Eine Verringerung des Bicarbonats ($HCO_3-$) kann durch eine konsekutive Erhöhung des $CO_2$ im Blut zu einer metabolischen Azidose führen, das anfallende $CO_2$ wird jedoch rasch über die Steigerung der Ventilation abgeatmet. Die Hauptdeterminante der Ventilation ist der Gehalt des Blutes an $CO_2$, weshalb eine Analyse der Atemparameter VE und $VCO_2$ einen ähnlichen Verlauf während einer Spiroergometrie ergibt.

### 16.2.4 Respiratorischer Quotient (RQ)

Als RQ bezeichnet man den Quotienten aus $VCO_2/VO_2$. Unter stabilen Bedingungen („steady state") hängt die RER (respiratory exchange ratio, VO2/VCO2) vom metabolischen Substrat der Energiegewinnung ab. Daher kann die RER zum Abschätzen des Anteiles der Fett- bzw. Kohlenhydratverwertung verwendet werden. Bei reiner Kohlenhydratverstoffwechselung beträgt der RQ = 1, bei reiner Fettverbrennung 0,7. Eine Durchschnittsernährung führt zu einem RQ von ca. 0,82–0,85. Bei instabilen Bedingungen („non-steady-state") und hohen Belastungsintensitäten übersteigt die $CO_2$-Produktion die $O_2$-Aufnahme, sodass der RQ auf Werte >1 ansteigen kann.

### 16.2.5 Atemreserve („breathing reserve" – BR)

Die Atemreserve wird berechnet aus der Differenz der maximalen willkürlichen Ventilation (maximal voluntary ventilation, MVV = Atemgrenzwert) und der gemessenen Ventilation bei maximaler körperlicher Belastung ($V_{Emax}$). Für die Messung der MVV wird der Patient aufgefordert, für 12 oder 15 s möglichst rasch, tief und kräftig zu atmen. Danach erfolgt eine Multiplikation mit 5 bzw. 4, um den Maximalwert für eine Minute zu erhalten. Bei Durchführung einer Ruhespirometrie kann alternativ auch die forcierte expiratorische Einsekundenkapazität (FEV1) mit 35–40 multipliziert werden, um die MVV zu erhalten [28–30].

Die BR kann in Absolutwerten angegeben werden, günstiger ist jedoch die Angabe in Prozentwerten zur MVV.

$$BR(l/min) = MVV(l/min) - VE_{max}(l/min)$$

$$BR(\%) = \left\{ [MVV(l/min) - VE_{max}(l/min)] / MVV(l/min) \right\} \cdot 100$$

Da gesunde untrainierte Probanden normalerweise nicht durch pulmonale Faktoren in ihrer Leistungsfähigkeit limitiert sind, erreichen sie unter maximaler Belastung Atemminutenvolumina von ca. 20–50 % der MVV, d. h. die relative Atemreserve liegt bei 80–50 %. Patienten mit chronischer pulmonaler Erkrankung nähern sich hingegen ihrer MVV unter Belastung sehr viel stärker an, was darauf hinweist, dass diese Patienten durch eine pulmonale Grenze in ihrer Belastungsfähigkeit limitiert. Die Atemreserve liegt bei diesen Patienten typischerweise bei Werten unter 15 % [29, 30]. Auch gut trainierte Ausdauerathleten können durch Maximalbelastung ihren individuellen Atemgrenzwert erreichen [29], wodurch die ventilatorische Kapazität ein Limit in der Leistungserbringung darstellen kann [31]. Zum Unterschied zu Patienten ist die maximale Leistungsfähigkeit bei diesen Athleten jedoch überdurchschnittlich hoch.

### 16.2.6 Atemäquivalente für Sauerstoff ($V_E/VO_2$) und Kohlendioxid ($V_E/VCO_2$)

Die Atemäquivalente werden durch die Division der Ventilation ($V_E$) durch den Sauerstoffverbrauch ($VO_2$) (Atemäquivalent für Sauerstoff) bzw. die Kohlendioxidproduktion ($VO_2$) (Atemäquivalent für Kohlendioxid) berechnet. Korrekterweise wird die gerätebedingte Totraumventilation (z. B. Atemmaske) von der Gesamtventilation abgerechnet.

# Spiroergometrie

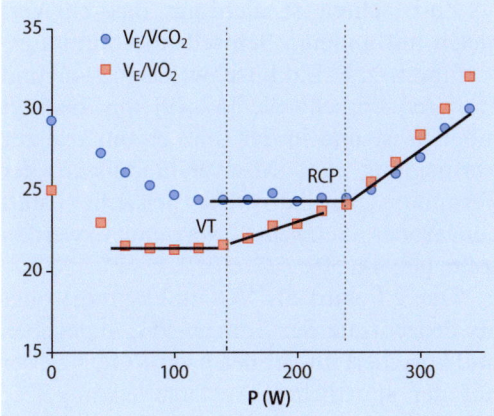

**Abb. 16.2** Verlauf der Atemäquivalente für Sauerstoff ($V_E/VCO_2$) und Kohlendioxid ($V_E/VO_2$) während einer Spiroergometrie (VT „ventilatory threshold", RCP „respiratory compensation point"). (Adaptiert nach [4])

$V_E/VO_2$ reflektiert die Menge an geatmeter Luft, um einen Liter Sauerstoff aufzunehmen, und ist somit ein Index der ventilatorischen Effizienz. Sie beträgt in Ruhe 25–40, sinkt unter submaximaler Belastung bis zur ventilatorischen Schwelle, um bei Belastungen über der Schwelle wieder anzusteigen (Abb. 16.2). Minimale Werte liegen zwischen 22 und 27 [29]. Bei Patienten mit einem hohen Anteil an Totraumvolumen (schlechtes Ventilations-Perfusions-Verhältnis) finden sich erhöhte $V_E/VO_2$-Werte. Dies ist typisch für pulmonale Patienten bzw. Patienten mit chronischer Herzinsuffizienz.

$V_E/VCO_2$ repräsentiert die ventilatorischen Erfordernisse, um das anfallende $CO_2$ abzutransportieren. Die Ruhewerte liegen etwas höher als für $V_E/VO_2$ und fallen ebenfalls unter submaximaler Belastung, das Minimum findet man jedoch später am „respiratory compensation point" (zwischen 26 und 30) [29]. Der anschließende neuerliche Anstieg des $V_E/VCO_2$ erfolgt deshalb ebenfalls später als der des $V_E/VCO_2$ [32].

Die funktionelle Leistungsfähigkeit von Sportlern erfordert eine angemessene Integration der kardiovaskulären, pulmonalen und skelettmuskulären Physiologie. Eine unzureichende Funktion der einzelnen Systeme verringert die VO2 und erhöht die ventilatorischen Äquivalente [18]. Der Skelettmuskelfasertyp und die mitochondriale Aktivität bestimmen dabei vermutlich das aerobe Potenzial von Sportlern [33]. Ein konsequentes chronisches Training kann eine verbesserte Mitochondrienfunktion ermöglichen. Die dadurch erhöhte Effizienz ist wichtig für die effektive Produktion von Adenosintriphosphat (ATP) durch oxidative Phosphorylierung. Eine unzureichende Anpassung an das Training verringert die oxidative Kapazität der Skelettmuskulatur und zwingt sie, die anaerobe Glykolyse für die ATP-Produktion zu nutzen, was zu Beginn des Trainings zu einer Laktat-Anreicherung führt. Sehr dekonditionierte Personen und Patienten mit mitochondrialer Myopathie können die gleichen Symptome aufweisen, allerdings letztere in aggravierter Weise [34]. Unter VE/VCO2-Slope versteht man die Steigung dieses Parameters unter Belastung. Erhöhte Werte (>30) können ein Hinweis auf eine organische Limitierung der Belastbarkeit sein [35].

## 16.2.7 Ventilatorische Schwelle (VT)

Die ventilatorische Schwelle (ventilatory threshold" (VT)) (Synonyme „anaerobic threshold", AT,), „ventilatory anaerobic threshold" (VAT) hat eine lange Tradition in der Leistungsphysiologie [27, 36]. Sie gilt als objektiver Index der funktionellen Kapazität sowohl bei Gesunden als auch bei Patienten mit kardiovaskulären Erkrankungen und erlaubt eine objektive Einschätzung der aeroben Leistungsfähigkeit ohne maximale Ausbelastung und ohne willentliche Beeinflussung des Patienten [13, 37].

Die untersuchte Population, sowie die Art der Belastung, die für die Messung der VT herangezogen wird, sind hierbei wichtige Parameter. Verglichen mit der Ergometrie, können am Laufband meist deutlich höhere Werte gemessen werden [18]. Bei Athleten kann der Unterschied der VT zwischen Laufband und Ergometer sogar noch stärker ausgeprägt sein [38].

Ein plötzlicher Anstieg der Laktatproduktion im Muskel und somit der Laktatkonzentration im arteriellen Blut über den Ruhewert während ansteigender Belastung wird mit einer inadäquaten Sauerstoffversorgung zu den Mitochondrien („Muskelanaerobiosis") in Verbindung gebracht. Daraus resultiert der historische Name „anaerobic threshold" [29]. Die vermehrte Laktatanhäufung im Blut führt dazu, dass überschüssige $H^+$-Ionen gepuffert werden müssen, um den physiologischen pH-Wert konstant zu halten. Da das dabei entstehende $CO_2$ vermehrt abgeatmet werden muss, wird die Ventilation zusätzlich stimuliert. Dieser Punkt des ersten nichtlinearen Anstieges der Ventilation ($V_E$) wird zur nicht invasiven Bestimmung der VT verwendet (◘ Abb. 16.1). Eine andere Möglichkeit zur Ermittlung der VT ist die Festlegung jenes Punktes, an dem ein systematischer Anstieg des $V_E/VO_2$ ohne einen Anstieg des $V_E/VCO_2$ erfolgt (◘ Abb. 16.2). Eine dritte, häufig verwendete Methode ist die sog. V-slope-Methode nach Beaver et al. [39], bei der in einem Koordinatensystem die $VCO_2$ gegenüber der $VO_2$ aufgetragen wird und eine Abweichung der Anstiegssteilheit der $VCO_2$ gegenüber der $VO_2$ als VT definiert wird [5, 16, 29, 40]. Schließlich wird näherungsweise auch noch der RER (respiratory exchange ratio, $VO_2/VCO_2$) zur Definition der VT verwendet. Hier wird der Zeitpunkt, wenn RER = 1 wird, als AT definiert [41].

In der Praxis erscheint eine exakte Bestimmung trotz oder gerade wegen der verschiedenen Definitionen und Möglichkeiten an Schwellenbestimmungsverfahren oft schwierig. Durch Kombination mehrerer Verfahren ist eine Schwellenbestimmung allerdings in der Mehrzahl der Fälle möglich [42].

Zu beachten ist allerdings, dass ein Vergleich mit anderen Schwellenbestimmungsverfahren, z. B. Laktatschwellen [43–46] und Herzfrequenzschwelle [47–49] nur bedingt möglich ist und in der Spiroergometrie zur Vermeidung von Missverständnissen der Terminus „ventilatorische Schwelle" statt „anaerober Schwelle" verwendet werden sollte [43, 44, 50].

Die VT wird als $VO_2$ (ml/kg/min) oder als Prozentsatz der Spitzen-$VO_2$ angegeben und korreliert im Vergleich zur $VO_{2max}$ besser mit der sportlichen Ausdauerleistung [33, 51]. Sie liegt in der Regel bei 45 % bis 65 % der $VO_2$-Spitzenleistung bei gesunden, untrainierten Personen [18, 52] und bei einem höheren Prozentsatz (nahe 90 % der $VO_{2max}$) bei hochgradig ausdauertrainierten Sportlern [51].

Darüber hinaus wurde vorgeschlagen, dass die Laktatschwelle (LT) zur Festlegung der Trainingsbelastung verwendet werden könnte [53].

### 16.2.8 Respiratory compensation point (RCP)

Eine weitere Belastungssteigerung über die VT führt ab einem bestimmten Punkt infolge eines überproportionalen Anstieges der anaeroben Energiebereitstellung zu einer konsekutiven metabolischen Azidose. Dabei tritt ein exponentieller Anstieg der Blut-Laktatkonzentration auf sowie ein starker $CO_2$ Überschuss. Zur respiratorischen Kompensation der damit einhergehenden überschießenden $H^+$-Ionenfreisetzung erfolgt eine weitere Steigerung der Ventilation, die an einer neuerlichen Zunahme der Anstiegssteilheit im Verlauf der Ventilaton zu erkennen ist (◘ Abb. 16.1). Dieser Punkt wird auch als „Respiratory Compensation Point" (RCP) bezeichnet [29]. Eine andere Möglichkeit zur Bestimmung des RCP ist die Bestimmung des minimalen Atemäquivalentes für Kohlendioxid ($V_E/VCO_2$) (Abb. 16.4) [29, 43, 44, 54].

Der RCP oder auch „zweite VT" kann als $VO_2$ (mL/kg/min) oder als Prozent der $VO_{2max}$ angegeben werden. Sie liegt bei Ausdauerleistungssportlern zwischen 80 und 90 % $VO_{2max}$ und bei untrainierten zwischen 70 und 80 % des $VO_{2max}$. Übungen auf Höhe der RCP könnten einen Hinweis darüber geben wie die Fähigkeit verschiedener Athleten ist hohe Intensitäten zu erreichen oder zu halten. Die anaerobe Kapazität ist ein wichtiger Parameter in der Leistung von Athleten, die speziell Sportarten mit kurzen und sehr intensiven Belastungen durchführen [55]. Daher könnten Übungen die längere Zeit eine konstante Belastung auf Höhe der RCP bedingen einen Vorteil für Kraftsportler herbeiführen [56]. Darüber hinaus kann die RCP als Index bei der Erstellung eines individuellen Trainingsprogrammes bei Athleten in gewissen Sportarten herangezogen werden.

### 16.2.9 Sauerstoffpuls ($VO_2$/HR)

Weitere klinisch relevante Parameter lassen sich bei Durchführung einer Spiroergometrie definieren. Als Korrelat des Schlagvolumens wird der „Sauerstoffpuls" angesehen [29, 44]. Er wird aus dem Quotienten von $VO_2$ und Herzfrequenz („heart rate" HR) bestimmt. Korrekterweise muss man von einem Sauerstoffverbrauch pro Herzschlag ausgehen, da der Sauerstoffpuls neben der Herzfrequenz auch von der arteriovenösen Sauerstoffdifferenz abhängt [28, 29]. Deshalb können erniedrigte Hämoglobinwerte, eine geringe Oxygenierung oder das Bestehen eines intrakardialen Rechtslinks-Shunts über eine unverhältnismäßig hohe Herzfrequenz zu reduzierten Werten führen. Da es jedoch vor allem bei Patienten mit eingeschränkter Auswurfleistung unter ansteigender Belastung zu einer frühen Plateaubildung mit insgesamt reduzierten Werten kommt, ist der Sauerstoffpuls eine wichtige Größe zur Abschätzung der myokardialen Funktion unter Belastung [28, 29, 45]. Allerdings ist zu beachten, dass Patienten unter Betablockereinnahme durch die verringerte Herzfrequenz auf jeder Belastungsstufe höhere Absolutwerte des Sauerstoffpulses aufweisen [57]. Normal sind Werte von 4–6 ml in Ruhe und Werte von ca. 10–20 ml bei Maximalbelastung.

Sportler weisen eine um 10–15 %ige vergrößerte Herzkammer und eine verstärkte Herzfüllung in der Diastole auf, wodurch ihr Schlagvolumen im Vergleich zu Personen ähnlichen Alters und ähnlicher Konstitution erhöht ist [58, 59]. Sie weisen zudem eine erhöhte mitochondriale Oxidationskapazität und Kapillarleitfähigkeit im Skelettmuskel auf, was zu einer höheren arteriovenösen Sauerstoffdifferenz während der Belastung führt [56]. Infolgedessen ist der O2-Puls bei trainierten Sportlern generell höher. Es ist jedoch noch nicht geklärt, welche Referenzwerte für die VO2max bei Sportlern verschiedener Sportarten gelten.

### 16.2.10 Herzfrequenzreserve (HRR)

Hierunter versteht man die Differenz zwischen dem Sollwert der maximalen Herzfrequenz ($HF_{max}$) und der gemessenen $HF_{max}$ (Normwert <15 Schläge/min). Bei Herzerkrankungen wie dem Sick-Sinus-Syndrom oder Behandlung mit negativ chronotropen Medikamenten ist die HRR deutlich erhöht. Den inadäquaten HF-Anstieg bei Belastung bezeichnet man als chronotrope Inkompetenz [29].

### 16.2.11 Druck-Frequenz-Produkt (DFP)

Um die Belastung des kardiovaskulären Systems abzuschätzen, ist neben der Bestimmung der Herzfrequenz die Messung des arteriellen Blutdruckes eine wichtige Maßnahme. Das Produkt aus Herzfrequenz und systolischem Blutdruck (Druck-Frequenz-Produkt, oder Rate-Pressure-Product, RPP) entspricht dem myokardialen Sauerstoffverbrauch ($MVO_2$) und wird als Äquivalent für die Arbeit des Herzens in Ruhe und unter Belastung angesehen [60]. Demzufolge führt sowohl eine Verringerung der Herzfrequenz als auch eine Verringerung des systolischen Blutdruckes zu einer Reduzierung des Sauerstoffbedarfs des Myokards und damit zu einer Verringerung der Herzarbeit. Als normal werden Werte zwischen 25.000 (10. Perzentile) und 40.000 (90.Perzentile) angegeben [61].

## 16.3 Allgemeine Anwendungen

### 16.3.1 Evaluierung der körperlichen Leistungsfähigkeit (Gesunde, Patienten, Athleten)

Die Bestimmung der $VO_{2max}$ wird als probates Mittel zur Abschätzung des Trainings- und Fitnesszustandes bei Gesunden angesehen. Eine ältere aber noch immer aktuelle Einteilung an Hand des Fitnesszustandes ist in Tab. 16.1 angegeben [62].

Bei der Testung von kardialen Patienten wird das Hauptaugenmerk meist auf die Analyse des Belastungs-EKG gelegt und da-

**Tab. 16.1** Beurteilung des Fitnesszustandes anhand der maximalen Sauerstoffaufnahme. (Adaptiert nach [62])

| Alter | Sehr schwach | Schwach | Durchschnitt | Gut | Hoch |
|---|---|---|---|---|---|
| Maximale Sauerstoffaufnahme ($VO_{2max}$) (ml/min/kg) | | | | | |
| Frauen | | | | | |
| 20–29 | <24 | 24–30 | 31–37 | 38–48 | >49 |
| 30–39 | <20 | 20–27 | 28–33 | 34–44 | >45 |
| 40–49 | <17 | 17–23 | 24–30 | 31–41 | >42 |
| 50–59 | <15 | 15–20 | 21–27 | 28–37 | >38 |
| 60–69 | <13 | 13–17 | 18–23 | 24–34 | >35 |
| Männer | | | | | |
| 20–29 | <25 | 25–33 | 34–42 | 43–52 | >53 |
| 30–39 | <23 | 23–30 | 31–38 | 39–48 | >49 |
| 40–49 | <20 | 20–26 | 27–35 | 36–44 | >45 |
| 50–59 | <18 | 18–24 | 25–33 | 34–42 | >43 |
| 60–69 | <16 | 16–22 | 23–30 | 31–40 | >41 |

durch der Beurteilung der Belastungskapazität oft zu wenig Beachtung geschenkt [63]. Tatsächlich ist die körperliche Fitness ein starker unabhängiger Risikofaktor sowohl für eine vorzeitige kardiale Mortalität als auch Gesamtmortalität für Patienten und Gesunde [64, 65]. Dieser Effekt ist unabhängig von anderen „klassischen" kardiovaskulären Risikofaktoren und wird als mindestens genauso wichtig angesehen wie z. B. Rauchen, arterielle Hypertonie, Diabetes mellitus oder Übergewicht [64]. Ein Expertenteam schlug sogar vor, die körperliche Fitness als Vitalparameter zu bezeichnen [66].

### 16.3.2 Differenzierung von Dyspnoe

Intensives Trainingsvolumen ohne adäquate Erholungspausen kann dazu führen, dass sich der Körper nicht mehr optimal an das Volumen adjustieren kann. Dies kann dann ggf. zu einem Übertrainingssyndrom führen, dass mit einer Leistungseinschränkung sowie verschiedenen Symptomen bis hin zu akuter Krankheit einhergeht [67]. Viele Athleten mit Übertrainingssyndrom können während der Belastung Symptome wie Belastungsdyspnoe, Thoraxschmerzen oder Fatigue entwickeln. Um unterscheiden zu können, ob die Ätiologie auch kardiovaskulär, pulmonal oder muskulär bedingt ist, stellt die Spiroergometrie ein sehr gutes Differenzierungstool dar.

Die Spiroergometrie wird nach den Richtlinien der ACC/AHA [5] als Klasse I-Indikation zur Differenzierung von kardialer versus pulmonaler Limitation bei belastungsinduzierter Dyspnoe sowie zur Abklärung einer eingeschränkten Leistungsfähigkeit unklarer Ursache angesehen.

Da Patienten mit pulmonalen Erkrankungen durch eine Störung der Lungenmechanik (obstruktiv oder restriktiv) in ihrer Belastungsfähigkeit limitiert sind, resultiert die Dyspnoe bei diesen Patienten durch ein Erreichen der maximalen ventilatorischen Kapazität (MVV). Die Differenz der maximalen ventilatorischen Kapazität zur gemessenen $V_{Emax}$ bei Belastungsabbruch wird als Atemreserve bezeichnet. Da im Normalfall die ventilatorische Kapazität nicht annäherungsweise erreicht wird, beträgt die Atemreserve bei Belastungsabbruch im Normalfall ca. 50–80 % der MVV. Patienten mit chronischer pulmonaler Erkrankung nähern sich hingegen mit der $V_{Emax}$ der MVV unter Belastung sehr viel stärker an. Dies bedeutet, dass diese Patienten durch eine pulmonale Grenze in ihrer Belastungsfähigkeit limitiert sind, die Atemreserve sinkt auf Werte deutlich <50 %.

Kardiale Dyspnoe entsteht aufgrund einer geringen kardialen Reserve, d. h. eine Einschränkung der $VO_{2max}$ und der VT ist durch einen inadäquaten Sauerstofftransport in die Peripherie bedingt, die ventilatorische Reserve jedoch ist normal (>50 %) [30].

Weitere Parameter zur Differenzierung einer Dyspnoe bestehen, jeder einzelne dieser Parameter für sich besitzt eine mehr oder weniger große Sensitivität und Spezifität (◘ Tab. 16.2) [30]. Durch eine integrative

◘ **Tab. 16.2** Spiroergometrische Parameter zur Differenzierung zwischen kardial und pulmonal bedingter Belastungsdyspnoe. (Adaptiert nach [3])

|  | Kardiale Ursache | Pulmonale Ursache |
|---|---|---|
| $VO_{2max}$ | Reduziert | Reduziert |
| $VO_2/HF$ | Reduziert, frühes Plateau | Normal |
| BR | Normal | Reduziert |
| HRR | Normal | Erhöht |
| AF | Erhöht | Massiv erhöht |
| $V_E/VO_2$ | Erhöht | Erhöht |

$VO_{2max}$ maximale Sauerstoffaufnahme; $VO_2/HF$ Sauerstoffpuls; BR Atemreserve; HRR Herzfrequenzreserve; AF Atemfrequenz; $V_E/VCO_2$ Atemäquivalent für Kohlendioxid; $V_D/V_T$ Totraum/Tidalvolumen-Relation

Analyse dieser Parameter erlaubt die Spiroergometrie eine bessere Differenzierung einer eingeschränkten Leistungsfähigkeit [8, 9].

## 16.4 Spezifische medizinische Indikationen

### 16.4.1 Koronare Herzkrankheit

Die koronare Herzkrankheit (KHK) stellt eine der häufigsten Indikationen zur Durchführung einer Ergometrie dar. Obwohl während der Ergometrie naturgemäß das Hauptaugenmerk auf dem EKG liegt, ergeben sich aus der Evaluierung spiroergometrischer Parameter oft zusätzliche Informationen.

So konnte gezeigt werden, dass Patienten mit guter körperlicher Leistungsfähigkeit ≥13 MET (entspricht einer $V_{2max}$ von ca. 45,5 ml/min/kg) und ohne eindeutige ST-Streckenveränderung unter Belastung eine <15 %-ige Prävalenz einer Dreigefäßerkrankung und <1 % Prävalenz einer Hauptstammstenose hatten. Die 48-Monate-Überlebensrate in dieser Gruppe betrug 95 %. Patienten, die eine Leistungsfähigkeit <5 MET (entsprechend einer $V_{2max}$ von ca. 17,5 ml/min/kg) aufwiesen, wiesen eine Überlebensrate von nur 78 % in 36 Monaten auf [68]. Bei Patienten mit bekannter KHK scheint diese Abhängigkeit der Mortalität vom Fitnesszustand noch stärker ausgeprägt zu sein, denn pro erreichtes MET, sinkt die Mortalität um in etwa 13–45 % [69, 70].

Neben der oftmals reduzierten $V_{2max}$ bei KHK-Patienten kann eine myokardiale Mangeldurchblutung unter Belastung zu einer zusätzlichen Einschränkung der kardialen Funktion führen. Obwohl das Schlagvolumen in Ruhe eventuell noch unverändert erscheint, kann dies einen reduzierten Anstieg des Schlagvolumens und des Herzminutenvolumens zur Folge haben. Dieser mangelnde Anstieg bzw. teilweise sogar Abfall des Schlagvolumens kann über eine Reduzierung des maximalen $O_2$-Pulses in der Spiroergometrie gut sichtbar gemacht werden (◘ Abb. 16.3) [71]. Stressechokardiographisch würde man hier eine fehlende kontraktile Reserve beobachten.

### Präoperative Abklärung

Präoperative Leistungstests sind indiziert zur Riskostratifizierung von kardialen Patienten, die sich nichtkardialen Operationen unterziehen. Eine hohe körperliche Leistungsfähigkeit geht auch hier mit einem niedrigeren postoperativen Risiko einher, unabhängig von Symptomatik und ST-Veränderungen. Ein erhöhtes Operationsrisiko besteht dann, wenn die Patienten nicht in der Lage sind, Alltagsaktivitäten mit

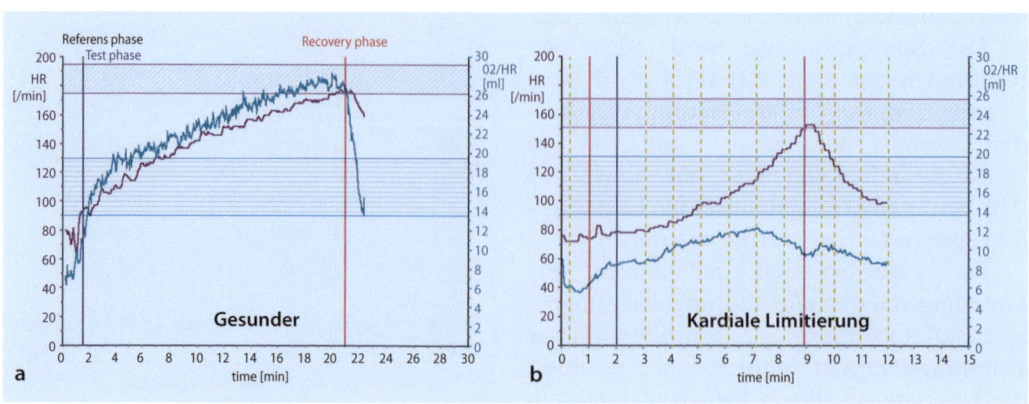

◘ Abb. 16.3 (a) Sauerstoffpuls beim Gesunden. (b) Sauerstoffpuls bei eingeschränkter linksventrikulärer Funktion. (Adaptiert nach [4])

einer Belastung von 4 MET (entsprechend ca. 14 ml/min/kg) durchzuführen [72] oder sie nicht in der Lage sind, mehr als 5 MET (17,5 ml/min/kg) bei einer Belastungsuntersuchung zu erreichen [73]. Auch eine $VO_2$ von <11 ml/min/kg an der ventilatorischen Schwelle VT geht mit einer erhöhten Operationsmortalität einher [73]. Die Evaluierung dieser Parameter kann einerseits durch eine standardisierte Befragung mittels eines Aktivitäts-Scores erfolgen oder durch die Durchführung einer Spiroergometrie ermittelt werden [74]. Auch hier gilt, dass eine maximale Leistungsfähigkeit <5 MET (laut den Guidelines der Europäischen Kardiologischen Gesellschaft < 4 MET) ein höheres Risiko eines perioperativen kardialen Ereignisses vorhersagt [75].

### 16.4.2 Chronische Herzinsuffizienz

Definitionsgemäß wird als Herzinsuffizienz ein pathophysiologischer Zustand bezeichnet, in dem eine abnorme kardiale Funktion dafür verantwortlich ist, dass nicht genügend Blut zur Sauerstoffversorgung der metabolisch aktiven Gewebe gepumpt werden kann [76]. Durch das reduzierte Herzvolumen ergibt sich in weiterer Folge ein komplexes klinisches Syndrom mit morphologischen und funktionellen Änderungen in der Skelettmuskulatur, in der peripheren Gefäßversorgung und in der Lunge. Symptome der Herzinsuffizienz bestehen typischerweise in (Belastungs-)dyspnoe und rascher Ermüdbarkeit. Ruheparameter der ventrikulären Funktion korrelieren nur mäßig mit der körperlichen Leistungsfähigkeit [13, 76], ebenfalls besteht nur ein mäßiger Zusammenhang des subjektiven Empfindens im Sinne der NYHA-Klassifikation und objektiven Parametern des Schweregrades der Erkrankung und der Prognose [76]. Zusätzlich sind indirekte Parameter der aeroben Leistungsfähigkeit wie die maximale Wattanzahl am Fahrradergometer oder die Belastungsdauer an einem Laufband weniger aussagekräftig als die direkte Messung der $VO_{2max}$ mittels Spiroergometrie [77]. Aus diesem Grund zählt die Messung von kardiorespiratorischen Parametern zur etablierten Standarduntersuchung bei Patienten mit chronischer Herzinsuffizienz [78].

Eine klinische Einteilung der Herzinsuffizienz in verschiedene Schweregrade erfolgt üblicherweise auf Grund des Ausmaßes der Atemnot nach Kriterien der *New York Heart Association* (NYHA). Eine zusätzliche Klassifizierung anhand spiroergometrischer Variablen, v. a. der maximalen Sauerstoffaufnahme wurde von Weber et al. [79] vorgeschlagen (◘ Tab. 16.3).

◘ **Tab. 16.3** Weber-Klassifizierung der Herzinsuffizienz an Hand der Spiroergometrie. (Adaptiert Nach [79])

| Klasse | Schweregrad | $VO_{2max}$ (ml/min/kg) | VT | $CI_{max}$ l/ min /m² |
|---|---|---|---|---|
| A | Leicht bis keine | >20 | >14 | >8 |
| B | Leicht bis moderat | 16–20 | 11–14 | 6–8 |
| C | Moderat bis schwer | 10–16 | 8–11 | 4–6 |
| D | Schwer | 6–10 | 5–8 | 2–4 |
| E | Sehr schwer | <6 | <4 | <2 |

$VO_{2max}$ maximale Sauerstoffaufnahme; *VT* ventilatorische Schwelle; *CI* cardiac index

Abgesehen von einer Einschränkung der $VO_{2max}$ zeigen Patienten mit chronischer Herzinsuffizienz (CHF) eine Reihe weiterer abnormaler Reaktionen während einer Spiroergometrie (◘ Tab. 16.2).

Eine typische Charakteristik von Herzinsuffizienz-Patienten ist die relative Hyperventilation unter Belastung, mit jedoch eingeschränkter maximaler Ventilation. Daraus resultiert eine hohe Atemreserve. Des Weiteren bestehen Hinweise auf eine insuffiziente Atmung mit Erhöhung des funktionellen Totraumvolumens, sichtbar an hohen Atemäquivalenten sowohl für Sauerstoff ($V_E/VO_2$) als auch für Kohlendioxid ($V_E/VCO_2$) sowie eine erhöhte ventilatorische Totraum/Tidalvolumen-Relation ($V_D/V_T$). Auch ein oszillierendes Atemmuster (oscillatory breathing pattern) als Ausdruck einer autonomen Dysfunktion ist bei fortgeschrittener Herzinsuffizienz häufig zu finden und auch prognostisch relevant [80, 81]. Besonders bemerkenswert ist die Tatsache, dass bei Gesunden die $V_D/V_T$ unter Belastung sinkt, aber nicht bei chronischen Herzinsuffizienz-Patienten. Die Ursache kann sowohl in einer relativen Reduzierung des Tidalvolumens unter Belastung liegen, es kann aber auch durch den reduzierten Cardiac-Output und unterperfundierte Lungenareale ein Ventilations-Perfusions-Missverhältnis entstehen.

Als Zeichen der eingeschränkten Auswurffraktion besteht eine Reduzierung des maximalen Sauerstoffpulses, welche meist mit einer frühen Plateaubildung während der Spiroergometrie einhergeht (◘ Tab. 16.2).

Zur Abschätzung der Prognose wird vor allem die $VO_{2max}$ verwendet, da eine $VO_{2max}$ unter 14 ml/min/kg mit einer erhöhten Mortalität einhergeht [82]. Dies Assoziation konnte dabei für HFrEF, sowie auch für HFpEF gezeigt werden [83–85]. Obwohl eine verringerte maximale Leistungsfähigkeit gemessen in Watt ebenfalls ein erhöhtes Mortalitätsrisiko anzeigt [86, 87], verbleibt bei multivarianter Analyse die gemessene $VO_{2max}$ in den meisten Untersuchungen als wichtigster Mortalitätsprädiktor bestehen [86, 88]. Aus diesem Grund ist die Durchführung einer Spiroergometrie als Teil der Routineuntersuchungen bei Patienten mit schwerer Herzinsuffizienz empfohlen, da die $VO_{2max}$ unter 10 ml/min/kg eine Indikation zur eventuellen Herztransplantation stellen kann [89]. Abgesehen davon, kann in dieser Patientenpopulation eine Spiroergometrie zur besseren Steuerung des Trainings und zum Ausschluss einer pulmonalen Mitbeteiligung an der Ätiologie der Dyspnoe herangezogen werden.

Doch auch Parameter der Atemökonomie stehen in signifikantem Zusammenhang mit der Mortalität. Einen weiteren prädiktiven Parameter der Spiroergometrie stellt beispielsweise die Atemeffizienz dar [90]. Die ventilatorische Antwort auf körperliche Belastung ist bei Patienten mit Herzinsuffizienz erhöht [91]. Das heisst, dass pro ausgeatmeten Liter an Kohlendioxid vermehrt Luft ventiliert werden muss. Wenn man das Verhältnis von $V_E$ und $VCO_2$ grafisch in Beziehung setzt, kann eine Regressionsgerade berechnet werden ($V_E/VCO_2$-slope). Ein $V_E/VCO_2$-slope >34–35 wurde als eigenständiger negativ-prognostischer Faktor gefunden. Hohe Atemäquivalente für $CO_2$ ($V_E/VCO_2$) sowie die Anstiegssteilheit der Ventilation bezogen auf die Abatmung von $CO_2$ ($V_E/VCO_2$-slope) geben beide damit wesentliche Hinweis auf den Schweregrad der Erkrankung und gehen mit einer erhöhten Mortalität einher [92–94]. Daher wurde gefolgert, dass der $V_E/VO_2$-slope ein wichtiger zusätzlicher Indikator in der Risikostratifizierung von Patienten mit schwerer Herzinsuffizienz darstellt [91, 95–97]. Dabei scheint besonders der Symptomenkomplex aus einem hohen $V_E/VCO_2$-slope und einem oscillatory breathing pattern während der Anstrengung (EOV) auf eine hoch-risiko Konstellation hinzuweisen [93].

### 16.4.3 Herztransplantation

Zur Selektion von Patienten vor Herztransplantation sind mehrere prognostische Variablen zu beachten. Die Komplexität des klinischen Syndromes „Herzinsuffizienz" führt sowohl zu zentralen als auch peripheren Maladaptionen. Die Testung der körperlichen Leistungsfähigkeit im Rahmen einer Spiroergometrie provoziert die kardiovaskuläre Reserve; aus diesem Grund ist die Belastungsuntersuchung ein wichtiges Werkzeug zur Risikostratifizierung dieser Patienten.

Viele unabhängige Faktoren wurden als Prädiktoren einer erhöhten Mortalität gefunden, dazu zählen eine ischämische Genese, linksventrikuläre Morphologie und Funktion, eine erhöhte Ruheherzfrequenz, niedriger mittlerer Blutdruck, intraventrikuläre Leitungsverzögerung im Ruhe-EKG, verringertes Serumnatrium und eine niedrige maximale Sauerstoffaufnahme. An invasiv gemessenen Parametern hat ein erhöhter invasiv gemessener pulmonal-kapillärer Verschlussdruck zusätzliche prognostische Bedeutung [90, 98–100]. Alle diese Faktoren finden Einklang in der Entscheidung über eine eventuelle Herztransplantation. Die Bestimmung der maximalen Sauerstoffaufnahme mit Hilfe der Spiroergometrie stellt dabei jedoch einen zentralen Baustein dar [101, 102].

In den 80er- und 90er-Jahren wurde von mehreren unabhängigen Untersuchungsgruppen herausgefunden, dass eine maximale Sauerstoffaufnahme unter 10–14 ml/min/kg unabhängig von anderen Faktoren mit einer erhöhten Mortalität assoziiert war [62, 82, 90, 98]. Aufgrund dieser Daten wurde die $V_{2max}$ als Kriterium zur Herztransplantation aufgenommen. Allerdings soll die Zahl 14 nicht als „magische Zahl" und harte Grenze zur Entscheidung über eine Herztransplantationslistung angesehen werden. Es wurde von mehreren Untersuchern nachgewiesen, dass die Beziehung $VO_{2max}$ zur Mortalität einen kontinuierlichen Zusammenhang ohne abrupten Cut-off bei 14 ml/min/kg zeigt [86, 103, 104]. Deshalb wird heute eine $VO_{2max}$ von <10 ml/min/kg als akzeptierte Indikation zur HTX angesehen, der Bereich zwischen 10–14 ml/min/kg gilt als Graubereich, wo zusätzliche Faktoren zur Entscheidung einer Listung beitragen (s. Abb. 16.4). Gerade in diesem

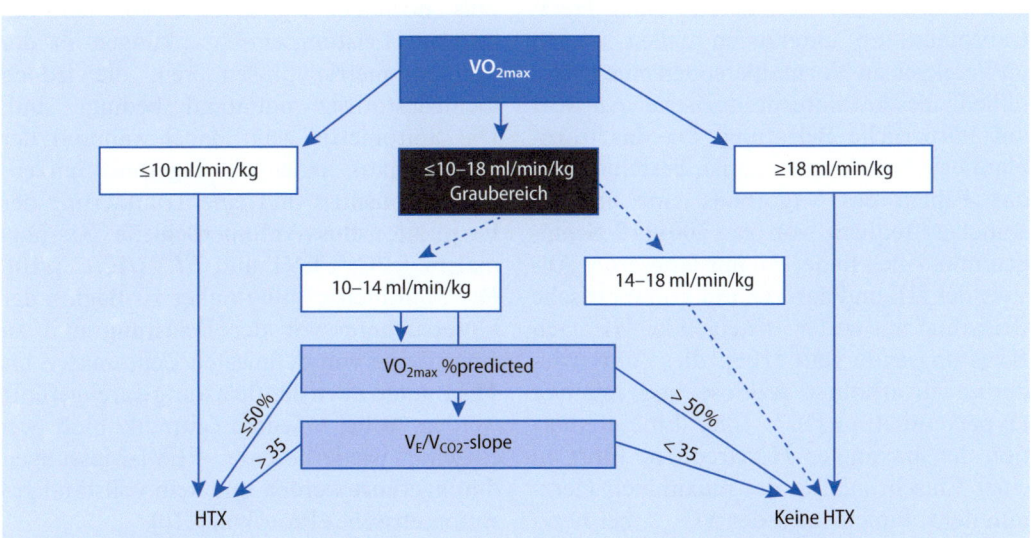

**Abb. 16.4** Flow-Chart zur Abklärung zur Herztransplantation (HTX). (Adaptiert nach [4])

Graubereich können zusätzlich erhobene spiroergometrische Parameter, die eine gleich hohe oder höhere prognostische Aussage bezüglich der Mortalität treffen können, zur Indikationsstellung hilfreich sein. Die Leistungsphysiologie modulierenden Faktoren wie beispielsweise das Tragen eines Assist-Devices, Betablocker oder Schrittmacherabhängigkeit können VO2max signifikant beeinflussen und müssen ebenfalls berücksichtigt werden.

Die $VO_{2max}$ wird u. a. durch das Alter, Geschlecht, die Muskelmasse, das Körpergewicht, die Menge an Hämoglobin und den Trainingsstatus beeinflusst. Daher erscheint es einleuchtend, dass eine Normierung der $VO_{2max}$ auf erwartete Werte Verbesserungen in der Prognose und im Management des Patienten bringt. Tatsächlich wurde von Stelken et al. [105] herausgefunden, dass eine $VO_{2max}$ von <50 % des Normwertes als der beste Prädiktor des kardialen Todes war. Umgekehrt wurde geschlossen, dass Patienten mit einer $VO_{2max}$ von >50 % eine relativ gute Kurzzeitprognose haben und auf eine Herztransplantation verzichtet werden kann [105]. Der empfohlene Algorithmus zur Abklärung einer möglichen Herztransplantation ist in ◘ Abb. 16.4 dargestellt.

Patienten, die sich bereits einer Herztransplantation unterzogen haben, zeigen im Vergleich zu Normalpersonen eine unterschiedliche kardiorespiratorische Antwort auf körperliche Belastung. Da das transplantierte Herz denerviert ist, besteht durch das Fehlen des Vagotonus eine erhöhte Ruheherzfrequenz von ca. 100–110 Schlägen/min. Auch findet ein nur langsamer Anstieg der HF und der $VO_2$ auf ergometrische Belastung mit weiter ansteigender HF nach Belastungsende statt [106], dies führt wiederum zu erhöhter Azidose und relativer Hyperventilation [107, 108]. Eine Reduktion der maximalen Herzfrequenz führt zu einer Einschränkung des maximalen Herzminutenvolumens und der $VO_{2max}$ bei herztransplantierten Patienten, wobei eine Kompensation durch eine erhöhte arteriovenöse Sauerstoffdifferenz bis zu einem bestimmten Grad möglich ist. Diese Veränderungen sind v. a. in der Rehabilitation der Patienten zu beachten. Da eine Trainingssteuerung über die Herzfrequenz im Anschluss an die Transplantation nur unzureichend möglich ist, sollten alternative Möglichkeiten (z. B. Steuerung über die Ergometerleistung, Laktatdiagnostik oder subjektives Empfinden, rate of perceived exertion, RPE, z. B. nach BORG) verwendet werden [108, 109].

### 16.4.4 Pulmonale Pathologien

Die in der sportlichen Bevölkerung vereinzelt auftretende aktivitätsinduzierte Bronchokonstriktion (EIB) tritt bei Athleten mit und ohne Asthma auf [110]. Sie kann sich nach oder auch während der Belastung entwickeln und wird meist nicht spezifisch wahrgenommen, sondern viel mehr als Müdigkeit oder als „schwache Performance" interpretiert. Es kann im Zuge dieser Symptomatik jedoch auch zu akuten Asthmaexazerbationen kommen [111]. Athleten mit EIB können bei gegebenenfalls normaler Spirometrie vor der Belastung, Leistungseinschränkungen in der Spiroergometrie präsentieren, die jedoch nichtsdestotrotz pulmonal bedingt sind. Die Spirometrie zeigt dabei während der Symptomatik einen verringerten Spitzenexspirationsfluss und eine Trunkierung der Exspirationsfluss-Volumenschleife bei normalem FVC, FEV1 und FEV1/FVC [110]. Die Spirometrie sollte daher zu Beginn der Untersuchung vor der Belastung und zu einer Reihe von definierten Zeitpunkten bis 45 Minuten nach der Belastung durchgeführt werden, wobei zu jedem Zeitpunkt bloß zwei einzelne wiederholbare FEV1-Messungen durchgeführt werden und kein vollständiges spirometrisches Protokoll [110].

## 16.5 Rehabilitation

Die Bestimmung der körperlichen Leistungsfähigkeit ist zur Festlegung eines Trainingsprogrammes im Rahmen der Rehabilitation notwendig. Der Nutzen der kardiologischen Rehabilitation konnte in einer Meta-Analyse von randomisierten kardialen Rehabilitationsstudien eindrucksvoll belegt werden, die eine 20–30 %ige Reduktion der kardiovaskulären Mortalität zeigte [112]. Darüber hinaus ist die körperliche Rehabilitation in Form des Trainings eine der Therapiesäulen der HFpEF sowie der HFrEF [113]. In der Festlegung des Trainingsplanes ist allerdings zu beachten, dass bei den meisten KHK-Patienten ein Abfall der Auswurffraktion bei Belastungen über 70 % der Maximalleistung gefunden wurde [47, 114–116]. Dieser Übergangsbereich kann sehr exakt im Bereich des minimalen Atemäquivalentes für $CO_2$ („Respiratory compensation point", RCP) bestimmt werden [45, 117] bzw. geht mit einem überproportionalen Anstieg der Herzfrequenz ab dieser Schwelle einher [29, 47, 115]. Auch über eine genaue Analyse der Laktatkinetik ist dieser Bereich sehr gut einzugrenzen [48, 57, 116]. Daher sollte in der kardiologischen Rehabilitation von KHK-Patienten eine exakte Leistungsdiagnostik unter bestehender Medikation durchgeführt und dieser Bereich als Obergrenze für ein Ausdauertraining beachtet werden [116, 117].

## 16.6 Belastungsprotokoll und Normwerte

Spiroergometrische Belastungen lassen sich sowohl am Fahrrad als auch auf dem Laufband durchführen. Auch Spezialergometer oder tragbare spiroergometrische Testsysteme für Feldanwendungen können für spezielle Fragestellungen verwendet werden. Das Fahrradergometer bietet Vorteile hinsichtlich einer leichteren Messung von EKG und Blutdruck sowie leichteren Abnahmen von Blut, z. B. zur Laktatbestimmung. Belastungen auf dem Laufband werden vor allem in den USA verwendet, da viele Amerikaner eine Geh- bzw. Laufbelastung eher gewohnt sind als eine Fahrradbelastung. Deshalb sind viele Normwerte aus den USA auf dem Laufband erhoben worden. Dabei ist allerdings zu beachten, dass die $V_{2max}$ am Fahrrad ca. 10–20 % niedriger liegt als am Laufband [5, 9, 16].

Die Verwendung eines entsprechenden Belastungsprotokolls ist zur genauen Erfassung der aeroben Leistungsfähigkeit von großer Bedeutung. Optimal ist ein individuelles „Rampenprotokoll" mit kleinen Belastungsintervallen von 30–60 s und einer Gesamtbelastungszeit von 8–12 min [16, 27, 37, 63]. Eine maximale Belastungsdauer von bis zu 17 min liefert auch noch ausreichend valide Daten [28, 118]. Bei einer Belastungsdauer von unter 8 min besteht eine nicht-lineare Beziehung zwischen der $VO_2$ und der Ergometerleistung mit evtl. vorzeitigen Belastungsabbruch durch Dyspnoe ohne Erreichen der [36, 118, 119]. Bei einer Belastungsdauer von über 17 min besteht vor allem bei untrainierten Probanden und Patienten die Möglichkeit einer muskulären Erschöpfung oder orthopädischer Probleme vor Erreichen der $VO_{2max}$ [16, 36, 102].

> **Fazit**
> Die Spiroergometrie stellt eine Untersuchungsmethode zur Abklärung von Erkrankungen dar, die mit einer eingeschränkten Leistungsfähigkeit oder belastungsassoziierten Symptomen einhergehen. Kenntnisse in Physiologie und Pathophysiologie sind genauso notwendig wie die richtige Durchführung und Interpretation der Testergebnisse. Neben der Bestimmung der maximalen Sauerstoffaufnahme als das „Bruttokriterium" der körperlichen Leistungsfähigkeit erlaubt die Atemgasanalyse zusammen mit der Herzfrequenzanalyse

> Aussagen über das Funktionsverhalten von Herz, Lunge und Muskulatur unter Belastungsbedingungen. Durch zusätzliche Analyse submaximaler Kenngrößen können Informationen für die Trainingsgestaltung sowohl für Patienten als auch für Sporttreibende erhoben werden.

## Literatur

1. Weisman IM, Marciniuk D, Martinez FJ, Sciurba F, Sue D, Myers J, Beck K, Zeballos J, Swanson G, Johnson B et al (2012) ATS/ACCP Statement on cardiopulmonary exercise testing. Am J Respir Crit Care Med 167:211–277
2. Fletcher G, Balady GJ, Amsterdam E (2001) Exercise standards for testing and training. A statement for Healthcare Professionals From the American Heart Association. Circulation 104:1964–1740
3. Wonisch M, Fruhwald FM, Hödl R, Hofmann P, Klein W, Kraxner W, Maier R, Pokan R, Scherr D, Watzinger N (2003a) Spiroergometrie in der Kardiologie – Klinische Anwendungsmöglichkeiten. J Kardiol 10(10):440–446
4. Wonisch M, Fruhwald FM, Hödl R, Hofmann P, Klein W, Kraxner W, Maier R, Pokan R, Smekal G, Watzinger N (2003b) Spiroergometrie in der Kardiologie – Grundlagen der Physiologie und Terminologie. J Kardiol 10(9):383–390
5. Gibbons R, Balady G, Beasley J, Bricker J, Duvernoy W, Froelicher V, Mark D, Marwick T, McCallister B, Thompson P, Winters W, Yanowitz F (1997) ACC/AHA Guidelines for Exercise Testing: a report of the American College of Cardiology/American Heart Association Task Force on Practice Guidelines (Committee on Exercise Testing). J Am Coll Cardiol 30:260–315
6. Palange P, Ward SA, Carlsen K-H, Casaburi R, Gallagher CG, Gosselink R, O'Donnell DE, Puente-Maestu L, Schols AM, Singh S, Whipp BJ (2007) Recommendations on the use of exercise testing in clinical practice. Eur Respir J 29:185–209
7. Bassett DR, Howley ET (2000) Limiting factors for maximum oxygen uptake and determinants of endurance performance. Med Sci Sports Exerc 32:70–84
8. Martinez F, Stanopoulos I, Acero R, Becker F, Pickering R, Beamis F (1994) Graded comprehensive cardiopulmonary exercise testing in the evaluation of dyspnea unexplained by routine evaluation. Chest 105:168–174
9. Palage P, Carlone S, Forte S et al (1994) Cardiopulmonary exercise testing in the evaluation of patients with ventilatory vs circulatory causes of reduced exercise tolerance. Chest 105:1122–1126
10. Tavazzi L, Gianuzzi P, Dubach P, Opasich C, Myers J, Perk J, Meyer K, Drexler H (2001) Working Group on Cardiac Rehabilitation & Exercise Physiology and Working Group on Heart Failure of the European Society of Cardiology: recommendations for exercise testing in chronic heart failure patients. Eur Heart J 22(22):37–45
11. Moreira A, Neto R, Haddad Herdy A, De Souza P (2019) Comparative analysis of direct and indirect methods for the determination of maximal oxygen uptake in sedentary young adults. Int J Cardiovasc Sci 32:362–367
12. Taylor H, Buskirk E, Heuschel A (1955) Maximal oxygen intake as an objective measurement of cardiorespiratory performance. J Appl Physiol 8:73–80
13. Ithoh H, Tangiguchi K, Koike A, Doi M (1990) Evaluation of severity of heart failure using ventilatory gas analysis. Circulation 81(Suppl II):II31–II37
14. Myers J, Walsh D, Sullivan M, Froelicher V (1990) Effect of sampling on variability and plateau in oxygen uptake. J Appl Physiol 68:404–410
15. Pokan R, Schwaberger G, Hofmann P, Eber B, Toplak H, Gasser R, Fruhwald FM, Pessenhofer H, Klein W (1995) Effects of treadmill exercise protocol with constant and ascending grade on levelling-off O2 uptake and VO2 max. Int J Sports Med 16(4):238–242
16. Fleg JL, Pina IL, Balady GJ, Chaitman BR, Fletcher B, Lavie C, Limacher MC, Stein RA, Williams M, Bazzarre T (2000) Assessment of functional capacity in clinical and research applications: an advisory from the Committee on Exercise, Rehabilitation, and Prevention, Council on Clinical Cardiology, American Heart Association. Circulation 102(13):1591–1597
17. Miyamoto-Mikami E, Zempo H, Fuku N, Kikuchi N, Miyachi M, Murakami H (2018) Heritability estimates of endurance-related phenotypes: a systematic review and meta-analysis. Scand J Med Sci Sports 28(3):834–845
18. Balady GJ, Arena R, Sietsema K, Myers J, Coke L, Fletcher GF, Formann D, Franklin B, Guazzi M, Gulati M et al (2010) Clinician's guide to cardiopulmonary exercise testing in adults: a scientific statement from the American Heart Association. Circulation 122(2):191–225
19. Schutte NM, Nederend I, Hudziak JJ, Bartels M, de Geus EJ (2016) Twin-sibling study and meta-analysis on the heritability of maximal oxygen consumption. Physiol Genomics 48(3):210–219

20. Williams CJ, Williams MG, Eynon N, Ashton KJ, Little JP, Wisloff U, Coombes JS (2017) Genes to predict VO2max trainability: a systematic review. BMC Genomics 18(Suppl 8):831
21. Sarzynski MA, Ghosh S, Bouchard C (2017) Genomic and transcriptomic predictors of response levels to endurance exercise training. J Physiol 595(9):2931–2939
22. Bute SS, Shete AN, Khan ST (2014) A comparative study of VO2 max in young female athletes and non-athletes. IOSR-JSPE 1:27–29
23. Sperlich PF, Holmberg HC, Reed JL, Zinner C, Mester J, Sperlich B (2015) Individual versus standardized running protocols in the determination of VO2max. J Sports Sci Med 14(2):386–393. PMID: 25983589; PMCID: PMC4424469
24. Yoon BK, Kravitz L, Roberts R (2007) VO2max, protocol duration, and the VO2 plateau. Med Sci Sports Exerc 39:1186–1192
25. Pina I, Balady G, Hanson P, Labovitz A, Madonna D, Myers J (1995) Guidelines for clinical exercise testing laboratories – a statement for healthcare professionals from the Committee on Exercise and Cardiac Rehabilitation, American Heart Association. Circulation 91:912–921
26. Millet GP, Vleck VE, Bentley DJ (2009) Physiological differences between cycling and running: lessons from triathletes. Sports Med 39(3):179–206
27. Pothoff G, Winter UJ, Wassermann K, Jäkel D, Steinbach M (1994) Ergospirometrische Normalkollektivuntersuchungen für ein Unsteady-state-Stufentestprogramm. Z Kardiol 83:116–123
28. Jones N (1997) Cilinical exercise testing, 4. Aufl. WB Saunders, Philadelphia
29. Wassermann K, Hansen J, Sue D, Whipp B, Casaburi R (1994) Principles of exercise testing and interpretation. Williams and Wilkins, Philadelphia
30. Reuter M, Wasserman K (1997) Überprüfung der Validität von Parametern zur spiroergometrischen Differenzierung einer zirkulatorisch von einer ventilatorisch bedingten Leistungslimitierung. Pneumologie 51:353–358
31. Markov G, Spengler C, Knöpfli-Lenzin C, Stuessi C, Boutellier U (2001) Respiratory muscle training increases cycling endurance without affecting cardiovascular response to exercise. J Appl Physiol 85:233–239
32. Myers J (1996) Essentials of cardiopulmonary exercise testing. Human Kinetics, Champaign
33. Jones AM, Carter H (2000) The effect of endurance training on parameters of aerobic fitness. Sports Med 29(6):373–386
34. Riley MS, Nicholls DP, Cooper CB (2017) Cardiopulmonary exercise testing and metabolic myopathies. Ann Am Thorac Soc 14(Suppl 1):S129–S139
35. Ross A, Myers J, Abella J, Peberdy MA, Bensimhon D, Chase P, Guazzi M (2008) The ventilatory classification system effectively predicts hospitalization in patients with heart failure. J Cardiopulm Rehabil Prev 28:195–198
36. Winter UJ, Gitt AK, Blaum M, Fritsch J, Berge PG, Pothoff G, Hilger HH (1994) Kardiopulmonale Leistungsfähigkeit beim Patienten mit koronarer Herzkrankheit. Z Kardiol 83(Suppl 3):73–82
37. Hansen D, Dendale P, Berger J, Meeusen R (2007) Low agreement of ventilatory threshold between training modes in cardiac patients. Eur J Appl Physiol 101(5):547–554
38. Beaver W, Wasserman K, Whipp B (1986) A new method for detecting anaerobic threshold by gas exchange. J Appl Physiol 60:2020–2027
39. Dickstein K, Barvik S, Aarsland T, Snappinn S, Karlsonn J (1990) A comparison of methodologies in detection of the anaerobic threshold. Circulation 81(Suppl II):II-38–II-46
40. Solberg G, Robstad B, Skjønsberg OH, Borchsenius F (2005) Respiratory gas exchange indices for estimating the anaerobic threshold. J Sports Sci Med 4:29
41. Gitt AK, Winter U, Fritsch J, Pothoff G, Sedlak M, Ehmanns S, Ostmann H, Hilger HH (1994) Vergleich der vier verschiedenen Methoden zur respiratorischen Bestimmung der anaeroben Schwelle bei Normalpersonen, Herz- und Lungenkranken. Z Kardiol 83(Suppl 3):37–42
42. Skinner J, McLellan T (1980) The transition from aerobic to anaerobic metabolism. Res Q Exerc Sport 51:234–248
43. Wonisch M (2002) Einfluss von kardioselektiver Beta-Rezeptoren-Blockade auf die körperliche Leistungsfähigkeit und das subjektive Empfinden unter besonderer Berücksichtigung der anaeroben Schwelle bei jungen gesunden Männern. Inst Sport Sci Karl-Franzens Univ 149
44. Wonisch M, Hofmann P, Fruhwald M, Kraxner W, Hodl R, Pokan R, Klein W (2003c) Influence of beta-blocker use on percentage of target heart rate exercise prescription. Eur J Cardiovasc Prev Rehabil 10(4):296–301
45. Aunola S, Rusko H (1992) Does anaerobic threshold correlate with maximal lactate steady-state? J Sports Sci 10:309–323
46. Hofmann P, Pokan R, Preidler K, Leitner H, Szolar D, Eber B, Schwaberger G (1994) Relationship between heart rate threshold, lactate turn point and myocardial function. Int J Sports Med 15(5):232–237
47. Hofmann P, Pokan R, von Duvillard SP, Seibert FJ, Zweiker R, Schmid P (1997) Heart rate per-

48. Bodner M, Rhodes E (2000) A review of the concept of the heart rate deflection point. Sports Med 30:31–46
49. Pokan R, Hofmann P, von Duvillard SP, Smekal G, Hogler R, Tschan H, Baron R, Schmid P, Bachl N (1999) The heart rate turn point reliability and methodological aspects. Med Sci Sports Exerc 31(6):903–907
50. Sarma S, Levine BD (2016) Beyond the bruce protocol: advanced exercise testing for the sports cardiologist. Cardiol Clin 34(4):603–608
51. Myers J, Arena R, Cahalin LP, Labate V, Guazzi M (2015) Cardiopulmonary exercise testing in heart failure. Curr Probl Cardiol 40(8):322–372
52. Dominguez R, Mate-Munoz JL, Serra-Paya N, Garnacho-Castano MV (2018) Lactate threshold as a measure of aerobic metabolism in resistance exercise. Int J Sports Med 39(3):163–172
53. Wonisch M, Lercher P, Scherr D, Maier R, Pokan R, Hofmann P, von Duvillard SP (2005a) Influence of permanent right ventricular pacing on cardiorespiratory exercise parameters in chronic heart failure patients with implanted cardioverter defibrillators. Chest 127(3):787–793
54. Opondo MA, Sarma S, Levine BD (2015) The cardiovascular physiology of sports and exercise. Clin Sports Med 34(3):391–404
55. Wonisch M, Hofmann P, Fruhwald FM, Hoedl R, Schwaberger G, Pokan R, von Duvillard SP, Klein W (2002c) Effect of beta(1)-selective adrenergic blockade on maximal blood lactate steady state in healthy men. Eur J Appl Physiol 87(1):66–71
56. Mazaheri R, Schmied C, Niederseer D, Guazzi M (2021) Cardiopulmonary exercise test parameters in athletic population. J Clin Med 2021 Oct 29;10(21):5073
57. Sharma S, Merghani A, Mont L (2015) Exercise and the heart: the good, the bad, and the ugly. Eur Heart J 36(23):1445–1453
58. La Gerche A, Burns AT, Taylor AJ, Macisaac AI, Heidbuchel H, Prior DL (2012) Maximal oxygen consumption is best predicted by measures of cardiac size rather than function in healthy adults. Eur J Appl Physiol 112(6):2139–2147
59. Braunwald E (1971) Control of myocardial oxygen consumption: physiologic and clinical considerations. Am J Cardiol Apr;27(4):416–32
60. 2014 ESC/ESA Guidelines on non-cardiac surgery: cardiovascular assessment and management: The Joint Task Force on non-cardiac surgery: cardiovascular assessment and management of the European Society of Cardiology (ESC) and the European Society of Anaesthesiology (ESA) Steen Dalby Kristensen, Juhani Knuuti, Antti Saraste, Stefan Anker, Hans Erik Bøtker, Stefan De Hert, Ian Ford, Jose Ramón Gonzalez-Juanatey, Bulent Gorenek, Guy Robert Heyndrickx, Andreas Hoeft, Kurt Huber, Bernard Iung, Keld Per Kjeldsen, Dan Longrois, Thomas F Lüscher, Luc Pierard, Stuart Pocock, Susanna Price, Marco Roffi, Per Anton Sirnes, Miguel Sousa-Uva, Vasilis Voudris, Christian Funck-Brentano, Authors/Task Force Members Eur Heart J. 2014 Sep 14;35(35):2383–431
61. American College of Sports Medicine (2021) ACSM's guidelines for exercise testing and prescription, 11. Aufl. Wolters Kluwer, Philadelphia
62. American Heart Association (AHA) (1972) Exercise testing and training of apparently healthy individuals: a handbook for physicians. In: Thompson PD (Hrsg) Exercise & sports cardiology. McGraw-Hill, New York, S 10
63. Ashley E, Myers J (2000) Exercise testing in clinical medicine. Lancet 356:1592–1597
64. Laukkanen JA, Kurl S, Salonen R, Rauramaa R, Salonen JT (2004) The predictive value of cardiorespiratory fitness for cardiovascular events in men with various risk profiles: a prospective population-based cohort study. Eur Heart J 25(16):1428–1437
65. Myers J, Prakash M, Froelicher V, Do D, Partington S, Atwood J (2002) Exercise capacity and mortality among men referred for exercise testing. N Engl J Med 346:793–801
66. Ross R, Blair SN, Ross A, Church TS, Després JP, Franklin BA, Haskell WL, Kaminsky LA, Levine BD, Lavie CJ et al (2016) Importance of assessing cardiorespiratory fitness in clinical practice: a case for fitness as a clinical vital sign: a scientific statement from the American Heart Association. Circulation 134:e653–e699
67. Schwellnus M, Soligard T, Alonso J-M et al (2016) How much is too much? (Part 2) International Olympic Committee consensus statement on load in sport and risk of illness. Br J Sports Med 50:1043–1052
68. McNeer J, Margolis J, Lee J, Kisslo J, Peter R, Kong Y, Behar V, Wallace A, McCants C, Rosati R (1978) The role of the exercise test in the evaluation of patients for ischemic heart disease. Circulation 57:64–70
69. Hung RK, Al-Mallah MH, McEvoy JW et al (2014) Prognostic value of exercise capacity in patients with coronary artery disease: the FIT (Henry Ford ExercIse Testing) Project. Mayo Clin Proc 89:1644–1654
70. Kavanagh T, Mertens DJ, Hamm LF et al (2003) Peak oxygen intake and cardiac mortality in women referred for cardiac rehabilitation. J Am Coll Cardiol 42:2139–2143

71. Winter UJ, Gitt AK, Fritsch J, Berge PG, Pothoff G, Hilger HH (1994) Methodologic aspects of modern, computerized ergospirometry (CPX): ramp program, constant workload test and CO2 rebreathing method. Z Kardiol 83(Suppl 3):13–26
72. Reilly D, McNeely M, Doemer D, Greenberg D, Staiger T, Geist M, Vedovatti P, Fihn S (1999) Self-reported exercise tolerance and the risk of serious perioperative complications. Arch Intern Med 116:2185–2192
73. Older P, Hall A, Hader R (1999) Cardiopulmonary exercise testing as a screening test for perioperative management of major surgery in the elderly. Chest 116:355–362
74. Eagle K, Berger P, Calcins H, Chaitman B, Ewy G, Fleischmann K, Fleisher L, Froehlich J, Gusberg R, Leppo J, Ryan T, Schlant R, Winters WJ (2002) ACC/AHA guideline update for perioperative cardiovascular evaluation for noncardiac surgery: a report of the American College of Cardiology/American Heart Association (Committee to Update the 1996 Guidelines on Perioperative Cardiovascular Evaluation for Noncardiac Surgery). Circulation 105:1257–1267
75. Kristensen SD, Knuuti J, Saraste A, Anker S, Botker HE, De Hert S, Ford I, Gonzalez-Juanatey JR, Gorenek B, Heyndricky GR et al (2014) 2014 ESC/ESA Guidelines on non-cardiac surgery: cardiovascular assessment and management of the European Society of Cardiology (ESC) and the European Society of Anaesth. Eur Heart J 35:2383–2431
76. McDonagh TA, Metra M, Adamo M, Gardner RS, Baumbach A, Böhm M, Burri H, Butler J, Čelutkienė J, Chioncel O et al (2021) 2021 ESC Guidelines for the diagnosis and treatment of acute and chronic heart failure. Developed by the Task Force for the diagnosis and treatment of acute and chronic heart failure of the European Society of Cardiology (ESC) With the special contribution of the Heart Failure Association (HFA) of the ESC. Eur Heart J 42:3599–3726
77. Cohen-Solal A, Chabernaud J, Gourgon R (1990) Comparison of oxygen uptake during bicycle exercise in patients with chronic heart failure and in normal subjects. J Am Coll Cardiol 16:80–85
78. McElroy P, Janicki J, Weber T (1998) Cardiopulmonary exercise testng in congestive heart failure. Am J Cardiol 62:35A–40A
79. Weber K, Janicki J, McElroy E (1987) Determination of aerobic capacity and the severity of chronic cardiac and circulation failure. Circulation 76(Suppl VI):VI46–VI53
80. Agostoni P, Corrà U, Emdin M (2017) Periodic breathing during incremental exercise. 14:S116–S122. https://doi.org/10.1513/AnnalsATS201701-003FR
81. Guazzi M, Raimondo R, Vicenzi M, Ross A, Proserpio C, Braga SS, Pedretti R et al (2007) Exercise oscillatory ventilation may predict sudden cardiac death in heart failure patients. J Am Coll Cardiol 50:299–308
82. Mancini D, Eisen H, Kussmaul W, Mull R, Edmunds L, Wilson J (1991) Value of peak exercise oxygen consumption for optimal timing of cardiac transplantation in ambulatory patients with heart failure. Circulation 83:778–786
83. Keteyian SJ, Patel M, Kraus WE, Brawner CA, McConnell TR, Piña IL, Leifer ES, Fleg JL, Blackburn G, Fonarow GC et al (2016) Variables measured during cardiopulmonary exercise testing as predictors of mortality in chronic systolic heart failure. J Am Coll Cardiol 67:780–789
84. Dhakal BP, Malhotra R, Murphy RM, Pappagianopoulos PP, Baggish AL, Weiner RB, Houstis NE, Eisman AS, Hough SS, Lewis GD (2015) Mechanisms of exercise intolerance in heart failure with preserved ejection fraction. Circ Heart Fail 8:286–294
85. Haykowsky MJ, Brubaker PH, John JM, Stewart KP, Morgan TM, Kitzman DW (2011) Determinants of exercise intolerance in elderly heart failure patients with preserved ejection fraction. J Am Coll Cardiol 58:265–274
86. Myers J, Gullestad L, Vagelos R, Do D, Bellin D, Ross H, Fowler M (1998) Clinical, hemodynamic, and cardiopulmonary exercise test determinants of survival in patients referred for evaluation of heart failure. Ann Intern Med 129:286–293
87. Huelsman M, Stefenelli T, Berger R, Pacher R (2002) Prognostic impact of workload in patients with congestive heart failure. Am Heart J 143:308–312
88. Pardaens K, Ceemput J, Vanhaecke J, Fagard R (2000) Peak oxygen uptake better predicts outcome than submaximal respiratory data in heart transplant candidates. Circulation 101:1152–1157
89. Mehra MR, Kobashigawa J, Starling R, Russel S, Uber PA, Parameshwar J, Mohacsi P, Augustine S, Aaronson K, Barr M (2006) Listing criteria for heart transplantation: international society for heart and lung transplantation guidelines for the care of cardiac transplant candidates-2006. J Heart Lung Transplant 25(9):1024–1042
90. Beniaminovitz A, Mancini D (1999) The role of exercise-based prognosticating algorithms in the selection of patients for heart transplantation. Curr Opin Cardiol 14:114–120
91. Corrà U, Mezzani A, Bosimini E, Scapellato F, Imparato A, Giannuzzi P (2002) Ventilatory response to exercise improves risk stratification in patients with chronic heart failure and intermediate functional capacity. Am Heart J 143:418–426

92. Arena R, Myers J, Abella J, Peberdy MA, Bensimhon D, Chase P, Guazzi M (2007) Development of a ventilatory classification system in patients with heart failure. Circulation 115:2410–2417
93. Sun XG, Hansen JE, Beshai JF, Wasserman K (2010) Oscillatory breathing and exercise gas exchange abnormalities prognosticate early mortality and morbidity in heart failure. J Am Coll Cardiol 55:1814–1823
94. Corrà U, Pistono M, Mezzani A et al (2006) Sleep and exertional periodic breathing in chronic heart failure: prognostic importance and interdependence. Circulation 113:44–50
95. Chua T, Ponikowski P, Harrington D, Anker S (1997) Clinical correlates and prognostic significance of the ventilatory response to exercise in chronic heart failure. J Am Coll Cardiol 79:1645–1650
96. Francis DP, Shamim W, Davies LC, Piepoli MF, Ponikowski P, Anker SD, Coats AJ (2000) Cardiopulmonary exercise testing for prognosis in chronic heart failure: continuous and independent prognostic value from VE/VCO(2) slope and peak VO(2). Eur Heart J 21: 154–161
97. Kleber F, Vietzke G, Wernecke K, Bauer U, Wensel R, Sperfeld A, Glaser S (2000) Impairment of ventilatory efficiency in heart failure: prognostic impact. Circulation 101:2803–2809
98. Aaronson KD, Schwartz JS, Chen T-M, Wong K-L, Goin JE, Mancini DM (1997) Development and prospective validation of a clinical index to predict survival in ambulatory patients referred for cardiac transplant evaluation. Circulation 95:2660–2667
99. Cohn J, Rector T (1988) Prognosis of congestive heart failure and predictors of mortality. Cardiol Am J 62:25–30
100. Saxon L, Stevenson L, Middlekauf G, Fonarow G, Woo M, Mooser D, Stevenson LW (1993) Predicting death from progressive heart failure secondary to ischemic or idiopathic dilated cardiomyopathy. Am J Cardiol 72:62–65
101. Ann HS, Abraham William T, Chin MH, Felman Arthur M, Francis Gary S, Ganiats Theodore G, Mariell J, Konstam Marvin A, Mancini Donna M, Keith M, Oates John A, Rahko Peter S, Silver Marc A, Warner SL, Yancy Clyde W (2005) ACC/AHA 2005 guideline update for the diagnosis and management of chronic heart failure in the adult: a report of the American College of Cardiology/American Heart Association Task Force on Practice Guidelines (Writing Committee to Update the 2001 Guidelines for the Evaluation and Management of Heart Failure). J Am Coll Cardiol 46:1–82
102. ATS/ACCP (2003) American Thoracic Society/American College of Chest Physicians. Statement on cardiopulmonary exercise testing. Am J Respir Crit Care Med 167:211–277
103. Aaronson K, Chen T, Mancini D (1996) Demonstration of the continuous nature of peak VO2 for prediction survival in ambulatory patients evaluated for transplant. J Heart Lung Transplant 15:66
104. Myers J, Gullestad L, Vagelos R, Do D, Bellin D, Ross H, Fowler M (2000) Cardiopulmonary exercise testing and prognosis in severe heart failure: 14 ml/kg/min revisited. Am Heart J 139: 78–84
105. Stelken A, Younis L, Jennison S, Miller D, Shaw L, Kargl D, Chaitman B (1996) Prognostic value of cardiopulmonary exercise testing using percent achieved of predicted peak oxygen uptake for patients with ischemic and dilated cardiomyopathy. J Am Coll Cardiol 27:345–352
106. Pokan R, Von Duvillard SP, Ludwig J, Rohrer A, Hofmann P, Wonisch M, Smekal G, Schmid P, Pacher R, Bachl N (2004) Effect of high-volume and -intensity endurance training in heart transplant recipients. Med Sci Sports Exerc 36:2011–2016
107. Marzo K, Wilson J, Mancini D (1992) Effects of cardiac transplantation on ventilatory response to exercise. Am J Cardiol 69:547–553
108. Brubaker P, Berry M, Brozena S, Morley D, Walter J, Paolone A, Bove A (1993) Relationship of lactate and ventilatory thresholds in cardiac transplant patients. Med Sci Sports Exerc 25:191–196
109. Keteyian S, Shephard R, Ehrman J, Fedel F, Glick C, Rhoads K, Levine T (1991) Cardiovascular responses of heart transplant patients to exercise training. J Appl Physiol 70: 2627–2631
110. Weiler JM, Anderson SD, Randolph C, Bonini S, Craig TJ, Pearlman DS, Rundell KW, Silvers WS, Storms WW, Bernstein DI et al (2010) Pathogenesis, prevalence, diagnosis, and management of exercise-induced bronchoconstriction: a practice parameter. Ann Allergy Asthma Immunol 105:S1–S47
111. Greiwe J, Cooke A, Nanda A, Epstein SZ, Wasan AN, Shepoard KV, Capão-Filipe NA, Rubin M, Gregory KL et al (2020) Work group report: perspectives in diagnosis and management of exercise-induced bronchoconstriction in athletes. J Allergy Clin Immunol Pract 8: 2542–2555
112. Taylor RS, Brown A, Ebrahim S, Jolliffe J, Noorani H, Rees K, Skidmore B, Stone JA, Thompson DR, Oldridge N (2004) Exercise-based rehabilitation for patients with coronary heart

disease: systematic review and meta-analysis of randomized controlled trials. Am J Med 116(10):682–692
113. Pelliccia A, Sharma S, Gati S, Bäck M, Börjesson M, Caselli S, Collet JP, Corrado D, Drezner JA, Halle M et al (2021) 2020 ESC Guidelines on sports cardiology and exercise in patients with cardiovascular disease: the Task Force on sports cardiology and exercise in patients with cardiovascular disease of the European Society of Cardiology (ESC). Eur Heart J 42:17–96
114. Pokan R, Hofmann P, Preidler K, Leitner H, Dusleag J, Eber B, Schwaberger G, Fuger GF, Klein W (1993) Correlation between inflection of heart rate/work performance curve and myocardial function in exhausting cycle ergometer exercise. Eur J Appl Physiol Occup Physiol 67(5):385–388
115. Pokan R, Hofmann P, von Duvillard SP, Beaufort F, Schumacher M, Fruhwald FM, Zweiker R, Eber B, Gasser R, Brandt D, Smekal G, Klein W, Schmid P (1997) Left ventricular function in response to the transition from aerobic to anaerobic metabolism. Med Sci Sports Exerc 29(8):1040–1047
116. Pokan R, Hofmann P, von Duvillard SP, Beaufort F, Smekal G, Gasser R, Klein W, Eber B, Bachl N, Schmid P (1998) The heart rate performance curve and left ventricular function during exercise in patients after myocardial infarction. Med Sci Sports Exerc 30(10):1475–1480
117. Wonisch M, Pokan R, Fruhwald FM, Watzinger N, Maier R, Kraxner W, Hödl R, Hofmann P, Klein W (2005b) Betablocker und Sport – Auswirkungen auf Parameter der Leistungsfähigkeit und der Trainingsgestaltung. Internistische Praxis 45:241–248
118. Buchfuhrer M, Hansen J, Robinson T, Sue D, Wasserman K, Whipp B (1983) Optimizing the exercise protocol for cardiopulmonary assessment. J Appl Physiol 55:1558–1564
119. Will P, Walter J (1999) Exercise testing: improving performance with a ramped Bruce protocol. Am Heart J 138:1033–1037

# Sport bei Athleten mit erhöhtem kardiovaskulären Risiko

Inhaltsverzeichnis

**Kapitel 17** Sport bei Athleten mit erhöhtem kardiovaskulärem Risiko – 261
*Martin Halle, Katrin Esefeld,
Isabel Fegers-Wustrow und Fritz Wimbauer*

# Sport bei Athleten mit erhöhtem kardiovaskulärem Risiko

*Martin Halle, Katrin Esefeld, Isabel Fegers-Wustrow und Fritz Wimbauer*

**Inhaltsverzeichnis**

17.1 Arterielle Hypertonie – 262

17.2 Dyslipidämien – 266
17.2.1 Epidemiologie – 266
17.2.2 Effekt von Sport auf den Fettstoffwechsel – 266
17.2.3 Folgeerkrankungen – 267
17.2.4 Screening – 267
17.2.5 Familiäre Hypercholesterinämien – 267
17.2.6 Medikamentöse Therapie – 267

17.3 Diabetes mellitus – 268
17.3.1 Typ-1-Diabetes und Leistungssport – 269
17.3.2 Einflüsse auf das Glucoseverhalten bei sportlicher Aktivität – 269
17.3.3 Praktische Empfehlungen zur Anpassung der Insulintherapie und Kohlenhydratzufuhr beim Sport – 270

Literatur – 271

Der Nutzen von Sport zur Reduktion des kardiovaskulären Risikos wurden in multiplen Studien eindeutig bewiesen. Nichtsdestotrotz können auch Athleten ein erhöhtes kardiovaskuläres Risikoprofil aufweisen. Daher sollte, insbesondere vor intensiven und langandauernden sportlichen Belastungen, eine sportkardiologische Untersuchung zur Risikostratifizierung und Evaluation möglicher Therapieoptionen erfolgen. In diesem Kapitel erfolgt daher eine detaillierte Betrachtung der häufigsten kardiovaskulären Risikofaktoren mit Hinblick auf Prävalenz, Definition, sportartspezifische Aspekte und Therapiemöglichkeiten bei Athleten.

## 17.1 Arterielle Hypertonie

Grundsätzlich ist zwischen Athleten und Nichtathleten eine vergleichbare Prävalenz der genetisch determinierten essenziellen arteriellen Hypertonie anzunehmen, wenngleich eindeutige Zahlen dazu nicht vorliegen. Auch bei Athleten fördern zusätzliche Faktoren wie Übergewicht und geringe Ausdauerleistung die Entwicklung eines Bluthochdrucks, was wie erwähnt insbesondere für Sportler aus kraftbetonten Sportarten gilt und in diesen Kollektiven auch häufiger beobachtet wird [1].

Die arterielle Hypertonie gilt entsprechend der Erfahrung der Autoren und kleineren Studien zufolge als häufigster Zufallsbefund sportmedizinischer Untersuchungen, besonders bei Athleten aus mittleren Altersgruppen [2]. Vergleichsuntersuchungen von Ausdauerleistungssportlern mit nicht sportlichen Kontrollpersonen zeigen allerdings dennoch eine deutlich niedrigere Prävalenz einer arteriellen Hypertonie im Athletenkollektiv [3]. Inwieweit eine genetische Disposition zu hohem Blutdruck durch leistungssportliches Ausdauertraining verzögert (oder bei Krafttraining ggf. sogar beschleunigt!) werden kann, lässt sich aufgrund der methodenbedingt unzureichenden Datenlage derzeit wiederum nicht eindeutig beantworten. Insgesamt ist die Prävalenz der arteriellen Hypertonie bei Athleten mit etwa 3 % niedrig; als relevanteste Risikofaktoren sind in diesem Kollektiv eine positive Familienanamnese sowie ein erhöhter Body-Mass-Index zu nennen [4]. Sekundäre Hypertonieformen treten mit einer Prävalenz von ca. 0,2 % bei Athleten auf, bedingen jedoch etwa 9 % aller diagnostizierten manifesten Hypertonien [4].

An eine sekundäre Hypertonie sollte insbesondere bei folgenden Faktoren gedacht werden [5]:
- Auftreten vor dem 30. Lebensjahr
- Fehlen von Risikofaktoren wie Übergewicht oder positiver Familienanamnese
- Hypertensive Krisen und schwerer arterieller Hypertonie Grad III (>=180/110 mmHg)
- Plötzlicher Blutdruckanstieg bei zuvor normotensiven Athleten
- Therapieresistente Hypertonie

Insbesondere die Einnahme von Medikamenten (z. B. NSAR, Schilddrüsenhormone etc.), Nahrungsergänzungsmitteln, Energy Drinks und leistungssteigernden Substanzen (z. B. Anabolika, Erythropoietin, Steroide, etc.) sind eine generell unterschätzte Ursache für die sekundäre Hypertonie und sollten anamnestisch erfragt werden [6–8].

Leistungs- und ambitionierter Freizeitsport kann von allen Athleten mit Bluthochdruck grundsätzlich gefahrlos ausgeübt werden, sofern eine gute medikamentöse Einstellung in Ruhe wie auch unter Belastung besteht. Zu beachten ist dabei, dass gerade während Ausdauersportbelastungen zum Teil über Stunden ein erhöhtes Blutdruckniveau besteht, was in die therapeutischen Überlegungen gerade bei hochnormalen oder grenzwertigen Ruhewerten einbezogen werden muss. Gegebenenfalls muss in solchen Fällen auch frühzeitig medikamentös interveniert werden, wobei der Nachweis einer prognostisch negativen Bedeutung dieses Phänomens bisher nicht geführt wurde. Von einigen wird dieses aber als mögliche Ursache für das gehäufte Auftreten von Vorhofflimmern im Alter gesehen. In jedem Fall sollte eine Überprüfung des Blutdrucks daher aber auch wiederholt mittels Langzeitmessungen unter Einbeziehung einer typischen Trainingseinheit durchgeführt werden.

Ein schwieriges und viel diskutiertes Thema stellt die Blutdrucksituation in kraftbetonten Sportarten dar, hier vor allem dem Maximalkrafttraining. Anekdotischen Berichten zufolge wurden bei derartigen Anstrengungen punktuell Blutdruckspitzen bis 450 mmHg systolisch invasiv gemessen, sodass traditionell eine Sorge vor zerebralen und kardialen Akutereignissen besonders bei Athleten mit manifestem Bluthochdruck besteht. Bei häufiger Exposition mit solchen Werten werden zudem auch chronische Auswirkungen auf die Blutdruckregulation und die Zunahme einer linksventrikulären Hypertrophie befürchtet, obwohl wie erwähnt im Ausdauersport sogar eine prozentual deutlich längere Exposition gegenüber zumindest mittelgradig erhöhten Blutdrücken besteht. In der Folge wird daher oft von Sportarten mit hohem Kraftanteil mit dem klinischen Korrelat einer starken Pressatmung abgeraten. Dies schließt auch manche Spielsportarten mit gemischt statischen und dynamischen Bewegungsanteilen wie Tennis, Skifahren, Klettern oder Turnen ein. Systematische Untersuchungen zur tatsächlichen klinischen Bedeutung dieser Situation fehlen allerdings. Zudem ist mittlerweile bekannt, dass zumindest bei moderatem Krafttraining mit Vermeiden von Maximalgewichten sogar positive Auswirkungen auf die mittelfristige Blutdruckentwicklung bestehen [9]. Insgesamt sollten diese Vorgaben daher nicht zu streng gesehen werden; bei guter Blutdruckeinstellung sind die meisten Sportarten komplikationslos durchführbar. Die erwähnten Einschränkungen sind vor allem in der medikamentösen Einstellungsphase und bei Vorliegen von zusätzlichen Risikofaktoren, bereits bestehenden hypertensiven Organschäden und assoziierten Erkrankungen zu beachten und bedürfen regelmäßiger Überprüfung [6]. Besonders vor Kraftanstrengungen, grundsätzlich aber vor jeder Trainingseinheit, sollte bei Athleten mit Bluthochdruck eine Ruhemessung vorgenommen werden. Bei gut kontrolliertem Blutdruck besteht grundsätzlich eine uneingeschränkte Sportfreigabe; Einschränkungen sind jedoch insbesondere für Kraftsportarten mit belastungsabhängig deutlichen Blutdruckspitzen bei Vorliegen von Risikofaktoren (z. B. familiäre Disposition für kardiovaskuläre Erkrankungen), hypertensiven Organschäden (z. B. hypertensiver Herzerkrankung) oder assoziierten Erkrankungen (z. B. Vorhofflimmern) zu beachten (◘ Tab. 17.1).

Therapeutisch sind einige sportspezifische Aspekte zu beachten. Während sportlich inaktiven, ggf. übergewichtigen Personen zumindest bei nur leicht erhöhten Blutdruckwerten und sonst geringem Risikoprofil zunächst leitliniengestützt noch alleinig Lebensstilmaßnahmen zu empfehlen sind [10], ist diese Option bei sportlich sehr aktiven Menschen und Athleten in der Regel bereits ausgeschöpft. Im Falle einer nachweislich unzureichenden Grundlagenausdauer kann allerdings ggf. noch ein entsprechendes Training über 3–6 Monate versucht werden. Weiterhin kann der Versuch einer zusätzlichen Blutdrucksenkung durch weitere Lebensstilmaßnahmen wie Alkohol- und Salzreduktion auch bei Athleten gerechtfertigt sein. Schwierig können allerdings besonders diätetische Empfehlungen werden, wenn für die erfolgreiche Ausübung einer Sportart eine gewisse Körpermasse dienlich ist; diese Athleten sind häufig von einer pauschalen Empfehlung zu optimiertem Lebensstil nicht zu überzeugen. Hier muss auf individueller Basis ein Konzept mit ggf. auch frühzeitiger medikamentöser Intervention gefunden werden, wobei trotz Verständnis für die ausgeübte Sportart sicher das langfristige Risiko eines schlecht eingestellten Blutdrucks prognostisch im

**Tab. 17.1** Kriterien für die Sportfreigabe bei Athleten mit arteriellem Hypertonus (adaptiert nach [6] und [11])

| Blutdruck | Risikofaktoren | Hypertensive Organschäden | Assoziierte Erkrankungen | Sportfreigabe |
|---|---|---|---|---|
| **Gut kontrolliert** (<140/90 mmHg bzw. <140/85 mmHg bei Diabetes mellitus) | Keine bzw. gut kontrolliert | - | - | Uneingeschränkt |
| | Keine bzw. gut kontrolliert | + | - | Keine Kraftsportarten mit erheblichem Blutdruckanstieg |
| | Keine bzw. gut kontrolliert | –/+ | + | Abhängig von Art und Schwere von Organschäden/assoziierten Erkrankungen (keine Kraftsportarten mit erheblichem Blutdruckanstieg) |
| **Nicht kontrolliert** (≥140/90 mmHg bzw. ≥140/85 mmHg bei Diabetes mellitus) | | | | Keine Sportfreigabe |

*Risikofaktoren:* >55 J. (Männer), >65 J. (Frauen); Diabetes mellitus, Rauchen, Dyslipidämie, Abdominelle Adipositas, familiäre Disposition für kardiovaskuläre Erkrankungen
*Hypertensive Organschäden:* Hypertensive Herzerkrankung, Diastolische Dysfunktion, Hypertensive Retinopathie, Erhöhtes Serumkreatinin (Männer 1,3–1,5 mg/dl, Frauen 1,2–1,4 mg/dl), Mikroalbuminurie, Atherosklerotische Plaques bzw. Wandverdickungen im Ultraschall
*Assoziierte Erkrankungen:* Vorhofflimmern, Herzinsuffizienz, Ischämische Herzerkrankung, PAVK, zerebrovaskuläre Erkrankungen, fortgeschrittene Retinopathie, Niereninsuffizienz, Proteinurie

Vordergrund steht. Eine Option besteht auch darin, trotz kraftbetontem Sport den Ausdaueranteil im Training zu erhöhen, der oft allzu sehr vernachlässigt wird; ggf. ist dadurch ein zusätzlich blutdrucksenkender Effekt zu erzielen. Bei gänzlichem Versagen dieser Maßnahmen besteht prinzipiell auch die Möglichkeit einer medikamentösen Therapie über die Dauer der Leistungssportkarriere mit erst im Anschluss intensivierter Lebensstiloptimierung. Diese Option ist aber sicher suboptimal, zumal sich das Risikoprofil mit Beendigung eines regelmäßigen „Trainingszwangs" im weiteren Lebensverlauf oft eher noch verschlechtert.

Auch im Hinblick auf die Blutdruckmedikation sind einige besondere Aspekte zu beachten [11]. Als Medikamente der ersten Wahl werden übereinstimmend ACE-Hemmer oder Sartane angesehen, die ein auch im Hinblick auf die Sportausübung geringes Nebenwirkungspotenzial und keinen nennenswerten Einfluss auf hämodynamische Leistungsparameter aufweisen.
Eine wichtige Ausnahme hiervon stellen weibliche Sportlerinnen im gebärfähigen Alter dar, bei denen potenzielle fetale/neonatale Nebenwirkungen zu beachten sind und ACE-Hemmer oder Sartane nicht verordnet werden dürfen [6]. Kalziumantagonisten kön-

nen ebenfalls eingesetzt werden; zu bevorzugen sind Substanzen vom Dihydropiridintyp wie Amlodipin, da Verapamil oder Diltiazem ggf. leistungsbeeinträchtigende Frequenzsenkungen bewirken. Diuretika sind als Maskierungsmittel entsprechend der Dopingliste im Wettkampfsport verboten; im ambitionierten Freizeitsport sind sie zwar prinzipiell möglich, aber u. U. mit der Gefahr eines relevanten zusätzlichen Volumen- und Elektrolytverlustes verbunden und aus diesem Grund nicht als Mittel der ersten Wahl zu betrachten. Betablocker sind für einige Sportarten (u. a. Schießen, Snowboard, Golf, Motorsport) ebenfalls entsprechend der Dopingliste verboten, bieten sich im Sport allerdings aufgrund der Frequenzsenkung ohnehin nicht sinnvoll an (◘ Tab. 17.2 und ◘ Abb. 17.1). Weitere Antihypertensiva außerhalb der Standardklassen sind je nach Erfordernis grundsätzlich möglich. Bei der Einstellung muss bedacht

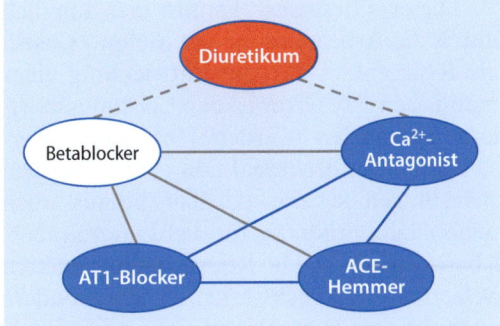

◘ **Abb. 17.1** Wahl der Antihypertensiva beim Leistungssport. *Blau* hinterlegte Medikamente können wegen der guten Verträglichkeit und fehlenden Dopinghinweisen ohne Probleme gegeben werden. Andere Klassen wie Betablocker nur eingeschränkt, Diuretika dürfen nicht angewandt werden

werden, dass während oder im Anschluss an längere Ausdauereinheiten eine reaktive Blutdrucksenkung durch den Sport erfolgen kann, was die oben bereits erwähnte Notwendigkeit einer Überprüfung der Blutdruckreaktion mittels Langzeitmessung auch während des Trainings unterstreicht.

Einen Sonderfall stellt die Belastungshypertonie dar. Die Definition einer Belastungshypertonie, aber auch die prognostische Wertigkeit und Therapienotwendigkeit dieser Hypertonieform waren lange Zeit umstritten [12]. Die Orientierung an ergometrischen Maximalwerten, die in der internationalen Literatur lange dominierte [13], ist gerade im Athletenbereich mitunter irreführend, da besonders bei Ausdauersportlern häufig allein wegen der besseren maximalen Belastbarkeit höhere Werte gemessen werden.

Generell stellen aber auch hier selbst bei olympischen Athleten belastungsabhängig maximale systolische Blutdruckwerte von >220 mmHg (Männer) bzw. >200 mmHg (Frauen) Werte außerhalb der 95. Perzentile dar und sollten weiter abgeklärt werden [14, 15]. Sinnvoll erscheint eine Klassifikation anhand submaximaler Werte wie das Überschreiten eines Grenzwerts von 200/100 mmHg bei 100 Watt.

◘ **Tab 17.2** Vor- und Nachteile von Antihypertensiva im Leistungssport (*TUE* „therapeutic use exemption", d. h. Ausnahmegenehmigung)

| Substanzklasse | Einsatz bei Athleten |
|---|---|
| ACE-Hemmer | Gute Verträglichkeit; **CAVE** Athletinnen im gebärfähigen Alter |
| Sartane | Gute Verträglichkeit; **CAVE** Athletinnen im gebärfähigen Alter |
| $Ca^{2+}$-Antagonisten | Amlodipin keine Einschränkung Verapamil und Diltiazem mit Einschränkung wegen negativer Chronotropie |
| Betablocker | **CAVE** -bei niedriger Ruhefrequenz -Doping bei Schießen, Snowboard, Golf, Motorsport u. a. (ggf. TUE beantragen) |
| Diuretika | **CAVE** -Dopingliste, keine Ausnahmegenehmigung |

Dieser Grenzwert konnte erst kürzlich durch die Arbeitsgruppe um Stefano Caselli als Risikofaktor für die Entwicklung einer manifesten Hypertonie bei Leistungssportlern identifiziert werden [16]. Eine übersteigerte Blutdruckreaktion bei niedrigen Belastungen scheint darüber hinaus auch unabhängig prädiktiv für das Langzeitüberleben zu sein [17]. Die Relevanz von erhöhten Belastungsblutdruckwerten ist insbesondere auch vor dem Hintergrund einer Assoziation mit dem Auftreten von Myokardfibrosen bei Triathleten nicht zu unterschätzen [18], können diese schließlich auch zum Auftreten von potenziell gefährlichen Kammertachykardien führen [19, 20]. Ein aktuelles Positionspapier der Europäischen Gesellschaft für präventive Kardiologie (European Association of Preventive Cardiology-EAPC) empfiehlt aus diesem Grund nicht nur eine Ergänzung der Diagnostik um Ruhe-EKG und Echokardiografie, sondern auch eine Überprüfung der Indikation einer medikamentösen Therapie unabhängig vom Vorliegen erhöhter Blutdruckwerte in Ruhe [6].

Therapeutisch muss hier letztlich auf individueller Basis entschieden werden unter Berücksichtigung des Ruheprofils, der Höhe der ergometrisch gemessenen Werte und der Dauer und Intensität der Sportausübung. In einer Analyse der Framingham-Studie wurde eine Assoziation einer systolisch überhöhten Blutdruckreaktion unter Belastung mit einer erhöhten Gefäßsteifigkeit gezeigt, sodass entsprechende Zusatzdiagnostiken wie oben erwähnt in der klinischen Einschätzung ggf. hilfreich sein können [21, 35].

## 17.2 Dyslipidämien

### 17.2.1 Epidemiologie

Daten zur Verteilung von Dyslipidämien in Athleten und in unterschiedlichen Athletenkollektiven sind rar [21, 35]; insbesondere fehlen häufig alters-angepasste Kontrollen. Dyslipidämien stellen jedoch in den bisher untersuchten Kollektiven bei Athleten und Spitzensportlern, den häufigsten kardiovaskulären Risikofaktor dar [21, 35]. Das Alter der Athleten spielt dabei, wie auch bei den anderen kardiovaskulären Risikofaktoren, eine Hauptdeterminante – mit zunehmendem Alter steigen die LDL-Werte und Triglyzeride und die HDL-Werte sinken [21, 35]. Zudem sollte bei der Diagnose von Fettstoffwechselstörungen bei Athleten auch an die Einnahme von verbotenen leistungssteigernden Substanzen gedacht werden.

### 17.2.2 Effekt von Sport auf den Fettstoffwechsel

Einige Studien haben gezeigt, dass Ausdauersport bei Leistungssportlern die Verteilung der LDL- (5–10 % niedriger) und HDL-Werte (10–50 % höher) sowie der Triglyzeridspiegel (20–40 % niedriger) günstiger beeinflusst im Vergleich zu Nichtsportlern [22]. Eine höhere maximale Sauerstoffaufnahme ($VO_2max$) gilt zudem als signifikanter Prädiktor für die Höhe des HDL-Spiegels [22]. Der Einfluss auf LDL- und non-HDL-Cholesterinwerten wird jedoch insgesamt als sehr gering eingeschätzt; Lipoprotein(a) kann durch Sport nicht beeinflusst werden. Günstige Effekte sportlicher Aktivität auf das Lipidprofil lassen sich vor allem durch Ausdauersportarten und weniger durch Kraftsportarten erzielen, wobei hier der Umfang des Trainings relevanter ist, als die Intensität. Einige Studien konnten jedoch zeigen, dass durch körperliche Aktivität auch die Zusammensetzung der Lipoproteinpartikel verbessert werden kann, und dadurch die Anzahl besonders atherogener LDL-Partikel (LDL-5/6) reduziert werden kann [23].

### 17.2.3 Folgeerkrankungen

Daten der Aerobics Center Longitudinal Study, eine der größten Kohortenstudien aus Präventions-Untersuchungen eines Durchschnittskollektivs aus den USA haben gezeigt, dass sich die altersbedingte Erhöhung der LDL- Cholesterinwerte durch Sport um ca. 15 Jahre aufschieben lässt [24]. In einer Studie mit Master-Marathon-Athleten (>35 Jahre) mit insgesamt niedrigem kardiovaskulären Risikoprofil konnte interessanterweise jedoch gezeigt werden, dass diese eine höhere Prävalenz für einen erhöhten Agatston Score und Koronarplaques aufwiesen im Vergleich zu einem untrainierten Kollektiv mit gleichem Risikoprofil [25]. Dieser Unterschied war jedoch nur bei männlichen Masterathleten und nicht bei weiblichen zu dokumentieren. Die Pathophysiologie und Relevanz ist noch nicht eindeutig geklärt, jedoch zeigte sich eine unterschiedliche Plaquemorphologie, die mit einer vermehrten Plaquestabilität einhergehen soll [25].

### 17.2.4 Screening

Weder in der Normalbevölkerung, noch bei Athleten erfolgt in Deutschland ein Routinescreening auf Dyslipidämien. Allerdings ist dies bei der DOSB Grunduntersuchung in Deutschland Routine, sodass frühzeitig eine familiäre Hypercholesterinämie detektiert werden kann. Auch bei anderen Sportarten sollte dies daher im Rahmen der sportmedizinischen Grunduntersuchung erfolgen.

### 17.2.5 Familiäre Hypercholesterinämien

Besondere Berücksichtigung bedarf die **homozygote** Form, die mit deutlich erhöhten LDL-Cholesterinwerten einhergeht und zusätzlich zu Statinen mittels LDL-Apherese und PCKS-9-Inhibitoren behandelt wird. Bei diesen Personen ist insgesamt das kardiovaskuläre Risiko, auch schon im Jugendalter, deutlich erhöht und muss in die medizinische Gesamtbeurteilung integriert werden. Bei der homozygoten Form der familiären Hypercholesterinämie ist eine frühzeitige Arteriosklerose zu erwarten, sodass in diesen Fällen generell, auch bei solchen Personen, die sportlich aktiv sind, mit einem erhöhten Risiko kardiovaskulärer Ereignisse gerechnet werden muss. Deshalb ist hier eine intensive medizinische Diagnostik indiziert. Allerdings kann auch bei familiärer Hypercholesterinämie Leistungssport bei unauffälligen Befunden, insbesondere hinsichtlich Ischämie, die Sporterlaubnis erteilt werden. Regelmäßige sportkardiologische Untersuchungen sind mindestens jährlich empfohlen. Die **heterozygote** Form der familiären Hypercholesterinämie sollte in der Diagnostik nicht nachstehen und bedarf ebenso einer entsprechenden medikamentösen Therapie. Bei metabolisch bedingten Dyslipidämien sollte auch bei Leistungssportlern ggf. eine Gewichtsreduktion und Ernährungsumstellung durchgeführt werden.

### 17.2.6 Medikamentöse Therapie

Entsprechend der Befunde ist auch beim Leistungssportler eine leitliniengerechte lipidsenkende Therapie einzuleiten. Statine sind hier Mittel der 1. Wahl, allerdings sind gerade bei Athleten Muskelbeschwerden unter dieser Therapie häufiger zu beobachten [26]. So gibt es Beobachtungen an Athletenkollektiven, die eine deutlich reduzierte Statintoleranz aufweisen, was am ehesten mit dem gegenüber dem Normpatienten deutlich erhöhtem Muskeleinsatz liegen dürfte [27]. Eine relevante Beeinträchtigung der Leistungsfähigkeit erscheint somit möglich, wenngleich aktuelle Daten dies zumindest bei sporttreibenden kardiologischen Patienten in Frage stellen [28]. Alternativpräparate sind Ezetimib und PCKS-9-Inhibitoren, die beide weniger Muskelbeschwerden verursachen, allerdings auf Grund der Effektivität und aus Kostengründen weniger zum Einsatz kommen. Daten für die neu zugelassene Bempedoinsäure hinsichtlich klinischer Endpunkte und Arteriosklerose, sowie zur Verträglichkeit bei Athleten fehlen noch, könnten aber eine Alternative in der Zukunft darstellen, da sie geringere Muskelbeschwerden verursachen sollen. Insgesamt muss der bestmögliche Kompromiss zwischen erhöhtem kardiovaskulärem Risiko, Muskelverträglichkeit und leistungssportlichen Anforderungen gefunden werden, wobei auch dem Athleten eindeutig die Assoziation von Fettstoffwechselstörungen mit zum Teil deutlich erhöhtem kardiovaskulärem Risiko dargelegt werden muss.

- **Maßnahmen bei Statinunverträglichkeit:**
- Reduktion der Dosis (Verdopplung der Dosis senkt LDL nur um 6 %)
- Dosis nur jeden 2. Tag
- Umstellung von lipophilen auf hydrophile Lipidsenker

Atorvastatin und Simvastatin sind Substrate von CYP3A4, einem für den Metabolismus vieler anderer Medikamente wichtigem Enzym. Beispiele solcher Interaktionspartner sind Clarithromycin, Fluconazol, Nelfinavir und Grapefruitsaft. Umstellung z. B. auf Fluvastatin

## 17.3 Diabetes mellitus

Innerhalb der Reihe kardiovaskulärer Risikofaktoren stellt der Diabetes mellitus aufgrund der Wahrnehmung als auch ganz eigenständiges Krankheitsbild sicher eine Sonderform dar. Zum einen ist durch die Beeinträchtigung des Zuckerstoffwechsels der zentrale Mechanismus der Energiebereitstellung während sportlicher Belastung involviert, zum anderen können Entgleisungen des Blutzuckers gerade durch Sport oder auch durch antidiabetische Therapien nicht selten Notfallsituationen auslösen. Die durch regelmäßiges Training grundsätzlich optimierte Glucoseaufnahme in die Muskulatur kann noch Stunden nach einer Trainingseinheit zu protrahierten Hypoglykämien führen, was in der Therapiesteuerung bedacht werden muss.

Die Zielsetzung von Typ-1 - und Typ-2-Diabetikern ist vom medizinischen Standpunkt unterschiedlich. Während beim Typ-1-Diabetes die Vermeidung von Stoffwechselkapriolen im Vordergrund steht, stellt die körperliche Bewegung beim Typ-2-Diabetes eine therapeutische Option zur Verbesserung der Insulinresistenz dar. Zur Verbesserung des kardiovaskulären Risikoprofils sind die aktuellen Empfehlungen der American Diabetes Association (ADA) aus dem Jahre 2020 zu körperlicher Aktivität bei beiden Diabetesformen identisch: Diabetiker sollten mindestens 150 min/Woche ein moderates Ausdauertraining betreiben, jüngere und körperlich fittere Diabetiker können auch ein intensiveres Ausdauertraining von mindestens 75/min/Woche durchführen. Ergänzend wird 2–3×/Woche ein allgemeines Krafttraining sowie bei älteren Patienten 2–3×/Woche ein Koordinations- und Flexibilitätstraining empfohlen. Das körperliche Training sollte an den meisten Tagen der Woche durchgeführt werden mit maximal zwei bewegungsfreien Tagen hintereinander. Bei adipösen Diabetikern sollte der Bewegungsumfang auf mindestens 200–300 min/Woche erhöht werden [29]. Im Hinblick auf diabetische Folgeerkrankungen sind bei der sportlichen Aktivität einige Aspekte zu berücksichtigen: Beispielsweise sollte bei Polyneuropathien auf gutes Schuhwerk geachtet werden. Bei Retinopathien sind aufgrund der Gefahr von Netzhautblutungen akute Blutdrucksteigerungen wie z. B. beim Maximalkraftsport zu vermeiden. Die autonome Neuropathie kann zu verändertem

Herzfrequenzverhalten führen und damit Einfluss auf die Trainingssteuerung haben.

In dem Kollektiv jüngerer Sportler spielt vorwiegend der Typ-1-Diabetes eine relevante Rolle. In höheren Altersgruppen mag entsprechend einer genetischen Prädisposition auch der Typ-2-Diabetes gelegentlich vorkommen, wird aber beim trainierten Sportler selten beobachtet, da ein wesentliches pathophysiologisches Merkmal dieser Diabetesform die körperliche Inaktivität darstellt. Auch therapeutisch sind beim Typ-2-Diabetiker zunächst keine wesentlichen Einschränkungen zu erwarten, da meist noch oral therapiert wird und die modernen Antidiabetika in der Regel nicht mit der Gefahr einer Hypoglykämie verbunden sind.

### 17.3.1 Typ-1-Diabetes und Leistungssport

Grundsätzlich können Typ-1-Diabetiker jede Art von Sport bis hin zum Hochleistungssport betreiben. Voraussetzung hierfür ist ein optimales Glucosemanagement. Dies erfordert ein ausgeprägtes Wissen sowohl über die allgemeinen Grundlagen des Glucosestoffwechsels als auch über die individuelle Blutzuckerregulation insbesondere in Zusammenhang mit sportlicher Betätigung. Besondere Vorsicht geboten ist bei Sportarten mit situations- oder umgebungsbedingten Gefahren, da bei plötzlicher Hypoglykämie lebensbedrohliche Risiken für den Sportler und ggf. dessen Partner entstehen können (z. B. Klettern, Gleitschirmfliegen, Tauchen oder Schwimmen im offenen Gewässer) [30]. Für Diabetiker mit Insulinpumpe gibt es bei speziellen Sportarten einige Aspekte zu berücksichtigen: Beim Schwimmen beispielsweise ist auf die Wasserdichtigkeit des Pumpenmodels zu achten. Dies ist vom Fabrikat abhängig und muss ggf. beim Hersteller erfragt werden. In der Regel wird die Pumpe für die Dauer des Schwimmens abgelegt. Auch bei Kampfsportarten oder Mannschaftssportarten mit intensivem Körperkontakt (z. B. Handball, Fußball) empfiehlt es sich die Pumpe abzunehmen. Vor jeglicher Sportausübung ist es wichtig, Sportpartner, Mannschaftskollegen oder Trainer/Betreuer über das Vorliegen eines insulinpflichtigen Diabetes zu informieren und über Management von Notfallsituationen zu unterrichten. Bei Leistungs-/Kadersportlern ist zu berücksichtigen, dass Insulin auf der Liste der verbotenen Substanzen (NADA/WADA) steht. Eine medizinische Ausnahmegenehmigung (TUE) muss daher im Vorfeld durch den behandelnden Arzt beantragt werden.

### 17.3.2 Einflüsse auf das Glucoseverhalten bei sportlicher Aktivität

Neben verschiedenen Umweltfaktoren (z. B. Hitze, Kälte, Höhe, Tiefe), Zeitpunkt und Art der Insulintherapie, Ort der Injektion, Zeitpunkt und Art (Kohlenhydratgehalt) der letzten Mahlzeit und dem Trainingszustand des Sportlers stellt vor allem die Art, Dauer und Intensität der sportlichen Betätigung einen wesentlichen Einflussfaktor auf das Glucoseverhalten dar: Während längere aerobe Belastungen (z. B. Radfahren, Joggen, Walken) Hypoglykämien begünstigen, führen anaerobe Belastungen (z. B. Sprints, „high intensity training") aufgrund vermehrter Katecholaminfreisetzung vorübergehend zu reaktiven Hyperglykämien. Gemischt aerob-anaerobe Belastungen wie beispielsweise Spielsportarten (z. B. Fußball, Handball) weisen den stabilsten Blutzuckerverlauf auf [31, 32].

Aufgrund individueller Blutzuckerreaktionen auf die verschiedenen Faktoren, können keine allgemeingültigen Therapieanleitungen gegeben werden. Um diese individuellen Blutzuckerreaktionen kennenzulernen, ist es für den jeweiligen Sportler essenziell, regelmäßige Messungen vor, während und nach der sportlichen Aktivität durchzuführen und entsprechend zusammen mit den getroffenen Massnahmen (Insulindosisveränderungen, zusätzliche Kohlenhydrate) und äußeren Bedingungen in einem Diabetestagebuch zu dokumentieren. Ein großer Fortschritt und auch eine Vereinfachung hinsichtlich des Blutzuckermonitorings konnte durch die Entwicklung des CGM (continuous glucose monitoring) erzielt werden, weshalb dies mittlerweile für jeden Sportler die Standardmethode der Blutzuckeraufzeichnung darstellen sollte [33].

Einige generelle Faustregeln hinsichtlich Blutzuckermanagement vor und während Belastung werden im Folgenden beschrieben: Der optimale Ausgangsblutzucker vor sportlicher aerober Belastung liegt zwischen 120–180 mg/dl. Vor anaeroben Belastungen kann dieser aufgrund des reaktiven Blutzuckeranstiegs etwas niedriger liegen (>90 mg/dl). Niedrigere Werte erfordern die vorherige Aufnahme von Kohlenhydraten (10–20 g) in Form von z. B. Riegeln, Sportgetränken oder Obst. Im Falle einer Hypoglykämie unter 50 mg/dl innerhalb der letzten 24 Stunden ist Sport kontraindiziert. Höhere Werte (<180 mg/dl) erfordern die Aufnahme von nichtzuckerhaltiger Flüssigkeit zur Dilution (250 ml 20–30 min vor dem Sport). Bei Werten >270 mg/dl sollte ein Acetontest durchgeführt werden. Bei gering erhöhten Ketonkörpern (<1,4 mmol/l) kann mit kurzem moderatem Training begonnen werden, ggf. nach geringer Insulindosis. Bei Werten ≥1,5 mmol/l ist eine sofortige Therapie erforderlich und es darf kein Sport betrieben werden [32].

Grundsätzlich sollte 1–3 h vor dem Training eine kohlenhydratreiche Mahlzeit eingenommen werden sowie auch während des Trainings ca. alle 20–30 min Flüssigkeit aufgenommen werden. Das Mitführen von kohlenhydratreichen Produkten wie Riegel, Gels und zuckerhaltige Getränke ist generell erforderlich. Der Blutzucker sollte im Mittel alle 30 min und nach dem Training alle 2 h gemessen bzw. überwacht werden, um späte Hypoglykämien zu erkennen [30]. Unmittelbar nach dem Training sind zudem erneut kohlenhydratreiche Mahlzeiten einzunehmen (ca. 1,5 g/kg KG), die der Regeneration und Vermeidung von späten Hypoglykämien dienen.

### 17.3.3 Praktische Empfehlungen zur Anpassung der Insulintherapie und Kohlenhydratzufuhr beim Sport

Bei spontanem Entschluss zu einer Trainingseinheit ist in der Regel nur eine Anpassung über die externe Kohlenhydratzufuhr möglich. Bei geplanter Sportausübung von kurzer bis mittlerer Dauer innerhalb von 90 Minuten nach einer Mahlzeit wird bei intensivierter konventioneller Insulintherapie eine Reduktion des Bolusinsulins (je nach Intensität der geplanten Sporteinheit um 25–75 %) empfohlen. Nur im Falle von mehrstündigen Trainingseinheiten oder körperlichen Belastungen über mehrere Tage (bspw. Radtouren über mehrere Etappen) sollte dagegen das Basalinsulin um bis zu 80 % reduziert werden. Insbesondere bei Mehrtages-Belastungen kann es aufgrund verbesserter Insulinsensibilität nötig werden, zusätzlich die abendliche Insulindosis zu reduzieren, um nächtliche Hypoglykämien zu vermeiden. Die größte Flexibilität lässt eine Insulinpumpentherapie zu. Bei Verwendung eines Analoginsulins sollte die Basalrate 1 h vor dem Sport, bei Normalinsulin 2 h zuvor auf die Hälfte reduziert werden; die Reduktion sollte anschließend für 10–14 h fortgeführt werden. Ein Ablegen der Pumpe ohne Änderung der Rate wird über 2(–4) h für möglich erachtet, bei länger dauernden Unterbrechungen sollte aber auf traditionelle Injektionstechniken umgestellt werden [30, 31, 33].

Insulininjektionen unmittelbar vor dem Training sollten aufgrund der Gefahr einer bewegungsbedingt vermehrten Freisetzung nicht in besonders beanspruchte Körperstellen vorgenommen werden, bspw. beim Läufer oder Radsportler nicht in den Oberschenkel. Zudem sind Temperatureinflüsse zu beachten, wobei selbst wärmste Temperaturen die Wirkung mitgeführter Insulinpräparate in der Regel über mehrere Stunden nicht beeinträchtigen. Zu berücksichtigen ist jedoch die beschleunigte Insulinresorption bei warmen Temperaturen. Ein Einfrieren der Präparate (Bergsteigen, Skifahren) sollte dagegen durch Tragen der Spritze in Körpernähe unbedingt vermieden werden [34]. Trotz all dieser Limitierungen ist durch jahrelanges Training und das Treffen entsprechender Maßnahmen sogar die Besteigung des Mount Everest möglich.

### Fazit
Bei Athleten sind sportmedizinische Untersuchungen zur Risikostratifizierung und Reduktion des plötzlichen Herztods essenziell. Das Vorliegen von kardiovaskulären Risikofaktoren bei Athleten ist in der Regel kein Ausschlusskriterium für die Sport- und Wettkampffreigabe, sollte jedoch insbesondere im Hinblick auf diese gut einstellt sein. Dabei sind sportart- und krankheitsspezifische Aspekte in der Evaluation und Therapie in Betracht zu ziehen. Da generell regelmäßiges körperliches Training das kardiovaskuläre Risikoprofil reduziert, sollten Athleten eher zum Ausüben von (Wettkampf-)Sport ermutigt als davon abgehalten werden.

## Literatur

1. O'Connor FG, Meyering CD, Patel R, Oriscello RP (2007) Hypertension, athletes, and the sports physician: implications of JNC VII, the Fourth Report, and the 36th Bethesda Conference Guidelines. Curr Sports Med Rep 6:80–84
2. de Matos LD, Caldeira NA, Perlingeiro PS, dos Santos I, Negrao CE, Azevedo LF (2011) Cardiovascular risk and clinical factors in athletes: 10 years of evaluation. Med Sci Sports Exerc 43:943–950
3. Hernelahti M, Kujala UM, Kaprio J, Karjalainen J, Sarna S (1998) Hypertension in master endurance athletes. J Hypertens 16:1573–1577
4. Caselli S, Sequì AV, Lemme E, Quattrini F, Milan A, D'Ascenzi F, Spataro A, Pelliccia A (2017) Prevalence and management of systemic hypertension in athletes. Am J Cardiol 119: 1616–1622
5. Rimoldi SF, Scherrer U, Messerli FH (2014) Secondary arterial hypertension: when, who, and how to screen? Eur Heart J 35:1245–1254
6. Niebauer et al (2018) Recommendations for participation in competitive sports of athletes with arterial hypertension: a position statement from the sports cardiology section of the European Association of Preventive Cardiology (EAPC). Eur Heart J 39:3664–3671
7. Leddy JJ, Izzo J (2009) Hypertension in athletes. J Clin Hypertens 11:226–233
8. Achar S, Rostamian A, Narayan SM (2010) Cardiac and metabolic effects of anabolic-androgenic steroid abuse on lipids, blood pressure, left ventricular dimensions, and rhythm. Am J Cardiol 106:893–901
9. Cornelissen VA, Smart NA (2013) Exercise training for blood pressure: a systematic review and meta-analysis. J Am Heart Assoc 2(1):e004473
10. Williams B, ESC Scientific Document Group et al (2018) 2018 ESC/ESH Guidelines for the management of arterial hypertension: the Task Force for the management of arterial hypertension of the European Society of Cardiology (ESC) and the European Society of Hypertension (ESH). Eur Heart J 39:3021–3104
11. Mancia G, Fagard R, Narkiewicz K et al (2013) ESH/ESC guidelines for the management of arterial hypertension: the Task Force for the Management of Arterial Hypertension of the European Society of Hypertension (ESH) and of the European Society of Cardiology (ESC). Eur Heart J 34:2159–2219
12. Weiss SA, Blumenthal RS, Sharrett AR, Redberg RF, Mora S (2010) Exercise blood pressure and future cardiovascular death in asymptomatic individuals. Circulation 121:2109–2116
13. Le VV, Mitiku T, Sungar G, Myers J, Froelicher V (2008) The blood pressure response to dynamic exercise testing: a systematic review. Prog Cardiovasc Dis 51:135–160
14. Thanassoulis G, Lyass A, Benjamin EJ et al (2012) Relations of exercise blood pressure res-

15. Eisenmann JC (2002) Blood lipids and lipoproteins in child and adolescent athletes. Sports Med 32:297–307
16. Caselli S et al (2019) High blood pressure response toexercise predicts future development of hypertension in young athletes. Eur Heart J 40:6268
17. Kjeldsen SE, Mundal R, Sandvik L, Erikssen G, Thaulow E, Erikssen J (2001) Supine andexercise systolic blood pressure predict cardiovascular death in middle-aged men. J Hypertens 19:1343–1348
18. Tahir E, Starekova J, Muellerleile K et al (2018) Myocardial fibrosis in competitive triathletes detected by contrast-enhanced CMR correlates with exercise-induced hypertension and competition history. JACC Cardiovasc Imaging 11:1260–1270
19. Cipriani A, Zorzi A, Sarto P et al (2019) Predictive value of exercise testing in athletes with ventricular ectopy evaluated by cardiac magnetic resonance. Heart Rhythm 16:239–248
20. Zorzi A, Perazzolo Marra M, Rigato I et al (2016) Nonischemic left ventricular scar as a substrate of life-threatening ventricular arrhythmias and sudden cardiac death in competitive athletes. Circ Arrhythm Electrophysiol 9(7):e004229
21. Williams PT (1997) Relationship of distance run per week to coronary heart disease risk factors in 8283 male runners. The National Runners' Health Study. Arch Intern Med 157:191–198
22. Reamy BV, Thompson PD (2004) Lipid disorders in athletes. Curr Sports Med Rep 3(2):70–76
23. Kraus WE, Houmard JA, Duscha BD, Knetzger KJ, Wharton MB, McCartney JS et al (2002) Effects of the amount and intensity of exercise on plasma lipoproteins. N Engl J Med 347(19):1483–1492
24. Park YM, Sui X, Liu J, Zhou H, Kokkinos PF, Lavie CJ et al (2015) The effect of cardiorespiratory fitness on age-related lipids and lipoproteins. J Am Coll Cardiol 65(19):2091–2100
25. Merghani A, Maestrini V, Rosmini S, Cox AT, Dhutia H, Bastiaenan R et al (2017) Prevalence of Subclinical Coronary Artery Disease in Masters Endurance Athletes With a Low Atherosclerotic Risk Profile. Circulation 136(2):126–137
26. Parker BA, Thompson PD (2012) Effect of statins on skeletal muscle: exercise, myopathy, and muscle outcomes. Exerc Sport Sci Rev 40(4):188–194
27. Sinzinger H, O'Grady J (2004) Professional athletes suffering from familial hypercholesterolaemia rarely tolerate statin treatment because of muscular problems. Br J Clin Pharmacol 57(4):525–528
28. Rengo JL, Callahan DM, Savage PD, Ades PA, Toth MJ (2016) Skeletal muscle ultrastructure and function in statin-tolerant individuals. Muscle Nerve 53(2):242–251
29. Pelliccia A, Sharma S (2021) The 2020 ESC Guidelines on Sport Cardiology. Eur Heart J 42(1):5–6
30. Esefeld K, Kress S, Behrens M, Zimmer P, Stumvoll M, Thurm U et al (2021) Diabetes, sports and exercise. Exp Clin Endocrinol Diabetes 129(S 01):S52–S59
31. Riddell MC, Gallen IW, Smart CE, Taplin CE, Adolfsson P, Lumb AN et al (2017) Exercise management in type 1 diabetes: a consensus statement. Lancet Diabetes Endocrinol 5(5):377–390
32. Ding S, Schumacher M (2016) Sensor monitoring of physical activity to improve glucose management in diabetic patients: a review. Sensors (Basel) 16(4):589
33. Cockcroft EJ, Narendran P, Andrews RC (2020) Exercise-induced hypoglycaemia in type 1 diabetes. Exp Physiol 105(4):590–599
34. Harris GD, White RD (2012) Diabetes in the competitive athlete. Curr Sports Med Rep 11(6):309–315
35. D'Ascenzi F, Caselli S, Alvino F, Digiacinto B, Lemme E, Piepoli M et al (2019) Cardiovascular risk profile in Olympic athletes: an unexpected and underestimated risk scenario. Br J Sports Med 53(1):37–42

# Athleten mit kardiovaskulären Erkrankungen: wer darf was?

Inhaltsverzeichnis

**Kapitel 18** Sport bei Patienten mit angeborenen Herzfehlern (inklusive rechtsventrikulären Vitien) – 275
*Harald Gabriel*

**Kapitel 19** Koronare Herzkrankheit, Koronarspasmen, Koronaranomalien und Myokardbrücken – 287
*Mahdi Sareban und Jochen Hansel*

**Kapitel 20** Körperliches Training bei Patienten mit Aortenaneurysma – 299
*Daniel Neunhäuserer, Jonathan Myers und Josef Niebauer*

**Kapitel 21** Systolische Herzinsuffizienz: mit erhaltener oder eingeschränkter Pumpfunktion – 313
*Valentina Rossi und Christian Schmied*

**Kapitel 22** Diastolische Herzinsuffizienz – 325
*Stephan Müller und Martin Halle*

**Kapitel 23** Sport bei Myokarderkrankungen – 335
*Andrei Codreanu, Charles Delagardelle, Laurent Groben, Maria Kyriakopoulou und Axel Urhausen*

| | |
|---|---|
| Kapitel 24 | **Sport bei linksventrikulären Klappenvitien – 361**<br>*Wilfried Kindermann, Jan Daniel Niederdöckl,*<br>*Axel Urhausen und Jürgen Scharhag* |
| Kapitel 25 | **Sport und Herzrhythmusstörungen – 379**<br>*Andreas Müssigbrodt* |
| Kapitel 26 | **Training von Patienten mit linksventrikulären mechanischen Herzunterstützungssystemen und nach Herztransplantation – 421**<br>*Christiane Marko, Francesco Moscato*<br>*und Rochus Pokan* |
| Kapitel 27 | **Sport im Alter – 435**<br>*Hasema Persch und Jürgen Michael Steinacker* |
| Kapitel 28 | **Sport bei Master-Athleten – 451**<br>*Hasema Persch und Jürgen Michael Steinacker* |
| Kapitel 29 | **Bergsport mit Herzerkrankungen – 465**<br>*Martin Burtscher und Wolfgang Schobersberger* |
| Kapitel 30 | **Tauchen und Herz-Kreislauf-Erkrankungen – 479**<br>*Maria Heger, Josef Kaiblinger, Ulrike Preiml*<br>*und Christian Redinger* |

# Sport bei Patienten mit angeborenen Herzfehlern (inklusive rechtsventrikulären Vitien)

*Harald Gabriel*

**Inhaltsverzeichnis**

18.1 Einleitung – 276

18.2 Klassifikationen der körperlichen Belastungen – 277

18.3 Allgemeines – 277

18.4 Häufige kongenitale Herzfehler – 277
18.4.1 Vorhofseptumdefekt – 277
18.4.2 Ventrikelseptumdefekt – 278
18.4.3 Persistierender Duktus Arteriosus (PDA) – 279
18.4.4 Aortenisthmusstenose (Coarctatio Aortae = CoA) – 279
18.4.5 Aortenerkrankungen/Aortopathien: Marfan-Syndrom und verwandte erbliche Erkrankungen der thorakalen Aorta („heritable thoracic aortic diseases" = HTAD) – 280
18.4.6 Fallot'sche Tetralogie (Tetralogy of Fallot = ToF) – 281
18.4.7 Rechtsventrikuläre-Ausflußtrakt-Obstruktion-Pulmonalklappenstenose und -insuffizienz – 282
18.4.8 Pulmonalklappeninsuffizienz – 282
18.4.9 Trikuspidalklappeninsuffizienz und – stenose – 283

Literatur – 284

© Springer-Verlag GmbH Deutschland, ein Teil von Springer Nature 2023
J. Niebauer (Hrsg.), *Sportkardiologie*, https://doi.org/10.1007/978-3-662-65165-0_18

Angeborene Herzfehler sind die häufigsten angeborenen Fehlbildungen und kommen in ungefähr 0,8 % aller Lebendgeburten vor. Die Fortschritte unter anderem in der pädiatrischen Herz-Thorax-Chirurgie der letzten 60–70 Jahre brachten eine Verschiebung der Möglichkeiten von überwiegend palliativen zu (mehr oder weniger) korrigierenden Operationen. Gleichzeitig mit dem Anstieg dieser operativen Korrekturen konnten auch Verbesserungen in medizinischen Behandlungsschemata für diese Patienten erfolgen, sodass daraus ein deutlicher Rückgang in der Morbidität und Mortalität resultierte. Der größte Benefit ist bei jenen mit mittelgradig schwieriger oder komplexer Anatomie gegeben. Die Anzahl der Erwachsenen mit angeborenen Herzfehler (EMAH) ist dadurch größer als jene im Kindesalter.

## 18.1 Einleitung

Angeborene Herzfehler sind die häufigsten angeborenen Fehlbildungen und kommen in ungefähr 0,8 % aller Lebendgeburten vor. Die Fortschritte unter anderem in der pädiatrischen Herz-Thorax-Chirurgie der letzten 70–80 Jahre brachten eine Verschiebung der Möglichkeiten von überwiegend palliativen zu (mehr oder weniger) korrigierenden Operationen. Gleichzeitig mit dem Anstieg dieser operativen Korrekturen konnten auch Verbesserungen in medizinischen Behandlungsschemata für diese Patienten erfolgen, sodass daraus ein deutlicher Rückgang in der Morbidität und Mortalität resultierte. Der größte Benefit ist bei jenen mit mittelgradig schwieriger oder komplexer Anatomie gegeben. Die Anzahl der Erwachsenen mit angeborenem Herzfehler (EMAH) ist dadurch größer als jene im Kindesalter.

Die initialen Behandlungsrichtlinien für Patienten mit angeborenen Herzfehlern, die unter anderem in der „26th Bethesda Conference" [21] publiziert wurden, bezogen sich auf die Evaluierung von Patienten in Hinblick auf den Leistungssport und waren gegenüber den nicht Leistungssport orientierten Patienten zurückhaltend, ohne den Nutzen einer adäquaten körperlichen Belastung im Auge zu behalten.

Der Großteil der Patienten mit angeborenen Herzfehlern plant jedoch keine Teilnahme am Wettkampf, sondern wünscht sich einen aktiven Lebensstil und eine diesbezügliche konkrete Beratung, welche nur in Kenntnis der hämodynamischen Veränderungen und einer leistungsphysiologischen Untersuchung (Spiroergometrie) erfolgen kann.

Darüber hinaus kommt der Prävention von kardiovaskulären Risikofaktoren bei diesen Patienten, zusätzlich zu dem zugrunde liegenden strukturellen oder funktionellen Defekt, eine bedeutende Rolle zu. Ein wesentlicher Punkt in der Betreuung solcher Patienten besteht also darin, ihnen Lebensstilmodifikationen vorzuschlagen, die u. a. auch regelmäßige adäquate körperliche Belastungen beinhalten. Patienten mit angeborenen Herzfehlern brauchen eine konkrete Anleitung für ein Trainingsprogramm, welches zu einer verbesserten Belastungstoleranz, vermehrtem Wohlbefinden und weiteren positiven psychischen Veränderungen führen kann.

Die Publikationen der letzten Jahrzehnte versuchten sowohl diesem Spannungsfeld zwischen Leistungssport und regelmäßiger körperlicher Aktivität Rechnung zu tragen als auch die zum Teil divergierenden Empfehlungen zwischen den US-amerikanischen und europäischen kardiologischen Gesellschaften zusammenzuführen [28]. In diesem Beitrag wird bevorzugt auf die Empfehlungen der European Society of Cardiology (ESC), der European Association of Preventive Cardiology (EAPC) und der Association for European Pediatric and Congenital Cardiology (AEPC) hingewiesen [2–4, 27, 30, 32, 34].

Bei einigen kongenitalen Läsionen wird wegen der zu Grunde liegenden morphologischen Komplexität und der Tendenz zum Auftreten von bedrohlichen Arrhythmien, auch wenn ein plötzlicher Herztod sehr selten ist [25], von der Teilnahme an Wettkampfsportarten abgeraten. Dazu zählen unter anderem Patienten mit Shuntvitien und pulmonalarterieller Hypertonie (PAH, Eisenmenger-Syndrom), Transposition der Großen Arterien (TGA) mit Vorhofsumkehroperation nach Senning/Mustard oder nach arterieller Switch-Operation, kongenital korrigierte TGA (ccTGA), univentrikulären Herzen oder nach Fontan-Operation ([23, 26, 36, 15]).

Die Limitationen dieser Empfehlungen liegen darin begründet, dass noch Wissenslücken in Bezug auf die optimale Methode, Intensität und Dauer des Trainings für diese Patientengruppen bestehen. Darüber hinaus ist unklar wie diese Trainingsprogramme am besten supervidiert werden, welche Mechanismen zu einer Verbesserung der Symptome und/oder der Belastbarkeit führen und welchen Einfluss diese auf die Prognose haben. Trainingsprogramme für diese Patienten sollten daher in jenen Zentren umgesetzt werden, die diesbezügliche Erfahrung in Betreuung und Rehabilitation aufweisen.

## 18.2 Klassifikationen der körperlichen Belastungen

Während körperlicher Aktivität kommt es zu unterschiedlichen Belastungen im Bereich des kardiovaskulären Systems. Diese hämodynamischen Veränderungen sind vor allem bei Patienten mit angeborenen Herzfehlern von Bedeutung, um eine Risikostratifizierung in Bezug auf das Auftreten von bedrohlichen kardiovaskulären Veränderungen, den plötzlichen Herztod sowie einer möglichen Progression der Erkrankung zu ermöglichen.

Um eine differenzierte Empfehlung durchzuführen, ist es notwendig, körperliche Aktivitäten in Bezug auf die Belastungsart und die Intensität der Belastung zu definieren.

## 18.3 Allgemeines

Eine genaue Evaluation der individuellen Leistungsfähigkeit sollte in all diesen Fällen mittels (Spiro-)Ergometrie erfolgen. Bei der individuellen Beratung ist auch das Risiko von körperlichen Verletzungen zum Beispiel bedingt durch Kollisionen mit Mitbewerbern oder durch das Auftreten von Synkopen für die jeweilige Sportart besonders zu berücksichtigen.

## 18.4 Häufige kongenitale Herzfehler

### 18.4.1 Vorhofseptumdefekt

Den anatomischen Gegebenheiten entsprechend, werden die Vorhofseptumdefekte in einen Primum-, Secundum-, Sinus venosus- oder Coronarsinusdefekt unterteilt, die zu einer Volumsbelastung des rechten Ventrikels führen können. Die hämodynamische Wirksamkeit wird durch die Beurteilung der rechtsventrikulären Volumsbelastung und der Berechnung des Shuntvolumens mittels Echokardiografie, sowie der Darstellung des Vorhofseptumdefektes in der transösophagalen Echokardiografie mittels Kontrastmittelgabe durchgeführt (◘ Abb. 18.1 und 18.2). Die Indikation zum Verschluss des Vorhofseptumdefektes richtet sich nach der hämodynamischen Wirksamkeit und ist bei einem Shuntverhältnis von Qs:Qp >1:1,5 gegeben. Die Patienten sind im jugendlichen Alter häufig asymptomatisch. Belastungsinduzierte Arrhythmien sind selten und die meisten dieser Arrhythmien sind supraventrikulärer Genese (Vorhofflattern 18 %, Sinusknoten-Dysfunktion 39 %).

Es existiert keine Evidenz, dass körperliche Aktivitäten eine Progression der hämodynamischen Wirksamkeit des Vorhofseptumdefektes bewirken.

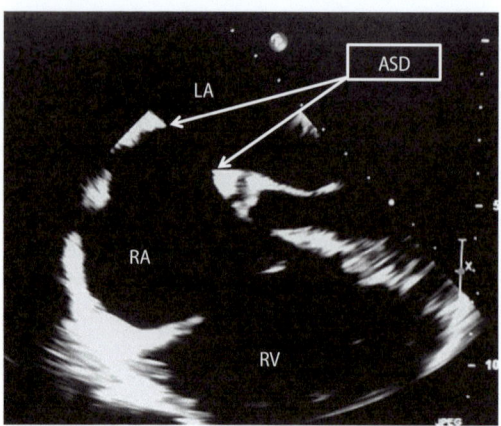

**Abb. 18.1** Vorhofseptumdefekt vom Secundumtyp (trans-ösophageale Echokardiografie). ASD Atrium Septum Defect, LA linkes Atrium, RA rechtes Atrium, RV rechter Ventrikel

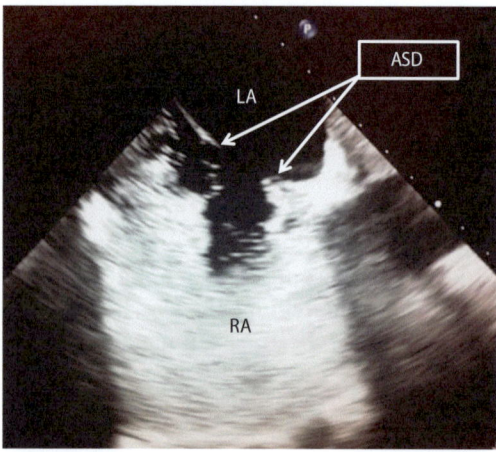

**Abb. 18.2** Vorhofseptumdefekt vom Secundumtyp (trans-ösophageale Echokardiografie): Kontrastmittelstudie. LA linkes Atrium, RA rechtes Atrium, ASD Atrium Septum Defect

- **Empfehlungen für Patienten mit Vorhofseptumdefekt**
1. *präoperativ*:
   - hämodynamisch nicht wirksam, asymptomatisch: keine Einschränkung
   - hämodynamisch wirksam, symptomatisch: Belastungsformen mit niedriger dynamischer und statischer Komponente
   - bei PAH: niedrig intensive Belastungen
2. *postoperativ/postinterventionell:*
   - ohne signifikanten Residualshunt: keine Einschränkung in Bezug auf die körperlichen Belastungen, wenn die Patienten asymptomatisch sind, keine Arrhythmien, sowie eine normale Rechtsventrikelfunktion vorliegen.
   - bei PAH: niedrig intensive Belastungen

### 18.4.2 Ventrikelseptumdefekt

Der Ventrikelseptumdefekt ist dadurch charakterisiert, dass es bei hämodynamischer Wirksamkeit zu einer Volumsbelastung des linken Ventrikels kommt. Die auftretenden Symptome sind daher mit den Symptomen einer beginnenden Linksherzinsuffizienz vergleichbar.

Kleine, hämodynamisch nicht wirksame Defekte bleiben über lange Zeit asymptomatisch [14] und bewirken keinerlei Einschränkungen der Leistungstoleranz. Besonderes Augenmerk muss auf das Auftreten einer Aorteninsuffizienz gelegt werden, welche auch eine Indikation für den Verschluss des Vitiums darstellen kann. Zumeist treffen wir in der Erwachsenen-Kardiologie auf Patienten mit bereits operativ korrigiertem Ventrikelseptumdefekt ohne Restshunt oder mit kleinem, hämodynamisch nicht wirksamem Defekt.

- **Empfehlungen für Patienten mit Ventrikelseptumdefekt**
1. *Präoperativ* bestehen bei asymptomatischen Patienten mit einem restriktiven Ventrikelseptumdefekt, ohne das Vorliegen einer pulmonalen Hypertension, signifikanten Arrhythmien oder LV-Dysfunktion keinerlei Einschränkungen.
2. Patienten mit einem großen, nicht restriktiven Ventrikelseptumdefekt (PAH, Eisenmenger-Syndrom): niedrig intensive Belastungen
3. *Postoperativ* gelten die gleichen Überlegungen, wie präoperativ.

## 18.4.3 Persistierender Duktus Arteriosus (PDA)

Der PDA ist eine postnatal persistierende Verbindung zwischen dem distalen Aortenbogen/ der Aorta desendens und der proximalen linken Pulmonalarterie zumeist distal der linken Arteria subclavia. Der unkorrigierte PDA führt, ebenso wie ein Ventrikelseptumdefekt zur Volumsbelastung des linken Ventrikels. Klinisch präsentieren sich die erwachsenen Patienten mit einem
- kleinen PDA („silent duct") ohne LV-Volumsbelastung (normal großer LV) und normalem PAP (zumeist asymptomatisch)
- mittelgradigem PDA mit prädominanter LV-Volumsbelastung: großer LV mit normaler oder reduzierter Funktion (Zeichen der Linksherzdekompensation können vorhanden sein)
- mittelgradigem PDA mit prädominanter PAH: druckbelasteter RV (Zeichen der Rechtsherzdekompensation können vorhanden sein)
- Großer PDA: PAH (Eisenmenger-Physiologie) mit unterschiedlicher Hypoxämie und Zyanose der Extremitäten (Zyanose der unteren Extremität und manchmal auch des linken Armes)

Ein hämodynamisch wirksamer PDA ist bei Erwachsenen sehr selten anzutreffen. Der katheterinterventionelle Verschluss ist die Methode der Wahl und kann in einer überwiegenden Mehrheit der EMAH durchgeführt werden [12, 19].

■ **Empfehlungen für Patienten mit PDA**
1. Patienten ohne Hinweis auf einen hämodynamisch wirksamen Ductus oder PAH können körperliche Aktivitäten ohne Einschränkungen durchführen.
2. Bei Vorliegen einer PAH: niedrig intensive Belastungen

## 18.4.4 Aortenisthmusstenose (Coarctatio Aortae = CoA)

Die CoA wird als Teil einer generalisierten Arteriopathie verstanden und nicht nur als zirkumskripte Verengung der Aorta. Typischerweise ist die CoA in jenem Bereich der Aorta in dem der Ductus arteriosus inseriert (◘ Abb. 18.3). Durch die Aortenisthmusstenose kommt es in Abhängigkeit von der Läsion zum Auftreten einer Blutdruckdifferenz zwischen der oberen und unteren Extremität beziehungsweise zwischen linkem und rechtem Arm bei Abgangsstenose der linken Arteria subclavia. In bis zu 85 % der Patienten ist die CoA mit dem Vorliegen einer bikuspiden Aortenklappe oder einer subvalvulären, valvulären oder supravalvulären Aortenstenose, Mitralstenose oder komplexen kongenitalen Herzfehlern assoziiert. Ebenso kann die CoA mit einem Turner- und Williams Beuren-Syndrom assoziiert sein. Extrakardiale Anomalien können sich als arterielle Kollateralen und intracerbealen Aneurysmen (in bis zu 10 %) manifestieren.

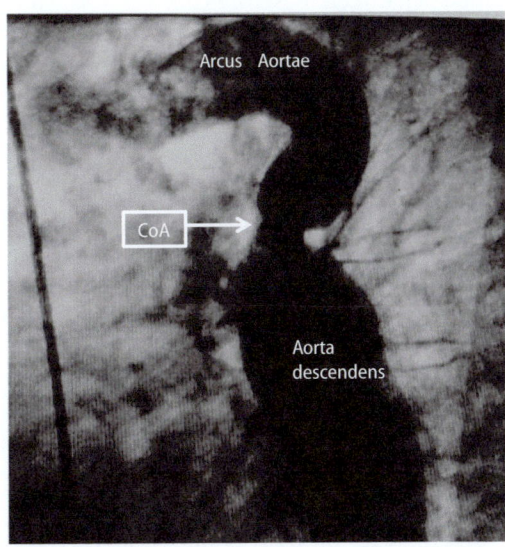

◘ **Abb. 18.3** Native Aortenisthmusstenose. CoA Coarctatio Aortae

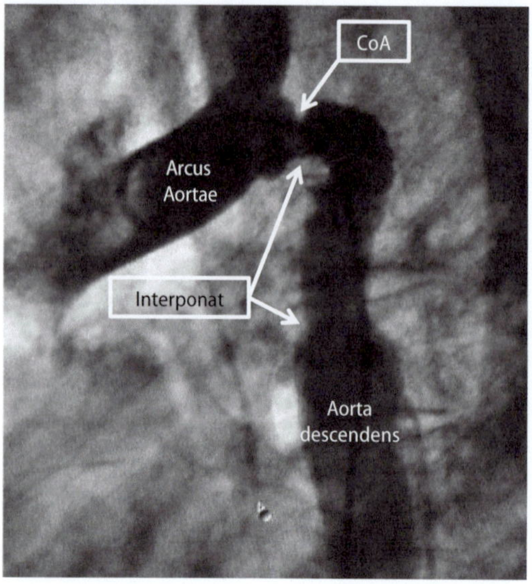

**Abb. 18.4** Restenose bei operierter Aortenisthmusstenose (Interponat). CoA Coarctatio Aortae

Bei Patienten mit CoA kommt es häufig auch nach erfolgreicher operativer oder interventioneller Korrektur zu einem signifikanten Anstieg sowohl des arteriellen Ruheblutdrucks als auch zu einer Belastungshypertonie [7, 29]. Dies stellt einen wichtigen Risikofaktor für das Auftreten einer frühzeitigen koronaren Herzerkrankung, Ventrikeldysfunktion und Ruptur eines aortalen oder cerebralen Aneurysmas dar ([18], Hager et al. 2012, [5]). In diesen Fällen sollte eine strenge antihypertensive Therapie, eine neuerliche Re-Evaluation in Bezug auf einen katheterinterventionelle Dilatation bzw. Stentimplantation oder eine Re-Operation (Abb. 18.4) durchgeführt werden.

- **Empfehlungen für Patienten mit Aortenisthmusstenose**

1. *präoperativ:* Bei Patienten mit einer CoA ohne Hinweis auf signifikanten Gradienten (invasiv gemessener max. systol. Gradient <20 mmHg), ohne höhergradige Dilatation des Aortenbulbus und mit normalem RR-Verhalten während des Belastungstests unterliegen keinerlei Einschränkungen ihrer Belastungsaktivitäten.
2. Sollte der Druckgradient zwischen oberer und unterer Extremität mehr als 20 mmHg betragen oder eine belastungsinduzierte Hypertonie auftreten bei der der systolische Blutdruck >230 mmHg beträgt, so sollte der Patient niedrig intenisve Belastungen durchführen und insbesondere sehr große isometrische Belastungen vermeiden
3. *postoperativ:* Kein Leistungssport für 6 Monate. Wenn danach ein unauffälliger Status vorliegt bestehen keinerlei Einschränkungen.

Sollte der Druckgradient zwischen oberer und unterer Extremität mehr als 20 mmHg betragen oder eine belastungsinduzierte Hypertonie auftreten, bei der der systolische Blutdruck >230 mmHg beträgt, gelten die gleichen Empfehlungen wie präoperativ.

### 18.4.5 Aortenerkrankungen/Aortopathien: Marfan-Syndrom und verwandte erbliche Erkrankungen der thorakalen Aorta („heritable thoracic aortic diseases" = HTAD)

Das Marfan-Syndrom ist der Prototyp syndromaler HTAD-Entitäten, die eine klinisch und genetisch heterogene Gruppe von Erkrankungen mit Aneurysma oder Dissektion der thorakalen Aorta als gemeinsamen Nenner umfassen. Sowohl syndromale als auch nicht-syndromale (oder isolierte) Formen von HTAD sind Teil des klinischen Spektrums, mit bemerkenswerten klinischen Überschneidungen zwischen den verschiedenen Entitäten.

Weitere Einzelheiten zu den verschiedenen Syndromen sind in den ESC-Leitlinien zu Aortenerkrankungen [11] und in einem Konsensusdokument zu genetischen Tests bei Adult Congenital Heart Disease (ACHD)/HTAD zu finden [9].

- **Empfehlungen für Patienten mit Aortopathien: Marfan-Syndrom und HTAD**

Patienten wird geraten Anstrengungen mit maximaler Kapazität, Wettkampf-, Kontakt- und isometrische Sportarten zu vermeiden

Eine Risikoabschätzung basierend auf der Aortengröße wurde von Budts et al vorgeschlagen [3].

## 18.4.6 Fallot'sche Tetralogie (Tetralogy of Fallot = ToF)

Die Fallot'sche Tetralogie ist der häufigste zyanotische Herzfehler, der bei circa 10 % aller Patienten mit kongenitalen Vitien vorliegt. Zu Grunde liegt eine anterokraniale Abweichung des ventrikulären (outlet) Septums, welche zu folgenden vier Eigenheiten führt:
1. nicht restriktiver VSD,
2. überreitende Aorta (aber <50 %),
3. rechtsventrikuläre Ausflusstraktobstruktion (right ventricular outflow obstruction = RVOTO) mit oder ohne Stenosen des Pulmonalishauptstammes oder der Pulmonalisäste mit daraus folgender
4. Rechtsventrikelhypertrophie.

Die RVOTO kann infundibulär, valvulär oder häufig eine Kombination von beiden sein und zusätzlich können supravalvuläre Hypoplasien oder Stenosen des Pulmonalishauptstammes oder peripherer Pulmonalarterien vorliegen.

Die ToF-Patienten können unterteilt werden in Syndrom-Patienten (20 %, wie: Mikrodeletion 22q11, Trisomie 21, Alagille, Noonan, Williams und Klippel Feil) und nicht-syndromale Patienten, die die überwiegende Mehrheit darstellen [22]. Die standardisierte Sterberate (Standardised Mortality Rate – SMR) bei Patienten mit korrigierter ToF ist fast doppelt so hoch wie bei Patienten mit einfachen Defekten (ASD und VSD) [35].

In der Erwachsenen-Kardiologie treffen wir zumeist auf Patienten, die bereits einer operativen Korrektur ihres Vitiums unterzogen wurden. Diese beinhaltet den Verschluss des Ventrikelseptumdefektes, eine Resektion der RVOTO häufig mit transanulärer pulmonaler Inzision und Vergrößerung des rechtsventrikulären Ausflußtraktes mittels Perikard-Patch. Dies bedingt zumeist das Auftreten einer Pulmonalinsuffizienz und ventrikulärer Arrhythmien [16]. Die Reduktion der Leistungsfähigkeit im Belastungstest kann unter anderem durch eine hämodynamisch wirksame Pulmonalinsuffizienz bedingt sein [1, 10]. Postoperativ können jedoch auch eine Rest-RVOTO, ein Rest-VSD, eine Dilatation der Aortenwurzel mit Aorteninsuffizienz oder eine linksventrikuläre Funktionseinschränkung beobachtet werden.

- **Empfehlungen für Patienten mit Fallot´scher Tetralogie**

1- Postoperativ müssen bei asymptomatischen Patienten mit lediglich leichter rechtsventrikulärer Dilatation und normalem rechtsventrikulären Druck ohne Hinweis auf Restshunt oder signifikante Arrhythmien während des Belastungstests oder im Langzeit-EKG keine Restriktion in Bezug auf die körperliche Aktivität auferlegt werden.
2- Patienten, die bei gering- bis mittelgradigen Belastungen symptomatisch werden, mit einem hohen Risiko für klinisch bedeutsame Arrhythmien oder Sudden Cardiac Death (SCD), mit fortgeschrittener biventrikulären Funktionseinschränkung oder mit ausgeprägter Veränderung der Aorta ascendens sollten lediglich geringe, nicht isometrische, Belastungen durchführen.

### 18.4.7 Rechtsventrikuläre-Ausflußtrakt-Obstruktion-Pulmonalklappenstenose und -insuffizienz

Eine Obstruktion des rechstventrikulären Ausflusstraktes (Right Ventricular Outflow Tract Obstruction = RVOTO) kann auf subinfundibulärer (double chambered right ventricle = DCRV) infundibulärer, valvulärer oder supra-valvulärer Ebene vorkommen.

Die infundibuläre Stenose tritt zumeist gemeinsam mit anderen Veränderungen wie zum Beispiel einem VSD oder bei Patienten mit ToF auf. Eine infundibuläre Obstruktion kann eine dynamische Komponente beinhalten und zu einer Einengung der Öffnungsfläche während der Systole führen.

Die valvuläre Pulmonalstenose (PS) ist die häufigste Form einer RVOTO und resultiert aus einer Fusion der valvulären Klappenanteile. Sie tritt bei 7–10 % der Patienten mit angeborenen Herzfehlern auf. Gelegentlich kann diese Veränderung mit anderen angeborenen Herzfehlern wie z. B. einem Vorhofseptumdefekt oder peripheren Pulmonalarterienstenose kombiniert sein oder ist mit genetischen Defekten, wie sie z. B. beim Noonan-Syndrom auftreten, vergesellschaftet. Hier ist die PS häufig durch dysplastische Klappen bedingt.

Eine RVOTO wird als
- leicht klassifiziert, wenn die Spitzengeschwindigkeit über der Stenose <3 m/sec (Spitzengradient <36 mmHg), als
- mittelgradig, wenn die Spitzengeschwindigkeit über der Stenose 3–4 m/sec (Spitzengradient 36–64 mmHg) und als
- höhergradig, wenn die Spitzengeschwindigkeit über der Stenose der >4 m/sec (Spitzengradient >64 mmHg) beträgt.

Der Spontanverlauf von Patienten mit einer leichten valvulären PS unterscheidet sich grundlegend von Patienten mit einer valvulären Aortenstenose, da die PS im Erwachsenenalter sehr selten progredient ist [20]. Bei mittelgradiger PS auf valvulärer oder subvalvulärer Ebene kann es zu einer Progression kommen, welche auch durch die reaktive Myokardhypertrophie bedingt sein kann [24].

Der klinische Status der Patienten hängt von dem Schweregrad der Obstruktion und dem Schweregrad der Hypoplasie des rechten Ventrikels ab.

Bei Patienten mit symptomatischen Pulmonalklappenstenosen werden belastungsabhängige Dyspnoe, Leistungseinschränkung, geringer Brustschmerz oder Präsynkopen angegeben.

Patienten mit einer mittel- bis höhergradigen Pulmonalstenose (maximaler systolischer Druckgradient >64 mmHg) sollten einer Intervention auch dann zugeführt werden, wenn keine Symptome vorliegen. Die perkutane Ballonvalvuloplastie ist als Methode der Wahl für valvuläre PS akzeptiert. Sollte diese Intervention nicht erfolgreich sein, weil z. B. eine dysplastische Klappe vorliegt, ist meist eine chirurgische Valvulotomie oder ein Pulmonalklappenersatz notwendig (Baumgartner et al. 2020).

- **Empfehlungen für Patienten mit RVOTO**
1. Patienten mit leichter PS unterliegen keinerlei Einschränkungen in Bezug auf körperliche Belastungen.
2. Patienten mit mittelgradiger PS sollen sehr intensive und statische Sportarten vermeiden.
3. Patienten mit einer höhergradigen PS: niedrig intensive Belastungen

### 18.4.8 Pulmonalklappeninsuffizienz

Eine Pulmonalklappeninsuffizienz (PI) ist ein sehr seltener Herzfehler und wird in ihrer leichten Ausprägung als Normalbefund in der Echokardiografie gewertet. Bedeutsam ist die Pulmonalklappeninsuffizienz in der Verlaufsbeobachtung bei Patienten, bei denen eine operative Korrektur einer Fallot´schen Tetralogie vorgenommen wurde, da eine Progression zu einer vermehrten Volumsbelastung des rechten Ventrikels mit konsekutiver Rechtsventrikeldysfunktion führen kann [1, 10].

- **Empfehlungen für Patienten mit PI**
1. Patienten mit leichter PI unterliegen keinerlei Einschränkungen in Bezug auf körperliche Belastungen, ebenso wie jene mit mittel-/höhergradiger PI, wenn die rechtsventrikuläre Funktion mittels Echokardiokardiographie oder Magnetresonanz als normal beurteilt wurde.
2. Patienten bei denen es zum Auftreten einer hämodynamisch wirksamen Pulmonalinsuffizienz sowie zu einem Anstieg des pulmonalen Gefäßwiderstandes von mehr als 50 % des Systemwiderstandes und supra- oder ventrikulärer Arrhythmien kommt sollten körperliche lediglich geringe Belastungen durchführen.

## 18.4.9 Trikuspidalklappeninsuffizienz und – stenose

Eine Trikuspidalklappendysfunktion kann sowohl bei einer morphologisch unauffälligen als auch bei einer abnormen Klappe, auftreten, wobei die daraus resultierende hämodynamische Veränderung nahezu immer eine Trikuspidalinsuffizienz (TI) ist. Es handelt sich dabei um einen systolischen Rückfluss über der Trikuspidalklappe vom rechten Ventrikel in den rechten Vorhof, bedingt durch undichte Segelklappen oder Fehlen einer ausreichenden Koaptation der Klappenanteile, wobei die Genese dafür wie unten ausgeführt unterschiedlich sein kann. So können eine Erhöhung des rechtsventrikulären systolisch und/oder diastolischen Druckes, eine Vergrößerung des rechten Ventrikels, eine reduzierte Rechtsventrikelfunktion und eine Dilatation des Trikuspidalringes zum Beispiel als Folge einer PAH oder einer linksseitigen Klappenveränderung eine TI bedingen und sind als wichtige prognostische Risikofaktoren zu werten [8, 13, 33]. Selten kann eine höhergradige TI auch durch eine Schrittmachersonde bedingt sein und bedarf einer diesbezüglichen Intervention.

Als Ursachen für eine TI können Klappenveränderungen bei rheumatischem Fieber, infektiöser Endokarditis, rheumatioder Arthritis, bei einem Carcinoid, nach Bestrahlungstherapien, beim Marfan-Syndrom oder bei angeborenen Klappenfehlern wie zum Beispiel bei der Ebstein´schen Anomalie angeführt werden.

Eine Trikuspidalstenose (TS) ist in entwickelten Ländern sehr selten und ist zumeist durch ein rheumatisches Fieber und sehr selten durch eine Endokarditis bedingt [6, 31]. Zumeist sind dadurch auch die Mitral- und/oder die Aortenklappe mitbetroffen.

Die klinische Präsentation von Patienten mit TI/TS reicht in Abhängigkeit vom Schweregrad von völlig beschwerdefrei bis hin zu deutlich eingeschränkter Leistungsfähigkeit bedingt durch Zeichen einer ausgeprägten Rechtsherzinsuffizienz, Zyanose oder Tachyarrhythmien.

- **Empfehlungen für Patienten mit TI/TS**
Es gibt nur wenig konklusive Empfehlung für diese Patienten, sodass diese, wie auch bei anderen, individuell getroffen werden muss.
1. Bei beschwerdefreien Patienten mit leichter TI/TS gibt es keinerlei Einschränkungen.
2. Patienten mit höhergradiger TI/TS sollen große isometrische Belastungen vermeiden.

**Fazit**

EMAH-Patienten sollte in Bezug auf Risiko und Nutzen regelmäßiger adäquater körperlicher Belastungen ähnliche Überlegungen angestellt werden, wie für andere kardiologische Patienten. Die meisten der Patienten mit kongenitalen Vitien bedürfen einer differenzierten Trainingsempfehlung, welche durch einen Kardiologen, der sowohl die speziellen Veränderungen der Patienten mit angeborenen Herzfehlern als auch die leistungsphysiologischen Komponenten kennt, festgelegt wird.

## Literatur

1. Babu-Narayan SV, Diller GP, Gheta RR, Bastin AJ, Karonis T, Li W, Pennell DJ, Uemura H, Sethia B, Gatzoulis MA, Shore DF (2014) Clinical outcomes of surgical pulmonary valve replacement after repair of tetralogy of fallot and potential prognostic value of preoperative cardiopulmonary exercise testing. Circulation 129(1):18–27
2. Baumgartner H, De Backer J, Babu-Narayan SV, Budts W, Chessa M, Diller GP, Lung B, Kluin J, Lang IM, Meijboom F, Moons P, Mulder BJM, Oechslin E, Roos-Hesselink JW, Schwerzmann M, Sondergaard L, Zeppenfeld K (2021) ESC Scientific Document Group 2020 ESC Guidelines for the management of adult congenital heart disease. Eur Heart J 42(6):563–645
3. Budts W, Börjesson M, Chessa M, van Buuren F, Trigo Trindade P, Corrado D, Heidbuchel H, Webb G, Holm J, Papadakis M (2013) Physical activity in adolescents and adults with congenital heart defects; individualized exercise prescription. Eur Heart J 34(47):3669–3674
4. Budts W, Pieles GE, Roos-Hesselink JW, Sanz de la Garza M, D'Ascenzi F, Giannakoulas G, Müller J, Oberhoffer R, Ehringer-Schetitska D, Herceg-Cavrak V, Gabriel H, Corrado D, van Buuren F, Niebauer J, Börjesson M, Caselli S, Fritsch P, Pelliccia A, Heidbuchel H, Sharma S, Stuart AG, Papadakis M (2020) Recommendations for participation in competitive sport in adolescent and adult athletes with Congenital Heart Disease (CHD): position statement of the Sports Cardiology & Exercise Section of the European Association of Preventive Cardiology (EAPC), the European Society of Cardiology (ESC) Working Group on Adult Congenital Heart Disease and the Sports Cardiology, Physical Activity and Prevention Working Group of the Association for European Paediatric and Congenital Cardiology (AEPC). Eur Heart J 41(43):4191–4199
5. Buys R, Van De Bruaene A, Müller J, Hager A, Khambadkone S, Giardini A, Cornelissen V, Budts W, Vanhees L (2013) Usefulness of cardiopulmonary exercise testing to predict the development of arterial hypertension in adult patients with repaired isolated coarctation of the aorta. Int J Cardiol 168(3):2037–2041
6. Carapetis JR, Steer AC, Mulholland EK, Weber M (2005) The global burden of group A streptococcal diseases. Lancet Infect Dis 5(11):685–694
7. Clarkson PM, Nicholson MR, Barratt-Boyes BG, Neutze JM, Whitlock RM (1983) Results after repair of coarctatio of the aorta beyond infancy: a 10-to-28-year follow-up with particular reference to late systemic hypertension. Am J Cardiol 51:1481–1488
8. Colombo T, Russo C, Ciliberto GR, Lanfranconi M, Bruschi G, Agati S, Vitali E (2001) Tricuspid regurgitation secondary to mitral valve disease: tricuspid annulus function as guide to tricuspid valve repair. Cardiovasc Surg 9(4):369–377
9. De Backer J, Bondue A, Budts W, Evangelista A, Gallego P, Jondeau G, Loeys B, Pena ML, Teixido-Tura G, van de Laar I, Verstraeten A, Roos HJ (2020) Genetic counselling and testing in adults with congenital heart disease: a consensus document of the ESC Working Group of Grown-Up Congenital Heart Disease, the ESC Working Group on Aorta and Peripheral Vascular Disease and the European Society of Human Genetics. Eur J Prev Cardiol 27(13):1423–1435
10. Diller GP, Dimopoulos K, Okonko D, Li W, Babu-Narayan SV, Broberg CS, Johansson B, Bouzas B, Mullen MJ, Poole-Wilson PA, Francis DP, Gatzoulis MA (2005) Exercise intolerance in adult congenital heart disease: comparative severity, correlates, and prognostic implication. Circulation 112(6):828–823
11. Erbel R, Aboyans V, Boileau C, Bossone E, Bartolomeo RD, Eggebrecht H, Evangelista A, Falk V, Frank H, Gaemperli O, Grabenwöger M, Haverich A, Iung B, Manolis AJ, Meijboom F, Nienaber CA, Roffi M, Rousseau H, Sechtem U, Sirnes PA, Allmen RS, Vrints CJ, ESC Committee for Practice Guidelines. (2014) 2014 ESC Guidelines on the diagnosis and treatment of aortic diseases: Document covering acute and chronic aortic diseases of the thoracic and abdominal aorta of the adult. The Task Force for the Diagnosis and Treatment of Aortic Diseases of the European Society of Cardiology (ESC). Eur Heart J 35(41):2873–2926

12. Fisher RG, Moodie DS, Sterba R, Gill CC (1986) Patent ductus arteriosus in adults – long-term follow-up: nonsurgical versus surgical treatment. J Am Coll Cardiol 8(2):280–284
13. Fukuda S, Gillinov AM, McCarthy PM, Stewart WJ, Song JM, Kihara T, Daimon M, Shin MS, Thomas JD, Shiota T (2006) Determinants of recurrent or residual functional tricuspid regurgitation after tricuspid annuloplasty. Circulation 114(1 Suppl):I582–I587
14. Gabriel HM, Heger M, Innerhofer P, Zehetgruber M, Mundigler G, Wimmer M, Maurer G, Baumgartner H (2002) Long-term outcome of patients with ventricular septal defect considered not to require surgical closure during childhood. J Am Coll Cardiol 39(6):1066–1071
15. Galiè N, Humbert M, Vachiery JL, Gibbs S, Lang I, Torbicki A, Simonneau G, Peacock A, Vonk Noordegraaf A, Beghetti M, Ghofrani A, Gomez Sanchez MA, Hansmann G, Klepetko W, Lancellotti P, Matucci M, McDonagh T, Pierard LA, Trindade PT, Zompatori M, Hoeper M, ESC Scientific Document Group (2016) 2015 ESC/ERS Guidelines for the diagnosis and treatment of pulmonary hypertension: The Joint Task Force for the Diagnosis and Treatment of Pulmonary Hypertension of the European Society of Cardiology (ESC) and the European Respiratory Society (ERS): Endorsed by: Association for European Paediatric and Congenital Cardiology (AEPC), International Society for Heart and Lung Transplantation (ISHLT). Eur Heart J 37(1):67–119
16. Gatzoulis MA, Balaji S, Webber SA, Siu SC, Hokanson JS, Poile C, Rosenthal M, Nakazawa M, Moller JH, Gillette PC, Webb GD, Redington AN (2000) Risk factors for arrhythmia and sudden cardiac death late after repair of tetralogy of Fallot: a multicentre study. Lancet 356(9234):975–981
17. Graham TP, Bricker T, Frederick WJ, Strong WB (1994) 26th Bethesda conference: recommendations for determining eligibility for competition in athletes with cardiovascular abnormalities. J Am Coll Cardiol 24(4):867–873
18. Hager A, Kanz S, Kaemmerer H, Schreiber C, Hess J (2007) Coarctation Long-term Assessment (COALA): significance of arterial hypertension in a cohort of 404 patients up to 27 years after surgical repair of isolated coarctation of the aorta, even in the absence of restenosis and prosthetic material. J Thorac Cardiovasc Surg 134(3):738–745
19. Harrison DA, Benson LN, Lazzam C, Walters JE, Siu S, McLaughlin PR (1996) Percutaneous catheter closure of the persistently patent ductus arteriosus in the adult. Am J Cardiol 77(12):1094–1097
20. Hayes CJ, Gersony WM, Driscoll DJ, Keane JF, Kidd L, O'Fallon WM, Pieroni DR, Wolfe RR, Weidman WH (1993) Second natural history study of congenital heart defects. Results of treatment of patients with pulmonary valvular stenosis. Circulation 87(2 Suppl):I28–I37
21. Maron BJ, Isner JM, McKenna WJ (1994) 26th Bethesda conference: recommendations for determining eligibility for competition in athletes with cardiovascular abnormalities. J Am Coll Cardiol 24(4):845–899
22. Morgenthau A, Frishman WH (2018) Genetic origins of Tetralogy of Fallot. Cardiol Rev 26(86):92
23. Oechslin EN, Harrison DA, Connelly MS, Webb GD, Siu SC (2000) Mode of death in adults with congenital heart disease. Am J Cardiol 86(10):1111–1116
24. Oliver JM, Garrido A, González A, Benito F, Mateos M, Aroca A, Sanz E (2003) Rapid progression of midventricular obstruction in adults with double-chambered right ventricle. J Thorac Cardiovasc Surg 126(3):711–717
25. Opić P, Utens EM, Cuypers JA, Witsenburg M, van den Bosch A, van Domburg R, Bogers AJ, Boersma E, Pelliccia A, Roos-Hesselink JW (2015) Sports participation in adults with congenital heart disease. Int J Cardiol 187:175–182
26. Pelliccia A, Fagard R, Bjørnstad HH, Anastassakis A, Arbustini E, Assanelli D, Biffi A, Borjesson M, Carrè F, Corrado D, Delise P, Dorwarth U, Hirth A, Heidbuchel H, Hoffmann E, Mellwig KP, Panhuyzen-Goedkoop N, Pisani A, Solberg EE, van-Buuren F, Vanhees L, Blomstrom-Lundqvist C, Deligiannis A, Dugmore D, Glikson M, Hoff PI, Hoffmann A, Hoffmann E, Horstkotte D, Nordrehaug JE, Oudhof J, McKenna WJ, Penco M, Priori S, Reybrouck T, Senden J, Spataro A, Thiene G (2005) Study group of sports cardiology of the working group of cardiac rehabilitation and exercise physiology; working group of myocardial and pericardial diseases of the european society of cardiology. Recommendations for competitive sports participation in athletes with cardiovascular disease: a consensus document from the Study Group of Sports Cardiology of the Working Group of Cardiac Rehabilitation and Exercise Physiology and the Working Group of Myocardial and Pericardial Diseases of the European Society of Cardiology. Eur Heart J 26(14):1422–1445
27. Pelliccia A, Sharma S, Gati S, Bäck M, Börjesson M, Caselli S, Collet JP, Corrado D, Drezner JA, Halle M, Hansen D, Heidbuchel H, Myers J, Niebauer J, Papadakis M, Piepoli MF, Prescott E, Roos-Hesselink JW, Graham Stuart A, Taylor RS, Thompson PD, Tiberi M, Vanhees L, Wil-

helm M, ESC Scientific Document Group (2021) 2020 ESC Guidelines on sports cardiology and exercise in patients with cardiovascular disease. Eur Heart J 42(1):17–96
28. Pelliccia A, Zipes DP, Maron BJ (2008) Bethesda Conference #36 and the European Society of Cardiology Consensus Recommendations revisited a comparison of U.S. and European criteria for eligibility and disqualification of competitive athletes with cardiovascular abnormalities. J Am Coll Cardiol 52:1990–1996
29. Ruttenberg HD (1999) Pre- and postoperative exercise testing of the child with coarctatio of the aorta. Pediatr Cardiol 20:33–37
30. Takken T, Giardini A, Reybrouck T, Gewillig M, Hövels-Gürich HH, Longmuir PE, McCrindle BW, Paridon SM, Hager A (2012) Recommendations for physical activity, recreation sport, and exercise training in paediatric patients with congenital heart disease: a report from the Exercise, Basic & Translational Research Section of the European Association of Cardiovascular Prevention and Rehabilitation, the European Congenital Heart and Lung Exercise Group, and the Association for European Paediatric Cardiology. Eur J Prev Cardiol 19(5):1034–1065
31. Vahanian A, Lung B, Pierard L, Dion R, Pepper J (2009) Valvula heart disease. In: Camm AJ, Lüscher TF, Serruys PW (Hrsg) The ESC Textbook of Cardiovascular Medicine, 2. Aufl. Blackwell Publishing Ltd, Malden/Oxford/Victoria, S 625–670
32. Vahanian A, Alfieri O, Andreotti F, Antunes MJ, Barón-Esquivias G, Baumgartner H, Borger MA, Carrel TP, De Bonis M, Evangelista A, Falk V, Iung B, Lancellotti P, Pierard L, Price S, Schäfers HJ, Schuler G, Stepinska J, Swedberg K, Takkenberg J, Von Oppell UO, Windecker S, Zamorano JL, Zembala M (2012) Guidelines on the management of valvular heart disease (version 2012): the Joint Task Force on the Management of Valvular Heart Disease of the European Society of Cardiology (ESC) and the European Association for Cardio-Thoracic Surgery (EACTS). Eur Heart J 33(19):2451–2496
33. Van de Veire NR, Braun J, Delgado V, Versteegh MI, Dion RA, Klautz RJ, Bax JJ (2011 Jun) Tricuspid annuloplasty prevents right ventricular dilatation and progression of tricuspid regurgitation in patients with tricuspid annular dilatation undergoing mitral valve repair. J Thorac Cardiovasc Surg 141(6):1431–1439
34. Vanhees L, Rauch B, Piepoli M, van Buuren F, Takken T, Börjesson M, Bjarnason-Wehrens B, Doherty P, Dugmore D, Halle M, Writing Group, EACPR (2012) Importance of characteristics and modalities of physical activity and exercise in the management of cardiovascular health in individuals with cardiovascular disease (Part III). Eur J Prev Cardiol 19(6):1333–1356. Review
35. Wu MH, Lu CW, Chen HC, Kao FY, Huang SK (2018) Adult congenital heart disease in a nationwide population 2000-2014: epidemiological trends, arrhythmia, and standardized mortality ratio. J Am Heart Assoc 7:e007907
36. Zipes DP, Camm AJ, Borggrefe M, Buxton AE, Chaitman B, Fromer M, Gregoratos G, Klein G, Moss AJ, Myerburg RJ, Priori SG, Quinones MA, Roden DM, Silka MJ, Tracy C, Smith SC Jr, Jacobs AK, Adams CD, Antman EM, Anderson JL, Hunt SA, Halperin JL, Nishimura R, Ornato JP, Page RL, Riegel B, Priori SG, Blanc JJ, Budaj A, Camm AJ, Dean V, Deckers JW, Despres C, Dickstein K, Lekakis J, McGregor K, Metra M, Morais J, Osterspey A, Tamargo JL, Zamorano JL, American College of Cardiology; American Heart Association Task Force; European Society of Cardiology Committee for Practice Guidelines (2006) ACC/AHA/ESC 2006 guidelines for management of patients with ventricular arrhythmias and the prevention of sudden cardiac death: a report of the American College of Cardiology/American Heart Association Task Force and the European Society of Cardiology Committee for Practice Guidelines (Writing Committee to Develop Guidelines for Management of Patients With Ventricular Arrhythmias and the Prevention of Sudden Cardiac Death). European Heart Rhythm Association; Heart Rhythm Society. J Am Coll Cardiol 48(5):e247–e346

# Koronare Herzkrankheit, Koronarspasmen, Koronaranomalien und Myokardbrücken

*Mahdi Sareban und Jochen Hansel*

**Inhaltsverzeichnis**

19.1 Einleitung – 288

19.2 Die koronare Herzerkrankung – 288

19.3 Der Nutzen körperlicher Aktivität in Hinblick auf Morbidität und Mortalität der KHK – 288
19.3.1 Ausdauertraining – 289
19.3.2 Krafttraining und Training von Flexibilität und Koordination – 290

19.4 Das von körperlicher Aktivität ausgehende kardiale Risiko – 290
19.4.1 Potenzielle Faktoren, die eine Myokardischämie begünstigen – 292

19.5 Klinische Evaluation und Sportempfehlungen – 292
19.5.1 Klinische Evaluation und Sportempfehlungen bei asymptomatischen Personen mit KHK-Risikofaktoren – 292
19.5.2 Klinische Evaluation und Sportempfehlungen bei asymptomatischen Personen mit gesicherter KHK – 293
19.5.3 Sportempfehlungen nach einem Akuten Koronarsyndrom – 294
19.5.4 Koronarspasmen – 294
19.5.5 Koronaranomalien – 295
19.5.6 Myokardbrücken – 295

Literatur – 296

© Springer-Verlag GmbH Deutschland, ein Teil von Springer Nature 2023
J. Niebauer (Hrsg.), *Sportkardiologie*, https://doi.org/10.1007/978-3-662-65165-0_19

Nach aktuellen Daten der Weltgesundheitsorganisation (WHO) stellen ischämische Herzerkrankungen die weltweit häufigste Todesursache dar [1]. Gleichermaßen sind ischämische Herzerkrankungen ab dem 35. Lebensjahr die häufigste Ursache für Belastungs-assoziierte kardiale Ereignisse [2]. Vorrangiges Ziel der körperlichen Aktivität bei Patienten mit ischämischen Herzerkrankungen ist es, die kardiovaskuläre Morbidität und Mortalität günstig zu beeinflussen und ebenso die Lebensqualität zu verbessern. Eine sorgsame Abwägung des Risikos und dem von der körperlichen Aktivität unter langfristigen Gesichtspunkten ausgehendem Nutzen sollte im Vordergrund stehen [3].

## 19.1 Einleitung

Das vorliegende Kapitel gibt die Datenlage hinsichtlich des Stellenwerts und der Empfehlungen von körperlicher Aktivität bei Personen mit der häufigsten Ursache ischämischer Herzerkrankungen, der koronaren Herzerkrankung, wieder.

## 19.2 Die koronare Herzerkrankung

Bei der koronaren Herzerkrankung (KHK) handelt es sich um die Manifestation der Atherosklerose an den epikardialen Koronargefäßen [4]. Atherosklerotische Ablagerungen können eine Reduktion des Querschnitts der Koronargefäße und in der Folge eine Verminderung des Blutflusses bedingen. Eine Myokardischämie des Herzmuskels ist dann zu erwarten, wenn der myokardiale Sauerstoffbedarf nicht mehr durch das Angebot gedeckt werden kann. Unter Ruhebedingungen reicht die Menge der Blutversorgung und damit das Sauerstoffangebot in der Regel noch aus. Wenn mehr als ungefähr 70 % des Durchmessers des betroffenen Gefäßes stenosiert sind, kann im Rahmen des erhöhten Sauerstoffbedarfs während körperlicher Aktivität eine Ischämie auftreten. Durch eine Belastungs-induzierte Ischämie können u. a. akute Komplikationen wie kardiale Dekompensationen, Herzrhythmusstörungen, Myokardinfarkte und der plötzliche Herztod auftreten. Die stabile KHK ist als chronische Erkrankung zu verstehen, weshalb im Rahmen der 2019 veröffentlichten Empfehlungen für die Diagnose und Therapie der stabilen KHK der Terminus „Chronisches Koronarsyndrom" gewählt wurde [4]. Dieser Terminus soll auch ausdrücken, dass eine Optimierung des Lebensstils zu einer Stabilisierung bzw. Regression der Erkrankung führen kann [4].

## 19.3 Der Nutzen körperlicher Aktivität in Hinblick auf Morbidität und Mortalität der KHK

Körperliche Aktivität beeinflusst fast alle modifizierbaren Risikofaktoren der KHK positiv und verbessert den koronaren Blutfluss bei Patienten mit stabiler KHK [5]. Zudem kann durch eine Steigerung der körperlichen Aktivität und insbesondere durch ein strukturiertes körperliches Training die kardiorespiratorische Fitness verbessert werden, welche einen unabhängigen Prädiktor für eine verbesserte Mortalität in einem gesunden Kollektiv [6] als auch bei KHK-Patienten darstellt [7].

Der Einfluss von körperlicher Aktivität auf die Morbidität und Mortalität der KHK bei gesunden Personen wurde in mehreren Studien untersucht. Dabei zeigte sich in einer Meta-Analyse jeweils eine Reduktion der KHK Inzidenz um 17 % und der KHK Mortalität um 23 % wenn inaktive Personen die internationalen Empfehlungen von 150 Minuten pro Woche körperlicher Aktivität mit moderater Intensität erreichen konnten [8].

In einer im Jahr 2016 publizierten Meta-Analyse des Cochrane Netzwerkes wurden die Daten von 63 Studien und 14.486 Patienten mit nachgewiesener KHK berücksichtigt. Die kardiovaskuläre Gesamtmortalität konnte durch eine trainingsbasierte Rehabilitation bei einer medianen Nachbeobachtungszeit von 12 Monaten um 26 % sowie das Risiko einer erneuten Hospitalisierung um 18 % gesenkt werden. Zudem zeigten sich auch signifikant bessere Ergebnisse in der Lebensqualität. Eine signifikante Reduktion der Gesamtmortalität konnte jedoch nicht beobachtet werden [9].

Die Intensität der körperlichen Aktivität sollte bei Patienten mit KHK grundsätzlich im ischämie- und symptomfreien Bereich durchgeführt werden. Für differenzierte Empfehlungen sollte eine möglichst sportartspezifische und unter Einhaltung von Abbruchkriterien maximale ergometrische Belastung durchgeführt werden, um eine Vorgabe der Intensität mittels Herzfrequenz unter Beachtung der vorliegenden Medikation vornehmen zu können [4]. Als Kontraindikationen für körperliche Aktivität bei Vorliegen einer KHK gelten u. a. das akute Koronarsyndrom, unkontrollierte Arrhythmien mit hämodynamischer Relevanz, eine hypertensive Entgleisung, die dekompensierte Herzinsuffizienz, ein entgleister Diabetes mellitus, und fieberhafte Erkrankungen [4].

Idealerweise sollten Empfehlungen zur körperlichen Aktivität sowohl primär- als auch sekundärpräventiv in ein ganzheitliches Konzept eingebunden werden, in dem zum Management der Risikofaktoren neben der körperlichen Aktivität weitere Änderungen des Lebensstils die Grundlage bilden und durch eine hohe Therapietreue bei der Medikamenteneinnahme ergänzt werden [4]. Der individuelle Gesundheits- und Leistungszustand, aber auch Wünsche und Ziele einer Person dienen als Grundlage einer partizipativen Entscheidungsfindung im Hinblick auf die Empfehlungen zur körperlichen Aktivität.

Es werden seitens der kardiologischen und sportmedizinischen Fachgesellschaften in erster Linie körperliche Aktivitäten empfohlen, welche auf die Verbesserung der aeroben Ausdauerleistung sowie auf den Erhalt bzw. die Zunahme der Muskelmasse zielen [3].

### 19.3.1 Ausdauertraining

Hierbei sollte eine anhaltende Aktivität mit dynamischer Belastung der größeren Muskelgruppen Berücksichtigung finden [3]. Das können auch schwere Hausarbeiten wie Gartenarbeit sein, ein aktiver Arbeitsweg, Ausdaueraktivitäten während der Arbeit, aber insbesondere strukturierte, körperliche Aktivität im Sinne eines körperlichen Ausdauertrainings.

Der Beginn eines körperlichen Ausdauertrainings, insbesondere bei zuvor nicht oder kaum vorhandener körperlicher Aktivität, bei einem hohen kardiovaskulären Risiko und zwingend bei vorliegender KHK, sollte nach einer ergometrischen Belastung zur Ischämiediagnostik und der objektiven Bestimmung der Trainingsintensitäten erfolgen [10]. Die Verlängerung der Trainingsdauer und -intensität hat im Anschluss schrittweise zu erfolgen.

Unter dem Aspekt der Gestaltung der aeroben Ausdaueraktivität kommt der *regelmäßigen* Ausübung und einer *individualisierten* Empfehlung insbesondere bei Vorliegen chronischer Erkrankungen und fortgeschrittenem Lebensalter zentrale Bedeutung zu. Günstig ist sowohl Primär- als auch Sekundärpräventiv eine Gesamtdauer von mindestens 150 min pro Woche mit moderater Intensität [3]. Zur Prävention der KHK bzw. nach erfolgter und unauffälliger Ergometrie bei Patienten mit KHK, können alternativ 75 min pro Woche mit hoher Intensität trainiert werden, oder eine entsprechende Kombination von moderater und hoher Intensität. Eine Steigerung auf 300 min pro Woche mit moderater Intensität oder 150 min pro Woche mit hoher Intensität, oder eine entsprechende Kombination, bringt einen zusätzlichen Nutzen für die Prävention der KHK [3]. Es sollte dabei an mindestens 4–5 Tagen der Woche und besser jeden Tag trainiert werden.

Eine gängige Einteilungsmöglichkeit der Ausdauertrainingsintensitäten in geringe, moderate und hohe Intensität erfolgt auf Basis absoluter und relativer Marker [3]. Dabei ist zu beachten, dass eine Einteilung nach absoluten Trainingsintensitäten, wie z. B. nach metabolischen Äquivalenten, individuelle Variablen wie dem Fitnesszustand nicht beachtet und daher relative Trainingsintensitäten zu bevorzugen sind. Relative Ausdauertrainingsintensitäten können objektiv z. B. nach prozentualem Anteil der maximalen Herzfrequenz (gering: 50–63 %, moderat 64–76 %, hoch: 77–93 %) oder subjektiv mit Hilfe des Sprechtests (moderat: Atemfrequenz erhöht aber es können noch ganze Sätze gesprochen werden, hoch: Atemfrequenz stark erhöht und es können keine ganzen Sätze gesprochen werden) unterteilt werden [3]. Eine Orientierung an der Herzfrequenz ist besonders bei Einnahme eines Betablockers, der zur Standardmedikation der KHK gehört, nicht unproblematisch. In Abhängigkeit vom Präparat und auch von der Compliance des Patienten unterliegt die Herzfrequenz im Tagesverlauf zudem deutlichen Schwankungen. Hier ist eine Ausrichtung des moderaten aeroben Ausdauertrainings an anderen relativen Intensitätsmarkern wie z. B. (spiro) ergometrischen Daten oder dem Sprechtest möglich [3, 11].

Hochintensives Intervalltraining (HIIT), bei dem Intervalle mit sehr intensiver Belastung (>85 % der maximalen Herzfrequenz) mit Erholungsphasen kombiniert werden, stellt eine Alternative zu kontinuierlichem Training mit moderater Intensität dar [12]. HIIT konnte in einigen Studien einen zumindest kurzfristigen Effekt auf die Verbesserung der kardiovaskulären und metabolischen Funktion in einer gesunden Population als auch bei KHK Patienten zeigen [13]. Die Sicherheit von HIIT ist jedoch nur in überwachten und supervidierten Rehabilitationsprogrammen gut untersucht und sollte daher bei Patienten mit hohem Risiko oder vorliegender KHK nur in Rehabilitationseinrichtungen oder nach klinischer Evaluation zum Einsatz kommen, bis weitere Studien die Sicherheit von HIIT-Protokollen und deren langfristigen Nutzen bei vorliegender KHK zeigen.

## 19.3.2 Krafttraining und Training von Flexibilität und Koordination

Ergänzend zum aeroben Ausdauertraining wird Training der Flexibilität und Koordination sowie dosiertes dynamisches Krafttraining der großen Muskelgruppen 2 mal wöchentlich empfohlen [4, 14]. Krafttraining dient dabei dem Erhalt der Muskelmasse sowie der Muskelfunktion und hat in Kombination mit Ausdauertraining günstige Effekte für die Insulinsensitivität sowie Kontrolle der Blutfette und des Blutdrucks zeigen können [3].

Das Krafttraining sollte mit niedriger Intensität bei 30 % der maximal willkürlichen Kontraktionskraft und einer Wiederholungszahl von 5–10 begonnen und nachfolgend die Intensität auf 60–80 % und 8–12 Wiederholungen gesteigert werden [3, 15]. Auch das Krafttraining sollte grundsätzlich im ischämie- und symptomfreien Bereich durchgeführt werden.

## 19.4 Das von körperlicher Aktivität ausgehende kardiale Risiko

Das Risiko für das Auftreten einer Myokardischämie wird durch hämodynamische Veränderungen wie Zunahme der Herzfrequenz und des Blutdruckes provoziert, wie sie typischerweise bei körperlicher Aktivität auftreten und steigt somit mit der Intensität der Belastung an [16]. Akute kardiale Ereignisse während der Sportausübung werden durch eine Plaqueruptur [17], Hyperkoagulabilität, Endothelverletzung [18] und/oder hochintensiven Sport durch Überschreiten der Ischämieschwelle ausgelöst [19].

Mittleman et al. konnten in Interviews mit 1.228 Personen, die einen Myokardinfarkt erlitten hatten, nachweisen, dass 4,4 % von diesen in der Stunde unmittelbar vor dem Infarktereignis körperliche Aktivität mit hoher Intensität (>6 metabolische Äquivalente; z. B. Joggen) durchgeführt hatten. Dabei war das relative Risiko bei dieser Personengruppe im Vergleich zu denjenigen, die körperliche Aktivität mit geringer Intensität (<6 metabolische Äquivalente) durchgeführt hatten, um das 5,9 fache erhöht [16]. Jedoch bestand eine inverse Korrelation zu der Häufigkeit regulär durchgeführter körperlicher Aktivität und einem Myokardinfarkt in zeitlichem Zusammenhang mit intensiver körperlicher Aktivität. Bei den Personen, die weniger als ein Mal in der Woche Sport betrieben, lag das relative Risiko um das 107 fache höher und bei 5 oder mehr Trainingseinheiten in der Woche um das 2,4 fache höher im Vergleich zu denjenigen, die körperliche Aktivität mit geringer Intensität oder keinen Sport ausübten [16].

Eine Arbeit von Aengevaeren und Kollegen [20] lässt vermuten, dass Männer die körperlich sehr aktiv sind (>2000 MET/min/Woche), eine höhere Wahrscheinlichkeit für eine atherosklerotische Plaquebildung haben. Jedoch waren in dieser Arbeit die Koronarplaques stärker kalzifiziert, was im Gegensatz zu gemischten Plaques einen prognostischen Vorteil hat. Eine Zunahme von kardialen Ereignissen mit steigender koronarer Kalklast konnte bei Marathonläufern gezeigt werden, jedoch ohne Unterschied zu einem Kontrollkollektiv, welches nach Alter und kardialem Risiko gematcht wurde [21].

Erhöhte Troponin I und T-Konzentrationen werden regelmäßig nach Ausdauerbelastungen beobachtet, sind aber gleichzeitig diagnostische und prognostische Biomarker einer myokardialen Schädigung. Eine Meta-Analyse von Studien mit laborchemischer Messung kardialer Troponine vor und nach kontinuierlicher Belastung von mindestens 30 Minuten Dauer konnte zeigen, dass bei 46 % der Sportler der jeweilige obere Grenzwert für das kardiale Troponin überschritten wurde [22]. Das kardiale Troponin T steigt dabei in weniger als einer Stunde nach Belastung an, erreicht nach einigen Stunden den Spitzenwert und normalisiert sich nach zwei bis drei Tagen [23]. Jugendliche Sportler zeigen einen verzögerten Anstieg bei jedoch vergleichbaren Spitzenwerten [24]. Insbesondere die Dauer bei einer hohen Belastungsintensität beeinflusst die kardiale Troponin Freisetzung [25]. Obgleich die meisten Studienergebnisse von einer passageren und physiologischen Erhöhung der kardialen Zellmembranpermeabilität als Ursache für den kardialen Troponin-Anstieg ausgehen [26, 27], ist die klinische Bedeutung der Belastungs-assoziierten kardialen Troponin-Erhöhung noch nicht abschließend geklärt. Einige Arbeiten deuten darauf hin, dass die Belastungs-assoziierte kardiale Troponinfreisetzung eine prognostische Bedeutung im mittleren bis höheren Alter hat: In einer Arbeit von Aengevaeren und Kollegen zeigte sich bei 63 von 725 Personen im Alter zwischen 54 und 69 Jahren direkt nach einem Gehwettkampf zwischen 30 und 55 km eine Erhöhung des Troponin I über der 99 Perzentile. Nach einer mittleren Nachbeobachtungszeit von 43 Monaten zeigte die Gruppe mit erhöhtem Troponin I ein 2,5-fach erhöhtes Risiko zu versterben oder ein schweres kardiales Ereignis zu erleiden [28]. Im Gegensatz dazu berichteten Möhlenkamp und Kollegen von einer Kohorte von 74 Marathonläufern im Alter von 57 ± 6 Jahren, bei der nach einer Nachbeobachtungsdauer von 6 Jahren keine Erhöhung von kardialen Ereignissen in der Gruppe mit erhöhten Troponin I Werten zu beobachten war [21].

### 19.4.1 Potenzielle Faktoren, die eine Myokardischämie begünstigen

Da die Wahrscheinlichkeit des Auftretens eines kardialen Ereignisses mit der Intensität der Belastung steigt, werden eine Aufwärm- und Abwärmphase von 5-minütiger Dauer bei deutlich reduzierter Intensität empfohlen, um das Risiko zu minimieren [29].

Auch weitere Faktoren können eine Myokardischämie begünstigen:
- Äußere Umgebungsbedingungen wie Hitze oder auch eine verminderte Flüssigkeitsaufnahme können zu einer Hyperkoagulation führen und Ischämien bedingen [29].
- Es kann durch intensive körperliche Aktivität und inadäquate Hydration zu Elektrolytverschiebungen kommen, die Herzrhythmusstörungen auslösen können [29].
- Das Auftreten einer Hyperkoagulation und von Koronarspasmen und dadurch bedingter Myokardinfarkte folgt einer zirkadianen Rhythmik mit einer erhöhten Wahrscheinlichkeit in den frühen Morgenstunden. Auch sind am frühen Morgen die Plasmakonzentrationen für die Katecholamine und das Kortisol erhöht und die Plättchenaggregation ist gesteigert, was das Risiko thromboembolischer Ereignisse erhöhen kann [29].
- In größeren Höhen muss bedingt durch die dort vorherrschende Hypoxie das Herzminutenvolumen gesteigert werden, um den Sauerstoffbedarf des Körpers zu decken [30]. Gleichzeitig ist bei vorliegender KHK die koronare Flussreserve reduziert, insbesondere bei unzureichend akklimatisierten Personen [31]. Patienten mit KHK und Ruhebeschwerden sollten Höhenaufenthalte meiden [32]. Bei Patienten mit stabiler KHK werden grundsätzlich Höhenaufenthalte bis zu 2500 m als unproblematisch betrachtet [33]. Bei Patienten mit stabiler KHK, unauffälliger Ergometrie und erhaltener linksventrikulären Pumpfunktion auf Meereshöhe sind Höhenaufenthalte bis 3500 m als relativ sicher anzusehen [33]. Sport sollte jedoch aufgrund der notwendigen Akklimatisation in den ersten Tagen in diesen Höhen gemieden werden. Wenn Aufstiege auf Höhen über 3500 m geplant sein sollten, sollten sich KHK Patienten einer sportmedizinischen oder falls möglich einer höhenmedizinischen Beratung unterziehen [33, 34]. Nach einem Myokardinfarkt oder einer Koronarintervention sollten 6 Monate keine Höhenaufenthalte stattfinden [32].

## 19.5 Klinische Evaluation und Sportempfehlungen

### 19.5.1 Klinische Evaluation und Sportempfehlungen bei asymptomatischen Personen mit KHK-Risikofaktoren

In den aktuellen europäischen Empfehlungen wird formuliert, dass bei asymptomatischen Personen >35 Jahren das KHK-Risiko mit Hilfe der SCORE Tabelle ermittelt werden sollte [10]. Bei einem SCORE-Wert von <5 % (entspricht dem 10-Jahres Risiko für tödliche kardiale Ereignisse) ist bei fehlenden Risikofaktoren (Diabetes mellitus, chronische Niereninsuffizienz, familiäre Hypercholesterinämie, Familienanamnese für plötzlichen Herztod) bei Personen die regelmäßig körperlich aktiv sind, keine weiterführende Diagnostik notwendig und die Ausübung von hochintensivem- oder Wettkampfsport möglich.

Liegt der SCORE-Wert ≥5 %, liegen weitere Risikofaktoren vor (siehe oben) oder ist die Person körperlich inaktiv, sollte vor Beginn von Sportarten mit moderater bis hoher Belastungsintensität eine körperliche Untersuchung, ein 12-Kanal-EKG und eine maximale Belastungs-EKG-Untersuchung durchgeführt werden [10]. Sind die Untersuchungen unauffällig gibt es grundsätzlich keine Einschränkung für die Sporttauglichkeit. Bei einem Ischämienachweis im Belastungs-EKG und in Einzelfällen bei asymptomatischen Personen mit unauffälliger Ergometrie aber sehr hohem KHK-Risiko, ist je nach Verfügbarkeit und Expertise eine bildgebende Funktionsuntersuchung (z. B. SPECT, Stress-Echokardiografie, Stress-MRT) oder ein Koronar-CT angezeigt [4]. Werden dabei bestimmte Kriterien für ein hohes Risiko z. B. ischämisches Areal, koronare 3-Gefäßerkrankung-, Hauptstamm- oder proximale Stenose des Ramus interventricularis anterior) erfüllt, dann wird im nächsten Schritt die Durchführung einer invasiven Koronarangiografie empfohlen [10]. Ist die Koronarangiografie unauffällig gibt es grundsätzlich keine Einschränkung für die Sporttauglichkeit, jedoch sind jährliche Verlaufsuntersuchungen empfohlen [10]. Ein Flussdiagramm mit Darstellung der klinischen Evaluationspfade und Empfehlungen zur Wettkampfteilnahme bei asymptomatischen Personen >35 Jahren ist der aktuellen europäischen Sportkardiologie-Leitlinie zu entnehmen [10].

## 19.5.2 Klinische Evaluation und Sportempfehlungen bei asymptomatischen Personen mit gesicherter KHK

Bei Patienten mit gesicherter KHK (z. B. nach. Koronarintervention oder bildgebender Nachweis einer KHK) sollten vor dem Beginn körperlicher Aktivität zusätzlich zur Evaluation des Koronarbefundes folgende Untersuchungen zur Risikostratifizierung durchgeführt werden, um das Belastungsbedingte Risiko besser abschätzen zu können.
- Belastungs-EKG-Untersuchung zur Bestimmung der maximalen Leistungsfähigkeit und zur Überprüfung möglicher Belastungs-induzierter Ischämien und komplexer Herzrhythmusstörungen
- Echokardiographische Beurteilung der linksventrikulären Funktion

Alle Patienten mit gesicherter KHK und stabiler Symptomatik sollten ermutigt werden, die minimalen Empfehlungen für die körperliche Aktivität zu erreichen [10].

Personen mit asymptomatischer KHK ohne Nachweis einer Myokardischämie oder komplexen ventrikulären Herzrhythmusstörungen und erhaltener linksventrikulärer Funktion können grundsätzlich hochintensive Belastungen ausüben und an Wettkämpfen teilnehmen. Jedoch ist bei intensiven Sportarten mit hoher hämodynamischer Belastung eine individuelle Entscheidung in Abhängigkeit von Alter, weiteren Risikofaktoren, Sportart und Intensität angezeigt. Zudem sind dabei auch Empfehlungen für die Therapie der stabilen KHK zu beachten [4] und es sollten regelmäßige Verlaufskontrollen erfolgen [10].

Bei Patienten mit asymptomatischer KHK und Nachweis einer Myokardischämie sollte eine Koronarangiografie erfolgen. Bei Indikatoren für ein erhöhtes Risiko für ein Belastungs-assoziiertes kardiales Ereignis sollte keine Freigabe für hochintensiven- oder Wettkampfsport erteilt werden, bis eine Verbesserung der Risikosituation durch eine Revaskularisation erreicht wird und die Verlaufskontrolle 3–6 Monate nach einer Intervention unauffällig ist [10].

Folgende Indikatoren für ein erhöhtes Risiko für ein kardiales Ereignis bei Patienten mit einer KHK sind dabei zu beachten [10]:
- Kritische Koronarstenose: Hauptstamm/proximaler Ramus interventricularis ant. >50 % (bei dokumentierter Ischämie

oder hämodynamisch relevanter Stenose definiert als fraktionelle Flussreserve <0,8)
- 2- und 3-Gefäßerkrankung mit >50 % Stenose (bei dokumentierter Ischämie oder hämodynamisch relevanter Stenose definiert als fraktionelle Flussreserve <0,8)
- 1-Gefäßerkrankung mit >90 % Stenose
- Z. n. Akuten Koronarsyndrom ± perkutane oder chirurgische Koronarintervention <12 Monaten
- Komplexe ventrikuläre Arrhythmien: nicht-anhaltende ventrikuläre Tachykardie oder komplexe ventrikuläre Extrasystolie in Ruhe oder unter Belastung
- Linksventrikuläre Ejektionsfraktion ≤50 %

Ein Flussdiagramm mit Darstellung der klinischen Evaluationspfade und Empfehlungen zur Wettkampfteilnahme bei asymptomatischen Personen mit bekannter KHK ist der aktuellen europäischen Sportkardiologie-Leitlinie zu entnehmen [10].

### 19.5.3 Sportempfehlungen nach einem Akuten Koronarsyndrom

Nach einem akuten Koronarsyndrom (instabile Angina Pectoris, Nicht-ST-Streckenhebungsinfarkt, ST-Streckenhebungsinfarkt) soll, wie auch nach einer perkutanen Koronarintervention oder einer operativen Bypassversorgung, eine trainingsbasierte, multidisziplinäre kardiologische Rehabilitation so früh wie möglich begonnen werden [15, 35]. Die kardiologische Rehabilitation konnte in einer Metaanalyse eine Reduktion der kardiovaskulären Mortalität, Rehospitalisierung und eine Verbesserung der Lebensqualität zeigen [9]. Das Trainingsprogramm sollte im Rahmen einer kardiologischen Rehabilitation den Fähigkeiten des Patienten angepasst werden.

Bevor nach einem akuten Koronarsyndrom Sport mit hoher Intensität ausgeübt oder an Wettkämpfen teilgenommen werden kann, soll zur Risikostratifizierung unter Berücksichtigung absoluter und relativer Abbruchkriterien eine maximale Spiroergometrie und eine Echokardiografie erfolgen [10]. Die Spiroergometrie soll dabei individualisierte Trainingsempfehlungen und die objektive Evaluierung von Fortschritten in der Leistungsfähigkeit ermöglichen. Besteht ein hohes Risiko für Belastungs-assoziierte kardiale Ereignisse (siehe unter ▶ Abschn. 19.5.2), so soll keine Freigabe für Sportarten mit hoher Intensität sowie Wettkampfsport gegeben werden. Bei niedrigem Risiko sind nach individueller Beratung und Anpassung der Intensität die Durchführung aller Sportarten möglich [10].

### 19.5.4 Koronarspasmen

Bei etwa 50 % der Patienten, die sich bei Verdacht auf ein akutes Koronarsyndrom einer Koronarangiografie unterzogen, bei der jedoch eine hämodynamisch relevante Stenose ausgeschlossen wurde, konnte mit Hilfe einer intrakoronaren Acetylcholin-Provokationstestung ein Koronarspasmus als Ursache der klinischen Symptomatik nachgewiesen werden [36]. Insbesondere atherosklerotisch veränderte Koronarien neigen zu Belastungs-induzierten Koronarspasmen, wobei Koronarspasmen ebenso in Koronarien ohne vorliegende Atherosklerose auftreten [37]. Üblicherweise treten Koronarspasmen in Ruhe auf, können jedoch in sehr seltenen Fällen durch körperliche Aktivität induziert werden und sich dann auch als ST-Streckenhebungsinfarkt präsentieren [38]. Wenn die Belastungsschwelle, ab der pectanginöse Beschwerden angegeben werden, von Sporteinheit zu Sporteinheit recht variabel ist, ist eine vasospastische Komponente in Erwägung zu ziehen und zu überprüfen [37]. Bei Patienten mit vorliegendem Verdacht auf Koronarspasmen wird insbesondere zur Vorsicht im Hinblick auf Wintersportarten geraten, die kälteinduzierte Spasmen generieren können.

### Empfehlungen für Patienten mit Koronarspasmen

— Bei Vorliegen von Spasmen in Ruhe oder während Belastung und angiografisch nachgewiesenem unauffälligen Koronarbefund kann hochintensiver- oder Wettkampfsport ausgeübt werden, wenn Symptomfreiheit durch eine medikamentöse Intervention (Calciumkanalblocker und/oder langwirksame Nitrate) erreicht werden sollte [39].
— Bei asymptomatischen Koronarspasmen kann nur eine Freigabe für hochintensiven- oder Wettkampfsport erteilt werden, wenn keine lebensbedrohlichen Arrhythmien aufgetreten sind [39].

## 19.5.5 Koronaranomalien

Koronaranomalien zeigen eine Prävalenz von etwa 1 % [40] und können sowohl die rechte als auch die linke Koronararterie betreffen [41]. Koronaranomalien erhöhen das Risiko für den Belastungs-assoziierten plötzlichen Herztod, insbesondere bei Personen <30 Jahren [42]. Die dem erhöhten Risiko zugrunde liegenden Mechanismen sind Koronarischämien, häufig bedingt durch einen Verlauf der abnormalen Koronararterie zwischen Aorta und Pulmonararterie (interarteriell) und/oder einen steilen Abgang mit Knickstenose und/oder intramuralem Verlauf. Die entsprechende klinische Symptomatik sind pectanginöse Beschwerden, Belastungsdyspnoe und Belastungs-induzierter Schwindel bzw. Synkope [43]. Die Koronararterienabgänge können häufig bereits in der transthorakalen Echokardiografie dargestellt werden, die definitive Diagnose wird jedoch erst in einer Koronar-CT oder MRT-Untersuchung gestellt. Die Therapieentscheidungen sollten in einem multidisziplinären Team getroffen werden [43].

### Empfehlungen für Patienten mit Koronaranomalie

— Zur Risikostratifizierung sollte eine symptomlimitierte Ergometrie und eine kardiale Bildgebung (Koronar-CT, Herz-MRT) durchgeführt werden [10].
— Bei asymptomatischen Sportlern, ohne Ischämienachweis und ohne erhöhte Risikokonstellation in der kardialen Bildgebung (Verlauf zwischen Aorta und Pulmonalarterie, Steilheit des Koronarabganges, intramuraler Verlauf) kann nach Aufklärung über mögliche Risiken über hochintensiven- oder Wettkampfsport im Rahmen einer partizipativen Entscheidungsfindung diskutiert werden [10].
— Bei vorliegender Koronaranomalie mit einhergehender Beschwerdesymptomatik und/oder erhöhter Risikokonstellation in der kardialen Bildgebung, sollte bis zur Durchführung einer chirurgischen Intervention nur niedrig-intensiver, technischer Sport durchgeführt werden [10].
— Nach erfolgreicher operativer Versorgung kann bei Beschwerdefreiheit und fehlendem Nachweis Belastungs-induzierter Ischämien oder Rhythmusstörungen in einer maximalen Ergometrie nach Durchführung der Rehabilitation (oder frühestens 3 Monate nach der Operation) hochintensiver oder Wettkampfsport ausgeübt werden [10].

## 19.5.6 Myokardbrücken

Myokardbrücken gehören zu den angeborenen Koronaranomalien und liegen dann vor, wenn ein Segment eines epikardialen Koronargefäßes vollständig von Muskulatur umgeben ist [44]. Myokardbrücken sind relativ häufig und konnten bei 31 % im Koronar-CT nebenbefundlich nachgewiesen werden [45]. Die systolische Kompression des getunnelten Koronargefäßes bleibt in den meisten Fällen klinisch symptomlos, kann jedoch in seltenen Fällen zu pectanginösen Beschwerden und in ganz seltenen Fällen zu akuten kardialen Ereignissen führen [46]. Daher sollten Myokardbrücken insbesondere bei jungen Personen ohne signifikante Koronarstenosen differenzialdiagnostisch in Betracht gezogen werden [4]. Die Risikostratifizierung und die entsprechenden therapeutischen Entscheidungen bei Personen mit einer Myokardbrücke zielt auf die Beurteilung hinsichtlich Anzahl, Tiefe und Länge von Myokardbrücken und der hämodynamischen Konsequenz hin [39].

## Empfehlungen für Patienten mit Myokardbrücken

- Bei Vorliegen einer Myokardbrücke ohne Belastungs-induzierte Ischämien oder komplexe ventrikuläre Rhythmusstörungen in einer maximalen Ergometrie können asymptomatische Patienten uneingeschränkt hochintensiven und Wettkampfsport ausüben [29, 39].
- Bei Symptomen, Hinweis auf eine Belastungs-induzierte Ischämie oder nach einem Myokardinfarkt sollte bei Patienten mit Myokardbrücken kein hochintensiver oder Wettkampfsport ausgeübt werden [39].
- Nach operativer Versorgung/Stentimplantation sollte für die nächsten 6 Monate nur niedrigintensiver Wettkampfsport ausgeübt werden [39]. Nach 6 Monaten kann bei Beschwerdefreiheit und ohne Hinweis auf eine Belastungsinduzierte Ischämie uneingeschränkt hochintensiver oder Wettkampfsport ausgeübt werden [39].

## Fazit

Seit der letzten Auflage dieses Buchkapitels wurden sowohl von der amerikanischen als auch der europäischen kardiologischen Fachgesellschaft überarbeitete Empfehlungen bzw. Positionspapiere zur Sportausübung bei Patienten mit Herz-Kreislauf-Erkrankungen veröffentlicht. Dadurch besteht aktuell eine rezente Empfehlungsgrundlage für partizipative Entscheidungen bei Sportlern mit KHK, Koronaranomalien und Koronarspasmen.

Zudem haben sich die Möglichkeiten der bildgebenden- als auch der funktionellen Diagnostik sowie der medikamentösen als auch der interventionellen Therapie von Herzerkrankungen in den vergangenen Jahren weiterentwickelt. Deren Weiterentwicklung (z. B. Stress-MRT) und der vermehrte Einsatz von kommerziell erhältlichen tragbaren Sensoren wird die Diagnostik von Herzerkrankungen in den kommenden Jahren beeinflussen und somit auch die Betreuung der steigenden Anzahl an Patienten, die trotz einer Herzerkrankung ein körperlich aktives Leben führen wollen – und sollen. Und somit wird auch die Nachfrage an Internisten/Kardiologen mit Expertise in der Betreuung dieser Patientengruppe weiter steigen.

## Literatur

1. The Top 10 Causes of Death. Fact Sheet Number 310. Available from: http://www.who.int/mediacentre/factsheets/fs310/en/
2. Marijon E, Tafflet M, Celermajer DS, Dumas F, Perier MC, Mustafic H et al (2011) Sports-related sudden death in the general population. Circulation 124(6):672–681
3. Visseren FLJ, Mach F, Smulders YM, Carballo D, Koskinas KC, Bäck M et al (2021) 2021 ESC Guidelines on cardiovascular disease prevention in clinical practice. Eur Heart J 42(34):3227–3337
4. Knuuti J, Wijns W, Saraste A, Capodanno D, Barbato E, Funck-Brentano C et al (2020) 2019 ESC Guidelines for the diagnosis and management of chronic coronary syndromes. Eur Heart J 41(3):407–477
5. Bruning RS, Sturek M (2015) Benefits of exercise training on coronary blood flow in coronary artery disease patients. Prog Cardiovasc Dis 57(5):443–453
6. Clausen JSR, Marott JL, Holtermann A, Gyntelberg F, Jensen MT (2018) Midlife cardiore-

7. Keteyian SJ, Brawner CA, Savage PD, Ehrman JK, Schairer J, Divine G et al (2008) Peak aerobic capacity predicts prognosis in patients with coronary heart disease. Am Heart J 156(2):292–300
8. Wahid A, Manek N, Nichols M, Kelly P, Foster C, Webster P et al (2016) Quantifying the association between physical activity and cardiovascular disease and diabetes: a systematic review and meta-analysis. J Am Heart Assoc 5(9): e002495
9. Anderson L, Thompson DR, Oldridge N, Zwisler AD, Rees K, Martin N et al (2016) Exercise-based cardiac rehabilitation for coronary heart disease. Cochrane Database Syst Rev 1:CD001800
10. Pelliccia A, Sharma S, Gati S, Bäck M, Börjesson M, Caselli S et al (2020) 2020 ESC Guidelines on sports cardiology and exercise in patients with cardiovascular disease. Eur Heart J 42:17–96
11. Díaz-Buschmann I, Jaureguizar KV, Calero MJ, Aquino RS (2014) Programming exercise intensity in patients with beta-blocker treatment: the importance of choosing an appropriate method. Eur J Prev Cardiol 21(12):1474–1480
12. Campbell WW, Kraus WE, Powell KE, Haskell WL, Janz KF, Jakicic JM et al (2019) High-intensity interval training for cardiometabolic disease prevention. Med Sci Sports Exerc 51(6):1220–1226
13. Jelleyman C, Yates T, O'Donovan G, Gray LJ, King JA, Khunti K et al (2015) The effects of high-intensity interval training on glucose regulation and insulin resistance: a meta-analysis. Obes Rev 16(11):942–961
14. Piepoli MF, Hoes AW, Agewall S, Albus C, Brotons C, Catapano AL et al (2016) 2016 European guidelines on cardiovascular disease prevention in clinical practice: the Sixth Joint Task Force of the European Society of Cardiology and other societies on cardiovascular disease prevention in clinical practice (constituted by representatives of 10 societies and by invited experts) developed with the special contribution of the European Association for Cardiovascular Prevention & Rehabilitation (EACPR). Eur Heart J 37(29): 2315–2381
15. Schwaab B, Bjarnason-Wehrens B, Meng K, Albus C, Salzwedel A, Schmid JP et al (2021) Cardiac rehabilitation in German speaking countries of Europe-evidence-based guidelines from Germany, Austria and Switzerland LLKardReha-DACH-Part 2. J Clin Med 10(14):3071
16. Mittleman MA, Maclure M, Tofler GH, Sherwood JB, Goldberg RJ, Muller JE (1993) Triggering of acute myocardial infarction by heavy physical exertion. Protection against triggering by regular exertion. Determinants of Myocardial Infarction Onset Study Investigators. N Engl J Med 329(23):1677–1683
17. Thompson PD, Franklin BA, Balady GJ, Blair SN, Corrado D, Estes NA et al (2007) Exercise and acute cardiovascular events placing the risks into perspective: a scientific statement from the American Heart Association Council on Nutrition, Physical Activity, and Metabolism and the Council on Clinical Cardiology. Circulation 115(17):2358–2368
18. Quillard T, Franck G, Mawson T, Folco E, Libby P (2017) Mechanisms of erosion of atherosclerotic plaques. Curr Opin Lipidol 28(5):434–441
19. Kim JH, Malhotra R, Chiampas G, d'Hemecourt P, Troyanos C, Cianca J et al (2012) Cardiac arrest during long-distance running races. N Engl J Med 366(2):130–140
20. Aengevaeren VL, Mosterd A, Braber TL, Prakken NHJ, Doevendans PA, Grobbee DE et al (2017) Relationship between lifelong exercise volume and coronary atherosclerosis in athletes. Circulation 136(2):138–148
21. Möhlenkamp S, Leineweber K, Lehmann N, Braun S, Roggenbuck U, Perrey M et al (2014) Coronary atherosclerosis burden, but not transient troponin elevation, predicts long-term outcome in recreational marathon runners. Basic Res Cardiol 109(1):391
22. Donaldson JA, Wiles JD, Coleman DA, Papadakis M, Sharma R, O'Driscoll JM (2019) Left ventricular function and cardiac biomarker release-the influence of exercise intensity, duration and mode: a systematic review and meta-analysis. Sports Med 49(8):1275–1289
23. Li F, Hopkins WG, Wang X, Baker JS, Nie J, Qiu J et al (2021) Kinetics, moderators and reference limits of exercise-induced elevation of cardiac troponin T in athletes: a systematic review and meta-analysis. Front Physiol 12:651851
24. Cirer-Sastre R, Corbi F, López-Laval I, Carranza-García LE, Reverter-Masià J (2021) Exercise-induced release of cardiac troponins in adolescent vs. adult swimmers. Int J Environ Res Public Health 18(3):1285
25. Bjørnstad H, Storstein L, Meen HD, Hals O (1994) Ambulatory electrocardiographic findings in top athletes, athletic students and control subjects. Cardiology 84(1):42–50
26. Aakre KM, Omland T (2019) Physical activity, exercise and cardiac troponins: clinical implications. Prog Cardiovasc Dis 62(2):108–115
27. Shave R, George KP, Atkinson G, Hart E, Middleton N, Whyte G et al (2007) Exercise-induced cardiac troponin T release: a meta-analysis. Med Sci Sports Exerc 39(12):2099–2106

28. Aengevaeren VL, Hopman MTE, Thompson PD, Bakker EA, George KP, Thijssen DHJ et al (2019) Exercise-induced cardiac troponin I increase and incident mortality and cardiovascular events. Circulation 140(10):804–814
29. Borjesson M, Dellborg M, Niebauer J, LaGerche A, Schmied C, Solberg EE et al (2019) Recommendations for participation in leisure time or competitive sports in athletes-patients with coronary artery disease: a position statement from the Sports Cardiology Section of the European Association of Preventive Cardiology (EAPC). Eur Heart J 40(1):13–18
30. Sareban M, Perz T, Macholz F, Reich B, Schmidt P, Fried S et al (2018) Impairment of left atrial mechanics does not contribute to the reduction in stroke volume after active ascent to 4559 m. Scand J Med Sci Sports 29:223–231
31. Wyss CA, Koepfli P, Fretz G, Seebauer M, Schirlo C, Kaufmann PA (2003) Influence of altitude exposure on coronary flow reserve. Circulation 108(10):1202–1207
32. Parati G, Agostoni P, Basnyat B, Bilo G, Brugger H, Coca A et al (2018) Clinical recommendations for high altitude exposure of individuals with pre-existing cardiovascular conditions: a joint statement by the European Society of Cardiology, the Council on Hypertension of the European Society of Cardiology, the European Society of Hypertension, the International Society of Mountain Medicine, the Italian Society of Hypertension and the Italian Society of Mountain Medicine. Eur Heart J 39(17):1546–1554
33. Dehnert C, Bärtsch P (2010) Can patients with coronary heart disease go to high altitude? High Alt Med Biol 11(3):183–188
34. Bonadei I, Sciatti E, Vizzardi E, Berlendis M, Bozzola G, Metra M (2016) Coronary artery disease and high altitude: unresolved issues. Res Cardiovasc Med 5(3):e32645
35. Ibanez B, James S, Agewall S, Antunes MJ, Bucciarelli-Ducci C, Bueno H et al (2018) 2017 ESC guidelines for the management of acute myocardial infarction in patients presenting with ST-segment elevation: the task force for the management of acute myocardial infarction in patients presenting with ST-segment elevation of the European Society of Cardiology (ESC). Eur Heart J 39(2):119–177
36. Ong P, Athanasiadis A, Hill S, Vogelsberg H, Voehringer M, Sechtem U (2008) Coronary artery spasm as a frequent cause of acute coronary syndrome: the CASPAR (Coronary Artery Spasm in Patients With Acute Coronary Syndrome) Study. J Am Coll Cardiol 52(7):523–527
37. Gordon JB, Ganz P, Nabel EG, Fish RD, Zebede J, Mudge GH et al (1989) Atherosclerosis influences the vasomotor response of epicardial coronary arteries to exercise. J Clin Invest 83(6):1946–1952
38. Hung MJ, Hu P, Hung MY (2014) Coronary artery spasm: review and update. Int J Med Sci 11(11):1161–1171
39. Thompson PD, Myerburg RJ, Levine BD, Udelson JE, Kovacs RJ (2015) Eligibility and disqualification recommendations for competitive athletes with cardiovascular abnormalities: task force 8: coronary artery disease: a scientific statement from the American Heart Association and American College of Cardiology. J Am Coll Cardiol 66(21):2406–2411
40. Graidis C, Dimitriadis D, Karasavvidis V, Dimitriadis G, Argyropoulou E, Economou F et al (2015) Prevalence and characteristics of coronary artery anomalies in an adult population undergoing multidetector-row computed tomography for the evaluation of coronary artery disease. BMC Cardiovasc Disord 15:112
41. Pérez-Pomares JM, de la Pompa JL, Franco D, Henderson D, Ho SY, Houyel L et al (2016) Congenital coronary artery anomalies: a bridge from embryology to anatomy and pathophysiology – a position statement of the development, anatomy, and pathology ESC Working Group. Cardiovasc Res 109(2):204–216
42. Maron BJ, Doerer JJ, Haas TS, Tierney DM, Mueller FO (2009) Sudden deaths in young competitive athletes: analysis of 1866 deaths in the United States, 1980–2006. Circulation 119(8):1085–1092
43. Molossi S, Agrawal H, Mery CM, Krishnamurthy R, Masand P, Sexson Tejtel SK et al (2020) Outcomes in anomalous aortic origin of a coronary artery following a prospective standardized approach. Circ Cardiovasc Interv 13(2):e008445
44. Lee MS, Chen CH (2015) Myocardial bridging: an up-to-date review. J Invasive Cardiol 27(11):521–528
45. Konen E, Goitein O, Sternik L, Eshet Y, Shemesh J, Di Segni E (2007) The prevalence and anatomical patterns of intramuscular coronary arteries: a coronary computed tomography angiographic study. J Am Coll Cardiol 49(5):587–593
46. Corban MT, Hung OY, Eshtehardi P, Rasoul-Arzrumly E, McDaniel M, Mekonnen G et al (2014) Myocardial bridging: contemporary understanding of pathophysiology with implications for diagnostic and therapeutic strategies. J Am Coll Cardiol 63(22):2346–2355

# Körperliches Training bei Patienten mit Aortenaneurysma

*Daniel Neunhäuserer, Jonathan Myers und Josef Niebauer*

**Inhaltsverzeichnis**

| | | |
|---|---|---|
| 20.1 | Einleitung – 301 | |
| 20.2 | Klinische Einblicke – 301 | |
| 20.2.1 | Ätiologie – 301 | |
| 20.2.2 | Klinische Manifestation – 302 | |
| 20.2.3 | Diagnose und Screening – 302 | |
| 20.2.4 | Klinisches Management – 302 | |
| 20.3 | Körperliche (In-)Aktivität als Risikofaktor für Patienten mit AA? – 303 | |
| 20.4 | Sicherheit während körperlicher Belastung bei Tests und Training – 303 | |
| 20.4.1 | Ergometrie – 303 | |
| 20.4.2 | Körperliches Training – 304 | |
| 20.5 | Körperliche Fitness als prognostischer Marker – 304 | |
| 20.6 | Belastungsinduzierte hämodynamische Anpassungen – 305 | |
| 20.7 | Körperliches Training bei Patienten mit AA – 305 | |

© Springer-Verlag GmbH Deutschland, ein Teil von Springer Nature 2023
J. Niebauer (Hrsg.), *Sportkardiologie*, https://doi.org/10.1007/978-3-662-65165-0_20

| | | |
|---|---|---|
| 20.8 | Training auf Rezept für Patienten mit AA | – 306 |
| 20.8.1 | Ausdauertraining – 307 | |
| 20.8.2 | Krafttraining – 307 | |
| 20.8.3 | Mobilitäts- und Gleichgewichtstraining – 307 | |
| 20.8.4 | Vorsichtsmaßnahmen – 307 | |
| | Literatur – 308 | |

Das Aortenaneurysma (AA) ist eine lokal begrenzte Gefäßdilatation aufgrund einer angeborenen oder erworbenen Gefäßwandveränderung und ist mit verschiedenen kardiovaskulären Risikofaktoren assoziiert. Die Erkrankung verläuft häufig asymptomatisch und stellt oft einen Zufallsbefund im Rahmen der Diagnostik anderer abdominaler/thorakaler Erkrankungen dar. Unbehandelt kann das AA mit akuten lebensbedrohlichen Komplikationen wie einer Dissektion oder Gefäßruptur einhergehen. Obwohl eine gute körperliche Fitness zu den wichtigsten prognostischen Parametern für Patienten mit kardiovaskulären Erkrankungen gehört und körperliches Training in deren Prävention und Therapie sehr effektiv angewandt wird, diskutiert man dies bei Patienten mit AA kontrovers; Bedenken wegen möglicher trainingsassoziierter Komplikationen wurden geäußert. In diesem Kapitel wird deshalb spezifisch die Sicherheit und Effizienz von körperlicher Aktivität und Training bei Patienten mit AA erörtert, wobei auch auf die funktionelle Analyse und individuelle Trainingsempfehlung eingegangen wird.

## 20.1 Einleitung

Abhängig von der Lokalisation wird ein Aneurysma als Arteriendilatation von mehr als 3 cm beim abdominalen AA (AAA) beziehungsweise von mehr als 3,6 cm beim thorakalen AA (TAA) der Aorta ascendens definiert [1]. Im Vergleich zu anderen kardiovaskulären Pathologien ist die Prävalenz der Erkrankung deutlich geringer und tendenziell sogar abnehmend (1–9 %) [2]. Allgemein steigt das Erkrankungsrisiko mit zunehmendem Alter und betrifft bevorzugt Männer. Das AA stellt somit immer noch eine relativ häufige plötzliche Todesursache dar [3]. Aus diesem Grund und wegen dem häufig asymptomatischen Verlauf trotz Progression der Gefäßdilatation, die zur akuten Dissektion oder Ruptur führen kann, wird in Leitlinien ein Screening für Risikopatienten empfohlen [4, 5].

Obwohl das AA mit verschiedenen kardiovaskulären Risikofaktoren assoziiert ist, galt körperliches Training für Patienten mit AA lange Zeit als kontraindiziert, da ein erhöhtes Dissektions-/Ruptur-Risiko angenommen wurde. Andererseits gilt es als erwiesen, dass sich sowohl körperliche Bewegung als auch Training äußerst positiv auf das kardiovaskuläre Risikoprofil auswirken [6–9]. Auch wenn die aktuelle Evidenzlage noch limitiert ist, belegen immer mehr klinische Studien die Sicherheit und Effizienz von Belastungstests und Trainingstherapie bei Patienten mit kleinen und stabilen AA.

## 20.2 Klinische Einblicke

### 20.2.1 Ätiologie

Das AAA wird vom TAA differenziert, da sich die Pathogenese, die diagnostischen Kriterien und das klinische Management unterscheiden [1]. Bei beiden spielen allerdings kardiovaskuläre Risikofaktoren wie arterielle Hypertonie, Adipositas und systemische oder lokale Inflammation eine entscheidende Rolle. Eine positive Raucheranamnese erhöht das Risiko für ein AAA im Vergleich zu Nichtrauchern um das 2–9-Fache, da dadurch die Pathogenese der Arteriosklerose und die damit verbundene degenerative Schädigung der Gefäße stark beeinflusst wird [10–13]. Höheres Alter, das männliche Geschlecht sowie die kaukasische Abstammung sind nicht modifizierbare Risikofaktoren für die Erkrankung [14, 15]. Des Weiteren kann ein mechanisches Trauma Grund für aneurysmatische Gefäßveränderungen sein. Auch kongenitale Malformationen wie die Aortenisthmusstenose oder die bikuspide Aortenklappe tragen oft zur Entstehung eines TAA bei. Eine genetische Prädisposition kann sich ebenfalls auf die Pathogenese und den Krankheitsverlauf auswirken, wie man es beim Marfan-Syndrom beobachtet [1, 16].

### 20.2.2 Klinische Manifestation

Meist ist die Erkrankung durch einen asymptomatischen Verlauf charakterisiert. Dabei können die ersten Anzeichen eines AA unspezifische Symptome sein. Aufgrund der Kompression benachbarter Gewebsstrukturen kann es zu diffusen abdominalen Schmerzen mit Ausstrahlung in die Leistengegend (AAA) oder zu Thoraxschmerzen mit Ausstrahlung in den Rücken interscapulär (TAA) kommen. Bei einem solchen Beschwerdebild soll differtialdiagnostisch immer an ein AA gedacht werden. Leider sind diese Manifestationen oft auf eine rasche Progression oder Komplikation zurückzuführen. Durch gezielte körperliche Untersuchung können gegebenenfalls Pulsationen getastet, beziehungsweise hämodynamische Folgeerscheinung auskultiert werden. In manchen Fällen kann der Patient bis zur Dissektion oder Ruptur des Gefäßes vollkommen asymptomatisch bleiben; so wird die Pathologie erst in einer lebensbedrohlichen Situation diagnostiziert.

### 20.2.3 Diagnose und Screening

Aufgrund des potenziell progressiven klinischen Verlaufs ist eine frühzeitige Diagnosestellung der Erkrankung von entscheidender Bedeutung. Daher empfehlen internationale Leitlinien und territoriale Aufklärungskampagnen ein Screening für Risikopatienten durchzuführen. Männer über 65 Jahre, aber auch Frauen über 65 mit positiver Raucher- oder Familienanamnese sollten sich einem spezifischen Ultraschallscreening unterziehen [4, 5]. Mit einer Sensitivität von über 94 % und einer Spezifität von nahezu 100 % hat diese Untersuchung hervorragende Testeigenschaften bei geringen Kosten. Daher ist die Sonografie für die Diagnose und das Follow-up von Patienten mit AA ideal und kann einfach genutzt werden [17]. Auch andere bildgebende Verfahren werden in der klinischen Routine regelmäßig verwendet, um den Krankheitsverlauf zu überwachen und das Gesamtmanagement der Patienten zu standardisieren und zu verbessern. Die Magnetresonanz- sowie die Computertomografie sind diesbezüglich sicherlich die am besten geeigneten Untersuchungsmethoden, da die Aorta in ihrer vollen Länge dargestellt werden kann und die Lokalisation, Größe, Ausdehnung und Dissektion besser beurteilt werden können [1].

### 20.2.4 Klinisches Management

Für alle Patienten mit AA müssen die kardiovaskulären Risikofaktoren wie arterielle Hypertonie, Dyslipidämien sowie Diabetes streng kontrolliert und therapiert werden. Auch eine antithrombozytäre Therapie sollte in Erwägung gezogen werden, falls nicht kontraindiziert [18]. Zudem muss auf eine Raucherentwöhnung und eine gesunde Ernährung geachtet werden.

Das klinische Management hängt von Ätiologie, Lokalisation, Größe und Progression des AA ab sowie von patientenspezifischen Faktoren wie Komorbiditäten, chirurgischem Risiko und potenziellen Komplikationen [1, 19]. Das Spektrum der Behandlungsoptionen umfasst eine medikamentöse Therapie der Risikofaktoren, sowie eine offene oder endovaskuläre chirurgische Sanierung des betroffenen Gefäßareals. Für spezifische Informationen wird auf die verschiedenen Leitlinien verwiesen [18]. Grundsätzlich gilt, dass jegliche Ruptur einen chirurgischen Notfall darstellt. Bei symptomatischen, nicht-rupturierten AA sollte so schnell als möglich interveniert werden. Kleine AA (<4 cm für AAA) haben grundsätzlich ein geringes Rupturrisiko und können konservativ behandelt und beobachtet werden, während größere AA chirurgisch versorgt werden sollten, wobei die Indikation zum operativen Eingriff je nach Lokalisation und kardiovaskulärem Risikoprofil variiert [16, 18].

## 20.3 Körperliche (In-)Aktivität als Risikofaktor für Patienten mit AA?

Körperliche Aktivität und Training wurden in der Vergangenheit für Patienten mit AA meist nicht empfohlen. Es wurde befürchtet, dass der kurzzeitige belastungsinduzierte Anstieg des arteriellen systolischen Blutdrucks das Risiko einer akuten Dissektion/Ruptur erhöhen könnte [20]. Obwohl es aktuell noch wenig wissenschaftliche Evidenz gibt, so deuten immer mehr Studien darauf hin, dass körperliches Training bei leichter bis moderater Intensität für Patienten mit stabilen, kleinen AA sicher zu sein scheint [1, 21, 22]. Andererseits profitieren Patienten mit AA von Bewegungstherapie und multidisziplinären Rehabilitationsprogrammen, da assoziierte kardiovaskuläre Risikofaktoren wie die arterielle Hypertonie, Adipositas und systemische Inflammation durch das Training positiv beeinflusst werden können [16, 23]. Manche Studien diskutieren sogar, dass körperliches Training zu lokalen Anpassungen in der abdominalen Aorta führen kann, welche über biologische Prozesse ein Fortschreiten der Arteriosklerose limitieren und die arterielle Funktion und Hämodynamik verbessern kann [1, 24–26]. Körperliche Inaktivität ist indessen mit endothelialer/vaskulärer Dysfunktion assoziiert und beeinflusst ganz entscheidend das kardiovaskuläre Risikoprofil, da diese zudem selbst einen unabhängigen Risikofaktor darstellt [9, 27, 28]. Es wurde in der Tat gezeigt, dass körperliche Inaktivität das Risiko für die Entwicklung eines AAA erhöht [12, 14, 29–31]; regelmäßige körperliche Aktivität hingegen kann dieses um bis zu 30 % reduzieren. Die Dosis-Wirkungs-Analyse ergab eine 16%ige Verringerung des relativen Risikos bei einer Zunahme der körperlichen Aktivität für alle 20 METs-Stunden/Woche (METs: *metabolic equivalents of task*) [31]. Deshalb sollten Strategien, die auf einen körperlich-aktiveren Lebensstil abzielen, bei allen Patienten als Prävention und Therapie des AA in Betracht gezogen werden [18, 32].

## 20.4 Sicherheit während körperlicher Belastung bei Tests und Training

### 20.4.1 Ergometrie

Die körperliche Fitness ist einer der wichtigsten prognostischen Marker in der Medizin und sollte deshalb regelmäßig und objektiv gemessen werden [8]. Die *American Heart Association* empfiehlt, dass sich alle Patienten mit chronischen Erkrankungen regelmäßig einer Ergospirometrie unterziehen sollten. Diese Untersuchung stellt den Goldstandard zur Messung der körperlichen Leistungsfähigkeit und Effizienz dar und kann zudem als Screening sowie zur Trainingsempfehlung genutzt werden [33–35]. Wenngleich maximale Belastungstests für alle Patienten mit AA einst kontraindiziert waren, belegen immer mehr Studien die Sicherheit dieser so wichtigen funktionellen Untersuchung, vor allem bei Patienten mit kleineren AAA. Einige Publikationen berichten von belastungs-assoziierten unerwünschten Ereignissen allerdings bei Patienten mit großen (6,1–7 cm) AA, bei denen prinzipiell eine OP-Indikation besteht [36, 37]. Andere Studien haben keine wesentlichen Komplikationen bei maximalen Belastungstests gezeigt, vor allem bei stabilen und nicht großen AA [26, 38–42].

## 20.4.2 Körperliches Training

Wie für alle Patienten mit kardiovaskulären Erkrankungen, wäre körperliche Bewegung und Training auch für die Patienten mit AA von großer Bedeutung [1, 18, 22]. Das potenzielle Komplikationsrisiko sollte bei solchen Trainingsinterventionen spezifisch mit den Patienten diskutiert werden, um die Sensibilisierung für mögliche klinische Hinweise auf eine Progression zu erhöhen, aber auch um die nötige Compliance zu fördern.

Seit Jahrzehnten werden Patienten mit verschiedenen kardiovaskulären Pathologien und Komorbiditäten in kardiologischen Rehabilitationszentren betreut, wobei deren Effizienz in internationalen Leitlinien klar belegt ist [32, 43]. In diesem Rahmen wurden sicherlich auch Patienten mit okkulten kleineren AA körperlich belastet, wobei bei diesen Programmen unerwünschte Ereignisse und die Komplikationsursachen stets registriert wurden. Nachdem diesbezüglich keine spezifischen Inzidenzdaten von AA-Rupturen vorliegen, kann man davon ausgehen, dass moderates körperliches Training somit sicher ist, auch wenn man eine direkte Assoziation mit anderen Komplikationen nicht ausschließen kann [16, 44]. Immer mehr klinische Studien belegen diese Hypothese und haben gezeigt, dass Patienten mit AAA wohl kein erhöhtes Komplikationsrisiko bei moderatem körperlichem Training zeigen [21, 26, 39, 40, 45–51]. Auch bezüglich der Größenzunahme wurden keine signifikanten oder positiven Effekte auf das AAA beobachtet, wobei physiologische Trainingsanpassungen in frühzeitig diagnostizierten AAA auch für das klinische Management dieser Patienten interessant sein könnten [21, 26, 39, 40, 48, 52].

Während es nun relativ schlüssige Evidenz gibt, dass moderates körperliches Training bei kleinen AAA ohne OP-Indikation sicher und effizient ist [32], zeigt sich die Datenlage für das TAA deutlich begrenzter. Hier ist allerdings bekannt, dass körperliches Training mit moderater Intensität bei Patienten nach einer Operation aufgrund einer Aortendissektion sicher ist [53]. Die aktuelle Literatur bietet kaum Daten, wie sich ein adaptiertes körperliches Training auf die Inzidenz oder Mortalität der Aortendissektion bei Patienten mit Erkrankungen der thorakalen Aorta auswirkt [20, 54]. Eine Pilotstudie bei Patienten mit Marfan-Syndrom hat gezeigt, dass adaptiertes körperliches Training auch in dieser Patientengruppe sicher ist [55].

In einer aktuellen Meta-Analyse hat man spezifisch den Sicherheitsaspekt von Trainingsinterventionen bei Patienten mit asymptomatischen AA untersucht, wobei keine Unterschiede bezüglich AA-Rupturen oder Mortalitätsraten im Vergleich zur Kontrollgruppe festgestellt wurden, und dies ohne Einfluss auf die Expansionsraten [22].

## 20.5 Körperliche Fitness als prognostischer Marker

Die körperliche Fitness und kardiorespiratorische Effizienz sind sehr wichtige prognostische Marker in verschiedenen chronischen Erkrankungen, welche durch körperliche Inaktivität oder durch Training ganz entscheidend, entsprechend negativ oder positiv, geprägt werden [8, 21, 39]. Brown et al. haben gezeigt, dass Patienten mit kleinem AAA (4,0–5,5 cm) und eingeschränkter körperlicher Fitness besonders von einer vorzeitigen Operation profitieren, um das Mortalitätsrisiko zu reduzieren [56]. Auch wurde beschrieben, dass die Patienten mit guter Leistungsfähigkeit einen besseren post-chirurgischen Verlauf zeigen [22, 30, 57]. Daraus kann man ableiten, dass eine Risikostratifikation mittels Ergospirometrie und anschließender prä-chirurgischer Trainingsintervention sehr wertvoll für das Patientenmanagement sein könnte [23, 30, 57]. Diese Studien legen nahe, dass neben der Modifizierung herkömmlicher Risikomarker für Gefäßerkrankungen auch die Strategien zur Verbesserung der Fitness durch Steigerung der körperlichen Aktivität in das Präventions- und Behandlungsparadigma für AA miteinbezogen werden sollten [16].

## 20.6 Belastungsinduzierte hämodynamische Anpassungen

Bei dynamischer körperlicher Belastung erhöht sich der Blutfluss in der Aorta ascendens um das 3–6-Fache [1]. Auch nimmt dabei die arterielle Gefäßsteifigkeit zu, was mit einer erhöhten Geschwindigkeit der Pulswelle einhergeht. Bei Patienten mit AAA wurde gezeigt, dass man in seltenen Fällen eine hyper- aber auch hypotensive belastungsinduzierte Blutdruckanpassung beobachten kann [38]. Andererseits gibt es Studien, die veranschaulichen, wie der Blutdruck durch regelmäßiges körperliches Training positiv beeinflusst werden kann, eben auch durch eine langfristige Reduzierung der arteriellen Gefäßsteifigkeit, ein Maß für die nichtlineare Beziehung zwischen Wandspannung und Verformbarkeit [9]. Eine zunehmende arterielle Gefäßsteifigkeit amplifiziert die arteriellen Pulsdrücke und kann diese schlechter puffern – eine Fehlanpassung, die mit kardiovaskulären Erkrankungen assoziiert wurde. Perissiou et al. haben kürzlich bei Patienten mit AAA und in einer gesunden Kontrollpopulation gezeigt, dass sich eine Radtrainingseinheit positiv auf Marker der arteriellen Gefäßsteifigkeit auswirkt. Der Effekt war stärker ausgeprägt nach intensiverem Intervalltraining als nach moderatem, kontinuierlichem Training. Ob sich dies auch auf eine chronische Reduktion der arteriellen Gefäßsteifigkeit bei AA auswirken kann, muss noch untersucht werden [26].

Die trainingsinduzierte intermittierende mechanische Belastung der Gefäßwand führt unter anderem zu einer Aktivierung der endothelialen Stickstoffmonoxid (NO)-Synthase und einer vermehrten Bioverfügbarkeit von NO, wodurch die endotheliale Funktion, Vasodilatation und arterielle Gefäßsteifigkeit positiv beeinflusst werden [26, 58]. Patienten mit besserer Leistungsfähigkeit haben in der Tat eine geringere arterielle Gefäßsteifigkeit, welche mit dem Alter sonst physiologisch zunimmt [59].

Körperliches Training scheint sich somit positiv auf diese zentralen hämodynamischen Marker auszuwirken, was ein Fortschreiten der Arteriosklerose vermindern sollte und eventuell auch für die Prognose/Progression der AA von Bedeutung sein könnte [9]. Möglich erscheint auch, dass sich das Fehlen einer Strömungsumkehr und kontrolliert erhöhte Scherkräfte in der abdominalen Aorta während moderater körperlicher Aktivität positiv auf die arterielle Pathologie auswirken [24, 25, 60]. Auch die Förderung endothelialer Anpassungen und der positive Trainingseinfluss auf Inflammationsmoleküle, freie Sauerstoffradikale und Adhäsionsproteine sollte diesbezüglich erwähnt werden [16, 21, 40, 58, 61].

In Summe kann davon ausgegangen werden, dass sich eine frühzeitige und individuell angepasste Trainingsintervention bei kontrollierter Intensität auch positiv auf die Progression der AA auswirken könnte oder diese zumindest nicht negativ beeinflusst [1, 16, 26, 48, 52].

## 20.7 Körperliches Training bei Patienten mit AA

Die durchgeführten Studien, vorwiegend bei Patienten mit AAA, zeigen im Allgemeinen, dass die Effizienz der Trainingsinterventionen vergleichbar ist mit jener in anderen Patientengruppen in der kardialen Rehabilitation [16, 32]. Eine der größten Trainingsinterventionsstudien bei Patienten mit AAA hat ergeben, dass die maximale und submaximale aerobe Leistungsfähigkeit signifikant verbessert werden konnten, ohne dass Symptome beziehungsweise trainingsbedingte klinische Ereignisse oder eine AA-Progression registriert wurden [50]. Diese Daten wurden dann auch von weiteren Studien, Übersichtsarbeiten und Meta-Analysen bestätigt [1, 21]. Auch konnte körperliches Training die kardiorespiratorische Effizienz bei Patienten mit kleinen AAA verbessern [39]. Das Training hatte zudem positive Auswirkungen auf die Akkumulationsprodukte des Lipidstoffwechsels und die Matrix Metalloproteinasen (MMP-9), welche in Inflammationsprozesse und Gefäßwanddegeneration involviert sind. Dadurch wurde auch das kardiovaskuläre Risikoprofil positiv beeinflusst, auch bezüglich der körperlichen Leistungsfähigkeit [40, 61]. Letztlich zeigte eine Meta-Analyse, dass präoperatives Training renale und kardiovaskuläre chirurgische Komplikationen verringern und Aufenthalte auf Intensivstationen reduzieren kann, wobei sich präoperatives und postoperatives körperliches Training positiv auf die Krankenhausaufenthalte auszuwirken scheint [22]. Die Datenlage ist allerdings auch diesbezüglich noch sehr limitiert und es gibt kaum Evidenz für körperliches Training bei größeren AA, wobei es vor allem an spezifischen Trainingsinterventionsstudien bei TAA fehlt [1, 21].

## 20.8 Training auf Rezept für Patienten mit AA

Obwohl die Daten spezifischer Trainingsinterventionsstudien bei Patienten mit AAA begrenzt und bei TAA kaum vorhanden sind, scheint derzeit ein reguläres körperliches Training bei moderater Intensität, ähnlich wie bei anderen Patientenpopulationen der kardialen Rehabilitation, sicher und effizient zu sein [16, 32]. Allerdings gibt es derzeit wenig Evidenz für körperliches Training bei größeren AA, weshalb hier mit Vorsicht agiert und jeder dieser Patienten individuell und multidisziplinär evaluiert werden sollte [21]. Es muss gelingen, eine krankheitsassoziierte Reduktion der körperlichen Fitness zu verhindern, beziehungsweise diese progressiv zu verbessern, da dadurch die Prognose signifikant beeinflusst werden kann [1, 22, 62]. Diesbezüglich ist auch auf eine angemessene Arzt-Patienten Kommunikation zu achten und es sollte explizit diskutiert werden, dass moderates körperliches Training sowohl die Fitness als auch die Lebensqualität verbessert, wobei das Risiko einer Ruptur oder einer Progression des AA nicht erhöht wird [1, 16]. Sollte zu befürchten sein, dass das Risiko hierfür überwiegt, so ist es Zeit für eine Sanierung des betroffenen Gefäßareals.

Weiters sollte empfohlen werden, die täglichen sitzenden Tätigkeiten so weit als möglich zu reduzieren, beziehungsweise häufig aktiv zu unterbrechen. Zudem müssen die Alltagsaktivitäten genutzt werden, um eine regelmäßige körperliche Aktivität zu garantieren. Im Rahmen dieses Beratungsgesprächs wäre es angebracht, dass die Patienten letztlich eine individuell angepasste, strukturierte, schriftliche Trainingsempfehlung erhalten, wobei ein angemessenes Setting definiert, die körperliche Aktivität überprüft und ein regelmäßiges Follow-up geplant werden sollte [63].

Grundsätzlich gilt, dass alle Patienten mit erhöhtem kardiovaskulären Risiko, wo eine Indikation zum körperlichen Training vorliegt, auch vorab in einem sicheren Umfeld mit einer Ergospirometrie getestet werden sollten [33, 41]. Dadurch können wichtige Informationen für ein individuell angepasstes Trainingsprogramm gewonnen werden. Es sollten damit auch Kontraindikationen ausgeschlossen werden, wobei vor allem auf einen hypertensiven Blutdruckanstieg unter Belastung geachtet werden muss. Die spezifischen Trainingsempfehlungen moderater Intensität berücksichtigen bei dieser Patientenpopulation nicht nur die ventilatorischen/metabolischen Schwellen, die Herzfrequenz und die Borg-Skala, sondern auch die arteriellen Blutdruckwerte in den verschiedenen Trainingsbereichen. Es ist deshalb wichtig, sowohl sportspezifisch zu testen als auch bei planmäßig eingenommener medikamentöser Therapie.

### 20.8.1 Ausdauertraining

Der Schwerpunkt der Trainingsintervention liegt beim aeroben Ausdauertraining, wobei moderate Intensität empfohlen wird (40–60 % der Herzfrequenzreserve nach Karvonen; Borg-Skala 12–14/20) [1]. Auch das *American College of Sports Medicine* (ACSM) empfiehlt moderates aerobes Ausdauertraining von 20–40 Minuten pro Einheit, an 3–4 Tagen in der Woche, mit Schwerpunkt auf Trainingsdauer bei kontrollierter Intensität [64]. Da eine einzelne Trainingseinheit eine akute Reduktion des arteriellen Blutdrucks zur Folge hat, die auch über mehrere Stunden anhalten sollte, könnte auch tägliches aerobes Training bei dieser Patientenpopulation nützlich sein. Kurze, intermittierende Einheiten von mindestens 10 Minuten könnten morgens und abends durchgeführt werden, um die 24-Stunden-Blutdruckkontrolle positiv zu beeinflussen [43].

### 20.8.2 Krafttraining

Die Empfehlungen für kleine AAA beinhalten zudem ein Krafttraining der großen Muskelgruppen bei niedriger Intensität (<40–50 % des geschätzten Ein-Wiederholungs-Maximums) [16]. Die Patienten sollten 2–3-mal pro Wochen dynamisches Krafttraining durchführen [1], bei zumindest 48 Stunden Erholung zwischen den Einheiten. Es sollte dabei auf die richtige Durchführung geachtet und das Volumen sowie die Intensität langsam und progressiv an die Patienten angepasst werden. Bei arterieller Hypertonie gibt es vielversprechende Daten, die auf eine mögliche Verwendung von statischem/isometrischem Krafttraining, mittels Handgrip-Übungen bei geringer Intensität, zur Senkung des arteriellen Blutdrucks hindeuten [43]. Es gilt zu untersuchen, ob dieses intermittierende isometrische Krafttraining kleiner Muskelgruppen auch für Patienten mit AA nützlich sein könnte.

### 20.8.3 Mobilitäts- und Gleichgewichtstraining

Wie für alle gesunden Personen und chronisch kranken Patienten ist es auch für diese Population wichtig, an der Mobilität und Beweglichkeit zu arbeiten, vor allem der großen Gelenke und Muskelgruppen. Regelmäßiges statisches und eventuell auch dynamisches Stretching muss deshalb in das Trainingsprogramm eingebaut werden. Jede einzelne Übung sollte für 10–30 Sekunden bei leichtem Ziehen gehalten werden. Ältere Erwachsene können davon profitieren, die Dehnungsübung auch über 30–60 Sekunden zu halten. Es wird empfohlen, diese Flexibilitätsübungen mindestens 2–3-mal pro Woche durchzuführen, wobei tägliches Training am effektivsten ist [65]. Letztlich sollte ein neuromotorisches Training 2–3-mal pro Woche auf eine Verbesserung von Gleichgewicht, Koordination und Gang abzielen, wobei auch das propriozeptive Training sehr wichtig ist [65].

### 20.8.4 Vorsichtsmaßnahmen

Es sollte vor jedem Training darauf geachtet werden, dass die medikamentöse Therapie korrekt eingenommen wurde. Eine angemessene Aufwärmphase und ein progressives, langsames Cool-down sind von großer Bedeutung, wobei Rücken- oder Bauchlage sofort nach der Trainingseinheit aufgrund des assoziierten Blutdruckanstiegs vermieden werden sollten. Anstrengende isometrische Kraftübungen, vor allem großer Muskelgruppen, die sich beträchtlich auf den arteriellen Blutdruck auswirken würden, dürfen nicht durchgeführt werden, genauso wenig wie das Valsalva-Manöver [43]. Auf eine korrekte Atemtechnik ist zu achten. Je nach Risikoprofil sollten Übungen mit einer niedrigen statischen Komponente bevorzugt werden, um mit diesen Patienten vor allem dynamisch zu arbeiten [1]. Eine schlecht kontrollierte arterielle Hypertonie stellt eine Kontraindikation für das Training sowie den Belastungstest dar. Eine Blutdruckkontrolle vor, während und nach dem Training ist angebracht, vor allem bei Einheiten, welche die oberen Extremitäten involvieren, da ein höherer Blutdruckanstieg zu erwarten ist. Während des körperlichen Trainings sollte der arterielle Blutdruck 160–180/100–110 mmHg nicht überschreiten, wobei konservativere Werte bei höherem Risiko für Dissektion und Ruptur in Betracht gezogen werden sollten (zum Beispiel bei größeren AA und Frauen) [1]. Intensive Kraft- und Ausdauertrainingseinheiten sind aufgrund der derzeitigen Evidenzlage noch kontraindiziert. Kontaktsportarten und jene Aktivitäten, die mit erhöhtem Risiko für abdominale und thorakale Traumen einhergehen, sollte vermieden werden, auch unter Berücksichtigung der individuellen funktionellen/koordinativen Einschränkungen und eventueller Gleichgewichtsstörungen. Es gibt derzeit noch wenige Daten, welche die Sicherheit von körperlichem Training bei größeren AA untersucht haben. Deshalb sollte bei diesen Patienten eine multidisziplinäre Risiko/Nutzen-Abwägung gemacht werden, welche dann zu einer individuellen Empfehlung führen sollte. Da sich die Progression der AA zwischen den Patienten stark unterscheiden kann und in manchen Fällen auch rascher verläuft, ist es angebracht, eine regelmäßige Unterschalluntersuchung ins klinische Management einzuplanen [21, 22].

■ **Anmerkungen:**

Teile dieses Kapitels wurden nach Rücksprache mit Verlag und Autoren vom Buchkapitel „*Myers J., Niebauer J. (2020) Exercise in Specific Diseases: Abdominal Aortic Aneurysm. In: Pressler A., Niebauer J. (eds) Textbook of Sports and Exercise Cardiology. Springer, Cham.* ▶ https://doi.org/10.1007/978-3-030-35374-2_51" übersetzt, aktualisiert und implementiert.

### Fazit
Ähnlich wie bei anderen kardiovaskulären Erkrankungen sind Patienten mit kleinen, stabilen AA ebenfalls gute Kandidaten für Rehabilitationsprogramme [1, 13–15]. Obwohl die aktuelle Datenlage besonders für das TAA, größere AA und Langzeit-Trainingsinterventionen noch limitiert ist, kann ein Training bei moderater Intensität mit vertretbarem Risiko bei kleinen, stabilen AA durchgeführt werden [1, 21, 22, 50]. Die Trainingseffekte durch kardiorespiratorische, metabolische und muskuläre Anpassungen sind bei Patienten mit AA ähnlich effizient wie bei anderen Patientenpopulationen [17].

## Literatur

1. Ehrman JK et al (2020) Aortic Aneurysm. J Cardiopulm Rehabil Prev 40:215
2. Lilja F, Wanhainen A, Mani K (2017) Changes in abdominal aortic aneurysm epidemiology. J Cardiovasc Surg 58:848–853
3. Aggarwal S, Qamar A, Sharma V, Sharma A, Aggarwal S (2011) Abdominal aortic aneurysm: a comprehensive review. Exp Clin Cardiol 16:11–15
4. Goldstein SA et al (2015) Multimodality imaging of diseases of the thoracic aorta in adults: from the American Society of Echocardiography and the European Association of Cardiovascular Imaging. J Am Soc Echocardiogr 28:119
5. Chaikof EL et al (2018) The Society for Vascular Surgery practice guidelines on the care of patients with an abdominal aortic aneurysm. J Vasc Surg 67:2

6. Neunhäuserer D et al (2021) Systemic inflammation, vascular function, and endothelial progenitor cells after an exercise training intervention in COPD. Am J Med 134:e171–e180
7. Neunhäuserer D et al (2016) Supplemental oxygen during high intensity exercise training in nonhypoxemic COPD. Am J Med 129:1185–1193
8. Myers J et al (2002) Exercise capacity and mortality among men referred for exercise testing. N Engl J Med 346:793
9. Pucci G, Battista F, Schillaci G (2012) Aerobic physical exercise and arterial de-stiffening: a recipe for vascular rejuvenation. Hypertens Res 35:964–966
10. Sidloff D, Stather P, Dattani N, Bown M, Thompson J (2014) Aneurysm global epidemiology study: public health measures can further reduce abdominal aortic aneurysm mortality. Circulation 129:747–753
11. Blanchard J, Armenian H, Friesen P (2000) Risk factors for abdominal aortic aneurysm: results of a case-control study. Am J Epidemiol 151:575–583
12. Törnwall M, Virtamo J, Huttunen Haukka J, Albanes D (2001) Life-style factors and risk for abdominal aortic aneurysm in a cohort of Finnish male smokers. Epidemiology 12:94–100
13. Golledge J, Clancy P, Jamrozik K, Norman P (2007) Obesity, adipokines, and abdominal aortic aneurysm: health in men study. Circulation 116:2275–2279
14. Lindblad B, Börner G, Gottsäter A (2005) Factors associated with development of large abdominal aortic aneurysm in middle-aged men. Eur J Vasc Endovasc Surg 30:346–352
15. Iribarren C, Darbinian J, Go A, Fireman B, Lee C (2007) Traditional and novel risk factors for clinically diagnosed abdominal aortic aneurysm: the Kaiser multiphasic health checkup cohort study. Ann Epidemiol 17:669–678
16. Myers J, Niebauer J (2020) Exercise in specific diseases – abdominal aortic aneurysm. In: Textbook of sports & exercise cardiology. Springer, S 1061–1076. https://doi.org/10.1007/978-3-030-35374-2_51
17. LeFevre M (2014) Screening for abdominal aortic aneurysm: U.S. Preventive Services Task Force recommendation statement. Ann Intern Med 161:281–290
18. Wanhainen A, Verzini F, van Herzeele I, Allaire E, Bown M (2019) Editor's choice – European Society for Vascular Surgery (ESVS) 2019 Clinical practice guidelines on the management of abdominal Aorto-iliac artery aneurysms. Eur J Vasc Endovasc Surg 57:8–93
19. Danyi P, Elefteriades J, Jovin I (2011) Medical therapy of thoracic aortic aneurysms: are we there yet? Circulation 124:1469–1476
20. Thijssen C, Bons L, Gökalp A, van Kimmenade R, Mokhles M (2019) Exercise and sports participation in patients with thoracic aortic disease: a review. Expert Rev Cardiovasc Ther 17:251–266
21. Kato M, Kubo A, Green FN, Takagi H (2019) Meta-analysis of randomized controlled trials on safety and efficacy of exercise training in patients with abdominal aortic aneurysm. J Vasc Surg 69:933
22. de Ávila Oliveira R, Nakajima E, de Vasconcelos VT, Riera R, Baptista-Silva JCC (2020) Effectiveness and safety of structured exercise vs. no exercise for asymptomatic aortic aneurysm: systematic review and meta-analysis. Jornal Vasc Bras 19:e20190086
23. Bonner R, Wallace T, Jones A, Julian Scott D, Richards S (2021) The content of pre-habilitative interventions for patients undergoing repair of abdominal aortic aneurysms and their effect on post-operative outcomes: a systematic review. Eur J Vasc Endovasc Surg 61:756–765
24. Taylor C, Hughes T, Zarins C (1999) Effect of exercise on hemodynamic conditions in the abdominal aorta. J Vasc Surg 29:1077–1089
25. Les A, Shadden S, Figueroa C, Park J, Tedesco M (2010) Quantification of hemodynamics in abdominal aortic aneurysms during rest and exercise using magnetic resonance imaging and computational fluid dynamics. Ann Biomed Eng 38:1288–1313
26. Perissiou M et al (2019) Aortic and systemic arterial stiffness responses to acute exercise in patients with small abdominal aortic aneurysms. Eur J Vasc Endovasc Surg 58:708
27. Hamburg N, McMackin C, Huang A, Shenouda S, Widlansky M (2007) Physical inactivity rapidly induces insulin resistance and microvascular dysfunction in healthy volunteers. Arterioscler Thromb Vasc Biol 27:2650–2656
28. Wen C, Wai J, Tsai M, Yang Y, Cheng T (2011) Minimum amount of physical activity for reduced mortality and extended life expectancy: a prospective cohort study. Lancet 378:1244–1253
29. Singh K, Bønaa K, Jacobsen B, Bjørk L, Solberg S (2001) Prevalence of and risk factors for abdominal aortic aneurysms in a population-based study: the Tromsø Study. Am J Epidemiol 154:236–244
30. Rose G, Davies R, Appadurai I, Lewis W, Cho J (2018) Cardiorespiratory fitness is impaired and predicts mid-term postoperative survival in pa-

tients with abdominal aortic aneurysm disease. Exp Physiol 103:1505–1512
31. Aune D, Sen A, Kobeissi E, Hamer M, Norat T (2020) Physical activity and the risk of abdominal aortic aneurysm: a systematic review and meta-analysis of prospective studies. Sci Rep 10:22287
32. Pelliccia A, Sharma S, Gati S, Bäck M, Börjesson M (2021) 2020 ESC Guidelines on sports cardiology and exercise in patients with cardiovascular disease. Eur Heart J 42:17–96
33. Ross R, Blair S, Arena R, Church T, Després J (2016) Importance of assessing cardiorespiratory fitness in clinical practice: a case for fitness as a clinical vital sign: a scientific statement from the American Heart Association. Circulation 134:e653–e699
34. Battista F et al (2021) Metabolic response to submaximal and maximal exercise in people with severe obesity, prediabetes, and diabetes. Obes Facts 14:415–424
35. Patti A et al (2021) A clinical evaluation of VO2 kinetics in kidney transplant recipients. Eur J Appl Physiol 121:2005–2013
36. Best P, Tajik A, Gibbons R, Pellikka P (1998) The safety of treadmill exercise stress testing in patients with abdominal aortic aneurysms. Ann Intern Med 129:628–631
37. Puls A, Thadani U (1986) Rupture of abdominal aortic aneurysm during exercise. Gated blood pool studies. Am J Med 81:887–889
38. Myers J, Powell A, Smith K, Fonda H, Dalman RL (2011) Cardiopulmonary exercise testing in small abdominal aortic aneurysm: profile, safety, and mortality estimates. Eur J Cardiovasc Prev Rehabil 18:459–466
39. Lima RM et al (2018) Exercise training improves ventilatory efficiency in patients with a small abdominal aortic aneurysm. J Cardiopulm Rehabil Prev 38:239
40. Niebauer S, Niebauer J, Dalman R, Myers J (2021) Effects of exercise training on vascular markers of disease progression in patients with small abdominal aortic aneurysms. Am J Med 134:535
41. Harwood AE et al (2019) The intrarater and interrater reliability of measures derived from cardiopulmonary exercise testing in patients with abdominal aortic aneurysms. Ann Vasc Surg 56:175
42. Hornsby W et al (2020) Cardiopulmonary exercise testing following open repair for a proximal thoracic aortic aneurysm or dissection. J Cardiopulm Rehabil Prev 40:108–115
43. Hansen D, Niebauer J, Cornelissen V, Barna O, Neunhäuserer D (2018) Exercise prescription in patients with different combinations of cardiovascular disease risk factors: a consensus statement from the EXPERT working group. Sports Med 48:1781–1797
44. Thompson P, Franklin B, Balady G, Blair S, Corrado D (2007) Exercise and acute cardiovascular events placing the risks into perspective: a scientific statement from the American Heart Association Council on Nutrition, Physical Activity, and Metabolism and the Council on Clinical Cardiology. Circulation 115:2358–2368
45. Tew G, Moss J, Crank H, Mitchell P, Nawaz S (2012) Endurance exercise training in patients with small abdominal aortic aneurysm: a randomized controlled pilot study. Arch Phys Med Rehabil 93:2148–2153
46. Barakat H, Shahin Y, Barnes R, Gohil R, Souroullas P (2014) Supervised exercise program improves aerobic fitness in patients awaiting abdominal aortic aneurysm repair. Ann Vasc Surg 28:74–79
47. Kothmann E, Batterham A, Owen S, Turley A, Cheesman M (2009) Effect of short-term exercise training on aerobic fitness in patients with abdominal aortic aneurysms: a pilot study. Br J Anaesth 103:505–510
48. Nakayama A et al (2018) Cardiac rehabilitation protects against the expansion of abdominal aortic aneurysm. J Am Heart Assoc 7:e007959
49. Myers J, Dalman R, Hill B (2012) Exercise, vascular health, and abdominal aortic aneurysms. J Clin Exerc Physiol 1:1–8
50. Myers J, McElrath M, Jaffe A, Smith K, Fonda H (2014) A randomized trial of exercise training in abdominal aortic aneurysm disease. Med Sci Sports Exerc 46:2–9
51. Pouwels S, Willigendael E, van Sambeek M, Nienhuijs S, Cuypers P (2015) Beneficial effects of pre-operative exercise therapy in patients with an abdominal aortic aneurysm: a systematic review. Eur J Vasc Endovasc Surg 49:66–76
52. Myers J, Fonda H (2016) The impact of fitness on surgical outcomes: the case for prehabilitation. Curr Sports Med reports 15:282–289
53. Corone S, Iliou M, Pierre B, Feige J, Odjinkem D (2009) French registry of cases of type I acute aortic dissection admitted to a cardiac rehabilitation center after surgery. Eur J Cardiovasc Prev Rehabil 16:91–95
54. Chaddha A et al (2015) Exercise and physical activity for the post-aortic dissection patient: the clinician's conundrum. Clin Cardiol 38:647–651
55. Benninghoven D, Hamann D, von Kodolitsch Y, Rybczynski M, Lechinger J (2017) Inpatient rehabilitation for adult patients with Marfan syndrome: an observational pilot study. Orphanet J Rare Dis 12:127
56. Brown L, Thompson S, Greenhalgh R, Powell J (2008) Fit patients with small abdominal aortic aneurysms (AAAs) do not benefit from early intervention. J Vasc Surg 48:1375–1381

57. Carlisle J, Swart M (2007) Mid-term survival after abdominal aortic aneurysm surgery predicted by cardiopulmonary exercise testing. Br J Surg 94:966–969
58. Adams V, Reich B, Uhlemann M, Niebauer J (2017) Molecular effects of exercise training in patients with cardiovascular disease: focus on skeletal muscle, endothelium, and myocardium. Am J Physiol Heart Circ Physiol 313:H72–H88
59. Vaitkevicius P, v. et al (1993) Effects of age and aerobic capacity on arterial stiffness in healthy adults. Circulation 88:1456–1462
60. Tang B, Cheng C, Draney M, Wilson N, Tsao P (2006) Abdominal aortic hemodynamics in young healthy adults at rest and during lower limb exercise: quantification using image-based computer modeling. Am J Physiol Heart Circ Physiol 291:H668
61. Windsor MT et al (2018) Acute inflammatory responses to exercise in patients with abdominal aortic aneurysm. Med Sci Sports Exerc 50:649
62. Hirsch A, Haskal Z, Hertzer N, Bakal C, Creager M (2006) ACC/AHA Guidelines for the Management of Patients with Peripheral Arterial Disease (lower extremity, renal, mesenteric, and abdominal aortic): a collaborative report from the American Associations for Vascular Surgery/Society for Vascular Surgery, Society. JVIR 17:14–17
63. Foccardi G et al (2020) How do general practitioners assess physical activity and prescribe exercise in patients with different cardiovascular diseases? An Italian pilot study. Eur J Prev Cardiol 2047487320925221. https://doi.org/10.1177/2047487320925221
64. Fonda H, Myers J (2016) ACSM's exercise management for persons with chronic diseases and disabilities (Hrsg. Durstine J, Moore G, Painter P), Human Kinetics, S 169–174
65. Riebe D et al (2017) ACSM's guidelines for exercise testing and prescription, 10. Aufl. Lippincott Williams & Wilkins (LWW)-Wolters Kluwer

# Systolische Herzinsuffizienz: mit erhaltener oder eingeschränkter Pumpfunktion

*Valentina Rossi und Christian Schmied*

**Inhaltsverzeichnis**

21.1 Pathophysiologie der Herzinsuffizienz im Zusammenhang mit Sport – 314

21.2 Risikostratifikation von Patienten mit HFrEF – 316

21.3 Aktuelle Empfehlungen – 317

21.4 Trainingsprogramme, Trainingsdauer und Trainingsmodalitäten – 318

21.5 Sportempfehlungen – 321
21.5.1 Herzinsuffizienz mit erhaltener Auswurffraktion (HFpEF) – 322
21.5.2 Herztransplantierte Patienten (HTPL) – 322

Literatur – 323

© Springer-Verlag GmbH Deutschland, ein Teil von Springer Nature 2023
J. Niebauer (Hrsg.), *Sportkardiologie*, https://doi.org/10.1007/978-3-662-65165-0_21

Ungenügende körperliche Aktivität ist einerseits einer der gefährlichsten, aber am meisten unterschätzten kardiovaskulären Risikofaktoren, welcher letztendlich auch das Risiko für die Entwicklung einer Herzinsuffizienz fördern kann. Andererseits ist eine verminderte kardiorespiratorische Fitness ein starker Prädiktor für die Entwicklung einer zukünftigen Herzinsuffizienz, aber auch für den Verlauf einer bestehenden Erkrankung. Deshalb ist regelmässiges Sporttreiben sowohl in der Primär-, wie auch Sekundärprophylaxe von entscheidender Bedeutung. In diesem Kapitel werden, basierend auf der aktuellen wissenschaftlichen Evidenz und der Europäischen Empfehlungen, sowohl Risiken des regelmässigen Sporttreibens, als auch praktische Hinweise für ein sicheres und herzgesundes Training bei diesen oftmals schwer kranken Patienten aufgeführt. Dabei wird insbesondere auch auf spezifische Patientengruppen, wie etwa Patienten mit HFrEF, HFpEF oder Herztransplantierte eingegangen.

## 21.1 Pathophysiologie der Herzinsuffizienz im Zusammenhang mit Sport

Gemäß den aktuellsten Richtlinien der Europäischen Gesellschaft für Kardiologie (ESC), wird Herzinsuffizienz als ein klinisches Syndrom definiert, bei welchem Symptome (z. B. Anstrengungsdyspnoe, rasche körperliche Ermüdung) vergesellschaftet sind mit typischen klinischen Befunden (z. B. Stauungszeichen der Lungen oder der Peripherie) und welches bedingt ist durch strukturelle und/oder funktionelle kardiovaskuläre Pathologien, die zu einem erhöhten intrakardialen Druck und/oder einem reduzierten kardialen Output führen [1]. Aus dieser Definition geht hervor, wie komplex und vielseitig das Krankheitsbild ist, was letztendlich auch Konsequenzen für die körperliche Aktivität dieser Patienten mit sich trägt.

Die Häufigkeit der Herzinsuffizienz, als fortgeschrittenes Stadium vieler verschiedener kardiovaskulärer Erkrankungen, nimmt stetig zu. Die aktuelle Prävalenz erreicht bis zu 12 % in der Altersgruppe der über 65-Jährigen. Bei etwa der Hälfte der Patienten besteht eine so genannte Herzinsuffizienz mit erhaltener Auswurffraktion (HFpEF) [2, 3].

Die kardiorespiratorische Fitness ist ein starker Prädiktor für die Entwicklung einer zukünftigen Herzinsuffizienz, aber auch für den Verlauf einer bestehenden Erkrankung (wie beispielsweise bezüglich der Häufigkeit von Hospitalisationen oder der Mortalität) [1]

Dabei ist das Verhältnis zwischen der Herzinsuffizienz und körperlicher Aktivität quasi bidirektional [4]. Ungenügende körperliche Aktivität ist einer der gefährlichsten aber auch am meisten unterschätzten kardiovaskulären Risikofaktoren, der seinerseits auch oftmals assoziiert ist mit Übergewicht, arterieller Hypertonie, Glukoseintoleranz oder Cholesterinstoffwechselstörungen. Diese Verhältnisse führen zu einem Zustand konstanter „lowgrade" Inflammation, welche wiederum zu endothelialer Dysfunktion, autonomer Dysbalance, adversem myokardialem Remodeling führt und somit der Entwicklung einer Herzinsuffizienz Vorschub leistet. Andererseits ist die Herzinsuffizienz klassischerweise durch eine verminderte körperliche Leistungsfähigkeit definiert, welcher komplexe zentrale (z. B. verminderte diastolische und systolische Funktion) aber auch periphere Mechanismen zugrunde liegen (z. B. eine vaskuläre Dysfunktion oder reduzierte arterio-venöse $O_2$-Reserve). Die verminderte aerobe Kapazität ist assoziiert mit einer eingeschränkten Ventilation, einer reduzierten kardialen Reserve, einer Dysfunktion des autonomen Nervensystems und einem erhöhten peripheren Widerstand, durch die überschiessende Aktivierung des Renin-Angiotensin-Aldosteron Systems (RAAS) [5].

Eine Herzinsuffizienz bedingt unter anderem die ungenügende Fähigkeit zur Steigerung des Herzzeitvolumens, um den metabolischen Bedürfnissen des körperlich aktiven Organismus gerecht zu werden (HFrEF), was wiederum zur vorzeitigen Laktat-Azidose und peripher-muskulären Ermüdung führt. Anderseits sind erhöhte intrakardiale Füllungsdrücke für pulmonale Kongestion mit Dyspnoe verantwortlich, was insbesondere bei der HFpEF den typischen zugrunde liegende Pathomechanismus darstellt.

Die Zunahme der Herzfrequenz unter Belastung ist eine der Hauptdeterminanten des Herzzeitvolumens unter körperlicher Belastung, gesteuert durch eine Zunahme des Sympathikotonus bzw. Abnahme des Parasympathikotonus.

Unter physiologischen Bedingungen führen tachykarde Herzfrequenzen, durch eine Verkürzung der Auswurfphase, zu erhöhten end-diastolischen Volumina. Bei Patienten mit Herzinsuffizienz sind die Ventrikel, durch eine verminderte diastolische Relaxation, nicht in der Lage, den venösen Rückfluss zu bewältigen, was wiederum zu zunehmenden Füllungsdrücken mit entsprechenden klinischen Zeichen (Lungenkongestion, periphere Ödeme, gestaute Halsvenen) und Symptomen (Dyspnoe) führt. Diese Mechanismen manifestieren sich bereits in früheren Stadien einer Herzinsuffizienz, was die Belastungsintoleranz zu einem der ersten klinischen Zeichen macht.

Einen weiteren wichtigen Pathomechanismus der Belastungsintoleranz bei Herzinsuffizienten stellt die chronotrope Inkompetenz dar, welche unter anderem durch eine chronische sympathische Überaktivierung bedingt ist und über eine „Down-Regulierung" und Desensitisierung der kardialen Beta-Rezeptoren zu einer weiteren Verschlechterung der Frequenzregulation führt.

Patienten mit einer bereits in Ruhe reduzierten Auswurffraktion zeigen meist auch eine verminderte kontraktile Reserve, welche sich insbesondere unter körperlicher Anstrengung manifestiert.

Eine konkomitante mikrovaskuläre Dysfunktion fördert die diastolische und systolische Insuffizienz zusätzlich.

Auch typische Komplikationen und Begleiterkrankungen der Herzinsuffizienz, wie etwa ein Vorhofflimmern oder eine Mitralinsuffizienz, führen zu einer Verschlechterung der Belastungsintoleranz. Der Verlust des „atrial kick" bzw. die zusätzliche Volumenbelastung sind nur zwei Mechanismen, welche die hämodynamische Situation, dezidiert auch bei körperlicher Belastung, weiter verschlechtern.

Zu erwähnen ist zudem die sekundäre Alteration der pulmonalen Zirkulation mit reduziertem Gasaustausch und verminderter ventilatorischer Kapazität. (◘ Abb. 21.1)

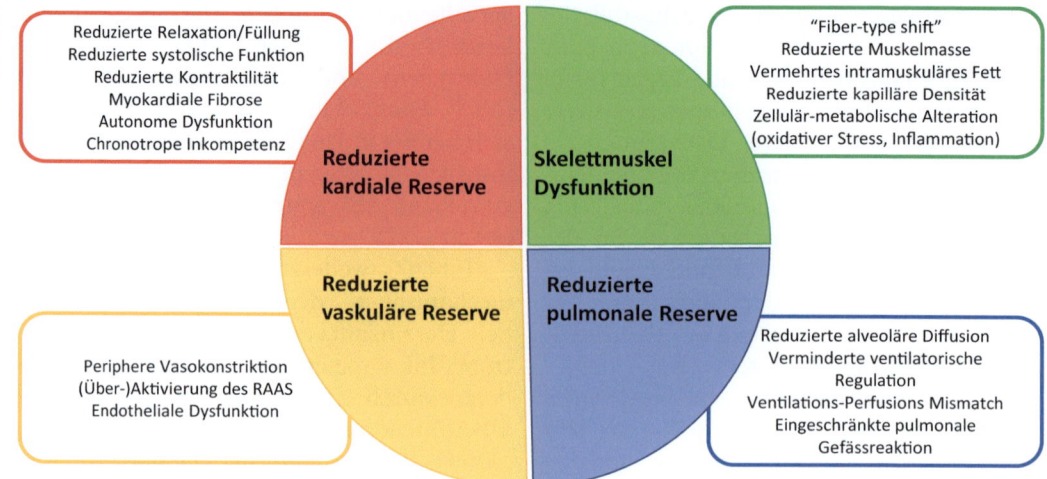

Determinanten der Belastungsintoleranz bei Herzinsuffizienz.
RAAS Renin-Angiotensin-Aldosteron-System

**Abb. 21.1** Determinanten der Belastungsintoleranz bei Herzinsuffizienz

## 21.2 Risikostratifikation von Patienten mit HFrEF

Regelmässiges körperliches Training hat sich als fixer Therapiebestandteil der Herzinsuffizienz in den Richtlinien und im klinischen Alltag etabliert. Allerdings haben Patienten mit HFrEF auch ein höheres Risiko für fatale Ereignisse während des Sporttreibens. Deshalb sollten diese Patienten vor Sportausübung sorgfältig evaluiert, beurteilt und beraten werden.

Die Risikostratifizierung sollte auf folgenden Grundpfeilern beruhen:
- Sorgfältige Anamnese und körperliche Untersuchung mit Suche nach Hinweisen auf eine Instabilität oder Progredienz der Erkrankung.
- Beurteilung und Optimierung der medikamentösen Therapie, basierend auf den aktuellen Therapierichtlinien, inklusive Device-Implantation (falls medizinisch indiziert).
- Maximaler Belastungstest (vorzugsweise Spiroergometrie), möglichst „sportart-

nah" um die funktionale Kapazität und körperliche Leistungsfähigkeit zu erfassen, belastungsinduzierte Rhythmusstörungen, eine myokardiale Ischämie oder sonstige hämodynamische Alterationen zu detektieren und letztendlich natürlich auch, um die Trainingsintensitäten und Trainingsbereiche zu definieren (u. a. basierend auf $VO_{2peak}$ und maximaler Herzfrequenz, sowie den entsprechenden Parametern an den Schwellenbereichen).
– Rhythmus- und Herzfrequenzmonitoring im häuslichen Umfeld, insbesondere auch während körperlicher Aktivität.
– Kardiale Bildgebung und Laboruntersuchungen.

## 21.3 Aktuelle Empfehlungen

Basierend auf guter wissenschaftlicher Evidenz, wird Patienten mit einer Herzinsuffizienz dringend empfohlen, ein regelmässiges körperliches Training zu verfolgen, in Kombination mit einer optimalen medikamentösen Therapie. So empfehlen auch die aktuellen Europäischen Richtlinien ein regelmässiges Training für alle Patienten mit einer Herzinsuffizienz (HFrEF). um die körperliche Leistungsfähigkeit und die Lebensqualität zu verbessern und Hospitalisationen zu vermindern (Class I, Level of Evidence A) [1].

So unbestritten der Benefit eines regelmässigen Trainings bei Herzinsuffizienz ist, so sehr wird über verschiedene Trainingsprotokolle diskutiert.

Typischerweise basiert ein Trainingsprogramm auf einer ambulanten oder stationären Rehabilitation, nach Dekompensation und Hospitalisation. Überwachte Trainingsprogramme im Rahmen einer kardialen Rehabilitation sind entweder ambulant (12 bis 16 Wochen) oder stationär (3–4 Wochen) organisiert [1]. Die Patienten sollten dabei individuell bezüglich Trainingsmodalität und Trainingsintensität beraten werden. Neben dem Training selbst, stellt jedoch auch ein körperlich aktiv geführter Alltag einen wichtigen Bestandteil des gesamten Trainingskonzepts dar [1, 6].

Es ist empfehlenswert mit einem begleiteten bzw. geführten Training zu beginnen (wie erwähnt, optimalerweise im Rahmen eines Rehabilitationsprogramms), insbesondere bei Patienten mit einer ausgeprägten Herzinsuffizienz (z. B. Patienten mit wiederholten Dekompensationen und Hospitalisationen), mit relevanten Begleiterkrankungen oder „Frailty". (Class IIa, Level of Evidence C). Eigenständige, unüberwachte Trainingseinheiten sollten graduell ergänzt und in den Patientenalltag integriert werden. (◘ Tab. 21.1)

**Tab. 21.1** Empfehlungen für Trainingstherapie bei Patienten mit Herzinsuffizienz

| Empfehlungen | | Class | Level |
|---|---|---|---|
| HFrEF | Die regelmässige Diskussion bezüglich körperlichem Training und die Zusammenstellung eines individuellen Trainingsplans werden empfohlen für alle Individuen mit einer Herzinsuffizienz.(6) | I | A |
| HFmrEF | Eine trainingsbasierte kardiale Rehabilitation wird für alle stabilen Individuen empfohlen, um die körperliche Leistungsfähigkeit und die Lebensqualität zu verbessern und die Häufigkeit von Hospitalisationen zu reduzieren.(1, 6) | I | A |
| | Neben der regelmässigen routinemässigen klinisch-kardiologischen Beurteilung sollte eine spezifische Untersuchung und Beurteilung durchgeführt werden, wenn die Trainingsintensität erhöht wird.(6) | IIa | C |
| | Eine regelmässige mentale und psychologische Unterstützung, sowie eine individualisierte Empfehlung hinsichtlich der Steigerung der Anzahl und der Intensität der Trainingseinheiten sollte erwogen werden.(6) | IIa | C |
| | Ein überwachtes und begleitetes, trainingsbasiertes kardiales Rehabilitationsprogramm sollte bei Patienten mit schwerer Erkrankung, "Frailty" oder relevanten Begleiterkrankungen erwogen werden.(1) | IIa | C |
| | Sportliche Aktivitäten im Freizeitbereich, von leichter bis mittlerer Intensität und die Beteiligung an einem strukturierten Trainingsprogramm sollten bei stabiler Erkrankung erwogen werden.(6) | IIb | C |
| | Hoch-intensive Intervall-Trainings können bei "low-risk" Patienten erwogen werden, welche eine Rückkehr zu hoch-intensivem aerobem Sport oder «mixed» Ausdauer- und Spielsport anstreben.(6) | IIb | C |
| HFpEF | Ausdauersport von moderater Intensität und dynamischer Kraftsport, zusammen mit einer Lebensstilanpassung und einer optimalen Kontrolle der kardiovaskulären Risikofaktoren (z.B. Kontrolle von Vorhofflimmern, einer arteriellen Hypertonie oder Diabetes mellitus) werden empfohlen.(6) | I | C |
| HTPL | Regelmässiges körperliches Training, basierend auf einer kardialen Rehabilitation, in Kombination mit moderatem aerobem Ausdauertraining und moderatem, dynamischem Krafttraining, werden empfohlen, um die pathophysiologischen Verhältnisse positiv zu beeinflussen, das kardiovaskuläre Risiko zu reduzieren und um die klinische Prognose zu verbessern, (6) | I | B |

Aktuelle Empfehlungen für körperliche Aktivität bei Patienten mit Herzinsuffizienz
*Adaptiert nach den aktuellen Guidelines der Europäischen Gesellschaft für Kardiologie* [1, 6]. HFrEF, Heart failure with reduced ejection fraction; HFmrEF, Heart failure with mildly-reduced ejection fraction; HFpEF, Heart failure with preserved ejection fraction; HTPL, Herztransplantation

## 21.4 Trainingsprogramme, Trainingsdauer und Trainingsmodalitäten

Maximalbelastungen sollten nur auf individueller Ebene empfohlen und dabei adäquat monitorisiert werden (z. B. mittels Rhythmus- und Frequenzüberwachung). Dies gilt insbesondere für Patienten mit erhöhtem Risiko für Arrhythmien, und dabei natürlich explizit auch für Patienten, welche einen Defibrillator tragen [1]. Verschiedene Trainingsmodalitäten werden bei Patienten mit Herzinsuffizienz vorgeschlagen, in Abhängigkeit vom Krankheitsstadium und Krankheitsverlauf, wie auch von den aktuellen Symptomen (*siehe* Tab. 21.1, 21.2, und 21.3).

Aerobes Training wird allgemein als effektiv und sicher angesehen und wird bei stabilen Patienten (NYHA I-III) empfohlen, um das Risiko für Re-Hospitalisationen und kardiovaskulären Tod zu redu-

## Tab. 21.2 Empfohlene Trainingsmethoden bei Patienten mit Herzinsuffizienz [6]

| Trainingsmodalität | Patienten | Häufigkeit | Dauer | Trainingsprotokoll und Trainingsintensität |
|---|---|---|---|---|
| Aerobes Training (7) Moderate, kontinuierliche Belastung | NYHA I-III | 3-5 Tage/Woche | 10-60 min | Erste 1-2 Wochen:<br>- Niedrige Intensität, <40% VO2peak, entsprechend der Symptome und dem klinischen Status<br>Anschliessend:<br>- Stufenweise Steigerung auf 50-70% VO2peak<br>- Falls toleriert, bis 85% VO2peak<br>«Sprechregel»: Selbststeuerung durch Patienten, aufgrund subjektiver Dyspnoe (Patienten sollten in der Lage sein, einen Satz ohne Unterbruch zu sprechen).<br>Langsame Steigerung der Trainingsintensität und Trainingsanpassung unter regelmässiger klinischer Kontrolle (alle 3-6 Monate). |
| Anaerobes Training (7) High-intensity Intervall-Training (HIIT) | Low-risk Patienten | 3-5 Tage/Woche | 10-60 min | Kurze Einheiten von intensiven anaeroben Belastungen, gefolgt von weniger intensiven Erholungsphasen. Diverse Protokolle, z.B.:<br>- 30 sek intensiv – 30 sek aktive Erholung<br>- 1 min intensiv – 1 min aktive Erholung<br>- 2 min intensiv – 2.5 min aktive Erholung<br>- 3 min intensiv – 3 min aktive Erholung<br>- 4 min intensiv – 3 min aktive Erholung<br>Langsame Steigerung der Trainingsintensität und Trainingsanpassung unter regelmässiger klinischer Kontrolle (alle 3-6 Monate). |
| Krafttraining | Low-risk Patienten Stabile Patienten | 2-3 Tage/Woche | 10-15 Wiederholungen | Intensität entsprechend des Niveaus auf dem 10-15 Wiederholungen, bei Borg 15, möglich sind Empfohlen werden 8-10 verschiedene Übungen, welche den Rumpf, sowie die oberen und unteren Extremitäten trainieren.<br>Langsame Steigerung der Trainingsintensität und Trainingsanpassung unter regelmässiger klinischer Kontrolle (alle 3-6 Monate). |
| | Patienten mit Verlust der Skelettmuskulatur | | | Fokus auf Muskelaufbau |
| | Fortgeschrittene Herzinsuffizienz mit deutlich reduzierter Leistungsfähigkeit | | | Fokus auf Krafttraining der kleinen Muskelgruppen |
| Atemmuskeltraining | Schwer dekonditionierte Patienten | 5-7 Tage/Woche | 15-30 min | Zyklen von 10-12 Wochen<br>Intensität um 30-60% des maximalen Inspirationsdrucks |

$VO_{2peak}$, maximale Sauerstoffaufnahme, bestimmt durch Spiroergometrie

zieren. Die meisten Trainingsprogramme bestehen üblicherweise aus einer Basis von aeroben Trainingseinheiten von 20 bis 60 Minuten, während 3 bis 5 Tagen pro Woche (optimalerweise täglich). Ein regelmässiges Krafttraining (10–15 Satz-Wiederholungen, bei jeweils 8–10 verschiedenen Übungen) sollte zusätzlich 2 bis 3 Mal wöchentlich durchgeführt werden. Krafttraining wirkt dezidiert dem Verlust von

### Tab. 21.3 Sportempfehlungen bei Patienten mit Herzinsuffizienz

| Empfehlungen | | Class | Level |
|---|---|---|---|
| HFrEF HFmrEF | Vor regelmässigem Sporttreiben sollte eine Optimierung der Risikofaktoren und Herzinsuffizienztherapie erfolgen, inklusive Device-Implantation (falls medizinisch indiziert).(6) | I | A |
| | Regelmässiges Sporttreiben ist möglich bei «low risk" Patienten (mit tiefem Risiko für ein sport-induziertes kardiales Ereignis), basierend auf einer akkuraten klinischen Beurteilung und nach Ausschluss von Kontraindikationen, in stabilem Zustand für mindestens 4 Wochen, bei optimaler Therapie und funktioneller NYHA Klasse I.(6) | IIa | C |
| | Nicht-kompetitiver "Skill"-, Kraft-, "mixed"- oder Ausdauersport von leichter bis mittlerer Intensität kann bei stabilen, asymptomatischen und optimal therapierten Patienten mit HFmrEF erwogen werden.(6) | IIb | C |
| | Hoch-intensiver Freizeitsport (nicht-kompetitiver Sport), angepasst an die individuellen Verhältnisse der Patienten, kann bei ausgewählten, stabilen, asymptomatischen und optimal therapierten Patienten mit HFmrEF mit im Belastungstest überdurchschnittlicher Leistungsfähigkeit erwogen werden.(6) | IIb | C |
| | Nicht-kompetitiver "Skill-Sport" (niedrige Intensität) kann bei stabilen Patienten mit HFrEF unter optimaler Therapie erwogen werden.(6) | IIb | C |
| | Hoch intensiver «mixed»-, Kraft- oder Ausdauersport wird bei Patienten mit HFrEF nicht empfohlen, unabhängig von deren Symptomen.(6) | III | C |
| HFpEF | Kompetitiver Sport kann bei ausgewählten Patienten mit unauffälligem maximalem Belastungstest in Betracht gezogen werden.(6) | IIb | C |
| HTPL | Freizeitsport von leichter Intensität kann empfohlen werden, bei stabilen, asymptomatischen Patienten unter optimaler Therapie.(6) | IIa | C |
| | Die Sporttauglichkeit für kompetitiven Sport von leichter bis mittlerer Intensität kann bei ausgewählten, asymptomatischen Patienten mit unauffälligem Verlauf als gegeben angesehen werden.(6) | IIb | C |

Aktuelle Sportempfehlungen für Patienten mit Herzinsuffizienz. *Adaptiert nach den aktuellen Richtlinien der Europäischen Gesellschaft für Kardiologie* [1, 6]
HFrEF, Heart failure with reduced ejection fraction; HFmrEF, Heart failure with mildly-reduced ejection fraction; HFpEF, Heart failure with preserved ejection fraction; HTPL, Herztransplantation

Skeletmuskelmasse und der allgemeinen Dekonditionierung entgegen, verbessert den Glucose-Stoffwechsel und die Lebensqualität von Herzinsuffizienz Patienten mit reduzierter Pumpfunktion (HFrEF) [5].

Es konnte gezeigt werden, dass ein regelmässiges Krafttraining insbesondere bei jenen Patienten sicher und erfolgsgekrönt ist, welche nicht in der Lage sind, ein aerobes Ausdauertraining zu absolvieren (z. B. aufgrund der Mobilität oder aufgrund einer deutlich reduzierten Leistungsfähigkeit).

Gerade bei diesen, körperlich am meisten eingeschränkten Patienten wird zudem ein gezieltes Training der respiratorischen Muskulatur empfohlen, um die inspiratorische Muskulatur zu stärken und den Übergang zu einem klassischen Trainingsprogramm zu ermöglichen.

Bezüglich Wassersport ist bei Patienten mit Herzinsuffizienz Vorsicht geboten, aufgrund der verminderten Toleranz von hydrostatischen Druckanpassungen, welche zu einer Zunahme der Volumenbelastung führen können. (Tab. 21.2)

## 21.5 Sportempfehlungen

Die konkreten Sportempfehlungen bei Herzinsuffizienzpatienten richten sich nach der angestrebten Sportart und Intensität (Freizeitsport versus kompetitiver Sport) und dem Verlauf der Krankheit. Die Entscheidung sollte somit immer spezifisch und individualisiert getroffen werden, basierend auf den individuellen Patientencharakteristika und der Risikostratifikation hinsichtlich maligner Arrhythmien. Eine Zusammenfassung der Sportarten, ihrer Intensitäten und ihrer Effekte auf das Herzkreislauf-System zeigen die ◘ Abb. 21.2 und 21.3.

Freizeitsport von leichter bis mittlerer Intensität kann bei allen Patienten mit Herzinsuffizienz in Betracht gezogen werden. Andererseits sollten hoch-intensive Belastungen, auch im Freizeitsport, nur bei „low risk" Patienten (asymptomatisch NYHA I, linksventrikuläre Auswurffraktion >40 %/ HFmrEF) erwogen werden, bei denen belastungsinduzierte Arrhythmien oder Blutdruckabfälle ausgeschlossen werden konnten [6]. Bei Patienten mit eingeschränkter linksventrikulärer Auswurffraktion <40 % (HFrEF) werden, in der Regel, nur sportliche Aktivitäten von leichter bis mittlerer Intensität („Skill-Sportarten") oder Ausdauersport von leichter Intensität empfoh-

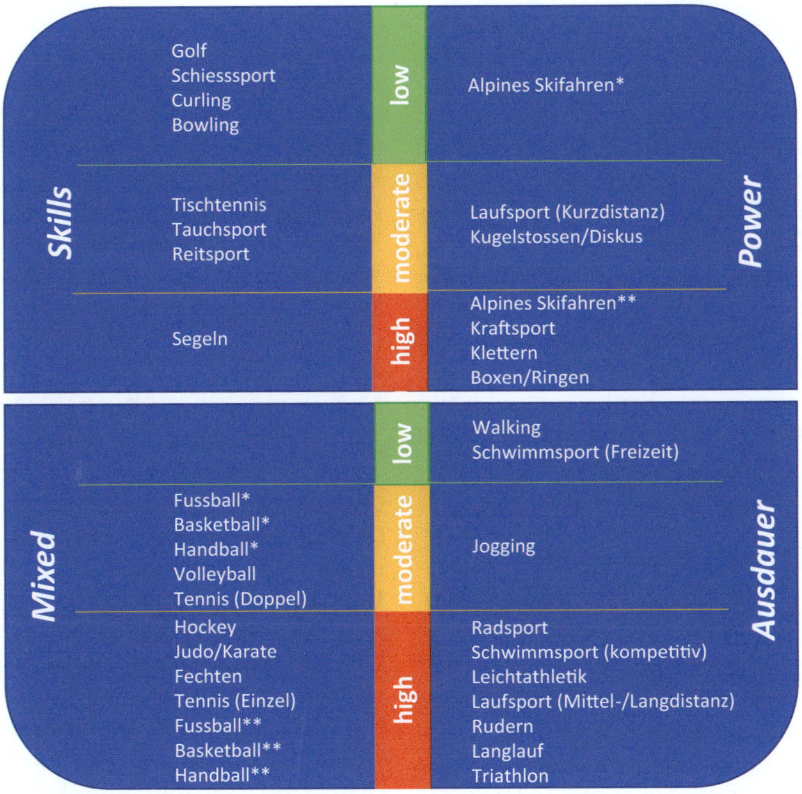

| Skills | Intensität | Power |
|---|---|---|
| Golf, Schiesssport, Curling, Bowling | low | Alpines Skifahren* |
| Tischtennis, Tauchsport, Reitsport | moderate | Laufsport (Kurzdistanz), Kugelstossen/Diskus |
| Segeln | high | Alpines Skifahren**, Kraftsport, Klettern, Boxen/Ringen |

| Mixed | Intensität | Ausdauer |
|---|---|---|
|  | low | Walking, Schwimmsport (Freizeit) |
| Fussball*, Basketball*, Handball*, Volleyball, Tennis (Doppel) | moderate | Jogging |
| Hockey, Judo/Karate, Fechten, Tennis (Einzel), Fussball**, Basketball**, Handball** | high | Radsport, Schwimmsport (kompetitiv), Leichtathletik, Laufsport (Mittel-/Langdistanz), Rudern, Langlauf, Triathlon |

*Hobby/Freizeit; **kompetitiv

Sport-Intensität entsprechend der Sportart.
*Adaptiert nach (6).*

◘ **Abb. 21.2** Sport-Intensität entsprechend der Sportart

| | Skills | Power | Mixed | Endurance |
|---|---|---|---|---|
| Herzfrequenz | +/++ | ++ | ++/+++ | +++ |
| Blutdruck | + | +++ | ++ | ++ |
| Herzzeitvolumen | + | ++ | ++/+++ | +++ |
| Remodeling | - | +/++ | ++ | +++ |

Einfluss der Sportmodalität auf das Herz-Kreislaufsystem.
Adaptiert nach (6)

**Abb. 21.3** Effekte unterschiedlicher Sportmodalitäten auf das Herzkreislauf-System

len. Aber auch bei diesen Patienten gilt es stets, individualisierte Sportempfehlungen zu finden („shared decision making"). Bei Patienten mit häufigen Dekompensationen der Herzinsuffizienz und fortgeschrittener Herzinsuffizienz (auch Patienten mit „Assist Devices") werden nur „Skill-Sportarten" von leichter Intensität empfohlen, wobei zu regelmässiger körperlicher Aktivität von leichter Intensität im aeroben Ausdauerbereich im Alltag (z. B. Spazieren/Walking oder Radfahren) geraten wird [6].

Kompetitiver Sport im mittel- bis hochintensiven Bereich („Mixed" und „Power" Sportarten) kann bei ausgewählten „low risk" Patienten in Betracht gezogen werden, nach sorgfältiger Evaluation, inklusive maximalem, sportartnahem Belastungstest (Spiroergometrie) [6]. (**Tab. 21.3**)

### 21.5.1 Herzinsuffizienz mit erhaltener Auswurffraktion (HFpEF)

Der pathophysiologische Zusammenhang zwischen Belastungsintoleranz und Herzinsuffizienz mit erhaltener Auswurffraktion (HFpEF) wird bereits in einem anderen Kapitel diskutiert. Der gesundheitliche Nutzen eines regelmässigen körperlichen Trainings bei Patienten mit HFpEF ist am ehesten bedingt durch eine Abnahme des oxidativen Stress', einer Verbesserung der peripheren vaskulären Funktion und einer positiven Beeinflussung der Komorbiditäten, welche die HFpEF negativ beeinflussen (z. B. Übergewicht, arterielle Hypertonie, Glucose-intoleranz) [7].

Es konnte gezeigt werden, dass ein hochintensives Intervalltraining (HIIT) über mindestens 4 Wochen zu positive Effekten führen kann [8, 9]. Insgesamt ist die Evidenz und Datenlage in dieser Patientengruppe jedoch limitiert und grössere prospektive Studien, welche verschiedene Trainingsmodalitäten bei HFpEF Patienten untersuchen, sind angezeigt.

### 21.5.2 Herztransplantierte Patienten (HTPL)

Obwohl sich die maximale Leistungsfähigkeit (peak exercise capacity) nach Transplantation initial verbessert, bleibt die körperliche Leistungsfähigkeit mittel- bis langfristig reduziert. Dies aufgrund verschiedener Faktoren. Unter anderem ist die chronotrope Insuffizienz nach kardialer Denervation dafür verantwortlich zu machen [10]. Ein weiterer wichtiger limitierender Faktor ist die myokardiale Ischämie bei Allograft-Vaskulopathie, welche oftmals durch die immunsuppressive Therapie noch gefördert wird. Desweiteren besteht meist eine deutliche Dekonditionierung aufgrund des chronischen und schweren Krankheitsverlaufs vor der Transplantation und des bisweilen schwierigen und komplikationsträchtigen postoperativen Verlaufs [6].

Ein regelmässiges körperliches Training vermindert bei herztransplantierten Patienten das kardiovaskuläre Risiko einer durch die Immunsuppressiva bedingten Koronaren Herzkrankheit und verbessert das Langzeit-Überleben. Zudem führt regelmässige körperliche Aktivität zu einer besseren Leistungsfähigkeit, aufgrund einer verbesserten peripher-muskulären $O_2$-Extraktion und einer verbesserten peripheren Mikrozirkulation [6].

Bei herztransplantierten Patienten wird grundsätzlich eine Kombination aus Ausdauer- und Krafttraining empfohlen. Das aerobe Ausdauertraining sollte auf dem Niveau moderater Intensität (60 % $VO_{2peak}$) begonnen und im weiteren Verlauf bis auf 80 % $VO_{2peak}$ gesteigert werden. Optimal werden 30–90 Minuten pro Trainingseinheit, 2 bis 5-mal pro Woche eingeplant. Ein Krafttraining sollte zusätzlich, 2- bis 3-mal pro Woche, durchgeführt werden. Krafttraining der oberen Extremitäten, sowie Rumpfkrafttraining, kann bereits 3 Monate postoperativ begonnen werden. Die Teilnahme an kompetitivem Sport von niedriger bis mittlerer Intensität kann bei ausgewählten Patienten in Betracht gezogen werden. Die allgemeinen Empfehlungen sind diesbezüglich in ◘ Tab. 21.1 und 21.3 zusammengefasst.

> **Fazit**
> Ein regelmässiges körperliches Training beugt nicht nur der Entwicklung einer Herzinsuffizienz vor, die Prognose einer etablierten Herzinsuffizienz hängt auch entscheidend von der kardiorespiratorischen Fitness der Patienten ab. Dies gilt vor allem für Patientinnen und Patienten mit reduzierter Pumpkraft (HFrEF), aber mit sich verbessernder Datenlage, in zunehmendem Masse auch für Patientinnen und Patienten mit erhaltener Pumpkraft (HFpEF). Grundsätzlich ist es entscheidend, Sportempfehlungen, in dieser teils schwer kranken Patientenpopulation, immer möglichst individuell, spezifisch und, je nach Krankheitsverlauf, variabel zu gestalten.

## Literatur

1. McDonagh TA, Metra M, Adamo M, Gardner RS, Baumbach A, Bohm M et al (2021) 2021 ESC Guidelines for the diagnosis and treatment of acute and chronic heart failure. Eur Heart J 42(36):3599–3726
2. van Riet EE, Hoes AW, Wagenaar KP, Limburg A, Landman MA, Rutten FH (2016) Epidemiology of heart failure: the prevalence of heart failure and ventricular dysfunction in older adults over time. A systematic review. Eur J Heart Fail 18(3):242–252
3. Owan TE, Hodge DO, Herges RM, Jacobsen SJ, Roger VL, Redfield MM (2006) Trends in prevalence and outcome of heart failure with preserved ejection fraction. N Engl J Med 355(3):251–259
4. Del Buono MG, Arena R, Borlaug BA, Carbone S, Canada JM, Kirkman DL et al (2019) Exercise intolerance in patients with heart failure: JACC State-of-the-Art review. J Am Coll Cardiol 73(17):2209–2225
5. Lindgren M, Borjesson M (2021) The importance of physical activity and cardiorespiratory fitness for patients with heart failure. Diabetes Res Clin Pract 176:108833
6. Pelliccia A, Sharma S, Gati S, Back M, Borjesson M, Caselli S et al (2021) 2020 ESC Guidelines on sports cardiology and exercise in patients with cardiovascular disease. Eur Heart J 42(1):17–96
7. Adams V, Reich B, Uhlemann M, Niebauer J (2017) Molecular effects of exercise training in patients with cardiovascular disease: focus on skeletal muscle, endothelium, and myocardium. Am J Physiol Heart Circ Physiol 313(1):H72–H88
8. Fukuta H, Goto T, Wakami K, Kamiya T, Ohte N (2019) Effects of exercise training on cardiac function, exercise capacity, and quality of life in heart failure with preserved ejection fraction: a meta-analysis of randomized controlled trials. Heart Fail Rev 24(4):535–547
9. Hollekim-Strand SM, Bjorgaas MR, Albrektsen G, Tjonna AE, Wisloff U, Ingul CB (2014) High-in-

tensity interval exercise effectively improves cardiac function in patients with type 2 diabetes mellitus and diastolic dysfunction: a randomized controlled trial. J Am Coll Cardiol 64(16):1758–1760

10. Givertz MM, Hartley LH, Colucci WS (1997) Long-term sequential changes in exercise capacity and chronotropic responsiveness after cardiac transplantation. Circulation 96(1):232–237

# Diastolische Herzinsuffizienz

*Stephan Müller und Martin Halle*

**Inhaltsverzeichnis**

22.1 Hintergrund – 326

22.2 Effekte körperlicher Aktivität auf Leistungsfähigkeit, Herzfunktion und Lebensqualität – 326

22.3 Effekte körperlicher Aktivität auf unerwünschte Ereignisse und Mortalität – 331

Literatur – 332

*Die diastolische Herzinsuffizienz bzw. Herzinsuffizienz mit erhaltener Ejektionsfraktion (heart failure with preserved ejection fraction, HFpEF) spielt selbst heute noch in der Wahrnehmung vieler KardiologInnen eine untergeordnete Rolle. Dabei zeigen epidemiologische Studien, dass der Anteil der PatientInnen mit HFpEF in den letzten Jahren immer weiter zugenommen hat und sich sowohl Symptome wie auch Prognose kaum von einer Herzinsuffizienz mit reduzierter Ejektionsfraktion unterscheiden. Während es bisher keine effektiven medikamentösen Therapien der HFpEF gibt, ist die körperliche Aktivität der Grundpfeiler der HFpEF-Therapie.*

## 22.1 Hintergrund

Weltweit leiden mehr als 2 Millionen Erwachsene an Herzinsuffizienz [1] und die HFpEF macht ca. 50 % aller neuen Diagnosen aus [2]. Das Leitsymptom der HFpEF ist eine reduzierte Belastbarkeit und wesentliche Risikofaktoren sind weibliches Geschlecht, höheres Alter, Übergewicht, Bluthochdruck und körperliche Inaktivität [2, 3]. Dementsprechend ist das Vorkommen der HFpEF bei LeistungssportlerInnen eher selten. Im Gegenteil, selbst AthletInnen mit einer ausgeprägten linksventrikulären (LV) Hypertrophie, dem sogenannten Sportlerherz, haben eine normale bis überdurchschnittliche diastolische Funktion [4]. Nichtsdestotrotz zeigen Studien am Tiermodell, dass langfristige intensive körperliche Aktivität auch zu exzentrischer Hypertrophie und diastolischer Dysfunktion, Dilatation des Vorhofs und Fibrose führen kann [5]. Entsprechend sollte insbesondere bei AthletInnen mit Belastungsdyspnoe, Müdigkeit und Leistungsabfall eine ausführliche Differenzierung zwischen physiologischer und pathologischer LV-Hypertrophie stattfinden [6, 7]. Mögliche Risikofaktoren sind hierbei unkontrollierter Bluthochdruck, hypertrophe Kardiomyopathie oder Doping (z. B. anabole Steroide, Wachstumshormone, Erythropoetin) [6, 8].

Die Pathophysiologie der HFpEF ist komplex und noch immer nicht ausreichend erforscht. Es bestehen mehrere Modelle und Erklärungsansätze für die Entstehung einer HFpEF und das Verständnis hat sich in den letzten Jahren von einer rein kardiozentrischen Ursache zu einer Betrachtung als systemische Multi-Organ-Krankheit mit einem hohen Einfluss von Komorbiditäten auf systemische Entzündungsprozesse und Abnormalitäten von Gefäßen, Herz, Lunge, Skelettmuskulatur und Nieren ausgeweitet [9, 10]. Die komplexe heterogene Pathophysiologie und die daraus resultierende unterschiedlichen Phenotypen sind vermutlich auch der Hauptgrund weshalb es bisher keine effektiven medikamentösen Therapien der HFpEF gibt [11].

## 22.2 Effekte körperlicher Aktivität auf Leistungsfähigkeit, Herzfunktion und Lebensqualität

Dahingegen hat sich körperliche Aktivität, insbesondere regelmäßiges Ausdauertraining, als die bisher effektivste Therapie bei HFpEF etabliert. ◘ Tab. 22.1 zeigt eine Übersicht an randomisiert kontrollierten Studien (*randomised controlled trial*, RCT), die die Effekte von Ausdauertraining vs. Kontrollgruppe oder die Unterschiede zwischen moderatem Training (*moderate continuous training*, MCT) und hoch-intensivem Intervalltraining (HIIT) untersucht haben. Es zeigt sich ein überwiegend positiver Effekt auf die maximale Sauerstoffaufnahme (peak $VO_2$) oder andere Parameter der Leistungsfähigkeit, wie z. B. die Leistung oder $VO_2$ an der ersten ventilatorischen Schwelle (*ventilatory threshold*, VT1) oder die zurückgelegte Strecke im 6-Minuten-Gehtest. Entsprechend zeigen auch die Ergebnisse der jüngsten Meta-Analyse bei einer Interventionsdauer

## Diastolische Herzinsuffizienz

**Tab. 22.1** Übersicht bisheriger randomisiert-kontrollierter Studien (RCTs) zu Effekten des Ausdauertrainings bei Herzinsuffizienz mit erhaltener Ejektionsfraktion (HFpEF)

| Studie | Anzahl Patienten | Trainingsgestaltung | Dauer | Änderung der Leistungsfähigkeit | Herzfunktion | Lebensqualität |
|---|---|---|---|---|---|---|
| **Training versus Kontrolle** | | | | | | |
| Gary 2004 [23] | **Training:** n = 16 **Kontrolle:** n = 16 | individuelle Steigerung auf 3 × 30 min/Woche (60 % HFR); Laufen | 3 Monate | **6-Minuten-Gehtest:** Training > Kontrolle | – | **MLHFQ:** Training > Kontrolle |
| Kitzman 2010 [24] | **Training:** n = 26 **Kontrolle:** n = 27 | Steigerung auf 3 × 60 min/Woche (60-70 % HFR); Laufen + Radfahren | 4 Monate | **Peak VO$_2$:** Training > Kontrolle | Keine sign. Unterschiede | Keine sign. Unterschiede |
| Edelmann 2011 [13] | **Training:** n = 46 **Kontrolle:** n = 21 | Steigerung auf 3 × 40 min (70 % peak VO$_2$); Radfahren + 2×/Woche Krafttraining (6 Geräte, je 1 × 15 Wdh. bei 60–65 % 1-RM) | 3 Monate | **Peak VO$_2$:** Training > Kontrolle **VT1:** Training > Kontrolle **6-Min-Gehtest:** keine sign. Unterschiede | **E/e':** Training > Kontrolle **e':** Training > Kontrolle **LAVI:** Training > Kontrolle | **SF-36:** Training > Kontrolle **MLHFQ:** Keine sign. Unterschiede |
| Smart 2012 [25] | **Training:** n = 16 **Kontrolle:** n = 14 | 3 × 30 min/Woche (60–70 % peak VO$_2$); Radfahren | 4 Monate | Keine sign. Unterschiede | Keine sign. Unterschiede | Keine sign. Unterschiede |
| Alves 2012 [14] | **Training:** n = 65 **Kontrolle:** n = 33 | Steigerung auf 3 × 55 min/Woche, 10 min Warm-Up, 7 × 5 min (70–75 % peak HF), 10 min Cool-Down; Laufen oder Radfahren | 6 Monate | **Berechnete MET:** Training > Kontrolle | **LVEF:** Training > Kontrolle **E/A ratio:** Training > Kontrolle | – |

(Fortsetzung)

**Tab. 22.1** (Fortsetzung)

| Studie | Anzahl Patienten | Trainingsgestaltung | Dauer | Änderung der Leistungsfähigkeit | Herzfunktion | Lebensqualität |
|---|---|---|---|---|---|---|
| Kitzman 2013 [26] | **Training:** n = 32 **Kontrolle:** n = 31 | Steigerung auf 3 × 60 min/Woche (70 % HFR); Laufen + Radfahren + Armergometer | 4 Monate | **Peak VO$_2$:** Training > Kontrolle **VT1:** Training > Kontrolle **6-Minuten-Gehtest:** Training > Kontrolle | Keine sign. Unterschiede | **SF-36:** Training > Kontrolle **MLHFQ:** Keine sign. Unterschiede |
| Kitzman 2016 [27] | **Training:** n = 26 **Ernährung:** n = 24 **Training + Ernährung:** n = 25 **Kontrolle:** n = 25 | 3 × 60 min/Woche, individuelle Steigerung der Intensität, soweit tolerierbar; Laufen | 5 Monate | **Peak VO$_2$:** Training > kein Training **6-Minuten-Gehtest:** Training > kein Training | Keine sign. Unterschiede | Keine sign. Unterschiede |
| Mueller 2021 [21] | **MCT:** n = 58 **HIIT:** n = 58 **Kontrolle:** n = 60 | **MCT:** 5 × 40 min/Woche (35–50 % HFR); Radfahren **HIIT:** 3 × 38 min/Woche, 10 min Warm-Up, 4 × 4 min (80–90 % HFR) mit 3 min aktiver Erholung; Radfahren | 3 Monate | **Peak VO$_2$:** HIIT > Kontrolle MCT > Kontrolle **VT1:** MCT > Kontrolle | Keine sign. Unterschiede | Keine sign. Unterschiede |
|  |  |  | 12 Monate | Keine sign. Unterschiede | Keine sign. Unterschiede | **KCCQ:** MCT > Kontrolle |

## Diastolische Herzinsuffizienz

| MCT versus HIIT | | | | | |
|---|---|---|---|---|---|
| Angadi 2015 [15] | **MCT:** n = 6<br>**HIIT:** n = 9 | **MCT:** Steigerung auf 3 × 30 min/Woche (70 % peak HF)<br>**HIIT:** Steigerung auf 3 × 38 min/Woche, 10 min Warm-Up, 4 × 4 min (85–90 % peak HF) mit 3 min aktiver Erholung, 5 min Cool-Down; Laufen | 1 Monat | **Peak VO₂:** sign. Verbesserung nach HIIT (keine Gruppenunterschied berichtet) | **Grad der diastolischen Dysfunktion:** sign. Verbesserung nach HIIT (keine Gruppenunterschiede berichtet) | - |
| Donelli da Silveira 2020 [20] | **MCT:** n = 12<br>**HIIT:** n = 12 | **MCT:** 3 × 47 min, 50–60 % peak VO₂/60–70 % peak HF/BORG 11-13<br>**HIIT:** 3 × 38 min, 10 min Warm-up, 4 × 4 min (80–90 % peak VO₂/85–95 % peak HF/BORG 15-17) mit 3 min aktiver Erholung; Laufen | 3 Monate | **Peak VO₂:** HIIT > MCT | Keine sign. Unterschiede | Keine sign. Unterschiede |
| Mueller 2021 [21] | **MCT:** n = 58<br>**HIIT:** n = 58<br>**Kontrolle:** n = 60 | **MCT:** 5 × 40 min/Woche (35–50 % HFR); Radfahren<br>**HIIT:** 3 × 38 min/Woche, 10 min Warm-Up, 4 × 4 min (80–90 % HFR) mit 3 min aktiver Erholung; Radfahren | 3 Monate | Keine sign. Unterschiede | Keine sign. Unterschiede | Keine sign. Unterschiede |
| | | | 12 Monate | Keine sign. Unterschiede | Keine sign. Unterschiede | Keine sign. Unterschiede |

HFR Herzfrequenzreserve, HIIT hoch-intensives Intervalltraining, LAVI left atrial volume index, LVEF left ventricular ejection fraction, MCT moderate continuous training, MET metabolic equivalent of task, min Minute, MLHFQ Minnesota Living with Heart Failure Questionnaire, peak VO₂ maximale Sauerstoffaufnahme, SF-36 Short Form Gesundheitsfragebogen 36, VT1 ventilatory threshold 1, Wdh Wiederholungen, 1-RM 1-repetition maximum

von 12–24 Wochen signifikante Unterschiede zwischen Trainings- und Kontrollgruppen in der Veränderung der peak $VO_2$ (ca. 1,7 mL/kg/min) und des 6-Minuten-Gehtest (ca. 34 Meter) [12]. Neben der Verbesserung der Leistungsfähigkeit zeigt sich insgesamt auch ein positiver Effekt von körperlicher Aktivität auf die Lebensqualität der PatientInnen mit HFpEF [12]. Diese Verbesserungen scheinen jedoch nur bedingt auf eine Verbesserung der diastolischen Funktion rückführbar zu sein. Nur wenige der bisher durchgeführten RCTs konnten neben der verbesserten Leistungsfähigkeit auch eine Verbesserung in ein oder mehreren Parametern der diastolischen Funktion zeigen [13–15]. Entsprechend zeigten sich auch in der Meta-Analyse von Fukuta et al. [12] keine signifikanten Unterschiede zwischen den Gruppen. Basierend auf dem FICK'schen Prinzip kann eine Verbesserung der peak $VO_2$ durch Änderungen der maximalen Herzfrequenz (HF), des maximalen Schlagvolumens (SV) oder der maximalen arterio-venösen Sauerstoffdifferenz ($AVDO_2$) hervorgerufen werden ($VO_2 = SV \times HF \times AVDO_2$). Welchen Einfluss körperliche Aktivität bei HFpEF auf die einzelnen Determinanten der peak $VO_2$ hat wurde bisher erst in zwei Studien untersucht [16, 17]. In der Untersuchung von Fu et al. [16] kam es zu keinen signifikanten Veränderungen von HF und SV, sodass die Verbesserung der peak $VO_2$ primär auf eine bessere $AVDO_2$ zurückzuführen war. Ähnliches zeigten auch Haykowsky et al. [17], in deren Untersuchung es ebenfalls zu einer signifikanten Verbesserung der $AVDO_2$ kam. Obwohl sich bei Haykowsky et al. auch die maximale HF in der Trainingsgruppe erhöhte, konnten nur 16 % der verbesserten peak $VO_2$ auf eine erhöhtes Herzminutenvolumen (HF × SV) zurückgeführt werden [17]. Entsprechend ist davon auszugehen, dass zumindest ein Großteil der Verbesserungen nach Ausdauertraining auf Anpassungen der Peripherie zurückzuführen ist. Dies ist unter Umständen auch ein Grund dafür, dass körperliche Aktivität die bisher effektivste Therapie der HFpEF darstellt, da ca. 75 % der PatientInnen mit HFpEF eine reduzierte $AVDO_2$ aufweisen [18], und körperliche Aktivität an mehreren Determinanten der $AVDO_2$ ansetzt (z. B. Lungendiffusion, Muskeldiffusion, mitochondriale Respiration, Endothelfunktion) [10, 19] während die meisten Medikamentenstudien einen kardiozentrischen Ansatz verfolgten.

Neben dem Vergleich mit einer Kontrollgruppe ist in den letzten Jahren auch der Vergleich zwischen MCT und HIIT immer weiter in den Fokus gerückt. Die ersten beiden kleineren Untersuchungen (n = 15 [15] und n = 24 [20]) konnten größere Verbesserungen nach HIIT (keine Gruppenunterschied berichtet) im Vergleich zu MCT zeigen. Hierbei ist jedoch anzumerken, dass das MCT in der vier-wöchigen Studie von Angadi et al. [15] mit 3 × 30 Minuten/Woche im Vergleich zu 3 × 38 Minuten/Woche HIIT einen vergleichsweise geringen Umfang hatte und die TeilnehmerInnen bei Donelli da Silveira et al. [20] mit einem mittleren Alter von 60 Jahren ein auffälliges junges HFpEF-Kollektiv darstellten. In der OptimEx-Studie – der bisher größten Trainingsstudie bei HFpEF – konnten hingegen keine signifikanten Unterschiede zwischen MCT und HIIT gefunden werden [21]. Die OptimEx-Studie ist auch die bisher einzige RCT, die über eine Gesamtdauer von 12 Monaten durchgeführt wurde. Während nach 3 Monaten sowohl HIIT (3 × 38 Minuten/Woche) als auch MCT (5 × 40 Minuten/Woche) signifikante Verbesserungen der peak $VO_2$ gegenüber der Kontrollgruppe erzielten, waren die Unterschiede nach 12 Monaten nicht mehr signifikant, was zumindest teilweise durch die abnehmende Adhärenz im heimbasierten Training von Monat 4–12 erklärt werden kann [21]. Diesbezüglich werden vor allem auch die Ergebnisse der Ex-DHF-Studie erwartet, in welcher die Effekte einer 12-monatigen Trainingsintervention (MCT + Krafttraining) bei HFpEF untersucht worden sind [22].

Bei der Frage der Intensität geht es jedoch nicht nur um einen Vergleich zwischen MCT und HIIT, sondern auch um unterschiedliche Intensitäten innerhalb des gleichen Trainingsmodus. In einer Meta-Regressionsanalyse von 31 Studien an PatientInnen mit Koronarer Herzerkrankung oder Herzinsuffizienz (unabhängig von der Ejektionsfraktion) [28] war eine höhere Trainingsintensität in der multivariaten Analyse der einzige Prädiktor, der signifikant mit der Verbesserung der peak $VO_2$ zusammenhing. Da jedoch nur 2 der 31 Studien an PatientInnen mit HFpEF durchgeführt wurde, besteht hinsichtlich der optimalen Trainingsintensität bei HFpEF weiterer Forschungsbedarf. Wahrscheinlich ist jedoch auch, dass es die „eine optimale Intensität" für alle PatientInnen nicht gibt. Neben potenziellen klinischen Charakteristika, spielt insbesondere für den Langzeiterfolg auch die Adhärenz eine immense Rolle, weshalb Akzeptanz und Vorlieben der PatientInnen bei den Trainingsempfehlungen berücksichtigt werden sollten. Für einen größtmöglichen Trainingserfolg sollten die Empfehlungen optimalerweise individualisiert werden. Hierzu eignen sich vor allem Empfehlungen basierend auf den ventilatorischen Schwellen der Spiroergometrie inklusive regelmäßiger Anpassungen basierend auf wiederholten Tests und der subjektiven Einschätzung der PatientInnen (z. B. BORG-Skala). Bei standardisierten Empfehlungen [% peak HF, % HF-Reserve (HFR), % peak $VO_2$, % $VO_2$-Reserve] ist zu bedenken, dass die gleichen Vorgaben bei verschiedenen PatientInnen zu enormen Unterschieden der physiologischen Beanspruchung führen können. Insbesondere bei PatientInnen mit niedriger peak $VO_2$ oder niedriger peak HF (z. B. bei chronotroper Inkompetenz oder Einnahme von Betablockern) sind Empfehlung nach % peak $VO_2$ oder % peak HF nicht empfehlenswert, da die Vorgaben in Extremfällen unter den Ruhewerten liegen können. Dahingegen ist beispielsweise die % HFR an der VT1 zumindest im Mittel nicht signifikant unterschiedlich zwischen PatientInnen mit oder ohne Betablocker-Einnahme [29].

Neben dem typischen Ausdauertraining zeigen auch kleinere RCTs zu Tai-Chi (n = 16) [30], Elektrostimulation (n = 30) [31] und inspiratorischem Muskeltraining (n = 26) [32] positive Effekte auf vereinzelte Parameter der Leistungsfähigkeit, diastolischen Funktion und Lebensqualität. Randomisierte Studien zu isoliertem Krafttraining bei HFpEF gibt es bisher hingegen nicht, weshalb unklar ist, ob ein Krafttraining (ggf. in Kombination mit Ausdauertraining [13, 22]) gegenüber reinem Ausdauertraining einen Zusatznutzen auf Leistungsfähigkeit, Herzfunktion oder Lebensqualität ergibt. In einer Studie von Kitzman et al. [27] zeigten sich neben den positiven Effekten körperlicher Aktivität auch signifikante Effekte einer Gewichtsreduktion auf peak $VO_2$, 6-Minuten-Gehtest, Lebensqualität sowie Parameter der diastolischen Funktion (LV-Masse, relative Dicke des LV, E/A) [27]. Darüber hinaus waren die Effekte von körperlicher Aktivität und Gewichtsreduktion auf die peak $VO_2$ additiv, sodass bei Übergewichtigen (ca. 80 % der PatientInnen mit HFpEF [9]) zusätzlich zur Erhöhung der körperlichen Aktivität auch eine Gewichtsreduktion empfohlen wird [33].

## 22.3 Effekte körperlicher Aktivität auf unerwünschte Ereignisse und Mortalität

Es gibt bisher nur wenige Daten zu den Auswirkungen körperlicher Aktivität auf schwerwiegende unerwünschte klinische Ereignisse (serious adverse events, SAEs) und Mortalität. In der OptimEx-Studie traten vergleichsweise viele SAEs (88 Ereignisse bei 52 PatientInnen) sowie ein Todesfall auf, was primär der Multimorbidität älterer PatientInnen mit HFpEF geschuldet sein dürfte [21]. Es gab jedoch keine signifikanten Unterschiede zwischen den Gruppen, wenngleich die Studie für diesen Vergleich auch nicht ausreichend gepowert war. Basierend auf einer retrospektiven Analyse von 18.485 PatientInnen mit HFpEF [34] zeigte sich hingegen eine um 35 % reduzierte Wahrscheinlichkeit eines tödlichen Ereignisses innerhalb von 2 Jahren (Odds Ratio [95 % Konfidenzintervall]: 0,65 [0,60–0,71]), wenn die PatientInnen eine kardiale Rehabilitation absolvierten.

> **Fazit**
> Körperliche Aktivität ist die bisher effektivste Therapie zur Verbesserung der Leistungsfähigkeit und Lebensqualität von PatientInnen mit HFpEF. Basierend auf den bisherigen Studien geschieht dies vor allem durch Anpassungen der Peripherie, während die Effekte auf die diastolische Funktion eher gering und nicht einheitlich sind. Entgegen eines „One-Size fits all"-Prinzips, scheinen verschiedene Trainingsformen ähnlich effektiv zu sein, sodass eine individuelle Herangehensweise empfohlen werden kann. Vor allem auf lange Sicht ist es wichtig, dass die PatientInnen Spaß an der körperlichen Aktivität haben um diese in ihren Alltag zu integrieren. Eine kürzlich erschienene retrospektive Studie gibt zudem erste Hinweise auf eine relevante Reduktion der Mortalität nach Absolvieren einer kardialen Rehabilitation.

## Literatur

1. Virani SS, Alonso A, Benjamin EJ, Bittencourt MS, Callaway CW, Carson AP et al (2020) Heart disease and stroke statistics-2020 update: a report from the American Heart Association. Circulation 141(9):e139–e596
2. Ho JE, Enserro D, Brouwers FP, Kizer JR, Shah SJ, Psaty BM et al (2016) Predicting heart failure with preserved and reduced ejection fraction: the international collaboration on heart failure subtypes. Circ Heart Fail 9(6):e003116
3. Pandey A, LaMonte M, Klein L, Ayers C, Psaty BM, Eaton CB et al (2017) Relationship between physical activity, body mass index, and risk of heart failure. J Am Coll Cardiol 69(9):1129–1142
4. D'Andrea A, D'Andrea L, Caso P, Scherillo M, Zeppilli P, Calabrò R (2006) The usefulness of Doppler myocardial imaging in the study of the athlete's heart and in the differential diagnosis between physiological and pathological ventricular hypertrophy. Echocardiography 23(2):149–157
5. Benito B, Gay-Jordi G, Serrano-Mollar A, Guasch E, Shi Y, Tardif JC et al (2011) Cardiac arrhythmogenic remodeling in a rat model of long-term intensive exercise training. Circulation 123(1):13–22
6. Skalik R, Furst B (2017) Heart failure in athletes: pathophysiology and diagnostic management [Internet]. Eur Soc Cardiol E J Cardiol Pract [updated 2017 Jan 19; cited 2021 Aug 25]. Available from: https://www.escardio.org/Journals/E-Journal-of-Cardiology-Practice/Volume-14/Heart-failure-in-athletes-pathophysiology-and-diagnostic-management
7. D'Ascenzi F, Fiorentini C, Anselmi F, Mondillo S (2020) Left ventricular hypertrophy in athletes: how to differentiate between hypertensive heart disease and athlete's heart. Eur J Prev Cardiol. https://doi.org/10.1177/2047487320911850
8. Carbone A, D'Andrea A, Riegler L, Scarafile R, Pezzullo E, Martone F et al (2017) Cardiac damage in athlete's heart: when the „supernormal" heart fails! World J Cardiol 9(6):470–480
9. Shah SJ, Kitzman DW, Borlaug BA, van Heerebeek L, Zile MR, Kass DA et al (2016) Phenotype-specific treatment of heart failure with preserved ejection fraction: a multiorgan roadmap. Circulation 134(1):73–90
10. Gevaert AB, Boen JRA, Segers VF, Van Craenenbroeck EM (2019) Heart failure with preserved ejection fraction: a review of cardiac and noncardiac pathophysiology. Front Physiol 10:638
11. Bonsu KO, Arunmanakul P, Chaiyakunapruk N (2018) Pharmacological treatments for heart failure with preserved ejection fraction – a systematic review and indirect comparison. Heart Fail Rev 23(2):147–156
12. Fukuta H, Goto T, Wakami K, Kamiya T, Ohte N (2019) Effects of exercise training on cardiac function, exercise capacity, and quality of life in heart failure with preserved ejection fraction: a meta-analysis of randomized controlled trials. Heart Fail Rev 24(4):535–547
13. Edelmann F, Gelbrich G, Düngen HD, Fröhling S, Wachter R, Stahrenberg R et al (2011) Exercise training improves exercise capacity and diastolic function in patients with heart failure with preserved ejection fraction: results of the

Ex-DHF (Exercise training in Diastolic Heart Failure) pilot study. J Am Coll Cardiol 58(17):1780–1791
14. Alves AJ, Ribeiro F, Goldhammer E, Rivlin Y, Rosenschein U, Viana JL et al (2012) Exercise training improves diastolic function in heart failure patients. Med Sci Sports Exerc 44(5): 776–785
15. Angadi SS, Mookadam F, Lee CD, Tucker WJ, Haykowsky MJ, Gaesser GA (2015) High-intensity interval training vs. moderate-intensity continuous exercise training in heart failure with preserved ejection fraction: a pilot study. J Appl Physiol 119(6):753–758
16. Fu TC, Yang NI, Wang CH, Cherng WJ, Chou SL, Pan TL et al (2016) Aerobic interval training elicits different hemodynamic adaptations between heart failure patients with preserved and reduced ejection fraction. Am J Phys Med Rehabil 95(1):15–27
17. Haykowsky MJ, Brubaker PH, Stewart KP, Morgan TM, Eggebeen J, Kitzman DW (2012) Effect of endurance training on the determinants of peak exercise oxygen consumption in elderly patients with stable compensated heart failure and preserved ejection fraction. J Am Coll Cardiol 60(2):120–128
18. Dhakal BP, Malhotra R, Murphy RM, Pappagianopoulos PP, Baggish AL, Weiner RB et al (2015) Mechanisms of exercise intolerance in heart failure with preserved ejection fraction: the role of abnormal peripheral oxygen extraction. Circ Heart Fail 8(2):286–294
19. Houstis NE, Eisman AS, Pappagianopoulos PP, Wooster L, Bailey CS, Wagner PD et al (2018) Exercise intolerance in heart failure with preserved ejection fraction: diagnosing and ranking its causes using personalized O(2) pathway analysis. Circulation 137(2):148–161
20. Donelli da Silveira A, Beust de Lima J, da Silva PD, dos Santos MD, Zanini M, Nery R et al (2020) High-intensity interval training is effective and superior to moderate continuous training in patients with heart failure with preserved ejection fraction: a randomized clinical trial. European Journal of. Prev Cardiol 27(16):1733–1743
21. Mueller S, Winzer EB, Duvinage A, Gevaert AB, Edelmann F, Haller B et al (2021) Effect of high-intensity interval training, moderate continuous training, or guideline-based physical activity advice on peak oxygen consumption in patients with heart failure with preserved ejection fraction: a randomized clinical trial. JAMA 325(6):542–551
22. Edelmann F, Bobenko A, Gelbrich G, Hasenfuss G, Herrmann-Lingen C, Duvinage A et al (2017) Exercise training in Diastolic Heart Failure (Ex-DHF): rationale and design of a multicentre, prospective, randomized, controlled, parallel group trial. Eur J Heart Fail 19(8):1067–1074
23. Gary RA, Sueta CA, Dougherty M, Rosenberg B, Cheek D, Preisser J et al (2004) Home-based exercise improves functional performance and quality of life in women with diastolic heart failure. Heart Lung 33(4):210–218
24. Kitzman DW, Brubaker PH, Morgan TM, Stewart KP, Little WC (2010) Exercise training in older patients with heart failure and preserved ejection fraction. Circulation 3(6):659–667
25. Smart NA, Haluska B, Jeffriess L, Leung D (2012) Exercise training in heart failure with preserved systolic function: a randomized controlled trial of the effects on cardiac function and functional capacity. Congest Heart Fail 18(6):295–301
26. Kitzman DW, Brubaker PH, Herrington DM, Morgan TM, Stewart KP, Hundley WG et al (2013) Effect of endurance exercise training on endothelial function and arterial stiffness in older patients with heart failure and preserved ejection fraction: a randomized, controlled, single-blind trial. J Am Coll Cardiol 62(7): 584–592
27. Kitzman DW, Brubaker P, Morgan T, Haykowsky M, Hundley G, Kraus WE et al (2016) Effect of caloric restriction or aerobic exercise training on peak oxygen consumption and quality of life in obese older patients with heart failure with preserved ejection fraction: a randomized clinical trial. JAMA 315(1):36–46
28. Uddin J, Zwisler A-D, Lewinter C, Moniruzzaman M, Lund K, Tang LH et al (2016) Predictors of exercise capacity following exercise-based rehabilitation in patients with coronary heart disease and heart failure: a meta-regression analysis. Eur J Prev Cardiol 23(7):683–693
29. Mueller S, Haller B, Halle M (2021) Effect of training on peak oxygen consumption in patients with heart failure with preserved ejection fraction-reply. JAMA 326(8):772–773
30. Yeh GY, Wood MJ, Wayne PM, Quilty MT, Stevenson LW, Davis RB et al (2013) Tai chi in patients with heart failure with preserved ejection fraction. Congest Heart Fail 19(2):77–84
31. Karavidas A, Driva M, Parissis JT, Farmakis D, Mantzaraki V, Varounis C et al (2013) Functional electrical stimulation of peripheral muscles improves endothelial function and clinical and emotional status in heart failure patients with preserved left ventricular ejection fraction. Am Heart J 166(4):760–767
32. Palau P, Domínguez E, Núñez E, Schmid JP, Vergara P, Ramón JM et al (2014) Effects of inspiratory muscle training in patients with heart

failure with preserved ejection fraction. Eur J Prev Cardiol 21(12):1465–1473
33. Pelliccia A, Sharma S, Gati S, Bäck M, Börjesson M, Caselli S et al (2021) 2020 ESC Guidelines on sports cardiology and exercise in patients with cardiovascular disease. Eur Heart J 42(1):17–96
34. Buckley BJR, Harrison SL, Fazio-Eynullayeva E, Underhill P, Sankaranarayanan R, Wright DJ et al (2021) Cardiac rehabilitation and all-cause mortality in patients with heart failure: a retrospective cohort study. Eur J Prev Cardiol 28(15):1704–1710

# Sport bei Myokarderkrankungen

*Andrei Codreanu, Charles Delagardelle, Laurent Groben, Maria Kyriakopoulou und Axel Urhausen*

## Inhaltsverzeichnis

23.1     Hypertrophe Kardiomyopathie (HCM) – 338
23.1.1   Klinik – 338
23.1.2   Diagnostik und Verlauf der HCM – 338
23.1.3   Genetik der HCM – 341
23.1.4   Medizinisches Management der HCM – 341
23.1.5   Empfehlungen für Sportler mit HCM – 342

23.2     Linksventrikuläre „noncompaction" Kardiomyopathie (LVNC) – 343
23.2.1   LVNC bei Sportlern – 343
23.2.2   Empfehlungen für Sportler mit LVNC – 344

23.3     Arrhythmogene rechtsventrikuläre Kardiomyopathie (ARVC) – 345
23.3.1   Definition – 345
23.3.2   Histopathologische Merkmale und Pathogenese – 345
23.3.3   Epidemiologie – 346
23.3.4   Diagnose – 346
23.3.5   Klinisches Krankheitsbild – 346
23.3.6   Differenzialdiagnose ARVC versus Sportlerherz – 347
23.3.7   Risikostratifizierung und Prognose – 347
23.3.8   Körperliche Belastung – 347
23.3.9   Therapie – 348
23.3.10  Nachuntersuchungen – 349
23.3.11  Empfehlungen für Sportler mit ARVC – 349

© Springer-Verlag GmbH Deutschland, ein Teil von Springer Nature 2023
J. Niebauer (Hrsg.), *Sportkardiologie*, https://doi.org/10.1007/978-3-662-65165-0_23

| 23.4 | Myokarditis – 349 |
| --- | --- |
| 23.4.1 | Diagnose – 350 |
| 23.4.2 | Empfehlungen für Sportler mit Verdacht auf Myokarditis – 352 |

Literatur – 354

Myokarderkrankungen sind die Hauptursachen des plötzlichen Herztodes bei unter 35-Jährigen. Hierbei handelt es sich um einen Sammelbegriff für angeborene und erworbene Herzmuskelerkrankungen mit unterschiedlichen Ursachen, Symptomatik, klinischem Verlauf sowie Prognose und Risiko für akute Komplikationen und/oder eine progressive Verschlechterung durch Sport. Bei manchen Kardiomyopathien stellt der plötzliche Herztod das erste Krankheitssymptom dar.

Der plötzliche Herztod, vor allem bei jungen Sportlern, bedeutet für alle Beteiligten – Sportlerkollegen, Familie und Betreuer – eine Katastrophe und ist derzeit eine der großen Herausforderungen der kardiologischen Forschung. Die Hauptursachen des plötzlichen Herztodes bei unter 35-Jährigen sind Myokarderkrankungen (Kardiomyopathien) [67, 111]. Hierunter versteht man angeborene und erworbene Herzmuskelerkrankungen mit unterschiedlichen Ursachen, Symptomatik und klinischem Verlauf. Bei manchen dieser Kardiomyopathien stellt der plötzliche Herztod das erste Krankheitssymptom dar [15]. Seit den ersten umfassenderen Empfehlungen im deutschsprachigen Raum zur körperlichen Aktivität bei Herzerkrankungen, die sich zudem nicht nur auf Wettkampf-, sondern auch auf Freizeit- und Gesundheitssportler bezogen ([52]), konnten in den letzten Jahren relevante Fortschritte sowohl in der Diagnostik (z. B. Magnetresonanztomografie (MRT)) als auch der Längsschnittbeobachtung betroffener Sportler (z. B. Auswertung implantierter Defibrillatoren) erzielt werden, sodass inzwischen wesentlich überarbeitete und präzisierte internationale europäische und US-amerikanische [70] Guidelines vorliegen.

Die kürzlich aktualisierten Empfehlungen der ESC (European Society of Cardiology; [86]) unterteilen die heterogene Krankheitsgruppe der angeborenen Kardiomyopathien in folgende 6 verschiedene Kategorien:

1. Hypertrophe Kardiomyopathie (HCM)
2. Arrythmogene rechtsventrikuläre Kardiomyopathie
3. Linksventrikuläre „Non-Compaction" (LVNC)
4. Dilatative Kardiomyopathie (DCM)
5. Myocarditis und Pericarditis
6. Arrythmien und Ionenkanalerkrankungen (siehe „EKG"-Kapitel im vorliegenden Buch im ▶ Kap. 10)

Die sehr seltene restriktive Kardiomyopathie wurde in den neuen Guidelines nicht mehr erwähnt. Das Tako-Tsubo-Syndrom sowie die vermutlich mit letzterem assoziierte postpartale Kardiomyopathie (beide adrenerger Genese) spielen im Zusammenhang mit Sport nur eine unbedeutende Rolle.

Die DCM tritt weitaus häufiger als die HCM auf. Allerdings ist sie vor allem eine Erkrankung des höheren Alters, die sich meistens durch Zeichen einer kongestiven Herzinsuffizienz bemerkbar macht und deshalb als Ursache eines plötzlichen Herztodes bei einer sportlichen Aktivität weniger relevant ist. Als Ursache der DCM wurde früher hauptsächlich eine entzündliche postmyokarditische oder toxische Ursache vermutet. Heute weiß man, dass mindestens 30 % aller dilatativen Kardiomyopathien ebenfalls vererblich sind und familiär gehäuft auftreten [15, 31].

Die wichtigste *erworbene* Kardiomyopathie ist die Myokarditis, die auch als inflammatorische (entzündliche) Kardiomyopathie bezeichnet wird.

■ **Häufigkeit**

Weltweit ist die HCM für ca. 30 % der plötzlichen Herztodesfälle bei jungen Sportlern verantwortlich, die Myokarditis für ca. 10 % und die ARVC für ca. 5 %. Allerdings gibt es ausgeprägte regionale Unterschiede. So ist in Norditalien die ARVC relativ häufig, wohingegen diese in den USA sehr selten auftritt [18, 67]. Bei schwarzen Sportlern scheint die HCM häufiger und in einer aggressiveren Form als bei kaukasischen Sportlern vorzukommen [15].

■ **Praxisrelevanz**
Bei den meisten Kardiomyopathien besteht eine klare Kontraindikation zum Leistungssport. Von all den erwähnten Kardiomyopathien ist die Myokarditis die heimtückischste, da sie blande mit nur leichter Symptomatik verlaufen kann und bei einer routinemäßigen sportmedizinischen Gesundheitsuntersuchung eher zufällig entdeckt wird.

## 23.1 Hypertrophe Kardiomyopathie (HCM)

Die hypertrophe Kardiomyopathie (HCM) ist eine genetische Erkrankung des Sarkomers. Sie wird in 90 % autosomal dominant vererbt. Sie ist die häufigste vererbbare Herzerkrankung und tritt mit einer Prävalenz von 0,2 % (1:500) auf, d. h. in Deutschland bei etwa 160.000 und in Luxemburg bei etwa 1000 Patienten [44, 56]. Die HCM wurde 1958 zum ersten Mal beschrieben [107]. Morphologisch wird sie definiert als hypertrophierter, nicht dilatierter linker Ventrikel bei fehlender systemischer (z. B. arterielle Hypertonie) oder kardialer (z. B. Aortenklappenstenose) Grunderkrankung, welche die Hypertrophie erklären könnte. Pathognomonische histologische Veränderungen sind eine Unordnung („myocyte disarray") und Hypertrophie der Muskelzellen und eine mehr oder weniger ausgeprägte Myokardfibrose. Die phänotypische Expression, der natürliche Krankheitsverlauf und das genetische Profil sind sehr uneinheitlich, daher sind Diagnose und Prognose öfters schwierig zu erstellen und eine adäquate Beratung manchmal kaum möglich [44, 56, 65].

### 23.1.1 Klinik

Selten manifestiert sich die Erkrankung bereits im Säuglingsalter, häufiger beginnt sie in der Adoleszenz. Die Hauptsymptome bei HCM sind Angina Pectoris, Luftnot und gelegentlich Synkopen. Bei Verdacht sollte immer eine möglichst exakte Familienanamnese erhoben werden. Bei einer Obstruktion der linksventrikulären Ausflussbahn ist ein Systolikum auskultierbar. Als erste Krankheitszeichen treten bei den bis zu dem Zeitpunkt symptomlosen Patienten Palpitationen, Synkopen, zunehmende Leistungseinschränkung und Belastungsdyspnoe auf. Sie sind häufig Folge von Herzrhythmusstörungen oder einer Ausflussbahnobstruktion, die zum plötzlichen Herztod führen können. Bei etwa 50 % der Fälle kommt es zu einer, unter Belastung zunehmenden, Obstruktion des linksventrikulären Ausflusstrakts und im weiteren Verlauf zu einer zunehmenden Compliancestörung des linken Ventrikels. Die Todesrate symptomatischer Patienten liegt bei 1 bis 6 % pro Jahr. Die HCM ist der häufigste Grund für einen sportassoziierten plötzlichen Herztod bei älteren Kindern und jungen Erwachsenen unter 35 Jahren. Bei älteren Patienten treten häufiger zunehmendes Linksherzversagen oder thromboembolische Ereignisse bei Vorhofflimmern in den Vordergrund [44, 56]. Allerdings weisen neuere Befunde auf ein deutlich geringeres Risiko eines plötzlichen Herztodes bei Belastung hin, als ursprünglich angenommen [26, 84].

### 23.1.2 Diagnostik und Verlauf der HCM

Das EKG gehört zur Basisdiagnostik der HCM, ist aber auch eine wichtige Screeningmethode zur Erfassung von asymptomatischen Familienangehörigen. In etwa 90 % aller HCM-Fälle treten EKG-Veränderungen auf, die sehr vielfältig sein können: Vor allem abnormal tiefe T-Wellen in den Ableitungen II, aVF

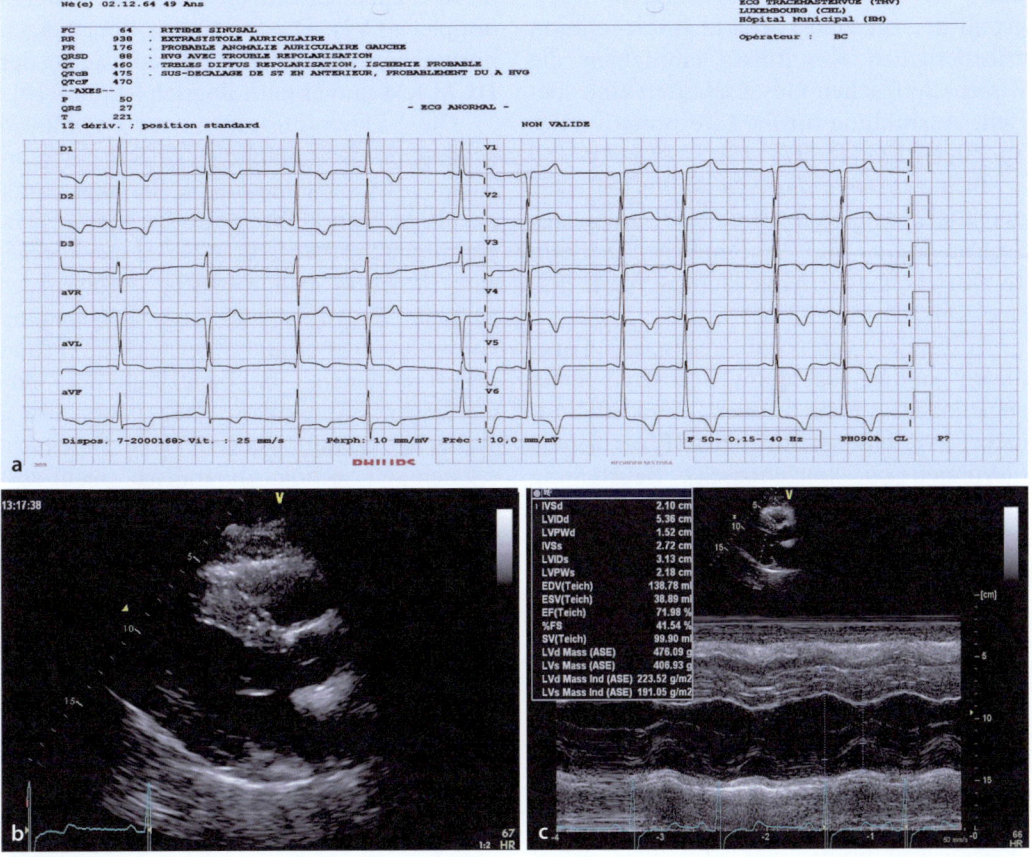

**Abb. 23.1** a 12-Kanal-EKG und Echokardiografie (**b** 2-dimensionaler parasternaler Längsschnitt, **c** M-Mode) eines damals 28 Jahre alten Patienten mit Sportverbot aufgrund HCM. Man beachte die negativen T-Wellen in den Ableitungen DII und aVF, DI und aVL sowie V3–V6 und das deutlich hypertrophierte Kammerseptum (21 mm) bei ebenfalls verdickter Hinterwand (15 mm). Diese Befunde haben sich während des inzwischen 13-jährigen Beobachtungszeitraums nicht verändert

sowie V4–V6 (Beispiel siehe ◘ Abb. 23.1a), auch Schenkelblockbilder, Vorhofflimmern und sogar Pseudoinfarktbilder werden beobachtet. Als Folge der Vielfalt der HCM-assoziierten EKG-Veränderungen ist die Spezifizität des EKG relativ gering [27]. Ein normales EKG, bei nachgewiesener HCM, geht mit einer ausgezeichneten Prognose einher, während Pseudoinfarktbilder im Ruhe-EKG sowie komplexe ventrikuläre Rhythmusstörungen im Langzeit-EKG mit einem hohen plötzlichen Herztod-Risiko behaftet sind [18]. EKG-Veränderungen können bei noch normalem Phänotyp auftreten und sollten dann Anlass für eine genaue Diagnostik und vor allem eine regelmäßige Verlaufskontrolle geben. Die wissenschaftlichen Gesellschaften haben Kriterien zur EKG-Interpretation von Sportlern, insbesondere zur HCM, veröffentlicht. Die Kriterien sind teilweise unterschiedlich in Abhängigkeit von der Herkunft, mit insbesondere vermehrter milder physiologischer Hypertrophie bei Afrikanern. Sie sind eine große Hilfestellung bei der Interpretation vor allem von T-Wellen und ST-Strecken-Veränderungen. Aufgrund der für eine korrekte Interpretation erforderlichen Kenntnisse empfehlen die wissenschaftlichen Gesellschaften eine spezielle Ausbildung für die Interpretation des Sportler-EKG [15, 27, 115].

In der *Echokardiografie* sollte bei einer maximalen linksventrikulären enddiastolischen Wand- und Septumdicke oberhalb 15 mm an eine HCM gedacht werden (Beispiel siehe ◘ Abb. 23.1b).

Folgende echokardiografische Parameter sollten bestimmt werden: linksventrikuläre Dimensionen und Wanddicken, Verteilungsmuster der Hypertrophie (asymmetrisch, konzentrisch), Beurteilung des linksventrikulären Apex, einer systolischen Vorwärtsbewegung der Mitralklappe (SAM) oder einer LVOT-Obstruktion (im Liegen, Stehen, unter Valsalva-Manöver, nach leichter Belastung wie Kniebeugen).

Die rechtsventrikuläre Wand kann ebenfalls hypertrophiert sein und sollte in der subkostalen oder parasternalen Achse gemessen werden, was aber in der Praxis nicht selten schwierig ist. Das Vorhandensein einer linksventrikulären Obstruktion, meist subaortal, aber auch midventrikulär oder selten apikal lokalisiert, wird durch PW- und Farb-Doppler aufgedeckt; der CW-Doppler dient der Bestimmung des Spitzendruckgradienten [56, 65]. Bei symptomatischen Patienten mit einem Gradienten im linksventrikulären Ausflusstrakt < 30 mmHg in Ruhe kann ein dynamischer Druckgradient durch eine Belastungs-Echokardiografie provoziert werden.

Die Echokardiografie spielt ebenfalls eine Schlüsselrolle bei der differenzialdiagnostisch wichtigen Abgrenzung zum in der Sportmedizin häufiger beobachteten "Sportherzen" mit physiologischer Hypertrophie und Dilatation des linken Ventrikels [51]. Hierbei ist die Analyse der diastolischen LV-Funktion sehr wichtig, besonders anhand der maximalen paramitralen frühdiastolischen Geschwindigkeit im Gewebedoppler (TVI). Diese ist beim Sportherzen normal bis hochnormal, während sie bei der HCM fast immer pathologisch ist [56, 110].

Die Durchführung einer kardialen Magnetresonanztomografie (MRT) gilt heutzutage als Goldstandard für die Diagnostik der HCM. Sie erlaubt eine exakte anatomischpathologische Zuordnung der Hypertrophie, eine in jedem Fall mögliche Analyse des rechten Ventrikels und eine Abgrenzung von sekundären, durch Speicherkrankheiten hervorgerufenen, linksventrikulären Verdickungen (Amyloidose, M. Fabry usw.). Weiterhin erlaubt das MRT die Detektion segmentaler echokardiografisch nicht erfassbarer Hypertrophien. Mittels late gadolinium enhancement (LGE) sind ein früher Nachweis fibrotischer Areale und ergänzende Aussagen zur Risikostratifizierung möglich [74]. Auf eine Kardio-Computertomografie (CT) kann bei Kontraindikationen gegen die Durchführung eines Kardio-MRT, z. B. bei Vorhandensein eines ICD oder Herzschrittmachers, zurückgegriffen werden.

Sollte begründet die Differenzialdiagnose Sportherz bestehen, so kann bei entsprechender Trainingsanamnese (Ausdauerbzw. Kraftausdauersport mit Trainingsumfängen von ca. > 6 Std./Woche) eine Trainingspause von zumindest 6 Wochen mit anschließender neuerlicher Bildgebung erfolgen.

Eine diagnostische Koronarografie sollte in Zweifelsfällen und bei Verdacht auf eine linksventrikuläre Obstruktion durchgeführt werden.

Die Endomyokardbiopsie wird derzeit bei der HCM kontrovers diskutiert. Sie kann aber bei klinisch unklarem Phänotyp sowie zum Ausschluss sekundärer Formen bei ungeklärter konzentrischer Hypertrophie hilfreich sein. Dies gilt insbesondere zum Ausschluss von Speichererkrankungen und Mitochondropathien. Zudem kann ein dilatativer Phänotyp, der sich im Verlauf der Erkrankung entwickeln kann, nur bei sicherem Nachweis einer Texturstörung von einer primären dilatativen Kardiomyopathie oder ischämischen Kardiomyopathie differenziert werden [56].

### 23.1.3 Genetik der HCM

Gegen Ende 1980 wurden in HCM-Familienstudien die ersten Sarkomerproteinkodierenden Mutationen beschrieben. Bei 60–70 % aller Patienten mit familiärer HCM-Anamnese werden Sarkomermutationen nachgewiesen und bei 30–40 % treten diese sporadisch auf. Bislang wurden mehr als 1000 verschiedene Mutationen gefunden und die meisten sind spezifisch für eine einzelne Familie. Am häufigsten, d. h. in 80 % der Fälle, sind „heavy chain" Myosin- und Myosin-Protein-C-Veränderungen. Durch die ausgeprägte klinische und genetische Vielfalt der HCM konnten bislang keine robusten Genotyp-Phänotyp-Korrelationen herausgearbeitet werden. Derzeit hat die präzise Kenntnis einer Mutation noch keine direkte klinische Konsequenz. Allerdings ist bekannt, dass Patienten mit nachgewiesenen Sarkomermutationen eine schlechtere Prognose hinsichtlich plötzlichem Herztod, Schlaganfall, Progredienz der Herzinsuffizienz und systolischer Dysfunktion haben. Patienten mit mehr als einer Mutation – 5–10 % aller Patienten – zeigen oft eine schwerere HCM-Ausprägung [44, 68]. Praktisch spielt derzeit die genetische Untersuchung in der HCM nur bei familiärem Screening eine wesentliche Rolle. Hierdurch können phänotypisch noch unauffällige junge Patienten erkannt oder, bei fehlender Mutation, als gesund erklärt werden. Auch im Hinblick auf eine eventuelle Karriere im Leistungssport, aber nicht im Hinblick auf das Risiko eines plötzlichen Herztodes, sind diese Informationen von Bedeutung.

### 23.1.4 Medizinisches Management der HCM

#### Symptomkontrolle, d. h. medikamentöse, chirurgische und invasive Behandlung

Bei leichten Beschwerden wird pharmakologisch behandelt mittels Beta-Blocker oder Kalziumantagonisten (Verapamil oder Diltiazem). Eine regelmäßige EKG-Überwachung ist unabdingbar, weil Bradykardien und Überleitungsstörungen auftreten können. Die erwähnten Medikamente sind allerdings relativ unspezifisch.

2020 wurde mit Mavacamten das erste HCM-spezifische, antiobstruktiv wirkende Medikament vorgestellt, das vermutlich die Betreuung von symptomatischen HCM-Patienten, vor allem bezüglich der Symptomatik und OP-Indikationen, grundlegend verändern könnte. Derzeit ist das Medikament noch nicht zugelassen [78].

Im Falle einer Volumenüberlastung können vorsichtig Diuretika verordnet, bei nachgewiesener linksventrikulärer Obstruktion sollten keine Vasodilatatoren gegeben werden [44, 56]. Bei trotz medikamentöser Therapie weiterbestehenden Symptomen kommt entweder eine operative Myektomie, die schon Anfang der 1960er-Jahre eingeführt wurde [53], oder eine perkutane transkoronare Ablation der Septumhypertrophie (TASH) mit Ethanol, die Ende der 1990er-Jahre eingeführt wurde, in einem spezialisierten Zentrum in Betracht.

#### Risikostratifizierung

Die Einführung des implantierbaren Kardioverter-*Defibrillator*s (ICD) war ein Meilenstein in der Therapie und Prophylaxe des plötzlichen Herztodes, der schlimmsten Komplikation der HCM [66]. Daher spielt die Risikostratifizierung, vor allem bei jungen HCM-Patienten, eine herausragende Rolle.

Das Risiko für einen plötzlichen Herztod und damit die Indikation für einen ICD lässt sich mit einem auf der Publikation von [76] basierenden Online-Rechner abschätzen, wobei sich dieser allerdings nicht auf Leistungssportler oder Jugendliche unter 16 Jahren bezieht. Die hier abgefragten Kriterien sind:
- Alter,
- maximale linksventrikuläre Wanddicke,
- Durchmesser des linken Vorhofes,
- maximaler Gradient im linksventrikulären Ausflusstrakt,
- plötzlicher Herztod in der Familie,
- Nachweis nicht anhaltender ventrikulärer Tachykardien sowie
- unerklärte Synkopen.

Die ESC empfiehlt bei Hochrisikopatienten (5-Jahres-Risiko ≥ 6 %) einen ICD.

Wichtig ist auch die Durchführung einer maximalen Ergometrie zur Erfassung eventueller höhergradiger Herzrhythmusstörungen, eines ebenfalls als Risikofaktor geltenden ungenügenden Blutdruckanstiegs < 20 mmHg [77] oder einer niedriger als erwarteten maximalen Sauerstoffaufnahme [103]. Zusätzlich sollte ein 48-Stunden Langzeit-EKG einschließlich einer sportlichen Aktivität erfolgen [86].

Die Aussagekraft der einzelnen Risikofaktoren ist zwar eingeschränkt, das vollständige Fehlen von Risikofaktoren hat allerdings einen sehr hohen negativ prädiktiven Wert und diese Patienten haben eine gute Prognose. Wichtig bleibt eine regelmäßige Kontrolle der Risikofaktoren auch bei diesen Patienten, in Abständen von etwa 2 Jahren. Die Diskussion zur primärpräventiven ICD-Implantation ist derzeit noch nicht abgeschlossen und stellt nach wie vor eine Herausforderung der aktuellen HCM-Forschung dar. Eine ICD-Therapie ist sicherlich kein risikoloser Eingriff und kann eine Einschränkung der Lebensqualität nach sich ziehen.

## Beratung und Screening

Die Diagnose HCM hat für alle betroffenen Patienten und deren Familien weitreichende Konsequenzen. Eine genaue Beratung, vor allem bei jungen Patienten, ist von entscheidender Bedeutung, vor allem hinsichtlich „Lifestyle", körperlicher Aktivität, Berufswahl, aber auch in Bezug auf das Screening von Angehörigen und der genetischen Beratung. Ein familiäres Screening, besonders bei Verwandten ersten Grades, sollte nur bei erfüllten diagnostischen Kriterien für eine HCM erfolgen. Angehörige, die eine genetische Untersuchung ablehnen und klinisch unauffällig sind, sollten alle 2 Jahre echokardiografisch untersucht werden.

### 23.1.5 Empfehlungen für Sportler mit HCM

Bei nachgewiesener HCM ist hochintensiver Leistungs- und Freizeitsport kontraindiziert, wenn einer der folgenden Risikofaktoren vorliegt: kardiale Symptomatik oder unerklärte Synkope, moderates 5-Jahres-Risiko im ESC-Rechner score von ≥ 4 %, LV-Ausflusstraktgradient in Ruhe > 30 mmHg, ungenügende Blutdruckantwort unter Belastung oder belastungsinduzierte Arrythmien [86]. Eine leichte Freizeitsportaktivität (z. B. Wandern, Schwimmen, Radfahren ohne Wettkampfausrichtung) ist durchaus möglich und auch empfehlenswert. Die US-amerikanischen Empfehlungen [70] erlauben Wettkampfsport in niedrig-intensiven Sportarten. Eine ausreichende Flüssigkeitszufuhr ist wichtig, vermieden werden sollten plötzliche Belastungen, z. B. Heben von schweren Lasten, aber auch Betätigungen, die mit einer plötzlichen Vasodilatation, z. B. Temperaturschwankungen, einhergehen, insbesondere bei Patienten mit nachgewiesener linksventrikulärer Obstruktion.

Ganz entscheidend für die Beratung ist die klinische Symptomatik. Bislang gibt es keinen wissenschaftlichen Beweis, dass asymptomatische HCM-Patienten ein erhöhtes Risiko für einen plötzlichen Herztod haben.

Genotypisch positive, aber phänotypisch (noch) unauffällige Familienangehörige, sogenannte „Genträger", dürfen nach den aktuellen Leitlinien alle Sportarten betreiben [86], insbesondere wenn die Familienanamnese keine HCM-induzierten plötzlichen Herztodesfälle aufweist [70].

Regelmäßige Kontrolluntersuchungen (Echokardiografie, Belastungs-EKG, eventuell Langzeit-EKG) in jährlichen oder bei jüngeren Sportlern in halbjährlichen Abständen sind unabdingbar.

## 23.2 Linksventrikuläre „noncompaction" Kardiomyopathie (LVNC)

Die linksventrikuläre "noncompaction" Kardiomyopathie (LVNC) ist eine heterogene Myokarderkrankung, die durch das Vorhandensein einer prominenten linksventrikulären Trabekularisierung des linken Myokards gekennzeichnet ist, mit Formation von zwei unterschiedlichen Schichten: kompaktiertes subepikardiales und nicht kompaktiertes subendokardiales Myokard [32, 89]. Das LVNC-Bild existiert als eigenständiger Phänotyp, der entweder isoliert oder in Verbindung mit anderen Kardiomyopathien auftreten kann. Ebenso zeigt sich eine erhebliche genetische Überschneidung mit der dilatativen (DCM) oder der hypertrophen (HCM) Kardiomyopathie, aber es wurden auch genetisch unterschiedliche Mutationen nachgewiesen, bei denen die Nichtkompaktierung den primären oder einzigen Phänotyp darstellt [5, 72].

Das klinische Erscheinungsbild der LVNC umfasst eine systolische Herzinsuffizienz mit unterschiedlicher Ausprägung, dazu ventrikuläre und supraventrikuläre Tachyarrhythmien (überwiegend Vorhofflimmern) oder systemische Thromboembolien [108]. Bei Sportlern kommt es zum Verdacht einer oft symptomlosen LVNC vor allem durch eine auffällige linksventrikuläre Trabekularisierung in der kardialen Bildgebung [85].

Verschiedene diagnostische Kriterien wurden vorgeschlagen. Die Diagnose erfordert in der Regel ein Verhältnis von nicht verdichtetem zu verdichtetem Myokard >2:1 im endsystolischen Kurzachsenschnitt (SAX) in der Echokardiografie [49], oder ein Verhältnis von nicht verdichteter zu verdichteter Schicht >2,3 im enddiastolischen Längsachsenschnitt in der Magnetresonanztomografie (MRT) [87].

Die Prävalenz der LVNC hängt stark von der verwendeten Bildgebungsmethode ab. Basierend auf der Echokardiografie wird sie in der Allgemeinbevölkerung mit 0,56 % angegeben [96], während sie bei Patienten mit Herzinsuffizienz zwischen 3 und 4 % berichtet wird [55, 82]. Diese Angabe beträgt bis zu 15 bis 19 % in der Allgemeinbevölkerung, wenn eine MRT-Bildgebung angewendet wird [96].

Unerwünschte kardiale Ereignisse stehen meist im Zusammenhang mit dem Vorhandensein einer LV-Dysfunktion, definiert als LVEF (left ventricular ejection fraction) < 45 %, aber selbst die Untergruppen ohne LV-Dysfunktion zeigen eine vielfach höhere kardiovaskuläre Mortalitätsrate (1,19 %/Jahr) und häufigere ventrikuläre Arrhythmien (1,60 %/Jahr) als die allgemeine Bevölkerung [4]. Bemerkenswert ist, dass das Ausmaß der Hypertrabekularisierung an sich keinen Zusammenhang mit einer Verschlechterung von LV-Volumen und -Funktion aufweist [117].

### 23.2.1 LVNC bei Sportlern

In Sportlerkohorten zeigt sich eine höhere Prävalenz von LVNC im Vergleich zur Allgemeinbevölkerung, sowohl in der

Echokardiografie (3,16 %) als auch in der MRT-Bildgebung (27 %) [96]. Die ausgeprägtere LV-Trabekularisierung bei einigen Sportlern könnte einem adaptiven physiologischen Prozess entsprechen, allerdings fand sich in einer MRT-Längsschnittstudie keine Veränderung nach einem 17-wöchigen Marathontraining bei Laufanfängern [28]. Dies wirft die Frage auf, ob bestimmte Personen potenziell prädisponiert sind oder ob eine phänotypische Überschneidung mit anderen Kardiomyopathien besteht [14]. Bemerkenswert ist, dass eine LVNC nie als primäre oder alleinige Todesursache angegeben wird [42, 69]. Während es wichtig ist, eine echte Myokarderkrankung rechtzeitig zu diagnostizieren, um das Risiko eines unerwünschten kardialen Ereignisses bei einem jungen Sportler zu verringern, kann eine Fehldiagnose LVNC zu einer ungerechtfertigten Einschränkung der Lebensqualität sowie der sportlichen Aktivitäten eines Athleten mit schlimmen psychischen Folgen führen.

Das Vorhandensein eines LVNC-Phänotyps in der Echokardiografie bei einem Sportler sollte immer zu einer erweiterten Suche nach ventrikulären Arrhythmien mittels Ruhe-EKG, Belastungstest und ambulantem Langzeit-EKG einschließlich sportlicher Aktivität führen. Die LV-Funktion sollte sorgfältig gemessen werden und bei einer LV-Dysfunktion, definiert als LVEF < 50–55 %, auch das Ausmaß der globalen Längsdehnung (global strain) oder die diastolische Funktion berücksichtigt werden [14]. Auch das Vorhandensein von Symptomen – insbesondere eine ungeklärte Synkope in der Vorgeschichte sowie ein deutlich abnormales EKG-Bild (vor allem Repolarisationsstörungen) sollte den Verdacht auf ein pathologisches Substrat lenken und zu einer MRT-Bildgebung mit Gadolinium-Anreicherung sowie zu Gentests führen. Das gleiche gilt bei einer Familienanamnese mit komplexen angeborenen Defekten, neuromuskulären Erkrankungen, DCM oder HCM.

### 23.2.2 Empfehlungen für Sportler mit LVNC

Die Entscheidung betreffend die sportliche Aktivität und/oder Wettkampftauglichkeit eines Athleten sollte eher unter Berücksichtigung des klinischen Gesamtbildes als ausschließlich der morphologischen LVNC-Befunde getroffen werden [70, 86].

Bei Sportlern mit einer eindeutigen Diagnose von LVNC und LV-Dysfunktion und/oder Hinweisen auf häufige und/oder komplexe ventrikuläre Arrhythmien sollte auf Leistungssport verzichtet werden. Die körperliche Betätigung sollte sich auf Freizeitaktivitäten beschränken und sie sollten unter regelmäßiger klinischer Überwachung bleiben.

Sportler mit begründeter Diagnose einer LVNC und leichter oder keiner LV-Dysfunktion (LVEF ≥ 50 %), ohne Symptome, insbesondere einer fehlenden Vorgeschichte ungeklärter Synkopen und ohne Anzeichen von häufigen und/oder komplexen ventrikulären Arrhythmien, können an allen Leistungssportarten teilnehmen, ausgenommen solcher, bei denen das Auftreten einer Synkope zu ernsthaften Verletzungen oder zum Tod führen kann. Bei Personen mit einer LVEF von 40 bis 49 % sollte nur Freizeitsport von leichter bis mittlerer Intensität betrieben werden. Regelmäßige Kontrolluntersuchungen (Bildgebung, mythologische Untersuchungen, Belastungs-EKG) sollten in allen Fällen durchgeführt werden. ◘ Abb. 23.2 zeigt das Beispiel einer LVNC bei einer Freizeitsportlerin mit ventrikulären Arrhythmien.

Athleten, bei denen die LV-Hypertrabekularisierung zufällig entdeckt wurde, sollten nicht als LVNC-Patienten betrachtet

# Sport bei Myokarderkrankungen

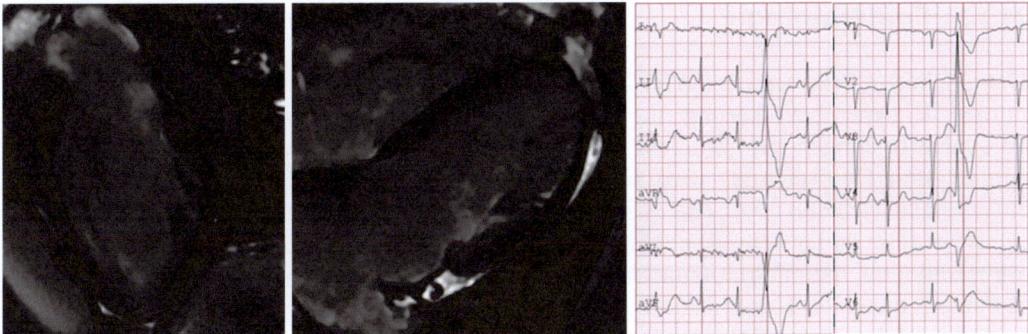

**Abb. 23.2** Kardiales MRT mit 2-Kammer (links) und 4-Kammer (Mitte) Längsachsenansichten bei einer jungen Freizeitsportlerin, die über Herzrasen und häufige ventrikuläre Extrasystolen (VPB) mit Verdacht auf linksventrikulären Ursprung (EKG, rechts) klagt. Das kardiale MRT zeigt typische Aspekte einer myokardialen Nichtkompaktierung. Der Patientin wurde geraten, die Intensität der körperlichen Anstrengung zu reduzieren und regelmäßige kardiologische Nachuntersuchungen durchzuführen

werden, wenn keine Symptome, keine positive Familienanamnese, keine abnormalen EKG-Muster und vor allem keine beeinträchtigte LV-Funktion vorliegen. In solchen Fällen besteht keine Einschränkung von Leistungssport [70, 86].

## 23.3 Arrhythmogene rechtsventrikuläre Kardiomyopathie (ARVC)

### 23.3.1 Definition

Die arrhythmogene (rechts)ventrikuläre Kardiomyopathie (ARVC) ist eine autosomal-dominant vererbliche Erkrankung, die hauptsächlich den rechten Ventrikel (RV) betrifft [36] und durch Mutationen in Genen verursacht wird, die desmosomale Proteine kodieren: Plakophilin-2, Plakoglobin, Desmoplakin, Desmoglein-2 und Desmocollin-2 [40, 90, 94, 105]. Nur in sehr seltenen Fällen wird sie durch Mutationen in nicht-desmosomalen Genen verursacht und seltene rezessive Formen (z. B. Carvajal-Syndrom und Naxos-Krankheit) sind beschrieben [58, 90].

Die ARVC ist eine der häufigsten Ursachen des arrhythmischen Herzstillstands bei jungen Menschen und Sportlern [34, 73]. Seit der Erstbeschreibung durch Marcus et al. 1982 wurde die Definition der ARVC weiterentwickelt, um verdeckte oder subklinische Phänotypen sowie biventrikuläre Erkrankungen einzuschließen [17, 21, 63, 102].

### 23.3.2 Histopathologische Merkmale und Pathogenese

Das charakteristische histopathologische Merkmal der ARVC ist der fortschreitende Verlust von RV-Myokardgewebe, das durch fettig-fibröse und fettige Einlagerungen ersetzt wird. Zusammen mit absterbenden Kardiomyozyten werden uneinheitliche, entzündliche Infiltrate, hauptsächlich aus T-Lymphozyten bestehend, beobachtet [6, 63]. Das fettig-fibröse Gewebe breitet sich vom Epikard zum Endokard aus und betrifft hauptsächlich die freie Wand des RV, was zu einer Wandverdünnung und einer aneurysmatischen Dilatation führt, die typischerweise in folgenden Strukturen lokalisiert ist: 1) Einflusstrakt (Subtrikuspidalbereich), 2) Ausflusstrakt (Infundibularbereich) und 3) Apex (sogenanntes „Dysplasiedreieck") [6, 17, 63].

### 23.3.3 Epidemiologie

Die geschätzte Prävalenz der ARVC beträgt in der Allgemeinbevölkerung 1 pro 5000 Personen. In einigen europäischen Ländern (Italien und Deutschland) wird sie höher eingeschätzt (1:2000) [90]. Die ARVC tritt typischerweise in der 2. bis 4. Lebensdekade auf [106] und das Durchschnittsalter bei Patienten, die einen Herzstillstand erleiden, beträgt 25 Jahre. Etwa 50 % der betroffenen Patienten haben eine positive Familienanamnese [95].

### 23.3.4 Diagnose

Die Diagnose der ARVC basiert auf den Kriterien der Task Force 2010 [13] und betrifft Merkmale der RV-Dysfunktion, der Histopathologie bei Endomyokardbiopsien, der Repolarisations- und Depolarisationsanomalien im Elektrokardiogramm (EKG) sowie der Arrhythmien in der individuellen und familiären Vorgeschichte oder des plötzlichen Herztodes (SCD). Jede Kategorie hat Haupt- (2 Punkte) und Nebenkriterien (1 Punkt). Eine Punktzahl von 4 gilt als definitive ARVC, 3 Punkte sind grenzwertige, 1–2 Punkte mögliche ARVC-Fälle und 0 Punkte schließen eine ARVC aus.

### 23.3.5 Klinisches Krankheitsbild

Das Erscheinungsbild der ARVC ist sehr unterschiedlich und reicht von symptomatischen Patienten mit Arrhythmien und Herzinsuffizienz (HF) bis hin zu asymptomatischen Familienmitgliedern, die im Rahmen eines Kaskadenscreenings diagnostiziert werden. Die häufigsten Symptome sind ventrikuläre Arrhythmien (VA) bei 50 % der Patienten und Herzstillstand bei 11 % [13].

Klinisch handelt es sich meist um junge Patienten mit Palpitationen oder Synkopen besonders bei Belastung, Rhythmusstörungen oder EKG-Veränderungen mit negativen T-Wellen in den Ableitungen V1–V3. Auch bei asymptomatischen Personen ist vor allem das Auftreten von linksschenkelblockartig deformierten ventrikulären polymorphen Extrasystolen oder ventrikulären Tachykardien für eine ARVC verdächtig. Seltener erfolgt die Diagnose wegen Zeichen einer rechtsventrikulären oder biventrikulären hypokinetischen Dysfunktion.
◘ Abb. 23.3 zeigt das Beispiel eines jungen Wettkampfsportlers mit ARVC-typischen Veränderungen im Ruhe-EKG und MRT.

Im natürlichen Krankheitsverlauf der ARVC werden drei Stadien beschrieben [101]: 1) Im anfänglichen „verborgenen" Stadium sind die Personen asymptomatisch. Es gibt keine oder nur geringfügige struktu-

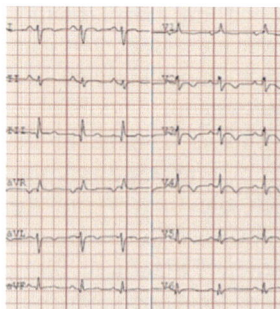
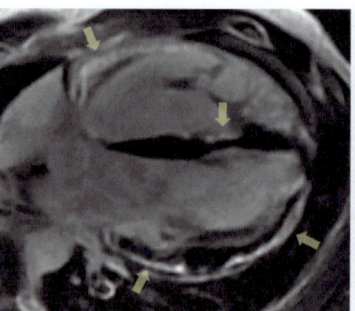
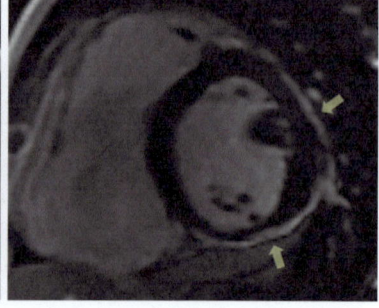

◘ Abb. 23.3 EKG und kardiales MRT (LGE)-Bildgebung bei einem 17-jährigen Patienten, der mit einem wiederbelebten Herzstillstand während eines Basketballspiels ins Krankenhaus eingeliefert wurde. Das EKG zeigt T-Wellen-Negativierungen in V1–V5. Die MRT-Bilder zeigen eine rechtsventrikuläre Erweiterung und ausgedehnte Bereiche mit myokardialer Narbenbildung, die deutlich auf eine ARVD mit Beteiligung beider Ventrikel hinweisen (Pfeile). Die nachfolgende genetische Analyse bestätigte eine ARVD

relle Veränderungen im RV. Das Risiko eines Herzstillstands ist extrem gering, aber nicht null. 2) Im „klinisch manifesten Stadium" treten Symptome durch VA und morphologische Anomalien im RV auf. 3) Im letzten „fortgeschrittenen" Stadium entwickelt sich die Krankheit zu rechts-, links- oder biventrikulärem Versagen [20, 101].

### 23.3.6 Differenzialdiagnose ARVC versus Sportlerherz

Die physiologische Anpassung des rechten Herzens an körperliches Training, vor allem die RV-Dilatation, kann sich mit den morphologischen Veränderungen der ARVC überschneiden [23]. Das Training bei Personen ohne ARVC kann zu einer reversiblen leichten bis mäßigen Dilatation sowohl des RV als auch des LV führen, mit einem normalen RV/LV-Größenverhältnis und einer erhaltenen systolischen Funktion, sowohl global als auch regional [8, 99, 119]. Demgegenüber beinhalten die diagnostischen ARVC-Kriterien eine Kombination von RV-Dilatation oder globaler RV-Dysfunktion und regionalen Anomalien der RV-Wandbewegung [64]. Aufgrund ihrer Fähigkeit, den RV genauer abzubilden und das Vorhandensein der fettig-fibrösen Einlagerungen nachzuweisen [22], bietet die kardiale MRT bei Verdacht auf ARVC gegenüber der Echokardiografie einen deutlichen Mehrwert. Anomalien des LV-Gewebes in Form einer späten Gadolinium-Anreicherung können bei der Mehrzahl der ARVC-Patienten auch ohne LV-Anomalien der regionalen Wandbewegung nachgewiesen werden [8, 22].

### 23.3.7 Risikostratifizierung und Prognose

Die Risikostratifizierung sollte sofort nach der Diagnose einer ARVC erfolgen. Je schwerer die Erkrankung aus elektrischer und struktureller Sicht beurteilt wird, desto größer ist das Risiko einer anhaltenden VA oder eines plötzlichen Herztodes (SCD) [113]. Die Risikostratifizierung wird durch das Alter bei der Vorstellung, das Geschlecht, den klinischen Status, das Vorhandensein ventrikulärer Arrhythmien (VA) und kardialer Synkopen in der Anamnese bestimmt. Dazu kommt die Häufigkeit von ventrikulären Extrasystolen und nicht anhaltenden ventrikulären Tachykardien (VT), das Ausmaß der Herzmuskelbeteiligung und der körperlichen Belastung [13]. ARVC-Risikorechner bieten objektivere Mittel zur Risikostratifizierung und können die klinische Beurteilung bei der Abwägung der Risiken und Vorteile der Implantation eines Defibrillators (ICD) ergänzen [9, 71].

### 23.3.8 Körperliche Belastung

Körperliche Belastungen sind bei ARVC-Patienten mit einer fortgeschrittenen Erkrankung mit einer schlechten Prognose verbunden [59, 97, 98]. Sogar asymptomatische ARVC-Genträger, die längere Zeit trainieren, weisen ein signifikant höheres Risiko für eine VA auf, was bedeutet, dass Patienten, die mehr Sport treiben, eine höhere Penetranz aufweisen [48]. Athleten mit eindeutiger ARVC haben ein höheres Risiko für VA und eine ICD-Implantation in jüngerem Alter [38, 64]. Bei Leistungssport betreibenden ARVC-Patienten ist das frühe Alter bei Trainingsbeginn mit einem vorzeitigen Auftreten von Symptomen und einer ungünstigen Prognose verbunden [97]. Vor kurzem zeigten die Ergebnisse einer nordamerikanischen multidisziplinären Studie, dass Patienten, die Leistungssport betreiben, ein zweifach höheres Risiko für VA oder Tod sowie ein früheres Auftreten von Symptomen im Vergleich zu Patienten haben, die nur Freizeitsport betreiben, und bewegungsarmen Personen. Maupain et al. fanden ein erhöhtes VA-Risiko bei denjenigen Patienten, die mehr als 6 Stunden pro Woche trainierten [71].

Eine Verringerung der Trainingsintensität bzw. „Detraining" ist mit einer Verringerung der „ventrikulären Extrasystolie-Last" bzw. des Risikos von VA oder Tod verbunden [38, 59, 97]. Es wurde sogar eine Dosis-Wirkungs-Beziehung zwischen der Reduktion der Belastungsdosis (definiert als Trainingsintensität × Dauer) und der VA-Ereignisse beschrieben. Dieser positive Effekt war bei Patienten ohne nachgewiesene Genmutation und bei Patienten mit ICDs zur Primärprävention noch größer. Trotzdem wiesen 58 % (18/31) der Sportler, die die Belastungsdosis um > 80 % verringerten, noch VA auf [114].

### 23.3.9 Therapie

#### Pharmakologische Therapie

Betablocker werden als Erstlinientherapie empfohlen, um die Symptome bei ARVC-Patienten mit ventrikulären Extrasystolen und nicht anhaltender VT zu verbessern (Klasse-I-Empfehlung). Wenn Betablocker unwirksam sind, sollte Sotalol gefolgt von Amiodaron versucht werden [109].

#### Katheterablation

ARVC-Patienten mit ununterbrochener VT oder häufigen ICD-Interventionen trotz maximaler pharmakologischer Therapie sollten zur Katheterablation überwiesen werden [109]. Die Katheterablation reduziert VT-Ereignisse, jedoch nicht das SCD-Risiko, und verbessert das Überleben nicht. Die epikardiale VT-Ablation oder ein kombinierter endo-epikardialer-Eingriff führte zu einer verbesserten Rezidivrate von 30 % nach 2 Jahren [3].

#### Verhinderung der Krankheitsprogression und der Entwicklung von Herzinsuffizienz

Die ARVC ist eine fortschreitende Erkrankung und bei mehr als 40 % der Patienten entwickelt sich im Laufe der Zeit eine Herzinsuffizienz (HI). Eine individuell angepasste pharmakologische Therapie (β-Blocker, Renin-Angiotensin-Aldosteron-System [RAAS]-Blockade, Diuretika) kann die Progredienz der Erkrankung vermindern [19, 109]. Eine Herztransplantation ist bei ARVC nur selten erforderlich, sie ist die letzte Therapieoption im Falle einer HI im Endstadium oder bei lebensbedrohlichen refraktären ventrikulären Rhythmusstörungen [13].

#### ICD-Implantation

Die ICD-Implantation ist derzeit der Eckpfeiler der Behandlung nach einer ARVC-Diagnose. Sie wird bei Patienten mit SCD in der Anamnese und hämodynamisch schlecht verträglicher VT empfohlen (Klasse-I-Empfehlung) [91]. Eine ICD-Implantation sollte bei ARVC-Patienten mit hämodynamisch schlecht tolerierter anhaltender VT (Klasse-IIa-Empfehlung) erwogen werden und kann ebenfalls bei Vorliegen eines oder mehrerer anerkannter Risikofaktoren für VA (Klasse-IIb-Empfehlung) in Betracht gezogen werden. Gemäß der Konsenserklärung der International Task Force (ITF) von 2015 [104] umfasst die Klasse-I-Indikation für eine ICD-Implantation eine Vorgeschichte mit anhaltender VT oder VF, schwere RV- oder LV Dysfunktion (fraktionelle RV-Flächenänderung ≤ 17 % oder RVEF/LVEF ≤ 35 %) [19]. Diese Leitlinien bleiben allerdings unklar bezüglich der ICD-Implantation zur Primärprävention bei ARVC-Patienten.

Cadrin-Tourigny et al. versuchen, durch die Erstellung eines ARVC-Risikorechners (▶ http://www.arvcrisk.com) mehr Klarheit zur Implantation von ICDs in der Primärprävention zu schaffen. Dieser Rechner verwendet Alter bei Diagnose, Geschlecht, Herzsynkope. Eine noch aktuellere Studie von Cadrin-Tourigny et al. untersuchte speziell prädiktive Faktoren von lebensbedrohlichen VAs (LTVA) als besserer Surrogatmarker für das SCD-Risiko. Diese Studie ergab, dass jüngeres Alter, männliches Geschlecht, ventrikuläre Extrasystolen-Zahl und die Anzahl der Ableitungen mit T-Wellen-Inversion prädiktiv für LTVA waren [10, 79].

### 23.3.10 Nachuntersuchungen

Für Personen mit ARVC, die regelmäßig Sport treiben, wird eine jährliche Nachuntersuchung empfohlen (Klasse-I-Empfehlung) [86]. Bei Jugendlichen und jungen Erwachsenen, die anfälliger für belastungsbedingte SCD sind, und bei Personen mit Genotypen mit hohem arrhythmischen Risiko sowie Trägern mehrerer pathogener Varianten sollte eine häufigere (6-monatige) Nachsorge in Erwägung gezogen werden (Klasse-IIa-Empfehlung) [86, 95].

### 23.3.11 Empfehlungen für Sportler mit ARVC

Sowohl die europäischen als auch die US-amerikanischen Empfehlungen zur sportlichen Eignung bei Patienten mit Herzerkrankungen sowie das Konsensusdokument der International Task Force zur ARVC-Behandlung stimmen darin überein, dass die Einschränkung von Leistungssportaktivitäten als therapeutische Maßnahme zur Reduzierung des Risikos von VA und SCD angesehen werden sollte [19, 79, 86, 109]. Diese Empfehlung gilt bereits für genotyp-positiv/phänotyp-negative Personen.

Die Teilnahme an einer 150-minütigen körperlichen Aktivität mit geringer Intensität (Yoga und Spazierengehen) pro Woche sollte für alle Personen in Betracht gezogen werden (Empfehlung der Klasse IIa). Eine Teilnahme an Freizeitübungen bzw. Sportarten mit niedriger oder mittlerer Intensität kann, falls gewünscht, bei Personen ohne Herzstillstand, VA, ungeklärter Synkope in der Anamnese, minimalen strukturellen Herzanomalien, < 500 ventrikuläre Extrasystolen/24h und ohne Anzeichen einer belastungsinduzierten komplexen VA in Betracht gezogen werden (Klasse-IIb Empfehlung). Die Teilnahme an intensivem Freizeit- oder Wettkampfsport wird nicht empfohlen (Klasse-III-Empfehlung) [59, 86]. Bei der Risikostratifizierung und Entscheidungsfindung bezüglich der ICD-Implantation sollte die Möglichkeit der dadurch bedingten Bewegungseinschränkung berücksichtigt werden [86].

Gemäß den aktuellen US-amerikanischen Empfehlungen sollen Athleten mit wahrscheinlicher oder definitiver Diagnose einer ARVC von den meisten Leistungssportarten ausgeschlossen werden, mit möglicherweise Ausnahme von Sportarten mit geringer Intensität (Klasse-I-Empfehlung) [70].

## 23.4 Myokarditis

Die Myokarditis ist eine Entzündung des Herzmuskels, die durch verschiedene Ursachen bedingt sein kann: Infektionen, Exposition mit kardiotoxischen Substanzen und durch Aktivierung immunologischer Prozesse. Die infektiöse Myokarditis durch Viren (meistens Enterovirus, Parvovirus, Adenovirus und Herpesvirus) stellt die häufigste Form der Krankheit dar und führt normalerweise zu einer leichten, vorübergehenden Herzbeteiligung, häufig mit vollständiger Genesung [12, 16]. Der Übergang von einer akuten Myokardschädigung zu imuninflammatorischen Mechanismen kann bei einigen Patienten zu einer chronischen ventrikulären Dysfunktion führen, jedoch bestehen derzeit Kontroversen über die Häufigkeit und die zugrunde liegenden Mechanismen [1, 62]. Postinflammatorische Myokardfibrosen im Bereich der betroffenen Herzkammer sind nicht selten und ergeben sich aus dem Heilungsprozess der vorausgegangenen akuten Myokardläsion [7].

Sportler haben ein höheres Risiko, eine Myokarditis zu entwickeln. Intensives und anhaltendes Training sowie Wettkämpfe können die Immunabwehr durch verschiedene Mechanismen reduzieren, die möglicherweise die Anfälligkeit gegenüber Virusinfektionen erhöhen und den pathobiologischen Krankheitsverlauf verschlechtern [39, 45, 47, 50].

Entgegen erster alarmierender Berichte scheint bei Sportlern mit einer Infektion durch SARS-Cov-2 eine den Lake-Louis-Kriterien im MRT entsprechende klinische oder subklinische Myokarditis nur selten aufzutreten (2,3 %) [25]. Unterschiedliche Prävalenzen in den Studien sind wohl durch die verschiedenen Untersuchungszeitpunkte im Infektionsverlauf, unterschiedliche MRT-Protokolle und Interpretationen sowie eventuelle Vorerkrankungen bedingt. Verlauf und Prognose einer klinischen oder subklinischen Myokarditis bei Sportlern nach COVID-19 sind zum aktuellen Zeitpunkt aufgrund fehlender Längsschnittstudien noch nicht bekannt.

Alle Formen von Herzrhythmusstörungen können während und nach einer akuten Myokarditis auftreten. Das Hauptrisiko bei Sportlern besteht in potenziell tödlichen ventrikulären Arrhythmien, die durch körperliche Anstrengung ausgelöst werden. Die akute Myokardentzündung kann die elektrophysiologischen Eigenschaften des Myokards durch mehrere Mechanismen verändern und Arrhythmien begünstigen [93, 116]. In der chronischen Phase können Restentzündung, LV-Dysfunktion und vor allem postinflammatorische Myokardnarben zum Auftreten lebensbedrohlicher Arrhythmien führen [112].

Arrhythmien können bei bis zu 24 % der Patienten die erste klinische Manifestation der Erkrankung sein [11, 46], wobei 7 % der Fälle eine anhaltende ventrikuläre Tachykardie oder Kammerflimmern aufweisen [2]. Des Weiteren wird angenommen, dass die Myokarditis für etwa 12 % aller Fälle von plötzlichem Herztod (SCD) bei jungen Athleten [29, 34, 43, 67] verantwortlich ist. Während ausgeprägte körperliche Anstrengungen sehr wahrscheinlich das Ereignis auslösen [57], konnte die Implementierung eines systematischen Screenings bei Leistungssportlern die SCD-Inzidenz durch Myokarditis nicht reduzieren [18]. Allerdings wurde dies durch ein systematisches Management von Infekten einschließlich Trainingsanpassung erreicht [35].

Das Versagen der Beeinflussung der SCD-Rate durch Screeningkampagnen spiegelt die Schwierigkeit der Identifizierung von Sportlern mit Myokarditis aufgrund der akuten und unvorhersehbaren Art der Erkrankung bei ansonsten asymptomatischen Personen wider [112], was auch an der geringen Effizienz der Risikostratifizierung insbesondere in den späteren Phasen der Krankheit liegt [30]. Hochtrainierte Leistungssportler können außerdem ihre Symptome bewusst negieren, um Einschränkungen der Teilnahmeberechtigung in Wettkämpfen zu vermeiden.

### 23.4.1 Diagnose

Das klinische Erscheinungsbild ist heterogen, mit meist unspezifischen Symptomen: Brustschmerzen, Dyspnoe, ungeklärter Leistungsabfall, Palpitationen, Schwindel oder Synkopen. Es sollte sorgfältig nach einer Virusinfektion in der Anamnese oder nach Prodromalsymptomen in den vorausgegangenen Wochen gesucht werden. Die Ergebnisse nicht-invasiver Untersuchungen können häufig nur schwer von den üblichen Ergebnissen und normalen Werten bei Hochleistungssportlern unterschieden werden. Das EKG kann eine Sinustachykardie und unspezifische Repolarisationsstörungen wie T-Welleninversionen oder auch QTc-Verlängerungen [41] aufweisen. Seltener bestehen ischämie- oder perikarditistypische Veränderungen. Das Vorhandensein von Q-Zacken, die genau wie erhöhte Troponine bei Patienten mit LGE im MRT etwas

# Sport bei Myokarderkrankungen

häufiger sind [41], oder das Auftreten eines Linksschenkelblocks ist von schlechter prognostischer Bedeutung [61]. Im Allgemeinen ist das EKG aber wenig sensibel in der Diagnostik einer Myokarditis (unter 50 %) ([41, 75]). Häufiger sind spontane oder belastungsinduzierte ventrikuläre Rhythmusstörungen ([37, 46]). Hieraus ergibt sich die praktische Bedeutung eines systematischen Ruhe- und Belastungs-EKGs in der Gesundheitsbeurteilung von Athleten als Ausgangsbefund, um später das Erkennen von neu aufgetretenen Veränderungen oder Herzrhythmusstörungen zu ermöglichen. ◘ Abb. 23.4 zeigt das Fallbeispiel eines Langstreckenläufers mit akuter Myokarditis.

Die Troponinwerte können entweder nur leicht oder auch deutlicher erhöht sein. Um die pathologische von der kurzfristigen belastungsinduzierten Erhöhung bei Leistungssportlern zu unterscheiden, sollte man den Zeitverlauf der erhöhten Troponinwerte und die seit Beginn der Ausdauerbelastung verstrichene Zeit berücksichtigen [100]. Die Echokardiografie kann eine abnormale linksventrikuläre Herzfunktion (LVEF) zeigen, die unter Belastung weiter abnimmt, sowie regionale Wandbewegungsstörungen – beides Merkmale, die beim Sportlerherzen nicht vorkommen dürfen [24, 110].

Bei akuter Myokarditis hat sich die kardiale Magnetresonanztomografie (MRT) mit hoher Sensitivität (81 %), Spezifität (71 %) und diagnostischer Genauigkeit (79 %) [60] zur wichtigsten nicht invasiven Diagnosemethode entwickelt. Über die Beurteilung von Morphologie und Funktion hinaus ermöglicht die MRT eine Gewebecharakterisierung [81]. Die Lake-Louise-Kriterien haben sich in der klinischen Praxis fest etabliert und kombinieren verschiedene Techniken zum Nachweis von intramyokardialem Ödeme durch T2-Bildgebung, nicht ischämischer Fibrose durch späte Gadolinium-Anreicherung (LGE) und Hyperämie durch eine frühe myokardiale

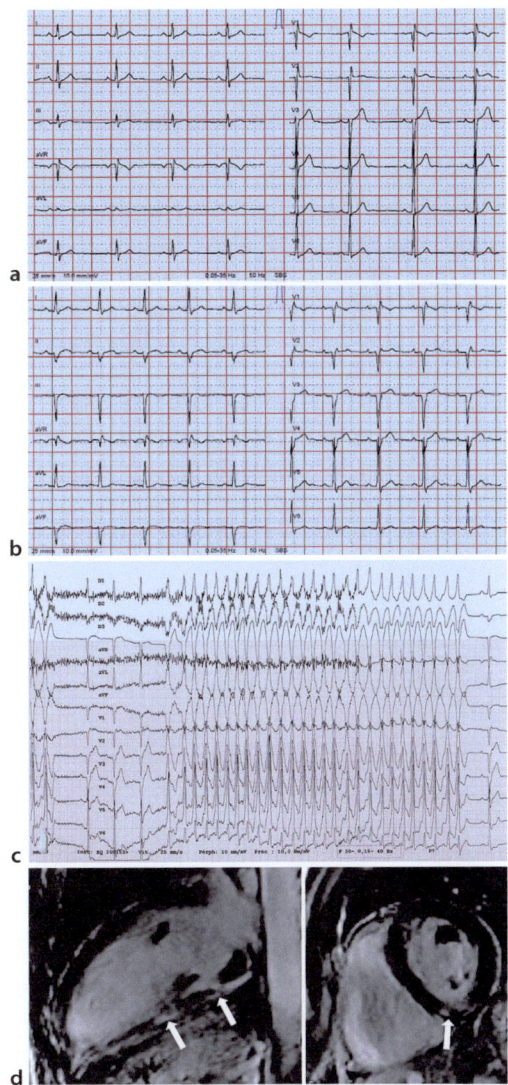

◘ Abb. 23.4 a–d Fallbeispiel eines Langstreckenläufers mit akuter Myokarditis; a Ausgangs-EKG in Ruhe vor 2 Jahren; b Ruhe-EKG bei Wiedervorstellung wegen Leistungseinbruch; c ventrikuläre Tachykardie im Aufnahme-EKG wenige Tage später wegen akuter Palpitationen; d Kardio-MRT mit heterogener intramuraler Retention (Pfeile)

Gadolinium-Anreicherung [60]. Sie werden durch ein natives T1-Mapping ergänzt, das sowohl vom Myokardödem als auch von der extrazellulären Expansion beeinflusst wird und daher in der Lage ist, eine Myokarditis in verschiedenen Stadien zu erkennen, was die Diagnosegenauigkeit weiter verbessert. Das T2-Mapping trägt weniger zur diagnostischen Effizienz bei, erlaubt jedoch, den freien Wassergehalt zu bestimmen und dadurch bei Patienten mit Symptomen, die länger als 2 Wochen andauern, zwischen Myokarditis und nicht-entzündlichen Kardiomyopathien zu unterscheiden [54, 80] (Beispiel ◘ Abb. 23.5a). Diese Möglichkeit der Unterscheidung zwischen akuter Myokarditis, Myokarditis im Spätstadium oder einer anderen Pathologie kann jedoch sehr schwierig sein. Die kardiale MRT ist außerdem ein wertvolles prognostisches Instrument und bietet die Möglichkeit, LGE, LV-Remodeling und T2-W-Ödem als prognostische Marker für relevante kardiale Ereignisse (MACE = major cardiac events) bei der Nachuntersuchung zu nutzen [33, 41, 118] (Beispiel ◘ Abb. 23.5b).

### 23.4.2 Empfehlungen für Sportler mit Verdacht auf Myokarditis

Bei einem Sportler mit kardiovaskulären Symptomen und einer kürzlich erlittenen oder anhaltenden Infektion sollte eine Myokarditis aufgrund von EKG, biologischen/Entzündungs- und echokardiografischen Kriterien ausgeschlossen werden. Bei pathologischen Ergebnissen sollte das Training je nach Ausprägung eingeschränkt oder gar ausgesetzt

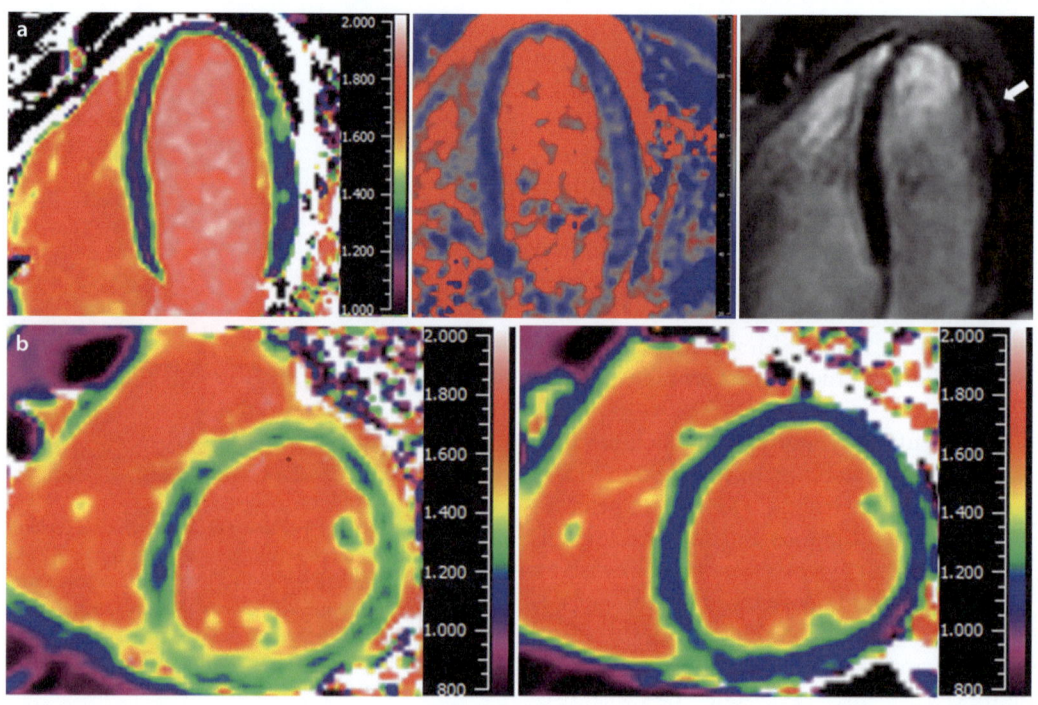

◘ **Abb. 23.5 a** Kardiale MRT-Vierkammer-Längsachsenansicht bei einem 33-jährigen Patienten mit Verdacht auf Myokarditis unter Verwendung von nativem T1- (links) und T2-Mapping (Mitte) sowie LGE-Bildgebung (rechts – Pfeil). Mehrere Läsionen mit nicht ischämischer Topografie und hohen T1- und T2-Mapping-Werten sind in der linksventrikulären Seitenwand vorhanden und deuten auf das Vorhandensein eines Ödems und damit einer akuten Myokarditis hin. **b** Kardiales MRT mit nativem T1 bei einer 21-jährigen Basketballspielerin mit Verdacht auf Myokarditis. Diffus erhöhte T1-Mapping-Werte waren der einzige anomale Befund in der Akut-Phase-Untersuchung (links). Der deutliche Rückgang nach drei Monaten (rechts, bei gleichem Maßstab) spricht retrospektiv für die Diagnose einer akuten Myokarditis

werden, bis die Symptome abgeklungen sind und die Infektion ausgeheilt ist.

Bei Verdacht auf Myokarditis sollte möglichst eine kardiale MRT durchgeführt werden, vorzugsweise mehr als 7 Tage nach Auftreten der Symptome. Bei einer normalen kardialen MRT und dem Ausschluss von Arrhythmien im Langzeit- und Belastungs-EKG ist eine Myokarditis unwahrscheinlich. Bis zur Auflösung der Symptome und dem Abklingen der Infektion sollten sportliche Aktivitäten eingeschränkt werden. Eine abnormale MRT bestätigt die Diagnose einer Myokarditis mit der Folge, dass für intensives Training und Leistungssport eine formelle Kontraindikation besteht, die in der Regel zwischen 3 und 6 Monaten andauert [70, 83, 86]. Das Vorhandensein von LGE, negativem LV-Remodeling und Myokardödem, die durch T2-Mapping erkannt werden, und komplexen ventrikulären Arrhythmien während des Trainings oder im Langzeit-EKG sind anerkannte Risikomarker für schwerwiegende Ereignisse und führen zum Trainingsverbot [1, 118].

Nach 3 Monaten werden Kontrollen von MRT und je nach Ergebnis ggf. von Belastungs-EKG empfohlen. Eine anhaltende Entzündung basierend auf der T2-W-Bildgebung/T2-Mapping oder persistierende Arrhythmien sollten zur Verlängerung des Sportverbots führen [30]. Eine normale MRT bei der Nachuntersuchung ohne negatives LV/RV-Remodeling, ohne klinische und laborchemische Entzündungszeichen und ohne Arrhythmien ist erforderlich, um zu einem hohen Belastungsniveau zurückzukehren. In diesem Fall sollte eine weitere regelmäßige klinische Überwachung empfohlen werden.

Bei stabilem oder abnehmendem LGE im MRT ohne Nachweis einer Entzündung oder Arrhythmie wird eine individuelle Einzelfallberatung empfohlen und eine langsame, progressive Rückkehr zu körperlicher Aktivität in den nächsten 3–6 Monaten kann in Betracht gezogen werden. Personen mit ausgedehnten Myokardnarben (>20 % LGE) und anhaltender LV-Dysfunktion sollten auf sportliche Aktivitäten mit mittlerer oder hoher körperlicher Intensität verzichten [86].

Derzeit gibt es keinen Beleg für eine „sichere" Belastbarkeitsgrenze im 3- bis 6-monatigen Zeitraum nach der Leistungssportabstinenz. Die Rolle einer moderaten oder isometrischen körperlichen Betätigung ist noch unklar. Eine moderate Aktivität, die 50 % der peak VO2 oder 60 % der maximalen vorhergesagten Herzfrequenz entspricht, wie bei Herzinsuffizienz empfohlen, wurde von Fall zu Fall bei Myokarditis-Patienten erlaubt [30, 88]. Tragbare Defibrillatoren (Zoll Lifevest) könnten bei Sportlern zukünftig eine Rolle spielen, um den Zeitpunkt der Wiederaufnahme des Trainings zu verkürzen, vorausgesetzt die körperliche Fitness lässt dies zu [92]. Bei Personen mit abgelaufener Myokarditis besteht das Risiko eines Rückfalls und eines klinisch stummen Verlaufs; daher wird eine jährliche Verlaufskontrolle empfohlen [86].

> **Fazit**
> In der Abklärung der Myokarderkrankungen konnten in den letzten Jahren erhebliche Fortschritte, insbesondere durch die Magnetresonanztomografie sowie die Längsschnittbeobachtung betroffener Sportler einschließlich der Auswertung implantierter Defibrillatoren erzielt werden. Inzwischen liegen präzisierte internationale europäische und US-amerikanische Empfehlungen zur sportlichen Belastbarkeit bei den verschiedenen Krankheitsbildern vor.
>
> Bei den meisten Kardiomyopathien besteht eine klare Kontraindikation zum Leistungssport.

## Literatur

1. Ammirati E, Frigerio M, Adler ED et al (2020) Management of acute myocarditis and chronic inflammatory cardiomyopathy: an expert consensus document. Circ Heart Fail 13:e007405
2. Anzini M, Merlo M, Sabbadini G et al (2008) Long-term evolution and prognostic stratification of biopsy-proven active myocarditis. Circulation 128:2384–2394
3. Assis FR, Tandri H (2020) Epicardial ablation of ventricular tachycardia in arrhythmogenic right ventricular cardiomyopathy. Card Electrophysiol Clin 12:329–343
4. Aung N, Doimo S, Ricci F et al (2020) Prognostic significance of left ventricular noncompaction: Systematic review and meta-analysis of observational studies. Circ Cardiovasc Imaging 13:e009712
5. Barratt Ross S, Singer ES, Driscoll E et al (2020) Genetic architecture of left ventricular noncompaction in adults. Hum Genome Var 7:33
6. Basso C, Thiene G, Corrado D, Angelini A, Nava A, Valente M (1996) Arrhythmogenic right ventricular cardiomyopathy: dysplasia, dystrophy, or myocarditis? Circulation 94:983–991
7. Basso C, Carturan E, Corrado D, Thiene G (2007) Myocarditis and dilated cardiomyopathy in athletes: diagnosis, management, and recommendations for sport activity. Cardiol Clin 25:423–429
8. Bauce B, Frigo G, Benini G et al (2010) Differences and similarities between arrhythmogenic right ventricular cardiomyopathy and athlete's heart adaptations. Br J Sports Med 44:148–154
9. Cadrin-Tourigny J, Bosman LP, Nozza A et al (2019) A new prediction model for ventricular arrhythmias in arrhythmogenic right ventricular cardiomyopathy. Eur Heart J 40:1850–1858
10. Cadrin-Tourigny J, Bosman LP, Wang W et al (2021) Sudden cardiac death prediction in arrhythmogenic right ventricular cardiomyopathy: a multinational collaboration. Circ Arrhythmia Electrophysiol 14:e008509
11. Caforio A, Calabrese F, Angelini A et al (2007) A prospective study of biopsy-proven myocarditis: prognostic relevance of clinical and aetiopathogenetic features at diagnosis. Eur Heart J 28:1326–1333
12. Caforio AL, Pankuweit S, Arbustini E et al (2013) European Society of Cardiology Working Group on Myocardial and Pericardial Diseases. Current state of knowledge on aetiology, diagnosis, management, and therapy of myocarditis: a position statement of the European Society of Cardiology working group on myocardial and pericardial diseases. Eur Heart J 34:2636–2648, 2648a-2648d
13. Calkins H, Corrado D, Marcus F (2017) Risk stratification in arrhythmogenic right ventricular cardiomyopathy. Circulation 136:2068–2082
14. Caselli S, Attenhofer Jost CH, Jenni R, Pelliccia A (2015) Left ventricular noncompaction diagnosis and management relevant to preparticipation screening of athletes. Am J Cardiol 116:801–808
15. Chandra N, Bastiaenen R, Papadakis M, Sharma S (2013) Sudden cardiac death in young athletes. J Am Coll Cardiol 61:1027–1040
16. Cooper LT Jr (2009) Myocarditis. N Engl J Med 360:1526–1538
17. Corrado D, Basso C, Thiene G et al (1997) Spectrum of clinicopathologic manifestations of arrhythmogenic right ventricular cardiomyopathy/dysplasia: a multicenter study. J Am Coll Cardiol 30:1512–1520
18. Corrado D, Basso C, Pavei A et al (2006) Trends in sudden cardiovascular death in young competitive athletes after implementation of a preparticipation screening program. JAMA 296:1593–1601
19. Corrado D, Wichter T, Link MS et al (2015) Treatment of arrhythmogenic right ventricular cardiomyopathy/dysplasia: an international task force consensus statement. Eur Heart J 36:3227–3237
20. Corrado D, Link MS, Calkins H (2017) Arrhythmogenic right ventricular cardiomyopathy. Jarcho JA, ed. N Engl J Med 376:61–72
21. Corrado D, Van Tintelen PJ, McKenna WJ et al (2020) Arrhythmogenic right ventricular cardiomyopathy: evaluation of the current diagnostic criteria and differential diagnosis. Eur Heart J 7:1414–1449
22. Czimbalmos C, Csecs I, Dohy Z et al (2019) Cardiac magnetic resonance based deformation imaging: role of feature tracking in athletes with suspected arrhythmogenic right ventricular cardiomyopathy. Int J Cardiovasc Imaging 35:529–538
23. D'Ascenzi F, Solari M, Corrado D, Zorzi A, Mondillo S (2018) Diagnostic differentiation between arrhythmogenic cardiomyopathy and athlete's heart by using imaging. JACC Cardiovasc Imaging 11:1327–1339
24. Damm S, Andersson LG, Henriksen E et al (1999) Wall motion abnormalities in male elite orienteers are aggravated by exercise. Clin Physiol 19:121–126

25. Daniels CJ, Rajpal S, Greenshields JT et al (2021) Big Ten COVID-19 Cardiac Registry Investigators. Prevalence of clinical and subclinical myocarditis in competitive athletes with recent SARS-CoV-2 infection: Results from the Big Ten COVID-19 Cardiac Registry. JAMA Cardiol:e212065
26. Dejgaard LA, Haland TF, Lie OH et al (2018) Vigorous exercise in patients with hypertrophic cardiomyopathy. Int J Cardiol 250:157–163
27. Drezner JA, Ackerman MJ, Anderson J et al (2013) Electrocardiographic interpretation in athletes: the Seattle Criteria. Br J Sports Med 47:122–124
28. D'Silva A, Captur G, Bhuva AN et al (2020) Recreational marathon running does not cause exercise-induced left ventricular hypertrabeculation. Int J Cardiol 315:67–71
29. Eckart RE, Scoville SL, Campbell CL et al (2004) Sudden death in young adults: a 25-year review of autopsies in military recruits. Ann Intern Med 141:829–834
30. Eichhorn C, Bière L, Schnell F et al (2020) Myocarditis in athletes is a challenge. Diagnosis, risk stratification, and uncertainties. J Am Coll Cardiol Imag 13:494–507
31. Elliott P, Andersson B, Arbustini E et al (2008) Classification of the cardiomyopathies: a position statement from the European Society of Cardiology working group on myocardial and pericardial diseases. Eur Heart J 29:270–276
32. Engberding R, Yelbuz TM, Breithardt G (2007) Isolated noncompaction of the left ventricular myocardium – a review of the literature two decades after the initial case description. Clin Res Cardiol 96:481–488
33. Filippetti L, Mandry D, Venner C et al (2018) Longterm outcome of patients with low/intermediate risk myocarditis is related to the presence of left ventricular remodeling in addition to the MRI pattern of delayed gadolinium enhancement. J Am Coll Cardiol Imag 11: 1367–1369
34. Finocchiaro G, Papadakis M, Robertus JL et al (2016) Etiology of sudden death in sports: insights from a United Kingdom Regional Registry. J Am Coll Cardiol 67:2108–2115
35. Friman G, Wesslen L (2000) Infections and exercise in high-performance athletes. Immunology and Cell Biology 78:510–522
36. Gandjbakhch E, Redheuil A, Pousset F, Charron P, Frank R (2018) Clinical diagnosis, imaging, and genetics of arrhythmogenic right ventricular cardiomyopathy/dysplasia. J Am Coll Cardiol 72:784–804
37. Gao X, Peng L, Zeng Q, Wu ZK (2009) Autonomic nervous function and arrhythmias in patients with acute viral myocarditis during a 6-month follow-up period. Cardiology 113:66–71
38. Gasperetti A, Dello RA et al (2020) Novel risk calculator performance in athletes with arrhythmogenic right ventricular cardiomyopathy. Heart Rhythm 17:1251–1259
39. Gatmaitan B, Chason J, Lerner M (1970) Augmentation of the virulence of murine coxsackievirus B3 myocardiopathy by exercise. J Exp Med 131:1121–1136
40. Gerull B, Heuser A, Wichter T et al (2004) Mutations in the desmosomal protein plakophilin-2 are common in arrhythmogenic right ventricular cardiomyopathy. Nat Genet 36:1162–1164
41. Gräni C, Eichhorn C, Biere L et al (2017) Prognostic value of cardiac magnetic resonance tissue characterization in risk stratifying patients with suspected myocarditis. J Am Coll Cardiol 70:1964–1976
42. Harmon KG, Drezner JA, Maleszewski JJ et al (2014) Pathogeneses of sudden cardiac death in national collegiate athletic association athletes. Circ Arrhythm Electrophysiol 7:198–204
43. Harmon KG, Asif IM, Maleszewski JJ et al (2015) Incidence, causes and comparative frequency of sudden cardiac death in National Collegiate Athletic Association Athletes. Circulation 132:10–19
44. Ho CY (2012) Hypertrophic cardiomyopathy in 2012. Circulation 125:1432–1438
45. Hosenpud JD, Campbell SM, Niles NR et al (1987) Exercise induced augmentation of cellular and humoral autoimmunity associated with increased cardiac dilatation in experimental autoimmune myocarditis. Cardiovasc Res 21:217–222
46. Hufnagel G, Pankuweit S, Richter A, Schönian U, Maisch B (2000) The European Study of Epidemiology and Treatment of Cardiac Inflammatory Diseases (ESETCID). First epidemiological results. Herz 25:279–285
47. Ilbäck N-G, Fohlman J, Friman G (1989) Exercise in Coxsackie B3 myocarditis affects heart lymphocyte subpopulations and the inflammatory reaction. Am Heart J 117:1298–1302
48. James CA, Bhonsale A, Tichnell C et al (2013) Exercise increases age-related penetrance and arrhythmic risk in arrhythmogenic right ventricular dysplasia/cardiomyopathy-associated desmosomal mutation carriers. J Am Coll Cardiol 62:1290–1297
49. Jenni R, Oechslin E, Schneider J, Attenhofer Jost C, Kaufmann PA (2001) Echocardiographic and pathoanatomical characteristics of isolated left ventricular non-compaction: a step towards classification as a distinct cardiomyopathy. Heart 86:666–671

50. Kiel R, Smith F, Chason J, Khatib R, Reyes M (1989) Coxsackievirus B3 myocarditis in C3H/HeJ mice: description of an inbred model and the effect of exercise on virulence. Eur J Epidemiol 5:348–350
51. Kindermann W, Scharhag J (2014) Die physiologische Herzhypertrophie (Sportherz). Dtsc Z Sportmed 65:327–332
52. Kindermann W, Dickhuth HH, Niess A, Röcker K, Urhausen A (2003, 2007) Sportkardiologie. 1. und 2. Aufl. Steinkopff Verlag, Darmstadt
53. Kirklin W, Ellis FH Jr (1961) Surgical relief of diffuse subvalvular aortic stenosis. Circulation 24:739–742
54. von Knobelsdorff-Brenkenhoff F, Schuler J, Doganguzel S et al (2017) Detection and monitoring of acute myocarditis applying quantitative cardiovascular magnetic resonance. Circ Cardiovasc Imaging 10:e005242
55. Kovacevic-Preradovic T, Jenni R, Oechslin EN, Noll G, Seifert B, Attenhofer Jost CH (2009) Isolated left ventricular noncompaction as a cause for heart failure and heart transplantation: a single center experience. Cardiology 112:158–164
56. Kühl C, Luedde M, Langer C, Frey N (2013) Aktuelle Diagnostik und Therapie hypertrophischer Kardiomyopathien. Dtsch Med Wochenschr 138:583–588
57. Larsson E, Wesslén L, Lindquist O et al (1999) Sudden unexpected cardiac deaths among young Swedish orienteers – morphological changes in hearts and other organs. APMIS 107:325–336
58. Leopoulou M, Mattsson G, LeQuang JA et al (2020) Naxos disease–a narrative review. Expert Rev. Cardiovasc Ther 18:801–808
59. Lie ØH, Dejgaard LA, Saberniak J et al (2018) Harmful effects of exercise intensity and exercise duration in patients with arrhythmogenic cardiomyopathy. JACC Clin Electrophysiol 4:744–753
60. Lurz P, Luecke C, Eitel I et al (2016) Comprehensive cardiac magnetic resonance imaging in patients with suspected myocarditis: the MyoRacer-trial. J Am Coll Cardiol 67:1800–1811
61. Magnani JW, Danik HJ, Dec GW Jr, DiSalvo TG (2006) Survival in biopsy-proven myocarditis: a long-term retrospective analysis of the histopathologic, clinical, and hemodynamic predictors. Am Heart J 151:463–470
62. Maisch B, Noutsias M, Ruppert V, Richter A, Pankuweit S (2012) Cardiomyopathies: classification, diagnosis, and treatment. Heart Fail Clin 8:53–78
63. Marcus FI, Fontaine GH, Guiraudon G et al (1999) Right ventricular dysplasia: a report of 24 adult cases. Ann Noninvasive Electrocardiol 4:97–111
64. Marcus FI, McKenna WJ, Sherrill D et al (2010) Diagnosis of arrhythmogenic right ventricular cardiomyopathy/dysplasia: proposed modification of the task force criteria. Circulation 121:1533–1541
65. Maron BJ, Braunwald E (2012) Evolution of hypertrophic cardiomyopathy to a contemporary treatable disease. Circulation 126:1640–1644
66. Maron BJ, Shen WK, Link MS (2000) Efficacy of implantable cardioverter-defibrillators for the prevention of sudden death in patients with hypertrophic cardiomyopathy. N Engl J Med 342:365–373
67. Maron BJ, Doerer JJ, Haas TS, Tierney DM, Mueller FO (2009) Sudden deaths in young competitive athletes analysis of 1866 deaths in the United States, 1980–2006. Circulation 119:1085–1092
68. Maron BJ, Maron MS, Sensarian C (2012) Genetics of hypertrophic cardiomyopathy after 20 years. J Am Coll Cardiol 60:705–715
69. Maron BJ, Haas TS, Murphy CJ, Ahluwalia A, Rutten-Ramos S (2014) Incidence and causes of sudden death in U.S. college athletes. J Am Coll Cardiol 63:1636–1643
70. Maron BJ, Udelson JE, Bonow RO et al (2015) American heart association electrocardiography and arrhythmias committee of council on clinical cardiology, council on cardiovascular disease in young, council on cardiovascular and stroke nursing, council on functional genomics and translational biology, and American College of Cardiology. Eligibility and disqualification recommendations for competitive athletes with cardiovascular abnormalities: task force 3: hypertrophic cardiomyopathy, arrhythmogenic right ventricular cardiomyopathy and other cardiomyopathies, and myocarditis: a scientific statement from the American Heart Association and American College of Cardiology. Circulation 132:e273–e280
71. Maupain C, Badenco N, Pousset F et al (2018) Risk stratification in arrhythmogenic right ventricular cardiomyopathy/dysplasia without an implantable cardioverter-defibrillator. JACC Clin Electrophysiol 4:757–768
72. Mazzarotto F, Hawley MH, Beltrami M et al (2021) Systematic large-scale assessment of the genetic architecture of left ventricular noncompaction reveals diverse etiologies. Genet Med 23:856–864
73. Miles C, Finocchiaro G, Papadakis M et al (2019) Sudden death and left ventricular involvement in arrhythmogenic cardiomyopathy. Circulation 139:1786–1797
74. Moon JC, McKenna WJ, McCrohon JA (2003) Toward clinical risk assessment in hypertrophic

cardiomyopathy with gadolinium cardiovascular magnetic resonance. J Am Coll Cardiol 41: 1561–1567
75. Morgera T, Di Lenarda A, Dreas L et al (1992) Electrocardiography of myocarditis revisited: clinical and prognostic significance of electrocardiographic changes. Am Heart J 124:455–467
76. O'Mahony C, Jichi F, Pavlou M et al (2014) A novel clinical risk prediction model for sudden cardiac death in hypertrophic cardiomyopathy (HCM risk-SCD). Eur Heart J 35:2010–2020
77. Olivotto I, Maron BJ, Montereggi A, Mazzuoli F, Dolara A, Cecchi F (1999) Prognostic value of systemic blood pressure response during exercise in a community based patient population with hypertrophic cardiomyopathy. J Am Coll Cardiol 33:2044–2051
78. Olivotto I, Oreziak A, Barriales-Villa R et al (2020) Mavacamten for treatment of symptomatic obstructive cardiomyopathy (EXPLORER-HCM); a randomized, double-blind, placebo-controlled phase 3 trial. Lancet 396:759–769
79. Orgeron GM, James CA, Te RA et al (2017) Implantable cardioverter-defibrillator therapy in arrhythmogenic right ventricular dysplasia/cardiomyopathy: predictors of appropriate therapy, outcomes, and complications. J Am Heart Assoc 6:e006242
80. Pan JA, Lee YJ, Salerno M (2018) Diagnostic performance of extracellular volume, native T1, and T2 mapping versus Lake Louise criteria by cardiac magnetic resonance for detection of acute myocarditis: a meta-analysis. Circ Cardiovasc Imaging 11:e007598
81. Parsai C, O'Hanlon R, Prasad SK, Mohiaddin RH (2012) Diagnostic and prognostic value of cardiovascular magnetic resonance in nonischaemic cardiomyopathies. J Cardiovasc Magn Reson 14:54
82. Patrianakos AP, Parthenakis FI, Nyktari EG, Vardas PE (2008) Noncompaction myocardium imaging with multiple echocardiographic modalities. Echocardiography 25:898–900
83. Pelliccia A, Corrado D, Bjornstad HH et al (2006) Recommendations for participation in competitive sport and leisure-time physical activity in individuals with cardiomyopathies, myocarditis and pericarditis. Eur J Cardiovasc Prev Rehabil 13:876–885
84. Pelliccia A, Caselli S, Sharma S et al (2018a) Internal reviewers for EAPC and EACVI European Association of Preventive Cardiology (EAPC) and European Association of Cardiovascular Imaging (EACVI) joint position statement: recommendations for the indication and interpretation of cardiovascular imaging in the evaluation of the athlete's heart. Eur Heart J 39:1949–1969
85. Pelliccia A, Lemme E, Maestrini V et al (2018b) Does sport participation worsen the clinical course of hypertrophic cardiomyopathy? Clinical outcome of hypertrophic cardiomyopathy in athletes. Circulation 137:531–533
86. Pelliccia A, Sharma S, Gati S et al (2021) 2020 ESC guidelines on sports cardiology and exercise in patients with cardiovascular disease. Eur Heart J 42:17–96
87. Petersen SE, Selvanayagam JB, Wiesmann F et al (2005) Left ventricular non-compaction: insights from cardiovascular magnetic resonance imaging. J Am Coll Cardiol 46:101–105
88. Piepoli MF, Conraads V, Corra U et al (2011) Exercise training in heart failure: from theory to practice: a consensus document of the Heart Failure Association and the European Association for Cardiovascular Prevention and Rehabilitation. Eur J Heart Fail 13:347–357
89. Pignatelli RH, McMahon CJ, Dreyer WJ et al (2003) Clinical characterization of left ventricular noncompaction in children: a relatively common form of cardiomyopathy. Circulation 108:2672–2678
90. Pilichou K, Nava A, Basso C et al (2006) Mutations in desmoglein-2 gene are associated with arrhythmogenic right ventricular cardiomyopathy. Circulation 113:1171–1179
91. Priori SG, Blomstrom-Lundqvist C, Mazzanti A et al (2015) 2015 ESC guidelines for the management of patients with ventricular arrhythmias and the prevention of sudden cardiac death. The task force for the management of patients with ventricular arrhythmias and the prevention of sudden cardiac death of the European Society of Cardiology. Eur Heart J 36:2793–2867
92. Prochnau D, Surber R, Kuehnert H, Heinke M (2010) Successful use of a wearable cardioverter-defibrillator in myocarditis with normal ejection fraction. Clin Res Cardiol 99:129–131
93. Punja M, Mark DG, McCoy JV, Javan R, Pines JM, Brady W (2010) Electrocardiographic manifestations of cardiac infectious-inflammatory disorders. Am J Emergency Med 28: 364–377
94. Rampazzo A, Nava A, Malacrida S et al (2002) Mutation in human desmoplakin domain binding to plakoglobin causes a dominant form of arrhythmogenic right ventricular cardiomyopathy. Am J Hum Genet 71:1200–1206
95. Rigato I, Bauce B, Rampazzo A et al (2013) Compound and digenic heterozygosity predicts

96. Ross S, Jones K, Blanch B et al (2020) A systematic review and meta-analysis of the prevalence of left ventricular non-compaction in adults. Eur Heart J 20(41):1428–1436
97. Ruwald AC, Marcus F, Estes NAM et al (2015) Association of competitive and recreational sport participation with cardiac events in patients with arrhythmogenic right ventricular cardiomyopathy: results from the North American multidisciplinary study of arrhythmogenic right ventricular cardiomyopath. Eur Heart J 36:1735–1743
98. Saberniak J, Hasselberg NE, Borgquist R et al (2014) Vigorous physical activity impairs myocardial function in patients with arrhythmogenic right ventricular cardiomyopathy and in mutation positive family members. Eur J Heart Fail 16:1337–1344
99. Scharhag J, Schneider G, Urhausen A, Rochette V, Kramann B, Kindermann W (2002) Athlete's heart: right and left ventricular mass and function in male athletes and untrained individuals determined by magnetic resonance imaging. J Am Coll Cardiol 40:1856–1863
100. Sedaghat-Hamedani F, Kayvanpour E, Frankenstein L et al (2015) Biomarker changes after strenuous exercise can mimic pulmonary embolism and cardiac injury- a meta-analysis of 45 studies. Clin Chem 61:1246–1255
101. Sen-Chowdhry S, Syrris P, Ward D, Asimaki A, Sevdalis E, McKenna WJ (2007) Clinical and genetic characterization of families with arrhythmogenic right ventricular dysplasia/cardiomyopathy provides novel insights into patterns of disease expression. Circulation 115:1710–1720
102. Sen-Chowdhry S, Syrris P, Prasad SK, Ward D et al (2008) Left-dominant arrhythmogenic cardiomyopathy. An under-recognized clinical entity. J Am Coll Cardiol 52:2175–2187
103. Sharma S, Elliott PM, Whyte G et al (2000) Utility of metabolic exercise testing in distinguishing hypertrophic cardiomyopathy from physiologic left ventricular hypertrophy in athletes. J Am Coll Cardiol 36:864–870
104. Stiles MK, Fauchier L, Morillo CA, Wilkoff BL (2020) 2019 HRS/EHRA/APHRS/LAHRS focused update to 2015 expert consensus statement on optimal implantable cardioverter-defibrillator programming and testing. Heart Rhythm 17:e220–e228
105. Syrris P, Ward D, Evans A et al (2006) Arrhythmogenic right ventricular dysplasia/cardiomyopathy associated with mutations in the desmosomal gene desmocollin-2. Am J Hum Genet 79:978–984
106. Tabib A, Loire R, Chalabreysse L et al (2003) Circumstances of death and gross and microscopic observations in a series of 200 cases of sudden death associated with arrhythmogenic right ventricular cardiomyopathy and/or dysplasia. Circulation 108:3000–3005
107. Tear D (1958) Asymmetric hypertrophy of the heart in young adults. Br Heart J 20:1–8
108. Towbin JA, Lorts A, Jefferies JL (2015) Left ventricular non-compaction cardiomyopathy. Lancet 386:813–815
109. Towbin JA, McKenna WJ, Abrams DJ et al (2019) 2019 HRS expert consensus statement on evaluation, risk stratification, and management of arrhythmogenic cardiomyopathy. Heart Rhythm 16:e301–e372
110. Urhausen A (2013) Die Echokardiographie in der Sportmedizin. Dtsch Z Sportmed 64:357–361
111. Urhausen A, Kindermann W (1998) Der plötzliche Herztod im Sport. Ther Umsch 55:229–234
112. Vio R, Zorzi A, Corrado D (2020) Myocarditis in the Athlete: arrhythmogenic substrates, clinical manifestations, management, and eligibility decisions. J Cardiovasc Transl Res 13:284–295
113. Wallace R, Calkins H (2021) Risk stratification in arrhythmogenic right ventricular cardiomyopathy. Arrhythmia Electrophysiol Rev 10:26–32
114. Wang W, Orgeron G, Tichnell C et al (2018) Impact of exercise restriction on arrhythmic risk among patients with arrhythmogenic right ventricular cardiomyopathy. J Am Heart Assoc 7:e008843
115. Wilson MG, Sharma S, Carré F et al (2012) Significance of deep T-wave inversions in asymptomatic athletes with normal cardiovascular examinations: practical solutions for managing the diagnostic conumdrum. Br J Sports Med 46(Suppl 1):i51–i58
116. Yilmaz A, Mahrholdt H, Athanasiadis A et al (2008) Coronary vasospasm as the underlying cause for chest pain in patients with PVB19 myocarditis. Heart 94:1456–1463

117. Zemrak F, Ahlman MA, Captur G et al (2014) The relationship of left ventricular trabeculation to ventricular function and structure over a 9.5- year follow-up: the MESA study. J Am Coll Cardiol 64:1971–1980
118. Zorzi A, Perazzolo Marra M, Rigato I et al (2016) Nonischemic left ventricular scar as a substrate of life-threatening ventricular arrhythmias and sudden cardiac death in competitive athletes. Circ Arrhythm Electrophysiol 9:e004229
119. Zorzi A, Cipriani A, Mattesi G, Vio R, Bettella N, Corrado D (2020) Arrhythmogenic cardiomyopathy and sports activity. J Cardiovasc Transl Res 13:274–283

# Sport bei linksventrikulären Klappenvitien

*Wilfried Kindermann, Jan Daniel Niederdöckl, Axel Urhausen und Jürgen Scharhag*

## Inhaltsverzeichnis

24.1 Einleitung – 362

24.2 Aortenklappenstenose – 363

24.3 Aortenklappeninsuffizienz – 365

24.4 Bikuspide Aortenklappe – 367

24.5 Mitralklappenstenose – 368

24.6 Mitralklappeninsuffizienz – 369

24.7 Mitralklappenprolaps – 372

24.8 Kombinierte Vitien – 373

24.9 Postoperative Belastbarkeit – 373

Literatur – 374

© Springer-Verlag GmbH Deutschland, ein Teil von Springer Nature 2023
J. Niebauer (Hrsg.), *Sportkardiologie*, https://doi.org/10.1007/978-3-662-65165-0_24

Für die Beurteilung der Sporttauglichkeit bei Klappenvitien ist die Echokardiographie von entscheidender Bedeutung, da die hierüber ermittelten Schweregrade wegweisend für die Einschätzung der körperlichen Belastbarkeit von Sportlern mit Klappenveränderungen sind. Zusätzlich fließen etwaige klinische Symptome und Risikofaktoren von Sporttreibenden mit Klappenvitien in die Beurteilung der Sporttauglichkeit ein. Im folgenden Kapitel werden die Kriterien zur Beurteilung der Sporttauglichkeit bei Klappenvitien systematisch auf Basis der aktuellen Empfehlungen der wissenschaftlichen Fachgesellschaften dargestellt.

## 24.1 Einleitung

Klappenvitien des linken Herzens sind wegen der deutlich höheren Druckbelastung häufiger als jene des rechten Herzens. Erworbene Klappenvitien werden heute seltener rheumatisch als degenerativ verursacht. Die Echokardiographie ist die entscheidende Methode für die Diagnostik und Beurteilung des Schweregrades. Dieser ist das wichtigste Kriterium für die körperliche Belastbarkeit. Die meisten Empfehlungen für Wettkampf-, Freizeit- und Gesundheitssport basieren – mangels Daten aus prospektiven kontrollierten Studien – allerdings weiterhin auf Expertenkonsens.

Im Folgenden werden die Aspekte der körperlichen Belastbarkeit bei Aortenklappenstenose und Aortenklappeninsuffizienz einschließlich bikuspider Aortenklappe, Mitralklappenstenose und Mitralklappeninsuffizienz einschließlich Mitralklappenprolaps basierend auf den aktuellen Empfehlungen der Europäischen Gesellschaft für Kardiologie [49] und amerikanischen Fachgesellschaften [12] dargestellt.

Die Häufigkeit der Herzklappenerkrankungen steigt mit dem Alter deutlich und beträgt bei jungen Menschen etwa 1–2 % [49]. Die linksventrikulären Vitien entwickeln sich meist im Lauf des Lebens. Angeborene Gewebsschwächen oder Formveränderungen (z. B. bikuspide Aortenklappe) können im Verlauf ebenfalls zu Funktionseinschränkungen führen. Während früher Erkrankungen des rheumatischen Formenkreises die häufigste Ursache von erworbenen linksventrikulären Klappenvitien waren, dominieren heute degenerative, oft atherosklerotisch bedingte Veränderungen. Analog zu Veränderungen der Altersstruktur nimmt so auch die Häufigkeit von linksventrikulären Vitien, insbesondere der Aortenklappenstenose, zu.

Diagnostisch wegweisend ist primär die körperliche Untersuchung. Anhand von Herzgeräuschen kann erkannt werden, welche Klappenerkrankung vorliegt. Die Echokardiographie ist jedoch die entscheidende Methode für die Diagnosesicherung und Beurteilung des Schweregrades und dieser wiederum das wichtigste Kriterium für die körperliche Belastbarkeit. Außerdem liefert die transthorakale Echokardiographie Informationen über morphologische sowie hämodynamische Verhältnisse und hilft den Zeitpunkt etwaiger Interventionen zu optimieren [39]. Insbesondere bei Koinzidenz mit anderen kardiovaskulären Erkrankungen wie Vorhofflimmern können Biomarker Zusatzinformation liefern [38].

Relativ häufig bestehen unbedeutende Insuffizienzen an den Aorten- und Mitralklappen, die aber bei Sportlern nicht häufiger als bei Normalpersonen gefunden werden [17, 54]. Bei klinischer Relevanz überlagern deren Auswirkungen die physiologischen sportbedingten Adaptationen [16, 33, 59] (siehe ◘ Abb. 24.1). Ein echokardiographisch nachweisbarer Insuffizienzjet bei leicht- bis mittelgradig vergrößertem linken Ventrikel kann beispielsweise bei Ausdauersportlern mit kleinen Körperdimensionen (z. B. Marathonläufer) auf eine bedeutsame Regurgitation hinweisen. Hingegen wäre ein solcher Befund bei groß dimensionierten Ausdauersportlern wie Ruderern primär unverdächtig.

Da kaum prospektive Studiendaten über die Progression von valvulären Vitien bei regel-

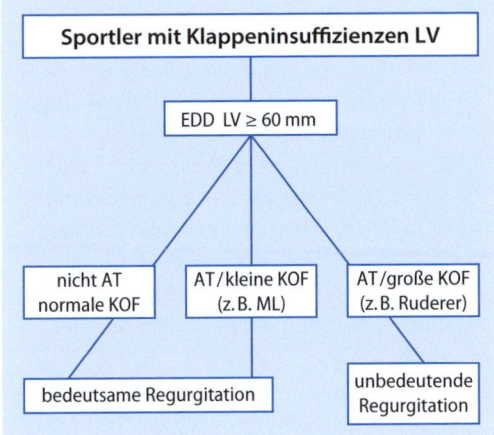

**Abb. 24.1** Differenzialdiagnose bei Sportlern mit Klappeninsuffizienzen und vergrößertem linken Ventrikel. LV linker Ventrikel, EDD LV enddiastolischer Durchmesser linker Ventrikel, AT ausdauertrainiert, KOF Körperoberfläche, ML Marathonläufer

mäßiger sportlicher Betätigung, insbesondere bei Leistungssport, vorliegen, basieren die nachfolgenden Empfehlungen in erster Linie auf Expertenkonsens. Für Wettkampfsportler existieren spezielle Konsensusdokumente internationaler Fachgesellschaften [12, 49], die sich zum Teil geringfügig unterscheiden können. So differenzieren die US-amerikanischen Empfehlungen von American Heart Association (AHA) und American College of Cardiology (ACC) zwischen vier klinisch-morphologischen Graden (A-D). Die aktuellen Empfehlungen der European Society of Cardiology (ESC) unterscheiden hingegen zwischen der Sporttauglichkeit für Gesundheits-/Freizeitsport („recreational/leisure time sports") und Wettkampfsport. Bedeutsam für die Unterscheidung zwischen Gesundheits-/Freizeitsport und Wettkampfsport ist, dass bei gesundheits- und freizeitsportlichen Aktivitäten kein Wettkampfcharakter besteht und somit eine gezielte Belastungssteuerung mit Einhaltung von krankheitsrelevanten oberen Grenzwerten der Herzfrequenz möglich ist, bei Wettkämpfen jedoch uneingeschränkt sportartspezifische Maximalleistungen möglich sein müssen.

## 24.2 Aortenklappenstenose

Die Aortenklappenstenose ist der häufigste erworbene Herzklappenfehler und europaweit nach der arteriellen Hypertonie und der koronaren Herzkrankheit die dritthäufigste kardiovaskuläre Erkrankung. Die *kalzifizierende Aortenklappenstenose* ist die bei weitem häufigste Form [7, 30]. Die Prävalenz nimmt mit dem Alter zu, ca. 3 % der Älteren haben eine schwere Aortenklappenstenose [19, 41]. Besonders häufig sind sklerosierte Aortenklappen ohne relevante Funktionseinschränkung. Als Pathomechanismen werden kardiovaskuläre Risikofaktoren wie Rauchen, Hypertonie, Fettstoffwechselstörungen oder Diabetes mellitus und inflammatorische Prozesse diskutiert [18]. Die *angeborene Aortenklappenstenose* ist die zweithäufigste Form, während die *postrheumatische Form* selten geworden ist.

Höhergradige Aortenklappenstenosen führen im Zeitverlauf zu einer Drucküberlastung des linken Ventrikels mit nachfolgender konzentrischer Hypertrophie und Fibrosierung. Daraus resultieren eine eingeschränkte diastolische Funktion und verminderte koronare Flussreserve, später auch eine eingeschränkte systolische Funktion. Der Anstieg des linksventrikulären Füllungsdrucks führt zu einer Druckerhöhung und Vergrößerung des linken Vorhofs. Wesentliche differenzialdiagnostische Probleme bei ausdauertrainierten Sportlern mit Aortenklappenstenose sind nicht zu erwarten, da Ausdauertraining nicht zu einer konzentrischen, sondern exzentrischen Hypertrophie führt [47, 48, 63]. Hierbei sind die Kammerwände selten dicker als 13 mm, systolische und diastolische Funktion sind normal [20, 33, 59, 60].

Die Aortenklappenstenose verläuft progredient, individuell aber mit unterschiedlicher Geschwindigkeit, und kann lange asymptomatisch bleiben. Selbst bei schwerer Aortenklappenstenose ist das Risiko eines plötzlichen Herztods mit ca. 1 % relativ niedrig, vorausgesetzt es bestehen keine Beschwerden [9, 35]. Treten Symptome wie Dyspnoe, Angina pectoris oder Synkopen auf, verschlechtert sich die Prognose ohne Behandlung deutlich. Die jährlichen Mortalitätsraten steigen dann bis 25 %, mit einer durchschnittlichen Überlebenszeit von nur zwei bis drei Jahren [6]. Eine Ergometrie kann asymptomatische Patienten demaskieren, wenn während Belastung Symptome auftreten [3, 39]. Darüber hinaus gelten als prognostisch ungünstig eine Auswurffraktion <50 %, ein hypertrophierter linker Ventrikel mit einer Kammerwanddicke ≥15 mm sowie Blutdruckabfall oder komplexe Rhythmusstörungen im Belastungs-EKG. [9] Die Operationsindikation ist bei symptomatischen Patienten unumstritten, wird aber bei asymptomatischen Patienten und Sportlern kontrovers beurteilt, wenn die linksventrikuläre Funktion nicht eingeschränkt ist [32, 52, 61].

Zur Einschätzung des Schweregrades haben sich die dopplerechokardiographische Bestimmung der maximalen Flussgeschwindigkeit über der Aortenklappe und des mittleren Druckgradienten sowie der Aortenklappenöffnungsfläche bewährt. Folgende mittlere Druckgradienten sind maßgeblich für den Schweregrad: leicht <20 mm Hg, mittelschwer 20–40 mm Hg, schwer >40 mm Hg [8]. Die Klappenöffnungsfläche beträgt bei einer schweren Aortenklappenstenose <1,0 cm². Bei eingeschränkter linksventrikulärer Funktion mit niedrigem Schlagvolumen werden Druckgradient und Klappenöffnungsfläche unterschätzt (sog. Low Flow – Low Gradient-Stenose).

Für die Einschätzung der körperlichen Belastbarkeit bis hin zum Wettkampfsport ist der echokardiographisch bestimmte Schweregrad entscheidend. Außerdem ist eine eventuell vorliegende Symptomatik zu berücksichtigen. Wegen des progredienten Verlaufs sind Kontrolluntersuchungen in mindestens jährlichen Abständen notwendig. Hierbei sollte auch die Größe und Morphologie der Aorta ascendens evaluiert werden [12].

### Empfehlungen „Aortenklappenstenose"

1. Bei *leichter asymptomatischer Aortenklappenstenose* und normalem Belastungs-EKG sind sowohl Gesundheits-/Freizeitsport als auch Wettkampfsport uneingeschränkt möglich. Hierbei unterscheiden sich die aktuellen europäischen Empfehlungen [49] nicht von den amerikanischen Empfehlungen aus dem Jahr 2015 [12]
2. Bei *mittelschwerer asymptomatischer Aortenklappenstenose* mit einer linksventrikulären Auswurffraktion (LVEF) ≥50 %, normalem Belastungs-EKG und guter Leistungsfähigkeit sind Gesundheits-/Freizeitsport (z. B. Walking/Nordic-Walking, Jogging (Herzfrequenz-adaptiert)) sowie Wettkampfsport mit niedrigen bis mittleren Intensitäten möglich (z. B. Tischtennis, Golf, Alpinskifahren, Volleyball, Tennis) [12, 49].
3. Bei *schwerer asymptomatischer Aortenklappenstenose* sind Gesundheits-/Freizeitsport bei einer LVEF ≥ 50 %, normalem Belastungs-EKG und normalem Blutdruck unter Belastung nur mit niedrigen Intensitäten möglich (z. B. Tischtennis, Golf, Wandern). Von Wettkampfsport ist abzuraten; lediglich in Einzelfällen mit einer LVEF ≥ 50 % ist eine Ausnahme vom Wettkampfverbot möglich [12, 49].
4. Bei *symptomatischen Aortenklappenstenosen aller Schweregrade* sollten weder Gesundheits-/Freizeitsport noch Wettkampfsport ausgeübt und die Indikation zum Klappenersatz/-rekonstruktion evaluiert werden. Leichtes rehabilitatives körperliches Training unter strengen Belastungsvorgaben wie Belastungsart und Herzfrequenz kann für den Erhalt des allgemeinen Gesundheitszustands erwogen werden [49]. Am geeignetsten sind hier gut dosierbare Belastungen

mit geringem Krafteinsatz wie Walking, langsames Radfahren oder Ergometertraining [34].
5. Für *älteren Patienten mit schwerer Aortenklappenstenose und Komorbiditäten* hat die interventionelle kathetergestützte Aortenklappenimplantation (TAVI) in den letzten Jahren erhebliche Bedeutung erlangt. Die wenigen bisher verfügbaren Studiendaten zeigen, dass eine frühe kardiale Rehabilitation unter besonderer Berücksichtigung von körperlicher Aktivität sowohl Leistungsfähigkeit als auch Lebensqualität verbessert [26, 53]. Am geeignetsten erscheint für solche Patienten ein rehabilitatives Geh- und Ergometertraining mit niedrigen Intensitäten.

## 24.3 Aortenklappeninsuffizienz

Die Aortenklappeninsuffizienz ist deutlich seltener als die Aortenklappenstenose. Die häufigsten Ursachen sind die degenerative aortoanuläre Ektasie und die bikuspide Aortenklappe. Weniger häufig sind bakterielle und rheumatische Endokarditiden. Angeborene Bindegewebserkrankungen wie das Marfan-Syndrom können ebenfalls mit einer Aortenklappeninsuffizienz einhergehen [27]. Die degenerative Aortenklappenstenose ist oft mit einer Aortenklappeninsuffizienz kombiniert. Bei ca. 10 % der Bevölkerung ist echokardiographisch eine minimale Aortenklappeninsuffizienz bei unauffälligem Auskultationsbefund und normaler Klappenmorphologie ohne klinische Relevanz nachweisbar [2, 57].

Die hämodynamisch relevante Regurgitation an der Aortenklappe führt zu einer Volumenbelastung des linken Ventrikels. In Abhängigkeit vom Ausmaß des Regurgitationsvolumens vergrößert sich der linke Ventrikel, sodass sich eine exzentrische Hypertrophie entwickelt. Im Verlauf kann es zu einer Überlastung des linken Ventrikels mit konsekutiver Myokardschädigung kommen. Zwar ist das kardiale Remodeling beim Ausdauersportler ebenfalls Folge einer Volumenbelastung, jedoch repräsentiert das Sportherz eine physiologische Adaptation ohne Myokardschädigung [59]. Die Beurteilung des Schweregrades erfolgt anhand mehrerer echokardiographischer Kriterien wie Breite der V. contracta, Druckhalbwertszeit und Regurgitationsvolumen [50], Jetlänge oder Jetfläche sind unsichere Kriterien zur Schweregradbeurteilung.

Da bei Sportlern mit Aortenklappeninsuffizienz sowohl eine insuffizienzbedingte als auch eine sportbedingte Volumenbelastung besteht, hat sich eine hämodynamische Schweregradeinteilung, die sich an der Größe des linken Ventrikels orientiert, bewährt. Eine leichte Aortenklappeninsuffizienz führt zu keiner Vergrößerung des linken Ventrikels, bei einer mittelschweren Aortenklappeninsuffizienz ist der linke Ventrikel gering bis mäßiggradig, bei einer schweren Aortenklappeninsuffizienz deutlich vergrößert [11]. Hinweisend können bereits ein linksventrikulärer enddiastolischer Durchmesser ≥60 mm (körperdimensionsbezogen >35 mm/m$^2$ bei Männern bzw. >40 mm/m$^2$ bei Frauen) bzw. ein endsystolischer Durchmesser >50 mm für Männer bzw. >40 mm für Frauen sein [12, 36, 43, 46, 47, 49, 59]. Wenn beispielsweise ein Sportler mit Aortenklappeninsuffizienz und einer Körperoberfläche von deutlich über 2,00 m$^2$ einen linksventrikulären enddiastolischen Durchmesser von ≥60 mm aufweist, kann daraus nicht zwangsläufig auf eine höhergradige Aortenklappeninsuffizienz geschlossen werden.

Selbst die höhergradige Aortenklappeninsuffizienz verläuft meist jahrzehntelang asymptomatisch und das Risiko eines plötzlichen Herztods bleibt gering. Im Zustand der myokardialen Schädigung ist Dyspnoe meist das führende Symptom. In diesem Stadium ist die Operationsindikation schließlich unstrittig. Bei symptomfreier schwerer Aortenklappeninsuffizienz ist eine Klappenoperation indiziert, wenn die Auswurffraktion <50 % beträgt oder endsystolischer bzw. enddiastolischer Durchmesser >50 mm bzw. >70 mm messen. [61, 64]. Ergänzend können zur Beurteilung des myokardialen Wandstresses die Konzentrationen von BNP oder NT-proBNP herangezogen werden, die bei einer physiologischen Sportherzvergrößerung nicht erhöht sind [56]. Insbesondere kann dies bei der Verlaufsbeurteilung einer durch Sport und Aortenklappeninsuffizienz verursachten „gemischten" Hypertrophie des linken Ventrikels hilfreich sein.

> **Empfehlungen „Aortenklappeninsuffizienz"**
> Die nachfolgenden Empfehlungen zur körperlichen Belastbarkeit berücksichtigen primär die Größe des linken Ventrikels [12, 34, 49]. Regelmäßige Kontrolluntersuchungen mindestens einmal jährlich werden für alle Konstellationen empfohlen [12, 49].
> 1. Bei *leichter bis mittelschwerer Aortenklappeninsuffizienz* ohne Symptome mit normal großem oder nur gering vergrößertem linken Ventrikel (enddiastolischer Durchmesser < 60 mm), normaler systolischer Funktion (LV-EF > 50 %) und normalem Belastungs-EKG ist jeder Sport einschließlich Wettkampfsport möglich [12, 49].
> 2. Bei *schwerer Aortenklappeninsuffizienz ohne Symptome* können bei leicht bis mäßig dilatiertem linken Ventrikel mit normaler systolischer LV-Funktion (LVEF > 50 %), normalem Belastungs-EKG und normaler körperlicher Leistungsfähigkeit Gesundheits-/Freizeitsport sowie die meisten Wettkampfsportarten mit niedrigen und mittleren Belastungsintensitäten erwogen werden (z. B. Golf, Tischtennis, Volleyball) [12, 49]. Für die Wettkampfsporttauglichkeit fordern die amerikanischen Empfehlungen zusätzlich noch einen fehlenden Progress der Aortenklappeninsuffizienz und/oder der linksventrikulären Dilatation. Sollten für Einzelfälle intensivere Belastungen in Betracht gezogen werden, empfiehlt die ESC Kontrolluntersuchungen in 6-monatlichen Abständen zur (Re-)Evaluation der LV-Funktion [49].
> 3. Bei *schwerer Aortenklappeninsuffizienz ohne Symptome, aber mit reduzierter LVEF (LVEF ≤ 50 %)* sollte Gesundheits-/Freizeitsport nur mit niedrigen Intensitäten ausgeübt werden. Wettkampfsport sollte nicht mehr betrieben werden. Vielmehr ist hier die Indikation zum Klappenersatz oder einer Klappenrekonstruktion zu evaluieren.
> 4. Sportler mit *schwerer Aortenklappeninsuffizienz und Symptomen, verminderter LV Funktion (LVEF < 50 %), dilatiertem LV* oder einem deutlich vergrößertem LV enddiastolischer Durchmesser sollten auch keinen Gesundheits-/Freizeitsport betreiben (AHA/ACC 2015). Wird eine Operationsindikation wegen symptomatischer schwerer Aortenklappeninsuffizienz gestellt, darf höchstens leichte aerobe körperliche Aktivität zum Erhalt oder zur Verbesserung der funktionellen Kapazitäten und des allgemeinen Wohlbefindens betrieben werden [12, 49].
> 5. Bei einer Aortenklappeninsuffizienz und einem Aortendurchmesser von 41 bis 45 mm erlauben die amerikanischen Empfehlungen nur Sportarten mit geringem Risiko für Körperkontakt [12].

## 24.4 Bikuspide Aortenklappe

Die bikuspide Aortenklappe ist mit 0,5–2 % die häufigste kongenitale Fehlbildung des Herzens und kann zusammen mit anderen angeborenen Herzfehlern auftreten [58, 62]. Männer sind dreimal häufiger betroffen als Frauen. Bei einem Teil der Patienten besteht eine genetische Disposition [66]. Die Morphologie der Taschenklappen ist unterschiedlich. Häufig besteht eine funktionelle bikuspide Aortenklappe mit Raphe zwischen rechts- und linkskoronarer Taschenklappe.

Bei jüngeren leistungsfähigen und asymptomatischen Sportlern werden bikuspide Aortenklappen meist als echokardiographischer Zufallsbefund bei der sportmedizinischen Vorsorgeuntersuchung entdeckt. Erst im Verlauf können Symptome auftreten, wenn sich infolge von degenerativen Veränderungen Insuffizienzen und/oder Stenosen entwickeln [55]. Darüber hinaus sind bikuspide Aortenklappen häufig mit pathologischen Veränderungen der Aortenwurzel und der Aorta ascendens assoziiert, sodass ein erhöhtes Risiko für Dilatation, Aneurysma und Dissektion besteht ( Abb. 24.2) [66]. Im Vergleich zur trikuspiden Aortenklappe ist das relative Risiko für eine Aortendissektion achtfach erhöht [37]. Ursächlich werden degenerative Veränderungen der Media der Aorta angenommen, die z. T. genetisch bedingt sind.

Ob regelmäßiges körperliches Training und Wettkampfsport den natürlichen Verlauf der bikuspiden Aortenklappe beeinflussen, ist aufgrund der bisherigen wenigen Daten nicht eindeutig zu beantworten. Wegen der häufig assoziierten Aortendilatation ist die Kenntnis von Normwerten bei Sportlern von Bedeutung. Leistungssport führt zu keiner relevanten Zunahme der aortalen Dimensionen. Darüber hinaus fand sich für sporttreibende und nichtsporttreibende Personen mit bikuspider Aortenklappe kein Unterschied im Progress des Sinus Valsalva und des proximalen Aortendurchmessers (Zunahme pro Jahr ca. 0,2 mm bzw. 0,1 mm) [14].

Bei Sportlern können als obere Normwerte für die Aorta ascendens 39 mm (Männer) bzw. 34 mm (Frauen) [1], für den Aortenwurzeldurchmesser 40 mm (Männer) bzw. 34–38 mm (Frauen) angenommen werden [23, 44]. Sinnvollerweise sollten auch die Körperdimensionen berücksichtigt und die Durchmesser auf die Körperoberfläche (KOF) indexiert werden (oberer Grenzwert Aorta ascendens für Männer und Frauen ca. 19–20 mm/m$^2$ KOF; oberer Grenzwert Sinus Valsalvae für Männer und Frauen ca. 20 mm/m$^2$ KOF [13]. Bei Aortenwurzeldurchmessern >40 mm bzw. >20 mm/m$^2$ KOF sollten Sportarten mit starker isometrischer Komponente selbst bei nur minimaler Klappendysfunktion gemieden werden. [24].

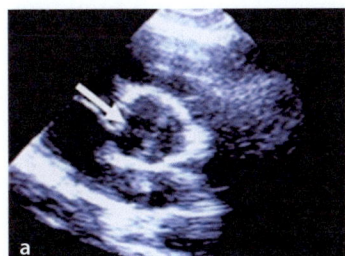 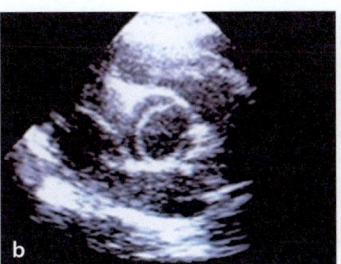 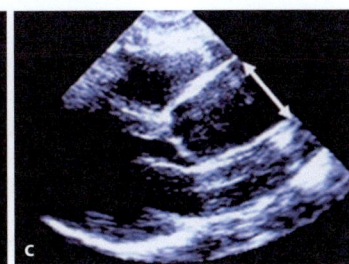

 Abb. 24.2  a–c Transthorakale Echokardiographie eines Fußballprofis mit bikuspider Aortenklappe. **a** geschlossene Klappe mit Raphe zwischen rechts- und akoronarer Taschenklappe (Pfeil); **b** typische ovale Öffnung; **c** Ektasie der Aorta ascendens mit 44 mm (Pfeil)

Die nachfolgenden Empfehlungen für die körperliche Belastbarkeit bis hin zum Wettkampfsport setzen bei allen Personengruppen regelmäßige Kontrolluntersuchungen voraus, um im Verlauf auftretende mögliche Veränderungen an den Klappen und der proximalen Aorta rechtzeitig zu erfassen. Bei bikuspider Aortenklappe mit Aortenklappeninsuffizienz und/oder Aortenklappenstenose wird auf die Empfehlungen in den entsprechenden Kapiteln verwiesen.

> **Empfehlungen „Bikuspide Aortenklappe"**
> 1. Bei bikuspider Aortenklappe ohne Aortendilatation und mit erhaltener Klappenfunktion ist jeder Sport einschließlich Wettkampfsport möglich [5, 49].
> 2. Bei bikuspider Aortenklappe und Aortendilatation bis 45 mm ist wettkampfmäßiger Sport in Sportarten mit mäßiggradiger dynamischer und statischer Beanspruchung möglich, wenn keine Kollisionsgefahr besteht (z. B. Tennis-Doppel, Tischtennis, Volleyball). Bei einer Aortendilatation >45 mm ist nur Wettkampfsport mit niedriger dynamischer und statischer Beanspruchung erlaubt (z. B. Golf, Kegeln).
> 3. Bei gesundheits- und freizeitsportlichen Aktivitäten sollte ebenfalls eine etwaige vorliegende Aortendilatation beachtet werden. Geeignet sind gut kontrollierbare ausdauerorientierte Belastungen mit geringem Krafteinsatz wie Walking, langsames Radfahren oder Ergometertraining. [12, 49].
> 4. Bei indiziertem Klappenersatz sollte insbesondere bei aktiven Sportlern mit funktionell bikuspider Aortenklappe (mit Raphe) auch die Möglichkeit einer Aortenklappenrekonstruktion evaluiert werden, um gegebenenfalls die Sporttauglichkeit einschränkende Antikoagulation bei mechanischem Klappenersatz zu vermeiden.

## 24.5 Mitralklappenstenose

Die Mitralklappenstenose wird am häufigsten durch ein rheumatisches Fieber verursacht und ist in Entwicklungsländern weit verbreitet. Hingegen ist der Klappenfehler in entwickelten Ländern seltener geworden. Frauen sind häufiger betroffen als Männer. Zweithäufigste Ursache sind primär degenerative Veränderungen, insbesondere im Alter [28, 29].

Wenn die Mitralklappenöffnungsfläche von normalerweise 4–5 $cm^2$ auf die Hälfte reduziert wird, kommt es zu einer hämodynamisch wirksamen mechanischen Obstruktion und gegebenenfalls zu Symptomen. Mit zunehmender Einengung wird die Füllung des linken Ventrikels in der Diastole behindert. Der linksatriale Druck steigt an und führt zu einer Vorhofvergrößerung. Im Verlauf kann sich eine pulmonale Hypertonie und schließlich eine Drucküberlastung des rechten Ventrikels entwickeln. Häufig ist die Mitralklappenstenose mit Vorhofflimmern assoziiert. Der hinter der Obstruktion liegende linke Ventrikel hat in den meisten Fällen eine normale Größe und Funktion, kann aber auch myokardial geschädigt sein. Dafür werden verschiedene Ursachen diskutiert, insbesondere eine primäre Schädigung bei rheumatischem Fieber als Ursache des Klappenvitiums. Die Mitralklappenstenose kann jahrelang asymptomatisch bleiben, ist aber meist progredient. Symptomatische Patienten haben ohne Intervention eine schlechte Prognose.

Für die Beurteilung des Schweregrades gelten folgende echokardiographisch gemessene Klappenöffnungsflächen [49]:
- leicht >1,5 cm²
- mittelschwer 1,0–1,5 cm²
- schwer <1,0 cm²

Die Indikation zu chirurgischer oder in besonderen Fällen interventioneller Therapie (Mitralklappenrekonstruktion/-ersatz, Mitralklappenvalvuloplastie) besteht bei symptomatischen Patienten bereits bei einer Mitralklappenöffnungsfläche <1,5 cm², aber auch bei asymptomatischen Patienten mit bestimmten Kriterien wie pulmonaler Hypertonie [28].

Es existieren kaum Daten über den Verlauf der Mitralklappenstenose bei regelmäßigem körperlichem Training und die dadurch verursachten wiederholten Anstiege des Pulmonalarteriendrucks. Die nachfolgenden Empfehlungen basieren deshalb auf Expertenkonsens – insbesondere den Wettkampfsport betreffend – und orientieren sich neben dem Schweregrad an weiteren Kriterien wie Pulmonalarteriendruck, Auftreten von Arrhythmien und Leistungsfähigkeit im Belastungstest [12, 49]. Bei Vorhofflimmern und Antikoagulation sollten keine Kontaktsportarten ausgeübt werden. Bei einer linksventrikulären Schädigung sind nur gesundheitssportliche Aktivitäten möglich. Regelmäßige Kontrolluntersuchungen, ggf. auch unter Einschluss einer dynamischen Stressechokardiographie, sind notwendig.

### Empfehlungen „Mitralklappenstenose"

Den Empfehlungen der Fachgesellschaften folgend soll eine körperliche Evaluierung von Sporttreibenden mit Mitralklappenstenose regelmäßig stattfinden – laut der amerikanischen Empfehlung explizit zumindest jährlich [12, 49].

1. Bei *leichter Mitralklappenstenose ohne Symptome* mit Sinusrhythmus, normalem Pulmonalarteriendruck (in Ruhe systolischer PA-Druck < 40 mmHg), normalem Belastungs-EKG und guter Leistungsfähigkeit können allen Arten von Gesundheits-/Freizeit- sowie Wettkampfsport ausgeübt werden.
2. Bei *mittelschwerer Mitralklappenstenose* ohne Symptome mit Sinusrhythmus, normalem Pulmonalarteriendruck (in Ruhe systolischer PA-Druck < 40 mmHg), normalem Belastungs-EKG und guter Leistungsfähigkeit können gesundheits- und freizeitsportliche Aktivitäten mit niedrigen und mittleren Belastungsintensitäten betrieben werden (z. B. Tennis-Doppel, Tischtennis, Volleyball, Golf, Walking). Wettkampfsport ist hingegen nur mit niedrigen Belastungsintensitäten erlaubt (z. B. Tischtennis, Golf).
3. Bei *schwerer Mitralklappenstenose* sind – unabhängig ob Vorhofflimmern besteht – weder Wettkampfsport noch Gesundheits- und Freizeitsport möglich. Bei geringer Symptomatik können zum Erhalt und zur Verbesserung der funktionellen Kapazitäten sowie des allgemeinen Wohlbefindens leichte aerobe körperliche Aktivitäten ausgeübt werden (z. B. Spazierengehen, Walking mit niedriger Intensität im flachen Gelände) [49].
4. Ungeachtet des Grades der *Mitralklappenstenose sollten bei Vorhofflimmern mit* Antikoagulation keine Sportarten mit einem erhöhtem Verletzungsrisiko ausgeübt werden [12, 49].

## 24.6 Mitralklappeninsuffizienz

Die Mitralklappeninsuffizienz ist nach der Aortenklappenstenose der zweithäufigste Klappenfehler [40]. Wie bei den Aortenvitien dominieren degenerative Veränderungen (europaweit 61 %), während eine rheumatische Ätiologie eher selten ist [29]. Häufig besteht ein Mitralklappenprolaps (▶ s. Abschn. 24.7). Auch das Marfan-Syndrom kann von einer Mitralklappeninsuffizienz begleitet sein. Die häufigsten Ursachen für eine sekundäre bzw. funktionelle Mitralklappeninsuffizienz sind ein vergrößerter linker Ventrikel bei dilatativer Kardiomyopathie und eine ischämische Genese bei koronarer Herzkrankheit [61]. Geringe Undichtigkeiten der Mitralklappe sind häufig und ohne Krankheitswert, sie werden auch als physiologische Mitralklappeninsuffizienz bezeichnet.

Die Mitralklappeninsuffizienz gehört wie die Aortenklappeninsuffizienz zu den volumenbelastenden Klappenvitien. Die Regurgitation belastet dabei primär den linken Vorhof und linken Ventrikel und führt in Abhängigkeit vom Ausmaß der Volumenbelastung zu einer Druckerhöhung im linken Vorhof und Pulmonalkreislauf. Der Verlauf ist variabel, auch höhergradige Mitralklappeninsuffizienzen können über viele Jahre stabil bleiben. Bei zunehmender Dilatation des linken Ventrikels entwickelt sich eine Myokardschädigung. Bei vergrößertem linkem Vorhof besteht meist Vorhofflimmern. Regelmäßige Kontrolluntersuchungen sind mindestens jährlich notwendig [12].

Die echokardiographische Beurteilung des Schweregrades wird semiquantitativ vorgenommen (z. B. V. contracta-Breite, Pulmonalvenenflussmuster, systolischer PA-Druck, PISA-Methode), hierbei werden oft verschiedene Kriterien kombiniert. Die V. contracta-Breite kann beispielsweise zur Klassifizierung wie folgt interpretiert werden [43]
— leicht <3 mm
— mittelschwer 3–6 mm
— schwer >6 mm

Analog zur Aortenklappeninsuffizienz reflektiert das enddiastolische Volumen des linken Ventrikels den hämodynamischen Schweregrad. Bei Sportlern ist die jeweils zusätzliche Volumenbelastung in Abhängigkeit von der Sportart zu berücksichtigen. Eine leichte Mitralklappeninsuffizienz führt zu keiner Vergrößerung des linken Ventrikels. Während dynamischer Belastung bleibt die Regurgitationsfraktion weitgehend konstant. Hingegen nimmt die Regurgitation bei Sportarten mit hoher statischer Beanspruchung aufgrund eines deutlichen Blutdruckanstiegs zu, was bei entsprechenden Sportarten beachtet werden sollte. Der Schweregrad der Regurgitation unter Belastung kann mittels Stressechokardiographie abgeklärt werden [65].

Ein enddiastolischer Durchmesser von ≥60 mm kann bei Sportlern mit Mitralklappeninsuffizienz als Grenzwert zur Differenzierung zwischen vorwiegend sportbedingter und vorwiegend insuffizienzbedingter Dilatation angenommen werden [11]. Auch hoch-trainierte Sportler haben nur in ca. 15 % einen Ventrikeldurchmesser ≥60 mm [36]. Zusätzlich sollten hierbei die Körperdimensionen berücksichtigt werden (siehe auch ◻ Abb. 24.1). Als Grenzwerte gelten im (Hoch-)Leistungssport linksventrikuläre enddiastolischer Durchmesser ≥ 35 mm/m$^2$ bei Männern und ≥ 40 mm/m$^2$ bei Frauen [12]. Systematische Studien über den Verlauf der Mitralklappeninsuffizienz bei regelmäßigem körperlichem Training existieren nicht.

Wegen des niedrigen Widerstands des linken Vorhofs ist die Nachlast des linken Ventrikels bei vorliegender Mitralklappeninsuffizienz geringer als unter normalen Bedingungen. Deshalb sollte die linksventrikuläre Auswurffraktion 60 % nicht unterschreiten [42].

◻ Abb. 24.3 zeigt einen progredienten Verlauf einer Mitralklappeninsuffizienz mit Mitralklappenprolaps bei einem ehemaligen Freizeit-Marathonläufer (180 cm, 81 kg). Trotz auf ärztliches Anraten eingeschränkter sportlicher Aktivität seit mehreren Jahren hat der enddiastolische Durchmesser des linken Ventrikels von 60 auf 66 mm zugenommen. Der Anstieg des Regurgitationsvolumens von 22 auf 62 ml bestätigt,

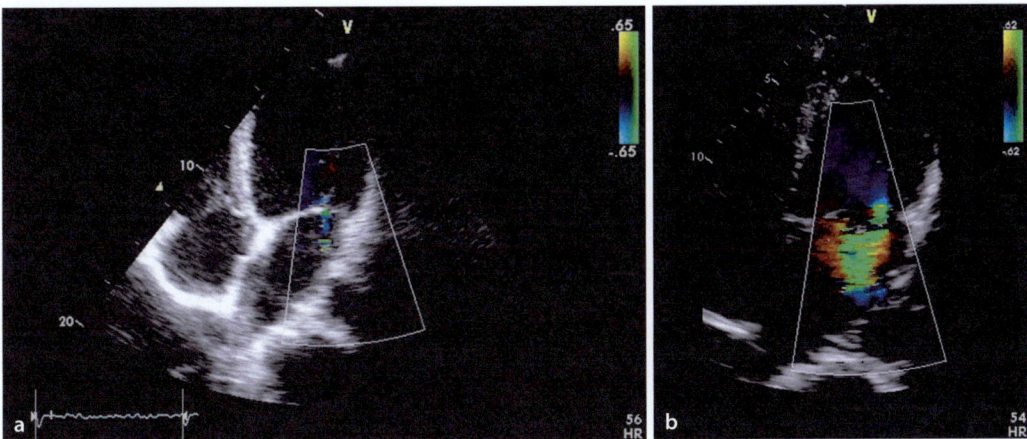

**Abb. 24.3** a, b Farbdopplerechokardiographie im apikalen 4-Kammerbild eines ehemaligen 52-jährigen Freizeit-Marathonläufers mit progredienter Mitralklappeninsuffizienz bei Mitralklappenprolaps. **a** Erstbefund vor 6 Jahren; **b** aktueller Befund mit deutlicher Zunahme der Regurgitation

dass die zunehmende linksventrikuläre Dilatation in erster Linie insuffizienzbedingt ist. Auswurffraktion und Pulmonalarteriendruck waren normal. Außer einer Abnahme der Leistungsfähigkeit wurden keine Beschwerden angegeben. Wettkampfsport ist im vorliegenden Fall kontraindiziert, gesundheitssportliche Aktivitäten dürfen nur auf der Basis von strengen Belastungsvorgaben erfolgen (s. nachfolgende Empfehlungen Punkte 3. und 4.).

> **Empfehlungen „Mitralklappeninsuffizienz"**
>
> 1. Bei *leichter Mitralklappeninsuffizienz* mit normaler Größe und Funktion des linken Ventrikels und Sinusrhythmus ist jeder Sport einschließlich Wettkampfsport möglich.
> 2. Bei *mittelschwerer Mitralklappeninsuffizienz mit Sinusrhythmus,* normal großem oder gering vergrößertem linken Ventrikel (LVEDD < 60 mm oder <35 mm/m² bei Männern und <40 mm/m² bei Frauen), normaler systolischer Funktion (LVEF ≥ 60 %), einem systolischen PA-Druck in Ruhe < 50 mmHg sowie normalem Belastungs-EKG können alle Gesundheits-/Freizeit- sowie Wettkampfsportarten ausgeübt werden.
> 3. Bei *schwerer Mitralklappeninsuffizienz* mit Sinusrhythmus, normal großem oder gering vergrößertem linken Ventrikel (LVEDD < 60 mm oder <35 mm/m² bei Männern und <40 mm/m² bei Frauen), normaler systolischer Funktion (LVEF ≥ 60 %), einem systolischen PA-Druck in Ruhe < 50 mmHg sowie normalem Belastungs-EKG kann Gesundheits-/Freizeitsport mit niedrigen und mittleren Intensitäten erlaubt werden (z. B. Tennis-Doppel, Tischtennis, Golf, Volleyball, Walking). Nach den europäischen Empfehlungen ist Wettkampfsport nur für Sportarten mit niedriger Belastungsintensität möglich (z. B. Golf, Tischtennis); hingegen schließen die amerikanischen Empfehlungen in Einzelfällen auch moderate Intensitäten nicht kategorisch aus [12, 49].
> 4. Bei *symptomatischer Mitralklappeninsuffizienz* und *eingeschränkter Belast-*

*barkeit* oder Mitralklappeninsuffizienz mit *belastungsinduzierten komplexen Herzrhythmusstörungen* sollten weder Wettkampfsport noch Gesundheits-/Freizeitsport betrieben werden. Rehabilitatives aerobes Training mit geringer Intensität kann zum Erhalt oder zur Verbesserung der funktionellen Kapazität und des allgemeinen Wohlbefindens ausgeübt werden.

5. Bei Vorhofflimmern und Antikoagulation sollten keine Sportarten mit erhöhtem Verletzungsrisiko ausgeübt werden [49].
6. Bei einer Mitralklappeninsuffizienz mit einer LVEF < 60 %, vergrößertem LVEDD ≥60 mm bzw. > 35 mm/m² bei Männern oder > 40 mm/m² bei Frauen, einem linksventrikulärem endsystolischen Durchmesser > 40 mm oder oder einem systolischen PA-Druck in Ruhe > 50 mmHg sollte kein Wettkampfsport betrieben werden [12, 49].

## 24.7 Mitralklappenprolaps

Der Mitralklappenprolaps ist eine meist angeborene Fehlbildung mit myxomatöser Klappendegeneration. Genetische Untersuchungen weisen auf einen autosomaldominanten Erbgang hin. Genetisch bedingte Bindegewebserkrankungen wie das Marfan-Syndrom können mit einem Mitralklappenprolaps assoziiert sein. Beim Mitralklappenprolaps wölben sich ein oder beide Segel systolisch über die atrioventrikulare Ebene hinaus in den linken Vorhof. Der typische Auskultationsbefund besteht aus einem mesosystolischen Klick mit oder ohne systolisches Geräusch. Im Stehen oder bei einem Valsalva-Manöver verschieben sich Klick und Geräusch in Richtung früher Systole, weil die Mitralsegel infolge Abnahme des linksventrikulären Volumens stärker prolabieren. Auf der Basis echokardiographischer Kriterien (Prolaps > 2 mm über die Atrioventrikularebene hinaus, Verdickung eines oder beider Mitralsegel > 5 mm) beträgt die Häufigkeit 1–2 % [21, 31].

Hämodynamisch dominiert die Volumenbelastung von linkem Vorhof und linkem Ventrikel (siehe Mitralklappeninsuffizienz). Wenn degenerierte Sehnenfäden abreißen, kann eine akute Mitralklappeninsuffizienz resultieren. Die meisten Personen mit Mitralklappenprolaps bleiben lebenslang symptomlos, ein plötzlicher Herztod ist selten [4]. Allerdings können Palpitationen und auch Extrasystolen unter Belastung auftreten. Bezüglich der Operationsindikation sei auf das Kapitel Mitralklappeninsuffizienz verwiesen. Eine Mitralklappenrekonstruktion erfolgt am häufigsten beim Mitralklappenprolaps.

### Empfehlungen „Mitralklappenprolaps"
Der *Mitralklappenprolaps* gilt als relativ gutartig und es gibt keinen Hinweis, dass Sport den Verlauf des Mitralklappenprolapssyndroms beeinflusst. Unabhängig vom Sport führt möglicherweise ein vermehrter Zug über die Sehnenfäden an den Papillarmuskeln oder deren Ansatzbereich zu einer Fibrosierung im Sinne einer vorzeitigen regionalen myokardialen Degeneration, wodurch eventuell ventrikuläre Extrasystolen ausgelöst werden können [15, 49].

Im Allgemeinen sind die Empfehlungen zur körperlichen Belastbarkeit vergleichbar mit denen der isolierten Mitalklappeninsuffizienz [12, 22, 42, 45, 49]. Entscheidend ist das Screening nach etwaigen Risikofaktoren für einen plötzlichen Herztod wie positive Familienanamnese, T-Wellen-Inversion in den inferioren Ableitungen, Long-QT-Syndrom, „Bi-leaflet"-Mitralklappenprolaps, dokumentierte Arrhythmien, Fibrose der basalen inferolateralen Wand, schwere

Mitralklappeninsuffizienz oder schwere Dysfunktion des linken Ventrikels.
1. Bei einem *Mitralklappenprolaps mit leichter bis mittelschwerer Mitralklappeninsuffizienz ohne Symptome* können alle Gesundheits-/Freizeit- sowie Wettkampfsportarten ausgeübt werden, sofern keine der oben genannten *Risikofaktoren vorliegen*.
2. Beim *Mitralklappenprolaps mit schwerer Mitralklappeninsuffizienz ohne Symptome* und ohne oben genannte Risikofaktoren, einem LVEDD <60 mm (<35 mm/m$^2$ bei Männern, <40 mm/m$^2$ bei Frauen), einer LVEF ≥ 60 %, systolischem Pulmonalarteriendruck in Ruhe < 50 mmHg und normalem Belastungs-EKG ist Wettkampfsport mit niedriger bis mittlerer Intensität möglich (z. B. Tischtennis, Golf, Tennis, Volleyball).
3. Beim *symptomatischem Mitralklappenprolaps* und einem der oben genannten Risikomerkmale sollten weder Wettkampfsport noch Gesundheits- und Freizeitsport betrieben werden. Aerobes Training mit niedriger Intensität kann zum Erhalt oder zur Verbesserung des allgemeinen Wohlbefindens betrieben werden [49].

## 24.8 Kombinierte Vitien

Kombinierte Stenosen und Insuffizienzen an Mitral- wie auch Aortenklappe können unterschiedliche Ursachen haben (z. B. angeboren, degenerativ, rheumatisch, entzündlich). Echokardiographisch festgestellte minimale Regurgitationen an Aorten-und Mitralklappe sind ohne klinische Bedeutung. Zur exakten Diagnostik ist häufig eine Herzkatheteruntersuchung notwendig.

**Empfehlungen „Kombinierte Vitien"**
Empfehlungen zur körperlichen Belastbarkeit können nur pauschal erfolgen, wobei das Vitium mit dem höchsten Schweregrad als maßgeblich angenommen werden kann.
1. Wettkampfsport ist nur bei leichten Schweregraden möglich. Dabei ist zu berücksichtigen, dass sich die Auswirkungen mehrerer Vitien addieren [42].
2. Bei mehreren mittelschweren oder schweren Vitien ist Wettkampfsport nicht möglich.
3. Gesundheits- und freizeitsportliche Aktivitäten sind in Abhängigkeit vom jeweiligen Schweregrad und eventuell vorliegenden Komplikationen möglich (s. auch entsprechende Empfehlungen für die einzelnen Vitien).

## 24.9 Postoperative Belastbarkeit

Zur Korrektur von linksventrikulären Klappenvitien sind verschiedene Techniken verfügbar. Das Spektrum reicht von mechanischen und biologischen Klappenprothesen bis hin zu rekonstruktiven Verfahren und perkutanen katheterbasierten Behandlungen. Trotz klinischer Besserung ist bei operierten Klappen-Patienten die Sterblichkeit erhöht, was bei Empfehlungen zur körperlichen Belastbarkeit zu berücksichtigen ist [12, 51]. Außerdem gibt es keine Langzeitstudien, ob intensiver Sport die Funktionsdauer von Klappenprothesen beeinflusst [10].

Bei allen Klappenprothesen ist zu berücksichtigen, dass ein immanenter transvalvulärer Gradient besteht und unter Belastung ansteigen kann [51]. Mittels Stressechokardiographie kann die Höhe des Anstiegs der Klappengradienten unter

Belastung objektiviert werden. Von wesentlicher Bedeutung für die postoperative Belastbarkeit sind präoperative Veränderungen wie eingeschränkte myokardiale Funktion und pulmonale Hypertonie, die häufig irreversibel sind. Beispielsweise bleibt die Leistungsfähigkeit bei einer rheumatisch verursachten Mitralklappenstenose häufig auch postoperativ stärker eingeschränkt, weinn der linke Ventrikel primär geschädigt ist [25]. Bei mechanischen Klappenprothesen ist eine dauerhafte Antikoagulation zwingend. Schließlich ist bei allen Klappenprothesen eine Endokarditisprophylaxe notwendig. Bei allen körperlich aktiven Klappen-Patienten werden regelmäßige Kontrolluntersuchungen einschließlich Echokardiographie und Belastungs-EKG empfohlen. Für die Empfehlungen zur körperlichen Belastbarkeit nach interventioneller kathetergestützter Aortenklappenimplantation (TAVI) wird auf ▶ Abschn. 19.2 verwiesen.

> **Empfehlungen „Postoperative Belastbarkeit"**
>
> Da kaum Langzeitstudien und nur wenige Anmerkungen in den Leitlinien existieren, sind nachfolgende Empfehlungen eher restriktiv formuliert:
> 1. Für Sportler mit *bioprothetischen Aorten- oder Mitralklappen*, die keine gerinnungshemmenden Mittel einnehmen, eine normale Klappen- und eine gute links-ventrikuläre Funktion aufweisen, ist Wettkampfsport mit geringer bis mittlerer dynamischer und statischer Belastungsintensität möglich (z. B. Tennis-Doppel, Tischtennis, Volleyball). Im Einzelfall sind bei guter bioprothetischer Klappenfunktion und unauffälligen sonstigen Befunden (ggf. einschließlich einer dynamischen Stressechokardiographie) unter engmaschigen sportkardiologischen Kontrollen auch intensive Belastungen und Wettkämpfe möglich.
> 2. Gesundheits- und freizeitsportliche Aktivitäten sind unter Berücksichtigung der Klappenfunktion und weiterer kardialen und pulmonalen Veränderungen möglich. Am geeignetsten sind ausdauerorientierte Belastungen mit geringem Krafteinsatz wie Walking, langsames Radfahren oder niedrigintensives Ergometertraining.
> 3. Bei Antikoagulation wie beispielsweise bei mechanischen Aorten- oder Mitralklappenprothesen sollten keine Sportarten mit erhöhtem Verletzungsrisiko ausgeübt werden [12].

> **Fazit**
>
> Neben Anamnese und klinischen Befunden sind Klappenhämodynamik, Ventrikelgröße und -funktion, pulmonalarterieller Druck und Rhythmusstörungen wichtige Faktoren für die körperliche Belastbarkeit bei linksventrikulären Klappenvitien. Wettkampfsport ist bei einem Herzklappenfehler nicht per se kontraindiziert. In Abhängigkeit vom Schweregrad des jeweiligen Vitiums müssen die verschiedenen Sportarten differenziert betrachtet und insbesondere im Hinblick auf ihre dynamische und statische Beanspruchung eingeordnet werden. Regelmäßige Kontrolluntersuchungen sind notwendig. Antikoagulierte Sporttreibende sollten Kontaktsportarten bzw. Sportarten mit erhöhtem Verletzungsrisiko wegen des erhöhten Blutungsrisikos vermeiden.

## Literatur

1. Abulí M, Grazioli G, Sanz de la Garza M et al (2020) Aortic root remodelling in competitive athletes. Eur J Prev Cardiolog 27:1518–1526. https://doi.org/10.1177/2047487319894882
2. Akinseye OA, Pathak A, Ibebuogu UN (2018) Aortic valve regurgitation: a comprehensive re-

view. Curr Probl Cardiol 43:315–334. https://doi.org/10.1016/j.cpcardiol.2017.10.004
3. Amato MC, Moffa PJ, Werner KE, Ramires JA (2001) Treatment decision in asymptomatic aortic valve stenosis: role of exercise testing. Heart 86:381–386. https://doi.org/10.1136/heart.86.4.381
4. Avierinos J-F, Gersh BJ, Melton LJ et al (2002) Natural history of asymptomatic mitral valve prolapse in the community. Circ 106:1355–1361. https://doi.org/10.1161/01.CIR.0000028933.34260.09
5. Baleilevuka-Hart M, Teng BJ, Carson KA et al (2020) Sports participation and exercise restriction in children with isolated bicuspid aortic valve. Am J Cardiol 125:1673–1677. https://doi.org/10.1016/j.amjcard.2020.02.039
6. Bates ER (2011) Treatment options in severe aortic stenosis. Circ 124:355–359. https://doi.org/10.1161/CIRCULATIONAHA.110.974204
7. Baumgartner H, Falk V, Bax JJ et al (2017) 2017 ESC/EACTS Guidelines for the management of valvular heart disease. Eur Heart J 38:2739–2791. https://doi.org/10.1093/eurheartj/ehx391
8. Baumgartner H, Hung J, Bermejo J et al (2017) Recommendations on the echocardiographic assessment of aortic valve stenosis: a focused update from the European Association of Cardiovascular Imaging and the American Society of Echocardiography. JASE 30:372–392. https://doi.org/10.1016/j.echo.2017.02.009
9. Bhattacharyya S, Hayward C, Pepper J, Senior R (2012) Risk stratification in asymptomatic severe aortic stenosis: a critical appraisal. European Heart Journal 33:2377–2387. https://doi.org/10.1093/eurheartj/ehs190
10. Blanc A, Lairez O, Cariou E et al (2019) Participating in sports after mitral valve repair for primary mitral regurgitation: a retrospective cohort study. Clin J Sport Med 31:414–422. https://doi.org/10.1097/JSM.0000000000000769
11. Bonow RO, Cheitlin MD, Crawford MH, Douglas PS (2005) Task force 3: valvular heart disease. J Am Coll Cardiol 45:1334–1340. https://doi.org/10.1016/j.jacc.2005.02.010
12. Bonow RO, Nishimura RA, Thompson PD, Udelson JE (2015) Eligibility and disqualification recommendations for competitive athletes with cardiovascular abnormalities: task force 5: valvular heart disease. J Am Coll Cardiol 66:2385–2392. https://doi.org/10.1016/j.jacc.2015.09.037
13. Boraita A, Heras M-E, Morales F et al (2016) Reference values of aortic root in male and female white elite athletes according to sport. Circ: Cardiovascular Imaging 9:e005292. https://doi.org/10.1161/CIRCIMAGING.116.005292
14. Boraita A, Morales-Acuna F, Marina-Breysse M et al (2019) Bicuspid aortic valve behaviour in elite athletes. EHJ – Cardiovascular Imaging 20:772–780. https://doi.org/10.1093/ehjci/jez001
15. Corrado D, Drezner JA, D'Ascenzi F, Zorzi A (2020) How to evaluate premature ventricular beats in the athlete: critical review and proposal of a diagnostic algorithm. Br J Sports Med 54:1142–1148. https://doi.org/10.1136/bjsports-2018-100529
16. D'Andrea A, Formisano T, Riegler L et al (2017) Acute and chronic response to exercise in athletes: the „supernormal heart". Adv Exp Med Biol 999:21–41. https://doi.org/10.1007/978-981-10-4307-9_2
17. Douglas PS, Berman GO, O'Toole ML et al (1989) Prevalence of multivalvular regurgitation in athletes. Am J Cardiol 64:209–212. https://doi.org/10.1016/0002-9149(89)90459-1
18. Dweck MR, Boon NA, Newby DE (2012) Calcific aortic stenosis: a disease of the valve and the myocardium. J Am Coll Cardiol 60:1854–1863. https://doi.org/10.1016/j.jacc.2012.02.093
19. Eveborn GW, Schirmer H, Heggelund G et al (2013) The evolving epidemiology of valvular aortic stenosis. The Tromsø study. Heart 99:396–400. https://doi.org/10.1136/heartjnl-2012-302265
20. Fernandez AB, Thompson PD (2021) Exercise participation for patients with valvular heart disease: a review of the current guidelines. Curr Cardiol Rep 23:49. https://doi.org/10.1007/s11886-021-01480-9
21. Freed LA, Benjamin EJ, Levy D et al (2002) Mitral valve prolapse in the general population. J Am Coll Cardiol 40:1298–1304. https://doi.org/10.1016/S0735-1097(02)02161-7
22. Friedli H, Morgenthaler JJ (1985) Kistler/Nitschmann plasma fractionation methods. Lancet 1:1215. https://doi.org/10.1016/s0140-6736(85)92892-2
23. Gati S, Malhotra A, Sedgwick C et al (2019) Prevalence and progression of aortic root dilatation in highly trained young athletes. Heart 105:920–925. https://doi.org/10.1136/heartjnl-2018-314288
24. Gati S, Malhotra A, Sharma S (2019) Exercise recommendations in patients with valvular heart disease. Heart 105:106–110. https://doi.org/10.1136/heartjnl-2018-313372
25. Gohlke-Bärwolf C, Gohlke H, Samek L et al (1992) Exercise tolerance and working capacity after valve replacement. J Heart Valve Dis 1:189–195
26. Gotzmann M, Bojara W, Lindstaedt M et al (2011) One-year results of transcatheter aortic valve implantation in severe symptomatic aor-

tic valve stenosis. Am J Cardiol 107:1687–1692. https://doi.org/10.1016/j.amjcard.2011.01.058
27. Guala A, Teixidó-Tura G, Rodríguez-Palomares J et al (2019) Proximal aorta longitudinal strain predicts aortic root dilation rate and aortic events in Marfan syndrome. Eur Heart J 40:2047–2055. https://doi.org/10.1093/eurheartj/ehz191
28. Harb SC, Griffin BP (2017) Mitral valve disease: a comprehensive review. Curr Cardiol Rep 19:73. https://doi.org/10.1007/s11886-017-0883-5
29. Iung B, Baron G, Butchart EG et al (2003) A prospective survey of patients with valvular heart disease in Europe: The Euro heart survey on valvular heart disease. Eur Heart J 24:1231–1243. https://doi.org/10.1016/s0195-668x(03)00201-x
30. Iung B, Vahanian A (2011) Epidemiology of valvular heart disease in the adult. Nat Rev Cardiol 8:162–172. https://doi.org/10.1038/nrcardio.2010.202
31. Jeresaty RM (1986) Mitral valve prolapse: definition and implications in athletes. J Am Coll Cardiol 7:231–236. https://doi.org/10.1016/s0735-1097(86)80286-8
32. Kang D-H, Park S-J, Lee S-A et al (2020) Early surgery or conservative care for asymptomatic aortic stenosis. N Engl J Med 382:111–119. https://doi.org/10.1056/NEJMoa1912846
33. Kindermann W (2000) Das Sportherz. Dtsch Z Sportmed 51:307–308
34. Kindermann W, Dickhuth H-H, Nieß A et al (2007) Sportkardiologie: Körperliche Aktivität bei Herzerkrankungen. Steinkopff Verlag Darmstadt, Darmstadt
35. Maron BJ (2003) Sudden death in young athletes. N Engl J Med 349:1064–1075. https://doi.org/10.1056/NEJMra022783
36. Maron BJ, Pelliccia A (2006) The heart of trained athletes: cardiac remodeling and the risks of sports, including sudden death. Circ 114:1633–1644. https://doi.org/10.1161/CIRCULATIONAHA.106.613562
37. Michelena HI, Khanna AD, Mahoney D et al (2011) Incidence of aortic complications in patients with bicuspid aortic valves. JAMA 306:1104–1112. https://doi.org/10.1001/jama.2011.1286
38. Niederdöckl J, Simon A, Schnaubelt S et al (2018) Cardiac biomarkers predict mortality in emergency patients presenting with atrial fibrillation. Heart 105:482–488. https://doi.org/10.1136/heartjnl-2018-313145
39. Nishimura RA, Otto CM, Bonow RO et al (2014) 2014 AHA/ACC guideline for the management of patients with valvular heart disease: a report of the American College of Cardiology/American Heart Association Task Force on Practice Guidelines. J Am Coll Cardiol 63:e57–e185. https://doi.org/10.1016/j.jacc.2014.02.536
40. Nkomo VT, Gardin JM, Skelton TN et al (2006) Burden of valvular heart diseases: a population-based study. Lancet 368:1005–1011. https://doi.org/10.1016/S0140-6736(06)69208-8
41. Osnabrugge RLJ, Mylotte D, Head SJ et al (2013) Aortic stenosis in the elderly: disease prevalence and number of candidates for transcatheter aortic valve replacement: a meta-analysis and modeling study. J Am Coll Cardiol 62:1002–1012. https://doi.org/10.1016/j.jacc.2013.05.015
42. Parker MW, Thompson PD (2011) Exercise in valvular heart disease: risks and benefits. Prog Cardiovasc Dis 53:437–446. https://doi.org/10.1016/j.pcad.2011.02.010
43. Pelliccia A, Caselli S, Sharma S et al (2018) European Association of Preventive Cardiology (EAPC) and European Association of Cardiovascular Imaging (EACVI) joint position statement: recommendations for the indication and interpretation of cardiovascular imaging in the evaluation of the athlete's heart. Eur Heart J 39:1949–1969. https://doi.org/10.1093/eurheartj/ehx532
44. Pelliccia A, Di Paolo FM, De Blasiis E et al (2010) Prevalence and clinical significance of aortic root dilation in highly trained competitive athletes. Circ 122:698–706. https://doi.org/10.1161/CIRCULATIONAHA.109.901074
45. Pelliccia A, Fagard R, Bjørnstad HH et al (2005) Recommendations for competitive sports participation in athletes with cardiovascular disease: a consensus document from the study group of sports cardiology of the working group of cardiac rehabilitation and exercise physiology and the working group of myocardial and pericardial diseases of the European Society of Cardiology. Eur Heart J 26:1422–1445. https://doi.org/10.1093/eurheartj/ehi325
46. Pelliccia A, Kinoshita N, Pisicchio C et al (2010) Long-term clinical consequences of intense, uninterrupted endurance training in olympic athletes. J Am Coll Cardiol 55:1619–1625. https://doi.org/10.1016/j.jacc.2009.10.068
47. Pelliccia A, Maron BJ, Spataro A et al (1991) The upper limit of physiologic cardiac hypertrophy in highly trained elite athletes. N Engl J Med 324:295–301. https://doi.org/10.1056/NEJM199101313240504
48. Pelliccia A, Maron MS, Maron BJ (2012) Assessment of left ventricular hypertrophy in a trained athlete: differential diagnosis of physiologic athlete's heart from pathologic hypertrophy. Prog Cardiovasc Dis 54:387–396. https://doi.org/10.1016/j.pcad.2012.01.003
49. Pelliccia A, Sharma S, Gati S et al (2021) 2020 ESC guidelines on sports cardiology and exercise in patients with cardiovascular disease. Eur Heart J 42:17–96. https://doi.org/10.1093/eurheartj/ehaa605

50. Popović ZB, Desai MY, Griffin BP (2018) Decision making with imaging in asymptomatic aortic regurgitation. JACC Cardiovasc Imaging 11:1499–1513. https://doi.org/10.1016/j.jcmg.2018.05.027
51. Rahimtoola SH (2003) Choice of prosthetic heart valve for adult patients. J Am Coll Cardiol 41:893–904. https://doi.org/10.1016/s0735-1097(02)02965-0
52. Rosenhek R, Maurer G, Baumgartner H (2002) Should early elective surgery be performed in patients with severe but asymptomatic aortic stenosis? Eur Heart J 23:1417–1421. https://doi.org/10.1053/euhj.2002.3163
53. Russo N, Compostella L, Tarantini G et al (2014) Cardiac rehabilitation after transcatheter versus surgical prosthetic valve implantation for aortic stenosis in the elderly. Eur J Prev Cardiol 21:1341–1348. https://doi.org/10.1177/2047487313494029
54. Sandrock M, Schmidt-Trucksäss A, Schmitz D et al (2008) Influence of physiologic cardiac hypertrophy on the prevalence of heart valve regurgitation. J Ultrasound Med 27:85–93. https://doi.org/10.7863/jum.2008.27.1.85
55. Scharhag J (2010) Bikuspide Aortenklappe und Sporttauglichkeit. Dtsch Z Sportmed 11:270–271
56. Scharhag J, Löllgen H, Kindermann W (2013) Competitive sports and the heart. Dtsch Arztebl Int 110:14–24. https://doi.org/10.3238/arztebl.2013.0014
57. Singh JP, Evans JC, Levy D et al (1999) Prevalence and clinical determinants of mitral, tricuspid, and aortic regurgitation (the Framingham Heart Study). Am J Cardiol 83:897–902. https://doi.org/10.1016/s0002-9149(98)01064-9
58. Siu SC, Silversides CK (2010) Bicuspid aortic valve disease. J Am Coll Cardiol 55:2789–2800. https://doi.org/10.1016/j.jacc.2009.12.068
59. Urhausen A, Kindermann W (1999) Sports-specific adaptations and differentiation of the athlete's heart. Sports Med 28:237–244. https://doi.org/10.2165/00007256-199928040-00002
60. Urhausen A, Monz T, Kindermann W (1996) Sports-specific adaptation of left ventricular muscle mass in athlete's heart. I. An echocardiographic study with combined isometric and dynamic exercise trained athletes (male and female rowers). Int J Sports Med 17:145–151. https://doi.org/10.1055/s-2007-972916
61. Vahanian A, Alfieri O, Andreotti F et al (2012) Guidelines on the management of valvular heart disease (version 2012): the joint task force on the management of valvular heart disease of the European Society of Cardiology (ESC) and the European Association for Cardio-Thoracic Surgery (EACTS). Eur J Cardiothorac Surg 42:1–44. https://doi.org/10.1093/ejcts/ezs455
62. Verma S, Siu SC (2014) Aortic dilatation in patients with bicuspid aortic valve. N Engl J Med 370:1920–1929. https://doi.org/10.1056/NEJMra1207059
63. Weiner RB, Baggish AL (2012) Exercise-induced cardiac remodeling. Prog Cardiovasc Dis 54:380–386. https://doi.org/10.1016/j.pcad.2012.01.006
64. Yang L-T, Michelena HI, Scott CG et al (2019) Outcomes in chronic hemodynamically significant aortic regurgitation and limitations of current guidelines. J Am Coll Cardiol 73:1741–1752. https://doi.org/10.1016/j.jacc.2019.01.024
65. Yared K, Lam KM-T, Hung J (2009) The use of exercise echocardiography in the evaluation of mitral regurgitation. Curr Cardiol Rev 5:312–322. https://doi.org/10.2174/157340309789317841
66. Yim ES (2013) Aortic root disease in athletes: aortic root dilation, anomalous coronary artery, bicuspid aortic valve, and Marfan's syndrome. Sports Med 43:721–732. https://doi.org/10.1007/s40279-013-0057-6

# Sport und Herzrhythmusstörungen

*Andreas Müssigbrodt*

**Inhaltsverzeichnis**

25.1 Einleitung – 381

25.2 Sport mit atrialen Rhythmusstörungen – 381
25.2.1 WPW Syndrom und andere akzessorische Bahnen – 382
25.2.2 AV-Knoten-Reentry Tachykardien – 385
25.2.3 Ektope atriale Tachykardien und supraventrikuläre Extrasystolen – 386
25.2.4 Vorhofflimmern und Vorhofflattern – 387

25.3 Sport mit ventrikulären Rhythmusstörungen – 389

25.4 Das Long-QT Syndrom – 394

25.5 Das Brugada-Syndrom – 397

25.6 Sport nach Synkopen – 399

25.7 Sport mit Schrittmacher – 406
25.7.1 Physiologische und pathologische bradykarde Rhythmen und Leitungsverzögerungen bei Sportlern – 406
25.7.2 Überlegungen vor dem Stellen einer Indikation zur Schrittmachertherapie – 407
25.7.3 Dürfen Patienten mit Schrittmachern Sport treiben? – 408

Die Neubearbeitung und Aktualisierung der rythmologischen Aspekte dieser 2. Auflage des Buches „Sportkardiologie" fußt auf den entsprechenden Kapiteln des Abschnitts „Sport trotz Herzrhythmusstörungen", Autoren: Andreas Müssigbrodt, Yves van Belle, Sergio Richter, Arash Arya, Andreas Bollmann, Gerhard Hindricks der ersten Auflage dieses Buches. Neu hinzugefügt wurden nun die Abschnitte: „Das Long-QT Syndrom", „Das Brugada-Syndrom" und „Sport nach Synkopen".

© Springer-Verlag GmbH Deutschland, ein Teil von Springer Nature 2023
J. Niebauer (Hrsg.), *Sportkardiologie*, https://doi.org/10.1007/978-3-662-65165-0_25

| | | |
|---|---|---|
| 25.7.4 | Überlegungen zur Implantation von Schrittmachern sportlicher Patienten – 409 | |
| 25.7.5 | Überlegungen zur Programmierung von Schrittmachern sportlicher Patienten – 410 | |
| **25.8** | **Sport mit implantiertem Defibrillator – 411** | |
| 25.8.1 | Überlegungen vor der Implantation – 411 | |
| 25.8.2 | Überlegungen zur Programmierung – 411 | |
| 25.8.3 | Dürfen Sportler mit ICD Sport treiben? – 412 | |

**Literatur – 413**

Sport und Herzrhythmusstörungen

Herzrhythmusstörungen sind alle Abweichungen vom Sinusrhythmus mit normalem Herzfrequenzverhalten. Synonym wird auch das Wort Arrhythmien verwendet. Das Spektrum der Herzrhythmusstörungen bei Sportlern reicht von benignen Arrhythmien ohne Auswirkungen auf die Gesundheit bis zum Kammerflimmern mit plötzlichem Herztod als tragische Manifestation dieser letalen Arrhythmie.

## 25.1 Einleitung

Körperlich aktive Menschen haben eine höhere Lebenserwartung als nicht-aktive Menschen und haben ein geringeres Risiko für zahlreiche Erkrankungen. Vor allem kardiovaskuläre Erkrankungen kommen seltener vor [1].

Da in modernen Gesellschaften der Anteil körperlicher Belastungen durch Erwerbstätigkeit geringer wird, kommt Sport eine wichtige Rolle zu in der Primär- und Sekundärprävention von Erkrankungen. Aber auch in der Sozialisation Heranwachsender kann Sport eine wichtige Rolle spielen.

Hauptursache des plötzlichen Herztodes ist Kammerflimmern. Das „Exercise Paradox" besagt, dass obwohl Sportler insgesamt ein geringeres Risiko eines plötzlichen Herztodes haben als Nicht-Sportler, während des Sporttreibens selbst ein höheres Risiko für das Auftreten von Kammerflimmern besteht, als während der Ruhephasen. Als Ursache hierfür werden die verkürzten Refraktärzeiten und ein vermehrtes Auftreten von Automatien durch den höheren adrenergen Tonus vermutet. Bei fast allen am plötzlichen Herztod verstorbenen Sportlern konnte in der Autopsie eine Herzerkrankung nachgewiesen werden [2].

Arrhythmien äußern sich meistens als Palpitationen, Synkopen oder Schwindel. Sie können auch thorakale Schmerzen oder Luftnot verursachen, können jedoch auch völlig asymptomatisch bleiben.

Unabhängig von der Art der Manifestation ist eine korrekte Diagnose anzustreben. Dies hat folgende Gründe:
1) Rhythmusstörungen können eine erste Manifestation einer potenziell letalen Herzerkrankung sein
2) Rhythmusstörungen können die Leistungsfähigkeit und Lebensqualität der betroffenen Athleten einschränken.
3) Rhythmusstörungen können medikamentös und interventionell erfolgreich behandelt werden.

Eine gründliche Diagnostik und entsprechende Beratung und Therapie sollte dazu dienen, benigne von malignen Arrhythmien zu unterscheiden sowie die Gesundheit und Lebensqualität betroffener Sportler zu erhalten [3]. Patienten mit Herzrhythmusstörungen sollten zunächst einmal untersucht, beraten und behandelt werden, unabhängig davon ob es sich um Sportler oder Nicht-Sportler handelt.

Da eine Symptom-Rhythmus-Korrelation entscheidend ist für die Diagnose und weitere Therapie, aber oft schwierig herzustellen ist, können neben dem 12-Kanal-EKG dazu Langzeit-EKG, externe und implantierbare Event-Recorder, aber auch Smartphones, Smartwatches und Herzfrequenzmessgeräte („Pulsuhren") genutzt werden [4].

Der Autor dieses Kapitels beschreibt auf den folgenden Seiten eine Auswahl rhythmologischer Aspekte der Sportkardiologie unter wesentlicher Berücksichtigung der 2020 ESC Guidelines[5].

## 25.2 Sport mit atrialen Rhythmusstörungen

Atriale Rhythmusstörungen äußern sich ähnlich wie ventrikuläre Rhythmusstörungen meistens durch Palpitationen und eine eingeschränkte Leistungsfähigkeit. Luftnot und Schwindel, aber auch Synkopen und Thoraxschmerzen können ebenfalls

Manifestationen atrialer Rhythmusstörungen sein. Allerdings können sie auch völlig asymptomatisch bleiben und nur als Zufallsbefund auffallen. In den folgenden Abschnitten wird zunächst auf atriale Tachykardien eingegangen, während atriale Bradykardien im ▶ Abschn. 25.7 besprochen werden.

### 25.2.1 WPW Syndrom und andere akzessorische Bahnen

Das Wolff-Parkinson-White (WPW) Syndrom äußert sich als Nachweis einer Deltawelle im EKG in Verbindung mit plötzlich auftretenden Tachykardien. Die Deltawelle ist Ausdruck dafür, dass der Ventrikel nicht nur über den AV-Knoten, sondern auch über eine zusätzliche elektrische Verbindung zwischen Vorhof und Kammer erregt wird. Das führt zu einer Verbreiterung des QRS-Komplexes mit einem – je nach Lage der akzessorischen Bahn – spezifischen EKG-Muster (Präexzitation). Die Verbreiterung des QRS-Komplexes ist jedoch – vor allem bei im Bereich der linken freien Wand gelegenen Bahnen – mitunter nur subtil. Der einzige Hinweis auf eine akzessorische Bahn kann das Fehlen des sogenannten „septalen Q" in den lateralen Ableitungen sein.

Die Prävalenz einer Präexzitation im EKG liegt bei 0,1 %–0,3 % der Bevölkerung [6]. Das Risiko für einen plötzlichen Herztod bei symptomatischen Patienten mit einem WPW Syndrom wurde auf 0,25 %/Jahr bzw. 3–4 % während der Lebenszeit geschätzt [7, 8]. Bei Sportlern werden ungefähr 1 % der Fälle eines plötzlichen Herztodes auf das WPW Syndrom zurückgeführt [9].

Die Refraktärzeiten des AV-Knotens und der Bahn bestimmen die maximal auf den Ventrikel übertragbare Vorhoffrequenz. Die dekrementale Leitungseigenschaft (d. h. je schneller der angekoppelte elektrische Impuls ist, desto langsamer ist die elektrische Leitung, das sogenannte Wenckebach-Verhalten) des AV-Knotens schützt die Ventrikel normalerweise vor einer Übertragung von Frequenzen von >250/min, wie sie bei Vorhofflimmern auftreten. Die meisten akzessorischen Bahnen leiten jedoch nicht dekremental und können deshalb mitunter auch Frequenzen von >250/min von den Vorhöfen auf die Kammern überleiten. Vorhofflimmern kann dann ein potenziell tödliches Kammerflimmern auslösen. Tachykardien, welche auf Grund von über ein zusätzliches Bündel übertragenen Vorhofflimmerns entstehen, werden wegen ihrer Morphologie auch FBI Tachykardien (**F**ast, **B**road, **I**rregular) genannt (◘ Abb. 25.2b). Schätzungsweise entwickelt ein Drittel der Patienten mit einer akzessorischen Bahn Vorhofflimmern [5].

Das Risiko, dass eine akzessorische Bahn sehr schnelle Vorhoffrequenzen auf die Kammer übertragen kann, ist also von ihren Leitungseigenschaften abhängig. Diese werden jedoch oft auch vom autonomen Tonus beeinflusst. Da sich die Eigenschaften einer akzessorischen Bahn unter maximalem adrenergen Stress, wie er oft während Wettkämpfen auftritt, deutlich verändern können, geben klinische Messungen der Leitungseigenschaften leider nur eingeschränkt Auskunft auf das tatsächliche Risiko einer akzessorischen Bahn [10, 11].

Neben den durch Vorhofflimmern ausgelösten Tachykardien können bei Patienten mit einer akzessorischen Bahn AV-Reentry-Tachykardien auftreten [12]. Diese sind regelmäßig, die Abstände zwischen den R-Zacken variieren nicht oder nur sehr gering. Je nach Richtung der kreisenden Erregung werden orthodrome und antidrome Tachykardien unterschieden. Orthodrome Tachykardien haben in der Regel einen schmalen Kammerkomplex, da die elektrische Erregung über den AV-Knoten und das spezifische Reizleitungs-System in den Ventrikel eintritt, bevor sie dann über die akzessorische Bahn wieder aus dem Ventrikel in den Vorhof zurückkehrt (◘ Abb. 25.1d). Antidrome Tachykardien haben einen breiten Kammer-

## Sport und Herzrhythmusstörungen

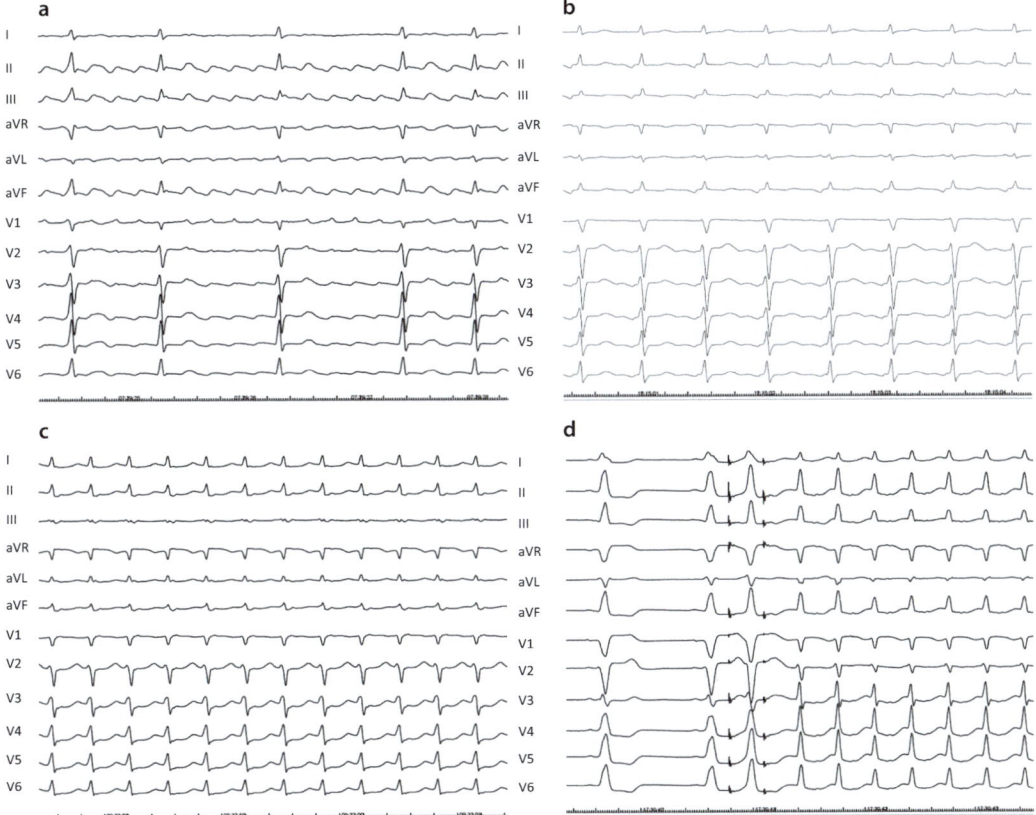

**Abb. 25.1** **a** Typisches Vorhofflattern mit wechselnder Überleitung (3:1 bis 5:1). Charakteristisch sind die „sägezahnförmigen" Flatterwellen mit negativer Polarität in den inferioren Ableitungen und einer positiven Polarität in V1 bei konstanter Zykluslänge (in diesem Beispiel 215 ms = 279/min). Schreibgeschwindigkeit 50 mm/s. **b** Ektope atriale Tachykardie mit einer Frequenz von 100/min aus dem Bereich zwischen Trikuspidalklappe und Vena cava inferior. Hinweis für einen Ursprung aus dem inferioren Bereich der Vorhöfe ist die negative Polarität der P-Wellen in den inferioren Ableitungen. Schreibgeschwindigkeit 50 mm/s. **c** AV-Knoten-Reentry Tachykardie (AVNRT) mit einer Herzfrequenz von 155/min. Typisch für diese Schmalkomplextachykardie sind die nach den QRS Komplexen nicht sicher abgrenzbaren P-Wellen mit negativer Polarität in den inferioren Ableitungen und positiver Polarität in V1. Schreibgeschwindigkeit 50 mm/s. **d** WPW-Syndrom mit initial Sinusrhythmus mit Präexzitation (ein Teil der elektrischen Erregung erfolgt über das Kent-Bündel, ein Teil über den AV-Knoten). Die negative Deltawelle in V1 ist ein Hinweis auf die septale Lage der akzessorischen Bahn. Mittels zweier kurz angekoppelter atrialer Stimuli während der elektrophysiologischen Untersuchung erfolgt die Induktion einer orthodromen AV-Reentry Tachykardie (kreisende Erregung mit antegrader Erregung der Ventrikel über den AV-Knoten und das Reizleitungssystem und retrograder Erregung der Vorhöfe über die akzessorische Bahn). Charakteristisch für eine orthodrome AVRT sind die schmalen, nicht präexzitierten QRS Komplexe und die meistens in der ST-Strecke nachweisbaren P Wellen. Im Vergleich zu einer typischen AVNRT ist das RP-Intervall länger. Schreibgeschwindigkeit 50 mm/s

komplex (maximale Präexzitation), da die elektrische Erregung über die akzessorische Bahn in den Ventrikel eintritt, bevor sie dann über den AV-Knoten wieder in den Vorhof zurückkehrt [13].

Akzessorische Bahnen können aber auch zeitlebens asymptomatisch bleiben. Manche akzessorischen Bahnen, welche im Kindesalter nachweisbar sind, degenerieren spontan und sind im Erwachsenenalter nicht mehr nachweisbar. Akzessorische Bahnen, welche ausschließlich retrograd, also nur von der Kammer zum Vorhof leiten können, verursachen keine Deltawelle. Diese Bahnen können kein Vorhofflimmern überleiten. Sie können nur orthodrome AV-Reentry-Tachykardien unterhalten.

Für Wettkampf- und Freizeitsportler mit einer Präexzitation und Nachweis von AVRT oder Vorhofflimmern empfehlen die aktuellen europäischen und die US-amerikanischen Leitlinien eine Ablation der akzessorischen Bahn (Klasse I Empfehlung, Evidenzlevel C) [5, 14]. Bei Nachweis einer schnell leitenden Bahn und VHF wird die Ablation der Bahn ebenfalls empfohlen (Klasse I Empfehlung, Evidenzlevel B) [14]. Bei gut tolerierten Arrhythmien, bei Ablehnung einer Intervention seitens des Athleten und/oder EKG-Hinweisen auf eine Bahn mit erhöhtem Komplikationsrisiko bei einer Ablation (v. a. anteroseptale und midseptale Bahnen) kann jedoch auch eine abwartende Herangehensweise unter Fortsetzung der sportlichen Aktivitäten in Erwägung gezogen werden [5]. Die Behandlung akzessorischer Bahnen sollte letztlich vor allem durch die (nicht-invasive oder invasive) Abschätzung deren antegrader Leitungsgeschwindigkeit bestimmt werden [5].

Das Vorgehen für asymptomatische Patienten mit einer Präexzitation im EKG wird kontrovers diskutiert [5, 10–12, 14]. Gründe sind unterschiedlich hoch beobachtete Risiken des plötzlichen Herztodes zwischen 0 % [15] und 4,5 % [16] sowie die eingeschränkte Aussagekraft klinischer Messungen für die Risikostratifizierung von akzessorischen Bahnen [10, 11]. Die Autoren einer Metaanalyse fanden das Risiko eines plötzlichen Herztodes bei 1,25 pro 1000 Patientenjahre und kamen zu dem Schluss, dass wegen des insgesamt geringen Risikos eines plötzlichen Herztodes bei asymptomatischen Patienten mit einer Präexzitation keine pauschale Indikation zur invasiven elektrophysiologischen Untersuchung und Ablation besteht [17]. Diese Schlussfolgerung kann jedoch nicht uneingeschränkt auf asymptomatische Sportler mit Präexzitation angewendet werden.

Das Risiko eines plötzlichen Herztodes durch eine akzessorische Leitungsbahn kann mit verschiedenen Methoden abgeschätzt werden. Eine nur intermittierend bestehende Präexzitation im Ruhe- oder Langzeit-EKG sowie der Nachweis eines plötzlich auftretenden kompletten Verlustes der Präexzitation beim Anstieg der Herzfrequenz während eines Belastungs-EKG oder unter niedrig dosierter Gabe von Klasse I Antiarrhythmika werden als Hinweis für eine langsamere Leitung der Bahn und ein somit geringeres Risiko für einen plötzlichen Herztod gewertet [5, 14].

Das Gefährdungspotenzial einer akzessorischen Bahn kann mit gewissen Einschränkungen [10, 11] auch mittels elektrophysiologischer Untersuchung abgeschätzt werden. Das Risiko eines plötzlichen Herztodes gilt als erhöht bei Athleten mit einem minimalem RR Intervall von ≤250 ms während VHF oder einer antegraden Refraktärzeit von ≤250 ms (auch unter Einsatz adrenerger Substanzen), bei Nachweis multipler akzessorischer Bahnen, bei Nachweis septaler Bahnen (v. a. posteroseptal und midseptal) und/oder Induzierbarkeit von AVRT oder VHF [5, 14].

Asymptomatischen Wettkampf-Sportlern mit Präexzitation empfehlen die aktuellen europäischen Leitlinien eine Risikostratifizierung mittels elektrophysiologischer Untersuchung [5]. Bei Hinweisen auf ein erhöhtes Risiko wird eine Ablation empfohlen [5]. Nach erfolgreicher Ablation ist nach 1 Woche Freizeitsport und nach 1–3 Monaten Wettkampfsport wieder möglich [5]. Asymptomatische Freizeitsportler mit Präexzitation sollten den europäischen Leitlinien entsprechend ebenfalls risikostratifiziert werden, hier können jedoch auch nicht-invasive Methoden wie Belastungs- und Langzeit-EKG zum Einsatz kommen [5].

Die aktuellen US-amerikanischen Guidelines machen keinen Unterschied zwischen

Wettkampf- und Freizeitsportlern und empfehlen asymptomatischen Sportlern mit Nachweis einer Präexzitation im EKG primär eine nicht-invasive Risikostratifizierung mittels Belastungs-EKG. Falls damit ein erhöhtes Risiko durch die akzessorische Bahn nicht weitgehend ausgeschlossen werden kann, wird wie in den europäischen Leitlinien eine elektrophysiologische Untersuchung zur Risikostratifizierung und ggf. Ablation bei einer Refraktärzeit von ≤250 ms empfohlen. Dies gilt vor allem für Sportler, die jünger als 21 Jahre sind (Klasse IIa Empfehlung, Evidenzlevel B) [12, 14].

Kinder unter 12 Jahren mit einer Präexzitation haben ein sehr niedriges Risiko für einen plötzlichen Herztod oder Kammerflimmern auf Grund von schnell übergeleitetem Vorhofflimmern. Deshalb wird bei Kindern unter 12 Jahren eine primär konservative, nicht interventionelle Herangehensweise empfohlen [5].

> **Fazit für die Praxis**
>
> Ungefähr 1 % aller Fälle eines plötzlichen Herztodes bei Sportlern werden auf akzessorische Bahnen zurückgeführt [9]. Das Risiko für einen plötzlichen Herztod hängt von den Leitungseigenschaften der Bahn ab. Symptomatischen Athleten mit einer Präexzitation im EKG und Nachweis von AVRT oder VHF wird eine Ablation empfohlen [5, 14]. Bei Hinweisen auf ein erhöhtes Risiko für einen plötzlichen Herztod wird auch asymptomatischen Sportlern eine Ablation empfohlen [5, 14].

## 25.2.2 AV-Knoten-Reentry Tachykardien

AV-Knoten-Reentry Tachykardien (AVNRT) sind regelmäßig schlagende Schmalkomplextachykardien, meistens mit Herzfrequenzen von 150–250/min, welche plötzlich beginnen und enden und meistens einige Minuten, selten aber auch Stunden anhalten (◘ Abb. 25.1c). Diese Tachykardien sind nicht vital bedrohlich, können jedoch auf Grund der beeinträchtigten Hämodynamik eine ausgeprägte Symptomatik entwickeln.

Das Substrat von AVNRT sind inhomogene Leitungsgeschwindigkeiten und Refraktärzeiten innerhalb des AV-Knotens. Trigger von AVNRT sind oft atriale Extrasystolen oder ektope atriale Tachykardien, mitunter aber auch Sinusknotentachykardien oder VES. Typischerweise führt eine Extrasystole zu einem funktionellen Leitungsblock in einem Bereich des AV-Knotens. Dann leitet ein anderer Teil des AV-Knotens den elektrischen Impuls der Extrasystole weiter. In der Regel leitet der langsamer leitende Teil auch noch kurz angekoppelte Extrasystolen, während der schneller leitende Teil des AV-Knotens nach kurz angekoppelten Extrasystolen refraktär wird (funktionell blockiert). Zu AVNRT kann es kommen, wenn der zunächst refraktäre Bereich des AV-Knotens seine Fähigkeit, elektrische Impulse leiten zu können, wieder gewinnt. Dann erregt der elektrische Impuls diesen, meist schneller leitenden und früher refraktär werdenden Teil des AV-Knotens (*fast pathway*), bevor er erneut in den langsamer leitenden und später refraktär werdenden Teil des AV-Knotens (*slow pathway*) eintritt. Diese im AV-Knoten kreisende Erregung hat zur Folge, dass Vorhöfe und Kammern nahezu gleichzeitig erregt werden und die Vorhöfe gegen geschlossene Taschenklappen kontrahieren. Die dann oft im Bereich der Jugularvenen spür- und sichtbaren Palpitationen (frog sign) sind somit ein wichtiges Merkmal dieser Tachykardie. Ein anderes typisches klinisches Merkmal ist Schwindel. Synkopen, Luftnot oder thorakale Schmerzen können auch vorkommen, sind aber eher untypisch. AVNRT beginnen und enden plötzlich und treten bei Frauen häufiger auf als bei Männern. Valsalva Manöver und das Trinken von kalten

Getränken können AVNRT (und AVRT) häufig terminieren. Auch die Gabe von Adenosin terminiert AVNRT in der Regel [13].

Eine EKG Dokumentation während der Tachykardie sollte wie auch bei allen anderen Arrhythmien angestrebt werden. Bei typischer Anamnese ist eine elektrophysiologische Untersuchung jedoch auch ohne EKG Dokumentation gerechtfertigt. Wenn sich der klinische Verdacht einer AVNRT in der elektrophysiologischen Untersuchung bestätigt, ist eine Ablation bzw. Modulation des *slow pathways* die Therapie der Wahl mit einer hohen Erfolgschance bei geringem prozeduralen Risiko [13]. Die aktuellen amerikanischen Leitlinien empfehlen deshalb allen symptomatischen Sportlern mit AVNRT eine Ablation (Klasse I Empfehlung, Evidenzlevel C) [14]. Die aktuellen europäischen Leitlinien empfehlen eine Ablation vor allem Wettkampfsportlern und Sportlern, bei denen die Symptomatik die Sicherheit der betroffenen Sportler und des Umfeldes gefährden kann (z. B. im Motorsport) [5]. Bei Wettkampfsportlern ohne ausgeprägte Symptomatik sowie Freizeitsportlern ohne Risikoexposition kommt laut den europäischen Leitlinien auch ein konservatives Vorgehen (mit oder ohne Medikamente, Betablocker oder Kalziumantagonisten) in Frage [5]. Bei konservativem Vorgehen oder nicht erfolgreicher Therapie und weiter bestehender Symptomatik sollten Sportarten, welche bei möglicherweise auftretender Bewusstlosigkeit den Sportler und sein Umfeld gefährden, nicht ausgeübt werden [5].

> **Fazit für die Praxis**
>
> Bei typischer Anamnese ist eine elektrophysiologische Untersuchung auch ohne vorherige EKG Dokumentation sinnvoll. Lässt sich dabei eine AVNRT nachweisen, ist eine Ablation die Therapie der Wahl. Bei Sportlern mit gering ausgeprägter Symptomatik ist auch ein konservatives Vorgehen gerechtfertigt.

### 25.2.3 Ektope atriale Tachykardien und supraventrikuläre Extrasystolen

Ektope atriale Tachykardien (EAT) und supraventrikuläre Extrasystolen (SVES) äußern sich in anfallsweise auftretenden Palpitationen, meistens mit geringer hämodynamischer Beeinträchtigung. Schwindel kann selten auftreten, Synkopen sind sehr rar. Typisch für EAT ist ein Frequenzanstieg zu Beginn, welcher in eine relativ konstante Frequenz übergeht, um anschließend wieder abzufallen. Dieses Verhalten wird auch *„warming up and cooling down"* genannt.

Anatomischer Ursprung dieser Tachykardien sind oft die Crista terminalis und die Pulmonalvenen. Patienten mit ektopen atrialen Tachykardien haben nicht selten auch SVES aus der gleichen Lokalisation.

Die amerikanischen Leitlinien empfehlen symptomatischen Sportlern eine elektrophysiologische Untersuchung und Ablation[14]. Die europäischen Leitlinien empfehlen vor allem Wettkampfsportlern ein interventionelles Vorgehen [5]. Freizeitsportlern kann auch ein konservatives Vorgehen mit oder ohne Medikation empfohlen werden [5]. Für eine medikamentöse Therapie kommen vor allem Betablocker, Kalziumantagonisten und die Natriumkanalblocker Flecainid und Propafenon in Frage. Durch die bradykardisierende Wirkung dieser Medikamente wird jedoch mitunter auch die sportliche Leistungsfähigkeit beeinträchtigt. Außerdem gelten Betablocker in einigen Sportarten (z. B. Schießen) als Doping und können deshalb nicht verwendet werden. Falls eine medikamentöse Therapie nicht toleriert oder gewünscht wird bzw. nicht erfolgreich ist, sollte über eine Ablation nachgedacht werden [18].

SVES stellen normalerweise keinen Grund für eine Einschränkung sportlicher Aktivitäten dar. Bei ausgeprägter Symptomatik kann ein medikamentöser Therapieversuch mittels Betablocker und/oder Natriumkanalblocker erfolgen. Häufige SVES können auch mittels EPU lokalisiert und abladiert werden.

> **Fazit für die Praxis**
>
> Sportlern mit symptomatischen ektopen atrialen Tachykardien sollte eine Ablation empfohlen werden. Bei gering ausgeprägter Symptomatik ist ein konservatives Vorgehen empfehlenswert.

## 25.2.4 Vorhofflimmern und Vorhofflattern

Vorhofflimmern (VHF) ist durch komplexe elektrische Vorgänge mit sehr hohen Frequenzen von ungefähr 300–400/min im linken Vorhof charakterisiert. Durch die dekrementalen Leitungseigenschaften des AV-Knotens wird allerdings nur ein Teil dieser Impulse auf die Ventrikel übergeleitet. Folge ist ein unregelmäßiger Herzschlag mit Kammerfrequenzen von meistens 80 bis 200/min. Neben Palpitationen geben betroffene Sportler oft eine eingeschränkte Leistungsfähigkeit an. Ursächlich ist neben der gestörten chronotropen Kompetenz die fehlende effektive Kontraktion der Vorhöfe und das dadurch reduzierte Herzzeitvolumen.

Bei neu diagnostiziertem VHF sollten eine strukturelle oder elektrische Herzerkrankung (u. a. Vitien, HCM, DCM, Brugada), eine Hyperthyreose, aber auch ein Alkoholabusus und ein Schlaf-Apnoe-Syndrom weitgehend ausgeschlossen werden [5, 14]. Bei neu aufgetretenem Vorhofflimmern kann das Pausieren der sportlichen Aktivitäten die Wahrscheinlichkeit eines Wiederauftretens verringern [19]. Dies konnte auch tierexperimentell bestätigt werden [20]. Bei neu aufgetretenem VHF sollte deshalb eine Sportpause bzw. eine deutliche Einschränkung der sportlichen Aktivitäten für mindestens 3 Monate erwogen werden [21].

Unabhängig von den klassischen Risikofaktoren für das Auftreten von VHF zeigte sich bei Sportlern jedoch eine gegenüber der Normalbevölkerung bis zu 8fach erhöhte Prävalenz von VHF. Das Auftreten von VHF konnte bei bis zu 12 % der untersuchten Sportler nachgewiesen werden. Dabei scheint das VHF vor allem ältere männliche Ausdauersportler mit hohen Trainingsumfängen und -intensitäten zu betreffen [22]. Regelmäßiges Training wirkt andererseits auch protektiv und verringert das Auftreten von Übergewicht, arterieller Hypertonie und Diabetes mellitus. Somit kann regelmäßiges Training auch das Risiko an Vorhofflimmern zu erkranken, günstig beeinflussen. Sport scheint somit in Bezug auf das Risiko für VHF eine J-förmige Dosis-Wirkungs-Beziehung zu haben mit einem erhöhten Risiko für ältere (männliche) Ausdauersportler mit sehr hohen Trainingsumfängen und aber auch für „Couch Potatos". Mittlere Trainingsumfänge scheinen jedoch eine protektive Wirkung zu haben [23].

Die Pathophysiologie des bei Sportlern anzutreffenden Vorhofflimmerns ist bisher nicht genau geklärt. Potenzielle Ursachen finden sich jedoch in folgenden drei für das Entstehen von Arrhythmien wesentlichen Punkten [22, 24]:

- Substrat, also das Auftreten von VHF begünstigenden Veränderungen im linken Vorhof (v. a. Fibrose und Dilatation).
- Trigger, also das vermehrte Auftreten von supraventrikulären Extrasystolen und Tachykardien.
- Modulierenden Faktoren, die das Auftreten von Vorhofflimmern begünstigen, wie z. B. Elektrolytveränderungen oder Einflüsse des autonomen Nervensystems.

Eine wichtige Rolle in der Genese von VHF bei Sportlern scheint der erhöhte Vagotonus zu spielen. Sportler mit VHF weisen oft eine Kombination folgender Merkmale auf: männliches Geschlecht [25], Alter über 40 Jahre [25], erhöhter arterieller Blutdruck in Ruhe [26], Sinusbradykardie in Ruhe [26, 27], geringer Anstieg der Herzfrequenz unter Belastung [26], verlängertes PQ Intervall [27], große Vorhofdiameter [27], häufige Teilnahme an Ausdauerwettkämpfen sowie hohes Leistungsvermögen [28], überdurchschnittliche Körpergröße [29] und erhöhter BMI (Body Mass Index) [30].

Die Diagnose von VHF ist vor allem dann wichtig, wenn sich daraus therapeutische Konsequenzen ergeben. Sportler mit anamnestischen Hinweisen auf das Vorliegen eines paroxysmalen VHF und einem erhöhtem thrombembolischen Risiko sollten deshalb gründlich untersucht werden. Dazu bieten sich Langzeit-EKG, Ereignis-Rekorder, aber auch Smartwatches, Smartphones und Herzfrequenz-Messgeräte („Pulsuhren") an [4, 31]. Das Risiko eines thrombembolischen Ereignisses wird mit Hilfe des CHA2DS2-VASc Score abgeschätzt [31]. Ab einem CHA2DS2-VASc Score ≥1 bei Männern und ≥2 bei Frauen empfehlen die aktuellen Leitlinien eine Antikoagulation mit einem der neueren, direkten Antikoagulanzien (DOAC: Apixaban, Dabigatran, Edoxaban oder Rivaroxaban) [31]. Bei einem – bei vielen Sportlern mit VHF vorkommenden – CHA2DS2-VASc Score von 0 ist nach derzeitiger Auffassung keine Antikoagulation notwendig [31]. Eine Antikoagulation mit ASS wird bei VHF nicht mehr empfohlen [31].

Für Sportler ist es wichtig, dass mit einer Antikoagulationstherapie einhergehende erhöhte Blutungsrisiko zu diskutieren. Nach Beginn einer Antikoagulationstherapie sollte von der Teilnahme an Sportarten mit erhöhtem Verletzungsrisiko durch Sturz oder Kontaktsportarten abgeraten werden (Klasse III Empfehlung, Evidenzlevel C) [5].

Zur Verringerung der Symptomatik eignen sich eine Rhythmuskontrolle mit interventioneller (Pulmonalvenenisolation durch Ablation) oder medikamentöser Therapie (Antiarrhythmika) oder eine Frequenzkontrolle durch medikamentöse Therapie (Kalziumantagonisten, Betablocker) [5, 14]. Auch wenn nach derzeitiger Datenlage die Ablation von VHF effektiver ist als die medikamentöse antiarrhythmische Therapie, so sind Rezidive nach Ablation leider trotzdem nicht selten. Vorteile und Risiken der verschiedenen Vorgehensweisen sollten deshalb ausführlich diskutiert werden [31].

Für eine medikamentöse Therapie kommen bei Sportlern vor allem die Klasse Ic Antiarrhythmika Propafenon oder Flecainid zusammen mit einem Kalziumantagonisten oder Betablocker in Frage [5]. Allerdings berichten Sportler oft über eine eingeschränkte körperlicher Leistungsfähigkeit durch die bradykardisierende Wirkung dieser Medikamente [5].

Symptomatischen Sportlern mit VHF empfehlen die aktuellen europäischen (Klasse I Empfehlung, Evidenzlevel B) und amerikanischen Leitlinien (Klasse IIa Empfehlung, Evidenzlevel C) eine interventionelle Behandlung mittels Pulmonalvenenisolation (PVI) [5, 14].

In einer kleinen italienischen Studie wurden 20 symptomatische Athleten (44,4 ± 13 Jahre) mit insgesamt 46 Prozeduren interventionell behandelt. Die Athleten übten seit vielen Jahren intensiv verschiedene Sportarten (Ski, Fußball, Laufen, Radfahren) aus. Im Rahmen des 36 ± 12,7 Monate dauernden Nachbeobachtungszeitraums blieben 18 Athleten (90 %) frei von VHF [32].

Bei asymptomatischem VHF kann eine Frequenzkontrolle und regelmäßiges Training zur Verbesserung der Leistungsfähigkeit und die Lebensqualität empfohlen werden [5, 33, 34].

Bei älteren Ausdauersportlern scheint nicht nur VHF, sondern auch Vorhofflattern vermehrt aufzutreten [35, 36]. Im Gegensatz zu Vorhofflimmern, welches ein komplexes, bisher nicht komplett verstandenes elektrisches Geschehen ist, mit sehr schneller, inkonstanter Ausbreitung elektrischer Impulse innerhalb des linken Vorhofs, wird typisches Vorhofflattern durch eine stabil kreisende elektrische Erregung innerhalb des rechten Vorhofs verursacht. Diese elektrische Erregung kreist typischerweise entlang der Trikuspidalklappe, der Vena cava superior, der Crista terminalis und der Vena cava inferior (Abb. 25.1a). Vor der weiteren Therapie sollte wie auch beim VHF zunächst eine Hyperthyreose und eine strukturelle bzw. elektrische Herzerkrankung als mögliche Ursache ausgeschlossen werden [5, 14, 21]. Durch Ablation kann die elektrische Leitung im Bereich der Verbindung zwischen Vena cava inferior und Trikuspidalklappe (CTI = cavotrikuspidaler Isthmus) unterbrochen werden. Wegen der hohen Effektivität bei geringem Komplikationsrisiko empfehlen die aktuellen europäischen (Klasse IIa Empfehlung, Evidenzlevel C) und amerikanischen (Klasse I Empfehlung, Evidenzlevel B) Leitlinien bei Nachweis von typischem Vorhofflattern eine Ablation [5, 14]. Eine Therapie mittels bradykardisierender Medikamente sowie eine elektrische Kardioversion können in Ausnahmefällen als therapeutische Alternativen besprochen werden.

Da das thrombembolische Risiko während des Vorhofflatterns vergleichbar mit dem von Vorhofflimmern ist, empfiehlt sich eine risikoadaptierte Antikoagulation. Diese sollte mindestens vier Wochen nach erfolgreicher Ablation fortgesetzt werden. Häufig ist Vorhofflattern mit VHF assoziiert [37]. Nach der Ablation von Vorhofflattern empfehlen sich deshalb regelmäßige Kontrolluntersuchungen zur Detektion von möglicherweise vorliegenden VHF. Hinsichtlich der Empfehlungen zur Teilnahme an sportlichen Aktiväten gelten die gleichen Empfehlungen wie bei VHF [21].

> **Fazit für die Praxis**
>
> Unabhängig von klassischen Risikofaktoren für das Auftreten von VHF zeigen v. a. bei älteren, männlichen Sportlern eine gegenüber der Normalbevölkerung mehrfach erhöhte Prävalenz von VHF. Neben der Symptomkontrolle mittels interventioneller oder medikamentöser Therapie, ist die Prävention thrombembolischer Ereignisse mittels risikoadaptierter Antikoagulation von Bedeutung.

## 25.3 Sport mit ventrikulären Rhythmusstörungen

Ventrikuläre Rhythmusstörungen verursachen meistens Palpitationen, Schwindel oder Synkopen, können mitunter jedoch auch asymptomatisch bleiben. Der plötzliche Herztod wird fast immer von ventrikulären Arrhythmien verursacht. Klinisch bedeutsame ventrikulären Arrhythmien sind bei gesunden Sportlern sehr selten zu finden [38].

Ventrikuläre Rhythmusstörungen können in ventrikuläre Tachykardien (VT), idioventrikuläre Rhythmen und ventrikuläre Extrasystolen (VES) unterschieden werden. VT sind Kammerrhythmen von > 100/min, welche länger als 30 Sekunden anhalten. Nicht-anhaltende ventrikuläre Tachykardien (nsVT) sind Kammerrhythmen von > 100/min, welche kürzer als 30 Sekunden anhalten. Idioventrikuläre Rhythmen sind anhaltende und nicht anhaltende Rhythmen mit Ursprung aus der Kammer und einer Herzfrequenz von < 100/min. VES sind einzelne Schläge mit einem Ursprung aus einer der beiden Herzkammern, Couplets sind zwei aufeinander folgende VES, Triplets drei aufeinander folgende VES.

Unterschieden werden weiterhin monomorphe und polymorphe VES und VT. Sonderformen der polymorphen VT sind die *torsade de pointes* Tachykardie und das Kammerflimmern.

Auch wenn ventrikuläre Arrhythmien fast immer Breitkomplextachykardien sind, so sind nicht alle Breitkomplextachykardien auch ventrikuläre Arrhythmien. Wichtige Differenzialdiagnosen sind das WPW Syndrom und Schenkelblöcke während atrialer Tachykardien. Bei Nachweis von Breitkomplextachykardien sollte jedoch bis zum Beweis des Gegenteils von einer ventrikuläre Tachykardie ausgegangen werden [13].

Ventrikuläre Rhythmusstörungen ohne bestehende strukturelle oder elektrische Herzerkrankung sind ohne Einfluss auf die Prognose [39, 40]. Wenn hingegen eine strukturelle oder elektrische Herzerkrankung besteht, verschlechtern ventrikuläre Rhythmusstörungen die Prognose. Dies gilt vor allem für ventrikuläre Rhythmusstörungen, welche unter körperlicher Belastung auftreten [41].

Da ventrikuläre Rhythmusstörungen die erste Manifestation einer strukturellen und/oder elektrischen Herzerkrankung sein können, sollte bei deren Nachweis eine gründliche kardiologische Anamnese und Untersuchung erfolgen (Klasse I Empfehlung, Evidenzlevel C) [5]. Falls möglich, sollte eine 12-Kanal EKG Dokumentation der Rhythmusstörung angestrebt werden. In der weiteren Aufarbeitung empfiehlt es sich potenzielle Ursachen für einen plötzlichen Herztod weitgehend auszuschließen. Die Diagnostik sollte mindestens ein Ruhe-EKG, ein Langzeit-EKG und eine Echokardiografie einschließen (Klasse I Empfehlung, Evidenzlevel C) [5]. Falls keine Hinweise auf eine akutes Geschehen (wie einen Herzinfarkt oder eine akute Myokarditis) bestehen, ist ein Belastungs-EKG sinnvoll (◘ Tab. 25.1) [5]. Je nach klinischem Verdacht können auch eine Magnetresonanztomografie, eine Koronarangiografie bzw. ein Koronar-CT, eine elektrophysiologische Untersuchung und/oder eine genetische Diagnostik indiziert sein [5].

Je nach Alter des Patienten kommen für ventrikuläre Rhythmusstörungen unterschiedliche Ätiologien in Frage. Bei Patienten, welche jünger als 35 Jahre sind, gilt es vor allem an folgende Pathologien zu denken:

— Kardiomyopathien (ARVC, HCM)
— Koronaranomalien
— Myokarditis
— Elektrische Herzerkrankungen (LQTS, Brugada Syndrom, SQTS, CPVT, maligne frühe Repolarisation)

Bei Patienten, die älter als 35 Jahre sind, ist eine arteriosklerotisch bedingte koronare Herzerkrankung (KHK) die Hauptursache für ventrikuläre Rhythmusstörungen und den plötzlichen Herztod.

Ventrikuläre Rhythmusstörungen sind eine häufige Manifestation einer strukturellen oder elektrischen Herzerkrankung. Das Substrat der ventrikulären Rhythmusstörungen bilden meist myokardiale Narben. Bei Nachweis von ventrikulären Rhythmusstörungen sollte deshalb kein Sport betrieben werden, bis eine strukturelle oder elektrische Herzerkrankung ausgeschlossen wurde [14]. Bei Nachweis einer strukturellen oder elektrischen Herzerkrankung in der kardiologischen Diagnostik steht für die weitere Therapie zunächst die Behandlung der Grunderkrankung als Ursache für die VT bzw. VES sowie ggf. die Prävention des plötzlichen Herztodes durch die Implantation eines ICD (Implantierbarer Cardioverter-Defibrillator) im Vordergrund

**Tab. 25.1** Vorgehen zur Unterscheidung zwischen malignen bzw. behandlungsbedürftigen und benignen bzw. nicht behandlungsbedürftigen VES. Allerdings ist eine strikte Trennung in maligne und benigne VES nicht immer möglich. VES aus dem rechten Ausflusstrakt können beispielsweise sowohl idiopathisch sein, ohne Einfluss auf die Prognose, als auch ein Hinweis auf eine ARVC. Das vermehrte Auftreten von VES unter Belastung ist nicht zwangsläufig ein Hinweis auf deren Malignität, sondern kann auch bei idiopathischen VES auftreten. Siehe auch Abb. 25.2. VES: ventrikuläre Extrasystolen, VT: ventrikuläre Tachykardien, nsVT: non sustained VT (=ventrikuläre Salven), KHK: Koronare Herzerkrankung, LSB: Linksschenkelblock, RSB: Rechtsschenkelblock, ARVC = Arrhythmogene rechtsventrikuläre Kardiomyopathie

|  | Benigne VES wahrscheinlich | Maligne VES wahrscheinlich |
|---|---|---|
| Symptomatik | Keine Symptome (Palpitationen) | Synkopen Schwindel (Palpitationen) |
| Strukturelle oder elektrische Herzerkrankung bekannt | nein | ja |
| Familienanamnese | Negativ | Positiv |
| EKG bei Sinusrhythmus | Normaler Lagetyp Keine Q-Wellen keine Epsilon-Welle keine T-Negativierungen keine LSB kein „Notching" | Auffälliger Lagetyp Q-Wellen Epsilon-Welle T-Negativierungen LSB „Notching" |
| EKG bei VA | Monomorphe VES Hinweis auf idiopathische VES (LSB + inferiore Achse oder RSB+LAH) Repetitives clusterförmiges Auftreten | Polymorphe VES nsVT VT |
| Langzeit-EKG | <2000 VES/24 h monomorphe VES | >2000 VES/24 h polymorphe VES (Cave Fusion beats und aberrante Leitung/funktioneller Schenkelblock) |
| Echokardiografie | Unauffällig | Eingeschränkte LV-EF oder Wandbewegungstörungen Vitien Koronaranomalien Dilatation oder Aneurysmata des rechten Ventrikels Perikarderguss |
| Belastungs-EKG | Selteneres Auftreten bzw. Verschwinden der VES | Vermehrtes Auftreten der VES, Auftreten von VT |

(Fortsetzung)

## Tab. 25.1 (Fortsetzung)

| | Benigne VES wahrscheinlich | Maligne VES wahrscheinlich |
|---|---|---|
| Magnetresonanztomografie | Unauffällig | Eingeschränkte LV- oder RV- EF<br>Wandbewegungstörungen<br>Vitien<br>Koronaranomalien<br>Dilatation oder Aneurysmata des rechten Ventrikels<br>Perikarderguss<br>Late enhancement |
| Koronarangiografie/ Koronar CT | Ausschluss KHK oder Koronaranomalien | Nachweis von KHK oder Koronaranomalien |

[5, 14, 42]. Nach Abschluss der Therapie sollten sich die Empfehlungen für die Fortsetzung von Sport und körperlichen Aktivitäten an den aktuellen Empfehlungen orientieren [5, 14, 43].

VES und VT ohne Nachweis einer strukturellen oder elektrischen Herzerkrankung werden als idiopathische VES bzw. VT bezeichnet. Idiopathische ventrikuläre Rhythmusstörungen sind in der Regel monomorph und treten oft clusterförmig auf. Häufigste klinische Manifestation sind Palpitationen, Unwohlsein und Schwindel, nicht selten ausgelöst durch Stress. Sehr selten sind sie Ursache für Synkopen. Ein wichtiges Merkmal idiopathischer ventrikulärer Rhythmusstörungen ist das unauffällige EKG im Sinusrhythmus ohne Nachweis von Schenkelblöcken oder fraktionierten QRS Komplexen, pathologischen Q-Zacken, Epsilon-Wellen, Repolarisationsstörungen wie ST-Senkungen oder T-Negativierungen. Grundsätzlich können idiopathische ventrikuläre Rhythmusstörungen aus jeder Stelle des Ventrikelmyokards stammen. Häufigste Prädilektionsstelle ist jedoch der rechtsventrikuläre Ausflusstrakt (RVOT). Seltener stammen idiopathische ventrikuläre Rhythmusstörungen aus dem linksventrikuläre Ausflusstrakt (LVOT) oder dem linksposterioren Faszikel. Ventrikuläre Rhythmusstörungen aus dem RVOT sind erkennbar durch eine inferiore Achse mit RSB sowie negativem QRS in V1. Der R/S Umschlag ist in oder nach V3. Ventrikuläre Rhythmusstörungen aus dem LVOT haben ebenfalls eine inferiore Achse bei LSB. Der R/S Umschlag ist in V3 oder früher. Ventrikuläre Rhythmusstörungen aus dem linksposterioren Faszikel zeigen eine superiore Achse mit einer RSB-Morphologie [44]. Wegen ihres guten Ansprechens auf Verapamil werden ventrikuläre Rhythmusstörungen aus dem linksposterioren Faszikel auch als Verapamil-sensitive VES bzw. VT bezeichnet.

Bei asymptomatischen ventrikulären Rhythmusstörungen ohne Nachweis einer Herzerkrankung ist prinzipiell jeglicher Sport möglich [43]. Medizinische Empfehlungen zu sportlichen Aktivitäten sollten jedoch individuell gemeinsam mit dem Sportler besprochen und entschieden werden [5].

Bei symptomatischen VES und VT ohne Nachweis einer Herzerkrankung (idiopathische VES) kommen medikamentöse (Betablocker, Kalziumantagonisten, Antiarrhythmika v. a. Kl. 1c) und interventionelle Therapien in Frage. Auf Grund der oft schlecht tolerierten Medikamente und der hohen Erfolgsrate ist eine Ablation v. a. bei Wettkampfsportlern oft die bevorzugte Therapieform (Klasse I Empfehlung, Evidenzlevel C) [14, 45]. Sechs Wochen bis drei Monate nach erfolgreicher

# Sport und Herzrhythmusstörungen

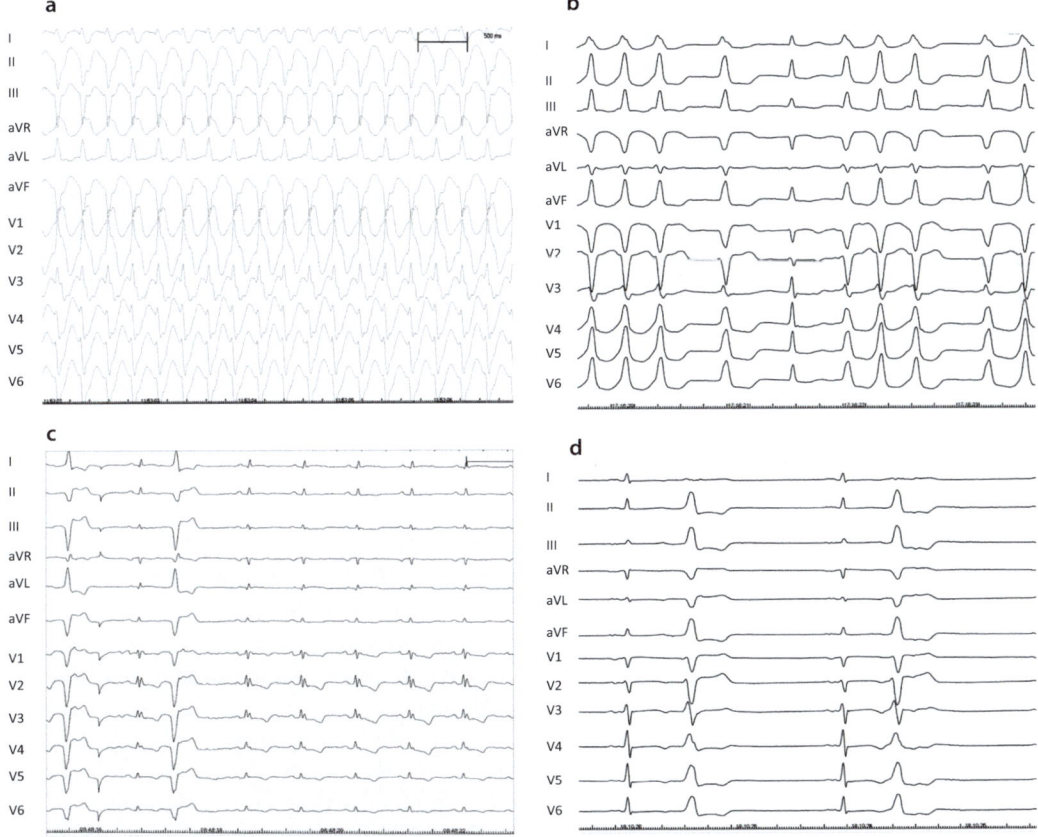

**Abb. 25.2** **a** Beispiel einer ventrikulären Tachykardie eines sonst herzgesunden jungen Patienten mit Frequenz von 215/min aus dem linksposterioren Faszikel. Charakteristisch für den Ursprung aus dem linksposterioren Faszikel ist die QRS Morphologie mit Rechtsschenkelblock und linksanteriorem Hemiblock. Die Polarität der QRS Komplexe ist nach superior gerichtet bei einer elektrischen Erregung von apikal nach basal. Schreibgeschwindigkeit 50 mm/s. **b** FBI-Tachykardie (Fast Broad Irregular) bei Auftreten von Vorhofflimmern bei bestehender akzessorischer Bahn. Neben der für Vorhofflimmern typischen unregelmäßigen Überleitung auf die Ventrikel ist häufig eine variierende Präexzitation zu finden (breite QRS Komplexe mit Überleitung überwiegend über die Bahn, schmale QRS Komplexe mit Überleitung überwiegend über den AV-Knoten). Schreibgeschwindigkeit 50 mm/s. **c** Ventrikuläre Extrasystolie aus dem rechtsventrikulären Apex. Die Polarität der QRS Komplexe ist nach links superior gerichtet bei einer elektrischen Erregung von rechts apikal nach links basal. Der Patient hat eine fortgeschrittene arrhythmogene rechtsventrikuläre Dysplasie mit einer ausgeprägten Epsilon-Welle V1-V4 und T-Negativierungen in allen präkordialen Ableitungen. Schreibgeschwindigkeit 50 mm/s. **d** Ventrikuläre Extrasystolie aus dem rechtsventrikulären Ausflusstrakt. Charakteristisch sind die inferiore Achse der Extrasystole als Ausdruck der kardialen Erregung von basal nach apikal, die LSB Morphologie und der R/S Umschlag nach V2. Auffällig sind zudem die Erregungsrückbildungsstörungen. Schreibgeschwindigkeit 50 mm/s

Ablation einer idiopathischen VES kann jeglicher Sport wieder betrieben werden [43]. Auch ein drei- bis sechsmonatiges Abtrainieren hat nachweisen können, dass anschließend mitunter weniger VES bei betroffenen Athleten auftreten [46, 47]. Deshalb kann ein „Deconditioning" vor einer interventionellen oder medikamentösen Therapie diskutiert werden [43]. Ein solches „Deconditioning" wird empfohlen bei Sportlern ohne Nachweis einer Herzerkrankung jedoch bei bestehender Symptomatik (Palpitationen) [43].

Bei Nachweis maligner ventrikulärer Tachykardien und Kammerflimmern oder Nachweis einer strukturellen Herzerkrankung als Ursache ventrikulärer Tachykardien bzw. von Kammerflimmern, besteht in der Regel die Indikation zur Implantation eines ICD [5, 14, 42]. Eine Fortführung sportlicher Aktivitäten ist mit gewissen Einschränkungen jedoch oft auch nach Implantation eines ICD möglich (siehe ▶ Abschn. 25.8 „Sport mit implantiertem Defibrillator").

> **Fazit für die Praxis**
>
> Bei Nachweis von Breitkomplextachykardien sollte bis zum Beweis des Gegenteils von einer ventrikulären Rhythmusstörung ausgegangen werden, jedoch auch an die Differenzialdiagnosen (SVT mit Schenkelblock, WPW) gedacht werden. Da ventrikuläre Rhythmusstörungen Manifestation einer strukturellen und/oder elektrischen Herzerkrankung sein können, muss bei deren Nachweis eine weiterführende Diagnostik erfolgen. Eine Therapie kann medikamentös – konservativ oder durch Ablation erfolgen. Eine möglicherweise bestehende Indikation zur ICD Implantation ist zu prüfen.

## 25.4 Das Long-QT Syndrom

Das Long-QT Syndrom (LQTS) ist eine seltene Störung der elektrischen Repolarisation, welche zum plötzlichen Herztod führen kann (◘ Abb. 25.3c, d).

1957 beschrieben Anton Jervell und Fred Lange-Nielsen eine norwegische Familie mit 10 Kindern. Vier Kinder waren taub, synkopierten rezidivierend während physischer oder emotionalen Belastungen und wiesen ein verlängertes QT Intervall auf. Drei dieser Kinder verstarben plötzlich, im Alter von 4, 5 und 9 Jahren. Eine ähnliche klinische Situation wurde bereits 1856 von Friedrich Ludwig Meissner aus Leipzig beschrieben, viele Jahrzehnte vor der Entwicklung des EKG [48].

Unterschieden werden angeborene und erworbene Formen des LQTS. Beim angeborenen LQTS wurden Mutationen von mindestens 7 verschiedenen Genen identifiziert, welche zu Funktionsstörungen von Proteinen in Kalium-, Natrium- oder Kalziumkanälen führen können [49, 50]. Bekannt sind sowohl autosomal dominante als auch autosomal rezessive Vererbungsmuster. Die häufigere autosomal dominante Variante ohne assoziierte Taubheit schließt LQTS1 und LQTS2 ein und wird nach den beiden Erstbeschreibern Romano-Ward Syndrom benannt (◘ Abb. 25.3c, d). Die viel seltenere, mit Taubheit assoziierte autosomal rezessive Variante wurde nach Jervell und Lange-Nielsen benannt.

Die Prävalenz des LQTS wird 1:2500 geschätzt. Frauen sind häufiger betroffen als Männer.

Bei den erworbenen Formen sind zumeist Medikamente (u. a. einige psychotrope Medikamente, Makrolide, Chinolone, Diuretika, Amiodaron, Sotalol) für die QT-Verlängerung verantwortlich. Eine Liste der mehr als 200 QT-verlängernden Medikamenten ist auf ▶ https://www.crediblemeds.org/ einsehbar. Eine neu beschriebene Entität ist das durch Training erworbene LQTS, welches durch Abtrainieren reversibel ist [51].

Die verlängerte Repolarisation des Myokards erhöht zusammen mit dem Auftreten von frühen Depolarisationen (vor abgeschlossener Repolarisation) die Wahrscheinlichkeit für das Auftreten von Kammertachykardien. Diese treten vor allem in Form von *„torsades des pointes"* Kammertachykardien auf [49]. Diese Tachykardien sind oft nicht-anhaltend, können jedoch zu Schwindel und Synkopen führen. Anhaltende ventrikuläre Tachykardien und Kammerflimmern können zum plötzlichen Herztod führen.

# Sport und Herzrhythmusstörungen

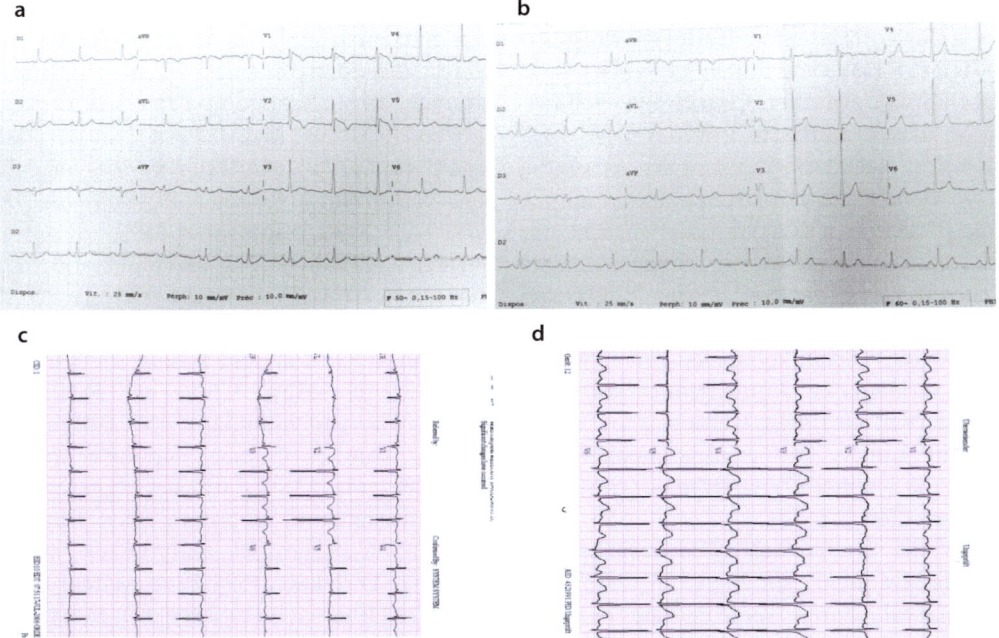

**Abb. 25.3** Das Brugada Syndrom (BrS) und das Long-QT Syndrom (LQTS) gehören wie auch das Short-QT Syndrom (SQTS), das idiopathische Kammerflimmern durch kurz-angekoppelte ventrikuläre Extrasystolen (IVF-SC), das Syndrom der frühen Repolarisation (ERS) und die catecholaminerge polymorphe ventrikuläre Tachykardie (CPVT) zu den seltenen elektrischen Herzerkrankungen, welche auf eine Störung der Funktion kardialer Ionenkanäle zurückgeführt werden. In der Regel zeigen sich bei diesen Erkrankungen keine Auffälligkeiten in der kardialen Bildgebung. **a** EKG eines 47jährigen Freizeitsportlers mit spontanem (also nicht medikamentös provoziertem) Brugada Typ 1 EKG. Die Lebensgefährtin des Sportlers berichtete über eine Episode von nächtlicher Schnappatmung und Nicht-Erweckbarkeit („nocturnal agonal respiration"). Der Patient war afebril zu diesem Zeitpunkt und nahm keine Medikamente ein. V1 und V2 zeigen ein Typ 1 EKG mit typischer J-Punkt Elevation und deszendierender ST-Strecken Hebung, welche in eine negative T-Welle übergeht. Anders als beim inkompletten Rechtsschenkelblock (RSB) zeigt sich kein S in V6 und I (=D1). Die QRS Dauer in V1 und V2 ist minimal länger als in V6 (bei inkomplettem RSB gleiche QRS Dauer in V1 und V6). Die dezente frühe Repolarisation in aVL kann als mögliches Zeichen besonderer Arrythmogenität gewertet werden. Schreibgeschwindigkeit 25 mm/s. **b** Spontanes Brugada Typ 2 EKG mit typischer RSr' Morphologie in V1 des gleichen Sportlers wenige Monate vor Aufzeichnung des EKG in Abb. 25.3a: r' in V1 ist typischerweise etwas abgerundet (anders als bei inkomplettem RSB mit spitzem r'), das ST-Segment in V1 und V2 ist mehr als 0,5 mm über der isoelektrischen Linie gehoben (meist isoelektrisches ST-Segment bei inkomplettem RSB). Zudem ist der beta-Winkel in V1 >58° (J-Punkt einschließender Winkel zwischen aufsteigendem S und Beginn des ST-Segments) anders als bei inkomplettem RSB mit einem beta-Winkel <58°. Wie auch in Abb. 25.3a zeigt sich kein S in V6 und I (=D1) und die QRS Dauer in V1 und V2 ist minimal länger als in V6. Schreibgeschwindigkeit 25 mm/s. **c** EKG einer 42jährigen Patientin mit LQTS1: QT 480 ms, QTc 604 ms. Typisch für das LQTS1 ist das flache, breitbasige T-Welle. Schreibgeschwindigkeit 25 mm/s. (Verwendung des EKG mit freundlicher Genehmigung von PD Dr. S. Richter, Herzzentrum Leipzig). **d** EKG eines 33jährigen Patienten mit LQTS2: QT 430 ms, QTc 535 ms. Typisch für das LQTS2 ist die plumpe, doppelgipflige T-Welle. Schreibgeschwindigkeit 25 mm/s. (Verwendung des EKG mit freundlicher Genehmigung von PD Dr. S. Richter, Herzzentrum Leipzig)

Die Messung des QT-Intervalls sollte durch das Anlegen einer Tangente im steilsten Teil der T-Welle erfolgen. Gemessen wird das Intervall zwischen Q und dem Schnittpunkt dieser Tangente mit der isoelektrischen Linie normalerweise in der Ableitung II. Verwendet werden können aber auch die Ableitungen I, aVL, V5 und V6. Da das QT-Intervall zwischen einzelnen Schlägen variieren kann, werden in der Regel drei konsekutive Messungen gemittelt. Bei Vorliegen eines Schenkelblocks mit entsprechend verlängerter Depolarisation sollte das QT-Intervall korrigiert werden. Für Patienten mit Links- und Rechtsschenkelblock wurde die Formel $QT = QTm - QRS/2$ klinisch validiert [52–54].

Da die Dauer des QT-Intervalls von der Herzfrequenz abhängig ist, wird das QT-Intervall durch verschiedene Formeln korrigiert. Am gebräuchlichsten ist die Bazett-Formel $QTc = QT / \sqrt[2]{RR}$. Bei höheren Herzfrequenzen führt die Bazett-Formel allerdings zu einer Überschätzung des QTc. Die Anwendung der Fridericia-Formel $QTc = QT / \sqrt[3]{RR}$ und/oder der Framingham-Formel birgt ein geringeres Risiko falsch positiver Tests [55, 56]. Bei einigen im Internet verfügbaren Kalkulatoren wie z. B. ▶ https://www.qtcalculator.org werden die QTc-Werte als Perzentilen angegeben, welches die Einordnung der Wahrscheinlichkeit des tatsächlichen Vorliegens eines LQTS vor allem bei grenzwertigen Befunden erleichtert.

Ein LQTS kann vermutet werden, wenn in einem Ruhe-EKG oder während der Erholungsphase nach einem Belastungstest, die Dauer des QTc-Intervalls ≥470 ms bei männlichen Athleten oder ≥480 ms bei weiblichen Athleten beträgt. Bei einem QTc ≥ 500 ms in wiederholten Messungen kann ein LQTS sicher diagnostiziert werden. Zur Diagnosesicherung nach EKG- und anamnestischen Kriterien wird der Schwartz-Score verwendet [5, 49, 57].

Eine diagnostische Herausforderung stellen Athleten mit grenzwertig langen QTc Intervallen dar. Eine EKG-Aufzeichnung vor und nach plötzlichem Lagewechsel von einer liegenden in eine stehende Position, ähnlich dem Schellong-Test, kann dabei helfen, LQTS zu identifizieren, da bei Patienten mit LQTS die Tachykardie-bedingte QT-Verkürzung geringer ausfällt als bei gesunden Kontrollpersonen [58].

Ein LQTS-bedingter Herzstillstand während sportlicher Aktivitäten inklusive Wettkämpfen ist glücklicherweise ein sehr seltenes Ereignis [59]. Zu diesem Schluss kamen 2013 Forscher der Mayo Clinic aus Rochester, USA. Während kumulativ 650 Jahren Follow-up kam es in einer Kohorte von 60 Athleten mit LQTS, welche entgegen der europäischen und amerikanischen Empfehlungen weiter sportlich aktiv waren, nur zu einem ICD Schock [59]. Eine weitere retrospektive Untersuchung der gleichen Arbeitsgruppe aus dem Jahr 2021 mit Einschluss von 494 Athleten mit LQTS (79 symptomatisch, 58 mit ICD) kam zu dem gleichen Schluss [60]. Während einer Nachverfolgungszeit von insgesamt 2056 Jahren musste kein kardialer Todesfall beklagt werden. 29 Patienten (5,9 %) hatten nicht-tödliche kardiale Ereignisse. Die Mehrzahl dieser nicht-tödlichen kardialen Ereignisse trat außerhalb sportlicher Aktivitäten auf [60].

Eine individuelle Entscheidung hinsichtlich der Fortsetzung sportlicher Aktivitäten nach gemeinsamer Nutzen-Risiko Analyse von Arzt und Sportler kann insofern auch bei Sportlern mit LQTS vertreten werden und wird auch vom Autor dieses Kapitels befürwortet.

Die aktuellen europäischen Leitlinien empfehlen hingegen Einschränkungen der sportlichen Aktivitäten um das Risiko eines LQTS bedingten Ereignisses zu verringern [5]. Die amerikanischen Guidelines sind in Bezug auf die Teilnahme an sportlichen Wettbewerben weniger einschränkend als die aktuellen europäischen Guidelines (außer LQT1), vorausgesetzt, die Vorsichtsmaßnahmen umfassen das Vorhandensein eines automatischen externen Defibrillators (AED) [61].

Die folgenden Zeilen geben die europäischen Empfehlungen aus dem Jahr 2020 wieder [5]:
- Allen Athleten mit einem QTc ≥ 500 ms sowie weiblichen Athleten mit QTc ≥ 480 ms und männlichen Athleten mit QTc ≥ 470 ms mit nachgewiesener Mutation (Phänotyp positiv/Genotyp positiv) wird von intensivem Freizeit- und Wettkampfsport abgeraten, auch bei bestehender Betablockertherapie (Klasse III Empfehlung, Evidenzlevel B) [5].
- Von Wettkampfsport abgeraten wird bei LQTS und überlebtem plötzlichem Herztod sowie für Sportler(innen) mit LQTS und rhythmogener Synkope, auch bei bestehender ICD Therapie (Klasse III Empfehlung, Evidenzlevel C) [5].
- Personen mit LQT1 sollten keine Sportarten ausüben, die Schwimmen und Tauchen in kaltem Wasser beinhalten [5].
- Betablocker sind bei LQTS effektiv zur Verringerung des Risikos lebensbedrohlicher Arrhythmien und werden deshalb allen Athleten mit angeborenem LQTS empfohlen (Klasse I Empfehlung, Evidenzlevel B) [5].
- Bei erworbenem LQTS sollten bis zur erfolgreichen Behandlung der Ursache sportliche Aktivitäten verboten werden [5]. Allgemeine Vorsichtsmaßnahmen sind die Vermeidung QT-verlängernder Substanzen sowie Deshydration und Elektrolytstörungen (Klasse I Empfehlung, Evidenzlevel B) [5].
- Für Überlebende eines Herzstillstandes (vor allem unter Betablocker-Therapie) besteht die Indikation für die sekundärprophylaktische Implantation eines ICD. Dies gilt auch für Sportler mit Synkope trotz Betablocker-Therapie [5]. Hier kann auch eine Sympathektomie erwogen werden [5]. Eine ICD Implantation stellt jedoch keine Freigabe für intensiven Freizeitsport oder Wettkampfsport dar. Für sportliche Aktivitäten mit einem ICD gelten gesonderte Empfehlungen [5].
- Bei asymptomatischen Trägern der LQTS-Mutation ohne verlängertes QT Intervall, d. h. <470 ms bei Männern und <480 ms bei Frauen („Genotyp positiv/Phänotyp negativ") wird hinsichtlich sportlicher Aktivitäten eine gemeinsame Entscheidungsfindung von Arzt und Athlet empfohlen mit einer gründlichen Abwägung von Nutzen und Risiken (Klasse IIa Empfehlung, Evidenzlevel C) [5].

> **Fazit für die Praxis**
>
> Ein QTc ≥470 ms bei männlichen Athleten und ≥480 ms bei weiblichen Athleten sollte weiter abgeklärt werden. Eine neu beschriebene Entität ist das durch Training erworbene LQTS, welches durch Abtrainieren reversibel ist. Eine medikamentöse Therapie mit Betablockern ist bei angeborenem LQTS fast immer indiziert. Sportliche Aktivitäten sollten entsprechend der aktuellen Datenlage unter Berücksichtigung der Leitlinien individuell angepasst werden.

## 25.5 Das Brugada-Syndrom

Das Brugada-Syndrom (BrS) ist eine erstmals 1989 von Bortolo *Martini* und Andrea Nava und 1992 von Pedro und Josep Brugada beschriebene seltene angeborene Ionenkanalstörung des Herzens mit einem erhöhten Risiko für Kammerflimmern und plötzlichen Herztod [62, 63]. Die Prävalenz wird zwischen 1:2000 und 1:5000 geschätzt [64]. Der Erbgang ist autosomal dominant mit unvollständiger Penetranz. Männer sind 8–10x häufiger betroffen als Frauen. Nur bei etwa einem Drittel der betroffenen Patienten kann eine ursächliche Mutation nachgewiesen werden. Besonders häufig finden sich Mutationen des SCN5A Gens mit konsekutiver Funktionseinschränkung der Alpha-Untereinheit dieses Natriumkanals [57].

Ursprünglich wurde das BrS als eine ausschließlich elektrische Herzerkrankung beschrieben. Inzwischen wurden strukturelle Anomalien im Bereich des Epikardiums des Ausflusstrakts des rechten Ventrikels nachgewiesen mit der Möglichkeit der Ablation, sodass das BrS inzwischen als eine Erkrankung mit einer elektrischen und einer strukturellen Komponente verstanden werden kann [65]. Bislang unvollständig geklärt ist, ob eine frühe Repolarisation oder ob eine verzögerten Depolarisation Ursache der Arrhythmien ist.

Mögliche Symptome des BrS sind Synkopen, oft in Ruhe oder im Schlaf auftretend, Palpitationen, nächtliche Schnappatmung mit Bewusstseinsverlust, thorakale Schmerzen sowie plötzlicher Herzstillstand und plötzlicher Herztod [57]. Als jährliche Rate kardialer Ereignisse wurden 0,4 bis 1,5 % ermittelt [64, 66]. Die meisten kardialen Ereignisse treten während des Schlafs oder in Ruhe auf, mitunter getriggert durch Hyperthermie und Fieber. Die Mehrzahl der Patienten mit BrS bleibt jedoch zeitlebens asymptomatisch.

Das wesentliche elektrokardiographische Kriterium für ein Brugada-Syndrom ist der Nachweis eines atypischen Rechtsschenkelblocks mit ≥2 mm J-Punkt Elevation über die isoelektrische Linie, gefolgt von einer negativen T-Welle ≥1 mm in zwei oder mehr präkordialen Ableitungen im 2., 3. oder 4. Interkostalraum [67] (◘ Abb. 25.3a). Diese Veränderungen können entweder spontan auftreten oder durch Natriumkanalblocker wie Ajmalin oder Flecainid provoziert werden [67]. Ein solches EKG wird auch Typ 1 EKG genannt und unterscheidet sich von Typ 2 EKG, welche als nicht diagnostisch betrachtet werden (◘ Abb. 25.3b) [67]. Neben medikamentösen Provokationstests können Belastungs-EKG die Diagnose und Risikostratifizierung erleichtern. Das Auftreten eines Typ 1 EKG und der Nachweis ventrikulärer Extrasystolen in der frühen Nachbelastungsphase wurden als Prädiktoren für Kammerflimmern während des Follow-up identifiziert [68]. In einer anderen Untersuchung wurden ebenfalls ein spontanes Typ 1 EKG sowie rhythmogene Synkopen, der Nachweis einer frühen Repolarisation und ein Typ 1 EKG in den peripheren EKG Ableitungen als Prädiktoren für das Auftreten von Kammertachykardien und plötzlichem Herztod ausgemacht [66].

Da dem BrS ähnliche EKG Veränderungen auch im Rahmen eines Myokardinfarktes, bei Elektrolytentgleisungen oder Mediastinaltumoren auftreten können, wird für die Diagnose eines BrS noch ein zweiter Faktor gefordert, welcher auf eine familiäre Komponente und/oder eine vermehrte Arrhythmogenität hinweist [64, 67]. Diese Faktoren sind der Nachweis von Kammertachykardien oder Kammerflimmern, eine positive Familienanamnese für einen plötzlichen Herztod <45 Jahren, ein Typ 1 EKG bei anderen Familienmitgliedern, Induzierbarkeit von Kammertachykardien oder Kammerflimmern während einer elektrophysiologischen Untersuchung, Synkopen und nächtlicher Bewusstseinsverlust mit Schnappatmung („nocturnal agonal respiration") [64, 67].

Der Stellenwert der elektrophysiologischen Untersuchung für die Diagnose und Risikostratifizierung des BrS wird kontrovers diskutiert und spielt wahrscheinlich eher eine untergeordnete Rolle [57]. Auch der Nachweis einer genetischen Mutation und eine positive Familienanamnese für einen plötzlichen Herztod haben keinen prognostischen Wert beim BrS [57].

Auch wenn pathophysiologische Überlegungen nahelegen, dass ein durch sportliches Training erhöhter Vagotonus möglicherweise die Wahrscheinlichkeit für Synkopen oder plötzlichen Herztod durch Kammerflimmern erhöhen kann, so gibt es bisher keine prospektiven Studien zur Wirkung von Sport auf das BrS [5].

Das BrS prädisponiert nicht nur für das Auftreten von Kammerflimmern. Interessanterweise kann bei 10–53 % der Patienten mit BrS auch Vorhofflimmern nachgewiesen werden [57, 69, 70]. Vorhofflimmern kann somit auch ein erster Hinweis auf das Vorliegen eines BrS sein.

Nachfolgend werden die europäischen Empfehlungen aus dem Jahr 2020 wiedergegeben [5]:
- Bei BrS und überlebtem plötzlichen Herztod oder arrhythmogener Synkope besteht die Indikation zur sekundärprophylaktische Implantation eines ICD (Klasse I Empfehlung, Evidenzlevel C) [5, 57, 71].
- Drei Monate nach ICD Implantation kann bei fehlendem Nachweis ventrikulärer Rhythmusstörungen nach gemeinsamer Risiko-Nutzen Bewertung von Arzt und Athlet die Wiederaufnahme von Freizeit- und Wettkampfsport in Erwägung gezogen werden (Klasse IIa Empfehlung, Evidenzlevel C) [5].
- Bei Athleten mit asymptomatischem BrS, Athleten mit positivem Genotyp und negativem Phänotyp sowie Athleten mit nur medikamentös provozierbarem Brugada-EKG kann die Teilnahme an sportlichen Aktivitäten (ohne Erhöhung der Körperkerntemperatur > 39 °C durch warmes oder feuchtes Wetter und Ausdauersportarten) erwogen werden (Klasse IIb Empfehlung, Evidenzlevel C) [5].
- Athleten mit BrS und Genotyp positiven/Phänotyp negativen Athleten wird die Vermeidung einer erhöhten Körperkerntemperatur (Fiebersenkung, Meidung von Saunen, Vermeidung von Sport bei feucht-warmem Wetter; Verzicht von Ausdauerbelastungen wie Triathlon und Marathon) empfohlen (Klasse III Empfehlung, Evidenzlevel C).
- Zudem wird die Vermeidung von Medikamenten empfohlen, welche ein Brugada-EKG provozieren oder verstärken können (Klasse III Empfehlung, Evidenzlevel C). Eine Auflistung dieser Medikamente findet sich unter ▶ www.brugadadrugs.org.

> **Fazit für die Praxis**
>
> Bei Verdacht auf ein Brugada-EKG sollte eine weitere Diagnostik erfolgen um ein BrS zu diagnostizieren oder auszuschließen. Auch Vorhofflimmern kann ein möglicher Hinweis auf das Vorliegen eines BrS sein. Die Fortführung sportlicher Aktivitäten ist für Athleten mit BrS unter Beachtung spezifischer Vorsichtsmaßnahmen oft möglich.

## 25.6 Sport nach Synkopen

Synkopen sind definiert als plötzlicher, kurz andauernder (in der Regel <1 min) und komplett reversibler Verlust des Bewusstseins (transient loss of consciousness = TLOC) mit Tonusverlust, verursacht durch eine passagere Minderdurchblutung des Gehirns [72].

Eine Unterbrechung der zerebralen Durchblutung für ≥6–8 s ist ausreichend für das Auftreten eines Bewusstseinsverlustes. Ein systolischer Blutdruck von 50–60 mm Hg, in aufrechter Position einem systolischer Blutdruck von 30–45 mm Hg in Kopfhöhe entsprechend, führt zu einem Bewusstseinsverlust [72].

Ein transienter Bewusstseinsverlust ist charakterisiert durch einen vorübergehenden Verlust des Bewusstseins, begleitet von einer Amnesie für die Zeitdauer des Geschehens, einer eingeschränkten oder fehlenden Kontrolle der Motorik sowie einer eingeschränkten oder fehlende Reaktionsfähigkeit [72]. Jedoch wird nicht jeder transiente Bewusstseinsverlust durch eine passagere Minderdurchblutung des Gehirns verursacht [72].

Entsprechend der Synkopen definierenden Pathophysiologie mit passagerer zerebraler Minderdurchblutung, wird ein transienter Bewusstseinsverlust durch beispielsweise epileptische Anfälle, TIA, Hypoglykämien, psychogene Ursachen oder Intoxikationen nicht den Synkopen zugerechnet.

Als Präsynkope wird das Prodromalstadium der Synkope mit Schwindel und Kaltschweißigkeit, jedoch ohne Bewusstlosigkeit bezeichnet

Schätzungen zufolge synkopieren mindestens 10 % der Bevölkerung mindestens einmal im Leben. Während Reflexsynkopen v. a. während der Jugend auftreten, stehen mit zunehmendem Alter kardiale (oft rhythmogene) und Synkopen durch orthostatische Hypotonie im Vordergrund [73]. Reflexsynkopen haben hingegen eine ausgezeichnete Prognose und keine erhöhte Mortalität. Synkopen auf Grund orthostatischer Hypotonie sind aufgrund der häufig bestehenden Komorbiditäten mit einem im Vergleich zur Allgemeinbevölkerung zweifach höheren Sterberisiko verbunden [72].

Kardiale Synkopen gelten als Risikofaktor für einen plötzlichen Herztod und damit für eine erhöhte Mortalität aber auch für Folgeerkrankungen bei überlebtem plötzlichen Herztod. Kardiale Synkopen (meist Arrhythmien durch strukturelle und elektrische Herzerkrankungen) gehen mit einer erhöhten Mortalität einher und erfordern zumeist eine stationäre Diagnostik und Behandlung [73].

Synkopen bei Sportlern haben oft benigne Ursachen ohne die Notwendigkeit einer weitergehenden Diagnostik und Therapie. Sie können jedoch auch ein ernst zu nehmender Hinweis auf eine kardiale Erkrankung mit drohendem plötzlichen Herztod sein [74].

In werden die drei verschiedenen Gruppen von Synkopen mit jeweils unterschiedlicher Pathophysiologie aufgelistet.

**Klassifikation der verschiedenen Gruppen und Untergruppen von Synkopen, modifiziert nach 2018 ESC Synkopen Guidelines [72]**

**Reflexsynkope**

Vasovagal (=neurokardiogen):
- orthostatische VVS: nach längerem Stehen, seltener Sitzen
- emotional: Furcht, Schmerz, Intervention, Operation, Blutentnahme
- Situativ:
- Miktion
- Gastrointestinale Stimulation (Schlucken, Stuhlgang)
- Husten, Niesen
- Phase nach körperlichen Belastungen
- andere (z. B. Lachen, Blasinstrumente spielen)

Karotis-Sinus Syndrom (=hypersensitiven Karotissinus)

Nicht-klassische Formen (ohne Prodromi und/oder ohne Trigger und/oder atypische Präsentation)

**Synkope durch orthostatische Hypotonie (OH)**

Umgehend nach Lagewechsel, in der Regel aus liegender in stehende Position

Hypotonie kann verstärkt werden durch venöses Pooling nach Belastungen, nach Mahlzeiten (postprandiale Hypotonie), und nach langen Ruhephasen in liegender Position

Medikamentös induzierte OH (häufigste Ursache einer OH):
- z. B. Vasodilatatoren, Diuretika, Phenothiazine, Antidepressiva
- Volumenmangel:
- Blutverlust, Diarrhö, Erbrechen, etc.
- Primäre neuro-autonome failure (neurogenic OH):

- reine Dysautonomie (pure autonomic failure), Multisystematrophie, Parkinson-Krankheit, Lewy-Body-Demenz
- Sekundäre Dysautonomie (neurogene OH):
- Diabetes mellitus, Amyloidose, Rückenmarkverletzungen, autoimmune autonome Neuropathie, paraneoplastische autonome Neuropathie, Niereninsuffizienz

**Kardiale Synkope**

Arrhythmie als primäre Ursache:
Bradykardie:
- Sinusknotenerkrankung (einschließlich Bradykardie/Tachykardie Syndrom)
- AV-Knoten Erkrankung

Tachycardie:
- supraventrikulär
- ventrikulär

Strukturelle Herzerkrankung: Aortenstenose, akuter Myokardinfarkt, Myokardischämie, hypertrophe Kardiomyopathie, kardiale Raumforderung (Myxom, Tumor, etc.), Perikarderkrankung, Perikardtamponade, angeborene Anomalie der Koronararterien, Dysfunction des Klappenersatzes,
Gefäßerkrankung: Lungenarterienembolie, akute Aortendissektion, pulmonale Hypertonie

Die häufigste Form einer Synkope ist die Reflexsynkope. Reflexsynkopen haben in der Regel eine typische Anamnese sowie eine benigne Prognose. Sie umfassen sowohl die als „vasovagal" oder „neurokardiogen" bezeichneten Synkopen als auch situativ bedingte Synkopen (z. B. Miktion). Auch Synkopen durch einen hypersensitiven Karotissinus werden den Reflexsynkopen zugerechnet. Pathophysiologisch liegt der Reflexsynkope eine gestörte Koordination von Sympathikus und Parasympathikus zugrunde mit einer relativen Überfunktion des Parasympathikus. Hierbei kommt es durch fehlerhaftes Ansprechen des autonomen Reflexbogens entweder zu einer arteriellen Hypotonie (vasodepressorischer Typ) zu einem Bradykardie bzw. Asystolie (kardioinhibitorisch) oder zu einer gemischten Reaktion mit beiden Komponenten [73].

Als weitere Gruppe werden Synkopen durch orthostatische Hypotonie (Volumenmangel, medikamentös induziert, Störung des autonomen Nervensystems) zusammengefasst [73].

Wesentliche klinische Hinweise zur Diagnostik von Synkopen und anderer transienter Bewusstseinsverluste ergeben sich aus der Anamnese der betroffenen Patienten sowie aus den Berichten von Augenzeugen. Eine detaillierte Anamneseerhebung kann Synkopen von anderen Formen des transienten Bewusstseinsverlusts in ca. 60 % der Fälle unterscheiden [72]. Die Anamnese ist deshalb der wichtigste Bestandteil der Synkopendiagnostik. Entsprechend wird auch die weiterführende Diagnostik durch die Anamnese geleitet. Dabei sollte versucht werden sowohl Über- als auch Unterdiagnostik zu vermeiden [72].

Je nach Synkopenursache bestehen unterschiedliche Risiken für eine erhöhte Mortalität und Morbidität. Die Risikostratifizierung von Synkopen ist durch die Anwendung entsprechender Scores oder durch klinische Einschätzung möglich. Der

OESIL-Score umfasst 4 Faktoren, die während der initialen Einordnung der Synkope erfasst werden:
- EKG-Auffälligkeiten
- bekannte kardiovaskuläre Erkrankung
- Fehlen von Prodromalsymptomen
- Alter > 65 Jahre

Für das Zutreffen jedes einzelnen Faktors gibt es einen Punkt, ab dem Vorliegen von 2 Faktoren handelt es sich um einen „Hochrisikopatienten" und die weitere Diagnostik und Therapie sollte zunächst stationär durchgeführt werden [73].

Kardiale Synkopen werden in der Regel durch strukturelle Herzerkrankungen oder durch primär elektrische Herzerkrankungen verursacht. Kardiale Synkopen gelten als Risikofaktor für einen plötzlichen Herztod und damit für eine erhöhte Mortalität aber auch für Folgeerkrankungen bei überlebtem plötzlichen Herztod. Reflexsynkopen haben hingegen eine ausgezeichnete Prognose und keine erhöhte Mortalität. Synkopen auf Grund orthostatischer Hypotonie sind aufgrund der häufig bestehenden Komorbiditäten mit einem im Vergleich zur Allgemeinbevölkerung zweifach höheren Sterberisiko verbunden [72].

In sind mögliche anamnestische Hinweise auf die Genese von Synkopen angeführt.

---

Anamnestische und klinische Merkmale von Synkopen, welche die Diagnostik unterstützen können. Modifiziert nach 2018 ESC Synkopen Guidelines [72]. ARVC = arrhythmogene rechtsventrikuläre Kardiomyopathie; AV = atrioventrikulär; OH = orthostatische Hypotonie; VT = ventrikuläre Tachykardie

**Reflexsynkope**
- Mehrjährige Anamnese rezidivierender Synkopen, insbesondere vor dem 40. Lebensjahr
- Nach unangenehmem Anblicken, Geräuschen, Geruch oder Schmerzen
- Längeres Stehen
- Während des Essens
- Aufenthalt an überfüllten Orten und/oder heißer Umgebung
- Autonome Aktivierung vor Synkope: Blässe, Schwitzen und/oder Übelkeit/Erbrechen
- Bei Kopfdrehung oder Druck auf die Halsschlagader (wie bei Tumoren, Rasieren, enge Kragen)
- Fehlen von Herzerkrankungen

**Synkope durch orthostatische Hypotonie (OH)**
- Unmittelbar nach Lagewechsel von liegender oder sitzender in eine stehende Position
- Längeres Stehen
- Stehen nach Anstrengung
- Postprandiale Hypotonie
- Zeitlicher Zusammenhang mit Beginn oder Änderung der Dosierung von blutdrucksenkenden Medikamente
- Vorhandensein einer autonomen Neuropathie oder einer Parkinson Erkrankung

**Kardiale Synkope**
- Bei Anstrengung, aber auch plötzlich in Ruhe auftretend
- Plötzlich einsetzende Palpitationen, unmittelbar gefolgt von Synkope
- Familienanamnese mit ungeklärtem plötzlichem Tod in jungen Jahren
- Vorhandensein einer strukturellen Herzerkrankung oder einer koronaren Herzerkrankung
- EKG-Befunde, die auf eine arrhythmische Synkope hinweisen:
  - Bifaszikulärer Block (linker oder rechter Schenkelblock kombiniert mit linksanteriorem oder linksposteriorem Hemiblock)

- Andere Anomalien der intraventrikulären Depolarisation (QRS-Dauer ≥ 120 ms)
- AV-Leitungsstörungen (insbesondere AV-Block II Typ Mobitz und AV-Block III)
- Sinusbradykardie oder langsames Vorhofflimmern (40–50/min) in Abwesenheit von negativ chronotropen Medikamenten oder intensivem sportlichem Training als mögliche Ursache
- Nicht anhaltender VT
- QRS-Komplexe mit Präexzitation
- Lange oder kurze QT-Intervalle
- Frühe Repolarisation
- ST-Strecken-Hebung mit Typ 1 EKG in den Ableitungen V1-V3 (Brugada-Muster)
- Negative T-Wellen in den rechten präkordialen Ableitungen, Epsilon-Wellen Hinweis auf ARVC
- EKG Hinweise auf linksventrikuläre Hypertrophie und hypertrophe Kardiomyopathie (positiver Sokolow-Index, negative T-Wellen in den inferolateralen Ableitungen)

Falls keine anamnestischen Hinweise auf eine Synkope mit niedrigem Risiko bestehen sollten, ist eine weitergehende Diagnostik zu empfehlen. Dies gilt besonders für Synkopen, welche plötzlich und ohne Prodromi im Rahmen körperlicher Belastungen auftreten, und für Synkopen mit Verletzungsfolge.

Typische Prodromi von Reflexsynkopen sind Schwindel mit aufsteigendem abdominellen Unwohlsein, das mit einem Wärmegefühl und dem Gefühl raschen Herzschlags einhergeht (autonome Aktivierung). Meistens können Patienten, die diese Symptome kennen, sich festhalten oder noch einen Platz zum Hinsetzen aufsuchen. Auch berichten sie oftmals von Präsynkopen mit Prodromi ohne konsekutiven Bewusstseinsverlust [73]. Eine vasovagale Reflexsynkope ist sehr wahrscheinlich, wenn die Synkope durch Schmerzen, Angst oder längeres Stehen ausgelöst wird und mit typischen Prodromi verbunden ist (Blässe, Schwitzen und/oder Übelkeit (Klasse I Empfehlung, Evidenzlevel C) [72]. Eine situative Reflexsynkope ist sehr wahrscheinlich, wenn die Synkope durch bestimmte Trigger ausgelöst wird (Klasse I Empfehlung, Evidenzlevel C) [72].

Synkopen durch orthostatische Hypotonie treten rasch nach einem Lagewechsel (Aufstehen) auf, während Reflexsynkopen erst nach längerem Stehen auftreten. Eine Synkope durch orthostatische Hypotonie (OH) gilt als gesichert, wenn sie in stehender Position auftritt und von signifikanter OH begleitet ist (Klasse I Empfehlung, Evidenzlevel C) [72].

Synkopen ohne Prodromi und solche, die während körperlicher Anstrengungen auftreten oder von Palpitationen begleitet werden, sind meistens kardialer Genese. Synkopen, die im Rahmen körperlicher Belastungen auftreten, haben wahrscheinlich eine kardiale, meist arrhythmogene Ursache, während Synkopen, die nach körperlichen Belastungen auftreten, fast immer Reflexsynkopen sind. Synkopen mit Verletzungsfolge sind oft kardiale Synkopen, da diese meist ohne „Vorwarnung" auftreten [73].

In ◘ Tab. 25.2 sind Vorschläge für die Basisdiagnostik von Synkopen sowie für eine erweiterte Basisdiagnostik sowie spezielle diagnostische Maßnahmen angeführt. Mit Anamnese, körperlicher Untersuchung, Blutdruckmessung im Liegen und nach dem Aufstehen und einem Ruhe-EKG lässt sich in ca. 50 % der Fälle eine Diagnose stellen. Synkopen, die nicht klassifiziert werden können, werden als Synkopen ungeklärter Ursache bezeichnet [73].

Einige der EKG-Befunde, die auf eine arrhythmogene Synkope hinweisen können, sind bei Sportlern gehäuft zu finden, ohne dass ihnen jedoch ein Krankheitswert beizumessen ist. Das gilt besonders für vagal

**Tab. 25.2** Basisdiagnostik zur Abklärung von Synkopen sowie erweiterte Basisdiagnostik und spezielle diagnostische Maßnahmen

| Basisdiagnostik | Erweiterte Basisdiagnostik | Spezielle Diagnostik |
|---|---|---|
| Anamnese<br>Körperliche Untersuchung<br>EKG | Schellong-Test<br>Kipptisch<br>EKG-Monitoring, Langzeit-EKG<br>Externe Loop-Recorder<br>Echokardiografie<br>Karotis-Sinus-Massage (>40 Jahre)<br>Blutuntersuchungen (z. B. Hämoglobin, Hämatokrit, D-Dimere, Troponin, Blutgasuntersuchung)<br>Belastungs-EKG | Implantation eines Loop-Recorders<br>Kardiale MRT<br>Elektrophysiologische Untersuchung<br>Ajmalin-Test<br>Angio-CT der Lungenarterien<br>Videodiagnostik<br>Neurologische Diagnostik inklusive Tests der autonomen Funktion (Valsalve, Atemtest, 24 h Blutdruck-Messung) |

bedingte Sinusknotenbradykardien und verlängerte AV-Knoten Leitungszeiten (PQ>200 ms, AV-Block II Typ Wenckebach) sowie eine frühe Repolarisation. Die Unterscheidung zwischen physiologischen sportbedingten EKG-Veränderungen und pathologischen EKG-Veränderungen ist eine der wichtigsten Aufgabe der Sportkardiologie [75]. Im ▶ Kap. 12 wird auf die Besonderheiten des Sportler-EKG näher eingegangen.

Zur Abklärung von Synkopen ist ein modifizierter Schellong-Test (=Active standing) (Klasse I Empfehlung, Evidenzlevel C) zu empfehlen, besonders bei V. a. Synkopen durch OH. Alternativ oder ergänzend kann bei V. a. eine Reflexsynkope oder eine Synkope durch OH auch eine Kipptischuntersuchung (Tilt testing) (Klasse IIa Empfehlung, Evidenzlevel B) empfohlen werden [72]. Beim modifizierten Schellong-Test (=Active standing) werden Herzfrequenz und Blutdruck intermittierend zunächst 3 min in liegender Position und direkt im Anschluss 3 min in stehender Position gemessen. Ein abnormaler Blutdruckabfall ist definiert als Abfall des systolischen Blutdrucks ≥20 mmHg oder des diastolischen Blutdrucks ≥10 mmHg im Vergleich zum Ausgangswert oder eine Abnahme des systolischen Blutdrucks auf <90 mmHg. Bei abnormalem Blutdruckabfall und gleichzeitig durch den Test reproduzierbare Symptomatik gilt die Synkope durch orthostatische Hypotonie (OH) als gesichert (Klasse I Empfehlung, Evidenzlevel C) [72].

Kipptischuntersuchungen haben bei Sportlern eine geringere Sensitivität und Spezifität als bei Nicht-Sportlern [14]. Bei der Diagnostik von Synkopen ungeklärter Ursache sind Kipptischuntersuchungen auf Grund häufiger falsch positiver Befunde deshalb leider oft nur wenig hilfreich [72].

Goldstandard für die Diagnose einer arrhythmogenen Synkope ist die EKG-Aufzeichnung der ursächlichen Arrhythmie während einer Synkope. Aber auch der Nachweis asymptomatischer signifikanter Pausen, Bradykardien oder Tachykardien (definiert als Asystolie >3 s, supraventrikuläre Tachykardien >160/min für >32 Schläge) oder ventrikuläre Tachykardien (VTs) bei symptomatischen Patienten mit Synkopen gilt als ausreichend für die Diagnose einer arrhythmogenen Synkope [72]. Während die Aufzeichnungsdauer von Langzeit-EKG in der Regel auf 24 h begrenzt ist, können Loop-Recorder Arrhythmien für eine Dauer von ca. 2 Jahren aufzeichnen. Die Rhythmus-Symptom-Korrelation während symptomatischer Episoden kann somit durch den Einsatz eines implantierbaren Loop-Recorders erleichtert werden. Auch wenn Synkopen ohne Nachweis von Arrhythmien auftreten, liefern Loop-Recorder wertvolle Hinweise für die Ausschlussdiagnostik. Registerdaten zeigen einen hohen Prozentsatz (~ 78 %) von Fällen, in denen ein Loop-Recorder zur Diagnostik beitrug [73, 76].

Eine elektrophysiologische Untersuchung ist indiziert bei V. a. einen paroxysmaler AV-Block und einem V. a. eine supraventrikuläre oder ventrikuläre Tachykardie als Ursache der Synkopen. Die Sinusknotenfunktion kann mit einer elektrophysiologischen Untersuchung allerdings nur sehr eingeschränkt beurteilt werden. Medikamentöse Provokationstest mit Natriumkanalblockern (Ajmalin oder Flecainid) sind indiziert bei V. a. ein Brugada-Syndrom und fehlendem Nachweis eines spontanen Typ 1 EKG.

Belastungsinduzierte Synkopen sind selten in der Allgemeinbevölkerung. Die entsprechende Literatur ist auf Fallberichte begrenzt. Belastungsinduzierte Synkopen bei Sportlern und bei Nicht-Sportlern sind jedoch als Hinweis auf kardiale Synkopen mit erhöhtem Risiko für einen plötzlichen Herztod zu werten [74]. Belastungstests gehören deshalb zwar nicht zur Routinediagnostik von Synkopen, sind aber zu empfehlen, wenn Synkopen während oder kurz nach körperlichen Belastungen auftreten.

Nicht in der Routinediagnostik von Synkopen einzusetzen sind Koronarangiografien und Doppler-Untersuchungen der Halsarterien [72]. Bei Patienten mit Synkope und koronarer Herzerkrankung führte eine perkutane Koronarintervention nicht zu einer signifikanten Reduzierung der Synkopen. Koronarangiografien sollten deshalb bei Verdacht oder Nachweis eines Myokardinfarktes oder einer Myokardischämie mit den gleichen Indikationen verwendet werden wie bei Patienten ohne Synkope [72]. Bisher konnte keine Studie einen Nachweis für einen diagnostischen Nutzen von Doppler-Untersuchungen der Halsarterien erbringen [72].

Wenn sich aus der Anamnese der Verdacht auf eine nicht synkopale Genese einer Bewusstseinsstörung ergibt (längere Dauer der Bewusstseinsstörung, langsame oder unvollständige Reorientierung) sollten neurologische Ursachen (epileptische, dissoziative Anfälle, Narkolepsie, zerebrale Durchblutungsstörungen, Migräne, Parasomnien) in die diagnostischen Überlegungen mit einbezogen werden [73].

Die derzeit gebräuchlichen Behandlungsmöglichkeiten von Synkopen werden in aufgeführt. Für mehr Details wird auf die aktuellen Guidelines verwiesen [72].

> **Therapeutische Optionen zur Behandlung von Synkopen**
> **Reflexsynkope**
> Aufklärung über die Art der Erkrankung
> Vermeidung von Triggern
> Ausreichend Flüssigkeits- (2–3 l/Tag) und Kochsalz-Zufuhr (10 g/Tag)
> Absetzen oder Reduktion blutdrucksenkender Medikamente
> Aktivierung der „Muskelpumpe" durch Kontraktion der Beinmuskulatur bei Prodromi
> Kompressions-Strümpfe, abdominelle Kompression
> Medikamentöse Therapie (Midodrine, Fludrocortison)
> Schrittmachertherapie bei rezidivierenden kardioinhibitorischen Synkopen älterer Patienten
> Ablation vagaler Ganglien im linken und rechten Vorhof: CNA (cardio neuro ablation) [77]
> **Synkope durch orthostatische Hypotonie (OH)**
> Aufklärung über die Art der Erkrankung

Vermeidung von Triggern

Ausreichend Flüssigkeits- (2–3 l/Tag) und Kochsalz-Zufuhr (10 g/Tag)

Absetzen oder Reduktion blutdrucksenkender Medikamente

Aktivierung der „Muskelpumpe" durch Kontraktion der Beinmuskulatur bei Prodromi

Kompressions-Strümpfe, abdominelle Kompression

Schlafen mit erhöhtem Kopf (>10°)

Medikamentöse Therapie (Midodrine, Fludrocortison)

**Kardiale Synkope**

Ablation symptomatischer SVT und VT

Medikamentöse Therapie (Antiarrhythmika) symptomatischer SVT und VT falls Ablation nicht möglich oder nicht gewünscht

Betablockertherapie bei LQT

Schrittmachertherapie bei Nachweis oder V. a. symptomatische Bradykardien (Sinusknotenerkrankung, AV-Block II und III)

ICD-Therapie bei Nachweis oder V. a. auf VT

Chirugische bzw. interventionelle Therapie bei symptomatischen Vitien

Chirugische bzw. interventionelle Therapie bei symptomatischer HCM mit Ausflusstraktobstruktion

Sportler mit Synkopen sollten bis zur vollständigen Abklärung und ggf. Beginn einer Behandlung keine intensiven Freizeit- oder Wettkampfsport betreiben [14, 78]. Dies gilt insbesondere für Sportler mit strukturellen oder elektrischen Herzerkrankungen und belastungs-assoziierten Synkopen ohne Prodromi und/oder mit Verletzungsfolge [14]. Während die 2020 ESC Guidelines Sportlern mit arrhythmogener Kardiomyopathie (Klasse III Empfehlung, Evidenzlevel B) grundsätzlich von intensiven sportlichen Aktivitäten abraten, so gilt dies auch für Sportler mit Synkopen oder überlebtem Herzstillstand und bekannter DCM, HCM sowie LQTS (Klasse III Empfehlung, Evidenzlevel C) [5].

> **Fazit für die Praxis**
>
> Synkopen bei Sportlern haben oft benigne Ursachen. Sie können jedoch auch ein ernst zu nehmender Hinweis auf eine kardiale Erkrankung mit drohendem plötzlichen Herztod sein. Sportler mit Synkopen sollten deshalb bis zur vollständigen Abklärung und ggf. Beginn einer Behandlung keine intensiven Freizeit- oder Wettkampfsport betreiben. Dies gilt insbesondere für Sportler mit belastungs-assoziierten Synkopen ohne Prodromi und/oder mit Verletzungsfolge und für Sportler mit bekannten strukturellen oder elektrischen Herzerkrankungen. Die Basisdiagnostik – bestehend aus Anamnese, körperlicher Untersuchung und EKG – ermöglicht eine Risikostratifizierung und in vielen Fällen bereits eine diagnostische Einordnung der Synkope.

## 25.7 Sport mit Schrittmacher

### 25.7.1 Physiologische und pathologische bradykarde Rhythmen und Leitungsverzögerungen bei Sportlern

Die Unterscheidung zwischen trainingsbedingten, physiologischen und pathologischen Bradykardien und Leitungsverzögerungen ist eine wesentliche sportkardiologische Kompetenz. Herzfrequenzen von unter 60/min in Ruhe ohne Symptomatik sind sehr häufig bei Ausdauersportlern zu finden und besitzen *per se* keinen Krankheitswert. Sie werden durch einen erhöhten Vagotonus hervorgerufen. Sinusbradykardien bis 30/min sind ebenso wie junktionale Rhythmen vor allem bei hochtrainierten Ausdauersportlern in Ruhe und während des Schlafes nicht selten nachzuweisen. Der „AV-Block I°" (die Anführungszeichen werden verwendet, da es ja kein Block ist, sondern eine langsame Leitung) ist ebenso wie die Sinusbradykardie bei Sportlern meistens Ausdruck eines verstärkten Vagotonus. Auch ein AV-Block II° mit Wenckebach-Periodik ist fast immer auf einen verstärkten Vagotonus zurückzuführen. Diese trainings-bedingten EKG Veränderungen sind physiologische Anpassungen an regelmäßiges Training, können als normal betrachtet werden und benötigen bei asymptomatischen Sportlern keine weitere Untersuchungen. Sportarten ohne Ausdauerkomponente verursachen in der Regel keine oder eine nur geringe vagal bedingte Bradykardie.

Eine Übersicht über normale und abnormale bradykarde Rhythmen und Leitungsverzögerungen bei Sportlern ist in Tab. 25.3 zu finden.

### 25.7.2 Überlegungen vor dem Stellen einer Indikation zur Schrittmachertherapie

Hauptindikationen für Schrittmacher-Implantationen sind symptomatische Erkrankungen des Sinusknotens („sick sinus syndrom") einschließlich einer eingeschränkten chronotropen Kompetenz sowie höhergradige AV-Überleitungsstörungen (AV-Block II° Mobitz und AVB-Block III°). Auch eine Bradyarrhythmie bei Vorhofflimmern ist Ausdruck einer AV-Überleitungsstörung und kann eine Schrittmacher-Implantation notwendig machen [79, 80].

Beim Auftreten von Symptomen wie Synkopen, Schwindel und Einschränkungen der Leistungsfähigkeit gewinnt eine Bradykardie einen Krankheitswert. Kann eine solche Symptomatik mit einer Bradykardie korreliert werden – idealerweise mittels 12-Kanal-EKG – besteht die Indikation zur Schrittmacherimplantation. Reversible Ursachen einer symptomatischen Bradykardie müssen zuvor ausgeschlossen werden

**Tab. 25.3** Übersicht über normale und abnormale bradykarde Rhythmen und Leitungsverzögerungen bei Sportlern (adaptiert nach [75]). AV: Atrio-ventrikulär; min: Minute; ms: Millisekunde

| Normale bradykarde Rhythmen und Leitungsverzögerungen bei Sportlern | Abnormale bradykarde Rhythmen und Leitungsverzögerungen bei Sportlern |
|---|---|
| 1. Sinusbradykardie (≥ 30/min)<br>2. Sinusarrhythmie<br>3. Ektoper Vorhofrhythmus<br>4. Junktionaler Rhythmus<br>5. Inkompletter RSB<br>6. AV Block I° (PQ Intervall > 200 ms)<br>7. AV Block II° Wenckebach (Mobitz Typ I)<br>Diese häufigen trainings-bedingten EKG Veränderungen sind physiologische Anpassungen an regelmäßiges Training, können als normal betrachtet werden und benötigen bei asymptomatischen Sportlern keine weitere Untersuchungen. | 1. Sinusbradykardie (< 30/min) und Pausen ≥3 s<br>2. Kompletter Linksschenkelblock mit QRS ≥120 ms mit negativer QRS Polarität in V1 (QS or rS) und positiver QRS Polarität in I and V6<br>3. Jegliche intraventrikuläre Leitungsverzögerung mit QRS Dauer ≥140 ms, inklusive unspezifischer, intraventrikulärer Leitungsverzögerung<br>4. AVB I° mit PQ ≥400 ms<br>5. Höhergradige AV-Blockierungen (Mobitz Typ II° und AVB III°) |

(z. B. Borreliose, bradykardisierende Medikamente). Unter chronotroper Kompetenz wird die Fähigkeit des Sinusknotens verstanden auf Belastungen mit einem adäquaten Anstieg der Herzfrequenz zu reagieren. Bei Verdacht auf eine Einschränkung der chronotropen Kompetenz ist eine Belastungsuntersuchung zur Diagnosesicherung sinnvoll. Da bei der maximalen Herzfrequenz große interindividuelle Unterschiede bestehen, sind Formeln zur Berechnung der maximalen Herzfrequenz wie 220 – Lebensalter nur zur Orientierung sinnvoll. Die maximale Herzfrequenz unter Ausbelastung ist bei austrainierten Sportlern aber im Regelfall nicht geringer als bei Untrainierten.

Um pathologische von physiologischen (vagal bedingten) Bradykardien und Leitungsverzögerungen unterscheiden zu können, kann in Ausnahmefällen auch eine Unterbrechung des Trainings für ein bis zwei Monate mit anschließender Re-Evaluierung erwogen werden. Eine elektrophysiologische Untersuchung ist zur Abklärung von bradykarden Herzrhythmusstörungen nur in Ausnahmefällen notwendig. Das Auftreten einer symptomatischen Bradykardie sollte jedoch insbesondere bei jüngeren Sportlern Anlass geben zu einer ausführlichen kardiologischen Diagnostik, da die Bradykardie Ausdruck einer noch nicht diagnostizierten Herzerkrankung sein kann (z. B. Sinusbradykardie bei Brugada Syndrom, Erkrankungen des AV-Knotens bei Sarkoidose).

### 25.7.3 Dürfen Patienten mit Schrittmachern Sport treiben?

In den vergangenen Jahren waren 99 % der Patienten mit einer Schrittmacherimplantation in Deutschland >40 Jahre. Es wurden in Deutschland aber auch jährlich bei immerhin 600 bis 700 Patienten im Alter <40 Jahre ein Schrittmacher implantiert, davon waren >200 Patienten im Alter <20 Jahre [81]. Während Wettkampf- und Leistungssportler mit Schrittmachern eine seltene Ausnahme sind, sind sportaffine Patienten mit Schrittmachern durchaus im Freizeitsport zu finden.

Erkrankungen des Sinusknotens sind bei älteren Ausdauersportlern keine Seltenheit und häufig mit Vorhofflimmern assoziiert. In einer Studie waren Erkrankungen des Sinusknotens signifikant häufiger bei ehemaligen Teilnehmern der Tour de Suisse (66 ± 7 Jahre) zu finden als bei gleich alten Golfspielern (66 ± 6 Jahre) [35].

Die Möglichkeit und die Intensität sportlicher Aktivität hängt bei Schrittmacherpatienten sowohl vom Trainingszustand als auch vom Vorliegen bzw. Ausmaß einer kardialen Erkrankung ab. Bei ca. 40 % der Patienten liegt zum Zeitpunkt der Schrittmacherimplantation keine relevante kardiale Erkrankung vor. Rund 30 % leiden an einer Herzinsuffizienz. Der Anteil von Patienten mit einer KHK liegt bei ungefähr 30 %, einen Herzinfarkt vor der Schrittmacherimplantation hatten rund 20 % [82].

Deshalb sollte geprüft werden, ob der Patient mit Herzschrittmacher eine normale Pumpfunktion und Myokardperfusion hat oder Hinweise auf das Bestehen einer Erkrankung mit einem erhöhten Risiko des plötzlichen Herztodes bestehen. Diesbezüglich unauffällige Patienten mit Herzschrittmacher können prinzipiell jede Sportart ausüben, welche die Integrität des Schrittmachers nicht gefährdet (Klasse IIa Empfehlung, Evidenzlevel C) [5].

Auch Patienten mit stabiler Herzinsuffizienz und stabil eingeschränkter Myokardperfusion (stabiler Angina pectoris) können sich sportlich betätigen. Dabei sollte eine Myokardischämie nach Möglichkeit vermieden werden. Ebenfalls vermieden werden sollten länger-andauernde intensive Belastungen. In den klassischen Empfehlungen finden sich immer wieder niedrig-intensive Ausdauerbelastungen. Inzwischen ist aber auch für Patienten mit KHK und für Patienten mit Herzinsuffizienz ein positiver Effekt durch höher-intensive Kurzzeitbelastungen

("HIT = high intensity training") und durch Krafttraining belegt [83–86].

Abzuraten ist von Sportarten die die Integrität des Schrittmachersystems gefährden. Sportarten, bei denen ein Bewusstseinsverlust lebensgefährlich wäre (z. B. Motorsport, Drachenfliegen) und die Kombination von Myopotenzial-Oversensing und Schrittmacherabhängigkeit vorkommen könnte, sind nicht zu empfehlen. Auch vom Tauchen auf >30 m Tiefe und Extrembergsteigen von >7000 m N.N. wird wegen der dabei auftretenden Druckunterschiede und der damit nicht mehr gegebenen Gerätesicherheit abgeraten [82, 87].

### 25.7.4 Überlegungen zur Implantation von Schrittmachern sportlicher Patienten

Das Risiko einer Beschädigung des Schrittmachers kann durch eine bewusste Wahl des Implantationsortes minimiert werden. Bei der Wahl des Implantationsortes sollte vor allem daran gedacht werden, die mechanische Integrität des Gerätes möglichst wenig zu gefährden. Sportarten mit ausgeprägten Bewegungen im einem Schultergelenk (z. B. Tennis) können zu Sondenfrakturen führen. Deshalb sollte bei Rechtshändern bevorzugt links implantiert werden. Bei Linkshändern empfiehlt sich entsprechend die rechte Seite zur Implantation.

Um das Risiko für Elektrodenfrakturen bei Armbewegungen zu minimieren, sollte der venöse Zugang möglichst lateral erfolgen (V. cephalica, V. axillaris). Ein „subclavian crush" der Elektroden sportlich aktiver Patienten kann Patienten betreffen, bei denen das System auf der Seite des Wurfarms mittels medialer Punktion der V. subclavia implantiert wurde [88].

Bälle, Tritte und Schläge bei Kontakt- und Ballsportarten und Schusswaffen durch den Rückstoß können die Schrittmacher-Tasche verletzen aber auch den Schrittmacher direkt schädigen. Ein Hämatom der Schrittmacher-Tasche kann zu einer Infektion und Taschenperforation führen. Deshalb sollten solche Sportarten nach Möglichkeit vermieden werden und alternative Formen sportlicher Betätigung gesucht werden.

Um das Risiko einer mechanischen Schädigung zu mindern, kann vor allem bei schlanken Sportlern auch eine submuskuläre Implantation erwogen werden. Auch in die Kleidung eingenähte Schutzkissen oder spezielle Schutzbekleidung, können eine Verletzung der Schrittmacher-Tasche und eine Schädigung des Aggregates vermeiden helfen [82].

Zur Minimierung des Risikos für Myopotenzial-Oversensing (Wahrnehmung elektrischer Aktivität der Skelettmuskulatur durch den Schrittmacher) und für Oversensing von elektromagnetischen Interferenzen (Wahrnehmung elektromagnetischer Felder von elektrischen Geräten in der Umgebung durch den Schrittmacher) sollten selbstverständlich bipolare Elektroden implantiert und entsprechend programmiert werden.

Sogenanntes „leadless pacing" ist eine relativ neue Technologie, welche eine kardiale Stimulation ermöglicht ohne die Verwendung von Elektroden und deshalb auch für sportlich aktive Patienten interessant sein kann [89].

Die Häufigkeit einer schrittmacherinduzierten Kardiomyopathie („pacing induced cardiomyopathy", PICM) wird bei ca. 4–5 % der Patienten pro Jahr beobachtet [90]. Ursache ist die asynchrone Stimulation des rechten Ventrikels. Patienten mit PICM werden meistens mit einem Upgrade auf eine kardiale Resynchronisationstherapie (CRT) behandelt. Besser wäre es jedoch, wenn sich eine PICM gar nicht erst entwickeln würde. Die His-Bündel-Stimulation (HBS) ermöglicht eine physiologische Stimulation des Reizleitungssystems und führt – verglichen mit der üblichen myokardialen Stimulation – zu einer besse-

ren Synchronizität und damit Effektivität der ventrikulären Kontraktion [90]. Auch wenn zur HBS bisher kaum randomisierte Studien vorliegen, scheint die HBS bei folgenden Indikationen eine Alternative zur konventionellen rechts- oder biventrikulären Stimulation darzustellen:
- höhergradiger atrioventrikulärer (AV) Block mit erwartet >20 % ventrikulärer Stimulation
- AV-Block I° mit langem PQ-Intervall (allein oder in Kombination mit intermittierendem AV-Block II° oder III° oder Sick-Sinus-Syndrom)
- AV-Knoten-Ablation aufgrund von Vorhofflimmern
- Upgrade bei schrittmacherinduzierter Kardiomyopathie [90].

Limitierend für die HBS sind Linksschenkelblockierungen distal des His-Bündels. Die Linksschenkelstimulation (LSS) ist daher entwickelt worden, um auch bei Vorliegen eines Linksschenkelblocks eine quasi-physiologische Stimulation zu ermöglichen [90]. Die amerikanischen Leitlinien sehen inzwischen eine Klasse-IIa-Indikation für eine HBS bei Patienten mit einer LVEF von 36–50 % und mit einer zu erwartenden ventrikulären Stimulation ≥40 % [79]. Interessanterweise findet sich darin auch die Empfehlung, bei allen Patienten mit einer Überleitungsstörung auf Höhe des AV-Knotens eine HBS zumindest in Erwägung zu ziehen [79]. Dieser Empfehlung schließt sich auch der Autor dieses Kapitels an: Für sportlich aktive Patienten mit AV-Blockierungen als Schrittmacherindikation sind HBS oder LSS wahrscheinlich die besseren Therapieoptionen als die konventionelle myokardiale RV-Stimulation [91].

## 25.7.5 Überlegungen zur Programmierung von Schrittmachern sportlicher Patienten

Der Schrittmacher sollte in der Lage sein, eine dem gesunden Herzen möglichst ähnliche Reaktion auf körperliche Belastungen geben zu können. Dies gilt für die Sinusfrequenz, die der Schrittmacher eines Patienten mit „sick sinus syndrom" möglichst physiologisch imitieren sollte genau so, wie auch für die AV-Überleitung von Patienten mit AV-Blockierungen. Gerade bei Kindern und Jugendlichen kann die physiologische Herzfrequenz bei körperlicher Belastung bis >200/min ansteigen. Eine maximale Herzfrequenz von 120/min, wie sie bei vielen Standardprogrammierungen vorkommt, ist für jüngere Sportler somit nicht physiologisch. Deshalb sollte ein Gerät bevorzugt werden, welches auch Programmierungen höherer Herzfrequenzen zulässt.

Bei Erkrankungen des Sinusknotens mit eingeschränkter chronotroper Kompetenz sollte der Sensor des Schrittmachers aktiviert werden. Dieser Sensor ersetzt bzw. ergänzt dann die eingeschränkte physiologische Fähigkeit des Sinusknotens die Herzfrequenz an unterschiedliche Belastungen anzupassen. Bei Patienten mit einem kranken Sinusknoten gilt es die maximale Sensorfrequenz und das Ansprechen des Sensors so zu optimieren, dass der Patient möglichst nicht eingeschränkt wird. Verschiedene Sensorprogrammierungen sollten idealerweise in der bevorzugten Sportart getestet werden. Bei fehlendem oder inadäquatem Anstieg der Herzfrequenz bei körperlichen Aktivitäten muss über die Art der Belastung und den Schrittmachersensor nachgedacht werden. Ein Akzelerometer reagiert beispielsweise kaum auf die körperliche Belastung auf einem Fahrrad-Ergometer, kann beim Reiten aber inadäquat hohe Herzfrequenzen verursachen. Ein Atemminutenvolumensensor kann dann die bessere Alternative sein, er reagiert jedoch etwas verzögert auf Belastungen [82]. Eine weitere Sensortechnologie ist die „Closed Loop Stimulation" (CLS). Dabei misst der CLS Sensor Änderungen der ventrikulären Impedanz, welche zusammen mit einer veränderten Kontraktionsdynamik (Inotropie) als Reaktion auf physische, aber auch auf psychische Belastungen auftreten [92].

Auch bei Erkrankungen der AV-Überleitung gilt es die Physiologie weitgehend zu imitieren. Das verwendete Gerät sollte deshalb eine ausreichend hoch programmierbare obere Grenzfrequenz („Tracking Frequenz") besitzen. Die Programmierung des Schrittmachers ist auch hier möglichst mittels einer Belastungsuntersuchung zu überprüfen und ggf. zu optimieren [82].

Die atriale und ventrikuläre Wahrnehmung sollten bipolar programmiert werden um Myopotenzial-Oversensing zu vermeiden. Oversensing stellt bei intakten Elektroden mit bipolarer Wahrnehmung in der Regel kein Problem dar [82].

> **Fazit für die Praxis**
>
> Die Empfehlungen zur individuellen körperlichen Belastbarkeit von Patienten mit Herzschrittmachern sollten sich an der kardialen Grunderkrankung und am Trainingszustand orientieren. Durch den Sport sollte die Integrität des Schrittmachers möglichst nicht gefährdet werden. Für sportlich aktive Patienten mit AV-Blockierungen als Schrittmacherindikation sind physiologische Stimulationsformen durch HBS oder LSS wahrscheinlich die besseren Therapieoptionen als die konventionelle myokardiale RV-Stimulation.

## 25.8 Sport mit implantiertem Defibrillator

### 25.8.1 Überlegungen vor der Implantation

Implantierbare Cardioverter-Defibrillatoren (ICD) können einen wesentlichen Beitrag zur Verhinderung des plötzlichen Herztodes leisten. Durch die Möglichkeit ventrikuläre Tachykardien und Kammerflimmern mittels Überstimulation bzw. Schockabgaben zu terminieren, verringern sie die Mortalität von Patienten mit einem erhöhten Risiko eines plötzlichen Herztodes. Unterschieden werden primär- und sekundärprophylaktische ICD Indikationen. Die sekundärprophylaktische Indikation soll verhindern, dass es nach Auftreten einer ventrikulären Tachykardie, nach Kammerflimmern oder nach einem überlebten plötzlichen Herztod auf Grund ventrikulärer Arrhythmien zu einem erneuten Ereignis mit Todesfolge kommt. Die primärprophylaktische Indikation gilt für Patienten, die bisher keine wesentlichen ventrikulären Arrhythmien hatten, jedoch ein erhöhtes Risiko für das Auftreten potenziell tödlicher ventrikulärer Arrhythmien aufweisen [5, 14, 71].

Bei der Wahl des Implantationsortes gelten die gleichen Prinzipien wie bei der Implantation von Schrittmachern. Es sollte daran gedacht werden, die mechanische Integrität des Gerätes möglichst nicht zu gefährden. Eine seit 2009 erhältliche Option ohne die Notwendigkeit transvenöser Elektroden ist der subkutane ICD (S-ICD) [93]. Diese Option sollte vor allem bei jüngeren Sportlern mit ICD Indikation in Erwägung gezogen werden [94].

### 25.8.2 Überlegungen zur Programmierung

Bis zu 30 % aller Patienten mit ICD erhalten inadäquate ICD Therapien. Neben Sondenfrakturen sind atriale Tachykardien (v. a.

Sinustachykardie, VHF oder Vorhofflattern) Hauptursache für inadäquate Therapien. Die Einrichtung der VT und VF Zonen sollte deshalb möglichst hoch (z. B. VF Zone ab 240/min) programmiert werden. Zusammen mit der Verwendung langer Zähler (z. B. 40–100 Schläge) sowie verbesserten Software Algorithmen kann das Auftreten inadäquater ICD Therapien deutlich verringert werden [95]. In der Subanalyse eines internationalen Registers unter Einschluss von 440 Sportlern mit ICD zeigte sich durch die Anwendung dieser Programmierempfehlungen – im Vergleich zur Standardprogrammierung – eine signifikante Verringerung der Anzahl inadäquater ICD Schocks ohne Nachweis einer erhöhten Mortalität oder des vermehrten Auftretens von arrhythmischen Synkopen [96]. Wegen des geringeren Risikos für das Auftreten von Sonden-Problemen sind Einkammer-Systeme mit „single-coil"-Elektroden oder subkutane ICD für die meisten Sportler mit ICD Indikation die bessere Wahl als 2-Kammer-Systeme und „Dual Coil"-Elektroden.

### 25.8.3 Dürfen Sportler mit ICD Sport treiben?

Verglichen mit den restriktiven Empfehlungen der US-amerikanischen und europäischen Leitlinien aus den Jahren 2005 und 2006 sind die neueren Leitlinien großzügiger mit der Teilnahme an sportlichen Aktivitäten von Athleten mit ICD [43, 97].

Hauptgrund dafür sind Registerdaten, die zeigen, dass Athleten mit ICD sicher Sport ausüben können [98]. In einem 2013 publizierten internationalem Register wurden 372 Sportler (10–60 Jahre, 33 % weiblich, 42 % sekundärprophylaktische ICD Indikation) über einen mittleren Beobachtungszeitraum von 31 Monaten nachverfolgt. Während des Wettkampfs oder Trainings ereigneten sich bei 37 Teilnehmern (10 % der Studienpopulation) insgesamt 49 Schockabgaben. Während anderer körperlicher Aktivitäten ereigneten sich bei 29 Teilnehmern (8 % der Studienpopulation) 39 Schocks. In Ruhephasen ereigneten sich bei 24 Teilnehmern (6 % der Studienpopulation) 33 Schocks. Die ICD-Therapie konnte alle Episoden erfolgreich terminieren. 97 % der Elektroden funktionierten über einen Zeitraum von 5 Jahren fehlerfrei. Über einen Zeitraum von 10 Jahren funktionierten immerhin noch 90 % der Elektroden fehlerfrei [98]. Eine weitere Untersuchung von Freizeitsportlern mit ICD zeigte keine Todesfälle oder durch ICD-Schocks bedingte Verletzungen. Interessanterweise war die Häufigkeit von adäquaten und inadäquaten ICD Therapien bei Freizeitsportlern geringer als bei Wettkampfsportlern [99].

Die Ausübung von Sport ist somit in der Regel auch mit ICD möglich ohne eine erhöhte Gefahr von Verletzungen oder ein erhöhtes Risiko Kammertachykardien oder Kammerflimmern nicht terminieren zu können. Hinsichtlich der Fortsetzung sportlicher Aktivitäten nach Implantation eines ICD ist eine gemeinsame Entscheidungsfindung von Athlet und Arzt unter Berücksichtigung der kardialen Grunderkrankung angemessen (Klasse IIa Empfehlung, Evidenzlevel C) [5].

> **Fazit für die Praxis**
>
> Die Empfehlungen zur Teilnahme an sportlichen Aktivitäten sollten sich primär an der kardialen Erkrankung orientieren und nicht an dem Vorhandensein eines ICD. Eine smarte Programmierung des ICD kann das Risiko inadäquater ICD-Schocks verringern. Die Implantation eines subkutanen ICD sollte vor allem bei jüngeren Sportlern mit ICD Indikation in Erwägung gezogen werden.

## Literatur

1. Morris JN, Heady JA, Raffle PA, Roberts CG, Parks JW (1953) Coronary heart-disease and physical activity of work. Lancet 265:1111–1120; concl
2. Maron BJ, Thompson PD, Ackerman MJ, Balady G, Berger S, Cohen D, Dimeff R, Douglas PS, Glover DW, Hutter AM Jr, Krauss MD, Maron MS, Mitten MJ, Roberts WO, Puffer JC (2007) Recommendations and considerations related to preparticipation screening for cardiovascular abnormalities in competitive athletes: 2007 update: a scientific statement from the American Heart Association Council on Nutrition, Physical Activity, and Metabolism: endorsed by the American College of Cardiology Foundation. Circulation 115:1643–1455
3. Corrado D, Basso C, Pavei A, Michieli P, Schiavon M, Thiene G (2006) Trends in sudden cardiovascular death in young competitive athletes after implementation of a preparticipation screening program. JAMA 296:1593–1601
4. Mussigbrodt A, Richter S, Wetzel U, Van Belle Y, Bollmann A, Hindricks G (2013) Diagnosis of arrhythmias in athletes using leadless, ambulatory HR monitors. Med Sci Sports Exerc 45:1431–1435
5. Pelliccia A, Sharma S (2021) The 2020 ESC guidelines on sport cardiology. Eur Heart J 42:5–6
6. Hiss RG, Lamb LE (1962) Electrocardiographic findings in 122,043 individuals. Circulation 25:947–961
7. Munger TM, Packer DL, Hammill SC, Feldman BJ, Bailey KR, Ballard DJ, Holmes DR Jr, Gersh BJ (1993) A population study of the natural history of Wolff-Parkinson-White syndrome in Olmsted County, Minnesota, 1953-1989. Circulation 87:866–873
8. Flensted-Jensen E (1969) Wolff-Parkinson-White syndrome. A long-term follow-up of 47 cases. Acta Med Scand 186:65–74
9. Maron BJ, Doerer JJ, Haas TS, Tierney DM, Mueller FO (2009) Sudden deaths in young competitive athletes: analysis of 1866 deaths in the United States, 1980–2006. Circulation 119:1085–1092
10. Shwayder MH, Escudero CA, Etheridge SP, Dechert BE, Law IH, Blaufox AD, Perry JC, Dubin AM, Sanatani S, Collins KK (2020) Difficulties with invasive risk stratification performed under anesthesia in pediatric Wolff-Parkinson-White Syndrome. Heart Rhythm 17:282–286
11. Etheridge SP, Escudero CA, Blaufox AD, Law IH, Dechert-Crooks BE, Stephenson EA, Dubin AM, Ceresnak SR, Motonaga KS, Skinner JR, Marcondes LD, Perry JC, Collins KK, Seslar SP, Cabrera M, Uzun O, Cannon BC, Aziz PF, Kubus P, Tanel RE, Valdes SO, Sami S, Kertesz NJ, Maldonado J, Erickson C, Moore JP, Asakai H, Mill L, Abcede M, Spector ZZ, Menon S, Shwayder M, Bradley DJ, Cohen MI, Sanatani S (2018) Life-threatening event risk in children with Wolff-Parkinson-White Syndrome: a multicenter international study. JACC Clin Electrophysiol 4:433–444
12. Pediatric, Congenital Electrophysiology S, Heart Rhythm S, American College of Cardiology F, American Heart A, American Academy of P, Canadian Heart Rhythm S, Cohen MI, Triedman JK, Cannon BC, Davis AM, Drago F, Janousek J, Klein GJ, Law IH, Morady FJ, Paul T, Perry JC, Sanatani S, Tanel RE (2012) PACES/HRS expert consensus statement on the management of the asymptomatic young patient with a Wolff-Parkinson-White (WPW, ventricular preexcitation) electrocardiographic pattern: developed in partnership between the Pediatric and Congenital Electrophysiology Society (PACES) and the Heart Rhythm Society (HRS). Endorsed by the governing bodies of PACES, HRS, the American College of Cardiology Foundation (ACCF), the American Heart Association (AHA), the American Academy of Pediatrics (AAP), and the Canadian Heart Rhythm Society (CHRS). Heart Rhythm 9:1006–1024
13. Brugada J, Katritsis DG, Arbelo E, Arribas F, Bax JJ, Blomstrom-Lundqvist C, Calkins H, Corrado D, Deftereos SG, Diller GP, Gomez-Doblas JJ, Gorenek B, Grace A, Ho SY, Kaski JC, Kuck KH, Lambiase PD, Sacher F, Sarquella-Brugada G, Suwalski P, Zaza A, Group ESCSD (2019) ESC Guidelines for the management of patients with supraventricular tachycardiaThe Task Force for the management of patients with supraventricular tachycardia of the European Society of Cardiology (ESC). Eur Heart J 2020(41):655–720
14. Zipes DP, Link MS, Ackerman MJ, Kovacs RJ, Myerburg RJ, Estes NA 3rd, American Heart Association E, Arrhythmias Committee of Council on Clinical Cardiology CoCDiYCoC, Stroke Nursing CoFG, Translational B, American College of C (2015) Eligibility and disqualification recommendations for competitive athletes with cardiovascular abnormalities: Task Force 9: arrhythmias and conduction defects: a scientific statement from the American Heart Association

15. Fitzsimmons PJ, McWhirter PD, Peterson DW, Kruyer WB (2001) The natural history of Wolff-Parkinson-White syndrome in 228 military aviators: a long-term follow-up of 22 years. Am Heart J 142:530–536
16. Pappone C, Santinelli V, Rosanio S, Vicedomini G, Nardi S, Pappone A, Tortoriello V, Manguso F, Mazzone P, Gulletta S, Oreto G, Alfieri O (2003) Usefulness of invasive electrophysiologic testing to stratify the risk of arrhythmic events in asymptomatic patients with Wolff-Parkinson-White pattern: results from a large prospective long-term follow-up study. J Am Coll Cardiol 41:239–244
17. Obeyesekere MN, Leong-Sit P, Massel D, Manlucu J, Modi S, Krahn AD, Skanes AC, Yee R, Gula LJ, Klein GJ (2012) Risk of arrhythmia and sudden death in patients with asymptomatic preexcitation: a meta-analysis. Circulation 125:2308–2315
18. Mussigbrodt A, Hindricks G, Bollmann A (2015) Respiratory cycle-dependent left atrial tachycardia in a former Tour de France cyclist. Europace 17:387
19. Furlanello F, Bertoldi A, Dallago M, Galassi A, Fernando F, Biffi A, Mazzone P, Pappone C, Chierchia S (1998) Atrial fibrillation in elite athletes. J Cardiovasc Electrophysiol 9:S63–S68
20. Guasch E, Benito B, Qi X, Cifelli C, Naud P, Shi Y, Mighiu A, Tardif JC, Tadevosyan A, Chen Y, Gillis MA, Iwasaki YK, Dobrev D, Mont L, Heximer S, Nattel S (2013) Atrial fibrillation promotion by endurance exercise: demonstration and mechanistic exploration in an animal model. J Am Coll Cardiol 62:68–77
21. Heidbuchel H, Panhuyzen-Goedkoop N, Corrado D, Hoffmann E, Biffi A, Delise P, Blomstrom-Lundqvist C, Vanhees L, Ivarhoff P, Dorwarth U, Pelliccia A (2006) Recommendations for participation in leisure-time physical activity and competitive sports in patients with arrhythmias and potentially arrhythmogenic conditions part I: supraventricular arrhythmias and pacemakers. Eur J Cardiovasc Prev Rehabil 13:475–484
22. Müssigbrodt A, Hindricks G, Bollmann A (2010) Vorhofflimmern bei Ausdauersportlern. Dtsch Z Sportmed 61:4–14
23. Ricci C, Gervasi F, Gaeta M, Smuts CM, Schutte AE, Leitzmann MF (2018) Physical activity volume in relation to risk of atrial fibrillation. A non-linear meta-regression analysis. Eur J Prev Cardiol 25:857–866
24. Mussigbrodt A, Weber A, Mandrola J, van Belle Y, Richter S, Doring M, Arya A, Sommer P, Bollmann A, Hindricks G (2017) Excess of exercise increases the risk of atrial fibrillation. Scand J Med Sci Sports 27:910–917
25. Karjalainen J, Kujala UM, Kaprio J, Sarna S, Viitasalo M (1998) Lone atrial fibrillation in vigorously exercising middle aged men: case-control study. BMJ 316:1784–1785
26. Grundvold I, Skretteberg PT, Liestol K, Erikssen G, Engeseth K, Gjesdal K, Kjeldsen SE, Arnesen H, Erikssen J, Bodegard J (2013) Low heart rates predict incident atrial fibrillation in healthy middle-aged men. Circ Arrhythm Electrophysiol 6:726–731
27. Grimsmo J, Grundvold I, Maehlum S, Arnesen H (2010) High prevalence of atrial fibrillation in long-term endurance cross-country skiers: echocardiographic findings and possible predictors – a 28–30 years follow-up study. Eur J Cardiovasc Prev Rehabil 17:100–105
28. Andersen K, Farahmand B, Ahlbom A, Held C, Ljunghall S, Michaelsson K, Sundstrom J (2013) Risk of arrhythmias in 52 755 long-distance cross-country skiers: a cohort study. Eur Heart J 34:3624–3631
29. Mont L, Tamborero D, Elosua R, Molina I, Coll-Vinent B, Sitges M, Vidal B, Scalise A, Tejeira A, Berruezo A, Brugada J (2008) Physical activity, height, and left atrial size are independent risk factors for lone atrial fibrillation in middle-aged healthy individuals. Europace 10:15–20
30. Frost L, Hune LJ, Vestergaard P (2005) Overweight and obesity as risk factors for atrial fibrillation or flutter: the Danish Diet, Cancer, and Health Study. Am J Med 118:489–495
31. Hindricks G, Potpara T, Dagres N, Arbelo E, Bax JJ, Blomstrom-Lundqvist C, Boriani G, Castella M, Dan GA, Dilaveris PE, Fauchier L, Filippatos G, Kalman JM, La Meir M, Lane DA, Lebeau JP, Lettino M, Lip GYH, Pinto FJ, Thomas GN, Valgimigli M, Van Gelder IC, Van Putte BP, Watkins CL, Group ESCSD (2020) ESC Guidelines for the diagnosis and management of atrial fibrillation developed in collaboration with the European Association for Cardio-Thoracic Surgery (EACTS): the Task Force for the diagnosis and management of atrial fibrillation of the European Society of Cardiology (ESC) developed with the special contribution of the European Heart Rhythm Association (EHRA) of the ESC. Eur Heart J 2021(42):373–498
32. Furlanello F, Lupo P, Pittalis M, Foresti S, Vitali-Serdoz L, Francia P, De Ambroggi G, Ferrero P, Nardi S, Inama G, De Ambroggi L, Cappato R (2008) Radiofrequency catheter ablation of atrial fibrillation in athletes referred for disabling symptoms preventing usual training schedule and sport competition. J Cardiovasc Electrophysiol 19:457–462

33. Osbak PS, Mourier M, Kjaer A, Henriksen JH, Kofoed KF, Jensen GB (2011) A randomized study of the effects of exercise training on patients with atrial fibrillation. Am Heart J 162:1080–1087
34. Hegbom F, Stavem K, Sire S, Heldal M, Orning OM, Gjesdal K (2007) Effects of short-term exercise training on symptoms and quality of life in patients with chronic atrial fibrillation. Int J Cardiol 116:86–92
35. Baldesberger S, Bauersfeld U, Candinas R, Seifert B, Zuber M, Ritter M, Jenni R, Oechslin E, Luthi P, Scharf C, Marti B, Attenhofer Jost CH (2008) Sinus node disease and arrhythmias in the long-term follow-up of former professional cyclists. Eur Heart J 29:71–78
36. Claessen G, Colyn E, La Gerche A, Koopman P, Alzand B, Garweg C, Willems R, Nuyens D, Heidbuchel H (2011) Long-term endurance sport is a risk factor for development of lone atrial flutter. Heart 97:918–922
37. Heidbuchel H, Anne W, Willems R, Adriaenssens B, Van de Werf F, Ector H (2006) Endurance sports is a risk factor for atrial fibrillation after ablation for atrial flutter. Int J Cardiol 107:67–72
38. Bjornstad H, Storstein L, Meen HD, Hals O (1994) Ambulatory electrocardiographic findings in top athletes, athletic students and control subjects. Cardiology 84:42–50
39. Gaita F, Giustetto C, Di Donna P, Richiardi E, Libero L, Brusin MC, Molinari G, Trevi G (2001) Long-term follow-up of right ventricular monomorphic extrasystoles. J Am Coll Cardiol 38:364–370
40. Biffi A, Pelliccia A, Verdile L, Fernando F, Spataro A, Caselli S, Santini M, Maron BJ (2002) Long-term clinical significance of frequent and complex ventricular tachyarrhythmias in trained athletes. J Am Coll Cardiol 40:446–452
41. Partington S, Myers J, Cho S, Froelicher V, Chun S (2003) Prevalence and prognostic value of exercise-induced ventricular arrhythmias. Am Heart J 145:139–146
42. Zipes DP, Camm AJ, Borggrefe M, Buxton AE, Chaitman B, Fromer M, Gregoratos G, Klein G, Moss AJ, Myerburg RJ, Priori SG, Quinones MA, Roden DM, Silka MJ, Tracy C, Blanc JJ, Budaj A, Dean V, Deckers JW, Despres C, Dickstein K, Lekakis J, McGregor K, Metra M, Morais J, Osterspey A, Tamargo JL, Zamorano JL, Smith SC Jr, Jacobs AK, Adams CD, Antman EM, Anderson JL, Hunt SA, Halperin JL, Nishimura R, Ornato JP, Page RL, Riegel B (2006) ACC/AHA/ESC 2006 guidelines for management of patients with ventricular arrhythmias and the prevention of sudden cardiac death – executive summary: a report of the American College of Cardiology/American Heart Association Task Force and the European Society of Cardiology Committee for Practice Guidelines (Writing Committee to Develop Guidelines for Management of Patients with Ventricular Arrhythmias and the Prevention of Sudden Cardiac Death) Developed in collaboration with the European Heart Rhythm Association and the Heart Rhythm Society. Eur Heart J 27:2099–2140
43. Heidbuchel H, Corrado D, Biffi A, Hoffmann E, Panhuyzen-Goedkoop N, Hoogsteen J, Delise P, Hoff PI, Pelliccia A (2006) Recommendations for participation in leisure-time physical activity and competitive sports of patients with arrhythmias and potentially arrhythmogenic conditions. Part II: ventricular arrhythmias, channelopathies and implantable defibrillators. Eur J Cardiovasc Prev Rehabil 13:676–686
44. Haqqani HM, Morton JB, Kalman JM (2009) Using the 12-lead ECG to localize the origin of atrial and ventricular tachycardias: part 2 – ventricular tachycardia. J Cardiovasc Electrophysiol 20:825–832
45. Pelliccia A, Fagard R, Bjornstad HH, Anastassakis A, Arbustini E, Assanelli D, Biffi A, Borjesson M, Carre F, Corrado D, Delise P, Dorwarth U, Hirth A, Heidbuchel H, Hoffmann E, Mellwig KP, Panhuyzen-Goedkoop N, Pisani A, Solberg EE, van Buuren F, Vanhees L, Blomstrom-Lundqvist C, Deligiannis A, Dugmore D, Glikson M, Hoff PI, Hoffmann A, Hoffmann E, Horstkotte D, Nordrehaug JE, Oudhof J, McKenna WJ, Penco M, Priori S, Reybrouck T, Senden J, Spataro A, Thiene G (2005) Recommendations for competitive sports participation in athletes with cardiovascular disease: a consensus document from the Study Group of Sports Cardiology of the Working Group of Cardiac Rehabilitation and Exercise Physiology and the Working Group of Myocardial and Pericardial Diseases of the European Society of Cardiology. Eur Heart J 26:1422–1445
46. Biffi A, Maron BJ, Verdile L, Fernando F, Spataro A, Marcello G, Ciardo R, Ammirati F, Colivicchi F, Pelliccia A (2004) Impact of physical deconditioning on ventricular tachyarrhythmias in trained athletes. J Am Coll Cardiol 44:1053–1058
47. Biffi A, Maron BJ, Culasso F, Verdile L, Fernando F, Di Giacinto B, Di Paolo FM, Spataro A, Delise P, Pelliccia A (2011) Patterns of ventricular tachyarrhythmias associated with training, deconditioning and retraining in elite athletes without cardiovascular abnormalities. Am J Cardiol 107:697–703
48. Vincent GM (2002) The long QT syndrome. Indian Pacing Electrophysiol J 2:127–142

49. Wilde AAM, Amin AS, Postema PG (2021) Diagnosis, management and therapeutic strategies for congenital long QT syndrome. Heart 108:332–338
50. Adler A, Novelli V, Amin AS, Abiusi E, Care M, Nannenberg EA, Feilotter H, Amenta S, Mazza D, Bikker H, Sturm AC, Garcia J, Ackerman MJ, Hershberger RE, Perez MV, Zareba W, Ware JS, Wilde AAM, Gollob MH (2020) An international, multicentered, evidence-based reappraisal of genes reported to cause congenital long QT syndrome. Circulation 141:418–428
51. Dagradi F, Spazzolini C, Castelletti S, Pedrazzini M, Kotta MC, Crotti L, Schwartz PJ (2020) Exercise training-induced repolarization abnormalities masquerading as congenital long QT syndrome. Circulation 142:2405–2415
52. Bogossian H, Frommeyer G, Ninios I, Pechlivanidou E, Hasan F, Nguyen QS, Mijic D, Kloppe A, Karosiene Z, Margkarian A, Bandorski D, Schultes D, Erkapic D, Seyfarth M, Lemke B, Eckardt L, Zarse M (2017) A new experimentally validated formula to calculate the QT interval in the presence of left bundle branch block holds true in the clinical setting. Ann Noninvasive Electrocardiol 22:e12393
53. Bogossian H, Linz D, Heijman J, Bimpong-Buta NY, Bandorski D, Frommeyer G, Erkapic D, Seyfarth M, Zarse M, Crijns HJ (2020) QTc evaluation in patients with bundle branch block. Int J Cardiol Heart Vasc 30:100636
54. Erkapic D, Frommeyer G, Brettner N, Sozener K, Crijns H, Seyfarth M, Hamm CW, Bogossian H (2020) QTc interval evaluation in patients with right bundle branch block or bifascicular blocks. Clin Cardiol 43:957–962
55. Andrsova I, Hnatkova K, Helanova K, Sisakova M, Novotny T, Kala P, Malik M (2020) Problems with Bazett QTc correction in paediatric screening of prolonged QTc interval. BMC Pediatr 20:558
56. Vandenberk B, Vandael E, Robyns T, Vandenberghe J, Garweg C, Foulon V, Ector J, Willems R (2016) Which QT correction formulae to use for QT monitoring? J Am Heart Assoc 5:e003264
57. Priori SG, Wilde AA, Horie M, Cho Y, Behr ER, Berul C, Blom N, Brugada J, Chiang CE, Huikuri H, Kannankeril P, Krahn A, Leenhardt A, Moss A, Schwartz PJ, Shimizu W, Tomaselli G, Tracy C (2013) HRS/EHRA/APHRS expert consensus statement on the diagnosis and management of patients with inherited primary arrhythmia syndromes: document endorsed by HRS, EHRA, and APHRS in May 2013 and by ACCF, AHA, PACES, and AEPC in June 2013. Heart Rhythm 10:1932–1963
58. Viskin S, Postema PG, Bhuiyan ZA, Rosso R, Kalman JM, Vohra JK, Guevara-Valdivia ME, Marquez MF, Kogan E, Belhassen B, Glikson M, Strasberg B, Antzelevitch C, Wilde AA (2010) The response of the QT interval to the brief tachycardia provoked by standing: a bedside test for diagnosing long QT syndrome. J Am Coll Cardiol 55:1955–1961
59. Johnson JN, Ackerman MJ (2013) Return to play? Athletes with congenital long QT syndrome. Br J Sports Med 47:28–33
60. Tobert KE, Bos JM, Garmany R, Ackerman MJ (2021) Return-to-play for athletes with long QT syndrome or genetic heart diseases predisposing to sudden death. J Am Coll Cardiol 78:594–604
61. Ackerman MJ, Zipes DP, Kovacs RJ, Maron BJ (2015) Eligibility and disqualification recommendations for competitive athletes with cardiovascular abnormalities: Task Force 10: the cardiac channelopathies: a scientific statement from the American Heart Association and American College of Cardiology. J Am Coll Cardiol 66:2424–2428
62. Martini B, Nava A, Thiene G, Buja GF, Canciani B, Scognamiglio R, Daliento L, Dalla VS (1989) Ventricular fibrillation without apparent heart disease: description of six cases. Am Heart J 118:1203–1209
63. Brugada P, Brugada J (1992) Right bundle branch block, persistent ST segment elevation and sudden cardiac death: a distinct clinical and electrocardiographic syndrome. A multicenter report. J Am Coll Cardiol 20:1391–1396
64. Postema PG (2012) About Brugada syndrome and its prevalence. Europace 14:925–928
65. Nademanee K, Veerakul G, Chandanamattha P, Chaothawee L, Ariyachaipanich A, Jirasirirojanakorn K, Likittanasombat K, Bhuripanyo K, Ngarmukos T (2011) Prevention of ventricular fibrillation episodes in Brugada syndrome by catheter ablation over the anterior right ventricular outflow tract epicardium. Circulation 123:1270–1279
66. Honarbakhsh S, Providencia R, Garcia-Hernandez J, Martin CA, Hunter RJ, Lim WY, Kirkby C, Graham AJ, Sharifzadehgan A, Waldmann V, Marijon E, Munoz-Esparza C, Lacunza J, Gimeno-Blanes JR, Ankou B, Chevalier P, Antonio N, Elvas L, Castelletti S, Crotti L, Schwartz P, Scanavacca M, Darrieux F, Sacilotto L, Mueller-Leisse J, Veltmann C, Vicentini A, Demarchi A, Cortez-Dias N, Antonio PS, de Sousa J, Adragao P, Cavaco D, Costa FM, Khoueiry Z, Boveda S, Sousa MJ, Jebberi Z, Heck P, Mehta S, Conte G, Ozkartal T, Auricchio A, Lowe MD, Schilling RJ, Prieto-Merino D, Lambiase PD (2021) Brugada syndrome risk I. A primary prevention clinical risk score model for patients with brugada syndrome (BRUGADA-RISK). JACC Clin Electrophysiol 7:210–222

67. Antzelevitch C, Brugada P, Borggrefe M, Brugada J, Brugada R, Corrado D, Gussak I, LeMarec H, Nademanee K, Perez Riera AR, Shimizu W, Schulze-Bahr E, Tan H, Wilde A (2005) Brugada syndrome: report of the second consensus conference: endorsed by the Heart Rhythm Society and the European Heart Rhythm Association. Circulation 111:659–670
68. Morita H, Asada ST, Miyamoto M, Morimoto Y, Kimura T, Mizuno T, Nakagawa K, Watanabe A, Nishii N, Ito H (2020) Significance of exercise-related ventricular arrhythmias in patients with Brugada syndrome. J Am Heart Assoc 9:e016907
69. Kusano KF, Taniyama M, Nakamura K, Miura D, Banba K, Nagase S, Morita H, Nishii N, Watanabe A, Tada T, Murakami M, Miyaji K, Hiramatsu S, Nakagawa K, Tanaka M, Miura A, Kimura H, Fuke S, Sumita W, Sakuragi S, Urakawa S, Iwasaki J, Ohe T (2008) Atrial fibrillation in patients with Brugada syndrome relationships of gene mutation, electrophysiology, and clinical backgrounds. J Am Coll Cardiol 51:1169–1175
70. Morita H, Kusano-Fukushima K, Nagase S, Fujimoto Y, Hisamatsu K, Fujio H, Haraoka K, Kobayashi M, Morita ST, Nakamura K, Emori T, Matsubara H, Hina K, Kita T, Fukatani M, Ohe T (2002) Atrial fibrillation and atrial vulnerability in patients with Brugada syndrome. J Am Coll Cardiol 40:1437–1444
71. Priori SG, Blomstrom-Lundqvist C, Mazzanti A, Blom N, Borggrefe M, Camm J, Elliott PM, Fitzsimons D, Hatala R, Hindricks G, Kirchhof P, Kjeldsen K, Kuck KH, Hernandez-Madrid A, Nikolaou N, Norekval TM, Spaulding C, Van Veldhuisen DJ, Group ESCSD (2015) ESC guidelines for the management of patients with ventricular arrhythmias and the prevention of sudden cardiac death: the Task Force for the Management of Patients with Ventricular Arrhythmias and the Prevention of Sudden Cardiac Death of the European Society of Cardiology (ESC). Endorsed by: Association for European Paediatric and Congenital Cardiology (AEPC). Eur Heart J 36:2793–2867
72. Brignole M, Moya A, de Lange FJ, Deharo JC, Elliott PM, Fanciulli A, Fedorowski A, Furlan R, Kenny RA, Martin A, Probst V, Reed MJ, Rice CP, Sutton R, Ungar A, van Dijk JG, Group ESCSD (2018) ESC guidelines for the diagnosis and management of syncope. Eur Heart J 2018(39):1883–1948
73. Ehrlich JR, von Stuckrad BS (2015) Rationale Synkopenabklärung. Aktuel Kardiol 4:86–91
74. Mussigbrodt A, Knopp H, Czimbalmos C, Jahnke C, Richter S, Husser D, Gradistanac T, Hindricks G (2019) Exercise-related sudden cardiac death of an American football player with arrhythmogenic right ventricular dysplasia/cardiomyopathy AND sarcoidosis. Clin Case Rep 7:686–688
75. Sharma S, Drezner JA, Baggish A, Papadakis M, Wilson MG, Prutkin JM, La Gerche A, Ackerman MJ, Borjesson M, Salerno JC, Asif IM, Owens DS, Chung EH, Emery MS, Froelicher VF, Heidbuchel H, Adamuz C, Asplund CA, Cohen G, Harmon KG, Marek JC, Molossi S, Niebauer J, Pelto HF, Perez MV, Riding NR, Saarel T, Schmied CM, Shipon DM, Stein R, Vetter VL, Pelliccia A, Corrado D (2018) International recommendations for electrocardiographic interpretation in athletes. Eur Heart J 39:1466–1480
76. Edvardsson N, Frykman V, van Mechelen R, Mitro P, Mohii-Oskarsson A, Pasquie JL, Ramanna H, Schwertfeger F, Ventura R, Voulgaraki D, Garutti C, Stolt P, Linker NJ, Investigators PS (2011) Use of an implantable loop recorder to increase the diagnostic yield in unexplained syncope: results from the PICTURE registry. Europace 13:262–269
77. Aksu T, Padmanabhan D, Shenthar J, Yalin K, Gautam S, Valappil SP, Banavalikar B, Guler TE, Bozyel S, Tanboga IH, Lakkireddy D, Olshansky RB, Gopinathannair R (2021) The benefit of cardioneuroablation to reduce syncope recurrence in vasovagal syncope patients: a case-control study. J Interv Card Electrophysiol 63:77–86
78. Mitten MJ, Zipes DP, Maron BJ, Bryant WJ, American Heart Association E, Arrhythmias Committee of Council on Clinical Cardiology CoCDiYCoC, Stroke Nursing CoFG, Translational B, American College of C (2015) Eligibility and disqualification recommendations for competitive athletes with cardiovascular abnormalities: Task Force 15: legal aspects of medical eligibility and disqualification recommendations: a scientific statement from the American Heart Association and American College of Cardiology. Circulation 132:e346–e349
79. Kusumoto FM, Schoenfeld MH, Barrett C, Edgerton JR, Ellenbogen KA, Gold MR, Goldschlager NF, Hamilton RM, Joglar JA, Kim RJ, Lee R, Marine JE, McLeod CJ, Oken KR, Patton KK, Pellegrini CN, Selzman KA, Thompson A, Varosy PD (2019) 2018 ACC/AHA/HRS guideline on the evaluation and management of patients with bradycardia and cardiac conduction delay: a report of the American College of Cardiology/American Heart Association Task Force on Clinical Practice Guidelines and the Heart Rhythm Society. J Am Coll Cardiol 74:e51–e156

80. Glikson M, Nielsen JC, Kronborg MB, Michowitz Y, Auricchio A, Barbash IM, Barrabes JA, Boriani G, Braunschweig F, Brignole M, Burri H, Coats AJS, Deharo JC, Delgado V, Diller GP, Israel CW, Keren A, Knops RE, Kotecha D, Leclercq C, Merkely B, Starck C, Thylen I, Tolosana JM, Group ESCSD (2021) ESC guidelines on cardiac pacing and cardiac resynchronization therapy. Eur Heart J 42:3427–3520
81. Markewitz A (2011) [Annual Report 2009 of the German Cardiac Pacemaker Registry: Federal Section pacemaker and AQUA – Institute for Applied Quality Improvement and Research in Health Ltd]. Herzschrittmacherther Elektrophysiol 22:259–280
82. Israel CW (2012) [Sport for pacemaker patients]. Herzschrittmacherther Elektrophysiol 23:94–106
83. Piepoli MF, Conraads V, Corra U, Dickstein K, Francis DP, Jaarsma T, McMurray J, Pieske B, Piotrowicz E, Schmid JP, Anker SD, Solal AC, Filippatos GS, Hoes AW, Gielen S, Giannuzzi P, Ponikowski PP (2011) Exercise training in heart failure: from theory to practice. A consensus document of the Heart Failure Association and the European Association for Cardiovascular Prevention and Rehabilitation. Eur J Heart Fail 13:347–357
84. Kemi OJ, Wisloff U (2010) High-intensity aerobic exercise training improves the heart in health and disease. JCardiopulm Rehabil Prev 30:2–11
85. Selig SE, Carey MF, Menzies DG, Patterson J, Geerling RH, Williams AD, Bamroongsuk V, Toia D, Krum H, Hare DL (2004) Moderate-intensity resistance exercise training in patients with chronic heart failure improves strength, endurance, heart rate variability, and forearm blood flow. J Card Fail 10:21–30
86. Erbs S, Linke A, Gielen S, Fiehn E, Walther C, Yu J, Adams V, Schuler G, Hambrecht R (2003) Exercise training in patients with severe chronic heart failure: impact on left ventricular performance and cardiac size. A retrospective analysis of the Leipzig Heart Failure Training Trial. Eur J Cardiovasc Prev Rehabil 10:336–344
87. Lafay V, Trigano JA, Gardette B, Micoli C, Carre F (2008) Effects of hyperbaric exposures on cardiac pacemakers. Br J Sports Med 42:212–216. discussion 216
88. Schuger CD, Mittleman R, Habbal B, Wagshal A, Huang SK (1992) Ventricular lead transection and atrial lead damage in a young softball player shortly after the insertion of a permanent pacemaker. Pacing and Clin Electrophysiol PACE 15:1236–1239
89. Hartig F, Kohler A, Stuhlinger M (2018) Carotid sinus syndrome: a case report of an unusual presentation of cardiac arrest while diving. Eur Heart J Case Rep 2:yty128
90. Israel CW, Tribunyan S, Richter S (2020) [Indications for His bundle and left bundle branch pacing]. Herzschrittmacherther Elektrophysiol 31:135–143
91. Coluccia G, Oddone D, Maggi R, Corallo S, Senes J, Donateo P, Puggioni E, Brignole M (2021) Left bundle branch area pacing in a young athlete with progressive cardiac conduction (Lev-Lenegre) disease. J Electrocardiol 64:95–98
92. Cook L, Tomczak C, Busse E, Tsang J, Wojcik W, Haennel R (2005) Impact of a right ventricular impedance sensor on the cardiovascular responses to exercise in pacemaker dependent patients. Indian Pacing Electrophysiol J 5:160–174
93. Bardy GH, Smith WM, Hood MA, Crozier IG, Melton IC, Jordaens L, Theuns D, Park RE, Wright DJ, Connelly DT, Fynn SP, Murgatroyd FD, Sperzel J, Neuzner J, Spitzer SG, Ardashev AV, Oduro A, Boersma L, Maass AH, Van Gelder IC, Wilde AA, van Dessel PF, Knops RE, Barr CS, Lupo P, Cappato R, Grace AA (2010) An entirely subcutaneous implantable cardioverter-defibrillator. N Engl J Med 363:36–44
94. Catto V, Dessanai MA, Sommariva E, Tondo C, Dello Russo A (2019) S-ICD is effective in preventing sudden death in arrhythmogenic cardiomyopathy athletes during exercise. Pacing Clin Electrophysiol 42:1269–1272
95. Ruwald AC, Schuger C, Moss AJ, Kutyifa V, Olshansky B, Greenberg H, Cannom DS, Estes NA, Ruwald MH, Huang DT, Klein H, McNitt S, Beck CA, Goldstein R, Brown MW, Kautzner J, Shoda M, Wilber D, Zareba W, Daubert JP (2014) Mortality reduction in relation to implantable cardioverter defibrillator programming in the Multicenter Automatic Defibrillator Implantation Trial-Reduce Inappropriate Therapy (MADIT-RIT). Circ Arrhythm Electrophysiol 7:785–792
96. Olshansky B, Atteya G, Cannom D, Heidbuchel H, Saarel EV, Anfinsen OG, Cheng A, Gold MR, Mussigbrodt A, Patton KK, Saxon LA, Wilkoff BL, Willems R, Dziura J, Li F, Brandt C, Simone L, Wilhelm M, Lampert R (2019) Competitive athletes with implantable cardioverter-defibrillators-How to program? Data from the Implantable Cardioverter-Defibrillator Sports Registry. Heart Rhythm 16:581–587
97. Zipes DP, Ackerman MJ, Estes NA 3rd, Grant AO, Myerburg RJ, Van Hare G (2005) Task

Force 7: arrhythmias. J Am Coll Cardiol 45:1354–1363
98. Lampert R, Olshansky B, Heidbuchel H, Lawless C, Saarel E, Ackerman M, Calkins H, Estes NA, Link MS, Maron BJ, Marcus F, Scheinman M, Wilkoff BL, Zipes DP, Berul CI, Cheng A, Law I, Loomis M, Barth C, Brandt C, Dziura J, Li F, Cannom D (2013) Safety of sports for athletes with implantable cardioverter-defibrillators: results of a prospective, multinational registry. Circulation 127:2021–2030
99. Heidbuchel H, Willems R, Jordaens L, Olshansky B, Carre F, Lozano IF, Wilhelm M, Mussigbrodt A, Huybrechts W, Morgan J, Anfinsen OG, Prior D, Mont L, Mairesse GH, Boveda S, Duru F, Kautzner J, Viskin S, Geelen P, Cygankiewicz I, Hoffmann E, Vandenberghe K, Cannom D, Lampert R (2019) Intensive recreational athletes in the prospective multinational ICD Sports Safety Registry: results from the European cohort. Eur J Prev Cardiol 26:764–775

# Training von Patienten mit linksventrikulären mechanischen Herzunterstützungssystemen und nach Herztransplantation

*Christiane Marko, Francesco Moscato und Rochus Pokan*

**Inhaltsverzeichnis**

| | | |
|---|---|---|
| 26.1 | Herzunterstützungssysteme – 422 | |
| 26.1.1 | Hintergrund – 422 | |
| 26.1.2 | Entwicklung – 422 | |
| 26.1.3 | Indikationen – 422 | |
| 26.1.4 | Herz-Kreislauf-Regulation – 424 | |
| 26.1.5 | Spezifische Situation der Patienten und Komplikationen – 425 | |
| 26.1.6 | Therapietraining – 426 | |
| 26.2 | Herztransplantation – 428 | |
| 26.2.1 | Therapietraining – 428 | |
| 26.2.2 | Spezifische Situation der Patienten – 429 | |
| 26.2.3 | Leistungsdiagnostik und Trainingssteuerung – 429 | |
| 26.2.4 | Trainierbarkeit – 430 | |
| | Literatur – 431 | |

© Springer-Verlag GmbH Deutschland, ein Teil von Springer Nature 2023
J. Niebauer (Hrsg.), *Sportkardiologie*, https://doi.org/10.1007/978-3-662-65165-0_26

Vor allem die Skelettmuskulatur weist durch die meist lange Erkrankungsdauer vor Implantation eines mechanischen Herzunterstützungssystems oder einer Herztransplantation eine Atrophie mit abnormer Muskelhistologie auf. Der Schwerpunkt der Trainingstherapie liegt daher in der Adaptation der Skelettmuskulatur. Allerdings sind bei entsprechenden Trainingsumfängen und Intensitäten, vergleichbar mit gesunden Athleten, auch transplantierte Herzen trainierbar.

## 26.1 Herzunterstützungssysteme

### 26.1.1 Hintergrund

Trotz des zunehmenden Fortschritts bei der Therapie von Herzinsuffizienz nimmt die Anzahl der Patienten in schweren, nicht mehr medikamentös stabilisierbaren Stadien zu [1, 2]. Für einige Patienten bleibt daher nur noch die Herztransplantation oder die Implantation eines mechanischen Herzunterstützungssystems (*Left Ventricular Assist Device* LVAD) als lebensverlängernde und Lebensqualität verbessernde Therapieoption.

### 26.1.2 Entwicklung

Die Idee, das Herz durch ein mechanisches System, eine Blutpumpe, zu unterstützen oder sogar zu ersetzen, stammt vom Anfang des 19. Jh. [3]. Die ersten tatsächlichen Entwicklungen fanden in den 60er-Jahre des 20. Jh. statt. Aufgrund der hohen Komplexität und der sehr hohen technischen Herausforderungen der gänzlich in den Körper eingebauten Kunstherzen (*Total Artificial Heart* TAH), konzentrierte sich in den 80er-Jahren die Forschung auf die Entwicklung von pulsatil arbeitenden Herzunterstützungssystemen. Membranpumpen mit mechanischen bzw. biologischen Herzklappen, die je nach Bedarf den linken, rechten oder beide Ventrikel unterstützen konnten.

In den 90er-Jahren wurde ein weiterer Entwicklungsschritt in die klinische Praxis eingeführt. Die ersten Systeme mit kontinuierlichem Blutfluss wurden verwendet; sie waren wesentlich kleiner, operationstechnisch einfacher zu implantieren, leiser und weniger störanfällig. Diese bahnbrechende technische Entwicklung der Geräte ermöglichte, dass sich die mechanische Unterstützung als etablierte Therapie für Herzinsuffizienz im Endstadium durchsetzte und länger sicher fortgeführt werden konnte.

Die REMATCH-Studie [4], die erstmals ein längeres Überleben von nicht mehr transplantierbaren, aber mit LVAD versorgten Patienten im Vergleich zu einer nur konservativ medikamentösen Therapie zeigte, bewirkte einen Anstieg der Implantationszahlen, zuletzt auch bei manchen Patienten als permanente Therapie.

### 26.1.3 Indikationen

Durch die zunehmende Diskrepanz zwischen den verfügbaren Spenderorganen und der hohen Patientenanzahl auf der Warteliste zur Transplantation werden immer häufiger mechanische Blutpumpen implantiert.

Außer als Überbrückungsmittel bis zur Herztransplantation („bridge to transplant") oder bis zur eventuellen Erholung des Herzens („bridge to recovery") werden LVADs zunehmend auch als Dauertherapie („destination therapy") implantiert. LVADs können auch eingesetzt werden, um die Erholung der Endorgan-Dysfunktion bzw. Verbesserung einer pulmonalen Hypertonie zu ermöglichen, wodurch ursprünglich ungeeignete Patienten für eine Herztransplantation in Frage kommen können („bridge to candidacy") (Tab. 26.1). In den europäischen kardiologischen Guidelines für Herzinsuffizienz 2021 wurde für Patienten mit reduzierter Ejektionsfraktion auf der Transplantationswarteliste zur Verbesserung der klinischen Symptomatik und um das Risiko zu senken, in der Wartezeit zu versterben und für ausgewählte, nicht mehr transplantierbare Patienten mit sehr fortgeschrittener Herzinsuffizienz (mit reduzierter Ejektionsfraktion), um das Risiko eines vorzeitigen Todes zu verringern die LVAD Implantation als IIA Empfehlung [5] herausgegeben

Die Klassifikation der fortgeschrittenen Herzinsuffizienz nach INTERMACS (*Interagency Registry for Mechanically Assisted Circulatory Support*) (Tab. 26.2) wird zur Einteilung der Patienten vor der Implantation herangezogen [6], wobei diejenigen mit Intermacs Level 1 und 2 eine schlechtere Überlebensrate und einen längeren postoperativen Verlauf aufwiesen [6, 7] als die mit Level 3 und 4. So werden der richtige Operationszeitpunkt und die Patientenselektion immer wichtiger. Obwohl der Trend dazu geht, früher und in stabileren Stadien zu implantieren [8], sind unerwünschte Ereignisse mit aktuellen langlebigen LVADs immer noch von Bedeutung [1], um den Nutzen einer LVAD-Implantation in einer Patientenpopulation mit niedrigerem Risikoprofil zu rechtfertigen [9].

Für viele herzinsuffiziente Patienten ist diese Therapieform die einzige Überlebenschance, die derzeitigen Überlebenszeiten nach 12 Monaten liegen bei 82,3 % und nach 24 Monaten bei 73,1 % [1].

**Tab. 26.1** Indikationen zur mechanischen Unterstützung

| | |
|---|---|
| „bridge to transplant" | Als Überbrückung bis zur Transplantation |
| „bridge to candidacy" | Als Überbrückung bis zur endgültigen Entscheidung, ob eine Transplantation möglich ist, z. B. pulmonale Hypertonie, anamnestisch Tumorerkrankungen ohne die geforderte Nachsorgeperiode |
| „bridge to recovery" | Als Überbrückung bis zur Wiederherstellung der Pumpfunktion (z. B. bei Myokarditis) |
| „destination therapy" | Permanente Kreislaufunterstützung für ausgewählte Patienten, die keine Transplantationskandidaten sind |

**Tab. 26.2** Präoperative Klassifikation nach INTERMACS.

| INTERMACS-Level | NYHA-Stadium | Patientenzustand | Englische Bezeichnung |
|---|---|---|---|
| 1 | IV | Kardiogener Schock | „crash and burn" |
| 2 | IV | Progrediente Verschlechterung unter Katecholaminen | „sliding on inotropes" |
| 3 | IV | Stabil unter Katecholaminen | „dependent stability" |
| 4 | IV | Häufige Spitalsaufenthalte notwendig wegen Dekompensationen | „frequent flyer" |
| 5 | IV | Belastungsintolerant | „exercise intolerant" |
| 6 | IV | Eingeschränkt belastbar | „walking wounded" |
| 7 | | Fortgeschrittene NYHA-III-Symptomatik | „advanced NYHA III" |

## 26.1.4 Herz-Kreislauf-Regulation

Die heutigen LVAD-Systeme (◘ Abb. 26.1) bestehen typischerweise aus einem blutführenden Gehäuse, in dem ein Rotor das Blut kontinuierlich aus der linken Herzkammer in die aufsteigende Aorta pumpt. Dadurch wird der geschwächte Herzmuskel entlastet.

Es wird die Rotorgeschwindigkeit ausgewählt, die die Blutmenge aus dem linken Ventrikel entnimmt, die das rechte Herzen hinein befördert hat. So wird ein Ansaugen des linksventrikulären Myokards in die Einströmkanüle der Blutpumpe verhindert. Bei Patienten im NYHA-Stadium-III, also Herzinsuffizienzsymptome bei Belastung, reicht es aus, nur einen Teil des Herzminutenvolumens (HMV) durch die Pumpe verrichten zu lassen („partial assist"). Mit der Öffnung der Aortenklappe fließt es auch auf physiologischem Weg zu einem Blutstrom in den großen Kreislauf. Bei Patienten im NYHA-Stadium-IV treten die Beschwerden bereits in Ruhe auf. In diesen Fällen muss der Unterstützungsgrad entsprechend hoch sein („full assist"), das gesamte HMV wird über die Pumpe gefördert und die Aortenklappe bleibt geschlossen. Um die Entstehung einer Aorteninsuffizienz und thromboembolischer Komplikationen vorzubeugen, sollte die Blutpumpe die Öffnung der Aortenklappe zumindest zeitweise zulassen [10] und somit den linken Ventrikel nicht voll entlasten, wobei eine zu niedrige Förderleistung der Pumpe zu Herzinsuffizienzsymptomen, reduzierter Leistungsfähigkeit und verminderter Organperfusion führt. Die Funktion des rechten Ventrikels ist von besonderer Bedeutung, da diese die Füllung des linken Ventrikels und damit auch das HMV, das durch die Pumpe erzielt wird, stark beeinflusst. So kann ein Versagen des rechten Ventrikels, Volumenmangel und orthostatische Dysregulationen Ursache für einen verminderten linkventrikulären Einstrom sein und Niedrigflussalarme der Pumpe auslösen.

Eine exakte Messung des systolischen und diastolischen Blutdruckes ist bei Patienten mit kontinuierlicher Herzunterstützung aufgrund der niedrigen Pulsatilität des Volumenstroms in den meisten Fällen nicht möglich. Bei der manuellen Messung zeigen die sichtbaren Oszillationen des Zeigers am Manometer ungefähr den Mitteldruck an. Dieser sollte 90 mm Hg nicht überschreiten [11]. Eine Messung der Sauerstoffsättigung in Ruhe und im Training mittels Pulsoxymetrie sowie die Ermittlung der Herzfrequenz ohne EKG-Ableitung sind ebenfalls nicht möglich, außer das Herz hat zusätzlich einen eigenen Auswurf.

Bei körperlicher Belastung kommt es zur Erhöhung des Herzminutenvolumens, abhängig von der Zunahme der Herzfrequenz und zusätzlichen Eigenaktionen des linken Ventrikels, erleichtert durch die belastungsbedingte Vasodilatation der peripheren Muskulatur. So hat die Funktion des eige-

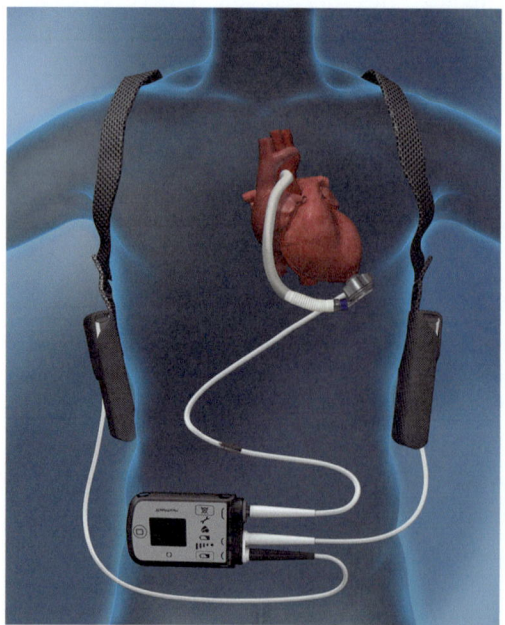

◘ Abb. 26.1 Herzunterstützungssystem (Left Ventricular Assist Device (*LVAD*) HeartMate 3 (HeartMate 3 ist eine Marke von Abbott oder mit ihr verbundenen Unternehmen. Wiedergabe mit freundlicher Genehmigung von Abbott, © 2021. All rights reserved)

nen linken Ventrikels bei Belastung große Bedeutung für die maximal erzielbare Leistungsfähigkeit eines Patienten [12].

Bei aktuellen LVAD-Systemen ändert sich die Rotorgeschwindigkeit der Pumpe nicht automatisch bei erhöhtem Bedarf. Dennoch ist ein leichter Anstieg des LVAD-Flusses bei körperlicher Belastung zu beobachten, der jedoch nicht ausreicht, um die Bewegung ausreichend zu unterstützen [13].

### 26.1.5 Spezifische Situation der Patienten und Komplikationen

Nach Pumpenimplantation kann es durch die Entlastung des Herzens zu einem „reverse-remodelling" kommen [14], das aus strukturellen Veränderungen mit Rückbildung der Myokardhypertrophie, Abnahme des Durchmessers und teilweise Verbesserung der Pumpfunktion [15] des linken Ventrikels besteht. Es bildet sich auch die Down-Regulation der β-Rezeptoren zurück, verbunden mit einem verbesserten Ansprechen auf eine sympathische Stimulation [16]. Den Prozess des „reverse-remodelling" dürften ACE-Hemmer, Betablocker und Spironolaktone unterstützen [17].

Zwecks Verbindung von Batterie und Controller (für den Motorantrieb und Pumpeneinstellung) wird ein Kabel (perkutane Driveline) im Bauchbereich nach außen geleitet (◘ Abb. 26.2). Die Durchtrittsstelle stellt eine immerwährende Eintrittspforte für Keime dar. Deshalb darf der Patient weder Baden noch Schwimmen. Eine fachgerechte Versorgung mit regelmäßigem Verbandwechsel und fester Fixierung, um die mechanische Irritation an der Durchtrittsstelle möglichst gering zu halten und die Gefahr von Drive-line-Infektionen [18] zu reduzieren, ist unumgänglich. Zusätzlich einschränkend für den Patienten ist die limitierte Batterielaufzeit von (4–14 h).

Eine konsequente orale Antikoagulation (INR 2,0–2,5) in Kombination mit Thrombozytenaggregationshemmern (100–350 mg Acetylsalicylsäure) ist lebensnotwendig. Andernfalls besteht die Gefahr der Ablagerung von Blutgerinnseln an der inneren Oberfläche der Pumpe, was ein hohes thromboembolisches Risiko beinhaltet [19]. Neurologische Komplikationen wie embolische Insulte sind hier besonders gefürchtet.

Durch die Kombination der medikamentösen Blutgerinnungshemmung mit dem erworbenen Von-Willebrand-Syndrom [20], das durch Zerstörung des makromolekularen Blutgerinnungsfaktors in der Pumpe verursacht wird, können häufiger Blutungen vor allem im Gastrointestinaltrakt entstehen [21].

Aortenklappenpathologien wie eine im Verlauf zunehmende Aorteninsuffizienz, Thromben in der Aortenwurzel oder Verwachsungen der Segel mit Ausbildung einer Stenose kommen vor allem bei Patienten mit nur seltener Aortenklappenöffnung vor [10].

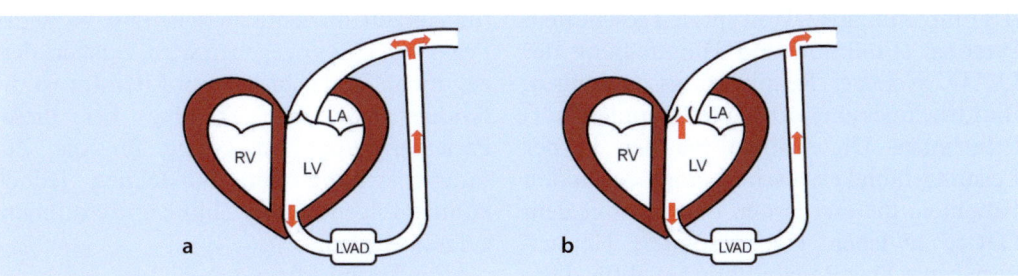

◘ Abb. 26.2 a, b Unterstützungsgrad der Pumpe. a Full assist: das gesamte HMV wird durch die Pumpe gefördert. b Partial assist: ein Teil des HMV wird durch die Pumpe gefördert, mit Öffnen der Klappe fließt Blut auch über den physiologischen Weg in den großen Kreislauf. *Rote Pfeile* Blutfluss

Schwerwiegend ist eine Verschlechterung der rechtsventrikulären Funktion mit klinischen Zeichen der Rechtsherzinsuffizienz und Niedrigflussalarme der Pumpe wegen inadäquater Füllung des linken Ventrikels.

Supraventrikuläre und ventrikuläre Arrhythmien [22] nach LVAD-Implantation kommen schon wegen der Grunderkrankung, einer Kardiomyopathie, häufig vor. Viele Patienten wurden bereits präoperativ mit einem ICD versorgt. So können längere Episoden von ventrikulären Arrhythmien von Patienten asymptomatisch, ohne Abfall des LVAD-Volumenstroms, toleriert werden. Dagegen treten hämodynamische Probleme bei Rechtsherzdysfunktion schneller auf [23].

Komplexe ventrikuläre Arrhythmien dürften bei LVAD-Patienten mit keiner erhöhten Mortalität einhergehen, so verbessert ein ICD das Überleben nicht [24, 25], Auszuschließen sind unbedingt Phasen des Ansaugens der Pumpe des Myokards durch inadäquate Füllung des linken Ventrikels als Ursache der Herzrhythmusstörung [26].

### 26.1.6 Therapietraining

Die meisten Patienten durchleben nach der LVAD-Implantation eine lange und beschwerliche Krankheitsphase mit limitierter Mobilität, eventuell auch mit zusätzlichen postoperativen Problemen. Umso wichtiger ist, dass LVAD Patienten an einer multidisziplinären, multimodalen Rehabilitation (IB Empfehlung) [27] mit speziell geschultem Personal (Funktion und Handhabung der LVAD Systeme, Reanimationsschulungen, Blutdruckmessung auch mit Dopplergerät) teilnehmen. Diese bildet bei den in der Leistungsfähigkeit sehr eingeschränkten Patienten, die erst lernen müssen, mit dem Device zu leben, eine besondere Herausforderung. Das Rehabilitationsziel für diese Patienten ist in erster Linie die Erlangung der Selbstständigkeit und Mobilität im täglichen Leben, die Sicherheit im Umgang mit dem Device und eine Verbesserung der Lebensqualität. Im Vordergrund steht das Training der peripheren Muskulatur, die meistens monate- bzw. jahrelang unterfordert war.

In der Literatur gibt es nur wenige Studien, und mit geringen Fallzahlen, die sich mit Rehabilitationsprogrammen von LVAD-Patienten befassen. Morrone [28] konnte bereits 1996 zeigen, dass ein früher Beginn der Mobilisation und des Trainings mit einem Fahrradergometer nach LVAD-Implantation ohne Probleme durchführbar ist und eine Steigerung der Leistungsfähigkeit im täglichen Leben bringt.

Die Zusammenfassung der existierenden wenigen Trainingsstudien konnten zeigen [29], dass die Mobilisation möglichst früh und ein strukturiertes Training ca. 14 Tage nach Implantation über 1–6 Monate bei hämodynamisch stabilen Patienten ohne klinische Zeichen einer Infektion sicher und effektiv durchgeführt werden kann. Die Trainingsintensitätssteuerung sollte, wie auch für Patienten mit Herzinsuffizienz empfohlen [30–32], über die Selbsteinschätzung der Belastung nach der Borg-Skala [33], wobei eine subjektiv als mittelschwer empfundene Belastung angestrebt wurde. Die so gewählte Intensität [34, 35] entspricht einem Training zwischen aerober Schwelle, der AT („anaerobic threshhold") nach Wassermann [36] und der anaeroben Schwelle, dem RCP („respiratory compensation point") nach Beaver [37].

Ein sicherer Trainingsbereich, wie dieser für Herzinsuffiziente zwischen 40–70 % des Peak-$VO_2$ [32] angegeben wird, existiert derzeit nicht. In der bisherigen Literatur ist die Evidenz für das Training bei dieser Patientengruppe zu gering für die Zusammenstellung von Guidelines, jedoch können folgende Empfehlungen zusammengefasst werden:

Vor Trainingsbeginn:

Bei der klinisch physikalischen Untersuchung ist besonders auf den Volumenstatus und auf die Blutdruckregulation zu achten, wobei ein mittlerer Blutdruck von 60–80 mm Hg anzustreben ist [38]. Bei LVAD Patienten handelt es sich um eine sehr heterogene Patientengruppe mit unterschiedlicher Dauer der Herzinsuffizienz, der Funktion des rechten und nativen linken Ventrikels und dem Vorliegen von verschiedenen Begleiterkrankungen. So sollten die Trainingszielsetzungen und auch die Trainingsplanung mit dem Patienten sehr individualisiert abgestimmt werden, wobei als Leistungsdiagnostik die Durchführung einer Spiroergometrie zu bevorzugen ist (II A Empfehlung in den Guidelines) [6]. Ergänzend zur Beurteilung der Belastungsfähigkeit im submaximalen Bereich und auch zur Risikoeinschätzung ist noch der 6 Minuten Gehtest zu empfehlen, wobei eine Gehstrecke unter 300 Meter ein strenger Prädiktor für die Spätmortalität von LVAD Patienten darstellt [39]. Im Implantationszentrum sollte bereits echokardiografisch die Drehzahl optimiert worden sein [40–42] (Übersicht „Wichtige echokardiographische Parameter für die Evaluation vor Trainingsbeginn und im Verlauf bei Komplikationen"), so liegt der Fokus dieser Untersuchungsart besonders auf dem Ausmaß der Entlastung des linken Ventrikels durch das LVAD, der Rechtsventrikelfunktion und dem Volumenstatus (Hypo- bzw. Hypervolämie).

Kontrollen vor und während jedem Training:

Regelmäßige klinische Kontrollen vor allem des Volumenstatus (Körpergewicht, Herzinsuffizienzzeichen), des Blutdrucks und der Pumpendaten sollten durchgeführt werden, um trainingsbezogene Komplikationen möglichst zu verhindern. Auf eine straffe Fixierung der Driveline, um mechanische Irritationen an der Austrittstelle vorzubeugen ist zu achten. Zur Stabilisierung des Volumenstatus ist die Trinkmenge des Patienten vor, während und nach den Trainingseinheiten von Bedeutung. Die in den Praxisleitlinien für Ergometrie [43] bzw. Training [29] festgelegten Abbruchkriterien gelten auch für diese Patientengruppe, wobei zusätzlich noch auf Pumpenalarme, insbesondere Low-flow-Alarme zu achten ist. Längere, hohe Belastungsintensitäten und Sportarten verbunden mit Verletzungsgefahr sowie zu langer Kälte- oder Wärmeexposition [44] sollten vermieden werden.

Nachfolgend sind Trainingsprogramme zusammengefasst [45, 46, 47]:

− Aerobes Ausdauertraining: Fahrradergometer, Gehtraining: zu Beginn bevorzugt mit EKG Überwachung nach der Dauermethode mit konstanter Belastung (Trainingsvorschreibung nach dem Ergebnis der Spiroergometrie) und Selbstkontrolle der Belastungsintensität nach der BORG Skala mit dem Ziel RPE 13 –14 (etwas anstrengend) nach der Intervallmethode: z. B 1:2 Protokoll kurze Belastungsphasen z. B. 20–30 Sekunden wechseln mit doppelt so langen Erholungsphasen z. B. 40–60 Sekunden 3–5×/Woche
− Krafttraining: an den Kraftmaschinen/Gymnastikband das Anfangsgewicht wird zu Beginn durch Versuch bestimmt (von leicht nach etwas schwer) mit besonderer Berücksichtigung der Atemtechnik (keine Pressatmung) 2 Sätze à 12–15 Wiederholungen 2-mal pro Woche
− Atemphysiotherapie: Atemtechnik, Inspirationsmuskeltraining: 50 % der Inspirationskraft der Atemmuskulatur (PI max) 1 Minute schnell hintereinander einatmen, dann 1,5-2 Minuten Pause – 5 Wiederholungen, 2×/Woche
− Gleichgewichts- und Koordinationstraining
− Übungen, die vermieden werden sollen vor allem zum Schutze der Drivelieaustrittstelle: kein Training auf der Rudermaschine und dem Crosstrainer, Laufen auf dem Laufband, Bauchmuskelübungen, Übungen mit beiden Armen über dem Kopf mit Gewichten, Abduktion der Arme mit Gewichten, Schwimmen [48]

Wichtige echokardiographische Parameter für die Evaluation vor Trainingsbeginn und im Verlauf bei Komplikationen modifiziert nach [40]
- Linker Ventrikel: Ausmaß der Entlastung des linken Ventrikels (Größe), Linksventrikelfunktion, Position des interventrikulären Septums, intracardiale Thromben

Ungenügende linksventrikuläre Entlastung durch das LVAD: Linksherzinsuffizienzzeichen und dilatierter linker Ventrikel, häufigere Aortenklappensegelöffnungsbewegungen

Zu starke Entlastung des linken Ventrikels: kleiner linker Ventrikel, Verschiebung des interventrikulären Septums in Richtung linken Ventrikel, keine Öffnungsbewegungen der Aortenklappe bedingt durch Rechtsherzinsuffizienz oder zu hoher Drehzahl
- Rechter Ventrikel: Größe, Funktion, Durchmesser der Vena cava inferior, pulmonale Hypertension
- Aortenklappe: Anzahl der Öffnungsbewegungen der Segel oder Klappe geschlossen, Graduierung der Aorteninsuffizienz
- Mitralklappe: Graduierung der Mitralinsuffizienz
- Perikarderguss
- Beurteilung der Einfuhrkanüle: Position, Flussgeschwindigkeit und -muster
- Beurteilung der Ausfuhrkanüle: Flussgeschwindigkeit und-muster

In einem Literaturreview von 30 Studien im Zeitraum von 2007 bis 2014 konnte eine Verbesserung der Leistungsfähigkeit und auch der Lebensqualität 6–12 Monate nach LVAD Implantation gezeigt werden, jedoch war diese immer noch auf 42–66 % des Solls bzw einem mean Vo2 max von 12,7–18,3 ml/kg/min deutlich eingeschränkt [49]. Metaanalysen von überwachten Trainingsprogrammen über 1–3 Monate konnten die Leistungsfähigkeit im Vergleich zur Kontrollgruppe steigern (Ganga um 1,46 ml/kg/min) [50] , Mafood Haddad um 3 ml/kg/min) [51], so auch die Gehstrecke im 6 Minuten Gehtest um 60 Meter. Bisher zeigten kleinere Studien mit längeren Trainingsphasen bis zu 1 Jahr keine weitere Verbesserung im maximalen, jedoch im submaximalen Bereich mit einer Verlängerung der Gehstrecke im 6 Minuten Gehtest [46].

Nur genauere Untersuchungen werden differenzieren können, ob als Ursache dafür die nicht optimale Adaptation des Device in Kombination mit der Leistung des eigenen Herzens an körperliche Belastung, eine Rechtsherzdysfunktion oder mangelndes gezieltes Training im Vordergrund steht.

## 26.2 Herztransplantation

### 26.2.1 Therapietraining

Das Rehabilitationsziel für diese Patienten liegt wie bei Patienten mit mechanischer Herzunterstützung in erster Linie in der Verbesserung der Leistungsfähigkeit der meist zwischenzeitlich degenerierten peripheren Muskulatur, unser wichtigstes Stoffwechselorgan. Dadurch kann nicht nur die Selbstständigkeit und Mobilität im täglichen Leben verbessert, sondern auch ein positiver Einfluss auf kardiovaskuläre Risikofaktoren genommen werden. Ein direkter Einfluss auf die kardiale Leistungsfähigkeit des transplantierten Organs im Sinne einer Steigerung des Schlagvolumens ist allerdings auch möglich, erfordert aber wie bei Herzgesunden einen Trainingsumfang, die in herkömmlichen Rehabilitationsprogrammen nicht üblich sind.

## 26.2.2 Spezifische Situation der Patienten

Die spezifische Situation des transplantierten Herzens liegt in der afferenten und efferenten Denervierung des Organs. Diese Situation beeinflusst u. a. die Baroreflexregulation des Gefäßtonus und somit den Angina-pectoris-Schmerz, aber auch die Herzfrequenz- und Inotropieregulation unter Belastung. Da das rezent transplantierte Herz komplett von seiner ursprünglichen nervalen Versorgung abgeschnitten ist, erfolgt die autonome Steuerung vollständig durch die im Blut zirkulierenden Katecholamine. Die Folge ist eine bereits in Ruhe erhöhte Herzfrequenz, die bei Belastung sehr träge ansteigt und erst nach Ausbelastung das Maximum erreicht [52, 53, 54] (◘ Abb. 26.3). Im Langzeitverlauf wird eine individuell sehr inhomogene partielle Reinervation beobachtet [55]. Als Kriterium für diese Reinervation gilt [56]:
- denerviert:
  - HF-Anstieg unter Belastung um <36/min
  - HF-Anstieg in der Nachbelastungsphase
- reinenerviert:
  - HF-Anstieg unter Belastung um >36/min
  - kein HF-Anstieg in der Nachbelastung

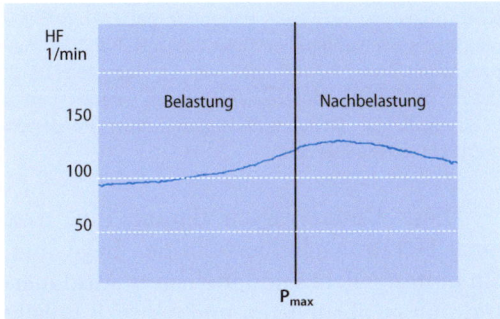

◘ **Abb. 26.3** Herzfrequenz. Herzfrequenzverlauf während stufenweise ansteigender Belastung auf einem Fahrradergometer und in der Nachbelastungsphase. *HF* Herzfrequenz, $P_{max}$ Belastungsabbruch

Entgegen der früheren Annahme, dass die eingeschränkte HF-Reserve die wesentliche Ursache für die verminderte Leistungsfähigkeit darstellt [57], geht man heute davon aus, dass sowohl zentrale als auch periphere Faktoren leistungslimitierend wirken. Insgesamt dürften periphere Faktoren bei den meisten Patienten dabei im Vordergrund stehen [58, 59].

## 26.2.3 Leistungsdiagnostik und Trainingssteuerung

Aufgrund der spezifischen Situation der Herzfrequenzregulation kann diese weder zur Leistungsdiagnostik noch zur Trainingssteuerung herangezogen werden. Es bieten sich somit zur Leistungsdiagnostik hinsichtlich der Prognose sowohl die Atemgasanalyse [60] an. Zur Trainingssteuerung kann sowohl die Atemgasanalyse als auch die Laktatleistungsdiagnostik, entsprechend den „Praxisleitlinien Ergometrie" [43] an herangezogen werden. Intensitätsvorgaben bei einem Fahrradergometertraining sollten daher in Watt erfolgen. Bei allen anderen Formen des Ausdauertrainings, wie auch dem Terraintraining bietet sich ein sicheres und effektives Training mit einem subjektiven Belastungsempfinden entsprechend der Borg-Skala 13–14 an. Dieses subjektive Belastungsempfinden sollte zuvor bei einer Ergometrie erhoben und anhand der Leistungsdiagnostik evaluiert werden.

In letzter Zeit gibt es auch Hinweise darauf, dass sich ein hoch intensives Training effektiver erwies als kontinuierliches Training, auf alle Fälle aber ist es sicher [61, 62, 63].

Wie bei allen anderen internistischen Erkrankungen sollte das Krafttraining auch nach einer Herztransplantation denselben Stellenwert wie das Ausdauertraining einnehmen [64].

Es kann entsprechend den Empfehlungen für das Krafttraining in der Rehabilitation internistischer Erkrankungen durchgeführt werden [65].

## 26.2.4 Trainierbarkeit

Einerseits führt die jahrelange Herzinsuffizienz zu einer Beeinträchtigung des aeroben Muskelstoffwechsels, andererseits kommt es wegen der Immunsuppression auch zu strukturellen Veränderungen des Skelettmuskels durch Abnahme der Myofibrillenmasse und des Mitochondrienvolumens [66]. Im Rahmen herkömmlicher Rehabilitationsprogramme über mehrere Monate [67], wie sie auch bei anderen Herzkreislauferkrankungen üblich sind, kommt es zwar zu Verbesserungen der aeroben Kapazität im Sinne einer Zunahme der maximalen Sauerstoffaufnahme um ca. 25 % gegenüber untrainierten transplantierten Patienten [68]. In der Regel aber wird damit nicht die Leistungsfähigkeit untrainierter Gesunder erreicht [64]. Ein umfangreiches Ausdauertraining von 10 bis zu 20 h wöchentlicher Nettotrainingszeit kann allerdings zur Steigerung der maximalen Sauerstoffaufnahme während einer Fahrradergometerbelastung auf 40–50 ml/min/kg führen [58]. Wir konnten in dieser Studie bei den hoch ausdauertrainierten Patienten im Vergleich zu untrainierten Gesunden nicht nur deutlich höhere Sauerstoffaufnahmen bei vergleichbaren maximalen Herzfrequenzen zwischen 170–180/min, sondern auf vergleichbaren Belastungsstufen auch niedrigere Herzfrequenzen im Sinne einer direkten Adaptation des Herzens beobachten (◘ Abb. 26.4).

Haykowsky et al. [69] berichtete sogar von einer „peak $VO_2$ after training" von 59 ml/min/kg. Wir konnten bei einem Herztransplantierten nach intensivem und sehr umfangreichem Ausdauertraining innerhalb von 2 Jahren eine weitere Verbesserung der maximalen Sauerstoffaufnahme von 49 auf 56 ml/min/kg bei gleichzeitiger Vergrößerung des linksventrikulären Durchmessers auf Höhe der Mitralklappe von 4,87 auf 5,32 cm beobachten.

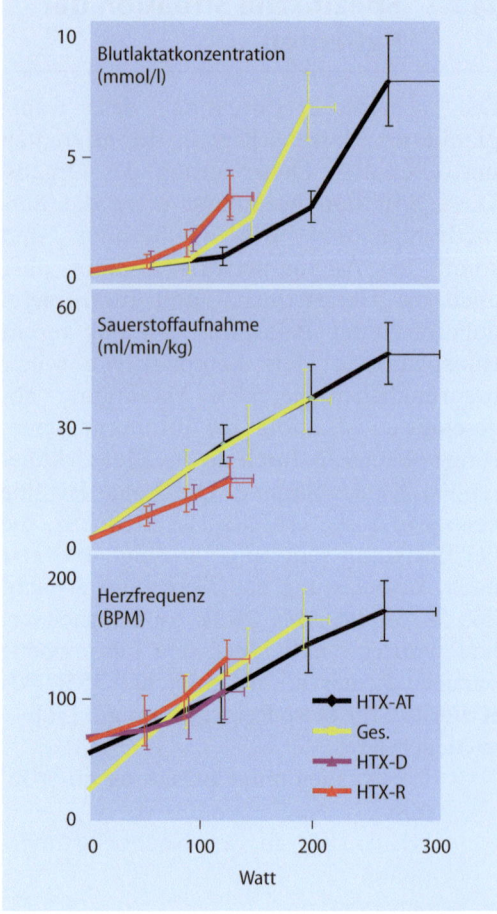

◘ **Abb. 26.4** Leistungsdiagnostik. Blutlaktatkonzentration, Sauerstoffaufnahme und Herzfrequenz während stufenweise ansteigender Belastung auf einem Fahrradergometer. *HTX-AT* hoch ausdauertrainierte Patienten nach Herztransplantation, *Ges* gesunde Kontrollgruppe, *HTX-D* Patienten nach Herztransplantation nach einem herkömmlichen Rehabilitationsprogramm Phase III mit denervierten Herzen, *HTX-R* Patienten nach Herztransplantation nach einem herkömmlichen Rehabilitationsprogramm Phase III mit renervierten Herzen

Diese Daten weisen darauf hin, dass auch Herztransplantierte in der Lage sind, ein umfangreiches und intensives Ausdauertraining zu absolvieren und deutlich höhere Leistungen als untrainierte oder moderat trainierte Gesunde zu erbringen.

Die durch das Training erzielbare höhere maximale Sauerstoffaufnahme dokumentiert die Notwendigkeit, vor allem auch die periphere Muskulatur nach einer Herzinsuffizienz zu trainieren, um wieder eine normale Leistungsfähigkeit zu erlangen. Die von vielen Transplantierten nicht mehr erreichbare maximale Herzfrequenz ist offenbar nicht ausschließlich auf den Zustand des denervierten Spenderorgans zurückzuführen, sondern auch auf die Inkompetenz der peripheren Muskulatur die Möglichkeiten des „neuen" Herzens auszuschöpfen.

### Fazit

Patienten nach LVAD-Implantation benötigen eine intensive interdisziplinäre Betreuung und Überwachung zur Vermeidung und Behandlung von Device-spezifischen Komplikationen.

In den ersten Monaten nach Implantation ist die wissenschaftliche Evidenz nicht ausreichend, um Guidelines für das Training von LVAD-Patienten zu erstellen. Jedoch sprechen die vorhandenen Daten dafür, dass es mit Steuerung der Intensität nach der BORG-Skala, wie auch bei Patienten nach Herztransplantation, sicher und erfolgreich durchgeführt werden kann. In Zukunft muss geklärt werden, warum es bei manchen Patienten im Langzeitverlauf zu keiner Verbesserung der Leistungsfähigkeit kommt.

Bei entsprechenden Umfängen und Intensitäten sind, vergleichbar mit gesunden Athleten, auch transplantierte Herzen trainierbar. Der Schwerpunkt des rehabilitativen Trainings nach einer Herztransplantation liegt aber eindeutig in der Adaptation der Skelettmuskulatur.

## Literatur

1. Molina EJ, Shah P, Kiernan MS et al (2021) The society of thoracic surgeons intermacs 2020 annual report. Ann Thorac Surg 111(3):778–792
2. Kormos RL, Cowger J, Pagani FD et al (2019) The Society of Thoracic Surgeons Intermacs database annual report: Evolving indications, outcomes, and scientific partnerships. J Heart Lung Transplant 38(2):114–126
3. Le Gallois JJC (1813) Experiments on the principles of life. M. Thomas, Philadelphia
4. Rose EA, Gelijns AC, Moskowitz AJ et al (2001) Randomized evaluation of mechanical assistance for the treatment of congestive heart failure (REMATCH) study group. Long-term use of a left ventricular assist device for end-stage heart failure. N Engl J Med 345(20):1435–1443
5. McDonagh TA, Metra M, Adamo M, ESC Scientific Document Group et al 2021 ESC Guidelines for the diagnosis and treatment of acute and chronic heart failure. Eur Heart J 42:3599:ehab368
6. Ponikowsky P, Voors AA, Anker SD et al (2016) 2016 ESC guidelines for the diagnosis and treatment of acute and chronic heart failure: the task force for the diagnosis and treatment of acute and chronic heart failure of the European Society of Cardiology (ESC) Developed with the special contribution of the Heart Failure Association (HFA) of the ESC. Eur J Heart Fail 18(8):891–975
7. Boyle AJ, Ascheim DD, Russo MJ et al (2011) Clinical outcomes for continuous-flow left ventricular assist device patients stratified by preoperative INTERMACS classification. J Heart Lung Transplant 30(4):402–407
8. Baldwin JT, Mann DL (2010) NHLBI's program for VAD therapy for moderately advanced heart failure: the REVIVE-IT pilot trial. J Card Fail 16(11):855–858
9. Pagani FD, Aaronson KD, Kormos R et al (2016) The NHLBI REVIVE-IT study: understanding its discontinuation in the context of current left ventricular assist device therapy. J Heart Lung Transplant 35(11):1277–1283
10. John R, Mantz K, Eckman P, Rose A et al (2010) Aortic valve pathophysiology during left ventricular assist device support. J Heart Lung Transplant 29(12):1321–1329
11. Slaughter MS, Pagani FD, Rogers JG et al (2010) Heart- Mate II clinical investigators. Clinical management of continuous-flow left ventricular assist devices in advanced heart failure. J Heart Lung Transplant 29(4 Suppl):S1–S39
12. Noor MR, Bowles C, Banner NR (2012) Relationship between pump speed and exercise capacity during Heart- Mate II left ventricular assist device support: influence of residual left ventricular function. Eur J Heart Fail 14(6):613–620

13. Gross C, Marko C, Mikl J et al (2019) LVAD pump flow does not adequately increase with exercise. Artif Organs 43(3):222–228
14. Guglin M, Miller L (2012) Myocardial recovery with left ventricular assist devices. Curr Treat Options Cardiovasc Med 14(4):370–383
15. Dipla K, Mattiello JA, Jeevanandam V et al (1998) Myocyte recovery after mechanical circulatory support in humans with end-stage heart failure. Circulation 97(23):2316–2322
16. Ogletree-Hughes ML, Stull LB, Sweet WE et al (2001) Mechanical unloading restores beta-adrenergic responsiveness and reverses receptor downregulation in the failing human heart. Circulation 104(8):881–886
17. Birks EJ, Tansley PD, Hardy J et al (2006) Left ventricular assist device and drug therapy for the reversal of heart failue. N Engl J Med 355(18):1873–1884
18. Goldstein DJ, Naftel D, Holman W et al (2012) Continuous- flow devices and percutaneous site infections: clinical outcomes. J Heart Lung Transplant 31(11):1151–1157
19. Starling RC, Moazami N, Silvestry SC et al (2014) Unexpected abrupt increase in left ventricular assist device thrombosis. N Engl J Med 370(1):33–40
20. Uriel N, Pak SW, Jorde UP et al (2010) Acquired von Willebrand syndrome after continuous-flow mechanical device support contributes to a high prevalence of bleeding during long-term support and at the time of transplantation. J Am Coll Cardiol 56(15):1207–1213
21. Adzic A, Patel SR, Maybaum S et al (2013) Impact of adverse events on ventricular assist device outcomes. Curr Heart Fail Rep 10(1):89–100
22. Andersen M, Videbaek R, Boesgaard S et al (2009) Incidence of ventricular arrhythmias in patients on long-term support with a continuous-flow assist device (HeartMate II). J Heart Lung Transplant 28(7):733–735
23. Sims DB, Rosner G, Uriel N et al (2012) Twelve hours of sustained ventricular fibrillation supported by a continuous- flow left ventricular assist device. Pacing Clin Electrophysiol 35(5):e144–e148
24. Enriquez AD, Calenda B, Miller MA et al (2013) The role of implantable cardioverter-defibrillators in patients with continuous flow left ventricular assist devices. Circ Arrhythm Electrophysiol 6(4):668–674
25. Gopinathannair R, Cornwell WK, Dukes JW et al (2019) Device therapy and arrhythmia management in left ventricular assist device recipients: a scientific statement From the American Heart Association. Circulation 139(20):e967–e989
26. Vollkron M, Voitl P, Ta J et al (2007) Suction events during left ventricular support and ventricular arrhythmias. J Heart Lung Transplant 26(8):819–825
27. Potapov EV, Antonides C, Crespo-Leiro et al (2019) 2019 EACTS expert consensus on long-term mechanical circulatory support. Eur J Cardiothorac Surg 56(2):230–270
28. Morrone TM, Buck LA, Catanese KA et al (1996) Early progressive mobilization of patients with left ventricular assist devices is safe and optimizes recovery before heart transplantation. J Heart Lung Transplant 15(4):423–429
29. Scheiderer R, Belden C, Schwab D et al (2013) Exercise guidelines for inpatients following ventricular assist device placement: a systematic review of the literature. Cardiopulm Phys Ther J 24(2):35–42
30. Piepoli MF, Conraads V, Corrà U et al (2011) Exercise training in heart failure: from theory to practice. A consensus document of the Heart Failure Association and the European Association for Cardiovascular Prevention and Rehabilitation. Eur J Heart Fail 13(4):347–357
31. Conraads VM, Beckers PJ (2010) Exercise training in heart failure: practical guidance. Heart 96(24):2025–2031
32. Carvalho VO, Mezzani A (2011) Aerobic exercise training intensity in patients with chronic heart failure: principles of assessment and prescription. Eur J Cardiovasc Prev Rehabil 18(1):5–14
33. Borg G, Noble BJ (1974) Perceived exertion Exercise and Sportn Sciences. Review. JH Wilmore. Academic Press, London
34. Carvalho VO, Bocchi EA, Guimarães GV (2009) The Borg scale as an important tool of self-monitoring and selfregulation of exercise prescription in heart failure patients during hydrotherapy. A randomized blinded controlled trial. Circ J 73(10):1871–1876
35. Joo KC, Brubaker PH, MacDougall A et al (2004) Exercise prescription using resting heart rate plus 20 or perceived exertion in cardiac rehabilitation. J Cardpulm Rehabil 24(3):178–184
36. Wasserman K, Mcilroy MB (1964) Detecting the threshold of anaerobic metabolism in cardiac patients during exercise. Am J Cardiol 14:844–852
37. Beaver WL, Wasserman K, Whipp BJ (1986) A new method for detecting anaerobic threshold by gas exchange. J Appl Physiol 60(6):2020–2027
38. Feldman D, Pamboukian SV, Teuteberg JJ et al (2013) International Society for Heart and Lung Transplantation. The 2013 International Society for Heart and Lung Transplantation Guidelines for mechanical circulatory support: executive summary. J Heart Lung Transplant 32(2):157–187

39. Hasin T, Topilsky Y, Kremers WK et al (2012) Usefulness of the six-minute walkt est after continuous axial flow left ventricular device implantation to predict survival. Am J Cardiol 110(9):1322–1328
40. Stainback RF, Estep JD, Agler DA et al (2015) American Society of Echocardiography. Echocardiography in the management of patients with left ventricular assist devices: Recommendations from the American Society of Echocardiography. J Am Soc Echocardiogr 28(8):853–909
41. Estep JD, Stainback RF, Little SH et al (2010) The role of echocardiography and other imaging modalities in patients with left ventricular assist devices. JACC Cardiovasc Imaging 3(10):1049–1064
42. Mookadam F, Kendall CB, Wong RK et al (2012) Left ventricular assist devices: physiologic assessment using echocardiography for management and optimization. Ultrasound Med Biol 38(2):335–345
43. Wonisch M, Berent R, Klicpera M, Laimer H, Marko C, Pokan R, Schmid P, Schwann H (2008) Praxisleitlinien Ergometrie. J Kardiol 15(Suppl A):2–17
44. Givertz MM (2011) Cardiology patient pages: ventricular assist devices: importantinformation for patients and families. Circulation 124(12):e305–e311
45. Marko C, Danzinger G, Käferbäck M et al (2015) Safety and efficacy of cardiac rehabilitation for patients with continuous flow left ventricular assist devices. Eur J Prev Cardiol 22(11):1378–1384
46. Marko C, Xhelili E, Lackner T et al (2017) Exercise performance during the first two years after left ventricular assist device implantation. ASAIO J 63(4):408–413
47. Adamopoulos S, Corrà U, Laoutaris ID et al (2019) Exercise training in patients with ventricular assist devices: a review of the evidence and practical advice. A position paper from the Committee on Exercise Physiology and Training and the Committee of Advanced Heart Failure of the Heart Failure Association of the European Society of Cardiology. Eur J Heart Fail 21(1):3–13
48. Corrà U, Pistono M (2019) Early mobilization in LVAD recipients: an obligatory step towards recovery. Monaldi Arch Chest Dis 89(1):e967–e989
49. Abshire M, Dennison Himmelfarb CR, Russell SD (2014) Functional status in left ventricular assist device-supported patients: a literature review. J Card Fail 20(12):973–983
50. Ganga HV, Leung A, Jantz J et al (2017) Supervised exercise training versus usual care in ambulatory patients with left ventricular assist devices: a systematic review. PLoS One 12(3):e0174323
51. Mahfood Haddad T, Saurav A, Smer A et al (2017) Cardiac rehabilitation in patients with left ventricular assist device: a systematic review and meta-analysis. J Cardiopulm Rehabil Prev 37(6):390–396
52. Marconi C, Marzorati M (2003) Exercise after heart transplantation. Eur J Appl Physiol 990:250–259
53. Kavanagh T (2005) Exercise rehabilitation in cardiac transplantation patients: a comprehensive review. Eur Med J 41:67–74
54. Haberbusch M, De Luca D, Moscato F (2020) Changes in resting and exercise hemodynamics early after heart transplantation: a simulation perspective. Front Physiol 11:579449
55. Bengel FM, Ueberfuhr P, Hesse T, Schiepel N, Ziegler SI, Scholz S, Nekolla SG, Reichard B, Schwaiger M (2002) Clinical determinants of ventricular sympathetic reinnervation after orthotopic heart transplantation. Circulation 106:831–835
56. Ueberfur P, Ziegler S, Schwaiblmair M, Reichart B, Schwaiger M (2000) Incomplete sympathetic reinnervation of the orthotopic transplanted human heart: observation up to 13 years after heart transplantation. Eur J Cardiothorac Surg 17:161–168
57. Braith RW (1998) Exercise training in patients with CHF and heart transplant recipients. Med Sci Sports Exerc 30:367–378
58. Pokan R, von Duvillard SP, Ludwig J, Rohrer A, Hofmann P, Wonisch M, Smekal G, Schmid P, Pacher R, Bachl N (2004) Effect of high volume and intensity endurance training in heart transplant recipients. Med Sci Sports Exerc 36(12):2011–2016
59. Geny B, Richard R, Zoll J, Charloux A, Piquard F (2008) Last word on Point: Counterpoint: Cardiac denervation does/does not Play a major role in exercise limitation after heart transplantation. J Appl Physiol 249:568
60. Iglesias D, Masson W, Barbagelata L, Rossi E, Mora M, Cornejo G, Lagoria J, Belziti C, Vulcano N, Marenchino R, Pizarro R, Ventura H (2021) Prognostic value of cardiopulmonary exercise test after heart transplantation. Clin Transpl 35(8):e14387. https://doi.org/10.1111/ctr.14387. Epub 2021 Jun 28
61. Dall CH, Gustafsson F, Christensen SB, Dela F, Langberg H, Prescott E (2015) Effect of moderate- versus high-intensity exercise on vascular function, biomarkers and quality of life in heart transplant recipients: a randomized, crossover trial. J Heart Lung Transplant 34:1033–1041
62. Nytroen K, Rolid K, Andreassen AK, Yardley M, Gude E, Dahle DO et al (2019) Effect of highintensity interval training in De novo heart

63. Conceição LSR, Gois CO, Fernandes RES, Martins-Filho PRS, Neto GM, Neves VR, Carvalho VO (2021) Effect of high-intensity interval training on aerobic capacity and heart rate control of heart transplant recipients: a systematic review with meta-analysis. Braz J Cardiovasc Surg 36(1):86–93. https://doi.org/10.21470/1678-9741-2019-0420
64. Guimarãe GV, Ribeiro F, Arthuso FZ, Castro RE, Cornelissen V, Ciolac EG (2021) Contemporary review of exercise in heart transplant recipients. Transplant Rev 35:100597
65. Wonisch M, Marko C, Niebauer J, Pokan R, Schmid P, Wiesinger E (2012) Bedeutung des Krafttrainings zur Prävention und Rehabilitation internistischer Erkrankungen. Wien Klin Wochenschr 124:326–333
66. Hiksen R, Marone JR (1993) Exercise and inhibition of glucocorticoid-induced muscle atrophy. Exerc Sport Sci Rev 21:135–167
67. Niebauer J, Tschentscher M, Mayr C, Pokan R, Benzer W (2013) Outpatient cardiac rehabilitation: the Austrian model. Eur J Prev Cardiol 20(3):468–479
68. Hsieh PL, Wu YT, Chao WJ (2011) Effects of exercise training in heart transplant recipients: a meta-analysis. Cardiology 120(1):27–35
69. Haykowsky M, Tymchak W (2007) Superior athletic performance two decades after cardiac transplantation. N Engl J Med 356:2007–2008

Reference 62 (continued): transplant recipients in Scandinavia. Circulation 139:2198–2211

# Sport im Alter

*Hasema Persch und Jürgen Michael Steinacker*

**Inhaltsverzeichnis**

27.1 Einleitung – 436

27.2 Altersbedingte physiologische Veränderungen im kardiovaskulären System – 436

27.2.1 Altersspezifische Veränderungen in der Echokardiografie – 437

27.3 Allgemeine Empfehlungen zu Sport im Alter – 440

27.4 Sporttauglichkeit im Alter? – 442

27.5 Sportliche Aktivitäten, die im Alter empfohlen sind – 443

Literatur – 447

© Springer-Verlag GmbH Deutschland, ein Teil von Springer Nature 2023
J. Niebauer (Hrsg.), *Sportkardiologie*, https://doi.org/10.1007/978-3-662-65165-0_27

Durch den demografischen Wandel, der verbesserten Lebenserwartung und dem medizinischen Fortschritt wird es in den nächsten Jahren zu einer Zunahme der über 65-Jährigen und Hochbetagten kommen. Somit tritt auch das physiologische, gesunde Altern zunehmend in den Fokus. Gesundes Altern kann durch eine gesunde Lebensform bzw. Lebensstilmodifikationen beeinflusst werden. Hierbei können die physiologischen altersbedingten (körperlichen) Veränderungen durch körperliche Aktivität und Sport im Alter positiv beeinflusst werden. Wie dies aussieht, wird im Rahmen dieses Kapitels dargelegt.

## 27.1 Einleitung

In den letzten Jahrzehnten hat die Lebenserwartung in den industrialisierten Ländern kontinuierlich zugenommen. Durch den medizinischen Fortschritt, die verbesserten Lebensverhältnisse und den steigenden Wohlstand werden die Menschen in unserer Gesellschaft zunehmend älter. Mit diesem demografischen Wandel nimmt auch die Zahl der über 65-Jährigen, aber auch die Zahl der Hochbetagten, kontinuierlich zu. Wie das statistische Bundesamt (Destatis) am 03.08.2021 mitteilte, waren im Jahr 2020 20.465 Menschen 100 Jahre und älter, was 3523 mehr Hochbetagten im Vergleich zum Jahr 2019 entspricht [1]. Auch in Bezug auf die Gesamtbevölkerung lag der Anteil dieser Altersgruppe im Jahr 2020 mit 0,025 % höher als noch im Jahr 2011 (0,018 %) [1].

Häufig ist das Älter werden mit negativen Assoziationen verbunden (Zunahme von Gebrächen bzw. Krankheitsneigung, Eintritt in den „letzten" Lebensabschnitt, etc.). Jedoch handelt es sich beim Altern um einen physiologischen Prozess, der nicht einer Erkrankung gleichzusetzen ist. In der täglichen klinischen Praxis sehen wir heutzutage auch viele über 65-Jährige, die weiterhin fit und sportlich aktiv sind und biologisch jünger wirken als ihr tatsächliches chronologisches Alter. Dennoch steigt die Wahrscheinlichkeit im Alter zu erkranken. Als ein Beispiel sei hier das Alter als unabhängiger Risikofaktor für die Entwicklung einer kardiovaskulären Erkrankung zu nennen.

Die körperliche Aktivität hat auch bei älteren Menschen positive Auswirkung sowohl auf die physische als auch psychische Gesundheit, aber auch auf das soziale Wohlbefinden bzw. Sicherheit [2–6]. Durch regelmäßige sportliche Aktivität können kardiovaskuläre und metabolische Risikofaktoren reduziert [4, 7, 8], kognitive Leistungsfähigkeit bewahrt und ggf. verbessert werden [6, 9]. Darüber hinaus kann ein regelmäßiges Kraft-, Balance und Koordinationstraining zu einer Reduktion von Sturzereignissen bei besonders gefährdeten älteren Menschen führen [10, 11]. Hierbei profitieren sogar sedentäre, ältere Personen, die erst später im Leben mit einer aktiveren und gesunden Lebensweise beginnen [12, 13]. Somit scheint auch im Alter eine bessere körperliche Leistungsfähigkeit mit einer reduzierten Mortalität assoziiert zu sein [14]. Daher sollten dringend auch ältere Menschen zu regelmäßiger, körperlicher Aktivität motiviert und angehalten werden.

## 27.2 Altersbedingte physiologische Veränderungen im kardiovaskulären System

Das Altern ist ein natürlicher Prozess, der sowohl durch Umweltfaktoren als auch durch genetische Faktoren beeinflusst wird [15]. Es führt allgemein zu funktionellen und strukturellen Veränderungen im kardiovaskulären System, die auch ohne klinisch-pathologisches Korrelat auftreten und sich auf die kardiale Reserve auswirken. Die Ausprägung dieser Veränderungen hängt von zahlreichen Komponenten, u. a. kardiovaskuläre Risikofaktoren wie bspw. Hyperlipidämie, Hypertonie, Immobilität, metabolischem Syndrom, chronischer Inflammation, und vielem mehr, ab.

Die endotheliale Dysfunktion ist hierbei ein wesentlicher Risikofaktor, der altersbedingt führend durch oxidativen Stress und Entzündungsprozesse getriggert wird und zu einer Versteifung sowie Verkalkung der Arterien beiträgt [15]. Der erhöhte mechanische Gefäßstress führt zudem zu einer Verdickung der Intima, was mit einer erhöhten Endothelpermeabilität einhergeht und zu einem proatherogenen Umfeld führen kann [15]. Besonders erwähnenswert ist hierbei, dass die endotheliale Dysfunktion bei Männern ein Jahrzehnt früher einzusetzen scheint als bei Frauen, wohingegen bei Frauen die endotheliale Dysfunktion etwa zum Zeitpunkt der Menopause rasch voranschreitet [15].

Durch die altersbedingte erhöhte Gefäßsteifigkeit kommt es zu einem Anstieg sowohl des peripheren Gefäßwiderstandes (und gering auch des pulmonal-arteriellen Drucks [16]) als auch des systolischen Blutdrucks und einer Reduktion des diastolischen Drucks, was wiederum die kardiale Nachlast erhöht. Auf zellulärer Ebene kommt es kardial zu einer allmählichen Abnahme der Myozytenzahl und einer kompensatorischen Zunahme der Myozytengröße [17, 18]. Diese Mechanismen tragen zu einer linksventrikulären (LV) Hypertrophie bei (betont im Bereich des basalen Septums) [17–20], was die LV Steifigkeit und Compliance negativ beeinflusst und sowohl die diastolische [17] als auch die longitudinale Funktion reduziert [20]. Zusätzlich kann durch die LV Hypertrophie der myokardiale Sauerstoffbedarf erhöht sein (bei zudem verringertem diastolischen Druck und reduzierter diastolischer Funktion). Der erhöhte Sauerstoffbedarf in Kombination mit verringertem Koronarfluss (bei endothelialer Dysfunktion) kann bei zeitglich vorliegender Koronarstenose und intensiver körperlicher Belastung eine myokardiale Ischämie triggern [21, 22].

Durch die LV Hypertrophie nimmt auch das Ventrikelcavum bzw. das LV-Volumen ab, was das Schlagvolumen wiederum reduziert [20] und schließlich auch – in Kombination mit der im Alter geringeren maximalen Herzfrequenz – zu einer Reduktion des Herzzeitvolumens beiträgt [17]. In Kombination mit weiteren Alterungsprozessen, die sowohl das muskulo-skelettale System als auch das pulmonale System beeinflussen, kommt es im Verlauf zu einer altersbedingten, eingeschränkteren Belastbarkeit (als in jüngeren Jahren). Gleichzeitig nimmt auch die ß-adrenerge kardiale Sensitivität im Alter sowie die Sympatikusaktivierung am Herzen ab, was auch die myokardiale Kontraktionskraft im Alter reduzieren kann [8, 17, 20]. Altersbedingt kommt es zudem zu vermehrten Fettablagerungen um den sinuatrialen Knoten [20], was zu einer intrinsischen Verlangsamung beiträgt [17]. Nach dem 60. Lebensjahr ist ein deutlicher Rückgang der Schrittmacher-Zellen zu verzeichnen und im Alter von 75 Jahren sind weniger als 10 % der bei jungen Erwachsenen beobachteten Schrittmacherzellen noch vorhanden [20].

### 27.2.1 Altersspezifische Veränderungen in der Echokardiografie

Diese beschriebenen altersbedingten strukturellen und funktionellen Veränderungen lassen sich kardial zum Teil gut mittels bildgebender Verfahren wie der Echokardiografie darstellen. Eine Übersicht zu den physiologischen, altersbedingten echokardiografischen Veränderungen liefert hierbei die ◘ Tab. 27.1 (modifiziert nach [16, 17, 23]).

In der Studie von Hung et al. wurden 1105 Probanden im Alter von 76 ± 5 Jahren (zu 61 % Frauen) im Rahmen der ARIC (Atherosclerosis Risk in Communities) Studie (prospektive, multizentrische Beobachtungsstudie in den USA) mittels 2-dimensionaler (2D)-Echokardiografie untersucht. Für die Strain-Messungen erfolgte eine 3-dimensionale (3D)-Echokardiografie. Zur Auswertung

◘ **Tab. 27.1** Altersspezifische, strukturelle und funktionelle Veränderungen in der Echokardiografie bei Senioren (Modifiziert nach [16, 17, 23])

| Echokardiografische Parameter | Altersspezifische Veränderungen |
|---|---|
| **Linker Ventrikel** | |
| Wanddicke° | ↑ |
| Masse | ↑ |
| Volumen | ↓ |
| **Linksventrikuläre systolische Funktion** | |
| SV | ↓ |
| EF biplan | ± |
| GLS*° | ↓ |
| GCS* | ↑ |
| Twist* | ↑ |
| Torsion* | ↑ |
| **Linksventrikuläre diastolische Funktion** | |
| E/A | ↓ |
| DT | ↓ |
| e' | ↓ |
| E/e' | ↑ |
| **Linkes Atrium** | |
| Volumen° | ↑ |
| LAVi° | ↑ |
| **Rechter Ventrikel** | |
| Fläche | ± |
| Volumen* | ↓ |
| **Rechtsventrikuläre Funktion** | |
| FAC | ± |
| SV* | ↓ |
| EF* | ↑ |

◻ **Tab. 27.1** (Fortsetzung)

| Echokardiografische Parameter | Altersspezifische Veränderungen |
|---|---|
| **Pulmonalarterieller Druck** | |
| sPAP° | (↑) |

*mittels 3-dimensionaler Echokardiografie erhoben; SV=Schlagvolumen; EF biplan=Ejektionsfraktion ermittelt nach der modifizierten Simpson-Methode mittels 2-dimensionaler Echokardiografie; GLS=Global Longitudinal Strain; GCS=Global Circumferential Strain; E/A=mittels Pulsed-Wave-(PW)-Doppler ermittelte Mitraleinflussgeschwindigkeit: E-Welle entspricht der frühen, diastolischen Füllungsphase (passiv) und die A-Welle der spätdiastolischen, aktiven Füllungsphase; DT=Dezelerationszeit der Mitraleinflussgeschwindikeit der E-Welle; e'= mittels Tissue-Doppler-Imaging (TDI)/Gewebedoppler gemessene Geschwindigkeit des Mitralrings (gemittelt aus septal und lateral); E/e'= Verhältnis aus der frühen Mitraleinflussgeschwindigkeit (E-Welle) geteilt durch die gemittelte Geschwindigkeit des Mitralrings (e'); LAVi=maximales Volumen des linken Atriums indexiert zur Körperoberfläche; FAC=Fractional Area Change; EF=Ejektionsfraktion; sPAP=systolischer pulmonalarterieller Druck ermittelt aus dem transtrikuspidalen Druckgradienten (mittels Continuous-Wave-(CW)-Doppler) zwischen rechtem Vorhof und rechtem Ventrikel (unter Verwendung der modifizierten Bernoulli-Gleichung) + Addierung des geschätzten zentralvenösen Drucks (ca. 5 mmHg)*

Die mit „°" gekennzeichneten Parameter sollten bei der Beurteilung der diastolischen Funktion berücksichtigt werden

der 3D-Datensätze wurde eine spezielle Software (TomTec 4D LV analysis 2.0, Unterschleissheim, Deutschland) verwendet. In der Studie zeigte sich altersabhängig eine Zunahme der LV Wanddicken mit konsekutivem konzentrischen Remodelling und Reduktion der LV-Volumina, inklusive Schlagvolumina. Ein höheres Alter war auch mit einem größeren indexierten Volumen des linken Atriums und einer reduzierteren diastolischen Funktion verbunden (längere Dezelerationszeit, niedrigeres E/A-Verhältnis, niedrigere Mitralannulus-Relaxationsgeschwindigkeit e', höheres E/e-Verhältnis). Zusätzlich zeigte sich eine Abnahme des Global Longitudinal Strains (GLS) mit fortschreitendem Alter, wohingegen der Global Circumferential Strain (GCS), die Torsion und der Twist im Alter zunahmen. Die globale LV Ejektionsfraktion (EF), sowie die rechtsventrikuläre (RV) Fläche und die RV Fractional Area Change blieben hingegen unverändert. Auch in multivariablen Modellen blieben die Assoziationen zwischen höherem Alter und diesen strukturellen und funktionellen kardialen Veränderungen signifikant. Im Allgemeinen wiesen Frauen ein signifikant kleineres enddiastolisches LV Volumen und Schlagvolumen, eine höhere LV EF, bessere Strainparameter, sowie eine geringere myokardiale Relaxationsgeschwindigkeit e' als Männer auf. Umgekehrt hatten Männer eine stärkere LV Wanddicke und einen größeren LV Massenindex als Frauen. Insgesamt wiesen Probanden mit Bluthochdruck und zunehmendem Alter eine höhere Torsion auf, wobei der Zusammenhang zwischen fortgeschrittenem Alter und höherer Torsion bei Frauen stärker ausgeprägt war als bei Männern (beide Interaktionen p<0,05).

Maffessanti et al. untersuchten in ihrer multizentrischen Studie in Italien 540 gesunde Probanden (Altersspanne zwischen 18–90 Jahre, im Mittel 45 ± 16 Jahre, zu 51 % Frauen) mittels 3D-Echokardriographie [23]. Bei 507 gesunden Probanden erfolgte anschließend eine Auswertung der RV Datensätze mit einer speziellen 3D-Software (TomTec 4D-RV Analysis, Unterschleissheim, Deutschland). Sowohl das Alter als auch das Geschlecht, aber auch die Körperkomposition, beeinflussten die RV

Volumina und die RV EF signifikant [23]. Hierbei war ein höheres Alter mit einem geringeren RV Volumen (enddiastolisches Volumen, −5 mL/Dekade; endsystolisches Volumen, −3 mL/Dekade; Schlagvolumen, −2 mL/Dekade) und einer geringen, aber signifikant höheren RV EF (+1 % pro Dekade) verbunden [23]. Das RV Volumen (auch indexiert auf die Körperkomposition) erwies sich zudem bei Männern als größer und die EF als kleiner im Vergleich zu den Frauen [23].

Beachte: Strainwerte können je nach kommerziellem Anbieter und Software-Version variieren. Es wird derzeit weiterhin empfohlen, Verlaufskontrollen generell mit Geräten desselben Herstellers und der gleichen Software durchzuführen, obwohl es bereits ein Konsensuspaper der European Association of Cardiovascular Imaging (EACVI) und American Society of Echocardiography (ASE) sowie den Vertretern der Industrie zur Harmonisierung der gemessenen Strainparameter und der verschiedenen Softwarelösungen zwischen den Anbietern gibt [24].

Bei den von Hung et al. und Maffessanti et al. verwendeten Software-Systemen handelt es sich um herstellerunabhängige 3D-Software-Auswertsysteme der Firma TomTec, Unterschleissheim, Deutschland [23]. Sugimoto et al. konnte vergleichbare geschlechts- und altersspezifische Unterschiede in den verschiedenen Strainmessungen an 549 gesunden Probanden mittels herstellerunabhängigem 2D-Softwarepaket (TomTec 2D Cardiac Performance Analysis, Unterschleissheim Deutschland) nachweisen [25]. Der GLS nahm im Alter ab während GCS und radialer Strain zunahmen, insgesamt wiesen Männer niedrigere Strainwerte als Frauen auf [25]. Trotz der Verwendung einer herstellerunabhängigen Software wurden bei Sugimoto et al. Unterschiede zwischen den Anbietern (Bezogen auf das echokardiografische Equipment) bei der GCS und dem radialen Strain festgestellt [25]. Lediglich bei der GLS gab es keinen Unterschied zwischen den Echokardiografiegeräteherstellern [25], sodass dieser Wert in der 2D-Strainanalyse am robustesten zu sein scheint. Auch D'Elia et al. konnten in ihrer Meta-Analyse eine Altersabhängigkeit bei den GLS-Werten feststellen (niedrigere GLS bei über 60-jährigen Probanden im Vergleich zu unter 60-jährigen) und eine GLS-Variabilität in Abhängigkeit weiterer klinischer Kovariaten wie Körpergewicht, systolischer Blutdruck und verwendetem Anbieter aufweisen [26]. Hierbei unterschieden sich die GLS-Normwertbereiche je nach Plattform bzw. verwendetem Anbieter signifikant (Angaben jeweils: lower limit of normality (LLN) (inklusive, n=Probanden; Median, [CI])): bei TomTec LLN 18,0 % (n = 644; 22,1 % [20,1, 23,8]), bei General Electric LLN 18,2 % (n = 1.013; 21,2 % [19,9, 22,8]), bei Toshiba LLN 15,8 % (n = 278; 19,9 % [18,3, 21,5]), bei Philips LLN 15,5 % (n = 379; 19,6 % [18,1, 21,3]), bei Siemens LLN 14,0 % (n = 82; 16,9 % [16,0, 18,8]) [26]. Bitte beachten, dass D'Elia et al. der Einfachheit halber die GLS bewusst ohne negative oder positive Vorzeichen angeben hat [26] und daher die ermittelten GLS-Werte hier entsprechend wiedergegeben werden. Insgesamt scheint auch hier ein GLS-Wert < 16 % eine myokardiale Dysfunktion anzuzeigen, unabhängig von den klinischen Kovariablen und den verwendeten Anbietern [26].

## 27.3 Allgemeine Empfehlungen zu Sport im Alter

Die oben beschriebenen, altersbedingten strukturellen und funktionellen Veränderungen können sich in Kombination mit der längeren Exposition gegenüber kardiovaskuläre Risikofaktoren, wie bspw. Bluthochdruck, Risiko für Atherosklerose, etc., beim älteren Menschen addieren und so die höhere Inzidenz an kardiovaskulären Erkrankungen mitbedingen [15, 20, 27]. Die langfristigen physiologischen Auswirkungen von sportlichem Training mildern dabei ei-

◨ **Tab. 27.2** Empfehlungen zur sportlichen Aktivität für ältere Personen (nach [4], Übersetzung und Nachdruck mit freundlicher Genehmigung der © Oxford University Press im Namen der Europäischen Gesellschaft für Kardiologie)

| Empfehlungen | Empfehlungsgrad | Evidenzgrad |
|---|---|---|
| Fitten Erwachsenen ≥ 65 Jahre, die nicht durch ein gesundheitliches Problem eingeschränkt sind, wird eine moderate-aerobe Aktivität für mindestens 150 min in der Woche empfohlen. | I | A |
| Bei älteren Menschen mit erhöhtem Sturzrisiko wird an mindestens 2 Tagen der Woche ein Krafttraining zur Verbesserung der Koordination und Balance empfohlen. | I | B |
| Eine umfassende klinische Beurteilung, inklusive eines Ausbelastungstestes, sollte bei sedentären älteren Menschen ≥ 65 Jahren erwogen werden, die eine hoch-intensive Aktivität aufnehmen möchten. | IIa | C |
| Das Fortsätzen von hoch-intensiven und sehr-hoch intensiven Aktivitäten, inklusive Wettkampfsport, kann bei asymptomatischen älteren Athleten (=Master Athleten) mit niedrigem bis moderatem kardiovaskulären Risiko erwogen werden. | IIb | C |

nige dieser altersbedingten Veränderungen durch entzündungshemmende und antioxidative Wirkungen ab [28]. Regelmäßiges Ausdauertraining (tlw. in Kombination mit Kalorienrestriktion) reduziert die Gefäßsteifigkeit der Arterien signifikant und verhindert die Entwicklung von Gefäßerkrankungen [27, 29–31], gleicht die altersbedingte Abnahme der LV Compliance aus und puffert den altersbedingten Rückgang der maximalen Sauerstoffaufnahme ab [32, 33]. In den letzten Jahren wurde zudem zunehmend auch eine sportbedingte „kardiale Maladaptation" – vor allem im Ausdauersport – diskutiert (u. a. eine beschleunigte Koronarsklerose und eine Myokardfibrose); weitere und ausführlichere Daten hierzu sind im Abschn. ▶ 28.3 zu finden.

Die europäischen Leitlinien zur Prävention von kardiovaskulären Erkrankungen empfehlen daher gesunden Erwachsenen die Ausübung von mindesten 150 min moderatem Ausdauertraining an 5 Tagen oder 75 min intensivem Training an 3 Tagen in der Woche – unabhängig vom Alter [34]. Dieser Empfehlung schließt sich auch die aktuelle ESC-Leitlinie Sportkardiologie an [4] (s. auch ◨ Tab. 27.2).

Die altersbedingte endotheliale Dysfunktion scheint jedoch nur durch (aerobes) Ausdauertraining und nicht durch Krafttraining positiv beeinflusst zu werden [15, 27, 29]. Dennoch erweist sich das Krafttraining als vorteilhaft und wichtig zum Erhalt der Muskelkraft und Verhinderung des Muskelabbaus/-atrophie – insbesondere als primärer Behandlungsbestandteil der Sarkopenie [6, 35].

Ein erhöhtes Sturz- und Verletzungsrisiko kann bei sedentären oder gebrechlichen älteren Menschen vorliegen, insbesondere wenn sie in einem Seniorenheim leben. Durch gezielte Bewegungsinterventionen kann sowohl der Gebrechlichkeit als auch der Sturzneigung entgegengewirkt werden ohne Inkaufnahme von Verletzungen oder anderen schwerwiegenden Ereignissen [10, 11, 36–38]. Bewegungsinterventionen (auch in Kombination mit kognitivem/mentalem Training) bringen sowohl bei Demenzerkrankten als auch bei Parkinson-Patienten zahlreiche Vorteile und reduzieren Ängste, depressive Symptome und tragen zum mentalen Wohlbefinden bei [2, 3, 5]. Ein Bestandteil dieser Bewegungsinterventionen ist auch immer ein Krafttraining, das bei älteren Menschen selten mit unerwünschten Ereignissen assoziiert ist [39, 40].

Daher sollte bei älteren Menschen zusätzlich zum Ausdauertraining idealerweise auch ein regelmäßiges Krafttraining inklusive Balance und Koordination erfolgen [6, 11]. Die ◘ Tab. 27.2 fasst hierbei die aktuellen Empfehlungen der ESC-Leitlinie Sportkardiologie zur sportlichen Aktivität für ältere Personen zusammen (nach [4]).

## 27.4 Sporttauglichkeit im Alter?

Ältere Menschen bzw. Senioren sind ≥ 65 Jahre alt [4] und zählen zu einer sehr heterogenen Bevölkerungsgruppe [9]. Es gibt Senioren, die ihr ganzes Leben lang sportlich aktiv und gesund gewesen sind und auch im Alter weiterhin an Wettkampfveranstaltungen teilnehmen und wiederum andere, die bspw. aufgrund von Komorbiditäten schwach/gebrechlich sind, nur noch eine geringe kardiopulmonale Belastbarkeit aufweisen und Aktivitäten des täglichen Lebens gerade meistern können.

Daher ist in dieser heterogenen Population die Definition der Begrifflichkeit: körperliche Aktivität vs. sportliche Aktivität/Sport besonders wichtig.

Als körperliche Aktivität wird jede (muskulo-skelettale) Bewegung zusammengefasst, die zu einem Energieverbrauch führt [41] und häufig nach Intensität (leicht, moderat, (hoch-) intensiv) eingeteilt wird. Sportliche Aktivität bzw. Sport wird üblicherweise zusätzlich strukturiert, gezielt und wiederholt durchgeführt, um die körperliche Leistungsfähigkeit aufrecht zu erhalten bzw. diese sogar durch das gezielte Training zu verbessern [41]. Die körperliche Leistungsfähigkeit bzw. Fitness kann in 5 Hauptkomponenten eingeteilt werden (u. a. morphologische, muskuläre, metabolische, kardio-respiratorische und motorische Komponenten) [4, 41], die jeweils durch individuelle Fähig-/Fertigkeiten, aber auch durch Erkrankung(en) beeinflusst werden können und daher im Alter besonders zum Tragen kommen.

Regelmäßige sportliche Aktivität reduziert zwar das Risiko vieler negativer gesundheitlicher Folgen unabhängig vom Alter, vom Geschlecht, von der Ethnizität und den Komorbiditäten [4], dennoch besteht vor allem bei den über 35-jährigen das Risiko von subklinischen, bisher nicht bekannten kardiovaskulären Veränderungen, die bei intensiver Belastung symptomatisch werden können. Intensive körperliche Belastung weist zudem ein erhöhtes Risiko für akute Herzinfarkte auf [42–44]. Über 90 % aller durch Sport verursachten plötzlichen Herztode (SCD) treten in der Bevölkerung mittleren und höheren Alters auf [45]. Bei den über 35-jährigen Athleten sind über 80 % der Todesfälle auf den plötzlichen Herztod durch eine koronare Herzerkrankung zurückzuführen [4] und auch im Freizeitsport kann es zum plötzlichen Herzstillstand bzw. Herztod kommen, gehäuft bei Männern im mittleren Alter [22, 45–47]. Die höchste Gefährdung weisen hierbei Sportler mit keiner oder nur geringer Erfahrung im systematischen Training auf [4].

Dennoch überwiegen die positiven Einflüsse durch die regelmäßige sportliche Aktivität – auch zur Prävention und Behandlung von kardiovaskulären Erkrankungen [4, 47]. Nach Powell et al. ist die kardiovaskuläre Ereignisrate während intensiver Belastung gering (ca. 1 Ereignis auf 100 Jahre intensive Belastung) [48]. Das Ziel der Sporttauglichkeit sollte daher eine individuelle Risikostratifizierung sein, um das Risiko solcher tragischen Ereignisse zu minimieren.

Nach den aktuellen Leitlinien ist eine moderat-intensive Belastung für gesunde, ältere Menschen als sicher zu erachten und je nach Standpunkt wird eine ärztliche Beratung teilweise als nicht erforderlich betrachtet [4, 49, 50].

Da bei intensiveren Belastungen – wie oben aufgeführt – ein erhöhtes Risiko für schwerwiegende kardiovaskuläre Ereignisse besteht, sollte jedoch zumindest vor einer Wettkampfteilnahme ein Screening (inklusive Ausbelastungstest, idealerweise mittels Spiroergometrie zur besseren Risikostratifizierung sowie zur Beurteilung der allgemeinen und kardiopulmonalen Leistungsfähigkeit) bei den Personen erfolgen, die eine erhöhte Wahrscheinlichkeit für eine kardiovaskuläre Erkrankung aufweisen [4]. Dies gilt vor allem bei vorher nicht bzw. nur wenig aktiven, sedentären älteren Menschen [4] (s. auch ◘ Tab. 27.2). Die neue ESC-Leitlinie Sportkardiologie empfiehlt eine jährliche klinische Untersuchung einschließlich eines maximalen Belastungstests (vorzugsweise mit Spiroergometrie) bei Master-Athleten mit hohen und intensiven Trainingsvolumina sowie vor ersten Wettkampfteilnahmen durchzuführen [4].

Aus unserer Sicht sollten sportmedizinisch tätige Ärzte hierbei insbesondere auch beachten, dass die etablierten und gängigen Risiko-Score-Systeme altersbeschränkt sind. Beispielsweise sind die SCORE Risk Chart oder der Framingham-Riskscore nur für Menschen bis 65 bzw. 80 Jahre validiert. Auch das aktuelle SCORE2-OP Risikomodell (SCORE2-Older Persons; zur Abschätzung des Risikos für Personen > 70 Jahre in 4 verschiedenen geografischen Risikoregionen eine kardiovaskuläre Erkrankung in den nächsten 5 und 10 Jahren zu erleiden) berücksichtigt nur Alter und klassische Risikofaktoren [51].

Wichtige weitere Risikofaktoren wie bspw. familiäre Vorbelastung, Diabetes mellitus (bei SCORE), Inaktivität, Adipositas, Autoimmunerkrankungen oder andere Entzündungsprozesse, psychische Erkrankungen und psychosozialer Stress werden in diesen Scores nicht berücksichtigt, obwohl sie durchaus auch ein erhöhtes kardiovaskuläres Risiko bedingen können. In Bezug auf den Diabetes mellitus ist bei einer Erkrankungsdauer von < 10 Jahren ohne Organbeteiligung bspw. mindestens von einem moderaten kardiovaskulären Risiko auszugehen [4, 34]. Daher ist die Kenntnis der Komorbiditäten essenziell und sollte bei der individuellen Risikostratifizierung zwingend berücksichtigt werden.

Nach unseren Empfehlungen ist bei fehlender Sporterfahrung eine Sporttauglichkeitsuntersuchung mittels Anamnese, körperlicher Untersuchung, 12-Kanal-EKG, Echokardiografie und Ausbelastungstest wichtig, vor allem wenn im Alter nach jahrelanger Pause wieder neu mit dem Sport begonnen werden will. Das Risiko für unerwünschte (schwerwiegende) Ereignisse scheint hierbei in den ersten Wochen einer neu begonnenen, hoch-intensiven Belastungsform am höchsten zu sein. Daher wird empfohlen, die Belastungsintensität und die Dauer allmählich und langsam, bspw. alle 4 Wochen, zu steigern [13, 48–50, 52, 53].

## 27.5 Sportliche Aktivitäten, die im Alter empfohlen sind

Die individuelle Empfehlung zu Sport im Alter sollte zum einen an die bisherigen sportlichen Erfahrungen und Lebensgewohnheiten und zum anderen an die funktionelle Kapazität, das biologische Alter und dem Älter werden, aber auch an die bestehenden Komorbiditäten und ggf. Medikation angepasst sein. Prinzipiell ist die Freude am Sport ausschlaggebend für die regelmäßige und vor allem längerfristige sportliche oder zumindest körperliche Betätigung. Daher sollten auch die Vorlieben der Senioren dringend berücksichtigt werden [54]. Als weitere Motivation kann hierbei zusätzlich die Information dienen, dass bereits eine tägliche körperliche Bewegung von lediglich 15 min das Mortalitätsrisiko um 14 % zu senken scheint [55]. Nach Lee et al. senkt sogar lockeres Laufen (< 10 km/h) über 5–10 min am Tag das Mortalitätsrisiko signifikant [56]. Senioren sollten daher zu regelmäßigen Aktivitäten angehalten werden, um ein gesundes Altern zu fördern [6, 8, 27].

Gemäß der aktuellen ESC-Leitlinie Sportkardiologie wird älteren Menschen sowohl ein Ausdauer- und Krafttraining in Kombination mit speziellen Übungen zum Erhalt der Flexibilität und Balance empfohlen [4, 6, 11].

Hierbei hat das Ausdauertraining vor allem positive Effekte auf das kardiovaskuläre System (u. a. auf die maximale Sauerstoffaufnahme, anaerobe Schwelle, ventilatorische Parameter, Blutdruck und Herzfrequenz, reduzierter myokardialer Sauerstoffverbrauch, etc.) [8] und auch auf kognitive Funktionen [6]. Das Krafttraining verhindert den Abbau bzw. Verlust von Muskelmasse, -kraft, und -funktion und reduziert hierdurch das Risiko für Stürze, Gebrechlichkeit und Sarkopenie [6, 35]. Zusätzlich erhöht das Krafttraining die Knochenfestigkeit über eine bessere Mineralisation und Knochendichte, was der Entwicklung von Osteoporose entgegenwirkt [6, 57, 58]. Eine von Sherrington et al. durchgeführte systematische Cochrane-Analyse von 108 randomisiert kontrollierten Studien ergab, dass Übungsprogramme, die in erster Linie Gleichgewichts- und Funktionsübungen beinhalteten Stürze am effektivsten reduzierten [11]. Auch Tai-Chi scheint die Fallneigung bei älteren Menschen reduzieren zu können [11, 59, 60]. Hierbei gibt es mehrere Komponenten, die die Gleichgewichtskontrolle positiv beeinflussen, u. a. Achtsamkeit, aktive Entspannung, langsame, rhythmische Bewegung, ständig wechselnder Körperschwerpunkt, Stärkung der unteren Extremität und Erhöhung der Flexibilität [6, 59].

Selbstvertrauen und Selbstwertgefühl können durch das regelmäßige Training positiv beeinflusst werden [6]. Durch die sportliche Aktivität in einer Trainingsgruppe und Gemeinschaft entsteht eine soziale Verbundenheit (Gefühl der Zusammengehörigkeit, Geborgenheit und Zugehörigkeit) mit gegenseitiger Unterstützung, was dazu beiträgt an den gemeinsamen Aktivitäten längerfristig teilzunehmen [54, 61]. Hierdurch wird einer sozialen Isolation entgegenwirkt. Somit können bewegungsbasierte Interventionen sowohl die soziale als auch die psychologische Gebrechlichkeit verringern [6].

In der ◘ Tab. 27.3 sind die (sportlichen) Aktivitäten nach Art und nach relativer bzw. absoluter Intensität der Bewegung geordnet (modifiziert nach [4, 34]). Pelliccia et al. empfehlen im Alter zudem als muskelstärkende Aktivität bspw. Übungen mit dem eigenen Körpergewicht (Push-ups oder Sit-ups), Yoga, Pilates, Gewichtheben, das Tragen oder Bewegen von schweren Lasten (bspw. Lebensmittel), schwere Gartenarbeit (Graben, Schaufeln oder Schippen) oder Aktivitäten, die Sprünge, Schritte oder Treppen beinhalten zusätzlich zu integrieren [4].

Nach Pelliccia et al. sollte das Training für Senioren idealerweise wie folgt aufgebaut sein (modifiziert nach [4]):

**Ausdauertraining**
— Häufigkeit: moderate sportliche Aktivität an 5 Tagen der Woche oder intensive sportliche Aktivität an 3 Tagen der Woche
— Intensität: in Bezug auf die Borg Skala (bis 10 Punkte) sollten 5–6 Punkte bei moderater Belastung bzw. 7–8 Punkte bei intensiver Belastung erzielt werden
— Dauer: 30 min am Tag für moderate Aktivität oder zumindest 20 min pro Trainingseinheit

**Krafttraining (alle großen Muskelgruppen sollten einbezogen werden)**
— Häufigkeit: mindestens zweimal wöchentlich
— Übungsanzahl: 8–10
— Wiederholungsanzahl: 10–15
— wichtig ist hierbei die adäquate Ausführung zu überwachen und insbesondere auch auf die korrekte Atmung zu achten

◻ **Tab. 27.3 Bewegungsaktivitäten für Senioren** geordnet nach Art und Intensität der Bewegung (modifiziert nach [4, 34])

| Intensität | Beispiele | MET | %HRmax | PRE | Sprechtest |
|---|---|---|---|---|---|
| leicht | - Gehen (< 4,7 km/h)<br>- Leichte Hausarbeit | 1,1–27.2.2,9 | 50–63 | 10–11 | |
| moderat | - (zügiges) Gehen<br>- Wassergymnastik<br>- Gesellschafts- und Line-Dance Tanz<br>- Fahrradfahren auf der Ebene oder mit wenigen Hügeln<br>- Tennis im Doppel<br>- Gartenarbeit (Rasenmähen)<br>- Kanufahren<br>- Volleyball spielen | 3–5,9 | 64–76 | 12–13 | Die Atemfrequenz steigt an, aber volle Sätze können noch gut gesprochen werden |
| intensiv | - Joggen oder Laufen<br>- Aerobic<br>- Schnelles Schwimmen<br>- Schnelles Fahrradfahren oder Fahren in hügeligem Gelände<br>- Tennis (im Einzel)<br>- Fußballspielen<br>- Bergauf Wandern<br>- Energievolles/ feuriges Tanzen<br>- Kampfkunst | ≥ 6 | 77–93 | 14–16 | Angestrengtes Atmen mit (sehr) hoher Atemfrequenz, ein Gespräch kann nicht mehr komfortable aufrechterhalten werden. |

MET = Metabolisches Äquivalent, 1 MET = 3,5 ml VO2/kgKG/min
RPE = Rating of perceived exertion = Bewertung der wahrgenommenen Anstrengung (20 Punkte Borg Skala)
%HRmax = Prozent der ermittelten maximalen Herzfrequenz

**Beweglichkeits-/Balancetraining**
— Mindestens zweimal wöchentlich
— Auch in Form von Tanzen, Gehen zur Musik oder Tai-Chi möglich [6, 11, 59, 60]

Bei Senioren ohne sportliche Vorkenntnis bzw. bei älteren Patienten mit eingeschränkter funktioneller Kapazität und/oder Komorbiditäten sollte das Training mit einer geringen Belastungsintensität begonnen werden. Hierbei kann die Verwendung der Borg-Skala zur Abschätzung der Trainingsintensität verwendet werden sofern das Belastungsempfinden und die Symptome zuverlässig wahrgenommen und geschildert werden können. Das Krafttraining sollte hier mit einem Satz von 10–15 Wiederholungen bei max. 60–70 % von 1 RM (=maximale Last die einmalig gehoben werden kann) starten [34].

Zuvor inaktive Patienten mit oder ohne vorbekannte kardiovaskuläre Erkrankung sollten außerdem ungewohnte, starke körperliche Belastung und sehr anstrengende sportliche Aktivitäten meiden und sowohl die Belastungsintensität als auch die Belastungsdauer nur allmählich und langsam steigern, bspw. alle 4 Wochen [13, 48–50, 52, 53]. Auch sollten Senioren auf mögliche belastungsbedingte Warnzeichen und Symptome (z. B. Schmerzen oder Druckgefühl auf der Brust, Schwindel, Herzklopfen oder Herzrhythmusstörungen) hingewiesen werden, die zu einem Beenden des Trainings führen sollten und eine ärztliche Vorstellung erfordern [62].

Zudem sollten Senioren auf die Umweltbedingten Einflussfaktoren hingewiesen werden. Sport in heißer und feuchter Umgebung kann eine höhere Herzfrequenz bedingen, um die zusätzliche thermische Belastung zu bewältigen [63]. Daher sollte die Intensität des Sports unter heißen und feuchten Bedingungen reduziert werden. Bei sportlichen Aktivitäten mit zunehmender Höhe/ in Höhenlagen verringert sich die Sauerstoffverfügbarkeit, was letztlich die kardiale Anforderung erhöht. Daher sollten Personen, die in Höhenlagen > 1500 m sportlich aktiv sein wollen die Intensität des Trainings bis zu Akklimatisierung begrenzen [64, 65].

Bei Hochbetagten oder dekonditionierten/ gebrechlichen Patienten sollte die Steigerung der Trainingsintensität nur sehr langsam erfolgen bzw. je nach subjektivem empfinden sonst auch vermieden werden [8, 66]; auch das Krafttraining sollte ggf. mit niedriger Intensität begonnen werden. Zusätzlich sollten v. a. in dieser besonders gefährdeten Gruppe Aufwärm- und Erholungsphasen in das Trainingsprogramm aufgenommen werden [8, 66].

Fitte, gesunde Senioren und ältere Sportler, die an die Belastungsform und -intensität adaptiert sind, können hingegen weiterhin Sport ohne Altersbegrenzung betreiben [4, 67]. Das Verletzungsrisiko bei Wettkampfteilnahme scheint bei Master-Athleten, die regelmäßige, intensive Belastung gewöhnt sind, im Vergleich zu jüngeren Athleten nicht signifikant erhöht zu sein [67]. Ganse et al. sehen somit die Verletzungsanfälligkeit nicht als altersbedingt an, sondern sie ist vielmehr von der praktizierten Sportart abhängig [67]. Daher sollten sonst fitte Senioren mit Gelenkbeschwerden Sportarten mit abrupten Stopp-Bewegungen, schnellen Richtungswechseln und starken Belastungsphasen nur vorsichtig betreiben.

### Fazit

Das Altern ist ein natürlicher Prozess, der auch das kardiovaskuläre System betrifft und durch verschiedene Faktoren beeinflusst werden kann. Eine regelmäßige körperliche Aktivität führt in der heterogenen Altersgruppe der über 65-Jährigen zu zahlreichen Vorteilen, selbst wenn erst im späteren Lebensabschnitt eine aktivere und gesunde Lebensweise begonnen wird. Daher sollten dringend auch ältere Menschen zu regelmäßiger, körperlicher Aktivität angehalten werden.

Gemäß der aktuellen ESC-Leitlinie Sportkardiologie sollte bei älteren Menschen ein Ausdauer- und Krafttraining in Kombination mit speziellen Übungen zum Erhalt der Flexibilität und Balance erfolgen. Hierbei sollten die bisherigen sportlichen Erfahrungen, die funktionelle Kapazität, aber auch die bestehenden Komorbiditäten und ggf. Medikation berücksichtigt und mit dem Patienten ein individuelles Trainingskonzept besprochen werden. Bei Sport-Neueinsteigern sollte die Beratung und Anweisung umfangreicher erfolgen, als bei bereits aktiven Senioren, die Jahre-lang ihre sportliche Aktivität beschwerdefrei ausüben und ihre sportlichen und körperlichen Grenzen kennen.

Bei sedentären älteren Menschen ≥ 65 Jahre sollte eine umfassenden klinische Untersuchung inklusive eines Ausbelastungstestes durchgeführt werden, wenn sie eine hoch-intensive sportliche Aktivität aufnehmen möchten. Das Risiko für unerwünschte Ereignisse scheint hierbei in den ersten Wochen einer neu begonnenen, hoch-intensiven Belastungsform am höchsten zu sein. Daher sollten die Belastungsintensität und die Belastungsdauer nur allmählich und langsam im Verlauf gesteigert werden.

## Literatur

1. https://www.destatis.de/DE/Themen/GesellschaftUmwelt/Bevoelkerung/Sterbefaelle-Lebenserwartung/_inhalt.html. Zugegriffen am 05.08.2021
2. Forbes D, Thiessen EJ, Blake CM, Forbes SC, Forbes S (2013) Exercise programs for people with dementia. Cochrane Database Syst Rev:CD006489
3. Kwok JYY, Kwan JCY, Auyeung M et al (2019) Effects of mindfulness yoga vs stretching and resistance training exercises on anxiety and depression for people with parkinson disease: a randomized clinical trial. JAMA Neurol 76:755–763
4. Pelliccia A, Sharma S, Gati S et al (2021) 2020 ESC guidelines on sports cardiology and exercise in patients with cardiovascular disease. Eur Heart J 42:17–96
5. Regan K, White F, Harvey D, Middleton LE (2019) Effects of an exercise and mental activity program for people with dementia and their care partners. J Aging Phys Act 27:276–283
6. Woolford SJ, Sohan O, Dennison EM, Cooper C, Patel HP (2020) Approaches to the diagnosis and prevention of frailty. Aging Clin Exp Res 32:1629–1637
7. Roberts CK, Hevener AL, Barnard RJ (2013) Metabolic syndrome and insulin resistance: underlying causes and modification by exercise training. Compr Physiol 3:1–58
8. Vigorito C, Giallauria F (2014) Effects of exercise on cardiovascular performance in the elderly. Front Physiol 5:51
9. Bangsbo J, Blackwell J, Boraxbekk CJ et al (2019) Copenhagen consensus statement 2019: physical activity and ageing. Br J Sports Med 53:856–858
10. Liu-Ambrose T, Davis JC, Best JR et al (2019) Effect of a home-based exercise program on subsequent falls among community-dwelling high-risk older adults after a fall: a randomized clinical trial. JAMA 321:2092–2100
11. Sherrington C, Fairhall NJ, Wallbank GK et al (2019) Exercise for preventing falls in older people living in the community. Cochrane Database Syst Rev 1:CD012424
12. Berk DR, Hubert HB, Fries JF (2006) Associations of changes in exercise level with subsequent disability among seniors: a 16-year longitudinal study. J Gerontol A Biol Sci Med Sci 61:97–102
13. Hamed A, Bohm S, Mersmann F, Arampatzis A (2018) Follow-up efficacy of physical exercise interventions on fall incidence and fall risk in healthy older adults: a systematic review and meta-analysis. Sports Med Open 4:56
14. Feldman DI, Al-Mallah MH, Keteyian SJ et al (2015) No evidence of an upper threshold for mortality benefit at high levels of cardiorespiratory fitness. J Am Coll Cardiol 65:629–630
15. Piccirillo F, Carpenito M, Verolino G et al (2019) Changes of the coronary arteries and cardiac microvasculature with aging: implications for translational research and clinical practice. Mech Ageing Dev 184:111161
16. Lam CS, Borlaug BA, Kane GC, Enders FT, Rodeheffer RJ, Redfield MM (2009) Age-associated increases in pulmonary artery systolic pressure in the general population. Circulation 119:2663–2670
17. Lakatta EG, Levy D (2003) Arterial and cardiac aging: major shareholders in cardiovascular disease enterprises: Part II: the aging heart in health: links to heart disease. Circulation 107:346–354
18. Olivetti G, Melissari M, Capasso JM, Anversa P (1991) Cardiomyopathy of the aging human heart. Myocyte loss and reactive cellular hypertrophy. Circ Res 68:1560–1568
19. Forman DE, de Lemos JA, Shaw LJ et al (2020) Cardiovascular biomarkers and imaging in older adults: JACC council perspectives. J Am Coll Cardiol 76:1577–1594
20. Strait JB, Lakatta EG (2012) Aging-associated cardiovascular changes and their relationship to heart failure. Heart Fail Clin 8:143–164
21. Ferro G, Duilio C, Spinelli L, Liucci GA, Mazza F, Indolfi C (1995) Relation between diastolic perfusion time and coronary artery stenosis during stress-induced myocardial ischemia. Circulation 92:342–347
22. Kim JH, Malhotra R, Chiampas G et al (2012) Cardiac arrest during long-distance running races. N Engl J Med 366:130–140
23. Maffessanti F, Muraru D, Esposito R et al (2013) Age-, body size-, and sex-specific reference values for right ventricular volumes and ejection fraction by three-dimensional echocardiography: a multicenter echocardiographic study in 507 healthy volunteers. Circ Cardiovasc Imaging 6:700–710
24. Voigt JU, Pedrizzetti G, Lysyansky P et al (2015) Definitions for a common standard for 2D speckle tracking echocardiography: consensus document of the EACVI/ASE/Industry Task Force to standardize deformation imaging. J Am Soc Echocardiogr 28:183–193
25. Sugimoto T, Dulgheru R, Bernard A et al (2017) Echocardiographic reference ranges for normal left ventricular 2D strain: results from the EACVI NORRE study. Eur Heart J Cardiovasc Imaging 18:833–840

26. D'Elia N, Caselli S, Kosmala W et al (2020) Normal global longitudinal strain: an individual patient meta-analysis. JACC Cardiovasc Imaging 13:167–169
27. Nowak KL, Rossman MJ, Chonchol M, Seals DR (2018) Strategies for achieving healthy vascular aging. Hypertension 71:389–402
28. Parry-Williams G, Gati S, Sharma S (2021) The heart of the ageing endurance athlete: the role of chronic coronary stress. Eur Heart J 42:2737–2744
29. Fontana L (2018) Interventions to promote cardiometabolic health and slow cardiovascular ageing. Nat Rev Cardiol 15:566–577
30. Gates PE, Tanaka H, Graves J, Seals DR (2003) Left ventricular structure and diastolic function with human ageing. Relation to habitual exercise and arterial stiffness. Eur Heart J 24:2213–2220
31. Shibata S, Fujimoto N, Hastings JL et al (2018) The effect of lifelong exercise frequency on arterial stiffness. J Physiol 596:2783–2795
32. Arbab-Zadeh A, Dijk E, Prasad A et al (2004) Effect of aging and physical activity on left ventricular compliance. Circulation 110:1799–1805
33. Wilson TM, Tanaka H (2000) Meta-analysis of the age-associated decline in maximal aerobic capacity in men: relation to training status. Am J Physiol Heart Circ Physiol 278:H829–H834
34. Piepoli MF, Hoes AW, Agewall S et al (2016) 2016 European guidelines on cardiovascular disease prevention in clinical practice: The Sixth Joint Task Force of the European Society of Cardiology and Other Societies on Cardiovascular Disease Prevention in Clinical Practice (constituted by representatives of 10 societies and by invited experts) developed with the special contribution of the European Association for Cardiovascular Prevention & Rehabilitation (EACPR). Eur Heart J 37:2315–2381
35. Cruz-Jentoft AJ, Sayer AA (2019) Sarcopenia. Lancet 393:2636–2646
36. Bray NW, Smart RR, Jakobi JM, Jones GR (2016) Exercise prescription to reverse frailty. Appl Physiol Nutr Metab 41:1112–1116
37. Crocker T, Forster A, Young J et al (2013) Physical rehabilitation for older people in long-term care. Cochrane Database Syst Rev:CD004294
38. Romera-Liebana L, Orfila F, Segura JM et al (2018) Effects of a primary care-based multifactorial intervention on physical and cognitive function in frail, elderly individuals: a randomized controlled trial. J Gerontol A Biol Sci Med Sci 73:1688–1674
39. Fragala MS, Cadore EL, Dorgo S et al (2019) Resistance training for older adults: position statement from the national strength and conditioning association. J Strength Cond Res 33:2019–2052
40. Liu CJ, Latham NK (2009) Progressive resistance strength training for improving physical function in older adults. Cochrane Database Syst Rev:CD002759
41. Caspersen CJ, Powell KE, Christenson GM (1985) Physical activity, exercise, and physical fitness: definitions and distinctions for health-related research. Public Health Rep 100:126–131
42. Buckley T, Soo Hoo SY, Shaw E, Hansen PS, Fethney J, Tofler GH (2019) Triggering of acute coronary occlusion by episodes of vigorous physical exertion. Heart Lung Circ 28:1773–1779
43. Giri S, Thompson PD, Kiernan FJ et al (1999) Clinical and angiographic characteristics of exertion-related acute myocardial infarction. JAMA 282:1731–1736
44. Mittleman MA, Maclure M, Tofler GH, Sherwood JB, Goldberg RJ, Muller JE (1993) Triggering of acute myocardial infarction by heavy physical exertion. Protection against triggering by regular exertion. Determinants of Myocardial Infarction Onset Study Investigators. N Engl J Med 329:1677–1683
45. Marijon E, Tafflet M, Celermajer DS et al (2011) Sports-related sudden death in the general population. Circulation 124:672–681
46. Bohm P, Scharhag J, Egger F et al (2021) Sports-related sudden cardiac arrest in Germany. Can J Cardiol 37:105–112
47. Narayanan K, Bougouin W, Sharifzadehgan A et al (2017) Sudden cardiac death during sports activities in the general population. Card Electrophysiol Clin 9:559–567
48. Powell KE, Paluch AE, Blair SN (2011) Physical activity for health: What kind? How much? How intense? On top of what? Annu Rev Public Health 32:349–365
49. American College of Sports M, Chodzko-Zajko WJ, Proctor DN et al (2009) American College of Sports Medicine position stand. Exercise and physical activity for older adults. Med Sci Sports Exerc 41:1510–1530
50. Mont L, Pelliccia A, Sharma S et al (2017) Pre-participation cardiovascular evaluation for athletic participants to prevent sudden death: position paper from the EHRA and the EACPR, branches of the ESC. Endorsed by APHRS, HRS, and SOLAECE. Eur J Prev Cardiol 24:41–69
51. SCORE-OP2 Working Group and ESC Cardiovascular Risk Collaboration (2021) SCORE2-OP risk prediction algorithms: estimating

incident cardiovascular event risk in older persons in four geographical risk regions. Eur Heart J 42:2455–2467
52. Borjesson M, Urhausen A, Kouidi E et al (2011) Cardiovascular evaluation of middle-aged/senior individuals engaged in leisure-time sport activities: position stand from the sections of exercise physiology and sports cardiology of the European Association of Cardiovascular Prevention and Rehabilitation. Eur J Cardiovasc Prev Rehabil 18:446–458
53. Orkaby AR, Forman DE (2018) Physical activity and CVD in older adults: an expert's perspective. Expert Rev Cardiovasc Ther 16:1–10
54. Killingback C, Tsofliou F, Clark C (2021) ‚Everyone's so kind and jolly it boosts my spirits, if you know what I mean': a humanising perspective on exercise programme participation. Scand J Caring Sci 36(1):162–172
55. Wen CP, Wai JP, Tsai MK et al (2011) Minimum amount of physical activity for reduced mortality and extended life expectancy: a prospective cohort study. Lancet 378:1244–1253
56. Lee DC, Pate RR, Lavie CJ, Sui X, Church TS, Blair SN (2014) Leisure-time running reduces all-cause and cardiovascular mortality risk. J Am Coll Cardiol 64:472–481
57. Hong AR, Kim SW (2018) Effects of resistance exercise on bone health. Endocrinol Metab (Seoul) 33:435–444
58. Howe TE, Shea B, Dawson LJ et al (2011) Exercise for preventing and treating osteoporosis in postmenopausal women. Cochrane Database Syst Rev:CD000333
59. Huang Y, Liu X (2015) Improvement of balance control ability and flexibility in the elderly Tai Chi Chuan (TCC) practitioners: a systematic review and meta-analysis. Arch Gerontol Geriatr 60:233–238
60. Huang ZG, Feng YH, Li YH, Lv CS (2017) Systematic review and meta-analysis: Tai Chi for preventing falls in older adults. BMJ Open 7:e013661
61. Killingback C, Tsofliou F, Clark C (2017) Older people's adherence to community-based group exercise programmes: a multiple-case study. BMC Public Health 17:115
62. Franklin BA, Thompson PD, Al-Zaiti SS et al (2020) Exercise-related acute cardiovascular events and potential deleterious adaptations following long-term exercise training: placing the risks into perspective-an update: a scientific statement from the American Heart Association. Circulation 141:e705–ee36
63. Pandolf KB, Cafarelli E, Noble BJ, Metz KF (1975) Hyperthermia: effect on exercise prescription. Arch Phys Med Rehabil 56:524–526
64. Levine BD, Zuckerman JH, deFilippi CR (1997) Effect of high-altitude exposure in the elderly: the Tenth Mountain Division study. Circulation 96:1224–1232
65. Lo MY, Daniels JD, Levine BD, Burtscher M (2013) Sleeping altitude and sudden cardiac death. Am Heart J 166:71–75
66. Piepoli MF, Conraads V, Corra U et al (2011) Exercise training in heart failure: from theory to practice. A consensus document of the Heart Failure Association and the European Association for Cardiovascular Prevention and Rehabilitation. Eur J Heart Fail 13:347–357
67. Ganse B, Degens H, Drey M et al (2014) Impact of age, performance and athletic event on injury rates in master athletics – first results from an ongoing prospective study. J Musculoskelet Neuronal Interact 14:148–154

# Sport bei Master-Athleten

*Hasema Persch und Jürgen Michael Steinacker*

## Inhaltsverzeichnis

28.1 Was versteht man unter Master-Athleten? – 452

28.2 Sportbedingte kardiale Veränderungen bei Master-Athleten – 453

28.3 Kann zu viel Sport das Herz schädigen? – 454
28.3.1 Koronare Herzerkrankung bei Master-Athleten – 455
28.3.2 Myokardfibrose bei Master-Athleten – 457
28.3.3 Vorhofflimmern bei Master-Athleten – 459

28.4 Sporttauglichkeit bei Master-Athleten – 460

Literatur – 462

© Springer-Verlag GmbH Deutschland, ein Teil von Springer Nature 2023
J. Niebauer (Hrsg.), *Sportkardiologie*, https://doi.org/10.1007/978-3-662-65165-0_28

Unter einem Master-Athleten werden vereinfacht Sportler/innen, die ≥ 35 Jahre alt sind und regelmäßig an Wettkämpfen teilnehmen zusammengefasst. Dies bedingt eine sehr heterogene Sportlergruppe, was die Auswertung von wissenschaftlichen Daten erschwert. Bei Master-Athleten treten komplexe Interaktionen zwischen den einwirkenden kardiovaskulären Risikofaktoren, dem physiologischen Alterungsprozess an sich und den sportbedingten Faktoren auf, was ein kardiales Remodelling beeinflusst. Im Ausdauersportbereich kam zudem in den letzten 10 Jahren zunehmend die Diskussion über eine U-förmige bzw. umgekehrt J-förmige Dosis-Wirkungs-Beziehung zwischen sportlicher Aktivität und kardiovaskulärer Gesundheit auf. In der Sorge vor einer „kardialen Maladaptation" werden vor allem i) eine beschleunigte Koronarsklerose, ii) eine Myokardfibrose und iii) das Vorhofflimmern diskutiert. Dabei weisen ausdauertrainierte Masterathleten eine erniedrigte kardiovaskuläre Mortalität auf.

## 28.1 Was versteht man unter Master-Athleten?

Die Definition „Athlet" kann je nach internationaler Fachgesellschaft variieren. Die European Society of Cardiology (ESC) definiert einen Athleten als eine jugendliche oder erwachsene Person, die regelmäßig intensiv trainiert und an offiziellen Sportwettkämpfen teilnimmt – entweder als Amateur oder Profi [1, 2]. Das Altersspektrum bei Athleten ist sehr breit und es wird neben dem Leistungsniveau auch nach Alter in bspw. Junioren, Senioren und Master unterteilt. Im Rudern zählt man ab dem 19. Lebensjahr bereits zu den Senioren und zu den Mastern sobald man im laufenden Kalenderjahr mindestens 27 Jahre alt wird. Bei einigen Schwimmverbänden beginnt die Master-Teilnahme sogar bereits ab dem 25. Lebensjahr [3]. In der Regel ist ein Master-Athlet aber älter als 35 Jahre [2]. Zu den Master-Athleten gehören konditionierte, erfahrene Leistungssportler, die nach dem Ende ihrer offiziellen Sportkarriere weiterhin Wettkämpfe bestreiten, aber auch Freizeitsportler mit nur sporadischem Trainingsprogramm (manchmal auch als "Wochenend-Krieger" bezeichnet) und Personen, die nach langer körperlicher Inaktivität wieder mit dem Wettkampfsport beginnen [3]. Durch die weite Altersspanne und vor allem auch die unterschiedlichen Trainingserfahrungen (u. a. Trainingsjahre, -volumina, -intensität) sind Master-Athleten eine sehr heterogene Sportlergruppe. Die Unterteilung in Altersklassen ist daher auch im Breiten-/Freizeitsport gängig, was einen direkten Vergleich der individuellen Wettkampfergebnisse mit anderen Teilnehmern aus der eigenen Altersgruppe ermöglicht.

Als ein Beispiel für einen ausgewöhnlichen Master-Athleten sei repräsentativ der 86-jährige Japaner Hiromu Inada genannt, der 2018 die Ironman Weltmeisterschaft in Kona in einer Zeit von 16:53:49 h als einziger Teilnehmer in der Altersklasse 85 – 89 Jahre abschloss und hierdurch Weltmeister in seiner Altersklasse wurde. Zudem ist er aktuell der älteste Teilnehmer, der den „Ironman Hawaii" je vollständig absolviert hat. Erwähnenswert sei noch ergänzt, dass er erst mit dem Eintritt ins Rentenalter (60 Jahre) sportlich aktiver wurde und mit 69 Jahren seinen ersten Triathlon absolvierte.

Zusammengefasst gibt es viele unterschiedliche „Arten von Athleten" mit zahlreichen unterschiedlichen Klassifizierungen und großer Bandbreite an variierenden körperlichen Fähigkeiten und Trainingsniveaus, was zu einer ungenauen Begriffsdefinition „Athlet" beigetragen hat. Araujo et al. schlagen daher in einem Editorial vor eine genauere und vor allem einheitlichere Definition des Begriffs „Athlet" einzuführen, um vor allem für die medizinischen und wissenschaftlichen Bereiche eine bessere Vergleichbarkeit von Studiendaten zu ermöglichen und liefern auch die idealerweise zu berücksichtigende Definition eines Athleten [4]. Als Mindestanforderung für die Definition eines Athleten werden folgende Punkte aufgeführt, die allesamt erfüllt sein sollten: (i) regelmäßiges Training mit dem Ziel die Leistungsfähigkeit zu verbessern, (ii) aktive Teilnahme an Sportwettkämpfen, (iii) offizielles/registriertes Mitglied in einem lokalen, regionalen oder nationalen Sportverband, (iv) für das Training und die Wettkampfteilnahmen sollten mehrere Stunden an allen oder den meisten Tagen aufgebracht werden und als Hauptaktivität (Lebensweise) oder als Schwerpunkt des eigenen Interesses auch mehr Zeit in Anspruch nehmen als andere berufliche oder Freizeitaktivitäten [4]. Diese Definition wurde bisher und wird in vielen wissenschaftlichen Arbeiten leider noch nicht berücksichtigt, was die Interpretation und Vergleichbarkeit von Studien im Master-Bereich erschwert.

## 28.2 Sportbedingte kardiale Veränderungen bei Master-Athleten

Wie bereits erwähnt handelt es sich bei Master-Athleten um eine sehr heterogene Sportlergruppe mit breitem Altersspektrum und deutlich variierender Trainingserfahrung und -umfängen. Die physiologischen, altersbedingten kardiovaskulären Veränderungen sind bereits in ▶ Abschn. 27.2 dargestellt worden. Bei Master-Athleten können – je nach ausgeübter Sportdisziplin, Trainingsvolumina und -intensität – noch die sportbedingten Veränderungen dazukommen. Die Ausprägung der sportbedingten kardialen Adaptation hängt jedoch von mehreren Faktoren ab und ist bei jüngeren Athleten unter dem Begriff „athlete`s heart" bzw. Sportlerherz bekannt. Zu den physiologischen Faktoren, die zum kardialen Remodelling beitragen, zählen neben der praktizierten Sportdisziplin, das Geschlecht, die Ethnizität, die Körperkomposition und das Alter [1]. Die typischen Merkmale des „Sportlerherzens" sind bei jungen Athleten bereits eingehend untersucht worden [1]. Im Allgemeinen weisen erwachsene männliche Ausdauer-Athleten mit einer Körperoberfläche >2 $m^2$ die größten Sportlerherzen auf. Das sportbedingte kardiale Remodelling ist hingegen bei Master-Athleten aufgrund komplexer Interaktionen bisher ungenau definiert [5]. Dies mag zum einen an den einwirkenden kardiovaskulären Risikofaktoren liegen, die je nach Lebensstil unterschiedlich ausgeprägt sein können und zudem über die Jahre hinweg auf das kardiovaskuläre System einen kumulativen Einfluss ausüben können. Zum anderen muss bei Master-Athleten auch der physiologische Alterungsprozess an sich berücksichtigt werden, sowie die sport- bzw. trainingsbedingten Faktoren [5].

Dennoch weisen Master-Athleten sowohl in der Echokardiografie als auch in der kardialen Magnetresonanztomografie (MRT) größere links- (LV) und rechtsventrikuläre (RV) Diameter und Volumina, sowie rechts- und linksventrikuläre Massen auf im Vergleich zu Alters-gematchten sedentären bzw. untrainierten Kontrollen [6–10]. Diese kardialen Veränderungen scheinen bei Master-Athleten jedoch etwas geringer ausgeprägt zu sein als bei jungen/jüngeren Athleten [6, 7, 10]. Auch Merghani et al. berichten über ein bis 14,6 % bzw. 14,1 % größeres enddiastolisches LV Volumen in der MRT bei männlichen bzw. weiblichen Master-Athleten aus dem Ausdauersportbereich im Vergleich zu nicht sportlichen Kontrollpersonen [9]. Sowohl männliche als auch weibliche Master-Athleten zeigten eine 9,9 %-ige Zunahme der maximalen LV Wanddicke im Vergleich zu den Kontrollpersonen, jedoch ohne signifikante Veränderungen der LV Ejektionsfraktion (EF) [9]. Insgesamt weisen Master-Athleten in dieser Studie ein größeres Schlagvolumen, eine höhere RV EF und bessere diastolische Funktionsparameter auf als ihre Kontrollgruppe [9]. Dennoch treten auch bei Master-Athleten altersbedingt Veränderungen der diastolischen Funktion auf (kleinere E- und e`- Welle, höhere A- und a`-Welle) [7, 11]. Zudem erwiesen sich unter

Belastung die 2-dimensionale Global Longitudinal Strain sowie die Mitralannulus-Relaxationsgeschwindigkeit e` bei Master-Athleten im Vergleich zu jüngeren Athleten als geringer [7]. Diese Veränderungen scheinen bei Master-Athleten auf einen physiologischen Alterungsprozess hinzuweisen und sind nicht durch eine Reduktion der aeroben Kapazität bedingt [1, 9, 11].

Als Limitation dieser bisherigen Daten sei jedoch abschließend darauf hingewiesen, dass die meisten Studien an Master-Athleten aus dem Ausdauersportbereich kommen und andere Sportdisziplinen wenig berücksichtigt werden bzw. die Ausprägung der kardialen Veränderung (deutlich) geringer ausfallen können. Zusätzlich sind Master-Athletinnen unterrepräsentiert. Dies spiegelt sich auch in einer erst kürzlich publizierten Studie aus Polen wieder [12]. Kusy et al. untersuchten 143 Sprint- versus 114 Ausdauer-Master-Athleten mittels 2-dimenstionaler Echokardiografie in Ruhe (Altersspanne bei den Sprint-Athleten 36–83 Jahre bzw. im Mittel 59,0 ± 10,1 Jahre, Frauenanteil 27 % vs. bei den Ausdauer-Athleten 38–85 Jahre bzw. im Mittel 60,3 ± 11,3 Jahre, Frauenanteil 24 %) [12]. Anschließend wurden die strukturellen und funktionellen echokardiografischen Parameter zwischen den Athletengruppen und mit Referenzwerten aus der Allgemeinbevölkerung (gemäß den Vorgaben der American Society of Echocardiogrpahy (ASE) und der European Association of Cardiovascular Imgaing (EACVI)) verglichen.

Ein signifikant höherer Anteil der Sprint-Master-Athleten wies hierbei eine normale kardiale Geometrie im Vergleich zu den Ausdauer-Master-Athleten auf (~ 51 % vs. ~ 23 %) [12]. Die erhobenen strukturellen echokardiografischen Parameter der 4 Herzkammern (inklusive links- und rechtsatrialer Fläche) wurden zur Körperoberfläche indexiert und erwiesen sich in der Ausdauergruppe als signifikant größer [12]. Auch die Wanddicken und die LV Masse waren bei der Ausdauergruppe signifikant größer als in der Sprintgruppe [12]. Bei den funktionellen Parametern waren lediglich die TAPSE (tricuspid annular systolic excursion) bei Ausdauer-Master-Athleten höher und die späte Mitralannulus-Relaxationsgeschwindigkeit a` bei Sprint-Master-Athleten signifikant höher, alle anderen systolischen und diastolischen Funktionsparameter zeigten keinen statistisch signifikanten Unterschied zwischen den Gruppen [12]. In der linearen Regressionsanalyse wurde die stärkste Assoziation zum Alter für die septale Wanddicke, den Durchmesser der proximalen Aorta ascendens und den linksatrialen Diameter beobachtet (mittlere bis große Effektstärke) [12]. Bei den funktionellen Parametern waren vor allem die diastolischen LV-Parameter signifikant altersassoziiert (mittlere bis große Effektstärke) [12]. Ein beträchtlicher Anteil sowohl der Ausdauer- als auch der Sprint-Master-Athleten wies strukturelle Veränderungen oberhalb der Norm der allgemeinen Bevölkerung auf, ohne dass diese den oberen Referenzbereich der prädefinierten „Grauzone" überschritten [12]. Zudem wiesen Ausdauer-Master-Athleten eine signifikant höhere Prävalenz für strukturelle „Anomalien" auf (bezogen auf die Allgemeinbevölkerung) als Sprint-Master-Athleten [12].

## 28.3 Kann zu viel Sport das Herz schädigen?

Sport hat zahlreiche positive metabolische Wirkungen (u. a. Blutdrucksenkung, Verbesserung des Lipidprofils, der Insulinresistenz, Beeinflussung der Körperkomposition, etc.), verbessert die kardiopulmonale Belastbarkeit und trägt zum allgemeinen Wohlbefinden und zur Verbesserung der Lebenserwartung bei [2, 13–15]. Zusätzlich hat regelmäßiges moderat-intensives aerobes Training eine entzündungshemmende Wirkung auf das Gefäßendothel und verbessert die Endothelfunktion [5, 16, 17]. Regelmäßige körperlicher Aktivität reduziert daher nicht nur die kardiovaskulären Risikofaktoren und beeinflusst das Auftreten von kardiovaskulären Erkrankungen positiv, sondern trägt auch zu einer Mortalitätssenkung bei (sowohl in Bezug auf die kardiovaskuläre Mortalität als auch auf die Mortalität jeglicher Ursache) [13, 14, 18–21].

Dem entsprechend wird in den aktuellen ESC-Leitlinien die Ausübung von mindesten 150 min moderatem Ausdauertraining an 5 Tagen oder 75 min intensivem Training an 3 Tagen in der Woche allen gesunden Erwachsenen empfohlen [2]. Jedoch gibt es zahlreiche (Freizeit-) Sportler, die einen deutlich höheren Trainingsumfang (sowohl im Trainingsvolumen als auch in der Trainingsintensität) aufweisen. Gerade Master-Athleten, die regelmäßig an extremen Ausdauerwettkämpfen wie bspw. Marathons, Ultramarathons, Triathlon über die Mittel- und Langdistanz, Straßenradrennen über sehr lange Distanzen mit vielen Höhenmetern teilnehmen, weisen nach solchen intensiven Ausdauerbelastungen häufig erhöhte kardiale Biomarker auf, sowie eine verringerte RV EF bei erhaltener LV EF [14, 22]. Meistens normalisieren sich diese Parameter innerhalb von einer Woche [22]. Extrem anstrengendes und erschöpfendes Training erhöht zudem den oxidativen Stress und kann zu einer systemischen Entzündungsreaktion beitragen, die jedoch in der Regel innerhalb weniger Stunden abklingt [23–26]. Länger anhaltende, repetitive intensive sportliche Belastung, die über Jahre bzw. Jahrzehnte erfolgt, kann zu einer „kardialen Maladaptation" beitragen [5, 14, 18, 22].

In diesem Zusammenhang berichteten Schnohr et al. über eine U-förmige Assoziation zwischen lebenslanger intensiver, sportlicher Belastung im Laufsport (Joggen) und der Mortalität [27]. Es gab in den letzten Jahrzehnten ähnliche Berichte über eine U-förmige oder umgekehrt J-förmige Dosis-Wirkungs-Kurve zwischen dem Umfang der sportlichen Aktivität und dem kardiovaskulären Outcome [19, 28, 29], was darauf hindeuten könnte, dass es eine obere Schwelle gibt, ab der die Sport-bedingten Vorteile verloren gehen könnten [5, 28]. Dies führte dazu, dass derzeit auch über eine potenzielle „Überbeanspruchung" des Herz-Kreislauf-Systems durch die kumulative Wirkung von hochintensivem Ausdauertraining diskutiert wird. Hierbei treten vor allem drei verschiedene Formen in den Focus i) das Vorhofflimmern, ii) die Atherosklerose der Koronararterien und iii) die Myokardfibrose.

Die Berichte, die diese kardialen Veränderungen mit einem hohen Sport- und Trainingsvolumen in Zusammenhang bringen, stammen im Wesentlichen aus Studien an Master-Athleten, die im Ausdauersport sowohl im Freizeit- als auch Spitzensport aktiv sind. Ob die hierdurch geweckte Sorge, dass Sport auch eine potenziell schädliche Wirkung auf die kardiovaskuläre Gesundheit haben könnte, gerechtfertigt ist, wird in den folgenden Abschnitten diskutiert.

### 28.3.1 Koronare Herzerkrankung bei Master-Athleten

Bei den über 35-Jährigen ist die koronare Herzerkrankung die Hauptursache für Sport-bedingte kardiovaskuläre Ereignisse, wie akutes Koronarsyndrom und plötzlicher Herzstillstand (SCA) bzw. Herztod (SCD) bei Personen mit vorbekanntem chronischem Koronarsyndrom [30]. Bei der Atherosklerose werden im Wesentlichen zwei Plaqueformen unterschieden: die stabile (kalzifizierte) Plaque mit einer dicken, fibrösen Kappe und niedriger Anzahl an Entzündungszellen versus die instabile (gemischte) Plaque mit einer dünnen fibrösen Kappe und hoher Entzündungsaktivität [31]. Solche Plaques entwickeln sich über Jahrzehnte und sind nicht zwingend mit Symptomen assoziiert [32]. Die gemischten Plaques mit einer dünnen fibrösen Kappe können jedoch häufiger rupturieren oder auch nur (oberflächlich) erodieren und hierdurch akute Koronarsyndrome auslösen [5, 9, 32].

Der Calcium-Score, der mittels kardialer Computertomografie (CT) ermittelt wird, ist ein Surrogatparameter für das atherosklerotische Volumen und wird auch zur Risikostratifizierung verwendet [5]. Sowohl der Calcium-Score als auch die koronare CT-Angiografie haben hierbei prognostische Wertigkeit in Bezug auf schwerwiegende unerwünschte kardiovaskuläre Ereignisse [33]. Gemischte Plaques wiesen hierbei eine kumulativ höhere Wahrscheinlichkeit für ein zukünftiges kardiovaskuläres Ereignis auf als kalzifizierte Plaques (37,7 % vs. 5,5 %) [33].

Obwohl allgemein bekannt ist, dass sportliche Aktivität vor kardiovaskulären Risikofaktoren und ihre Folgeerkrankungen schützt [1, 5], zeigen mehrere Studien an Master-Ausdauerathleten scheinbar paradox eine höhere Prävalenz von atherosklerotischen Herzkranzgefäßveränderungen (führend verkalkte Plaques) im kardioCT und höhere Calcium-Score-Werte auf als Alters-, Geschlechts- und Risikofaktoren-gematchte Kontrollen [5, 9, 34].

Aengevaeren et al. untersuchte 284 Amateur-Sportler mittleren Alters (55 ± 7 Jahre), die ihr Leben lang entweder an Wettkämpfen teilnahmen oder Freizeitsportler waren [35]. Hierbei wiesen Master-Athleten mit Trainingsvolumina von >2000 MET-min/Woche (die aktivste Gruppe) eine höhere Prävalenz von Calcium-Score-Werten auf als die wenigste aktive Gruppe (<1000 MET-min/Woche) [35]. In der aktivsten Gruppe war die führende Plaquemorphologie kalzifiziert und somit eher als stabil anzusehen, während in der am wenigsten aktiven Gruppe führend gemischte und somit eher vulnerable Plaques nachgewiesen wurden [35].

Insgesamt weisen diese Daten darauf hin, dass bei einigen Master-Athleten ein hoher Calcium-Score-Wert und eine höhere Plaquelast mit führend verkalkter Plaquemorphologie im Vergleich zu gematchten Kontrollen vorliegen kann. Der pathophysiologische Mechanismus und die klinische Bedeutung sind aktuell aber noch unklar, jedoch deuten aktuelle Studien darauf hin, dass das Vorhandensein eines Calcium-Scores bei Sportlern nicht dasselbe kardiovaskuläre Risiko birgt wie in der Allgemeinbevölkerung [5, 36]. Die bisherigen Studiendaten zeigen keinen Zusammenhang zwischen einem hohen Calcium-Score und der kardiovaskulären Ereignisrate bzw. Gesamtmortalität bei Master-Athleten [34, 37], was eventuell an der stabileren Plaquemorphologie, einer besseren kardiorespiratorischen Fitness und höheren koronaren Flussreserve liegen könnte.

Die Datenlage zur Art der Koronarsklerose bei Master-Athletinnen ist hingegen sehr gering. In einer amerikanischen Kohorte aus 26 Marathon-Läuferinnen, bei denen eine kardioCT durchgeführt wurde, war die Prävalenz für Koronarplaques signifikant niedriger und das kalzifizierte Plaquevolumen geringer als bei den gematchten, sedentären Kontrollen, jedoch wiesen diese ein höheres kardiovaskuläres Risikoprofil auf (u. a. Rauchen, Hypertonie, Hyperlipidämie und höheres Körpergewicht) [38]. Daher könnte die geringere Plaqueprävalenz bei den Master-Athletinnen mit ihrem niedrigeren kardiovaskulären Risikoprofil zusammenhängen. Die 5 Marathon-Läuferinnen, bei denen Plaques festgestellt wurden, waren im Durchschnitt 12 Jahre älter und hatten die meisten Marathons absolviert bzw. liefen am längsten Marathon [38]. In einer britischen Kohorte mit 46 Master-Athletinnen war weder ein signifikanter Unterschied in Bezug auf die Plaqueprävalenz und Morphologie noch auf den Calcium-Score ermittelbar im Vergleich zu den Alters- und Risikofaktoren-gematchten, sedentären Kontrollen [9]. Aufgrund der Altersspanne (53,1 ± 7,1 Jahre) der untersuchten Master-Athletinnen war ein Großteil noch prämenopausal und es kann daher evtl. auch von einer protektiven Östrogen-Wirkung ausgegangen werden [9].

## 28.3.2 Myokardfibrose bei Master-Athleten

Eine Schädigung der Kardiomyozyten führt zu einer Myokardfibrose, welche durch eine vermehrte Kollageninfiltration gekennzeichnet ist. Auslöser einer Myokardfibrose können die klassische Myokardischämie, Speichererkrankungen oder Kardiomyopathien sein, aber auch Entzündungsprozesse wie bei der Myokarditis und auch repetitive hypertensive Überlastung. Die Myokardfibrose kann fokal oder diffus auftreten und je nach Ausprägung proarrhythmogene Wirkung aufweisen bzw. ventrikuläre Arrhythmien triggern.

Nicht-invasiv lässt sich die Myokardfibrose mittels kardialer Magnetresonanztomografie mit Gadolinum zur Bestimmung des Late Gadolinum Enhancement (LGE) (für fokale Myokardfibrose) und T1-Mapping inklusive Berechnung des Extrazellulärvolumens (ECV) (für diffuse Myokardfibrose) bestimmen (siehe auch ■■■ ▶ Kap. 13 MRT■■■). Die zwei wichtigsten LGE-Muster sind (i) der „ischämische" Typ, der durch ein sub-endokardiales bis transmurales LGE gekennzeichnet ist und der (ii) „nicht-ischämische" Typ, der durch eine fokale oder fleckige („patchy") Lokalisation mid-myokardial oder sub-epikardial gekennzeichnet ist [39]. Zur Bestimmung der diffusen Myokardfibrose wird zunehmend das T1-Mapping inklusive ECV-Berechnung verwendet. Die meisten Studien zur Myokardfibrose bei Athleten wurden jedoch mit LGE durchgeführt und liefern daher keine Information über das eventuelle Vorhandensein von diffuser Myokardfibrose [39, 40].

Die Prävalenz für eine Myokardfibrose bei Master-Athleten schwankt je nach Studienlage (bei oft geringen Athletenanzahl) zwischen 0 % und 50 % [29, 40]. Insgesamt 6 Studien haben die LGE-Prävalenz zwischen 357 Ausdauer-Master-Athleten (führend Läufer, Radfahrer oder Triathleten) und 270 Kontrollpersonen, die bis max. 150 min moderat-intensiv bzw. 75 min. hoch-intensiv körperlich aktiv in der Woche waren, verglichen: die LGE-Prävalenz lag bei diesen Master-Athleten mit 12 % signifikant höher als bei den Kontrollen (1,5 %) [29]. Hochintensive Trainingsvolumina, die kumulierten Trainingsjahre und die Anzahl absolvierter Marathons und Ultramarathons scheinen hierbei das Risiko einer Myokardfibrose zu erhöhen [22, 29, 41]. Insbesondere intensive Ausdauerbelastung könnte zu einer besonders hohen Beanspruchung des RV und des pulmonalen Kreislaufs führen. Potenziell steigt der pulmonal-arterielle Druck progressiv mit der Trainingsintensität, sodass der RV bei intensivem Training entsprechend noch stärker beansprucht werden kann, was zu einer Ermüdung („cardiac fatigue") oder sogar Schädigung führen könnte, wenn die Intensität und die Dauer der sportlichen Belastung ausreichend lang ist [42]. Bohm et al. konnten diese Hypothese einer kardialen Maladaptation jedoch bei ihren 33 Ausdauer-Master-Athleten (mit 29 ± 8 Trainingsjahren) nicht bestätigen [6]. Insgesamt gibt es derzeit auch für die Hypothese einer sport-bedingten/-induzierten arrhythmogenen Kardiomypathie bei Ausdauer-Master-Athleten keinen Hinweis [6, 43, 44]. Ein neues und weiter zu erforschendes Erklärungsmodell in diesem Kontext ist, dass durch eine verringerte Desmosomen-Reserve bei suszeptiblen Athleten der Desmosomen-Verlust nicht mehr kompensiert werden könne, was zu einer ARVC ähnlichen Morphologie beitragen könnte [45, 46].

Je nach Studie gibt es jedoch Unterschiede in der Quantifizierung der Myokardfibrose, der Lokalisation und dem Muster [40]. In Zusammenschau der Studiendaten an Master-Athleten, scheint die LGE-Prädilektionsstelle der Insertionsbereich zwischen RV und dem interventrikulärem Septum, sowie das Septum zu sein [22, 29, 39, 40], jedoch sind auch LV Beteiligungen beschrieben [39, 40]. Nach Malek et al. können bei asymptomatischen Ausdauer-Athleten (auch bei etwas jüngeren Athleten >30

**Tab. 28.1** Typische Lokalisationen von Myokardfibrosen (mit spezifischem Late Gadolinum Enhancement (LGE-) Muster) bei asymptomatischen Master-Athleten und mögliche vermutete Ursachen bzw. Auslöser (nach [5, 6, 9, 22, 29, 39, 40, 42])

| Lokalisation | LGE-Muster | Vermutete Ursachen/Auslöser |
|---|---|---|
| - mid-myokardial<br>- im Insertionsbereich des RV (und LV) im interventrikulären Septum<br>-> v. a. inferiore Insertionspunkte | nicht-ischämischer Typ | Anhaltende RV-Druck- und Volumenüberlastung während Ausdauersporteinheiten (ähnlich bei pulmonaler Hypertonie) |
| - sub-epikardial oder mid-myokardial<br>- inferolaterale Segmente<br>- seltener interventrikuläres Septum (oder andernorts) | nicht-ischämischer Typ | abgelaufene, stille Myokarditis |
| - sub-endokardiales Muster<br>- häufig Koronararteriengebieten zuordenbar | ischämischer Typ | subklinischer Myokardinfarkt aufgrund von Ischämie, Mikroembolien oder Koronarspasmen |

Jahre beobachtet) drei LGE-Muster unterschieden werden: zwei nicht-ischämische und ein ischämisches Muster [39] (s. auch ◻ Tab. 28.1). Hierbei erweist sich eine Insertionspunktfibrose (meist auf den inferioren Insertionspunkt beschränkt) als das am häufigsten beobachteten LGE-Muster bei Athleten, unabhängig vom Alter [39]. Diese Art des LGE (bei sonst asymptomatischen Athleten ohne weitere Befunde) ist als inzidenteller Befund zu werten und kann als gutartig erachtet werden [39, 47].

In den letzten Jahren wurden auch Studien mit T1-Mapping an Ausdauer-Athleten durchgeführt. Hier gibt es jedoch große Diskrepanzen in Bezug auf die verwendeten Scanner und Sequenzen, sowie auf die Kontrastmittelgabe, was die Vergleichbarkeit der Studiendaten deutlich erschwert [39]. Die native T1-Zeit bei Athleten variierte zwischen 943 und 1268 ms und der ECV zwischen 20 und 26 % [39]. Die meisten Studien zeigten jedoch, dass Ausdauersport nicht zu einem Anstieg des ECV führte oder nur mit einem geringen Anstieg verbunden war, wobei die absoluten Werte innerhalb des Referenzbereichs für die Normalbevölkerung lagen [39]. Insgesamt deuten die bisherigen Studiendaten nicht darauf hin, dass Ausdauersport zu einer diffusen Myokardfibrose beiträgt [39].

Abschließend muss betont werden, dass sämtliche Daten zur Myokardfibrose bei Master-Athleten ausschließlich auf Beobachtungsstudien beruhen und es kaum Informationen über die klinischen Konsequenzen gibt. Auch sind Master-Athletinnen in den Studien zur Myokardfibrose bisher unterrepräsentiert gewesen. Idealerweise erfolgen zukünftig groß angelegte Längsschnittstudien, um die genauen Auswirkungen von Myokardnarben bei Sportlern/INNEN zu untersuchen [5]. Da der klinische Verlauf und die Folgen von LGE bei Ausdauer-Athleten unklar sind, sollten aber v. a. Athleten mit ausgedehnten und/oder ungewöhnlichen Myokardfibrose-Mustern weiter untersucht und nachverfolgt werden. Sollten hingegen EKG-Auffälligkeiten bestehen oder Herzrhythmusstörungen auftreten, ist der Nachweis einer Myokardfibrose hoch-suspekt für das Vorliegen einer kardialen Erkrankung [39] und sollte dringend weiter abgeklärt werden.

### 28.3.3 Vorhofflimmern bei Master-Athleten

Das Vorhofflimmern zählt zu den häufigsten Arrhythmien in der Allgemeinbevölkerung. Regelmäßige moderate körperliche Aktivität scheint hierbei ein präventiver Faktor zu sein, wohl u. a. da viele prädisponierende Faktoren hierdurch positiv beeinflusst werden [2]. Fitte Personen scheinen das geringste Vorhofflimmer-Risiko zu haben, jedoch weisen Daten zunehmend darauf hin, dass bei Ausdauer-Athleten ein höheres Vorhofflimmer-Risiko vorliegt [28, 29, 48, 49]. Hierbei scheinen hohe Trainingsvolumina und -intensitäten das Auftreten von Vorhofflimmern bei Ausdauersportlern zu begünstigen [29, 48, 50], sowohl bei männlichen aktiven und ehemaligen Spitzensportlern als auch bei Freizeitsportlern mit hohem Trainingsaufwand [2]. Hoch intensives Ausdauertraining und schnellere Finisher-Zeiten scheinen mit einem Anstieg an Vorhofflimmerepisoden-Episoden bei sportlich aktiven älteren Erwachsenen und Skilangläufern assoziiert zu sein [18, 51]. Dieser Zusammenhang konnte bisher jedoch nicht bei Frauen nachgewiesen werden [48, 50, 51]. Je nach Studienlage wird ein 2- bis 10-fach erhöhtes Vorhofflimmer-Risiko für Ausdauer-Athleten beschrieben [29]. In einer neuen Meta-Analyse von Newman et al. wurde auch ein höheres Vorhofflimmer-Risiko bei Mischsportarten (bspw. Fußball oder Basketball) festgestellt als bei Ausdauer-Athleten [49]. Zudem zeigten Athleten <55 Jahren ein höheres Risiko auf als Athleten >55 Jahre im Vergleich zu gleichaltrigen Nicht-Sportlern/Kontrollen [49].

Der (Alters-)Unterschied kann bei den Sportlern durch das allein im Alter erhöhte Vorhofflimmer-Risiko bedingt sein [49]. Bei den Kraftsportarten hingegen konnte bisher in keiner Studie ein Zusammenhang zwischen der Sportart und dem vermehrten Auftreten von Vorhofflimmern nachgewiesen werden [50].

Die zugrunde liegende Pathophysiologie für die erhöhte Vorhofflimmer-Prävalenz bei Master-Athleten ist noch nicht geklärt und komplex. Die Mechanismen sind am ehesten multifaktoriell und umfassen sowohl physiologische als auch pathologische Komponenten des Sport-bedingten kardialen Remodellings [48, 50] (s. auch ◻ Tab. 28.2). Besonders anfällig scheinen vor allem männ-

◻ **Tab. 28.2** Potenzielle Faktoren, die bei hoch-intensivem Ausdauertraining bei besonders empfänglichen/anfälligen Personen zu Sport-bedingten Vorhofflimmer-Episoden führen können (modifiziert nach [28, 29, 48–50])

| Faktoren | Spezifizierung |
|---|---|
| **Trainings-assoziiert** | |
| - Sportart | Ausdauersport, aber auch Mischsportarten |
| - Dauer | >10 Jahre Training |
| - Intensität bzw. Volumen | >55 MET-h/Woche bzw. >9,5 h intensives Training/Woche |
| **Individuell** | |
| - Alter | Mittleres Alter zum Zeitpunkt der Diagnose (bzw. <55 Jahre höheres Risiko) |
| - Geschlecht | Männlich |

(Fortsetzung)

◻ **Tab. 28.2** (Fortsetzung)

| Faktoren | Spezifizierung |
|---|---|
| - kardiovaskuläre Risikofaktoren | Blutdruck, Alkoholkonsum, Rauchen, Statur (bspw. Adipositas), etc. |
| - Genetischer Hintergrund? | Prädispositionen bisher bei Athleten unbekannt |
| **Kardial** | |
| - Substrat | Inflammation, atriale Fibrose, atriale Dilatation, erhöhter atrialer Druck (bei Belastung) |
|  | Weitere potenzielle Faktoren: ventrikuläre Hypertrophie, abgelaufene Myokarditis |
| - Modulation des vegetativen Nervensystems | erhöhter Vagotonus in Ruhe ⟶ Bradykardie und vagal vermittelte Verkürzung der atrialen Refraktärzeit |
|  | Verstärkte Stimulation des Sympathikus während der Belastung |
| - mögliche Trigger | Atriale Extrasystolen |
|  | Erhöhte atriale Dehnung und Scherkräfte bei Belastung |

liche Ausdauer-Athleten mittleren Alters zu sein, die über mindestens 10 Jahre hochintensiv trainiert haben [50]. Ein Trainingsvolumen von >55 MET-h/Woche bzw. >9,5 h intensivem Training pro Woche weist hierbei auf ein erhöhtes Vorhofflimmer-Risiko hin [29].

## 28.4 Sporttauglichkeit bei Master-Athleten

Hochintensive sportliche Belastung kann das Risiko für einen plötzlichen Herzstillstand (SCA) oder plötzlichen Herztod (SCD) bei Personen mit einer zugrunde liegenden Herzerkrankung vorübergehend akut erhöhen [30]. Nach Parry-Williams et al. betrifft der SCD beim Sport 1 von 50 000 Personen [5]. In der Regel ist die Todesursache bei jungen (≤ 35 Jahren) und älteren Athleten bzw. Master-Athleten (>35 Jahre) unterschiedlich [2]. Bei den älteren bzw. Master-Athleten sind über 80 % der SCD auf eine koronare Herzerkrankung zurückzuführen [2].

Das Risiko für einen akuten Myokardinfarkt und/oder SCD wird durch anstrengende körperliche Belastung erhöht, vor allem wenn diese plötzlich auftritt und nicht gewohnt ist oder im hohen anaeroben Stoffwechselbereich erfolgt [29]. Die höchste Gefährdung weisen daher Sportler mit keiner oder nur geringer Erfahrung im systematischen Training auf bzw. vorher nicht-aktive, sedentäre Personen [2] (s. auch ► Abschn. 27.4). Daher sollten sportmedizinisch tätige Ärzte sich des möglicherweise erhöhten Risikos bei insbesondere erstmaliger Wettkampfteilnahme in dieser Gruppe bewusst sein.

So berichten Redelmeier et al. über eine erhöhte kardiovaskuläre Ereignisrate auf den letzten 1,6 km von Marathonwettkämpfen (fast 50 % der SCD traten auf der letzten Meile auf) [52]. Ursächlich hierfür könnte ein „Anziehen" der Laufgeschwindigkeit vor dem Ziel sein oder eventuell auch an zu geringen Trainingsumfängen und Eigenüberschätzung liegen, aber auch Elektrolytveränderungen oder Effekte der Umgebungstemperatur, können eine Rolle spielen. Daher sollten (unerfahrene) Wettkampfteilnehmer auf ein erhöhtes Risiko für kardiovaskuläre Ereignisse bei ersten Wettkämpfen hingewiesen werden. So ist eine ausreichende Trainingserfahrung wichtig, erste Wettkämpfe sollten auf kürzeren Distanzen absolviert werden, das Tempo sollte während des Wettkampfes konstant gehalten werden – vor allem, wenn ihnen die entsprechende Trainingserfahrung fehlt und sie in ihrem bisherigen Training kaum oder keine Tempo- oder Intervall-Läufe regelmäßig integriert haben.

Die neue ESC-Leitlinie Sportkardiologie empfiehlt eine jährliche klinische Untersuchung einschließlich eines maximalen Belastungstests (vorzugsweise mit Spiroergometrie) bei Master-Athleten mit hohen und intensiven Trainingsvolumina sowie Wettkampfteilnahmen durchzuführen [2].

Die individuelle kardiorespiratorische Fitness bestimmt hierbei die kardiovaskuläre Beanspruchung, da identische sportliche Beanspruchung bei fitten Personen geringere kardiale Anforderungen stellen als bei untrainierten Personen [30]. Daher können asymptomatische Master-Athleten ihre sportliche Aktivitäten mit hoher und sehr hoher Intensität, einschließlich Leistungssport, bei niedrig bis moderatem kardiovaskulärem Risiko weiter fortsetzen [2] (Empfehlungsgrad IIb, Evidenzgrad C, s. ◘ Tab. 28.2 aus ▶ Abschn. 27.3). Ganse et al. berichten über kein erhöhtes Verletzungsrisiko bei Master-Athleten, die regelmäßige, intensive Belastungen gewöhnt sind, im Vergleich zu jüngeren Athleten im Rahmen von Wettkampfteilnahmen [53]. Gesunde und fitte Master-Athleten, die an die Belastungsform und -intensität adaptiert sind, können daher weiterhin ihren Sport ohne Altersbegrenzung betreiben [2, 53].

> **Fazit**
> Master-Athleten stellen eine sehr heterogene Sportlergruppe dar. Im Allgemeinen versteht man unter Master-Athleten Sportler/innen, die ≥ 35 Jahre alt sind und

regelmäßig an Wettkämpfen teilnehmen. Vor allem Master-Athleten im Ausdauerbereich mit jahrelanger Trainingserfahrung und hohen/hoch-intensiven Trainingsumfängen weisen im Vergleich zu jungen/jüngeren Athleten eine stärke LV Wanddicke und größere linksatriale Dimensionen auf bei jedoch etwas kleineren LV und RV Diameter, Volumina und Massen. Die systolische EF bleibt im Wesentlichen unverändert, jedoch nimmt auch beim Master-Athleten die diastolische Funktion altersbedingt ab

Im letzten Jahrzehnt kam zunehmend die Hypothese der U-förmigen bzw. umgekehrt J-förmigen Dosis-Wirkungs-Kurve zwischen sportlicher Aktivität und kardiovaskulärer Gesundheit auf. Hierbei kann hoch-intensiver, lang-anhaltender und repetitiver Ausdauersport bei besonders anfälligen Ausdauer-Master-Athleten eine kardiale Maladaptation bewirken, was schließlich zu (i) beschleunigter Koronarsklerose, (ii) Myokardfibrose und/oder (iii) Vorhofflimmern führen kann.

Zu (i): Ein Teil der Ausdauer-Master-Athleten weisen hierbei erhöhte Calcium-Score-Werte und atherosklerotischer Koronarplaques auf. Aufgrund der unterschiedlichen Plaquemorphologie (bei Ausdauer-Master-Athleten führend verkalkte bzw. stabile Plaques vs. gemischte bzw. instabile Plaques bei den sedentären Kontrollen) ist bei Master-Athleten jedoch von einem anderen pathophysiologischem Arteriosklerose-Mechanismus auszugehen. Daten deuten darauf hin, dass der Calcium-Score bei Athleten nicht dasselbe kardiovaskuläre Risiko birgt wie in der Allgemeinbevölkerung und daher nicht identisch als Surrogatparameter verwendbar ist bzw. die höheren Koronarkalkwerte in früheren Studien eher ein höheres atherosklerotisches Risikoprofil widerspiegeln als einen potenziell schädlichen Trainingseffekt (bspw. wenn erst im mittleren Alter ein aktiver Lebensstil angenommen wurde und zuvor höhere kardiovaskuläre Risikofaktoren vorlagen). Um die Mechanismen und die klinische Relevanz dieser Befunde zu klären, sind daher weitere Längsschnittstudien in größeren Kohorten (inklusive Untersuchungen an Master-Athletinnen) erforderlich.

Zu (ii): Die beschriebenen Myokardfibrosen bei Master-Athleten weisen heterogene LGE-Muster im MRT auf. Die häufigsten Fibrosemuster bei Ausdauer-Athleten sind die nicht-ischämischen mit Nachweis einer mid-myokardialen Insertionspunktfibrose zwischen RV und interventrikuläre Septum und die subepikardiale Fibrose vom „Myokarditis-Typ", welche bei inzidentellen Befunden und beschwerdefreiem Athleten als benigne angesehen werden können und keine weiteren Maßnahmen bedürfen. Bei einigen Master-Athleten (meistens >50 Jahre) können aber auch ischämische Fibrosemuster sub-endokardial beobachtet werden. Hier kann je nach Ausprägung ggf. auch ein okkulte koronare Herzerkrankung ursächlich sein. Hier wären Längsschnittstudien wünschenswert, um die klinische Relevanz von Myokardnarben bei Athleten/innen genauer untersuchen zu können.

Zu (iii): Ausdauersport scheint tatsächlich das Risiko für das Auftreten von Vorhofflimmern bei Männern zu erhöhen. Zwar ist der Zusammenhang zwischen Vorhofflimmern und sportlicher Belastung komplex, die U-förmige Dosis-Wirkungs-Beziehung zwischen Trainingsvolumina und Vorhofflimmerinzidenz scheint bei männlichen Ausdauer-Athleten jedoch zuzutreffen, da sowohl niedrige als auch sehr hohe Trainingsumfänge mit einem erhöhten Risiko für Vorhofflimmern verbunden zu sein scheinen, während moderate Trainingsumfänge das Risiko zu verringern scheinen. Inwiefern das Vorhofflimmern die Morbidität und Mortalität der Athleten beeinflussen kann, ist bisher jedoch nicht bekannt. Leider sind bisher diesbezüglich auch keinerlei Daten in Bezug auf Athletinnen verfügbar.

In Zusammenschau dieser Befunde können gemäß der aktuellen ESC-Leitlinie Sportkardiologie asymptomatische Master-Athleten ihr gewohntes Trainingspensum und den Leistungssport bei niedrig bis moderatem kardiovaskulärem Risiko fortführen. Master-Athleten mit hohen und intensiven Trainingsvolumina sowie (regelmäßiger) Wettkampfteilnahme sollen hierbei jährliche klinische Untersuchungen, einschließlich eines maximalen Belastungstest (bevorzugt Spiroergometrie), erhalten.

## Literatur

1. Pelliccia A, Caselli S, Sharma S et al (2018) European Association of Preventive Cardiology (EAPC) and European Association of Cardiovascular Imaging (EACVI) joint position statement: recommendations for the indication and interpretation of cardiovascular imaging in the evaluation of the athlete's heart. Eur Heart J 39:1949–1969
2. Pelliccia A, Sharma S, Gati S et al (2021) 2020 ESC guidelines on sports cardiology and exercise in patients with cardiovascular disease. Eur Heart J 42:17–96
3. Maron BJ, Araujo CG, Thompson PD et al (2001) Recommendations for preparticipation screening and the assessment of cardiovascular disease in masters athletes: an advisory for healthcare professionals from the working groups of the World Heart Federation, the International Federation of Sports Medicine, and the American Heart Association Committee on Exercise, Cardiac Rehabilitation, and Prevention. Circulation 103:327–334
4. Araujo CG, Scharhag J (2016) Athlete: a working definition for medical and health sciences research. Scand J Med Sci Sports 26:4–7
5. Parry-Williams G, Gati S, Sharma S (2021) The heart of the ageing endurance athlete: the role of chronic coronary stress. Eur Heart J 42:2737–2744
6. Bohm P, Schneider G, Linneweber L et al (2016) Right and left ventricular function and mass in male elite master athletes: a controlled contrast-

enhanced cardiovascular magnetic resonance study. Circulation 133:1927–1935
7. Donal E, Rozoy T, Kervio G, Schnell F, Mabo P, Carre F (2011) Comparison of the heart function adaptation in trained and sedentary men after 50 and before 35 years of age. Am J Cardiol 108:1029–1037
8. Grimsmo J, Grundvold I, Maehlum S, Arnesen H (2011) Echocardiographic evaluation of aged male cross country skiers. Scand J Med Sci Sports 21:412–419
9. Merghani A, Maestrini V, Rosmini S et al (2017) Prevalence of subclinical coronary artery disease in masters endurance athletes with a low atherosclerotic risk profile. Circulation 136:126–137
10. Prakken NH, Cramer MJ, Teske AJ, Arend M, Mali WP, Velthuis BK (2011) The effect of age in the cardiac MRI evaluation of the athlete's heart. Int J Cardiol 149:68–73
11. Fleg JL, Shapiro EP, O'Connor F, Taube J, Goldberg AP, Lakatta EG (1995) Left ventricular diastolic filling performance in older male athletes. JAMA 273:1371–1375
12. Kusy K, Blazejewski J, Gilewski W et al (2021) Aging athlete's heart: an echocardiographic evaluation of competitive sprint- versus endurance-trained master athletes. J Am Soc Echocardiogr 34(11):1160–1169. https://doi.org/10.1016/j.echo.2021.06.009. Epub 2021 Jun 24. PMID: 34175421
13. Feldman DI, Al-Mallah MH, Keteyian SJ et al (2015) No evidence of an upper threshold for mortality benefit at high levels of cardiorespiratory fitness. J Am Coll Cardiol 65:629–630
14. O'Keefe JH, Patil HR, Lavie CJ, Magalski A, Vogel RA, McCullough PA (2012) Potential adverse cardiovascular effects from excessive endurance exercise. Mayo Clin Proc 87:587–595
15. Strait JB, Lakatta EG (2012) Aging-associated cardiovascular changes and their relationship to heart failure. Heart Fail Clin 8:143–164
16. Nowak KL, Rossman MJ, Chonchol M, Seals DR (2018) Strategies for achieving healthy vascular aging. Hypertension 71:389–402
17. Piccirillo F, Carpenito M, Verolino G et al (2019) Changes of the coronary arteries and cardiac microvasculature with aging: implications for translational research and clinical practice. Mech Ageing Dev 184:111161
18. Laukkanen JA, Kunutsor SK, Ozemek C et al (2019) Cross-country skiing and running's association with cardiovascular events and all-cause mortality: a review of the evidence. Prog Cardiovasc Dis 62:505–514
19. Lee DC, Pate RR, Lavie CJ, Sui X, Church TS, Blair SN (2014) Leisure-time running reduces all-cause and cardiovascular mortality risk. J Am Coll Cardiol 64:472–481
20. Pedisic Z, Shrestha N, Kovalchik S et al (2020) Is running associated with a lower risk of all-cause, cardiovascular and cancer mortality, and is the more the better? A systematic review and meta-analysis. Br J Sports Med 54:898–905
21. Wen CP, Wai JP, Tsai MK et al (2011) Minimum amount of physical activity for reduced mortality and extended life expectancy: a prospective cohort study. Lancet 378:1244–1253
22. La Gerche A, Burns AT, Mooney DJ et al (2012) Exercise-induced right ventricular dysfunction and structural remodelling in endurance athletes. Eur Heart J 33:998–1006
23. Di Francescomarino S, Sciartilli A, Di Valerio V, Di Baldassarre A, Gallina S (2009) The effect of physical exercise on endothelial function. Sports Med 39:797–812
24. Mury P, Chirico EN, Mura M, Millon A, Canet-Soulas E, Pialoux V (2018) Oxidative stress and inflammation, key targets of atherosclerotic plaque progression and vulnerability: potential impact of physical activity. Sports Med 48:2725–2741
25. Skrypnik D, Bogdanski P, Madry E, Pupek-Musialik D, Walkowiak J (2014) Effect of physical exercise on endothelial function, indicators of inflammation and oxidative stress. Pol Merkur Lekarski 36:117–121
26. Suzuki K, Tominaga T, Ruhee RT, Ma S (2020) Characterization and modulation of systemic inflammatory response to exhaustive exercise in relation to oxidative stress. Antioxidants (Basel) 9(5):401. https://doi.org/10.3390/antiox9050401. PMID: 32397304
27. Schnohr P, O'Keefe JH, Marott JL, Lange P, Jensen GB (2015) Dose of jogging and long-term mortality: the Copenhagen City Heart Study. J Am Coll Cardiol 65:411–419
28. Eijsvogels TMH, Thompson PD, Franklin BA (2018) The „extreme exercise hypothesis": recent findings and cardiovascular health implications. Curr Treat Options Cardiovasc Med 20:84
29. Franklin BA, Thompson PD, Al-Zaiti SS et al (2020) Exercise-related acute cardiovascular events and potential deleterious adaptations following long-term exercise training: placing the risks into perspective-an update: a scientific statement from the American Heart Association. Circulation 141:e705–ee36
30. Thompson PD, Franklin BA, Balady GJ et al (2007) Exercise and acute cardiovascular events placing the risks into perspective: a scientific statement from the American Heart Association Council on Nutrition, Physical Activity, and

31. Finn AV, Nakano M, Narula J, Kolodgie FD, Virmani R (2010) Concept of vulnerable/unstable plaque. Arterioscler Thromb Vasc Biol 30:1282–1292
32. Libby P (2013) Mechanisms of acute coronary syndromes and their implications for therapy. N Engl J Med 368:2004–2013
33. Hou ZH, Lu B, Gao Y et al (2012) Prognostic value of coronary CT angiography and calcium score for major adverse cardiac events in outpatients. JACC Cardiovasc Imaging 5:990–999
34. DeFina LF, Radford NB, Barlow CE et al (2019) Association of all-cause and cardiovascular mortality with high levels of physical activity and concurrent coronary artery calcification. JAMA Cardiol 4:174–181
35. Aengevaeren VL, Mosterd A, Braber TL et al (2017) Relationship between lifelong exercise volume and coronary atherosclerosis in athletes. Circulation 136:138–148
36. Arnson Y, Rozanski A, Gransar H et al (2017) Impact of exercise on the relationship between CAC scores and all-cause mortality. JACC Cardiovasc Imaging 10:1461–1468
37. Radford NB, DeFina LF, Leonard D et al (2018) Cardiorespiratory fitness, coronary artery calcium, and cardiovascular disease events in a cohort of generally healthy middle-age men: results from the cooper center longitudinal study. Circulation 137:1888–1895
38. Roberts WO, Schwartz RS, Kraus SM et al (2017) Long-term marathon running is associated with low coronary plaque formation in women. Med Sci Sports Exerc 49:641–645
39. Malek LA, Bucciarelli-Ducci C (2020) Myocardial fibrosis in athletes-current perspective. Clin Cardiol 43:882–888
40. van de Schoor FR, Aengevaeren VL, Hopman MT et al (2016) Myocardial fibrosis in athletes. Mayo Clin Proc 91:1617–1631
41. Wilson M, O'Hanlon R, Prasad S et al (1985) Diverse patterns of myocardial fibrosis in lifelong, veteran endurance athletes. J Appl Physiol 2011(110):1622–1626
42. La Gerche A, Roberts T, Claessen G (2014) The response of the pulmonary circulation and right ventricle to exercise: exercise-induced right ventricular dysfunction and structural remodeling in endurance athletes (2013 Grover Conference series). Pulm Circ 4:407–416
43. Leischik R, Dworrak B, Strauss M et al (2020) Special article – exercise-induced right ventricular injury or arrhythmogenic cardiomyopathy (ACM): the bright side and the dark side of the moon. Prog Cardiovasc Dis 63:671–681
44. Persch H, Steinacker JM (2020) Echocardiographic criteria for athletés heart with cut-off parameters and special emphasis on the right ventricle. Dtsch Z Sportmed 71:151–158
45. Cerrone M, Marron-Linares GM, van Opbergen CJM et al (2022) Role of plakophilin-2 expression on exercise- related progression of arrhythmogenic right ventricular cardiomyopathy: a translational study. Eur Heart J 43(12):1251–1264
46. Haugaa KH, Rootwelt-Norberg C (2022) Cardiac desmosomal reserve: another piece of the exercise-induced arrhythmogenic cardiomyopathy puzzle? Eur Heart J 43(12):1265–1267
47. Grigoratos C, Pantano A, Meschisi M et al (2020) Clinical importance of late gadolinium enhancement at right ventricular insertion points in otherwise normal hearts. Int J Card Imaging 36:913–920
48. Flannery MD, Kalman JM, Sanders P, La Gerche A (2017) State of the art review: atrial fibrillation in athletes. Heart Lung Circ 26:983–989
49. Newman W, Parry-Williams G, Wiles J et al (2021) Risk of atrial fibrillation in athletes: a systematic review and meta-analysis. Br J Sports Med 55(21):1233–1238. https://doi.org/10.1136/bjsports-2021-103994. Epub 2021 Jul 12. PMID: 34253538
50. Guasch E, Mont L (2017) Diagnosis, pathophysiology, and management of exercise-induced arrhythmias. Nat Rev Cardiol 14:88–101
51. Andersen K, Farahmand B, Ahlbom A et al (2013) Risk of arrhythmias in 52 755 long-distance cross-country skiers: a cohort study. Eur Heart J 34:3624–3631
52. Redelmeier DA, Greenwald JA (2007) Competing risks of mortality with marathons: retrospective analysis. BMJ 335:1275–1277
53. Ganse B, Degens H, Drey M et al (2014) Impact of age, performance and athletic event on injury rates in master athletics – first results from an ongoing prospective study. J Musculoskelet Neuronal Interact 14:148–154

# Bergsport mit Herzerkrankungen

*Martin Burtscher und Wolfgang Schobersberger*

**Inhaltsverzeichnis**

29.1 Einleitung – 466

29.2 Belastungscharakteristika im Bergsport – 467

29.3 Leistungsfähigkeit im Bergsport – 468

29.4 Klimatische Charakteristika im Gebirge – 469
29.4.1 Temperatur: Kälte und Hitze – 469
29.4.2 Höhe: Sauerstoffmangel (Hypoxie) – 470

29.5 Risiko für einen plötzlichen Herztod in den Bergen – 472
29.5.1 Risikofaktoren für plötzlichen Herztod – 472
29.5.2 Auslöser für den plötzlichen Herztod – 473

29.6 Präventivmaßnahmen – 474
29.6.1 Die sportmedizinische Vorsorgeuntersuchung mit Ausbelastungsergometrie – 474
29.6.2 Therapie bestehender Risikofaktoren – 475
29.6.3 Spezifische Trainingsvorbereitung – 475
29.6.4 Verhaltensempfehlungen bei der Bergsportausübung – 475

Literatur – 476

© Springer-Verlag GmbH Deutschland, ein Teil von Springer Nature 2023
J. Niebauer (Hrsg.), *Sportkardiologie*, https://doi.org/10.1007/978-3-662-65165-0_29

Bergsport zählt zu den beliebtesten sportlichen Tätigkeiten im Alpenraum und kann zu allen Jahreszeiten in der einen oder anderen Form ausgeübt werden. Somit kann er zweifelsfrei einen wichtigen Beitrag zu den evidenzbasierten positiven gesundheitlichen Auswirkungen körperlicher Aktivität leisten. Allerdings ist Bergsport auch mit subjektiven und objektiven Gefahren verbunden, und die gesundheitlichen Nettoauswirkungen dürfen nicht unabhängig von einem bestimmten Unfall- und Notfallrisiko gesehen werden. Viele vorbestehende Herzerkrankungen stellen generell keine Kontraindikation für den Bergsport dar. Allerdings kommt der sportmedizinischen Voruntersuchung mit individueller Nutzen-Risiko-Einschätzung, der individuellen körperlichen (sportartspezifischen) Vorbereitung, einer sorgfältigen Planung und der individuellen Belastungsgestaltung bei der Bergsportausübung ganz besondere Bedeutung zu.

## 29.1 Einleitung

Bergsport umfasst eine Vielzahl von Sportarten, deren bevorzugte Ausübung je nach Jahreszeit, Berggebiet und vorhandener Infrastruktur variiert. Im Sommer zählen dazu vor allem Bergwandern, Hochtouren, Felsklettern und Mountainbiken und im Winter besonders alpiner Skilauf, Skilanglauf, Skitouren/Skibergsteigen und Eisklettern. Mehr als 10 Millionen Bergtouristen und Skifahrer suchen jährlich allein die österreichischen Berggebiete auf, und für den gesamten Alpenraum dürfte diese Anzahl 40 Millionen übersteigen [12]. Die positiven Auswirkungen der körperlichen Aktivität auf nahezu alle Organsysteme, die damit verbundene Reduktion von Herzkreislauf- und Stoffwechselerkrankungen und Förderung von gesundem Altern sind zweifelsfrei belegt [43]. Dazu können die verschiedener Bergsportarten, je nach Art und Umfang der Ausübung, wesentlich beitragen [6, 20, 31, 32, 35, 38].

Zusätzlich werden in den Bergen in besonderem Ausmaß charakteristische optische und akustische Eindrücke sowie klimatische Reize (Höhe, Kälte, Wind) wirksam. John Muir, ein schottisch-amerikanischer Naturforscher, Schriftsteller und Begründer (1892) der Naturschutzorganisation „Sierra Club" fasst diese Wirkung des Aufenthalts und der Bewegung in freier Bergnatur in einem seiner berühmten Gedichte (1901) eindrucksvoll zusammen:

> „Walk away quietly in any direction and taste the freedom of the mountaineer. Camp out among the grasses and gentians of glacial meadows, in craggy garden nooks full of nature's darlings. Climb the mountains and get their good tidings, nature's peace will flow into you as sunshine flows into trees. The winds will blow their own freshness into you and the storms their energy, while cares will drop off like autumn leaves. As age comes on, one source of enjoyment after another is closed, but nature's sources never fail".

Bergsport ist aber auch mit subjektiven und objektiven Gefahren verbunden, und die gesundheitlichen Nettoauswirkungen dürfen nicht unabhängig von einem bestimmten Unfall- und Notfallrisiko bei der Ausübung der verschiedenen sportlichen Aktivitäten im Bergland gesehen werden [12]. Neben der Wahl der Sportart, der Erfahrung, dem Eigenkönnen und der Ausrüstung, wird das Risiko besonders durch den individuellen Fitness- und Gesundheitszustand mitbestimmt. Bergsport ist in den allermeisten Fällen mit einer weit über die Alltagstätigkeit hinausgehenden Herzkreislaufbelastung verbunden, was einerseits wirksame Trainingsintensität bedeutet, andererseits, besonders bei unzureichender Fitness und/oder vorbestehenden Herzkreislauferkrankungen rasch zu Überforderung und gesundheitlicher Gefährdung führen kann [12].

Um mögliche Risiken abschätzen und gefährdete Personen gezielt beraten zu können, werden folgend die Belastungscharakteristika der verschiedenen Bergsportarten und klimatische Besonderheiten alpiner Berggebiete diskutiert, epidemiologische Untersuchungsergebnisse präsentiert und Präventivmaßnahmen abgeleitet.

## 29.2 Belastungscharakteristika im Bergsport

Die verschiedenen Bergsportarten können nach ihren Belastungsmerkmalen in 3 Gruppen unterteilt werden: (1) Vorwiegend kontinuierliche Ausdauerbelastung (Bergwandern, Hochtouren, Skitouren, Skilanglauf und Mountainbiken; (2) vorwiegend intermittierende exzentrische Belastung (alpiner Skilauf); und (3) vorwiegend intermittierende Belastung unter besonderem Einsatz der Arm-Schulter Muskulatur (Fels- und Eisklettern).

(1) Vorwiegend kontinuierliche Ausdauerbelastung

Das zentrale Belastungsmerkmal bei den genannten Sportarten ist die kontinuierliche konzentrische Arbeitsweise. Konzentrisch bedeutet, dass die Arbeitsmuskulatur einen Widerstand zu überwinden hat und sich dabei verkürzt, wie dies beispielsweise beim Bergaufgehen oder Radfahren der Fall ist. Natürlich treten bei diesen Sportarten (z. B. Bergwandern, Skitouren) beim Abstieg oder der Abfahrt auch exzentrische Belastungen auf, die aber weniger zur Gesamt-Herzkreislaufbelastung beitragen als die konzentrischen. Die Intensität der Belastung kann anhand des Energieverbrauches, der bei den kontinuierlichen Belastungen vorwiegend aerob abgedeckt wird, eingeteilt werden. Aerob heißt, dass der Sauerstoff ($O_2$) von der Außenluft über den Gasaustausch in der Lunge und den Blutkreislauf zur Arbeitsmuskulatur transportiert wird, wo er in den Mitochondrien zur ATP-Produktion und Muskelkontraktion genutzt wird. Daraus wird ersichtlich, dass mit steigender Belastung auch das Herzkreislaufsystem (und natürlich auch die Atemtätigkeit) zunehmend gefordert wird [40]. Herzfrequenz und Schlagvolumen (Herzminutenvolumen) nehmen mit dem erhöhten Sauerstoffverbrauch ($VO_2$) bei steigender Belastungsintensität proportional zu. Damit verbunden werden auch die Herzarbeit und der $O_2$-Bedarf der Herzmuskulatur größer, welcher über das einfach zu bestimmende Doppelprodukt (Herzfrequenz × systolischer Blutdruck) abgeschätzt werden kann. Die $O_2$-Ausschöpfung des linken Ventrikels beträgt schon in Ruhe 70–80 %, wodurch der erhöhte $O_2$-Bedarf bei körperlicher Arbeit vorwiegend über die Zunahme des koronaren Blutflusses gedeckt wird [15]. Der koronare Blutfluss wird überdies durch die Verkürzung der Diastole in Relation zur Systole bei ansteigender Herzfrequenz behindert. Übersteigt nun der myokardiale $O_2$-Bedarf die $O_2$-Zufuhr, beispielsweise bei koronarer Herzkrankheit, können Angina pectoris, Rhythmusstörungen, Herzinfarkt und/oder plötzlicher Herztod die Folgen sein.

(2) Vorwiegend intermittierende exzentrische Belastung

Bei exzentrischer Arbeitsweise fängt die belastete Muskulatur den äußeren Widerstand nachgebend auf und wird dabei gedehnt, wie zum Beispiel beim alpinen Skilauf oder natürlich auch bei der Abfahrt auf Skitour. Bei vergleichbarer mechanischer Leistung (zum Beispiel bergauf- und bergabgehen bei gleicher Geschwindigkeit) ist der Energieverbrauch bei exzentrischer Belastung (Bergabgehen), gemessen anhand des $O_2$-Verbrauchs, rund 50 % niedriger als bei konzentrischer Belastung (Bergaufgehen) [21]. Damit verbunden sind auch Herzfrequenz und Herzminutenvolumen niedriger, was bei vergleichbarem oder vermindertem arteriellem Blutdruck geringeren myokardialen

$O_2$-Bedarf bedeutet. Wird allerdings die mechanische Leistung deutlich größer, wie beispielsweise bei intensiven Kurzschwüngen in steilem Skigelände oder erhöhtem Anteil statischer Arbeitsweise, steigen damit verbunden auch die Herzbelastung und der myokardiale Sauerstoffverbrauch. Daher werden leichte und moderate exzentrische Belastungen von Personen mit Herzerkrankungen üblicherweise gut vertragen, intensive exzentrische Belastungen sind allerdings problematisch.

(3) Vorwiegend intermittierende Belastungen beim Fels- und Eisklettern

Abgesehen vom Zu- und Abstieg, wo obige Ausführungen gültig sind, sind die Kletterbelastungen typischerweise von wechselnden Belastungs- und Ruhephasen geprägt. Außerdem werden hier zur Fortbewegung auch die Arm- und Schultermuskulatur in besonderem Maße eingesetzt. Je nach Schwierigkeit und Kletterstil erfolgt deren Einsatz mehr statisch oder dynamisch. Die Herzkreislaufbelastungen variieren daher stark in Abhängigkeit dieser Faktoren. Interessant zu erwähnen ist die Beobachtung, dass die Herzfrequenz mit der Kletterintensität relativ mehr ansteigt als $VO_2$ [39]. Dies wird als Folge intermittierender isometrischer Muskelkontraktionen und der kombinierten aeroben-anaeroben Energiebereitstellung angesehen. Hinzu kommt, dass die psychische Belastung (Angst) eine sympathikotone Stressreaktion mit Herzfrequenz- und Blutdruckanstieg und begleitender Erhöhung des myokardialen $O_2$-Bedarfs auslösen kann [23].

## 29.3 Leistungsfähigkeit im Bergsport

Viele Bergtouristen sind sich der Anforderungen an die physische Leistungsfähigkeit im Gebirge nicht bewusst, was dazu führt, dass die Minimalanforderungen an die individuelle kardiorespiratorische Fitness oft unterschätzt wird [7]. Im Vergleich zum Wandern in der Ebene erfordert bergauf gehen einen weitaus größeren Energieaufwand und damit verbunden höhere Leistungsfähigkeit. Die $VO_2$ bei einer Gehgeschwindigkeit in der Ebene mit leichtem Schuhwerk beträgt etwa 10 ml/min/kg, erhöht sich aber auf 25 ml/min/kg wenn bei der gleichen Geschwindigkeit eine Steigung von 15 % zu bewältigen ist [3]. Die Anstiegszeiten auf Hütten und Gipfel auf Gehwegen in den Alpen sind üblicherweise so berechnet, dass von einem Anstieg von 300 Höhenmetern (Hm) pro Stunde ausgegangen wird. Dies entspricht etwa einer $VO_2$ von 18 mL/min/kg oder einer Wattleistung von 1,2 Watt/kg Körpergewicht. Diese Angaben stimmen gut mit jenen überein, die von Minetti und Kollegen gemessen wurden [29]. Wenn davon ausgegangen wird, dass Dauerleistung ohne wesentliche anaerobe Energiebereitstellung bei etwa 60 % der individuellen $VO_2max$ erbracht werden kann, setzt dies eine $VO_2max$ von 30 ml/min/kg voraus (Abb. 29.1). Außerdem muss berücksichtigt werden, dass ein zusätzliches Rucksackgewicht von 10 % des Körpergewichts diese Anforderungen um 10 % erhöht. Da die individuelle $VO_2max$ um etwa 10 % pro 1000 Hm (ab 1500 m) reduziert ist, ist die $VO_2max$ Anforderung in 2500 m noch einmal um 10 % und in 3500 m um 20 % erhöht. Natürlich kann auch von einer geringeren Anstiegsgeschwindigkeit (z. B. 150 m pro Stunde) ausgegangen werden, wodurch die oben genannten Anforderungen ebenfalls halbiert, die Anstiegszeiten aber verdoppelt werden. Diese Tatsache gilt es bei der Tourenplanung und auch der Gruppenzusammensetzung zu berücksichtigen! Bei untrainierten Personen und Personen mit Atemwegs- und/oder Herzkreislauferkrankungen ist die Leistungsfähigkeit oft nicht ausreichend, um auch nur langsame Anstiege am Berg ohne Überforderung zu bewältigen. Die Belastungen überschreiten rasch die Grenze der Dauerleistungsfähig-

# Bergsport mit Herzerkrankungen

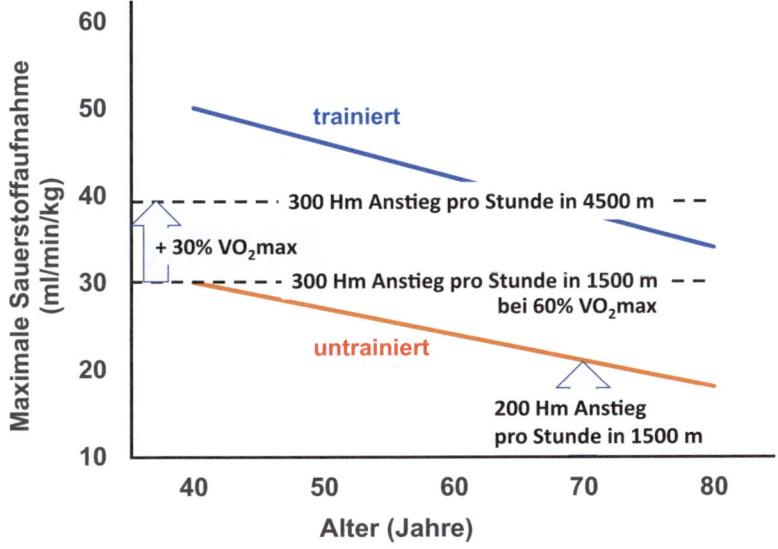

◘ **Abb. 29.1** Schematische Darstellung der altersabhängigen Abnahme der maximalen Sauerstoffaufnahme ($VO_2$max) bei trainierten und untrainierten Personen und die notwendige $VO_2$max um übliche Hüttenanstiegszeiten (300 Höhenmeter pro Stunde; bei 60 % der individuellen $VO_2$max) in unterschiedlichen Höhen (1500 m und 4500 m) bewerkstelligen zu können. Diese Abbildung macht klar, dass bei untrainiertem Zustand in höherem Alter die normalen Hüttenanstiegszeiten nicht mehr eingehalten werden können

keit, und anaerobe Energiebereitstellung, Ermüdung der Arbeitsmuskulatur, sowie massive Anstiege von Atemtätigkeit und Herzkreislaufreaktionen (Herzfrequenz und Blutdruck) sind die Folgen. Diese wiederum können in ungünstigen Fällen Trigger für kardiovaskuläre Ereignisse wie Kollaps, Rhythmusstörungen, Herzinfarkt, Schlaganfall oder plötzlicher Herztod darstellen.

## 29.4 Klimatische Charakteristika im Gebirge

### 29.4.1 Temperatur: Kälte und Hitze

Das Klima den Bergregionen der Alpen ist durch markante saisonale Temperaturunterschiede aber auch durch starke Tag-Nacht-Temperaturschwankungen geprägt. Während im Sommer durchaus Temperaturen über +30 °C auftreten, können diese im Winter gelegentlich unter −20 °C fallen. Bedeutsamer als die Hitzeprobleme sind in den Bergen die Auswirkungen der Kälte. Mit zunehmender Höhe sinkt die Umgebungstemperatur mit ungefähr 6,5 °C pro 1000 m. Obwohl moderne Schutzkleidung hervorragend Schutz vor Kälte bietet, können die Sporttreibenden in den Bergen unter bestimmten Gegebenheiten (zum Beispiel suboptimale Kleidung, Nässe und Wind, Verletzung, Notfall, etc.) den mit der Kälte verbundenen Gefahren (besonders Unterkühlung und Erfrierungen) nicht gänzlich entgehen. Die Hyperventilation bei körperlicher Aktivität in kalter Umgebung führt zu verstärktem Flüssigkeitsverlust über die Atmung und bei empfindlichen Personen zur Bronchokonstriktion und damit verbundener Atemnot und Leistungseinschränkung [14]. Periphere Vasokonstriktion ist die wichtigste Sofortreaktion des Organismus, um dem drohenden Wärmeverlust entgegenzuwirken. Die damit verbundene Zunahme des systemischen Gefäßwiderstandes führt aber zu Erhöhung von Blutdruck und myokardialem Sauerstoffverbrauch. Während diesen Reaktionen keine besondere Bedeutung bei gesunden Personen zukommt, kann sie bei Patienten mit koronarer Herzkrankheit zu Kälte-induzierter Angina pectoris führen, besonders bei jenen mit abnormaler Barorezeptor-Funktion [28]. Da die reine Kälteexposition den myokardialen Sauerstoffverbrauch erhöht und den koronaren Blutfluss verringert, ist körperliche Aktivität in Kälte ein isolierter Trigger für das Risiko einer Angina pectoris mit ggf. konsekutivem Myokardinfarkt. Myokardiale Ereignisse dürften bei kalten Außentemperaturen auch auf niedrigeren Belastungsstufen auftreten als bei normalen Umgebungstemperaturen [27]. Das Risiko einer Hypothermie tritt dann auf, wenn die Wärmeproduktion durch die körperliche Aktivität, wie zum Beispiel bei Ermüdung oder Verletzung, nicht mehr ausreichend ist, und keine entsprechende Schutzausrüstung zur Verfügung steht [8].

Im Gegensatz zur Kälte sind Hitzeereignisse in den Bergen seltener, dürfen aber nicht außer Acht gelassen werden. Besonders nicht-adäquate Kleidung oder zu spätes Ausziehen von Schutzkleidung erhöht an heißen Tagen das Risiko einer Hyperthermie beziehungsweise eines Hitzschlages. Wie die Vasokonstriktion eine Sofortreaktion zur Aufrechterhaltung der Körpertemperatur in der Kälte darstellt, ist dies die Vasodilatation zwecks Wärmeabgabe bei Hitze. Damit verbunden sinken der systemische Gefäßwiderstand und der Blutdruck, mit kompensatorischem Anstieg von Herzfrequenz und Herzminutenvolumen. Bei körperlicher Aktivität in der Wärme/Hitze muss das Herzminutenvolumen sowohl die Hautdurchblutung zur Wärmeabgabe als auch die Blutzufuhr zur Arbeitsmuskulatur aufrechterhalten, was einerseits zur Leistungsbeeinträchtigung andererseits aber auch zu einem „hyperadrenergen Zustand" mit dem erhöhtem Risiko von Herzkreislaufzwischenfällen führen kann [37].

## 29.4.2 Höhe: Sauerstoffmangel (Hypoxie)

Mit zunehmender Höhe sinkt mit dem Luftdruck auch der $O_2$-Partialdruck (Sauerstoffmangel, Hypoxie) (◘ Abb. 29.2). Darauf reagiert der Organismus mit Mehratmung (Hyperventilation) und Tachykardie, um der Hypoxie entgegen zu wirken [13]. Etwas verzögert setzt verstärkte Diurese mit Hämokonzentration ein, die ebenfalls zur Erhöhung des $O_2$-Gehalts im arteriellen Blut ($CaO_2$ = Hb × $SaO_2$) beiträgt. Noch später bewirkt die in Gang gesetzte Erythropoiese einen Anstieg der Gesamthämoglobinmasse [24]. Alle diese Reaktionen sind Teil des Akklimatisationsprozesses, der für die Höhenverträglichkeit und die Verbesserung des initialen Leistungsverlustes verantwortlich ist. In den ersten Tagen können akute Bergkrankheit und in seltenen Fällen sogar lebensbedrohliche Lungen- und/oder Hirnödeme auftreten, die allerdings in den mittleren Höhen (bis 2500 m) des alpinen Berggebietes mit einer Inzidenz von 0,01 % sehr selten sind [2]. Für Herzkreislaufpatienten sind die anfänglichen Anstiege der Herzfrequenz und gelegentlich auch des Blutdrucks von Bedeutung, da sie mit erhöhtem myokardialen Sauerstoffbedarf und früherem Erreichen der Angina pectoris Schwelle und dem damit verbundenen Risiko von Herzkreislaufzwischenfällen bei körperlicher Belastung einhergehen [25]. Mit der Akklimatisation sinkt dieses Risiko wieder. Die Beobachtung, dass plötzliche Herztodesfälle seltener auftreten, wenn die erste Nacht schon in mittlerer Höhe verbracht wurde, deutet auf günstige Effekte auch kurzfristiger Akklimatisation hin. Generell werden mittlere Höhen auch von Herzkreislaufpatienten gut vertragen, wenn die Belastungen beim Bergsport der individuellen Leistungsfähigkeit angepasst sind [16]. Diese Feststellung wurde durch die AMAS Studien wissenschaftlich untermauert [17, 33, 38]: Untersuchungen über

Bergsport mit Herzerkrankungen

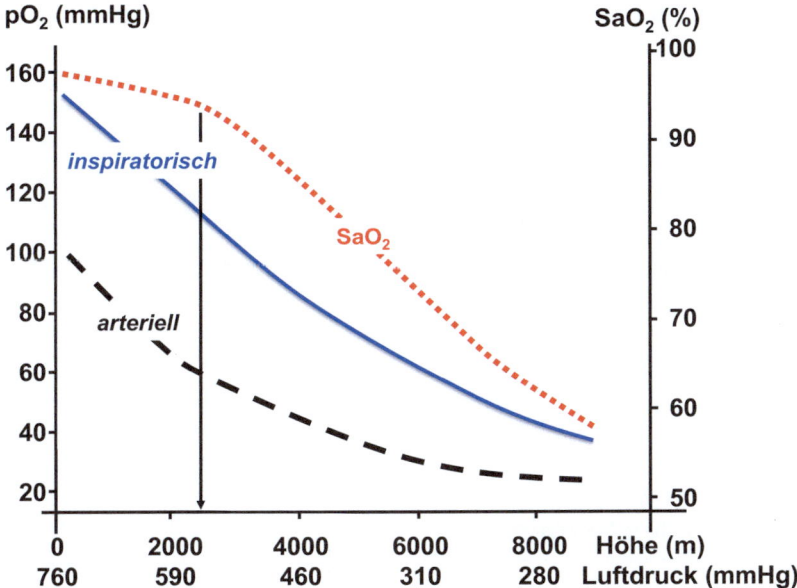

**Abb. 29.2** Schematische Darstellung der mit zunehmender Höhe abfallenden inspiratorischen und arteriellen $O_2$-Partialdrücke. Ein steiler Abfall der arteriellen Sauerstoffsättigung ($SaO_2$) beginnt ab etwa 2500 m aufgrund des charakteristischen Verlaufs der Sauerstoffbindungskurve des Hämoglobins (**Abb. 29.3**)

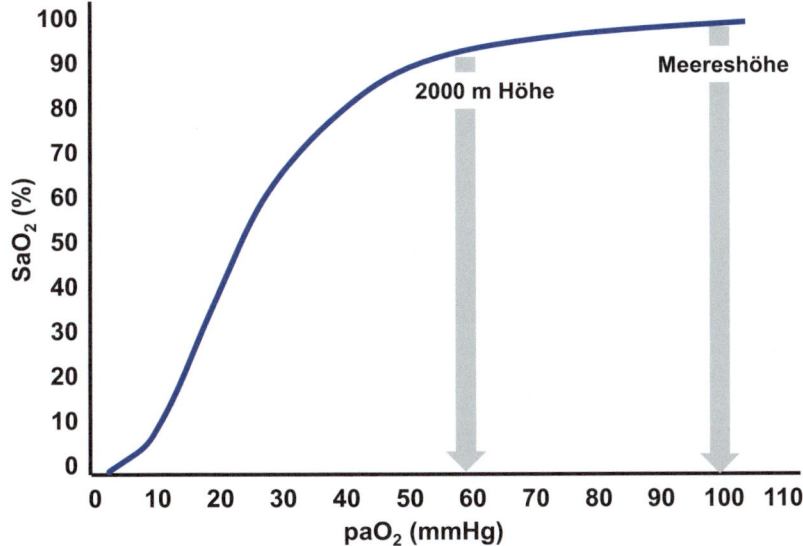

**Abb. 29.3** Schematische Darstellung der Sauerstoffbindungskurve des Hämoglobins. Sie zeigt den anfänglich geringen Abfall der arteriellen Sauerstoffsättigung ($SaO_2$) trotz der markanten Reduktion des arteriellen Sauerstoffpartialdrucks ($paO_2$) von Meereshöhe bis auf 2000 m; der weitere $paO_2$-Abfall mit zunehmender Höhe führt dann allerdings zu einem steilen Abfall der $SaO_2$

die Auswirkungen eines mehrwöchigen alpinen Wanderurlaubes bei Personen mit metabolischem Syndrom konnten nachweisen, dass individuell abgestimmtes und gecoachtes Bergwandern bei eingestellten Hypertonikern im Sinne des kardiovaskulären Risikos als sicher angesehen werden kann. Zusätzlicher Nutzen wurden in allen Kernbereichen des metabolischen Syndroms (Reduktion des 24-h Blutdrucks und Herzfrequenz, Senkung der Hyperlipidämie, Verbesserung der Insulinresistenz) nachgewiesen.

## 29.5 Risiko für einen plötzlichen Herztod in den Bergen

Das Risiko für ein tödliches Ereignis während der Bergsportausübung variiert in Abhängigkeit der durchgeführten Bergsportart und Charakteristika der ausübenden Personen. Aus Langzeitbeobachtungen in den österreichischen Bergen kann eine jährliche Todfallrate pro 100.000 Sportausübende von etwa 1 beim alpinen Skilauf, 4 beim Bergwandern und 7 beim Fels- und Eisklettern abgeleitet werden [12]. Hauptursachen für Ereignisse mit tödlichem Ausgang sind Abstürze, Lawinenverschüttung und Aufprallunfälle, aber in knapp einem Drittel der Fälle sind es nicht-traumatische Ereignisse. Dabei handelt es sich fast ausschließlich um unerwartet plötzlich auftretende kardiale Notfälle, die in kurzer Zeit nach den ersten Symptomen zum Tod führen, und daher per definitionem um „plötzliche Herztodesfälle (PHT)" [11]. Dieser Anteil steigt in jenen Bergsportarten, die besonders auch von älteren Personen ausgeübt werden, wie zum Beispiel dem alpinen Skilauf, Skilanglauf oder Bergwandern, auf etwa 50 %! Rund 90 % aller plötzlichen Herztodesfälle betreffen Männer über 34 Jahre, wobei das Risiko mit zunehmendem Alter steil ansteigt [4, 11]. Wird das Risiko innerhalb dieser Personengruppe auf die tatsächliche Sportausübung relativiert, tritt 1 plötzlicher Herztodesfall etwa pro 400.000 Skilanglaufstunden, pro 800.000 Bergwanderstunden und pro 1.500.000 Skifahrstunden auf [12]. Werden beim alpinen Skilauf nur die Abfahrten berücksichtigt (ohne die Lift- und Seilbahnauffahrten), dann ergibt sich ein zum Skilanglauf vergleichbares Risiko. Dieses Herztodrisiko ist durchaus mit anderen sportlichen Tätigkeiten vergleichbar, die ähnliche Belastungscharakteristika aufweisen, aber nicht am Berg (in der Höhe) durchgeführt werden [41, 42]. Dies lässt vorerst vermuten, dass der leicht reduzierte Sauerstoffteildruck in den mittleren Höhenlagen der Alpen das Herztodrisiko bei der Sportausübung nicht wesentlichen beeinflusst. Dennoch ist die Wahrscheinlichkeit eines plötzlichen Herztodes im Bergsport (je nach Sportart) 2- bis 8-fach erhöht [12]. Allerdings steigt dieses Risiko auch in Tallage bei starker körperlicher Belastung, im Vergleich zu nicht belasteten Personen, bis um das 17-Fache, besonders dann, wenn ein Missverhältnis zwischen körperlicher Leistungsfähigkeit (Trainingszustand) und der aktuellen Belastung besteht [1]. Diese Beobachtungen und auch die Analysen der Bergsportnotfälle stützen die Annahme, dass die ungewohnte bergsportliche Aktivität von Risikopersonen einen Haupttrigger für die plötzlichen Todesfälle in den Bergen darstellen [30].

### 29.5.1 Risikofaktoren für plötzlichen Herztod

Neben männlichem Geschlecht und Alter (90 % aller PHT im Bergsport betrifft Männer >34 Jahre) sind vorbestehende Herzkreislauferkrankungen (und/oder Risikofaktoren für Herzkreislauferkrankungen) sowie Art und Umfang körperlicher Aktivität die wichtigsten Prädiktoren für den plötzlichen Herztod am Berg. Besonders bemerkenswert ist die Tatsache, dass ein bereits vorangegangener Herzinfarkt in der Hauptrisikogruppe (Männer >34 Jahre) das Risiko eines plötzlichen Herztodes beim Alpinskifahren um das 100-fache (!), beim Skilanglaufen um das 20-fache und beim Bergwandern um das knapp 10-fache erhöht [9, 10, 12]. Auch eine bestehende Hypertonie erhöht beim alpinen Skilauf das Risiko deutlicher (etwa 10-fach) als dies für Skilanglauf und Bergwandern der Fall ist [12]. Neben der koronaren Herzkrankheit (KHK), sind noch Hypercholesterinämie und Diabetes als PHT-Risikofaktoren zu nennen (◘ Abb. 29.4). Besonders bedeutsam ist jedoch die Beobachtung, dass regelmäßige sportliche Aktivität das PHT-Risiko um 60–85 % vermindern kann [12]. Allerdings scheinen spezifische Aktivitäten für die einzelnen Bergsportarten notwendig zu sein. Regelmäßige Belastungen (häufiger als 1 mal pro Woche) mit eher hoher Intensität dürften beim Skifahren mehr Schutzwirkung zeigen [34] als dies beim Skilanglauf oder Bergwandern, wo besonders moderate Dauerbelastungen (z. B. bergsportliche Aktivitäten) protektiv wirksam sind. Erklärt werden kann dies durch die unterschiedlichen Belastungscharakteristik der verschiedenen Bergsportarten (siehe oben).

### 29.5.2 Auslöser für den plötzlichen Herztod

Etwa 50 % aller in den österreichischen Bergen erhobenen plötzlichen Herztodesfälle ereigneten sich am ersten Tag des Bergaufenthaltes [12]. Diese Tatsache weist auf die Bedeutung der ungewohnten Stressbelastung hin. Neben der ungewohnten körperlichen Belastung, können auch psychische Belastungen (z. B. Wegbeschaffenheit, Ausgesetztheit, etc.) sowie klimatische Faktoren (z. B. Kälte, Hitze, Höhe) zur akuten Stresssituation beitragen. Einen

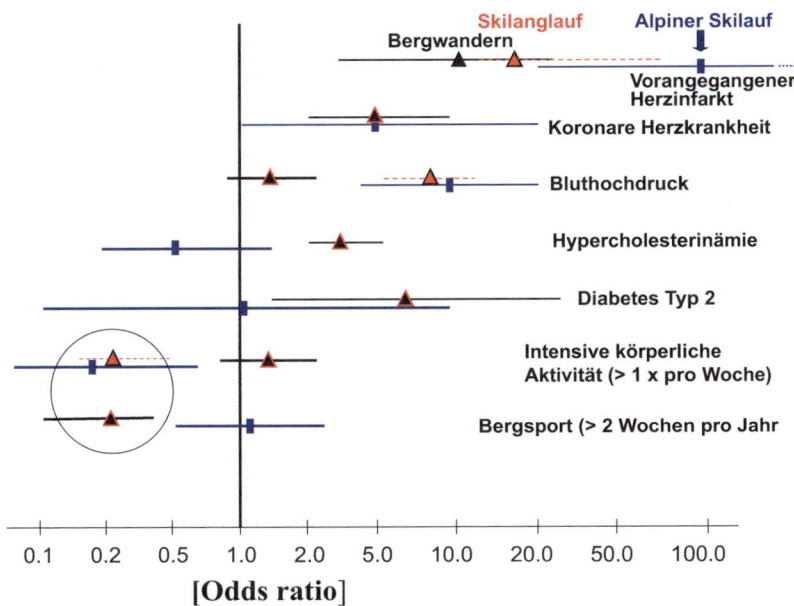

◘ **Abb. 29.4** Adjustierte odds ratios (und 95 % Konfidenzintervalle) für Risikofaktoren für den plötzlichen Herztod bei der Ausübung unterschiedlicher Bergsportarten (bei Männern über 34 Jahre, Hauptrisikogruppe). Der Wert „10" bedeutet eine 10-fache Risikosteigerung und der Wert „0,2" eine 80%ige Risikoreduktion

Hinweis dafür liefert die Beobachtung, dass lediglich eine Übernachtung in der Höhe vor dem ersten Bergsporttag das Herztodrisiko deutlich verminderte [26]. Auch die deutliche Häufung plötzlicher Herztodesfälle in den späten Vormittagsstunden und mit zunehmender Dauer seit der letzten Rast, verbunden mit Flüssigkeits- und Energiezufuhr, unterstreicht die Risikoprovokation durch eine akute Häufung von Stressoren. Alle diese Stressfaktoren scheinen ähnliche interne Trigger für plötzliche Herz-Kreislauf-Ereignisse auszulösen. Als hauptverantwortliche Mechanismen werden die sympathoadrenerge Aktivierung mit abrupter Zunahme von Herzfrequenz und Blutdruck und nachfolgendem hämodynamischem Stress, der erhöhte Sauerstoffbedarf und Thrombozytenaktivierung mit gesteigerter Thrombogenität diskutiert [1, 4, 22]. Obwohl aus den Analysen plötzlicher Herztodesfälle im Bergsport keine sicheren Hinweise für einen bedeutsamen negativen Einfluss der moderaten Höhe (Sauerstoffmangel) abzuleiten sind, dürfte die Höhenakklimatisation dennoch die Belastungstoleranz verbessern und das PHT-Risiko vermindern. Diese Annahme wird durch günstige Akklimatisationseffekte bestätigt, die schon nach der ersten Nacht beziehungsweise während der ersten 2–3 Tage in der Höhe zu beobachten sind [5, 26]. Auch kurzzeitige Aufenthalte in der Höhe (oder einer Hypoxiekammer) können Anpassungseffekte hervorrufen (Präkonditionierung), die nachfolgend mit einer günstigeren Stressbewältigung verbunden sind. Besonders Alpinskifahren kann als interessantes Modell hypoxischer Präkonditionierung (durch wiederholte Höhenexposition bei Auf- und Abfahrten) betrachtet werden. Die präventive Wirksamkeit derartiger Präkonditionierung scheint sofort (für 2–3 Stunden) und dann später nach einem etwa 24-stündigen vulnerablen Intervall für längere Dauer (Tage) einzutreten [4]. Dadurch hervorgerufene Risikomodifikationen konnten tatsächlich beobachtet werden, was zur Empfehlung für Risikopersonen führte, an den ersten 1–2 Tagen nur bei geringer Intensität und nicht länger als 2–3 Stunden Ski zu fahren.

## 29.6 Präventivmaßnahmen

Generell gilt, dass in Abhängigkeit vorbestehender Erkrankungen und Risikofaktoren, der individuellen Leistungsfähigkeit und der geplanten Sportausübung eine individualisierte Vorgehensweise zu wählen ist, wobei aktuelle evidenzbasierte Empfehlungen wertvolle Unterstützung bieten [18, 19, 36].

Aus den langjährigen Beobachtungen und Analysen schwerwiegender Notfälle während der Bergsportausübung können besonders folgende Präventivmaßnahmen abgeleitet werden:
- sportmedizinische Vorsorgeuntersuchung
- Therapie bestehender Risikofaktoren
- spezifische Trainingsvorbereitungen
- Verhaltensempfehlungen bei der Sportausübung

### 29.6.1 Die sportmedizinische Vorsorgeuntersuchung mit Ausbelastungsergometrie

Eine sportmedizinische Vorsorgeuntersuchung ist generell für alle Personen empfohlen, die mit sportlichen Aktivitäten (natürlich auch bergsportliche!) beginnen. Besonders ernst zu nehmen ist diese Empfehlung für Männer über 34 Jahre, wenn Risikofaktoren bestehen und/oder Beschwerden bei körperlicher Belastung auftreten. Einerseits hilft diese Untersuchung, bestehende Risikofaktoren für mögliche Herz-Kreislauf-Ereignisse bei der Bergsportausübung aufzudecken, und andererseits natürlich auch, um die allgemeine Leistungsfähigkeit zur Abschätzung der „Bergtauglichkeit" zu erheben und daraus eine individuell gestaltete Trainingsplanung abzuleiten. Dabei ist es wesentlich, dass tatsächlich eine Ausbelastung stattfindet. Die Ergometrie darf also nicht bei Erreichen tabellarischer, errechneter oder geschätzter Zielwerte abgebrochen werden, sondern bei maximaler körperlicher Erschöpfung bzw. dem Erreichen objektiver Abbruchkriterien wie Angina pectoris, ischämietypischen EKG-Veränderungen, Rhythmusstörungen, Blutdruckabfall, etc. Die oftmals in Computerprogrammen hinterlegte Formel der berechneten maximalen Herzfrequenz von 220 – Lebensalter ist aufgrund ihrer großen Standardabweichung von ±15 % abzulehnen.

## 29.6.2 Therapie bestehender Risikofaktoren

Einer adäquaten Therapie bestehender Risikofaktoren (zum Beispiel Hypertonie, Hypercholesterinämie, Diabetes) und der Kontrolle des Therapieerfolges kommen neben der nachfolgenden Entwicklung einer ausreichend hohen Belastungstoleranz große präventive Bedeutung zu. Wie bereits oben angesprochen, sind hier für Postinfarktpatienten ganz besonders strenge Maßstäbe anzulegen, speziell dann, wenn sie beabsichtigen, auch wieder Ski zu fahren.

## 29.6.3 Spezifische Trainingsvorbereitung

Das Ziel einer adäquaten Ausdauerleistungsfähigkeit (siehe ◘ Abb. 29.1) steht im Vordergrund. Hier können als grobe Richtwerte eine maximale Sauerstoffaufnahme von mindestens 25 ml/min/kg und/oder eine maximale Leistung von 2 Watt/kg am Fahrradergometer gelten, um den konditionellen Anforderungen üblicher Bergsportausübung gerecht zu werden. Allerdings ist in Abhängigkeit der Bergsportart (Bergwandern, Skifahren, Klettern, etc.) auch auf die Entwicklung der sportartspezifischen Belastungstoleranz zu achten. Das bedeutet für den Alpinskifahrer auch statische und dynamisch exzentrische Trainingsinhalte einzubauen, z. B. Abfahrtshocke und Sprungübungen, und für den Skilangläufer auch das spezifische Training der Armmuskulatur zu berücksichtigen, z. B. am Handkurbel- oder Ruderergometer.

## 29.6.4 Verhaltensempfehlungen bei der Bergsportausübung

Diese leiten sich wie folgt aus den beobachteten Auslösern für Herz-Kreislaufzwischenfälle ab:
- Ausreichende Fitness und Belastungstoleranz: obwohl Bergsport zur individuellen Fitness beitragen kann, gilt: Fit in die Berge und nicht fit durch die Berge! Also mit dem Training rechtzeitig vor der Bergsportausübung beginnen!
- Ruhe oder nur geringe Belastungen an den ersten 1–2 Tagen des Bergaufenthaltes
- Individuelle Belastungswahl (nach Belastungsempfinden, z. B. Walk-and-Talk-Methode)
- Regelmäßige Pausen mit Flüssigkeits- und Nahrungszufuhr (Intervalle von 30 bis 60 Minuten)

> **Fazit**
> Die Ausübung der verschiedenen Bergsportarten kann zweifelsfrei einen wichtigen Beitrag zu den evidenzbasierten positiven gesundheitlichen Auswirkungen körperlicher Aktivität leisten. Viele vorbestehende Herzerkrankungen stellen generell keine Kontraindikation für den Bergsport dar. Allerdings kommt der sportmedizinischen Voruntersuchung mit individueller Nutzen-Risiko-Einschätzung, der individuellen körperlichen (sportartspezifischen) Vorbereitung, einer sorgfältigen Planung und der individuellen Belastungsgestaltung bei der Bergsportausübung ganz besondere Bedeutung zu.

## Literatur

1. Albert CM, Mittleman MA, Chae CU, Lee IM, Hennekens CH, Manson JE (2000) Triggering of sudden death from cardiac causes by vigorous exertion. N Engl J Med 343:1355–1361
2. Bartsch P, Swenson ER (2013) Clinical practice: acute high-altitude illnesses. N Engl J Med 368:2294–2302
3. Burtscher M (2004) Endurance performance of the elderly mountaineer: requirements, limitations, testing, and training. Wien Klin Wochenschr 116:703–714
4. Burtscher M (2017) Risk and protective factors for sudden cardiac death during leisure activities in the mountains: an update. Heart Lung Circ 26:757–762
5. Burtscher M, Faulhaber M, Flatz M, Likar R, Nachbauer W (2006) Effects of short-term acclimatization to altitude (3200 m) on aerobic and anaerobic exercise performance. Int J Sports Med 27:629–635
6. Burtscher M, Federolf PA, Nachbauer W, Kopp M (2018) Potential health benefits from downhill skiing. Front Physiol 9:1924
7. Burtscher M, Gatterer H, Kleinsasser A (2015) Cardiorespiratory fitness of high altitude mountaineers: the underestimated prerequisite. High Alt Med Biol 16:169–170
8. Burtscher M, Kofler P, Gatterer H, Faulhaber M, Philippe M, Fischer K, Walther R, Herten A (2012) Effects of lightweight outdoor clothing on the prevention of hypothermia during low-intensity exercise in the cold. Clin J Sport Med 22:505–507
9. Burtscher M, Pachinger O, Mittleman MA, Ulmer H (2000) Prior myocardial infarction is the major risk factor associated with sudden cardiac death during downhill skiing. Int J Sports Med 21:613–615
10. Burtscher M, Pachinger O, Schocke MF, Ulmer H (2007) Risk factor profile for sudden cardiac death during mountain hiking. Int J Sports Med 28:621–624
11. Burtscher M, Philadelphy M, Likar R (1993) Sudden cardiac death during mountain hiking and downhill skiing. N Engl J Med 329:1738–1739
12. Burtscher M, Ponchia A (2010) The risk of cardiovascular events during leisure time activities at altitude. Prog Cardiovasc Dis 52:507–511
13. Bärtsch P, Gibbs JS (2007) Effect of altitude on the heart and the lungs. Circulation 116:2191–2202
14. Carlsen KH (2012) Sports in extreme conditions: the impact of exercise in cold temperatures on asthma and bronchial hyper-responsiveness in athletes. Br J Sports Med 46:796–799
15. Duncker DJ, Bache RJ (2008) Regulation of coronary blood flow during exercise. Physiol Rev 88:1009–1086
16. Erdmann J, Sun KT, Masar P, Niederhauser H (1998) Effects of exposure to altitude on men with coronary artery disease and impaired left ventricular function. Am J Cardiol 81:266–270
17. Greie S, Humpeler E, Gunga HC, Koralewski E, Klingler A, Mittermayr M, Fries D, Lechleitner M, Hoertnagl H, Hoffmann G, Strauss-Blasche G, Schobersberger W (2006) Improvement of metabolic syndrome markers through altitude specific hiking vacations. J Endocrinol Investig 29:497–504
18. Halle M, Niebauer J (2021) ESC guidelines on sports cardiology 2020: which sports can be performed with heart diseases? Herz 46:38–45
19. Hanssen H, Boardman H, Deiseroth A, Moholdt T, Simonenko M, Kränkel N, Niebauer J, Tiberi M, Abreu A, Solberg EE, Pescatello L, Brguljan J, Coca A, Leeson P (2021) Personalized exercise prescription in the prevention and treatment of arterial hypertension: a Consensus Document from the European Association of Preventive Cardiology (EAPC) and the ESC Council on Hypertension. Eur J Prev Cardiol 29:205
20. Haslinger S, Blank C, Morawetz D, Koller A, Dünnwald T, Berger S, Schlickum N, Schobersberger W (2018) Effects of recreational ski mountaineering on cumulative muscle fatigue – a longitudinal trial. Front Physiol 9:1687
21. Johnson AT, Benjamin MB, Silverman N (2002) Oxygen consumption, heat production, and muscular efficiency during uphill and downhill walking. Appl Ergon 33:485–491
22. Kawamura T (2005) Sudden cardiac death during exercise in the elder persons. Nihon Rinsho 63:1243–1248
23. Leeka J, Schwartz BG, Kloner RA (2010) Sporting events affect spectators' cardiovascular mortality: it is not just a game. Am J Med 123:972–977
24. Levine BD, Stray-Gundersen J (1992) A practical approach to altitude training: where to live and train for optimal performance enhancement. Int J Sports Med 13(Suppl 1):S209–S212
25. Levine BD, Zuckerman JH, deFilippi CR (1997) Effect of high-altitude exposure in the elderly: the Tenth Mountain Division study. Circulation 96:1224–1232
26. Lo MY, Daniels JD, Levine BD, Burtscher M (2013) Sleeping altitude and sudden cardiac death. Am Heart J 166:71–75
27. Manou-Stathopoulou V, Goodwin CD, Patterson T, Redwood SR, Marber MS, Williams RP

28. (2015) The effects of cold and exercise on the cardiovascular system. Heart 101:808–820
29. Marchant B, Donaldson G, Mridha K, Scarborough M, Timmis AD (1994) Mechanisms of cold intolerance in patients with angina. J Am Coll Cardiol 23:630–636
30. Minetti AE, Moia C, Roi GS, Susta D, Ferretti G (2002) Energy cost of walking and running at extreme uphill and downhill slopes. J Appl Physiol 1985(93):1039–1046
31. Mittleman MA, Maclure M, Tofler GH, Sherwood JB, Goldberg RJ, Muller JE (1993) Triggering of acute myocardial infarction by heavy physical exertion. Protection against triggering by regular exertion. Determinants of Myocardial Infarction Onset Study Investigators. N Engl J Med 329:1677–1683
32. Müller E, Gimpl M, Kirchner S, Kröll J, Jahnel R, Niebauer J, Niederseer D, Scheiber P (2011) Salzburg Skiing for the Elderly Study: influence of alpine skiing on aerobic capacity, strength, power, and balance. Scand J Med Sci Sports 21(Suppl 1):9–22
33. Narici MV, Flueck M, Koesters A, Gimpl M, Reifberger A, Seynnes OR, Niebauer J, Rittweger J, Mueller E (2011) Skeletal muscle remodeling in response to alpine skiing training in older individuals. Scand J Med Sci Sports 21(Suppl 1):23–28
34. Neumayr G, Fries D, Mittermayer M, Humpeler E, Klingler A, Schobersberger W, Spiesberger R, Pokan R, Schmid P, Berent R (2014) Effects of hiking at moderate and low altitude on cardiovascular parameters in male patients with metabolic syndrome: Austrian Moderate Altitude Study. Wilderness Environ Med 25:329–334
35. Niebauer J, Burtscher M (2021) Sudden cardiac death risk in downhill skiers and mountain hikers and specific prevention strategies. Int J Environ Res Public Health 18:1621
36. Niederseer D, Ledl-Kurkowski E, Kvita K, Patsch W, Dela F, Mueller E, Niebauer J (2011) Salzburg Skiing for the Elderly Study: changes in cardiovascular risk factors through skiing in the elderly. Scand J Med Sci Sports 21(Suppl 1):47–55
37. Pelliccia A, Sharma S, Gati S, Bäck M, Börjesson M, Caselli S, Collet JP, Corrado D, Drezner JA, Halle M, Hansen D, Heidbuchel H, Myers J, Niebauer J, Papadakis M, Piepoli MF, Prescott E, Roos-Hesselink JW, Stuart AG, Taylor RS, Thompson PD, Tiberi M, Vanhees L, Wilhelm M (2021) 2020 ESC guidelines on sports cardiology and exercise in patients with cardiovascular disease. Rev Esp Cardiol (Engl Ed) 74:545
38. Rowell LB (1990) Hyperthermia: a hyperadrenergic state. Hypertension 15:505–507
39. Schobersberger W, Schmid P, Lechleitner M, von Duvillard SP, Hörtnagl H, Gunga HC, Klingler A, Fries D, Kirsch K, Spiesberger R, Pokan R, Hofmann P, Hoppichler F, Riedmann G, Baumgartner H, Humpeler E (2003) Austrian Moderate Altitude Study 2000 (AMAS 2000). The effects of moderate altitude (1,700 m) on cardiovascular and metabolic variables in patients with metabolic syndrome. Eur J Appl Physiol 88:506–514
40. Sheel AW, Seddon N, Knight A, McKenzie DC, Warburton DER (2003) Physiological responses to indoor rock-climbing and their relationship to maximal cycle ergometry. Med Sci Sports Exerc 35:1225–1231
41. Strasser B, Burtscher M (2018) Survival of the fittest: VO. Front Biosci (Landmark Ed) 23:1505–1516
42. Thompson PD, Funk EJ, Carleton RA, Sturner WQ (1982) Incidence of death during jogging in Rhode Island from 1975 through 1980. JAMA 247:2535–2538
43. Vuori I (1986) The cardiovascular risks of physical activity. Acta Medica Scand Suppl 711:205–214
44. Wen CP, Wai JP, Tsai MK, Yang YC, Cheng TY, Lee MC, Chan HT, Tsao CK, Tsai SP, Wu X (2011) Minimum amount of physical activity for reduced mortality and extended life expectancy: a prospective cohort study. Lancet 378:1244–1253

# Tauchen und Herz-Kreislauf-Erkrankungen

*Maria Heger, Josef Kaiblinger, Ulrike Preiml und Christian Redinger*

## Inhaltsverzeichnis

30.1 Einleitung – 481
30.1.1 Tauchphysiologische Grundlagen – 481

30.2 Sportmedizinische Aspekte – 483

30.3 Herz- und Gefäßerkrankungen und Tauchen – 483
30.3.1 Herzerkrankungen – 483
30.3.2 Arterielle Hypertonie und Tauchen – 484
30.3.3 Koronare Herzkrankheit, Herzinsuffizienz und Tauchen – 484
30.3.4 Vitien – erworbene und angeborene Herzfehler und Tauchen – 485
30.3.5 Aortenaneurysma – 486
30.3.6 peripher arterielle Verschlusskrankheit (PAVK) – 486
30.3.7 Lungenödem des Schwimmers / Tauchers – 486

30.4 Arrhythmien und Tauchen – 487
30.4.1 Einleitung – 487
30.4.2 Bradykarde Herzrhythmusstörungen und Tauchen – 488
30.4.3 Tachykarde Herzrhythmusstörungen – 489
30.4.4 Genetische Herzerkrankungen und Channelopathien – 490
30.4.5 Tauchen mit ICD – 490
30.4.6 Tauchen mit Herzschrittmacher – 490
30.4.7 Antikoagulation und Tauchen – 491

© Springer-Verlag GmbH Deutschland, ein Teil von Springer Nature 2023
J. Niebauer (Hrsg.), *Sportkardiologie*, https://doi.org/10.1007/978-3-662-65165-0_30

| | | |
|---|---|---|
| 30.5 | **Sporttauchen mit Offenem Foramen Ovale (PFO)** – 491 | |
| 30.5.1 | Einleitung – 491 | |
| 30.5.2 | Prävalenz des PFO – 491 | |
| 30.5.3 | Pathomechanismus der Arteriellen Gasembolie (AGE) und Dekompressionserkrankung (DCS) bei PFO – 491 | |
| 30.5.4 | Indikationen zur PFO Abklärung – 492 | |
| 30.5.5 | Diagnostische Verfahren – 492 | |
| 30.5.6 | Tauchtauglichkeit bei verifiziertem PFO – 493 | |
| 30.5.7 | „Low Bubble Diving" – 493 | |

**Literatur** – 494

Tauchen ist eine Sportart mit zunehmender Beliebtheit auch bei älteren Sportlern. Reiseveranstalter, tauchausbildende Vereine und Tauchbasen verlangen vermehrt aus (versicherungs)-rechtlichen Gründen eine Tauchtauglichkeitsuntersuchung. Da es sich um die einzige Sportart in hyperbarer Umgebung handelt, muss der Untersucher auch über die tauchphysiologischen Besonderheiten bei Immersion auf das Herz-Kreislauf-System Bescheid wissen: Es kommt dabei zu erhöhter Herzarbeit durch Zentralisierung des Blutvolumens. Bereits milde Symptome wie Schwindel bei Arrhythmien oder auch nur kurzzeitige Synkopen können fatale Auswirkungen unter Wasser haben. Auch die eingeschränkten Rettungsmöglichkeiten im Kardialen Notfall verlangen eine sorgfältige Beurteilung der Tauchtauglichkeit bei Herz-Kreislauf-Erkrankungen.

## 30.1 Einleitung

Sporttauchen als Freizeitsport hat in den letzten Jahren nicht nur bei jungen, sondern auch bei älteren Sportlern an Beliebtheit zugenommen. Dies führt aber auch zu einer steigenden Wahrscheinlichkeit an Teilnehmern mit beeinträchtigter Gesundheit. Erkrankungen des Herz-Kreislaufsystems sind weiterhin die häufigste Todesursache in den Europäischen Ländern und den USA. Tauchen verursacht auf vielfältige Weise Stress (körperliche Belastung, Wassertemperatur, Psychischer Stress, Immersion, usw.), welche eine kardiale Dysfunktion und Veränderung des Blutdruckes oder auch Herzrhythmusstörungen hervorrufen können [1]. Neben einer sicheren Schwimmfähigkeit, muss eine gute Herz Kreislaufbelastbarkeit vorliegen, um längere Schwimmstrecken bewältigen und auch Hilfeleistungen an in Not geratenen Tauchpartnern erbringen zu können.

### 30.1.1 Tauchphysiologische Grundlagen

Im Gegensatz zu Sportarten, die in **normobarer** Umgebung (= 1 bar) betrieben werden, wird Tauchen in **hyperbarer** Umgebung (> 1 bar) ausgeübt. Abhängig von der Tauchtiefe wirken auf den Körper entsprechend hohe hydrostatische Drucke. Je 10 m Wassertiefe (WT) addiert sich zum Luftdruck ein weiteres bar Wasserdruck hinzu, sodass sich z. B. bei 20 m WT absolute Druckwerte von 3 bar ergeben, denen der Körper des Tauchers ausgesetzt ist (◘ Abb. 30.1).

Ohne Atemgas unter Druck (Pressluft oder sauerstoffangereicherte Atemgase wie EANx), das durch den Lungenautomaten an den entsprechenden Umgebungsdruck angepasst wird, wäre ein Atmen nicht möglich. Unter diesen Druckwerten gehen aber sonst inerte Gase ($N_2$, Helium) in Blut und Gewebe physikalisch in Lösung. Während der Auftauchphase (Dekompressionsphase) werden die gelösten Gase durch die Druckabnahme sukzessive frei und müssen zeitgerecht abgeatmet werden können. Der in der Pressluft enthaltene Sauerstoff wird metabolisiert und das $CO_2$ gepuffert, $N_2$ jedoch bleibt in Form von Mikrogasblasen längere Zeit in Blut und Gewebe. Lange, tiefe Tauchgänge erhöhen den gelösten Anteil an Inertgas und können bei zu rascher Druckentlastung zu Gewebsschädigungen (Dekompressionskrankheit) oder Gasembolien führen.

Abgesehen von der Dekompressionserkrankung hat die Bildung von inerten Gasblasen beim Tauchen beim PFO (Patent Foramen Ovale) besondere Bedeutung (siehe ▶ Abschn. 30.5)

Ein weiterer wichtiger Aspekt besonders für das Herz-Kreislaufsystem, der Tauchen von anderen Sportarten unterscheidet, ist die hydrostatische Druckdifferenz im Was-

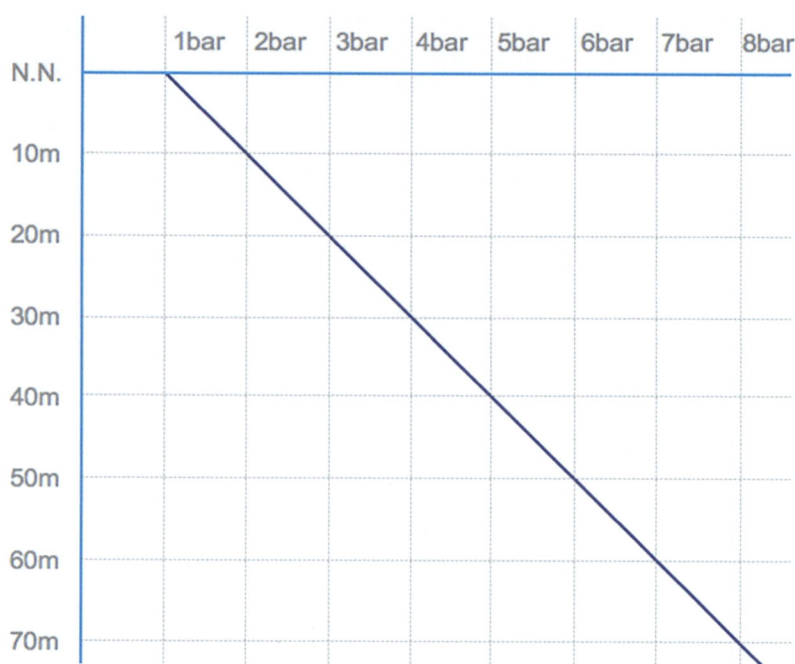

**Abb. 30.1** Relation von Tauchtiefe und Umgebungsdruck im Wasser auf Meeresniveau. (Vortrag Dr. U. Preiml, Taucherarztlehrgang 2019)

ser, die zu deutlichen Veränderungen der Blutverteilung und der Herzbelastung führt (◘ Abb. 30.2).

Durch diese Druckdifferenz, die auf die peripheren Venen wirkt, kommt es zu einer Zentralisation des Blutvolumens beim Eintauchen in Wasser (Immersion). Dies führt zu einer Erhöhung der Vorlast und zu einer erhöhten Vordehnung des Herzmuskels mit Erhöhung der Wandspannung und damit der Auswurfleistung. Dies führt aber auch zum Anstieg des pulmonalkapillären Verschlussdruckes und des pulmonalarteriellen Mitteldruckes. Die Volumenbelastung führt zu einer Vorhofdehnung und zur Freisetzung von Atrial Natriuretischem Peptid (ANP), welches die Hemmung des antidiuretischen Hormons (ADH) zur Folge hat. Es kommt zu einer vermehrten Diurese und zu einem Flüssigkeitsverlust beim Tauchgang [2].

Durch Anstieg des Schlagvolumens und Senkung der Herzfrequenz steigt die myokardiale Wandspannung und die Kontraktionskraft, es besteht bei kardialen Vorschäden die Gefahr von akutem Lungenödem und von Herzrhythmusstörungen [3].

Kälte führt zur peripheren Vasokonstriktion, zu einer Steigerung der kardialen Nachlast, zu einem Anstieg des Blutdruckes und des myokardialen Sauerstoffbedarfes. Der hydrostatische Druck und die Kälte bewirken aber auch eine periphere Vasokonstriktion, die die Nachlast erhöhen und besonders in kalten Gewässern den Blutdruck ansteigen lassen und somit den kardialen Sauerstoffbedarf erhöhen (◘ Abb. 30.2). Der Sauerstoff in der Druckluftflasche hat eine zusätzliche vasokonstriktive Wirkung, als mögliche weitere Ursache des tauchassoziierten Lungenödems [4].

All dies ist vom gesunden Herzen gut zu bewältigen, kann jedoch bei Herzerkrankungen zu akuten Notsituationen im Wasser führen (Akute Herzinsuffizienz, Lungenödem, akuter Myokardinfarkt).

Die Rettungsmöglichkeiten sind im Wasser zudem sehr eingeschränkt und Notfälle, die in der Regel außerhalb des Wassers gut zu managen sind, können unter Wasser fatal enden, wie z. B. Rhythmusstörungen mit Synkopen. Jede Bewusstlosigkeit im Wasser ist ein potenziell tödlicher Notfall.

# Tauchen und Herz-Kreislauf-Erkrankungen

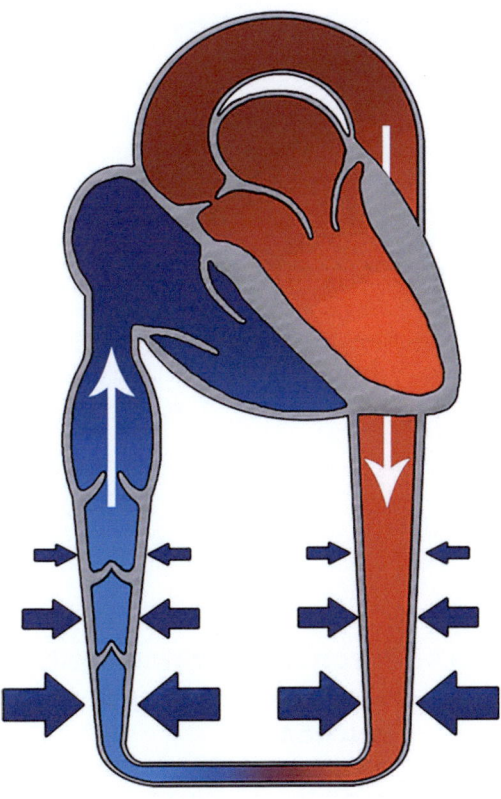

◘ **Abb. 30.2** Bloodpooling. Blaue Pfeile: Hydrostatischer Druck ( © Dr. Christian Redinger)

## 30.2 Sportmedizinische Aspekte

Es gibt 2 Formen des Tauchens:
a) Mit Pressluftgerät und somit Atemgasen unter Druck (siehe ▶ Abschn. 30.1)
b) In Apnoe

Beim Apnoetauchen hält der Taucher nach tiefem Einatmen (bzw. bei Wettkämpfen auch durch vermehrtes „buccal pumping") die Luft an und taucht ab. Da luftgefüllte Räume im Körper beim Abtauchen schnell in eine Unterdrucksituation gelangen, muss ein Druckausgleich der luftgefüllten Räume erfolgen. Der Brustkorb wird maximal komprimiert und das Lungenvolumen je nach Tauchtiefe über das Abdomen und Verschieben des Zwerchfelles nach cranial komprimiert und der Unterdruck in der Lunge durch vermehrte Füllung der Lungenarterien und -venen ausgeglichen, was zu einer noch stärkeren Rechtsherzbelastung als beim Gerätetauchen führt.

Apnoetauchen ist auch Teil des Synchronschwimmens, einer unglaublich fordernden Sportart. Auch beim Unterwasser-Rugby wird in Apnoe unter Wasser gespielt. Nur sehr gut trainierten, jüngeren, völlig gesunden Sportlern sind diese Sportarten, die auch wettkampfmäßig betrieben werden, zu raten.

## 30.3 Herz- und Gefäßerkrankungen und Tauchen

### 30.3.1 Herzerkrankungen

Todesfälle beim Tauchen sind außer bei Dekompressionsunfällen oder traumatischen Verletzungen, häufig durch eine unentdeckte Herzerkrankung erklärt. Bei jüngeren Sportlern können lebensbedrohliche Herzrhythmusstörungen nach einer Myokarditis oder bei bislang unentdeckter hypertropher Kardiomyopathie (HCMP) oder einer Koronarfehlbildung zu plötzlichem Herztod führen [5]. Ab dem 40. Lebensjahr ist die koronare Herzerkrankung die häufigste Ursache für belastungsabhängige Zwischenfälle. Voruntersuchungen sollen diese Erkrankungen erkennen, dann kann eine entsprechende Therapie eingeleitet werden und bezüglich der Tauchtauglichkeit entschieden werden. Die Prävalenz der Herzinsuffizienz mit zum Teil reduzierter Linksventrikelfunktion ist über dem 60. Lebensjahr steigend, bedingt wiederum durch eine mögliche koronare Herzerkrankung oder eine chronische arterielle Hypertonie.

Wobei das Alter als solches keine Krankheit ist und auch keine Kontraindikation gegen Tauchen darstellt. Generell kann in jedem Alter getaucht werden. Der ältere

Mensch hat allerdings häufiger chronische Erkrankungen und die Reservekapazität der Organe ist reduziert.

### 30.3.2 Arterielle Hypertonie und Tauchen

Als arterielle Hypertonie ist die Erhöhung des systolischen und/oder diastolischen Ruhe Blutdruckes (RR) über 140/90 mmHg definiert [7]. Zur Abklärung einer Hypertonie sollten mehrfache Blutdruckselbstmessungen oder eine 24 h RR-Messung durchgeführt werden. In manchen Fällen ist der Ruheblutdruck unauffällig (RR < 135/85 mmHg), wohingegen es bei Belastung zu übermäßigem Anstieg der Blutdruckwerte kommt. Wenn im Rahmen einer Ergometrie bei 100 Watt Belastung der RR > 200 mmHg systolisch ansteigt, sollte eine antihypertensive Therapie empfohlen werden [8, 9]. Ebenso kann eine Echokardiografie zur Beurteilung einer etwaigen Linksventrikelhypertrophie (LVH) und/oder diastolischen Dysfunktion durchgeführt werden. Die enddiastolische intraventrikuläre Septumdicke sollte nicht > 12 mm betragen [7].

Beim Untertauchen im kühlen Wasser kommt es zur Vasokonstriktion und es kann somit zu beträchtlichen Blutdruckanstiegen kommen. Eine Arbeit von 2005 untersuchte die Blutdruckregulation unter Wasser bei Sporttauchern und stellte Unterschiede in Leistungsfähigkeit und Blutdruckregulation fest [9]. Insofern muss eine stabile Blutdruckeinstellung vor Erteilung einer Tauchtauglichkeit gesichert sein.

Erhöhter Blutdruck geht mit der Gefahr von Insult, Myokardinfarkt, Herzinsuffizienz und Niereninsuffizienz einher. Damit besteht ein erhöhtes Risiko zur Ausbildung eines Lungenödems unter Wasser. Liegen eine deutliche LVH oder eine fortgeschrittene diastolische Dysfunktion vor, besteht eine relative bzw. eine absolute Kontraindikation bezüglich Tauchtauglichkeit.

> **Praxistipp**
>
> Als Therapie sollten bei Tauchern ACE Hemmer, AT II Blocker oder Kalziumantagonisten bevorzugt werden. Betablocker sollten bei Neueinstellung wegen der negativ inotropen, leistungssenkenden Wirkung und der möglichen Bradykardiegefahr gemieden werden. Wenn nicht anders möglich, sollten wegen der möglichen bronchoobstruktiven Wirkung nur β1 selektive Betablocker verwendet werden. Im Falle einer diuretischen Dauertherapie darf eine Dehydrierung, verstärkt durch die Taucher-Diurese während der tauchsportlichen Aktivität, nicht übersehen werden [11].

### 30.3.3 Koronare Herzkrankheit, Herzinsuffizienz und Tauchen

#### Rezenter Myokardinfarkt

Rezenter Myokardinfarkt ist ein Ausschlussgrund vom Tauchsport. Es besteht eine zu große Gefahr einer möglichen Herzinsuffizienz oder des Auftretens von Herzrhythmusstörungen. Kaltes Wasser führt zur Gefäßkonstriktion und somit zu Blutdrucksteigerung. Liegt allerdings der Herzinfarkt >12 Monate zurück, ist der Patient beschwerdefrei und wird ergometrisch eine Leistungsfähigkeit (LF) von >100 % des Tabellensollwertes erreicht und liegen keine relevanten Rhythmusstörungen vor, kann eine Tauchtauglichkeit erteilt werden. Echokardiographisch sollte eine normale systolische Linksventrikelfunktion (LVF) vorliegen. Gleiches gilt für Patienten nach Stentimplantation oder PTCA (percutane transluminale Koronarangioplastie) eines oder mehrerer Herzkranzgefäße. Bei auffälligen Befunden oder Hinweis auf Belastungscoronarinsuffizienz, muss eine weitere Ischämiediagnostik erfolgen.

## Koronare Herzkrankheit

Bei koronarer Herzerkrankung (KHK) wird meist eine medikamentöse Therapie mit Thrombo ASS (TASS) gegeben [11]. Diese Therapie ist relativ unbedenklich. Wenn allerdings eine Duale Antiplättchen Therapie (DAPT), bestehend aus TASS und einem weiteren Plättchenhemmer (Tigacrelor, Clopidogrel oder Prasugrel) vorliegt, ist dies kritisch zu betrachten, da es sich dabei um Hochrisikopatienten oder instabile Patienten handelt. Es besteht unter einer DAPT auch ein erhöhtes Blutungsrisiko, worüber der Taucher aufzuklären ist. Einblutungen des Trommelfelles und/oder der Nasennebenhöhlen und auch Epistaxis bei forciertem Druckausgleich können vorkommen. Die Erhöhung von Vorlast und Nachlast, bedingt durch Vasokonstriktion bei Eintauchen in kaltes Wasser, kann einen Angina pectoris Anfall, einen neuerlichen Myokardinfarkt oder ein akutes Linksherzversagen mit Lungenödem hervorrufen. Das sichere Umfeld spielt eine große Rolle, um adäquate ärztliche Hilfe rasch herbei holen zu können. Daher ist auch bei stabiler KHK in vielen Fällen vom Tauchen abzuraten.

## Chronische ischämische oder dilatative Herzinsuffizienz

Eine chronische ischämische oder dilatative Herzinsuffizienz mit einer reduzierten systolischen LVF (EF < 50 %), wird häufiger mit zunehmendem Alter beobachtet [6]. Auf Grund der besonderen Beanspruchung des Herz-Kreislaufsystems unter Wasser ist in diesen Fällen vom Tauchen dringend abzuraten.

Eine Rechtsherzinsuffizienz, eine pulmonale Hypertonie (Ruhe sPAP>40 mmHg) oder eine hypertrophe Kardiomyopathie sind Kontraindikationen für eine Tauchfreigabe.

### 30.3.4 Vitien – erworbene und angeborene Herzfehler und Tauchen

#### Erworbene Herzklappenfehler

Zu den häufigsten **erworbenen Herzklappenfehlern** zählt die Aortenklappenstenose und die Mitralinsuffizienz [12]. Von der Art, dem Schweregrad und der Leistungseinschränkung hängt es ab, ob eine Tauchtauglichkeit erteilt werden kann. Leichtgradige Insuffizienzen oder Stenosen, bei unauffälliger körperlicher Leistungsfähigkeit, stellen keine Kontraindikation dar. Bei hämodynamisch wirksamer Klappenstenose, kann keine Tauchfreigabe erteilt werden. Im Falle eines mechanischen Herzklappenersatzes liegt eine lebenslange orale Antikoagulation vor. Bezüglich Blutungskomplikationen siehe ▶ Abschn. 30.4.7 (Antikoagulation und Tauchen)

Deutliche Klappeninsuffizienzen mit dilatiertem linken Ventrikel, reduzierter LVF, deutlicher LVH oder pulmonaler Hypertension stellen eine Kontraindikation für Tauchen dar.

#### Patienten mit angeborenen Herzfehlern und Shuntdefekten

Patienten mit Vorhofseptumdefekt, Ventrikelseptumdefekt oder persistierendem Ductus arteriosus können nur eine Tauchtauglichkeit erwerben, wenn der Shunt korrigiert wurde und somit ein Übertreten von Gasblasen aus dem rechten Herzen damit unterbunden wurde. Weitere kongenitale Vitien gehen oft mit deutlichen kardiovaskulären Veränderungen einher. In diesen Fällen muss individuell entschieden werden, ob eine Tauchtauglichkeit mit Einschränkungen möglich ist.

### 30.3.5 Aortenaneurysma

Ein Aortenaneurysma liegt meist abdominell - infrarenal - oder thorakal bei Patienten höheren Lebensalters (> 65 Jahre) vor, welche meist unter arterieller Hypertonie leiden und weitere langjährige Risikofaktoren wie Nikotinkonsum aufweisen. Beim Tauchen kann es zu großer körperlicher Belastung und Blutdruckanstiegen kommen. Mit Zunahme des Durchmessers des Aneurysmas ist das Rupturrisiko gesteigert. Bei den meisten Patienten mit thorakalem und/oder abdominellem Aneurysma besteht somit keine Tauchtauglichkeit.

### 30.3.6 peripher arterielle Verschlusskrankheit (PAVK)

Die PAVK wird in 4 Stadien eingeteilt (nach Fontaine).

Bei Stadium 1 und 2a, im Falle einer normalen Belastbarkeit (ca. 3 Monate nach Revaskularisation), besteht Tauchtauglichkeit.

Bei symptomatischer PAVK (ab Stadium 2b) und nach wiederholtem Interventionsbedarf (chirurgisch oder interventionell) wird durch die Kälte im Wasser und die gesteigerte muskuläre Anstrengung bei Flossenbewegungen eine Minderdurchblutung und Schmerzen sowie auch Krämpfe in den unteren Extremitäten erwartet. Daher muss vom Tauchen abgeraten werden.

### 30.3.7 Lungenödem des Schwimmers / Tauchers

#### Lungenödem bei Schwimmern

Es wurde in den letzten Jahren immer wieder von Lungenödemen bei Schwimmern und Tauchern berichtet. Bei Schwimmern wurde es meist bei jungen, besonders gut trainierten Athleten (u. a. Triathleten), welche allerdings sehr extreme Belastung ausgesetzt waren, beobachtet [1]. Bei Immersion kommt es zu einer Umverteilung des Blutvolumens, dieser Effekt wird durch die horizontale Köperhaltung des Schwimmers verstärkt. Die Ansammlung von vermehrter Flüssigkeit im Interstitium und der Alveolen, der Anstieg der Druckdifferenz in den Kapillaren nahe der Lunge, und die kardiale Überlastung kann rasch ein Lungenödem verursachen. Ein zusätzlicher Faktor ist kaltes Wasser. Die Schwimmer klagen plötzlich über Druck thorakal, Hustenreiz mit blutig tingiertem Sputum und Dyspnoe.

#### Lungenödem bei Tauchern

Lungenödem bei Tauchern kann ebenfalls bei gesunden Probanden beobachtet werden, meist im Zusammenhang mit körperlichem oder psychischem Stress, oder aber bei vorbestehendem latenten Hypertonus, kaltem Wasser und einer Überhydrierung vor dem Tauchgang [4, 10]. Eine sofortige medizinische Hilfe ist erforderlich. Die Symptome, Dyspnoe, Husten und Hypoxie, treten oft bereits zu Beginn des Tauchganges auf. Im Thoraxröntgen finden sich typische radiologische Veränderungen. Nach Therapie mit 100%igen Sauerstoff und eventuell auch mit Diuretika sind die Beschwerden meist rasch gebessert. Manche Taucher überleben es allerdings nicht. Nach einer solchen Komplikation wird meist von weiteren Tauchgängen abgeraten. Je älter der Taucher ist, desto häufiger wird ein Zusammenhang mit Hypertonie, KHK oder anderen kardialen Erkrankungen erkannt. Die eigentliche Ursache bleibt aber oft unklar und wird multifaktoriell vermutet.

> **Praxistipp**
>
> Für die allgemeine Tauchtauglichkeitsuntersuchung wird die Anamnese bezüglich tauchrelevanter Vorerkrankungen inklusive der Einnahme von Medikamenten erfragt, ein klinischer Status er-

hoben und ein Ruhe EKG veranlasst. Eine Spirometrie ist unabdingbar, ebenso eine Untersuchung des HNO Bereiches, dessen normale Funktion für den Druckausgleich nötig ist.

Die erweiterte Tauchtauglichkeitsuntersuchung beinhaltet ab dem 40. Lebensjahr, bei Vorliegen von Risikofaktoren auch schon früher, eine Ergometrie (Zielleistung 1,8–2,4 Watt/kg Körpergewicht). Es sollte eine Leistungsfähigkeit (LF) von ≥100 % des Tabellensollwertes vorliegen.

Schlechte LF führen zu statistisch erhöhter Gefahr von tödlichen Tauchunfällen, allerdings ist dies auch abhängig von der individuellen Taucherfahrung. Kaltes Wasser, dicker Tauchanzug, Strömungen und eventuell notwendige Hilfeleistungen an Tauchpartnern sind anstrengend und führen zur raschen Erschöpfung [1].

Bei bestimmten Fragestellungen ist eine Echokardiografie zur Beurteilung von systolischer und diastolischer LVF, Herzklappenveränderungen und des systolischen pulmonalarteriellen Druckes (sPAP) erforderlich. Die systolische LVF ist normal, wenn die Ejection Fraction (EF) > 50 % beträgt [6].

> **Fazit**
> Eine sorgfältige Tauchtauglichkeitsuntersuchung und Tauchmedizinische Beratung ist daher für Taucher mit Herz-Kreislauferkrankungen unabdingbar und sollte nur durch einen tauchmedizinisch ausgebildeten Arzt in Zusammenarbeit mit einem Kardiologen erfolgen.

## 30.4 Arrhythmien und Tauchen

### 30.4.1 Einleitung

Aufgrund der individuell sehr unterschiedlichen Ausprägung ein und derselben Rhythmusstörung existieren zu dem Thema kaum allgemein gültige Richtlinien, sodass die Attestierung einer Tauchtauglichkeit oft auf einer individuellen tauchmedizinisch-kardiologischen Einschätzung basiert [13].

> **Praxistipp**
> Je nach Art der Rhythmusstörung sollte vor Attestierung einer Tauchtauglichkeit als Basisdiagnostik ein 12-Ableitungs-EKG, ein 24 Stunden-EKG, eine Ergometrie und ggf. eine Echokardiografie erfolgen. Bei Verdacht auf eine mögliche koronare Minderperfusion als Genese der Arrhythmie sollte eine weitere invasive oder nicht invasive Koronarabklärung erfolgen. Bei Nachweis von relevanten Bradykardien (Sick-Sinus-Syndrom, höhergradigen AV-Blockierungen) ist eine Herzschrittmachertherapie anzudenken. Eine solche stellt nicht per se eine Kontraindikation für die Ausübung des Tauchsportes dar, ist jedoch vom Modell und der Druckfestigkeit des Gerätes abhängig. Tachykarde Herzrhythmusstörungen bedürfen möglicherweise einer medikamentösen Therapie deren Wirkung unter hyperbaren Bedingungen verstärkt oder abgeschwächt sein kann. Dem verordnenden Arzt sollte dieser Umstand bekannt sein und berücksichtigt werden.

Unter Umständen kann eine invasive elektrophysiologische Untersuchung eine definitive Therapie von gewissen tachykarden Herzrhythmusstörungen darstellen, und so möglicherweise selbst bei zuvor bestehender absoluter Kontraindikation zu einer Tauchtauglichkeit führen.

Sowohl brady- als auch tachykarde Herzrhythmusstörungen können je nach Dauer und Ausprägung eine hämodynamische Relevanz haben, und sich als Nausea, Schwindel, Synkopen oder im Extremfall einem Herzstillstand manifestieren.

> Beim Tauchen können bereits milde Symptome zu einer relevanten Beeinträchtigung unter Wasser führen und Synkopen zum Ertrinken.

### 30.4.2 Bradykarde Herzrhythmusstörungen und Tauchen

#### Sinusbradykardie

Eine Sinusbradykardie ist bei sportlich trainierten Menschen häufig anzutreffen. Sofern ergometrisch ein regelrechter Herzfrequenzanstieg und eine gute Belastbarkeit besteht, stellt diese keine Kontraindikation für Tauchen dar.

Ein Sick-Sinus-Syndrom, welches insbesondere bei älteren Patienten mit kardialen Vorerkrankungen bestehen kann, sollte durch entsprechende Untersuchungen ausgeschlossen werden, da dieses häufig mit paroxysmalem Vorhofflimmern einhergeht (s. ▶ Abschn. 30.4.3.1.2)

#### Sick-Sinus-Syndrom (SSS)

Unter diesem Begriff werden verschiedene Rhythmusstörungen zusammengefasst, die sich im zugrunde liegenden Mechanismus und der klinischen Ausprägung stark unterscheiden, und im zeitlichen Verlauf ineinander übergehen können. Man unterscheidet milde Formen wie einen SA-Block I, welcher sehr selten symptomatisch verläuft und nur invasiv diagnostiziert werden kann, und keine Kontraindikation für Tauchen darstellt. Ein SA-Block I kann jedoch eine Vorstufe zum SA-Block Typ II darstellen.

Höhergradige SA-Blockierungen wie ein SA-Block Typ IIa (Wenckebach) oder SA-Block IIb (Mobitz) stellen wie auch ein SA-Block III (komplett fehlende P-Wellen, Ersatzrhythmen) eine Kontraindikation für Tauchen dar, da sie durch ausfallende QRS-Komplexe signifikante Bradykardien und Pausen verursachen. Falls diese in einem Langzeit-EKG nachgewiesen werden, oder eine entsprechende Symptomatik besteht, bedarf es jedenfalls einer weiteren Abklärung und ggf. einer Herzschrittmacher-Therapie.

Ein Bradykardie-Tachykardie Syndrom, welches durch bradykarden Sinusrhythmus und tachykard übergeleitetes Vorhofflimmern und Vorhofflattern definiert ist, bedarf zumeist einer weiteren Therapie (Schrittmacher) und stellt eine Kontraindikation zum Tauchen dar, da die Leistungsfähigkeit stark beeinträchtigt sein kann.

#### AV-Überleitungsstörungen

Bei Menschen mit einem AV-Block I und/oder ein den AV-Block IIa (Wenckebach/engl. oft Mobitz I) besteht, sofern unter Belastung keine höhergradigen AV-Blockierungen und Bradykardien auftreten, keine Kontraindikation zum Tauchen. Der Nachweis eines AV-Block IIb (Mobitz/engl. Mobitz II) oder gar ein AV-Block III (kompletter AV-Block) mit daraus je nach Ursprungsort resultierenden schmalen oder breiten Ersatzrhythmen beweisen höhergradige AV-Überleitungsstörungen und sind ohne entsprechende Therapie (Schrittmacher) eine absolute Kontraindikation für das Tauchen [14].

## 30.4.3 Tachykarde Herzrhythmusstörungen

### Supraventrikuläre Tachykardien

**Vorhofflattern**

Vorhofflattern ist eine Makro-Reentry-Tachykardie. Je nach Erregungsleitung erfolgt eine Unterscheidung zwischen typischem (dh. Isthmusabhängigem) und atypischem Vorhofflattern. Bei Vorhofflattern besteht eine atriale Frequenz von ca. 200–350/min und je nach AV-Überleitung eine stark variable Kammerfrequenz. Bei körperlicher Anstrengung besteht eine ausgeprägte Tachykardieneigung, die meisten Patienten sind deutlich symptomatisch, nur eingeschränkt leistungsfähig, und Synkopen können auftreten. Bei nichttherapiertem, medikamentös frequenzkontrolliertem Vorhofflattern sollte keine Tauchtauglichkeit ausgesprochen werden. Da der Mechanismus von Vorhofflattern gut untersucht wurde, stellt eine elektrophysiologische Untersuchung und Ablation oft eine definitive Therapie dar und sollte vor einer Tauchfreigabe angestrebt werden.

**Vorhofflimmern**

Neben einer medikamentösen Rhythmuserhaltenden Therapie stellt die Pulmonalvenenisolation bei ausgewählten Patienten eine gezielte Therapie mit dem Ziel des Erhaltens eines Sinusrhythmus dar. Bei permanentem Vorhofflimmern steht eine medikamentöse, frequenzkontrollierende Medikation im Vordergrund. Vorhofflimmern stellt bei guter Frequenzkontrolle und guter Belastbarkeit (Ergometrie!) keine absolute Kontraindikation für Tauchen dar. Zur Antikoagulation siehe
▶ Abschn. 30.4.7.

**Re-Entry-Tachykardien und Präexzitationssyndrome**

Obwohl diese Rhythmusstörungen mit anfallsartigen, symptomatischen und bis zum Bewusstseinsverlust führenden Tachykardien einhergehen können, ist das tatsächliche Auftreten einer rhythmogenen Synkope eher selten. Hier divergieren die Empfehlungen bzgl. Tauchtauglichkeit in der Literatur. Während bei manchen Autoren bereits der reine Verdacht auf das Vorliegen eines Präexzitationssyndroms (wie einer Delta-Welle im Ruhe-EKG) eine absolute Kontraindikation darstellt, sind andere Autoren bzw. Richtlinien liberaler und erlauben Tauchen prinzipiell auch beim Vorliegen von diesen, sofern in der Vergangenheit keine symptomatischen Tachykardien auftraten.

Eine durch eine Ergometrie triggerbare Tachykardie mit damit einhergehender Symptomatik stellt eine absolute Kontraindikation dar.

Umgekehrt ist bei Patienten, welche nie ein Tachykardieereignis hatten und bei welchen unter Belastung die Präexzitation abnimmt, das Risiko für eine maligne Tachykardie (wie eine 1:1 Überleitung von Vorhofflimmern) gering, sodass eine bedingte Tauchtauglichkeit bestehen kann (sicheres Umfeld, erfahrener Buddy, Nullzeit Tauchgänge aus denen jederzeit aufgetaucht werden kann).

Eine atrioventrikuläre (AVRT), eine AV-Nodale (AVNRT) Re-Entry-Tachykardie und auch die akzessorische Leitungsbahn eines Präexzitationssyndroms sind häufig durch eine elektrophysiologische Untersuchung und Ablation definitiv behandelbar. Falls der Wunsch nach der Ausübung einer Risikosportart wie Tauchen besteht, sollte auf eine solche hingewiesen bzw. dazu geraten werden.

### Ventrikuläre Tachykardien

**Ventrikuläre Extrasystolen (VES):**

Diese stellen, sofern vereinzelt und singulär bzw. als Couplet auftretend, nach vorhergehender Ergometrie und guter Belastbarkeit keine Kontraindikation dar.

Gehäufte polytope VES bzw. kurze - auch asymptomatische - ventrikuläre Runs (VT) bedürfen einer sorgfältigen kardiologischen Abklärung, da hier der Verdacht auf eine strukturelle oder ischämische Herzerkrankung besteht. Selbst wenn diese ausgeschlossen wurden, und eine gute Belastbarkeit vorliegt, wird in der Literatur von einigen Autoren eine relative Kontraindikation ausgesprochen.

### Nicht-anhaltende ventrikuläre Tachykardien (nsVT) und ventrikuläre Tachykardien (sustained VT)

Beide Formen stellen, da hier eine hämodynamische Beeinträchtigung bis zum Bewusstseinsverlust und der starke Verdacht auf eine strukturelle Herzerkrankung vorliegen, eine absolute Kontraindikation dar [15, 16].

#### 30.4.4 Genetische Herzerkrankungen und Channelopathien

Unter diese Gruppe fallen einerseits strukturelle Herzerkrankungen, wie die Hypertrophe Kardiomyopathie, das Marfan-Syndrom und die Arrhythmogene rechtsventrikuläre Dysplasie, andererseits genetische Polymorphismen der für die intrakardiale Erregungsbildung und Ausbreitung verantwortlichen Ionenkanäle, wie das Brugada-Syndrom und Long-QT-Syndrom. All diese Erkrankungen stellen eine absolute Kontraindikation für Tauchen dar [17, 18], da jede Bewusstlosigkeit unter Wasser potenziell tödlich sein kann.

#### 30.4.5 Tauchen mit ICD

Obwohl auch implantierte Kardioverter/Defibrillatoren (ICD) von den Firmen zumeist auf eine Drucktauglichkeit getestet werden, besteht bei Trägern von solchen eine absolute Kontraindikation für das Tauchen, da zumeist eine gravierende zugrunde liegende strukturelle oder arrhythmogene Herzerkrankung vorliegt. Beim Auftreten einer Rhythmusstörung kann eine (eigentlich indizierte) Schockabgabe erfolgen, welche in den allermeisten Fällen zumindest mit einer passageren kognitiven Beeinträchtigung des Patienten einhergeht, aber auch zu Bewusstlosigkeit führen kann.

#### 30.4.6 Tauchen mit Herzschrittmacher

Abhängig von der kardialen Grunderkrankung und Belastbarkeit stellt das alleinige Vorhandensein eines Herzschrittmachers keine absolute Kontraindikation für Tauchen dar. Die Aggregate und Sonden der meisten Firmen (jedoch nicht aller!) sind in hyperbarer Umgebung getestet. Vor Aussprechen der Tauchtauglichkeit muss jedenfalls eine Kontaktaufnahme mit dem Hersteller des Schrittmachers und Attestierung der getesteten Funktion in hyperbarer Umgebung sowie eine Funktionsprüfung erfolgen. Auch ist zu berücksichtigen, dass das integrierte Akzelerometer, das bei chronotroper Inkompetenz unter Belastung die Pacing-Frequenz erhöht, und somit einen normalen Herzfrequenzanstieg nachahmt, aufgrund der veränderten Körperhaltung und dem reduzierten Schwerkrafteinfluss durch den Auftrieb unter Wasser in den meisten Fällen nicht adäquat funktioniert. Hier sollte mittels Ergometrie die chronotrope Kompetenz getestet werden, bzw. bereits bei der Implantation einem Model mit einem integriertem ATM-Sensor (dieser misst die Atemdynamik) oder CLS-Sensor (dieser passt anhand der Kontraktionsdynamik die Herzfrequenz an) der Vorzug gegeben werden [19].

Bei bereits erfahrenen Tauchern, die plötzlich einen Schrittmacher benötigen, ist trotzdem das Risiko mit dem Tauchwunsch abzuwägen, jedoch Anfängern vom Tauchen abzuraten.

## 30.4.7 Antikoagulation und Tauchen

Das Vorhandensein einer Grunderkrankung bzw. Rhythmusstörung, welche eine orale Antikoagulation zur Folge hat, stellt oft per se eine Kontraindikation für Tauchen dar. Umgekehrt ist das alleinige Vorhandensein einer Antikoagulation keine absolute Kontraindikation. Es gibt keinen bewiesenen, direkten Einfluss von hyperbarer Umgebung auf die Wirkung von sowohl Vitamin K-Antagonisten als auch der neueren sogenannten „Direkten Oralen Antikoagulantien" (DOAKs). Gewisse tauchmedizinische Gesellschaften (UKDMC) empfehlen aufgrund des erhöhten Blutungsrisikos ( B. auch Nasenbluten) gewisse Einschränkungen [20].

## 30.5 Sporttauchen mit Offenem Foramen Ovale (PFO)

### 30.5.1 Einleitung

Sporttaucher mit PFO können auch bei Einhaltung der üblicherweise ausreichenden Dekompressionszeiten, eine sogenannte „unverschuldete Dekompressionserkrankung" (Undeserved Decompression Sickness) erleiden [27]. Dem PFO kommt somit tauchsportmedizinisch eine besondere Relevanz zu. [22, 26, 30] Das Risiko, als Sporttaucher mit bestehendem PFO eine DCI zu erleiden, wird im Vergleich zu Sporttauchern ohne PFO in Metaanalysen als um den Faktor 2,5 erhöht angegeben, die absolute Inzidenz ist mit 4,7 pro 10.000 Tauchgänge jedoch niedrig. [35]

### 30.5.2 Prävalenz des PFO

Es ist davon auszugehen, dass, entsprechend dem Auftreten als Normvariante in der Gesamtbevölkerung, auch bei rund 26 % der Sporttaucher ein PFO, (mit oder ohne Shunt und in unterschiedlicher Größenausprägung), besteht. Autopsiebefunde geben einen Hinweis, dass die Prävalenz des PFO mit zunehmendem Alter abnimmt, die Größe der verbleibenden Foramina hingegen zunimmt. [21]

### 30.5.3 Pathomechanismus der Arteriellen Gasembolie (AGE) und Dekompressionserkrankung (DCS) bei PFO

Da der Umgebungsdruck beim Tauchen pro Meter Tauchtiefe um 0,98 kPa steigt, resultieren in Folge erhöhte Atemgas-Partialdrücke, (entsprechend dem Gesetz von Dalton). Dies hat eine gesteigerte Inertgaslöslichkeit, im Blut und den Geweben des Sporttauchers zur Folge. Venöse Inertgasbläschen, (meist Stickstoff), welche in der Dekompressionsphase eines Tauchgangs in ~30 % der Fälle entstehen bzw. bei Wiederholungstauchgängen sogar in ~67 % der Fälle [36], werden Großteils in der Lungenstrombahn gefiltert und in Folge abgeatmet, ohne Symptome zu verursachen

Im Rahmen einer Drucksteigerung im rechten Vorhof, (z. B. bei Durchführung eines Valsalva-Manövers, aber auch bei anstrengendem Schwimmen gegen Strömung oder auch beim Husten bzw. beim Heben schwerer Tauchausrüstung am Ende eines Tauchgangs), kann es im RVH zur Drucksteigerung und bei bestehendem PFO zu einem temporären Rechts-Links-Shunt kommen ( Abb. 30.3). Im Falle hoher Inertgas-Sättigung der Gewebe, können somit in und nach der Dekompressionsphase eines Tauchgangs, venös entstandene Gasbläschen in den arteriellen Schenkel gelangen und eine paradoxe arterielle Gasblasen-Embolisation zur Folge haben. [5, 6, 18, 25, 26, 38] mit schweren neurologischen Ausfällen oder auch zur De-

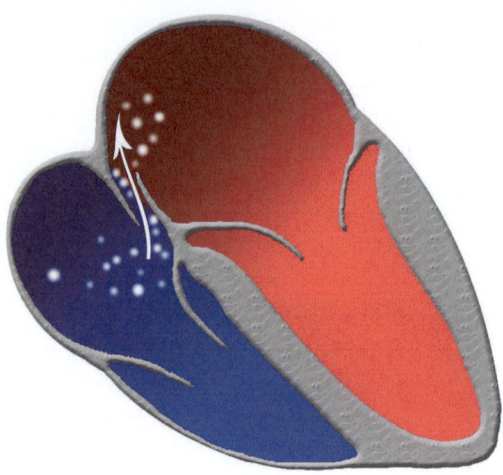

○ Abb. 30.3 Schematische Darstellung eines PFO mit Rechts-Links-Shunt

kompressionserkrankung (z. B. Cutis marmorata, Muskuloskeletaler oder Spinaler DCS) führen. [27, 37]

### 30.5.4 Indikationen zur PFO Abklärung

Ein Routine Screening auf PFO ist im Rahmen der Freigabe-Untersuchung für Sporttauchen zahlenmäßig nicht durchführbar und daher nicht obligat. [24] Eine PFO Diagnostik ist zu erwägen bei Tauchern mit anamnestischer Migräne mit Aura [24, 41, 42], St.p. kryptogenem cerebralem Insult [24, 43] bzw. bei positiver PFO- oder ASD-Familienanamnese bei Angehörigen ersten Grades [24].

Bei Tauchern mit Anamnese einer „unverschuldeten DCI" ist, vor der Entscheidung über eine weitere Tauchtauglichkeit, die Ursachenabklärung durch einen erfahrenen Tauchmediziner und eine PFO-Abklärung indiziert, da bei Bestehen eines relevanten PFO's und unveränderter Fortführung des Sporttauchens das Risiko einer erneuten DCI, erhöht ist. [24, 31, 32, 33] Bei einer zweimalig aufgetretenen „unverschuldeten DCI" besteht keine Tauchtauglichkeit bis die Ursache ermittelt und behoben werden kann [24].

### 30.5.5 Diagnostische Verfahren

Ein grobes Screening auf einen Rechts-Links Shunt kann zwar mittels Kontrastmittel-(KM)-Carotis-Doppler-Sonographie erfolgen, die Lokalisation des Shunts und somit eine gesicherte Diagnose sind damit aber nicht möglich. Auch in der transthorakalen KM-Echokardiografie ist ein PFO nicht immer eindeutig darstellbar.

Der Goldstandard zur Diagnose eines PFO ist die transösophageale KM-Echokardiografie (TEE) nach intravasaler Applikation von Ultraschall-KM wie z. B. agitierter Kochsalzlösung. Es soll dabei zur Shunt-Provokation bei KM-gefülltem rechtem Atrium ein Valsalva-Manöver von 7–10 sec durchgeführt und ein Übertritt von Gasbläschen in das linke Atrium nachgewiesen werden. [28, 37, 40] Eine semiquantitative Graduierung der Shuntgröße erfolgt mittels Zählung der durch das PFO übertretenden KM-Gasbläschen auf einem Echo-Standbild (○ Abb. 30.4):
- Grad 0: kein Shunt
- Grad 1: minimaler Shunt (1–5 Gasbläschen)

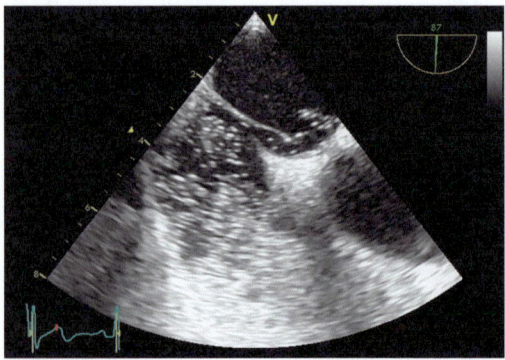

○ Abb. 30.4 Übertritt von Kontrastmittel-Gasbläschen durch ein PFO in der Echokardiografie (© Dr. Maria Heger)

- Grad 2: mittelgradiger Shunt (6–20 Gasbläschen)
- Grad 3: schwerer Shunt (>20 Gasbläschen) [39]

## 30.5.6 Tauchtauglichkeit bei verifiziertem PFO

Bei Zufallsbefund eines PFO Grad 0 ohne Shunt bzw. eines PFO Grad 1 ohne stattgehabte DCI, entsprechen die Empfehlungen für weiteres Sporttauchen denen für Taucher ohne PFO. (Experten Konsens der „Swiss Underwater and Hyperbaric Medical Society" (SUHMS) 2006/2019.)

Handelt es sich um ein PFO Grad 1 bzw. ein nur „funktionell offenes PFO", mit ausschließlich Valsalva-provoziert auftretendem Shunt Grad 2–3, muss sich das weitere Vorgehen an der Anamnese orientieren. Wird in diesen Fällen nach einmaliger „unverschuldeter DCI" eine Tauchtauglichkeit erteilt, so ist fortan „low bubble Diving" (s. ▶ Abschn. 30.5.7), empfohlen [24].

Handelt es sich um ein „anatomisch offenes" PFO Grad 2–3 mit bereits unprovoziert auftretendem Shunt bzw. um ein „funktionell offenes" PFO mit provozierbarem Shunt Grad 3 geht dies mit erhöhtem Risiko für DCI einher [31] und das Risiko steigt mit dem Shuntvolumen [32]. Allerdings ist festzuhalten, dass nicht jeder Taucher mit einem PFO Grad 2–3 zwangsläufig eine DCI erleidet [22, 34, 37].

Es ist bei wiederholten „unverdienten" Dekompressionsunfällen bei PFO Grad 2–3 die Beendigung des Tauchsports zu empfehlen. [24] Sollte der Patient auf die Fortführung des Tauchsports insistieren, ist nach Abwägung der periinterventionellen und langfristigen gesundheitlichen Risiken, sowie auch der Kosten, ein kathetergeführter Schirmverschluss des PFO eine Therapieoption. [29, 30], wobei Lungenshunts ebenfalls ausgeschlossen werden müssen. Sollte ein PFO-Verschluss erfolgen, so muss der Interventionserfolg mittels wiederholter KM-Echokardiografie überprüft werden. Die Wiederaufnahme des Tauchsports ist in diesem Fall nur nach erfolgreichem Shuntverschluss zu befürworten. [23, 24]

Bei Zufallsbefund eines PFO Grad 2–3 ohne stattgehabtem Dekompressionsunfall kann eine Tauchfreigabe unter Einhaltung von „low bubble diving" erfolgen. (Experten Konsens der SUHMS 2006/2019.)

Je nach Anamnese und Befundkonstellation muss das weitere Procedere individuell mit den Patienten besprochen und festgelegt werden. Die diesbezüglichen Empfehlungen der medizinischen Gesellschaften für Tauch- und Hyperbarmedizin sind international nicht einheitlich. Es sollte bei Bestehen jedes Rechts-Links-Shunts immer die Empfehlung mit erfahrenen Tauchmedizinern abgestimmt werden.

## 30.5.7 „Low Bubble Diving"

Die Zahl, der beim Sporttauchen venös entstehenden Bläschen kann durch Maßnahmen zur Reduktion der Gewebesättigung mit Inertgas reduziert werden. Auch die Häufigkeit eines Gasblasenübertritts durch das PFO von der venösen in die arterielle Strombahn kann durch Vermeidung von Anstrengung beim Auftauchen sowie in den ersten Stunden nach dem Tauchen minimiert werden.

Diese Maßnahmen werden im Tauchsport als „low bubble diving" bezeichnet [24, 37].

Die empfohlenen Verhaltensmaßnahmen für den Sporttaucher sind im Detail den Kursprogrammen der internationalen Tauchsport-Ausbildungsorganisationen zu entnehmen. Besonders bei bestätigtem PFO gilt ein absolutes Tauchverbot bei Erkältungserkrankungen, Husten oder Problemen mit der Belüftung des Mittelohrs bzw. der Nebenhöhlen. Forcierte Valsalva-Manöver sind unbedingt zu vermeiden [24].

### Fazit

Das Risiko eine „unverschuldete" Dekompressionserkrankung durch paradoxe arterielle Gasembolie zu erleiden ist für Sporttaucher mit PFO und relevantem Rechts Links Shunt 2,5 fach erhöht. Die absolute Inzidenz solcher Fälle ist allerdings niedrig. Ein PFO-Screening ist daher für die Freigabe zum Tauchsport nicht obligat. Bei anamnestischen Anhaltspunkten für das Bestehen eines relevanten PFO bzw. nach „undeserved DCI" soll vor der Tauchfreigabe eine Abklärung mittels Kontrastmittel-TEE und Valsalvamanöver erfolgen. Eine Freigabe für den Tauchsport ist bei nachgewiesenem relevantem PFO durch erfahrene Tauchmediziner individuell zu beurteilen. Durch Verhaltensmaßnahmen wie „low bubble diving" lassen sich weitere Risikofaktoren, wie die Bildung venöser Gasbläschen und deren Übertritt in die arterielle Strombahn reduzieren. Nach wiederholten DCIs und relevantem Shunt und unbedingtem Tauchwunsch kann die Okklusion des PFO überlegt werden.

## Literatur

1. Edmonds C, Bennet M, Lippmann J, Mitchell SJ (2016) Diving and subaquatic medicine, 5. Aufl. Taylor & Francis, ISBN 13:978-0-367-57555-7(pbk)
2. Muth C-M, Tetzlaff K (2004) Tauchen und Herz. Kardiologische Aspekte des Sporttauchens. Herz 29:406–413
3. Wilmshurst PT (1989) Cardiovascular problems in divers. Heart 80(6):537–538
4. Wilmshurst PT, Nuri M, Crowther A, Webb-Peploe MM (1989) Cold-induced pulmonary oedema in scuba divers and swimmers and subsequent development of hypertension. Lancet 1(8629):62–65
5. Marron BJ (2003) Sudden death in young athletes. N Eng J Med 349:1064–1075
6. Ponikowski P, Voors AA, Anker SD, Bueno H, Cleland JGF, Coats AJS, Falk V, Gonzales-Juanatey JR, Harjola VP, Jankowska EA, Jessup M, Linde C, Nihoyannopoulos P, Parissis JT, Pieske B, Riley JP, Rosano GMC, Ruilope LM, Ruschitzka F, Rutten FH, van der Meer P (2016) ESC Guidelines for the diagnosis and treatment of acute and chronic heart failure. The Task Force for the diagnosis and treatment of acute and chronic heart failure of the European Society of Cardiology ESC. Eur Heart J 37:2315–2381
7. Williams B, Mancia G, Spiering W, Rosei EA, Azizi M, Burnier M, Clement DL, Coca A, de Simone G, Dominiczak A, Kahan T, Mahfoud F, Redon J, Ruilope L, Zanchetti A, Kerins M, Kjeldsen SE, Kreutz R, Laurent S, Lip GYH, McManus R, Narkiewicz K, Ruschitzka F, Schmieder RE, Shlyakhto E, Tsioufis C, Aboyans V, Desormais I (2018) ESC/ESH Guidelines for management of arterial hypertension The Task Force for management of arterial hypertension of the European Society of Cardiology (ESC) and the European Society of Hypertension (ESH). Eur Heart J 39:3021–3104
8. Kjeldsen SE, Mundal R, Sandvik L, Erikssen G, Thaulow E, Erikssen J (2001) Supine and exercise systolic bloodpressure predict cardiovascular death in middle-aged men. J Hypertens 19:1343–1348
9. Almeling M, Niklas A, Schega L, Witten F, Wulf K (2005) Blutdruckmessung bei Sporttauchern – Methode und erste Ergebnisse. J Hyperton 9(2):7–13
10. Westerweel PE, Rienks R, Sakr A, Taher A (2020) Diving with hypertension and antihypertensive drugs. Diving Hyperb Med 50(1):49–53
11. Knuuti J, Wijns W, Saraste A, Capodanno D, Barbato E, Funck-Brentano C, Prescott E, Storey RF, Deaton C, Cuisset T, Agewall S, Dickstein K, Edvardsen T, Escaned J, Gersh BJ, Svitil P, Gilard M, Hasdai D, Hatala R, Mahfoud F, Masip J, Muneretto C, Valgimigli M, Achenbach S, Basx JJ (2020) 2019 ESC Guidelines for the diagnosis and management of chronic coronary syndromes. The Task Force for the diagnosis and management of chronic coronary syndromes of the European Society of Cardiology (ESC). Eur Heart J 41:407–477
12. Baumgartner H, Falk V, Bax JJ, De Bonis M, Hamm C, Holm PJ, Iung B, Lancellotti P, Lansac E, Munoz DR, Rosenhek R, Sjögren J, Mas PT, Vahanian A, Walther T, Wendler O, Windecker S, Zamorano JL (2017) Guidelines for the management of valvular heart disease: The Task Force for the management of Valvular Heart disease of the European Society of Cardiology (ESC) and the European Association for Cardio-Thoracic Surgery (EACTS). Eur Heart J 38:2739–2791

13. PADI- PADI Medical Statement. https://www.padi.com/sites/default/files/documents/padi-courses/2.1.5%20rstc%20medstate%20v201.pdf. Zugegriffen am 23.7.2021
14. J Wendling, R Ehrsam, P Knessl, P Nussberger, A Uské (2002) Tauchtauglichkeit Manual: Richtlinien für die Untersuchung von Sporttauchern der GTÜM (Deutschland), SGUHM (Schweiz) und ÖGTH (Österreich), Hyperbaric Editions, 2002
15. Muth C-M, Wendling J, Tetzlaff K (2002) Tauchtauglichkeitsuntersuchungen bei Sporttauchern mit besonderer Berücksichtigung medizinischer Grenzfälle. Dtsch Z Sportmed 53:170–176
16. Löllgen H, Gerke R (2012) Herz- und Kreislaufsystem. In: Klingmann C, Tetzlaff K (Hrsg) Moderne Tauchmedizin, 2. vollst. überarbeitete Auflage 2012, Handbuch für Tauchlehrer, Taucher und Ärzte. Gentner Verlag, Stuttgart, S 577ff
17. Maron BJ, Chaitman BR, Ackerman MJ, Bayés de Luna A, Corrado D, Crosson JE, Deal BJ, Driscoll DJ, Estes NA 3rd, Araújo CG, Liang DH, Mitten MJ, Myerburg RJ, Pelliccia A, Thompson PD, Towbin JA, Van Camp SP, Working Groups of the American Heart Association Committee on Exercise, Cardiac Rehabilitation, and Prevention; Councils on Clinical Cardiology and Cardiovascular Disease in the Young (2004) Recommendations for physical activity and recreational sports participation for young patients with genetic cardiovascular diseases. Circulation 109(22):2807–2816. https://doi.org/10.1161/01.CIR.0000128363.85581.E1
18. Mukerji B, Alpert MA, Mukerji V (2000) Right ventricular alterations in scuba divers: findings on electrocardiography and echocardiography. South Med J 93(7):673–676
19. Israel CW (2012) Sport bei Schrittmacherpatienten [Sport for pacemaker patients]. Herzschrittmacherther Elektrophysiol 23(2):94–106. German. https://doi.org/10.1007/s00399-012-0183-0
20. UKDMC (2021) Anticoagulants. http://www.ukdmc.org/medical-conditions/anticoagulants/. Zugegriffen am 26.07.2021
21. Hagen PT, Scholz DG, Edwards WD (1984) Incidence and size of patent foramen ovale during the first 10 decades of life: an autopsy study of 965 normal hearts. Mayo Clin Proc 59:17–20
22. Germonpré P, Dendale P, Unger P, Balestra C (1998) Patent foramen ovale and decompression sickness in sports divers. J Appl Physiol 84:1622–1162
23. Wilmshurst PT, Nightingale S, Walsh KP, Morrison WL (2000) Effect on migraine of closure of cardiac right-to-left shunts to prevent recurrence of decompression illness or stroke or for haemodynamic reasons. Lancet 356:1648–1651
24. Smart D, Mitchell S, Wilmshurst P, Turner M, Banham N (2015) Joint position statement on persistent foramen ovale (PFO) and diving. Diving Hyperbar Med 45(2):129–131
25. Moon RE, Camporesi EM, Kisslo JA (1989) Patent foramen ovale and decompression sickness in divers. Lancet 333:513–514
26. Wilmshurst PT, Byrne JC, Webb-Peploe MM (1989) Relation between interatrial shunts and decompression sickness in divers. Lancet 334:1302–1306
27. Wilmshurst P, Davidson C, O'Connell G, Byrne C (1994) Role of cardiorespiratory abnormalities, smoking and dive characteristics in manifestations of neurological decompression illness. Clin Sci 86:297–303
28. Ha JW, Shin MS, Kang S (2001) Enhanced detection of right-to-left shunt through patent foramen ovale by transthoracic contrast echocardiography using harmonic imaging. Am J Cardiol 87:669–671
29. Walsh KP, Wilmshurst PT, Morrison WL (1999) Transcatheter closure of patent foramen ovale using the Amplatzer septal occluder to prevent recurrence of neurological decompression illness in divers. Heart 81:257–261
30. Billinger M, Zbinden R, Mordasini R, Windecker S, Schwerzmann M, Meier B et al (2011) Patent foramen ovale closure in recreational divers: effect on decompression illness and ischaemic brain lesions during long-term follow-up. Heart 97:1932–1937
31. Wilmshurst P, Bryson P (2000) Relationship between the clinical features of neurological decompression illness and its causes. Clin Sci 99:65–75
32. Wilmshurst PT, Pearson MJ, Walsh KP, Morrison WL, Bryson P (2001) Relationship between right-to-left shunts and cutaneous decompression illness. Clin Sci 100:539–542
33. Cantais E, Louge P, Suppini A, Foster P, Palmier B (2003) Right-to-left shunt and risk of decompression illness with cochleovestibular and cerebral symptoms in divers: case control study in 101 consecutive dive accidents. Crit Care Med 31:84–88
34. Latson, B, Hopper, P et al (2008) Patent foramen ovale associated with the type II decompression sickness in experimental no-decompression dives. Abstract of the Undersea and Hyperbaric Medical Society/Annual Scientific Meeting June 2008 Utah
35. Bove AA (1998) Risk of decompression sickness w. patent foramen ovale. Undersea Hyperb Med 25:175–178

36. Marroni A., Cali-Corleo R., Balestra C., Voellm E, Pieri M (2000) Incidence of asymptomatic circulating venous gas emboli in unrestricted uneventful recreational diving. 24th Annual Scientific Meeting European Underwater and Baromedical Society Malta, S. 9-15
37. Balestra C, Germonpré P, Marroni A, Cronjé FJ (2007) PFO and the diver – patency of cardiac foramen ovale a risk factor for dysbaric disorders? S. 6-16, 65-71, 126
38. Van Camp AA (1993) Relation between patent foramen ovale and unexplained stroke. Am J Card 71:596–598
39. Webster MW, AA. (1988) Patent foramen ovale in young stroke patients. *Lancet* 2(8601): 11–12
40. Nedeltchev K, Mattle HP (2010) Persistierendes Foramen Ovale. In: Hermann DM (Hrsg) Vasculäre Neurologie (Thieme), S. 69
41. Schwerzmann M, Nedeltchev K, Lagger F, Mattle HP, Windecker S, Meier B, AA (2005) Prevalence and size of directly detected patent foramen ovale in migraine with aura. Neurology 65: 1415-1418
42. Wilmshurst P, Pearson MJ, Nightingale S (2005) Re-evaluation of the relationship between migraine and persistent foramen ovale and other right-to-left shunts. Clin Sci 108:365–367
43. Wilmshurst P, Nightingale S, Pearson M, Morrison L, Walsh K (2006) Relation of atrial shunts to migraine in patients with ischaemic stroke and peripheral emboli. Am J Card 98(6):831–833

# Spezielle sportkardiologische Aspekte im Breiten- und Leistungssport

Inhaltsverzeichnis

Kapitel 31  Sicherheitsvorkehrungen in Sportstätten: Medizinische Versorgung von Zuschauern und Athleten bei sportlichen Großereignissen – 499
*Frank van Buuren*

Kapitel 32  Doping und Medikamentenmissbrauch – 505
*Andreas Nieß*

# Sicherheitsvorkehrungen in Sportstätten: Medizinische Versorgung von Zuschauern und Athleten bei sportlichen Großereignissen

*Frank van Buuren*

**Inhaltsverzeichnis**

    Literatur – 503

*Wie eine optimierte Versorgungssituation die adäquate Behandlung von Notfällen bei Großereignissen des Sports verbessern kann.*

Auch den letzten Jahren war die Sicherheit für Athleten im Rahmen von Großveranstaltungen des Sports häufig im Focus des öffentlichen Interesses. Die größte Aufmerksamkeit richtet sich meist auf die aktiven Sportler. Insbesondere bei internationalen Großereignissen ist es in den letzten Jahren immer wieder zu kardialen Notfällen gekommen, die eine große Aufmerksamkeit erfuhren.

Unter anderem durch den emotionalen Stress im Rahmen von Sportereignissen sind aber auch die Zuschauer einem relevanten Risiko ausgesetzt. Hier kommt den besonderen räumlichen Gegebenheiten wie enge Zuschauerränge und gedrängt stehenden Menschen eine besondere Bedeutung zu.

Aus kardiologischer Sicht besteht die wesentliche Bedrohung in hypertensiven Krisen, einer kardialen Ischämie durch ein akutes Koronarsyndrom (ACS) und insbesondere in einer höhergradigen ventrikulären Herzrhythmusstörung, dem plötzlichen Herztod (sudden cardiac death (SCD)). Als Reaktion darauf wurden daraus folgend große Anstrengungen unternommen, um eine adäquate medizinische Versorgung zu gewährleisten.

Kammerflimmern oder Asystolie mit konsekutivem SCD sind die häufigsten Todesursachen weltweit. Die angenommene Prävalenz unter Erwachsenen, die älter als 35 Jahre sind, beträgt in den USA 1/1000 pro Jahr [1, 2]. Bei einem Alter unter 35 Jahre beträgt die Inzidenz zwischen 0,3 und 3,6 pro 100.000 pro Jahr [3, 4].

Wenngleich in der Vergangenheit in mehreren Studien ein Zusammenhang zwischen sportlichen Großveranstaltungen und kardialen Zwischenfällen bei Zuschauern hergestellt wurde, zeigten einige Forschungsdaten, keinen wesentlichen Anstieg des kardiovaskulären Risikos [5–7]. Dennoch erfordern medizinische Notfallmaßnahmen in Stadien eine detaillierte Betrachtung, da aufgrund der räumlichen Gegebenheiten und der komplexen Logistik angesichts der großen Menschenansammlungen, Notfälle nicht unter den sonst üblichen Gegebenheiten zu versorgen sind. Aktuelle Untersuchungen aus dem Jahr 2019 zeigten, dass ein SCD im Rahmen von sportlicher Aktivität in einer Sportstätte ein deutlich besseres outcome zeigt im Vergleich zu einem Ereignis außerhalb einer Sportstätte (30 Tages Überlebensrate 55,7 % bzw. 30,0 %) [8]. Gründe hierfür sind die bessere Verfügbarkeit eines Defibrillators sowie die häufigere Anwesenheit von „Zeugen eines solchen Ereignisses".

Die meisten Notfälle in den Sportstätten vor Ort ereignen sich in den Stunden rund um den Anpfiff. Männer sind deutlich stärker gefährdet als Frauen - bei ihnen kann das SCD-Risiko auf das bis zu 3,2-fache steigen [5, 6]. Meistens wird der SCD durch eine tachykarde Rhythmusstörung wie z. B. Kammerflimmern verursacht. Hält dieser Zustand auch nur wenige Minuten an, führt er unweigerlich zum Tod. Von großer Bedeutung für das Outcome des Betroffenen ist eine möglichst schnelle Einleitung einer adäquaten Therapie, die im Falle des SCD in einer möglichst frühen Defibrillation besteht [9]. Neben der technischen Ausstattung von Sportstätten mit einem Defibrillator ist vor allem auch eine adäquate Anwendung durch den „Ersthelfer" von großer Bedeutung. Begünstigt wird das Entstehen der Tachykardie unter den Zuschauern meist durch die große emotionale Anspannung, Alkoholkonsum sowie durch erhöhte körperliche Belastung z. B. durch den Fußweg zum Stadion oder das Erreichen hoch gelegener Tribünenränge [10] (◘ Abb. 31.1). Epidemiologische Studien zeigten, dass eine Niederlage der eigenen Mannschaft eine höhere Mortalität aufweisen kann als ein Sieg [11].

Die Bedeutung von gut geschulten Notfallteams bei Großveranstaltungen des Sports ist offensichtlich [12–14]. Zudem

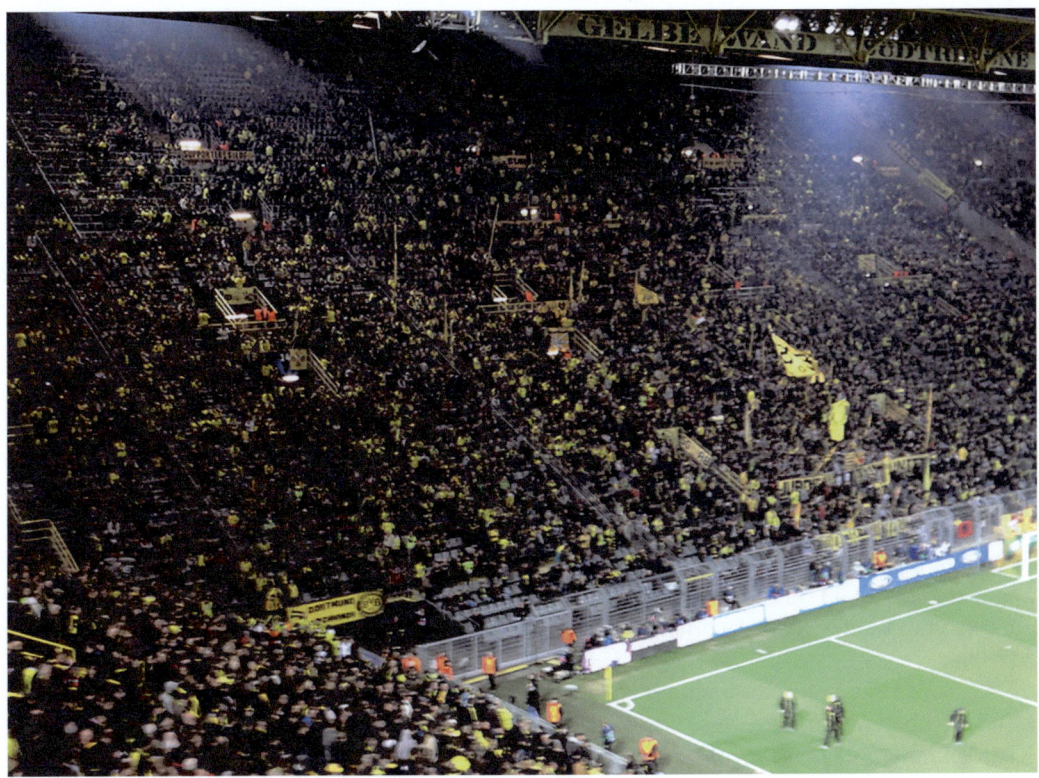

**Abb. 31.1** Signal-Iduna Park in Dortmund. Die baulichen Gegebenheiten und die große Anzahl an Zuschauern erfordern einen individualisierten medizinischen Einsatzplan um eine zeitgerechte notfallmedizinische Versorgung zu gewährleisten

wurde insbesondere auch die Effizienz von externen Defibrillatoren (Automated External Defibrillators = AED) an Orten mit großen Menschenansammlungen (z. B. Stadien, Flughäfen etc.) in großen Studien wiederholt nachgewiesen. AEDs können auch ohne wesentliche medizinische Kenntnisse bei einer vermuteten Herzrhythmusstörung sicher eingesetzt werden und helfen so die Zeit bis zur adäquaten Behandlung eines SCD zu verkürzen.

- **Die medizinische Versorgung in europäischen Fußballstadien**

Die Sektion Sportkardiologie der Europäischen Gesellschaft für Kardiologie hat eine europaweite Umfrage in Erstliga-Fußballstadien durchgeführt, um einen Überblick über die aktuelle notfallmedizinische Versorgungssituation zu erlangen [15, 16]. Es wurden Informationen von fast 200 Stadien aus 10 europäischen Ländern gesammelt. Auffällig war hierbei ein Nord – Süd Gefälle der medizinischen Versorgung.

Neben der Erfragung nach dem Vorhandensein eines medizinischen Einsatzplanes wurden außerdem in einem 12 Fragen umfassenden Fragebogen auch Informationen zur Transportzeit in das nächste Krankenhaus und zur Kommunikationsstruktur im Stadion zwischen den am Notfallmanagement Beteiligten erfragt. Fernerhin wurden Informationen zur räumlichen Situation (Anzahl der Notfallräume in den Stadien), zur Logistik und Weiterversorgung der Patienten in den Kliniken, zum Ausbildungsstand des Notfallpersonals und zur Anzahl der Defibrillatoren (AED) gesammelt. Die Antwortquote lag bei 87 % (190 Stadien). Die Datenerhebung ist aus dem Jahr 2008 und ist in einer solchen Form danach nicht noch einmal in Europa durchgeführt worden.

In 72 % der Stadien war ein AED vorhanden, wobei sich eine extrem unterschiedliche Struktur in den einzelnen Ländern zeigte (Italien und Norwegen 100 %, Serbien 0 %). 64 % der Stadien hatten einen medizinischen Einsatzplan, 90 % des medizinischen Personals bestand aus Ärzten (37 % Krankenschwestern, 58 % Rettungssanitäter). In 65 % der Stadien war das medizinische Personal durch Wiederbelebungstrainings geschult worden. Die Anzahl der angegebenen SCD lag bei 77 Ereignissen entsprechend einer SCD-Inzidenz von 1 zu 589.000.

42 % der Stadien gaben eine Transportzeit von über 5 Minuten bis zum nächsten Krankenhaus an. Das Vorhandensein eines AED war in diesen Stadien nicht häufiger als in denen mit kürzeren Transportzeiten. Bei 63 der 190 Stadien lag die Transportzeit zum nächsten Krankenhaus bei über 10 Minuten. Hiervon verfügten 18 Stadien nicht über die Möglichkeit einer Defibrillation (25 %). Eine Übersicht hierzu gibt ◘ Abb. 31.2. Hieraus ergeben sich längere Zeiten bis zur adäquaten Behandlung von Herzrhythmusstörungen mit entsprechenden Konsequenzen für die Betroffenen. Die Empfehlungen der großen Fachgesellschaften zur Verfügbarkeit eines AED bei Großveranstaltungen, wenn das wahrscheinliche Eintreffen eines Notfallteams länger als 5 Minuten dauert, sind somit nur unzureichend umgesetzt.

Hieraus wurde ein minimaler notfallmedizinischer Versorgungsstandard bei Großveranstaltungen des Sports abgeleitet, um die vollständige Implementierung der Überlebenskette zu gewährleisten [16, 17]. Neben der Forderung nach einem medizinischen Einsatzplan wird eine ausreichende Anzahl von AED gefordert, um eine flächen-

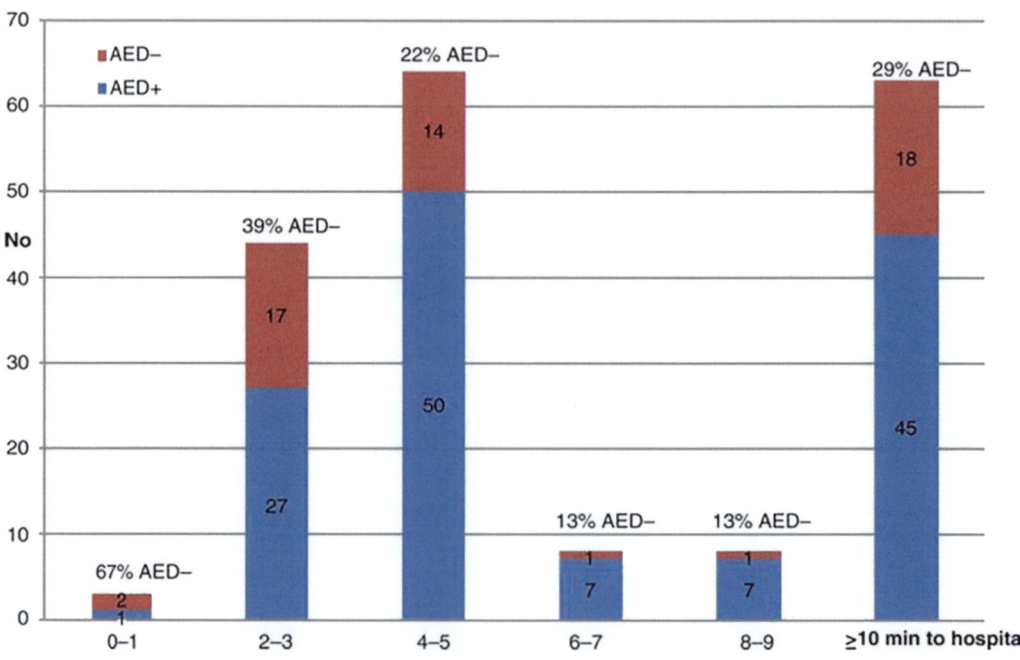

◘ Abb. 31.2 Transportzeiten zur nächsten Klinik und Verfügbarkeit eines AED bei 190 befragten Stadien in 10 europäischen Ländern

deckende Frühdefibrillation zu gewährleisten. Hierbei muss das individuell längstmögliche Eintreffen eines Notfallteams bestimmt werden, um anhand dessen durch etablierte Algorithmen die Anzahl der nötigen AED bestimmen zu können. Aufgrund der sehr heterogenen baulichen Gegebenheiten in den verschiedenen Stadien und den teilweise nur schwer zugänglichen Ereignisorten (z. B. enge Tribünenplätze mit vielen anderen Personen in der Umgebung etc.) ist die genaue Bestimmung der nötigen technischen und personellen Voraussetzungen häufig eine Herausforderung, die eine individuelle Betrachtung voraussetzt.

Neben Kommunikationsstrukturen wie Funk und Mobiltelefon wird für große Arenen die Einrichtung einer zentralen Kommunikationsstelle empfohlen. Auch die räumlichen Gegebenheiten für medizinische Behandlungen sind den individuellen Gegebenheiten anzupassen. Pro 50.000 Zuschauer sollten mindestens 1–2 Ärzte anwesend sein, wobei die Vereinsärzte nicht mitzurechnen sind. Ziel ist es, eine Frühdefibrillation innerhalb von 5 Minuten zu gewährleisten. Auch hierbei kommt der ausreichenden und kontinuierlichen Schulung des medizinischen Personals eine besondere Bedeutung zu.

Die Empfehlungen zur Reanimation haben in den letzten Jahren eine wesentliche Änderung erfahren. Die zuvor bestehende „ABC-Regel" (airway – breathing – chest compression) wurde zugunsten einer „CAB-Regel" verlassen, da sich gezeigt hatte, dass bei Verwendung der ABC-Regel die Thoraxkompression häufig zu spät einsetzte mit entsprechend schlechten Einfluss auf das outcome der Patienten [9]. Diese Vorgaben wurden in den Europäischen Guidelines für Wiederbelebung im Jahr 2021 noch einmal geschärft [18]. Ferner wurde in dieser Arbeit noch einmal herausgestellt, dass die Verfügbarkeit von AED in Europa sehr heterogen ist.

Die Begründung für die verzögert erfolgende Thoraxkompression liegt möglicherweise darin, dass eine Pulslosigkeit, insbesondere bei suboptimalen Gegebenheiten wie z. B. auf einer engen Tribüne, häufig nicht ohne Weiteres zu ermitteln ist. Untersuchungen zeigten, dass auch medizinischem Fachpersonal der definitive Nachweis eines palpablen Pulses nur in 50 % der Fälle gelang. Fachgesellschaften empfehlen somit nicht länger als 10 Sekunden für das Aufsuchen des Pulses zu verwenden und auch bei nicht eindeutiger Situation mit Reanimationsmaßnahmen zu beginnen.

Der Schlüssel zur Verbesserung der Versorgungssituation in Sportstätten liegt also offensichtlich in einer Verbesserung der personellen und technischen Voraussetzungen, um wichtige Zeit bis zum Einsetzen der optimalen Patientenversorgung zu gewinnen. Dieses wurde noch einmal in einer Langzeitstudie der FIFA verdeutlicht die 2020 im British Journal of Sportmedicine veröffentlicht wurde [19]. Es ist daher auch weiterhin zu fordern, dass die vorgeschlagenen Möglichkeiten zur Verbesserung der Versorgungssituation bei Großveranstaltungen des Sports rasch und flächendeckend umgesetzt werden [11].

> **Fazit**
> Zur Verbesserung der Sicherheit in Sportstätten muss in vielen Ländern die personelle und technische Ausstattung verbessert werden. Eine regelmäßige Überprüfung der Versorgungsituation von offizieller Stelle ist unbedingt erforderlich.

## Literatur

1. Jost D, Degrange H, Verret C, Hersan O, Banville IL, Chapman FW, Lank P, Petit JL, Fuilla C, Migliani R, Carpentier JP, DEFI 2005 Work Group (2005) DEFI 2005: a randomized controlled trial of the effect of automated external defibrillator cardiopulmonary resuscitation protocol on outcome from out-of-hospital cardiac arrest. Circulation 2010(121):1614–1622
2. Schieffer B, Kreutz J, Markus B, Schäfer AC (2021) [Acute Coronary Syndrome (ACS) in

Preclinical Emergency Medicine]. Anasthesiol Intensivmed Notfallmed Schmerzther. 56: 734-745. doi: https://doi.org/10.1055/a-1330-5226. Epub 2021 Nov 24
3. Borjsson M, Pelliccia A (2009) Incidence and aetiology of sudden cardiac death in young athletes: an international perspective. Br J Sports Med 43:644–648
4. Bohm P, Scharhag J, Egger F, Tischer KH, Niederseer D, Schmied C, Meyer T (2021) Sports-related sudden cardiac arrest in Germany. Can J Cardiol 37:105–112
5. Wilbert-Lampen U, Leistner D, Greven S, Pohl T, Sper S, Völker C, Güthlin D, Plasse A, Knez A, Küchenhoff H, Steinbeck G (2008) Cardiovascular events during World Cup soccer. N Engl J Med 358:475–483
6. Katz E, Metzger JT, Marazzi A, Kappenberger L (2006) Increase of sudden cardiac deaths in Switzerland during the 2002 FIFA World Cup. Int J Cardiol 107:132–133
7. Niederseer D, Thaler CW, Egger A, Niederseer MC, Plöderl M, Niebauer J (2013) Watching soccer is not associated with an increase in cardiac events. Int J Cardiol 170:189–194
8. Torell M, Strömsöe A, Herlitz J, Claesson A, Svensson L, Börjesson M (2019) Outcome of exercise-related out-of-hospital cardiac arrest is dependent on location: Sports arenas vs outside of arenas. PLoS One 14:e0211723
9. Toresdahl B, Courson R, Börjesson M, Sharma S, Drezner J (2012) Emergency cardiac care in the athletic setting: from schools to the Olympics. Br J Sports Med 46(Suppl 1):i85–i89
10. Luiz T, Kumpch M, Metzger M, Madler C (2005) Management of cardiac arrest in a German soccer stadium. Structural, process and outcome quality. Anaesthesist 54:914–922
11. Berthier F, Boulay F (2003) Lower myocardial infarction mortality in French men the day France won the 1998 World Cup of football. Heart 89:555–556
12. Leusveld E, Kleijn S, Umans VA (2008) Usefulness of emergency medical teams in sport stadiums. Am J Cardiol 101:712–714
13. Drezner JA, Courson RW, Roberts WO, Mosesso VN Jr, Link MS, Maron BJ (2007) Inter Association Task Force. Inter Association Task Force recommendations on emergency preparedness and management of sudden cardiac arrest in high school and college athletic programs: a consensus statement. Prehosp Emerg Care 11:253–271
14. Faber L, van Buuren F (2008) Athlete screening for occult cardiac disease: no risk, no fun? J Am Coll Cardiol 51:1040–1041
15. Borjesson M, Dugmore D, Mellwig KP, van Buuren F, Serratosa L, Solberg EE, Pelliccia A, Sports Cardiology Section of the European Association of Cardiovascular Prevention and Rehabilitation, European Society of Cardiology (2010) Time for action regarding cardiovascular emergency care at sports arenas: a lesson from the arena study. Eur Heart J 31:1438–1441
16. Borjesson M, Serratosa L, Carre F, Corrado D, Drezner J, Dugmore DL, Heidbuchel HH, Mellwig KP, Panhuyzen-Goedkoop NM, Papadakis M, Rasmusen H, Sharma S, Solberg EE, van Buuren F, Pelliccia A, writing group on behalf of the EACPR Section of Sports Cardiology (2011) Consensus document regarding cardiovascular safety at sports arenas: position stand from the European Association of Cardiovascular Prevention and Rehabilitation (EACPR), section of Sports Cardiology. Eur Heart J 32:2119–2124
17. Deakin CD, Nolan JP, Sunde K, Koster RW (2010) European Resuscitation Council Guidelines for Resuscitation 2010 Section 3. Electrical therapies: automated external defibrillators, defibrillation, cardioversion and pacing. Resuscitation 81:1293–1304
18. Graesner JT, Herlitz J, Tjelmeland IBM, Wnent J, Masterson S, Lilja G, Bein B, Böttiger BW, Rosell-Ortiz F, Nolan JP, Bossaert L, Perkins GD (2021) European Resuscitation Council Guidelines 2021: epidemiology of cardiac arrest in Europe. Resuscitation 161:61–79
19. Egger F, Scharhag J, Kästner A, Dvořák J, Bohm P, Meyer T (2020) FIFA Sudden Death Registry (FIFA-SDR): a prospective, observational study of sudden death in worldwide football from 2014 to 2018. Br J Sports Med. https://doi.org/10.1136/bjsports-2020-102368

# Doping und Medikamentenmissbrauch

*Andreas Nieß*

**Inhaltsverzeichnis**

32.1 Einleitung – 506

32.2 Epidemiologie – 506

32.3 Kardiovaskuläres Risiko beim Doping – 507
32.3.1 Anabol-androgene Steroide (AAS) – 508
32.3.2 Peptidhormone – 508
32.3.3 Stimulanzien – 509
32.3.4 Weitere Substanzen und Methoden – 510

Literatur – 510

## 32.1 Einleitung

Doping wird nicht nur im Leistungssport, sondern auch im Breiten- und Freizeitsport praktiziert. Doping gilt als Verursacher eines breiten Spektrums an unerwünschten Wirkungen am Herzkreislaufsystem, die in diesem Kapitel im Einzelnen beleuchtet werden. Dabei sollte das Nebenwirkungsprofil von Dopingsubstanzen bei differenzialdiagnostischen Überlegungen mitberücksichtigt werden.

Der Missbrauch von Medikamenten und die Anwendung unerlaubter Methoden zum Zwecke der Leistungssteigerung stellt nicht nur im Leistungs- und Spitzensport ein relevantes Problem dar. Auch für den Breiten- und Freizeitsport mehrten sich in den zurückliegenden zwei Jahrzehnten Hinweise und Evidenz, dass ein Missbrauch von Arzneimitteln stattfindet. Somit berührt die Problematik des Dopings nicht nur Ärzte, die in der Betreuung von Leistungssportlern tätig sind. Auch in der täglichen klinischen Praxis kann man als Arzt mit entsprechenden Fällen konfrontiert werden [23]. Die Kenntnis des Nebenwirkungsprofils von Dopingsubstanzen besitzt hier eine besondere Bedeutung, da es einerseits bei differenzialdiagnostischen Überlegungen mitberücksichtigt werden muss. Zum anderen stellt Doping einen relevanten Risikofaktor für kardiovaskuläre Zwischenfällen bis hin zum plötzlichen Herztod im Sport dar [2, 7, 28].

Im organisierten Leistungssport ist die Definition des Dopings im Code der *World Anti-Doping Agency* (WADA) festgelegt [36] und umfasst nicht nur die Einnahme verbotener Substanzen, sondern auch die Nutzung unerlaubter Methoden zum Zwecke der Leistungssteigerung. Enger definiert bezieht sich der Begriff Doping auf den Leistungssport und den mit kompetitiver Ausrichtung betriebenen Breitensport, während bei der Anwendung entsprechender Pharmaka im Freizeitsport das Wort Arzneimittelmissbrauch als eher zutreffend erscheint [22].

Zu den ethischen und berufsrechtlichen Aspekten des Dopings bezieht die ausführliche Stellungnahme der Zentralen Ethikkommission bei der Bundesärztekammer *Doping und ärztliche Ethik* aus dem Jahre 2009 Position [38]. Neben sportethischen Aspekten wie der Unfairness, dem Aufheben der Chancengleichheit oder einer Unvereinbarkeit mit dem Sinngehalt des Sports gilt Doping als Verursacher von Gesundheitsschäden, womit auch eine daraus resultierende Vergesellschaftung von Folgeschäden als relevant betrachtet wird [37]. Das im Jahre 2015 in Deutschland verabschiedete Anti-Dopinggesetz verbietet die Herstellung, Veräußerung und die Verschreibung von Dopingsubstanzen. Es untersagt ebenso die Selbstanwendung von Dopingsubstanzen und den Einsatz von Dopingmethoden mit dem Ziel, sich einen Vorteil im sportlichen Wettkampf zu verschaffen.

## 32.2 Epidemiologie

Zwar ist die Prävalenz des Missbrauchs von Arzneimitteln zum Zwecke der Leistungssteigerung noch nicht abschließend für alle Bereiche bekannt, doch zeigen die bisher bekannten Zahlen, dass man mit einer relevanten Anzahl an dopenden Sportlern rechnen muss [22]. Beschrieben ist der Missbrauch von Arzneimitteln zur Leistungssteigerung oder zum Muskelaufbau bereits bei Sportlern im Jugendalter. Vertraut man Zahlen zum Anabolikakonsum dieser Altersgruppe in Europa, den USA und weiteren Ländern, so muss von einer Lebensprävalenz von 1,5–6 % ausgegangen werden [15, 31]. Wie bei den Erwachsenen neigt das männliche Geschlecht deutlich häufiger zur Anwendung als weibliche Sportler.

Bei erwachsenen Nutzern von Fitnessstudios geht man davon aus, dass zwischen 5 und 20 % der Mitglieder bereits einmal Dopingsubstanzen – im Wesentlichen anabole Steroide – konsumiert haben [32, 34]. Auch über die Einnahme von Stimulanzien wird in dieser Zielgruppe berichtet. Besteht das Ziel des Trainings in einer Steigerung der Muskelmasse, so ist dies mit einer höheren Missbrauchsrate vergesellschaftet. Dies wird auch durch die größere Prävalenz bei der Subgruppe der Bodybuilder mit Raten zwischen 20 % und 62 % unterstrichen. Dabei werden neben Anabolika auch andere Substanzen wie Stimulanzien, Diuretika oder Humanes Choriongonadotropin (hCG) angegeben [22]. Indirekt weisen auch die Dimensionen des Schwarzmarktes für Dopingsubstanzen auf die wachsende Anzahl von Nutzern hin.

Für den eigentlichen Leistungs- und Spitzensport liegen zur Dopingprävalenz nur wenige Studien vor. Dabei schwanken die Angaben zur Häufigkeit zwischen 6 und knapp 25 % [11, 29, 33] und liegen bei der Lebenszeitprävalenz in einer Studie sogar bei knapp 40 % [27]. Über die Verbreitung von Doping im breitensportlichen Wettkampfsport wie Marathonläufen oder Radmarathons gibt es bisher kaum Untersuchungen. Eine erste Studie an Triathleten dieser Zielgruppe konnte eine 12-Monatsprävalenz von 13 % aufzeigen [9].

## 32.3 Kardiovaskuläres Risiko beim Doping

Die dargestellten Daten zur Prävalenz des Missbrauchs von Medikamenten zur Leistungssteigerung weisen darauf hin, dass mit einer nicht unerheblichen Zahl an Betroffenen gerechnet werden muss, die im Rahmen der Anwendung Gesundheitsschäden davon tragen. Allerdings liegen über die tatsächliche Häufigkeit von Schäden keine konkreten Zahlen vor. Das Wissen über das Nebenwirkungspotenzial von Dopingsubstanzen stützt sich auf Aussagen von Anwendern, Expertenmeinungen, Fallberichte und wissenschaftliche Studien [8, 10, 13, 24]. Für das Herz-Kreislauf-System sind hierbei unter der Einnahme verschiedener Dopingsubstanzen ein breites Spektrum an unerwünschten Wirkungen bis hin zum plötzlichen Herztod beschrieben (Tab. 32.1).

**Tab. 32.1** Nachgewiesene und beschriebene kardiovaskuläre Nebenwirkungen von Dopingsubstanzen. (Modifiziert und ergänzt nach [7, 14, 19, 28])

| | AAS | hGh | Epo | Amphetamine | Kokain | Diuretika | $\beta_2$-Agonisten |
|---|---|---|---|---|---|---|---|
| Myokardhypertrophie | + | + | + | + | | | |
| Arrhythmien | + | + | | + | + | + | + |
| Dyslipidämie | + | | | | | | |
| Atherosklerose | + | | | | | | |
| Koronarsyndrom Myokardinfarkt | + | | | + | + | | + |
| Arterielle Hypertonie | + | + | + | + | | | |
| Linksventrikuläre Dysfunktion | + | + | | | | | + |
| Zerebrovaskuläre Ereignisse | + | | | + | + | + | |
| Plötzlicher Herztod | + | + | + | + | + | | + |

*AAS* anabol-androgene Steroide; *hGH* Wachstumshormon; *Epo* Erythropoietin

### 32.3.1 Anabol-androgene Steroide (AAS)

Anabol-androgene Steroide (AAS) entfalten am Herz-Kreislauf-System eine Reihe an Nebenwirkungen, die zu einer Erhöhung des kardiovaskulären Risikos führen [7]. Dabei konnte gezeigt werden, dass mit zunehmender Dauer des Steroidmissbrauchs das Risiko für den plötzlichen Herztod zunimmt. Dabei geht man von einer 6- bis 20-fachen Zunahme der Mortalität unter Sportlern aus, die AAS anwenden [1, 19]. Unter der Einnahme von AAS kann es zur Entwicklung einer myokardialen Hypertrophie kommen [5, 20, 35]. Im Gegensatz zur physiologischen Herzvergrößerung von Ausdauersportlern findet sich hierbei jedoch eine konzentrische Hypertrophie mit einer erhöhten Relation von Wanddicken zum Innendurchmesser. Eine solche Veränderung ist unter alleiniger Einwirkung eines Krafttrainings nicht zu erwarten. Inwieweit eine durch den Missbrauch von AAS hervorgerufene Myokardhypertrophie reversibel ist, muss derzeit noch offen bleiben. Daten aus dem Tiermodell zeigen, dass AAS zu einer erhöhten Apoptoserate in den Myokardzellen führt, die mit lokalen Myokardnekrosen und Fibrosierungen einhergehen können [38]. Diesen Veränderungen muss eine potenzielle Bedeutung bei der Induktion einer myokardialen Funktionsstörung und von Arrhythmien zugemessen werden [5, 8, 20]. So ist sowohl eine systolische wie auch diastolische Funktionsstörung bei Anabolikakonsumenten beschrieben, die wahrscheinlich auch länger nach Absetzen der Substanzen persistiert [3, 5, 35]. Bei der proarrhythmogenen Wirkung von AAS scheinen zudem eine Absenkung der Stimulationsschwelle und Veränderungen in der Elektrolytbalance eine Rolle zu spielen, wodurch sich das Risiko für Vorhof- und Kammerflimmern erhöht [7].

Im arteriellen Gefäßsystem können AAS zu einer endothelialen Dysfunktion und einem Anstieg des peripheren Widerstandes führen [6, 12, 14]. Ob AAS die Entwicklung hypertoner Blutdruckwerte fördert, wird noch kontrovers diskutiert, ist jedoch wahrscheinlich [1, 4, 33]. Neben der Beeinträchtigung der Endothelfunktion ist im Weiteren unter Einwirkung von AAS auch mit der Entwicklung einer manifesten Arteriosklerose zu rechnen [14]. Dabei stellt die durch AAS induzierte Dyslipoproteinämie einen spezifischen Risikofaktor dar. Es konnte gezeigt werden, dass insbesondere unter alkylierten AAS wie Stanozolol eine deutliche Abnahme des HDL-Cholesterins um bis zu 70 % auftritt, die bei längerer Anwendung auch 6 Wochen nach Absetzen nachweisbar sind [1, 16]. Gleichzeitig kann es auch zu einem Anstieg des LDL-Cholesterins und des Homocysteins kommen [14]. Diese ungünstigen Effekte auf das Lipidprofil sind dosisabhängig.

Darüber hinaus gibt es Anhaltspunkte für ein erhöhtes thromboembolisches Risiko durch eine gesteigerte Plättchenaggregation und reduzierte fibrinolytische Aktivität [7, 14]. Neben dem erhöhten Risiko, eine Arteriosklerose zu entwickeln, erhöht sich auch die Gefahr von Myokardinfarkten und zerebrovaskulären Ereignissen [1, 7, 28].

### 32.3.2 Peptidhormone

Zu den verbotenen Substanzen aus der Gruppe der Peptidhormone zählen Erythropoietin (Epo), humanes Choriongonadotropin (hCG), Wachstumshormon (hGH) und der insulin-like growth factor-1 (IGF-1). Das Gefährdungspotenzial bei zu Dopingzwecken missbrauchter Anwendung dieser Substanzen ist im Vergleich zu AAS bisher nur ansatzweise untersucht, doch muss auch bei ihnen von einem nicht zu unterschätzenden Risiko kardiovaskulärer Nebenwirkungen ausgegangen werden [7, 28].

Das Risiko eines hGH-Überschusses liegt in der Entwicklung einer myokardialen Hypertrophie und Kardiomyopathie, wobei es auch zu einer interstitiellen Fibrose des Myokards kommt [18]. Potenzielle Folgen sind Arrhythmien und die Entwicklung einer Herzinsuffizienz, wie sie bei Patienten mit Agromegalie bekannt sind [28]. Auch wenn es derzeit noch unklar ist, inwieweit diese Effekte auch beim Doping mit hGH und IGF-1 zu erwarten sind, ist zumindest bei längerem Missbrauch von einem relevanten kardiovaskulären Risiko auszugehen. Dabei kann sich dieses unter hGH-Missbrauch auch indirekt durch Entwicklung einer diabetogenen Stoffwechsellage erhöhen [28].

Das kardiovaskuläre Nebenwirkungsprofil von Epo resultiert in erster Linie aus seiner stimulierenden Wirkung auf die Erythropoese und der nachfolgenden Zunahme der Hämoglobinmasse. Die daraus resultierende Erhöhung des Hämatokrits führt zu einer Steigerung der Blutviskosität, womit sich das Risiko für thromboembolische Geschehen wie Schlaganfällen und Myokardinfarkte erhöht [28]. Gemeinsam mit der gesteigerten Blutviskosität gelten die Verursachung einer erhöhten Nachlast und die Verringerung der hypoxieinduzierten Vasodilatation als Ursachen der beim Epomissbrauch beschriebener hypertoner Blutdruckwerte [7, 17]. Letztendlich wird auch beim Epo das Auftreten einer myokardialen Dysfunktion als mögliche Nebenwirkung angesehen. Im Tiermodell zeigten trainierende Ratten eine erhöhte Rate an plötzlichem Herztod. Dabei trat bei den Tieren eine gesteigerte sympathoadrenerge Aktivität, eine Erhöhung des Hämatokrits, hypertone Blutdruckwerte und eine Myokardhypertrophie auf [26].

### 32.3.3 Stimulanzien

Stimulanzien zählen zu den am frühesten zu Dopingzwecken eingesetzten Substanzen. Fallberichte [8] und eine Reihe von prominenten Beispielen wie der Tod des britischen Radprofis T. Simpson 1967 bei der Tour de France weisen auf das erhöhte kardiovaskuläre Risiko beim Konsum hin. Die psychoaktiven Stimulanzien Amphetamin und seine Derivate wie Ephedrin, Pseudoephedrin, Cathin oder Methylphenidat führen zu einer passageren Erhöhung der mentalen Leistungsfähigkeit, können somatische Körperfunktionen steigern und die Wahrnehmung der Ermüdung durch eine Maskierung physiologischer Reaktionen verzögern [2]. Trotz teilweise bestehenden Unterschieden im dosisbezogenen Gesundheitsrisiko ist den Substanzen ein breites kardiovaskuläres Nebenwirkungsprofil gemein, das bis zum plötzlichen Herztod reicht [2, 7].

Über die Effekte auf das autonome Nervensystem mit Stimulation von α- und β-adrenergen Rezeptoren führen Stimulanzien zu Tachykardien, arterieller Hypertension, Vasokonstriktion und Arrhythmien. Auch Bradykardien sind eine mögliche Nebenwirkung dieser Substanzen. Des Weiteren steigt unter dem Konsum von Amphetaminen und seiner Derivate das Risiko für Schlaganfälle, koronare Ereignisse und Myokardinfarkte. Die Effekte am Myokard umfassen zudem die Entwicklung einer Kardiomyopathie und einer Myokarditis.

Kokain zählt mit zu den am häufigsten genutzten illegalen Drogen und wird teilweise auch von Sportlern konsumiert. So waren in 2012 nach Angaben der WADA 8,5 % der auf Stimulanzien positiven Dopingtests auf den Konsum von Kokain zurückzuführen [34]. Kokain führt zu einer bis zu 5fachen Erhöhung zirkulierender Katecholamine, verringert die Wiederaufnahme von Noradrenalin und Dopamin, wirkt vagolytisch, induziert ventrikuläre Arrhythmien, eine QT- und PQ-Verlängerung, erhöht die Thrombozytenaggregation und kann Koronarspasmen auslösen [21, 30]. Akute Koronarsyndrome bis hin zum Myokardinfarkt sind unter den kokaininduzierten Gesundheitsschäden mit am häufigsten anzutreffen und sind dosisunabhängig. Zudem erhöht Kokain das Risiko einer Myo- oder Endokarditis, einer Aortendissektion und von zerebrovaskulären Ereignissen. Bei längerer Einnahme oder bei einer Intoxikation mit Kokain ist wie bei den Amphetaminen das Auftreten einer Kardiomyopathie mit Herzinsuffizienz beschrieben [30].

### 32.3.4 Weitere Substanzen und Methoden

Bei weiteren Substanzen wie $\beta_2$-Agonisten (Ischämie, Rhythmusstörungen, Herzinsuffizienz), Diuretika (Elektrolytstörungen, QT-Verlängerung, Arrhythmien) und Glukokortikoiden (Hypertonie, KHK) ist ebenfalls von einem relevanten kardiovaskulären Nebenwirkungspotenzial auszugehen [7]. Dies gilt auch für das Blutdoping, das durch die Erhöhung der roten Blutzellmasse bei gesunden Sportlern zu hypertonen Blutdruckwerten, Myokardinfarkten, Herzinsuffizienz und Gerinnselbildung führen kann [7]. Selektive Östrogenrezeptorantagonisten wie Tamoxifen, die beim Doping zur Behandlung von Nebenwirkungen anaboler Substanzen eingesetzt werden, können zu peripheren Thrombosen und pulmonalen Embolien führen [19]. Zu beachten ist auch, dass beim Doping nicht selten eine kombinierte Anwendung verschiedener Substanzen und Methoden erfolgt, die das Risiko kardiovaskulärer Zwischenfälle weiter erhöht [7, 25]. Gleiches ist zu vermuten, wenn bisher nicht zugelassene Substanzen zur Leistungssteigerung eingesetzt werden.

### Fazit

Zusammenfassend kann festgestellt werden, dass es eine relevante Prävalenz des Missbrauchs von Arzneimitteln zum Zwecke der Leistungssteigerung gibt, die sowohl den Leistungs- als auch den Breitensport betrifft. Die beschriebenen kardiovaskulären Nebenwirkungen von Dopingsubstanzen sind breit und reichen bis zum plötzlichen Herztod. Die Kenntnis des möglichen Nebenwirkungsprofils der einzelnen Substanzen ist insbesondere auch bei differenzialdiagnostischen Überlegungen von Bedeutung.

### Literatur

1. Achar S, Rostamian A, Narayan SM (2010) Cardiac and metabolic effects of anabolic androgenic steroid abuse on lipids, blood pressure, left ventricular dimensions, and rhythm. Am J Cardiol 106:893–901
2. Angell PJ, Chester N, Sculthorpe N, Whyte G, George K, Somauroo J (2012) Performance enhancing drug abuse and cardiovascular risk in athletes: implications for the clinician. Br J Sports Med 46(Suppl 1):i78–i84
3. Baggish AL, Weiner RB, Kanayama G, Hudson JI, Picard MH, Hutter AM Jr, Pope HG Jr (2010) Long-term anabolicandrogenic steroid use is associated with left ventricular dysfunction. Circ Heart Fail 3:472–476
4. Buettner A, Thieme D (2010) Side effects of anabolic androgenic steroids: pathological findings and structure - activity relationships. In: Doping in sports, handbook of experimental pharmacology. Springer, Heidelberg, S 459–484
5. D'Andrea A, Caso P, Salerno G, Scarafile R, De CG, Mita C, Di SG, Severino S, Cuomo S, Liccardo B, Esposito N, Calabro R (2007) Left ventricular early myocardial dysfunction after chronic misuse of anabolic androgenic steroids: a Doppler myocardial and strain imaging analysis. Br J Sports Med 41:149–155
6. D'Ascenzo S, Millimaggi D, Di MC, Saccani-Jotti G, Botre F, Carta G, Tozzi-Ciancarelli MG, Pavan A, Dolo V (2007) Detrimental effects of anabolic steroids on human endothelial cells. Toxicol Lett 169:129–136
7. Deligiannis A, Björnstad H, Carre F, Heidbüchel H, Kouidi E, Panhuyzen-Goedkoop NM, Pigozzi F, Schänzer W, Vanhees L (2006) ESC

Study Group of Sports Cardiology: ESC study group of sports cardiology position paper on adverse cardiovascular effects of doping in athletes. Eur J Cardiovasc Prev Rehabil 13:687–694
8. Dhar R, Stout CW, Link MS, Homoud MK, Weinstock J, Estes NA III (2005) Cardiovascular toxicities of performance-enhancing substances in sports. Mayo Clin Proc 80:1307–1315
9. Dietz P, Ulrich R, Dalaker R, Striegel H, Franke AG, Lieb K, Simon P (2013) Associations between physical and cognitive doping - a cross-sectional study in 2.997 Triathletes. PLoS One 8:e78702
10. Di Paolo M, Agozzino M, Toni C, Luciani AB, Molendini L, Scaglione M, Inzani F, Pasotti M, Buzzi F, Arbustini E (2007) Sudden anabolic steroid abuse-related death in athletes. Int J Cardiol 114:114–117
11. Dunn M, Thomas JO, Swift W, Burns L (2012) Elite athletes' estimates of the prevalence of illicit drug use: evidence for the false consensus effect. Drug Alcohol Rev 31:27–32
12. Ebenbichler CF, Sturm W, Gänzer H, Bodner J, Mangweth B, Ritsch A, Sandhofer A, Lechleitner M, Föger B, Patsch JR (2001) Flow-mediated, endothelium-dependent vasodilatation is impaired in male body builders taking anabolic-androgenic steroids. Atherosclerosis 158:483–490
13. Fineschi V, Riezzo I, Centini F, Silingardi E, Licata M, Beduschi G, Karch SB (2007) Sudden cardiac death during anabolic steroid abuse: morphologic and toxicologic findings in two fatal cases of bodybuilders. Int J Legal Med 121:48–53
14. Golestani R, Slart RH, Dullaart RP, Glaudemans AW, Zeebregts CJ, Boersma HH, Tio RA, Dierckx RA (2012) Adverse cardiovascular effects of anabolic steroids: pathophysiology imaging. Eur J Clin Investig 42:795–803
15. Harmer PA (2010) Anabolic-androgenic steroid use among young male and female athletes: is the game to blame? Br J Sports Med 44:26–31
16. Hartgens F, Rietjens G, Keizer HA, Kuipers H, Wolffenbuttel BH (2004) Effects of androgenic-anabolic steroids on apolipoproteins and lipoprotein (a). Br J Sports Med 38:253–259
17. Heuberger JA, Cohen Tervaert JM, Schepers FM, Vliegenthart AD, Rotmans JI, Daniels JM, Burggraaf J, Cohen AF (2013) Erythropoietin doping in cycling: lack of evidence for efficacy and a negative risk-benefit. Br J Clin Pharmacol 75:1406–1421
18. Holt RI, Sonksen PH (2008) Growth hormone, IGF-I and insulin and their abuse in sport. Br J Pharmacol 154:542–556
19. La Gerche A, Brosnan MJ (2017) Cardiovascular effects of performance-enhancing drugs. Circulation 135:89–99
20. Montisci M, El Mazloum R, Cecchetto G, Terranova C, Ferrara SD, Thiene G, Basso C (2012) Anabolic androgenic steroids abuse and cardiac death in athletes: morphological and toxicological findings in four fatal cases. Forensic Sci Int 217:e13–e18
21. Mouhaffel AH, Madu EC, Satmary WA, Fraker TD Jr (1995) Cardiovascular complications of cocaine. Chest 107:1426–1434
22. Müller-Platz C, Boos C, Müller RK (2006) Doping beim Freizeit- und Breitensport. Gesundheitsberichterstattung des Bundes Heft 34
23. Niess AM, Striegel H, Wiesing U (2014) Doping und Medikamentenmissbrauch im Breiten- und Freizeitsport: Stellungnahme der Sektion Breiten-, Freizeit- und Alterssport der DGSP. Dtsch Z Sportmed 65:29–33
24. Parkinson AB, Evans NA (2006) Anabolic androgenic steroids: a survey of 500 users. Med Sci Sports Exerc 38:644–651
25. Perera NJ, Steinbeck KS, Shackel N (2013) The adverse health consequences of the use of multiple performance-enhancing substances–a deadly cocktail. J Clin Endocrinol Me 98:4613–4618
26. Piloto N, Teixeira HM, Teixeira-Lemos E, Parada B, Garrido P, Sereno J, Pinto R, Carvalho L, Costa E, Belo L, Santos-Silva A, Teixeira F, Reis F (2009) Erythropoietin promotes deleterious cardiovascular effects and mortality risk in a rat model of chronic sports doping. Cardiovasc Toxicol 9:201–210
27. Pitsch W, Emrich E, Klein M (2007) Doping in elite sports in Germany: results of a www-survey. Eur J Sport Society 4:89–102
28. Pope HG Jr, Wood R, Rogol A, Nyberg F, Bowers L, Bhasin S (2014) Adverse health consequences of performance-enhancing drugs: an endocrine society scientific statement. Endocr Rev Jan 1: er20131058. [Epub ahead of print]
29. Scarpino V, Arrigo A, Benzi G, Garattini S, La Vecchia C, Bernardi LR, Silvestrini G, Tuccimei G (1990) Evaluation of prevalence of „doping" among Italian athletes. Lancet 336:1048–1050
30. Schwartz BG, Rezkalla S, Kloner RA (2010) Cardiovascular effects of cocaine. Circulation 122:2558–2569
31. Sjöqvist F, Garle M, Rane A (2008) Use of doping agents, particularly anabolic steroids, in sports and society. Lancet 371:1872–1882
32. Striegel H, Simon P, Frisch S, Roecker K, Dietz K, Dickhuth HH, Ulrich R (2006) Anabolic ergogenic substance users in fitness-sports: a distinct group supported by the health care system. Drug Alcohol Depend 81:11–19

33. Striegel H, Ulrich R, Simon P (2010) Randomized response estimates for doping and illicit drug use in elite athletes. Drug Alcohol Depend 106:230–232
34. Stubbe JH, Chorus AM, Frank LE, de Hon O, van der Heijden PG (2013) Prevalence of use of performance enhancing drugs by fitness centre members. Drug Test Anal Sep 9. doi: https://doi.org/10.1002/dta.1525. [Epub ahead of print]
35. Urhausen A, Albers T, Kindermann W (2004) Are the cardiac effects of anabolic steroid abuse in strength athletes reversible? Heart 90:496–501
36. World Anti-Doping Agency (WADA) (2009) World Anti-Doping Code. http://www.wada-ama.org Zugegriffen am 10.01.2014
37. Zaugg M, Jamali NZ, Lucchinetti E, Xu W, Alam M, Shafiq SA, Siddiqui MA (2001) Anabolic-androgenic steroids induce apoptotic cell death in adult rat ventricular myocytes. J Cell Physiol 187:90–95
38. Zentrale Ethikkommission bei der Bundesärztekammer (2009) Stellungnahme der Zentralen Kommission zur Wahrung ethischer Grundsätze in der Medizin und ihren Grenzgebieten (Zentrale Ethikkommission) bei der Bundesärztekammer zur Doping und ärztliche Ethik. Deutsches Ärzteblatt 106:A360–A364

# Erratum zu:
# Belastungs-EKG

*Victor Schweiger, Manfred Wonisch und David Niederseer*

**Erratum zu:**
**Kapitel 14 in: J. Niebauer (Hrsg.),** *Sportkardiologie***,**
**https://doi.org/10.1007/978-3-662-65165-0_14**

Aufgrund eines bedauerlichen Versehens fehlte in der ursprünglich veröffentlichten Fassung von ▶ Kap. 14 ein Großteil des Literaturverzeichnisses. Die fehlenden 39 Referenzen wurden nachträglich in das Literaturverzeichnis eingefügt. Diese Ergänzung hat zu geringfügigen Änderungen in der Paginierung von ▶ Kap. 14 und den nachfolgenden Kapiteln sowie einer entsprechenden Anpassung des Stichwortverzeichnisses geführt.

Die Originalversion des Kapitels wurde revidiert. Ein Erratum ist verfügbar unter https://doi.org/10.1007/978-3-662-65165-0_14

© Springer-Verlag GmbH Deutschland, ein Teil von Springer Nature 2023
J. Niebauer (Hrsg.), *Sportkardiologie*, https://doi.org/10.1007/978-3-662-65165-0_33

# Serviceteil

Stichwortverzeichnis – 515

© Springer-Verlag GmbH Deutschland, ein Teil von Springer Nature 2023
J. Niebauer (Hrsg.), *Sportkardiologie*, https://doi.org/10.1007/978-3-662-65165-0

# Stichwortverzeichnis

## A

Ablation 384, 387, 390
Adenosin 172
Aktivität
– körperliche 20, 301, 434, 440, 444
  – als Medikament 26
– Steigerung 35
Akzelerometer 19, 408
Allograft-Vaskulopathie 320
Alter 441
Altern 434, 442, 444
Altersgruppe
– pädiatrische 223
Amphetamin 507
Anabol-androgene Steroide (AAS) 506
Anforderung 216
Angina pectoris 468
Ängstlichkeit 46
Anstiegsgeschwindigkeit 466
Antiarrhythmika 386
Antidiuretisches Hormon 480
Antihypertensiva 262
Antikoagulation 386, 489
– orale 423
Aorta
– Normwerte 365
Aorta ascendens 365
Aortenaneurysma 299, 484
Aortendilatation 365
Aorteninsuffizienz 422
Aortenklappe
– bikuspide 360
Aortenklappeninsuffizienz 173, 360
Aortenklappenstenose 70, 172, 360, 483
Aortenwurzeldurchmesser 365
Apnoetauchen 481
Arrhythmie 316, 379
ARVC 145, 166
ARVD 85
Arzneimittelmissbrauch 504
Association for European Pediatric and Congenital Cardiology (AEPC) 274
Asystolie
– kardioinhibitorisch 399
Atemäquivalent 238
Atemminutenvolumen 237
Atemphysiotherapie 425
Atemreserve 238
Atherosklerose 286, 453
Athlet 218, 231
Atrial Natriuretisches Peptid 480

Ausdauerbelastung 465
Ausdauersport 453, 456, 457, 459, 460
Ausdauersportler 34
Ausdauertraining 48, 158, 232, 439, 440, 442
– aerobes 425
Ausflusstrakt
– linksventrikulärer 195
Auskultation 78
– kardiale 83
Automated External Defibrillators 499
Autonome Funktion 110
AV-Block 224
AV-Block II° 405
AV-Blockierung 118
AVNRT 383
AV-Reentry-Tachykardie 380

## B

Ballonvalvuloplastie
– perkutane 280
Barorezeptorenprüfung 110
Basisdiagnostik 401
Bazettformel 142
Bazett-Formel 394
Belastungs-Blutdruckwerte 106
Belastungs-EKG 5
Belastungsgestaltung 464
Belastungshochdruck 107
Belastungshypertonie 263
Belastungstest 115, 403
– anaerober 221
Belastungsuntersuchung 211
Beratung
– ausführliche 27
Bergland 464
Bergsport 464
Bergwandern 470
Betablockertherapie 395
Bethesda Conference 274
Betriebe 35
Bewegungsmangel 4, 21, 42
Bewusstseinsverlust 397
Bidirektional 312
Bikuspide Aortenklappe 360
Biphasische Reaktion 172
Blutdruck 31, 48, 465
– Maximalwerte 105
Blutdruckwerte
– Belastungsblutdruck 106
– Einteilung 104
– überschießende 106

Bluthochdruck 31
Bradykardie 486
Bradykardien 90
Breitensport 150
Bronchokonstriktion
– aktivitätsinduzierte 248
Brugada 225
Brugada-Syndrom 70, 130, 395
Brustschmerzen 82
buccal pumping 481

## C

Calcium-Score 454, 459
cardiac fatigue 58
CHA2DS2-VASc Score 386
Cochrane Analyse 43
Commotio cordis 71
Computertomografie 182
COVID-19 4
COVID-19 Infektion
– Myokarditis 206
CT-Koronarangiografie 183
Curriculum 12

## D

3D-Echokardiografie 170
Defibrillator 488
Dekompressionserkrankung 479
Denervation 320
Depressivität 46
Diabetes mellitus 32, 47
Diabetes mellitus Typ 1 267
Diameter
– rechtsventrikulärer 166
Differenzialdiagnose
– vergrößertes Herz 193
Diuretika 508
Dobutamin 172
Doppler-Untersuchung 403
Dosis 25
Dosis-Wirkungskurve 21
double chambered right ventricle = DCRV 280
Driveline 425
Druckbelastung 158
Druckdifferenz
– hydrostatische 479
Druck-Frequenz-Produkt 242
Durchmesser
– enddiastolischer 160
Dysfunktion
– endotheliale 435, 439
– mikrovaskuläre 313
Dyslipoproteinämie 506
Dyspnoe 82, 243

## E

early repolarization 119
Echokardiografie 158, 338, 360
Einschränkungen 306
Einsekundenkapazität 231
Eisenmenger-Syndrom 275
Ejection Fraction (EF) 485
EKG 114, 336, 348
EKG-Veränderung 344, 402
Ektopie
– ventrikuläre 226
Elektrodenfraktur 407
Energiebereitstellung 467
Ephedrin 507
Ergometrie 8
Ergospirometrie 6
Erholungsphase 218
Erkrankung
– kardiale 224
Erwachsene mit angeborenem Herzfehler (EMAH) 274
Erythropoietin (Epo) 506
ESC Guidelines 44
European Association of Preventive Cardiology (EAPC) 274
European Society of Cardiology (ESC) 274
Evidenzen 26
Evidenzniveau 35
Exercise prescription for health 29
Extrasystolen
– ventrikuläre 82
Extrasystolie
– ventrikuläre 123
Extrembergsteigen 407

## F

Fahrrad 34
Fahrradergometrie 214
Familiäre Hypercholesterinämie 265
Familienanamnese 78
FBI Tachykardie 380
Fels- und Eisklettern 470
Fibrose
– myokardiale 195
Fibrosierung 59
Fitness 19, 20, 211, 302
Flüssigkeits- und Energiezufuhr 472
Fontan-Operation 275
Fragebogen 19
– standardisierter 78
Freizeitsport 150
Frequenzabnahme 90
frog sign 383
Frühdefibrillation 501

## Stichwortverzeichnis

Füllungsdruck
- erhöhte intrakardiale 313
Funktion
- diastolische 324, 330

## G

Gefäßsteifigkeit 435, 439
Gesundheitssport 149
Gesundheitszustand 464
Global Longitudinal Strain 437
Guideline 379

## H

Hauptrisikogruppe 471
Hauptziel 211
HCM 69, 163, 173
HCMP 143, 481
- Screening 143
Herzerkrankung 464
- elektrische 388
- ischämische 204
- koronare 483
Herzfehler
- angeborener 483
- zyanotischer 279
Herzfrequenz
- maximale 406
Herzfrequenzwerte
- unter Belastung 93
Herzgeräusche 85
Herzinfarkt 465
Herzinsuffizienz 30, 245, 420, 425, 483
- diastolische 324
- mit erhaltener Ejektionsfraktion 324
Herzkrankheit
- koronare 227, 244
- koronaren 471
Herz-Kreislauf-Stillstand 68
Herzkreislaufsystem 465
Herzrhythmusstörungen 30, 379
Herzschrittmacher 488
Herzstillstand 453, 458
Herztod 453, 458, 465
- plötzlicher 115, 335
  - Risiko 340
Herztransplantation 247, 419
Herzunterstützungssystem
- linksventrikuläres mechanisches 419
HFpEF 313, 320
HFrEF 314, 315
(HIIT 320
Hinweis
- kurzer 27
His-Bündel-Stimulation 407

Hitze 467
HOCM 173
Humanes Choriongonadotropin (hCG) 505
Hypercholesterinämie
- familiäre 265
Hypertonie
- arterielle 482
- sekundäre 260
Hypertrophie 435
- exzentrische 361
- konzentrische 361
- rechtsventrikuläre 121
Hyperventilation 467
Hypoglykämie 267
Hypotonie
- orthostatische 398
- orthostatische Hypotonie 399
Hypoxie 468

## I

ICD 346, 388
- subkutane 410
ICD Therapie
- inadäquate 409
- inadäquaten 410
Immersion 480
Immunsuppressiva 321
Implantationsort 407
Implantierbarer Kardioverter-*Defibrillator* 339
Indikation 213
- mechanische Unterstützung 421
- primärprophylaktische 409
- sekundärprophylaktische 409
Inflammation
- myokardiale 193
Inkompetenz
- chronotrope 313
Inspektion 83
Insulintherapie 268
INTERMACS
- Klassifikation 421
Intervalltraining
- hoch-intensives 324
Interviewing
- motivierendes 27
Ionenkanalerkrankung 129
Ischämie 286
Ischämiediagnostik 287
Ischämieschwelle 289

## J

Jervell und Lange-Nielsen 392
J-Punkt 119
Jugendliche 21

## K

Kalklast 289
Kälte 467
Kalzium-Score 183
Kardiale Zwischenfälle 12
Kardiomyopathie 388
– arrhythmogene 224, 404
– arrhythmogene (rechts)ventrikuläre 343
– arrhythmogene rechtsventrikuläre 60, 123, 166, 194, 197
– dilatative 86, 194, 200
– hypertrophe 68, 128, 163, 194, 224, 336
– hypertroph-obstruktive 85
– linksventrikuläre "noncompaction" 341
– restriktive 200
– schrittmacherinduzierte 407
– stressinduzierte 203
Kinder 21
Kipptischuntersuchung 402
Kohlendioxidabgabe 237
Kompensation
– respiratorische 240
Kompetenz
– chronotrope 406
Kompetitiver Sport 320
Komplikation
– thromboembolische 422
Kontraktile Reserve 172, 173
Koronaranomalie 69, 85, 184, 227
Koronararterienanomalie 188
Koronare Herzkrankheit 42
Koronarintervention 43
Koronarkalk 183
Koronarsklerose 450, 454, 459
Koronarsyndrom 56, 292
– akutes 498
Körperkerntemperatur 397
Kraftsportler 32
Krafttraining 50, 158, 317, 439, 440, 442–444
Krafttraining: 425
Krise
– hypertensive 498

## L

Laktatdiagnostik 6
Laktatmessung 222
Langzeitinterventionsprogramm
– ambulantes 47
Läsion
– fibrotische 193
late gadolinium enhancement 338
Laufbandergometrie 214
Laufbandprotokoll 215
leadless pacing 407
Lebenserwartung 24, 32

Lebensstil
– gesunder 4
Lebensweise
– sitzende 21
Left Ventricular Assist Device ($LVAD$) 422
Leistungsbeurteilung 237
Leistungsfähigkeit 466
– kardiopulmonale 235
Leistungssportler 32
Leitlinien 21
– europäische 394
Linksschenkelstimulation 408
Linksventrikelfunktion 481
Linksventrikelhypertrophie 482
Long QT-Syndrom 70, 129, 224, 392
Loop-Recorder 403
low bubble diving 491
low-flow, low-gradient 173
LQTS 146
Lungenerkrankung 219
Lungenfunktion 230
Lungenödem
– des Schwimmers 484
– des Tauchers 484
LV-Ausflusstraktgradient 340
LV-Trabekularisierung 342

## M

Magnetresonanztomografie
– kardiale 338, 349
Maladaptation
– kardiale 450, 453, 455
Marfan-Syndrom 83, 368
– Checkliste 83
Medikament 390
– psychoaktives 28
Methylphenidat 507
6 Minuten Gehtest 425
Mitochondrienfunktion 26
Mitralinsuffizienz 483
Mitralklappeninsuffizienz 173, 360
Mitralklappenöffnungsfläche 366
Mitralklappenprolaps 70, 85, 360
Mitralklappenprolapssyndrom 134
Mitralklappenstenose 360
Mitralstenose 173
Mortalität 43
Motivation 27
Motivationskala 28
Motivationsmöglichkeiten 34
Motivierung 35
MRT
– kardiale 351
Muskelmasse 50
Myokarderkrankung 335
Myokardfibrose 450, 453, 455, 456, 459

Myokardhypertrophie 69
Myokarditis 70, 86, 202, 347
Myopotenzial-Oversensing 409

## N

Nachhaltigkeit 46
Noncompaction-Kardiomyopathie 196
Nordic Walking 34

## O

Obstruktiv 231
Ödem
– myokardiales 192
OESIL-Score 400
Olympiateilnahme 33
Operation 244

## P

Palpation 78
Palpitation 82
Par-Q-Fragebogen 78
Patient
– asymptomatischer 382
Patientengespräch 28
Patientenkontakt 27
PFO 489
PHT 66. Siehe Auch Plötzlicher Herztod
Plaqueruptur 71
Plaques 184, 185, 453
Polypill 26
Post-Exercise Synkope 224
Prädiktor 312
Präexzitation 382
Präexzitationssyndrom 487
Präkonditionierung 472
Präsynkope 398
Prävention 19
Prodromi 401
Protokoll
– sportartspezifisches 220
PTCA 482

## Q

QT-Syndrom
– langes 85
Quotient
– respiratorischer 238

## R

Rampenprotokoll 220
Reanimation 69

Rechtsschenkelblock
– inkompletter 119, 141
Rechtsventrikuläre Ausflusstraktobstruktion (right ventricular outflow obstruction = RVOTO) 279
Reflexsynkope 398
– situative 401
– vasovagale 401
Refraktärzeit 382
Registerdaten 410
Rehabilitation 42, 249
– ambulante kardiologische 43
– kardiale 315
– stationäre 43
Rehabilitationsziel 47
Reizleitungssystem 407
Remodelling 59, 450, 451
Repolarisation 392
Reserve
– verminderte kontraktile 313
Restriktiv 231
Rezept für Bewegung 36
Rhythmusstörung 465, 485
– idiopathische ventrikuläre 390
Rhythmusstörungen 7
– ventrikuläre 387
Risiko 182–185
Risikoabnahme 21
Risikofaktor 434, 435, 473
Risikomodifikationen 472
Risikoprofil
– kardiovaskuläres 44
Risiko-Score 82
Risikostratifikation 182, 319
Risikostratifizierung 292, 383, 396
Romano-Ward Syndrom 392
Ruhe-EKG 5
Ruheherzfrequenz 90
Ruhepuls 90
RV-Dilatation 345
RVOT 168

## S

SAM 165
Sarkomermutation 339
Sarkopenie 439, 442
Sauerstoffaufnahme 7
Sauerstoffbedarf 468
Sauerstoffbindungskurve 469
Sauerstoffdifferenz
– arterio-venöse 328
Sauerstoffpuls 241
Sauerstoffsättigung 216
SCD 115, 453, 458
Schellong-Test 402
Schrittmacher 405
– wandernder 140

Schrittmacherintegrität 406
Schule 35
Schulsport 150
Schwartz-Score 130, 394
Schwelle
– anaerobe 219
– ventilatorische 239
Schwindel und Synkopen 82
SCN5A Gen 395
Screening 300
– familiäres 340
Sekundärprävention 7
Senioren 436, 440–444
Sequenzen
– T2-gewichtete 192
shared decision making 320
Short QT-Syndrom 130
Sicherheit 301
– für Athleten 498
Sinusbradykardie 118, 405
Skilanglauf 470
Skilauf 470
Sollwert
– tabellarischer 47
Speckle-Tracking 169
Spiroergometrie 320, 425
Spitzenbelastung 216
Sport 5
– kompetitiver 320
Sportmedizin 13
Sporttauglichkeit 5, 291
Statintherapie 265
Statinunverträglichkeit 266
Sterblichkeitsrisiko 34
Stimulanzien 507
Strain 169, 436–438
– globaler longitudinaler 169
– rechtsventrikulärer longitudinaler 170
Stressechokardiografie 171
Stresssituation 471
sudden cardiac death 115, 498
Symptome 82
Synchronschwimmen 481
Syndrom 312
Synkope 397
– arrhythmogene 397
– belastungs-assoziierte 404
– neurokardiogen 399
– vasovagal 399

## T

Tachykardie 487
– ektope atriale 384
– diopathische faszikuläre linksventrikuläre 126
– idiopathische ventrikuläre 125
– katecholaminerge polymorphe ventrikuläre 132, 224
– ventrikuläre 70
– WPW-induzierte 82
Tauchen 407, 479
Taucher-Diurese 482
Tauchphysiologie 479
Testabbruch 218
Trabekularisierung
– linksventrikuläre 341
Training 299
– dynamisches 158
– respiratorische Muskulatur 318
– statisches 158
Trainingsdosis 47
Trainingsempfehlung 29, 304
Trainingsempfehlungen 35
Trainingsfortschritt 211
Trainingsintensität 288
Trainingsplanung 472
Trainingssteuerung 212
Trainingsverhalten 31
Trainingsverordnung
– individualisierte 222
Trainingsvorbereitung 473
Transösophageale KM-Echokardiografie (TEE) 490
Transplantation 320
Transposition der Großen Arterien (TGA) 275
Turner- und Williams Beuren-Syndrom 277

## U

Übergewicht 48
Überlebenszeit 34
Untersuchung
– elektrophysiologische 403
Unterwasser-Rugby 481

## V

Valsalva 490
Valsalva-Manöver 489
Vasa-Lauf 34
Ventrikuläre Extrasystolen 30
VES 387
VHF 385
Vitalkapazität 230
$VO_2max$ 466
Volumen
– ventrikuläres 192
Volumenbelastung 158
Volumenindex
– linksatrialer 162
Vorbereitung 215
Vorhofflattern 123, 386

Vorhofflimmern 30, 123, 385, 397, 450, 453, 457, 459, 460, 487
Vorsorgeuntersuchung
– sportmedizinische 472
Vorteil 215

# W

Wachstumshormon (hGH) 506
Wandstärke 160
Wassersport 318

Wettkampf 5, 214, 450, 459
Wiederbelebung 501
Wolff-Parkinson-White 380
Wolff-Parkinson-White (WPW)-Syndrom 122, 227
World Anti-Doping Agency 504
WPW 380
WPW-Syndrom 70, 148

# Z

Zusatzqualifikation Sportkardiologie 12

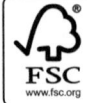

MIX
Papier aus verantwortungsvollen Quellen
Paper from responsible sources
FSC® C105338

If you have any concerns about our products,
you can contact us on
ProductSafety@springernature.com

In case Publisher is established outside the EU,
the EU authorized representative is:
Springer Nature Customer Service Center GmbH
Europaplatz 3, 69115 Heidelberg, Germany

Printed by Libri Plureos GmbH
in Hamburg, Germany